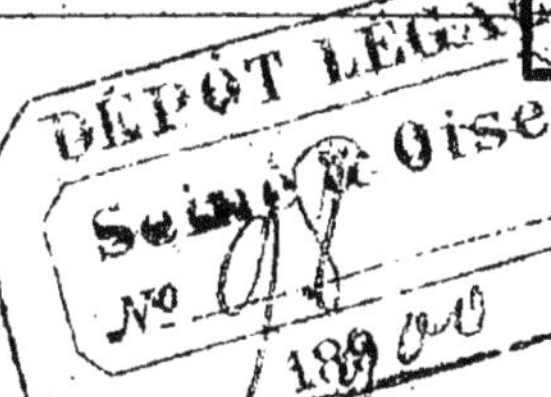

TRAITÉ

DE

PHARMACOLOGIE

ET DE

MATIÈRE MÉDICALE

PAR

J. HÉRAIL

DOCTEUR ÈS SCIENCES,
AGRÉGÉ DES ÉCOLES SUPÉRIEURES DE PHARMACIE (Paris),
PROFESSEUR DE MATIÈRE MÉDICALE A L'ÉCOLE DE MÉDECINE
ET DE PHARMACIE D'ALGER

PREMIÈRE PARTIE

Avec 318 figures intercalées dans le texte.

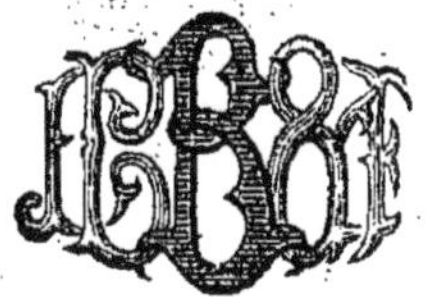

PARIS
LIBRAIRIE J.-B. BAILLIÈRE ET FILS
19, rue Hautefeuille, près du boulevard Saint-Germain

1900

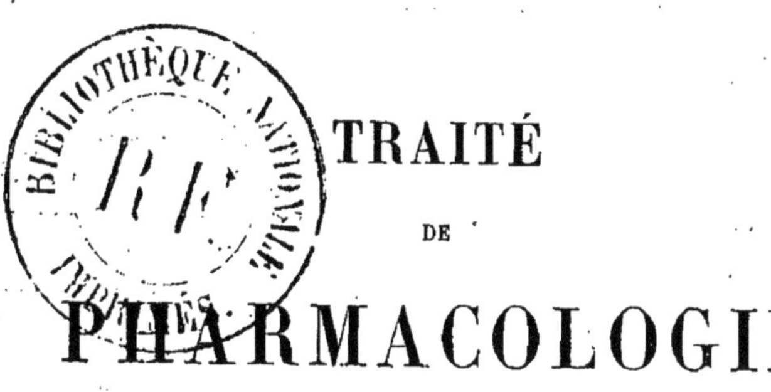

TRAITÉ

DE

PHARMACOLOGIE

DU MÊME AUTEUR

Manipulations de botanique médicale et pharmaceutique. Iconographie histologique des plantes médicinales, par MM. J. Hérail, docteur ès sciences, professeur à l'Ecole de médecine d'Alger, et V. Bonnet. Préface par M. le professeur G. Planchon, directeur de l'Ecole supérieure de pharmacie de Paris. 1891, 1 vol. gr. in-8 de 320 p., avec 36 pl. 20 fr.

LIBRAIRIE J.-B. BAILLIÈRE ET FILS

ANDOUARD. — **Nouveaux éléments de pharmacie**, par A. Andouard, professeur à l'École de médecine et de pharmacie de Nantes. 5e *édition*. 1897, 1 vol. gr. in-8, de 1 047 pages, avec 232 fig. cart. .... 20 fr.

BOCQUILLON-LIMOUSIN (H.). — **Formulaire des médicaments nouveaux.** Introduction par le Dr Huchard, médecin des hôpitaux. 11e *édition*. 1900, 1 vol. in-18, 320 p., cart. .... 3 fr.

CAUVET. — **Nouveaux éléments de matière médicale**, comprenant l'histoire des drogues simples d'origine animale et végétale, leurs propriétés, leurs falsifications. 2 vol. in-18 jésu de 1730 p., 701 fig. .. 15 fr.

DELAUD et STOURBE. — **Pharmacie et toxicologie vétérinaires** (*Encyclopédie vétérinaire* de C. Cadéac). 1900, 1 vol. in-18 jésus de 500 pages, cartonné .... 5 fr.

DURAND (H.). — **Tableaux synoptiques de thérapeutique.** 1899, 1 vol. in-8 de 208 pages (*Collection Villeroy*) .... 5 fr.

GUBLER et LABBÉ. — **Commentaires thérapeutiques du Codex medicamentarius.** Histoire de l'action physiologique et des effets thérapeutiques des médicaments inscrits dans la pharmacopée. 5e *édition*. 1896. 1 vol. gr. in-8 de 1061 pages .... 18 fr.

GUIBOURT et PLANCHON. — **Histoire naturelle des drogues simples**, ou Cours d'histoire naturelle, professé à l'Ecole de pharmacie de Paris, par Guibourt et G. Planchon, professeurs à l'Ecole de pharmacie de Paris. 7e *édit*. 4 vol. in-8, ensemble 2433 pages, avec 1 077 fig. 36 fr.

HÉRAUD. — **Nouveau dictionnaire des plantes médicinales**, par le professeur A. Héraud. 3e *édition*. 1895, 1 vol. in-18 jésus de 652 pages, avec 294 fig., cartonné .... 7 fr.

— Edition, in-8 avec 294 *figures coloriées*, d'après les aquarelles de Millot, cartonné .... 20 fr.

HERZEN (V.). — **Guide et formulaire de thérapeutique** générale et spéciale. 1898, 1 vol. in-18 jésus de 500 pages, cartonné .... 5 fr.

LEFERT (Paul). — **Aide-mémoire de pharmacologie et de matière médicale.** 1896, 1 vol. in-18, cartonné .... 3 fr.

— **Aide-mémoire de thérapeutique.** 1896, 1 vol. in-18, cartonné. . 3 fr.

MANQUAT. — **Traité élémentaire de thérapeutique**, de matière médicale et de pharmacologie, par A. Manquat, professeur agrégé à l'Ecole du Val-de-Grâce, 4e *édition*. 1900, 2 vol. in-8, 1940 pages......... 24 fr.

NOTHNAGEL et ROSSBACH. — **Nouveaux éléments de matière médicale et de thérapeutique.** Introduction par Ch. Bouchard, professeur à la Faculté de médecine de Paris. 2e *édit*. 1 vol. in-8 de XXXII-913 pages. 16 fr.

1420-98. — Corbeil. Imprimerie Éd. Crété.

TRAITÉ

DE

PHARMACOLOGIE

ET DE

MATIÈRE MÉDICALE

PAR

J. HÉRAIL

DOCTEUR ÈS SCIENCES,
AGRÉGÉ DES ÉCOLES SUPÉRIEURES DE PHARMACIE (Paris),
PROFESSEUR DE MATIÈRE MÉDICALE A L'ÉCOLE DE MÉDECINE
ET DE PHARMACIE D'ALGER

Avec figures intercalées dans le texte.

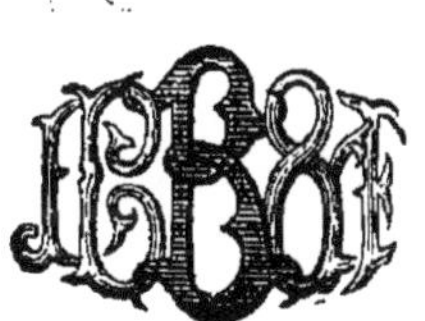

PARIS
LIBRAIRIE J.-B. BAILLIÈRE ET FILS
19, rue Hautefeuille, près du boulevard Saint-Germain

1900

INTRODUCTION

Malgré son double titre, au sujet duquel nous nous expliquerons tout à l'heure, le livre dont nous entreprenons aujourd'hui la publication a uniquement pour objet l'étude de la Matière médicale, telle que nous la concevons et telle que nous l'avons exposée dans les leçons que nous avons faites, pendant ces dernières années, à l'École de Médecine et de Pharmacie d'Alger.

Bien qu'il existe dans la littérature scientifique un certain nombre de traités ou de manuels de Matière médicale, il en est actuellement fort peu qui soient en rapport avec les exigences des étudiants. Les uns en effet sont publiés depuis déjà bien des années et ne correspondent plus par suite à l'état actuel de nos connaissances; les autres, de date récente et d'incontestable valeur, sont fort volumineux et renferment des développements qui intéressent plutôt le maître que l'élève.

Nous croyons donc répondre à un besoin et en même temps à un désir fréquemment exprimé par les étudiants de notre École, en publiant nos leçons sous une forme à la fois aussi concise et aussi claire que possible.

Il convient maintenant d'expliquer comment nous concevons la *Matière médicale* et de quelle façon nous comprenons désormais son enseignement. Ceci est loin d'être superflu, car ce terme est assez vaste et assez élastique pour que l'enseignement de cette science ait pu être compris différemment par les divers professeurs, suivant qu'ils enseignent dans les Facultés de Médecine ou dans les Écoles de Pharmacie, ou plus exactement peut-être, suivant qu'ils se placent au point de vue thérapeutique ou pharmaceutique. Dans les Facultés de Médecine, où la Matière médicale est le plus souvent enseignée en même temps que la Thérapeutique, on donne beaucoup d'importance à l'action physiologique des médicaments ; on les classe suivant leur action ou encore suivant leur influence sur tel ou tel organe, tel ou tel système anatomique, et ici la Matière médicale se confond, en partie du moins, avec ce que les Allemands désignent sous le nom de *Pharmacodynamie*. Dans les Écoles supérieures de Pharmacie et dans les Facultés ou Écoles mixtes, où le professeur s'adresse presque toujours aux seuls étudiants en pharmacie, on cherche surtout à réaliser la détermination aussi exacte que possible des médicaments fournis par le Règne animal et surtout par le Règne végétal. A notre avis, c'est là véritablement la Matière médicale que nous pouvons définir *cette branche des sciences médicales et pharmaceutiques qui traite de l'origine et des caractères des substances médicamenteuses tirées des animaux et des végétaux*. Elle relève donc directement de la botanique et de la zoologie ; en outre, ainsi qu'il nous sera facile de le démontrer, elle contracte des rapports, chaque jour plus étroits, avec la chimie.

Il s'agit pour nous tout d'abord d'établir aussi rigoureusement que possible les *caractères* d'une substance, c'est-à-dire d'étudier les signes qui permettent de la reconnaître et de la distinguer de toutes les autres, en un mot de la déterminer.

Cela fait, il nous appartient d'indiquer les moyens de reconnaître les *falsifications* dont cette substance a pu être l'objet, soit en son état naturel, soit après avoir été pulvérisée. Nous avons pour cela plusieurs méthodes à notre disposition ; elles se sont fait jour successivement, mais aujourd'hui nous les employons toutes simultanément, de telle sorte qu'elles se contrôlent l'une par l'autre et donnent ainsi une certitude presque absolue à notre détermination.

La première méthode dont nous nous servons, celle qui est la plus anciennement employée, la seule dont on a fait usage depuis l'antiquité jusqu'au milieu de ce siècle, est la *méthode descriptive*. En effet, pour déterminer une drogue, on se contentait de considérer les caractères extérieurs et les propriétés organoleptiques ; on notait avec le plus grand soin la forme, la dimension, les accidents de surface, la cassure, la couleur, l'odeur et la saveur. Des maîtres tels que Guibourt nous ont laissé des descriptions de drogues qui sont des merveilles de clarté et de précision. Il est bien évident que ces caractères extérieurs sont utiles à connaître, mais on ne peut faire grand fond sur eux, car ils sont souvent fugaces, les influences extérieures, les intempéries étant susceptibles de les altérer ou même de les effacer en totalité.

Bien autrement rigoureuse est la *méthode anatomique* qui vint s'ajouter à la précédente, car la structure anatomique des substances offre une fixité et une constance qui manquent aux caractères extérieurs ; par suite, les caractères qu'elle fournit sont autrement fidèles que ces derniers. Les travaux de Schleiden, de Weddel, d'Oudemans, d'O. Berg, de Flückiger et Hanbury, de G. Planchon, le savant maître de l'École supérieure de Pharmacie de Paris, travaux auxquels ont fait suite un grand nombre de mémoires ou de thèses, ont montré toute l'importance des caractères anatomiques pour la détermination et la distinction des drogues d'origine végétale surtout. On peut donc dire aujourd'hui que l'étude anatomique des drogues simples d'origine végétale substitue ou ajoute, aux caractères extérieurs, variables et fugaces, des caractères fixes et constants; elle peut indiquer l'origine botanique d'un médicament; elle permet la distinction entre une substance inactive et une substance dangereuse que la similitude des caractères extérieurs amène à confondre.

Jusqu'à ces dernières années, la plupart des maîtres chargés d'enseigner la Matière médicale, plutôt naturalistes que chimistes, ont surtout insisté sur ces deux méthodes, se contentant d'ajouter quelques notions plus ou moins complètes sur la composition chimique des drogues. Or, la Matière médicale a fatalement, comme toutes les autres sciences, subi des transformations profondes, et nous avons pensé qu'il n'était désormais plus possible de restreindre notre programme pour rester dans le passé ; qu'il fallait au contraire l'élargir pour suivre le progrès des sciences collatérales. Si la méthode descriptive et la méthode anatomique peuvent donner d'excellents résultats, il n'est plus permis de négliger, comme on l'a fait jusqu'ici, le côté chimique. Le médecin et le pharmacien doivent connaître cette partie de la Matière médicale qui constitue dans son ensemble une véritable chimie organique appliquée. C'est pour ce motif que nous avons donné un grand développement à la *méthode chimique* qui doit désormais jouer un rôle des plus importants dans l'étude et dans la détermination des médicaments naturels.

Cette étude chimique des drogues doit être faite au double point de vue de leur composition chimique, c'est-à-dire de la détermination de leurs principes actifs, et du dosage du principe actif qu'elles renferment. La connaissance de la composition chimique d'un médicament naturel nous permet aujourd'hui, dans bien des cas, d'en prévoir les propriétés thérapeutiques, avant toute expérimentation physiologique. C'est ainsi que l'on sait, par exemple, que toutes les drogues végétales qui renferment des Oxyméthylanthraquinones ou qui donnent la réaction de Bornträger possèdent des propriétés purgatives ; que toutes celles qui renferment des Tropéines ont des propriétés mydriatiques et sont des succédanés de la Belladone. C'est à l'ignorance où l'on était jadis de la composition chimique des drogues que nous devons l'introduction dans la thérapeutique d'un grand nombre de médicaments sans valeur. Privé des lumières de la chimie, le thérapeute agissait par tâtonnements, et il essayait les médicaments sans avoir pu le moins du monde prévoir à l'avance les effets qu'il en retirerait. Aujourd'hui, l'on peut procéder d'une façon scientifique, et c'est le plus souvent après avoir expérimenté sur les animaux, puis sur l'homme, les principes actifs isolés par les chimistes, qu'un certain nombre de médicaments naturels ont pris place dans l'arsenal thérapeutique.

Mais le professeur de Matière médicale ne doit pas seulement se contenter d'indiquer la composition chimique d'un médicament et donner les caractères du principe actif ou des principes actifs qu'il renferme ; il lui appartient aussi, et ici nous nous éloignons d'un certain nombre de nos collègues, d'indiquer dans la plupart des cas le moyen d'effectuer le dosage du principe actif, ce dosage étant fort souvent indispensable pour faire connaître la valeur et l'activité du médicament, ainsi qu'il est facile de le démontrer par quelques exemples pris au hasard.

A l'heure actuelle, on ne trouve guère plus dans le commerce que des Quinquinas de culture dont les caractères extérieurs et anatomiques ne correspondent plus à ce que l'on savait autrefois des caractères des Quinquinas américains sauvages; telle écorce, en menus fragments, d'aspect fort peu séduisant, aura une teneur très grande en alcaloïdes, tandis que telle autre, de très bel aspect, renfermera une proportion d'alcaloïdes tout à fait insuffisante. Le dosage des alcaloïdes totaux, et, si besoin est, de la Quinine, constitue, jusqu'à nouvel ordre, le seul moyen qui nous permette de nous assurer de la valeur pharmaceutique d'un Quinquina.

D'autre part, lorsqu'un examen attentif des caractères extérieurs nous aura permis de supposer qu'un Thé commercial est bien formé par les feuilles du *Thea sinensis*, lorsque la constatation par le microscope de la présence dans le parenchyme des cellules scléreuses caractéristiques de la feuille de Thé nous aura autorisé à changer cette présomption en certitude, nous pourrons seulement dire que ce produit ne renferme pas de feuilles étrangères, mais nous ne connaîtrons rien de sa valeur. Seul le dosage de la Caféine nous renseignera à ce point de vue, et nous permettra de reconnaître, notamment, la fraude qui consiste à verser dans le commerce des Thés ayant déjà servi et par conséquent à peu près complètement épuisés. De même, la méthode analytique pourra seule nous faire connaître si les feuilles de Coca, si les fruits de la Vanille ont été privés, en totalité ou en partie, de leur Cocaïne ou de leur Vanilline, l'épuisement ne modifiant en rien les caractères anatomiques de ces produits. Pour les produits que l'on trouve à l'état de poudre, le dosage du principe actif a une importance encore plus grande, s'il est possible, car les délabrements produits par les manipulations qui sont nécessaires à l'épuisement des substances ne peuvent, dans ce cas, être constatés.

Pour la reconnaissance des falsifications, la méthode chimique peut être, dans bien des cas, aidée par la *méthode histochimique*, qui a pris naissance dans ces dernières années. Il ne suffit pas, en effet, de savoir aujourd'hui que tel ou tel organe d'une plante est riche en principe actif, on veut aussi connaître quels sont les tissus, quelles sont les cellules qui contiennent ce principe actif, être fixé en un mot sur sa *localisation*. Ce principe actif peut se rencontrer dans des organes particuliers qui se différencient par leur structure des éléments qui constituent le tissu ambiant : tels sont les canaux sécréteurs, les glandes sécrétrices, les vaisseaux sécréteurs, etc. Dans ce cas, la localisation du principe actif relève simplement de la méthode anatomique. Mais dans la plupart des cas, on a affaire à des substances amorphes, solides ou en dissolution dans le suc cellulaire et siégeant dans des cellules non différenciées. On ne peut alors les déceler que par des réactions faites *in situ* sous le microscope, par des réactions dites *microchimiques*.

Un grand intérêt scientifique s'attache, à l'heure actuelle, à ces études microchimiques, que l'on emploie surtout pour rechercher la localisation des glucosides et des alcaloïdes; elles fournissent en outre une application importante pour la Pharmacie. Le praticien retire de ces travaux des données fort intéressantes, car il peut, par quelques manipulations parfois assez simples, se rendre suffisamment compte de la richesse d'une drogue en principe médicamenteux, et surtout juger de la présence ou de l'absence de ce principe dans toutes les plantes où il a pu être localisé chimiquement. Des coupes, quelques réactions chimiques, un examen microscopique dans la région ou les régions reconnues comme sièges de localisation, permettent de déceler certaines fraudes et de se rendre suffisamment compte, dans bien des cas, de la valeur d'une drogue. Il est donc impossible à l'heure actuelle de ne pas tenir compte, dans l'étude de la Matière médicale, des résultats fournis par la méthode dont nous venons de démontrer, en quelques mots, toute l'importance.

De toutes les considérations qui précèdent, il résulte qu'il était nécessaire d'élargir l'enseignement de la Matière médicale, et que cette science devait sortir du cadre beaucoup trop étroit où, à part quelques exceptions, on la tient encore enfermée aujourd'hui. Au terme de Matière médicale trop vague, peu précis maintenant, compris par beaucoup dans le sens trop restreint que j'ai indiqué, j'ai cru devoir substituer celui de PHARMACOLOGIE. Ce terme correspond très bien par son sens étymologique à l'objet de son étude ; il possède sur celui de *Pharmacognosie* des Allemands l'avantage d'être plus euphonique et moins barbare, et sur celui, d'ailleurs très juste, de *Pharmacographie* proposé par le professeur Bræmer, l'avantage d'être consacré par un enseignement officiel. Je tiens en outre à ce que l'on comprenne bien que, dans le choix que j'ai fait du terme de *Pharmacologie*, il n'y a pas simplement substitution d'un mot à un autre, mais qu'à ce changement d'expression correspond encore et surtout une nouvelle orientation donnée désormais à l'enseignement de la Matière médicale. Bien que ce terme de *Pharmacologie* soit, dans mon esprit, synonyme de *Matière médicale*, j'ai tenu cependant à maintenir encore cette dernière expression dans le titre de ce volume, afin que le lecteur non prévenu de la substitution sache à quoi s'en tenir.

Maintenant que j'ai exposé aussi clairement que possible ma façon de comprendre l'enseignement de la Pharmacologie, il me reste à indiquer le plan que j'ai adopté pour faire cette étude des médicaments naturels. Rompant avec la tradition en vigueur depuis Linné, d'après laquelle presque tous les auteurs qui ont étudié les drogues végétales et animales ont pris comme base de leur classification l'ordre des familles, j'ai jugé qu'il était préférable, pour conserver à la Matière médicale toute son autonomie, d'établir un système de groupement d'après la composition que l'analyse chimique révèle dans les drogues, et de faire l'étude de ces dernières d'après la similitude des principes actifs qui les caractérisent. Nous avons donc formé un certain nombre de groupes pharmacologiques d'après la nature chimique du principe actif et les propriétés physiologiques les plus voisines. Quelques médicaments dont le principe actif est encore mal connu, soit qu'on ignore sa fonction chimique, soit qu'on n'ait pu encore l'isoler, ont été étudiés à côté d'un certain nombre d'autres dont ils partagent les propriétés thérapeutiques.

Voici donc les grandes divisions que nous avons adoptées :

1° Les Matières sucrées, que nous plaçons dans ce premier groupe parce que le glucose est considéré comme un des premiers produits de la fonction chlorophyllienne et que les matières sucrées sont inséparables du glucose ;

2 Les Principes amylosiques (amidon, mucilages et gommes), qui doivent être considérés, au point de vue

chimique, comme des condensations déshydratées du glucose ;

3° Les Matières grasses, animales ou végétales, matières de réserve ou d'assimilation qui jouent dans la vie des êtres un rôle analogue à celui de l'amidon ;

4° Les Glucosides, qui sont presque tous des éthers du glucose ;

5° Les Tannoïdes, dont quelques-uns sont de véritables glucosides ;

6° Les Alcaloïdes, qui communiquent à un si grand nombre de médicaments une activité parfois des plus énergiques ;

7° Les Produits anthracéniques, qui se rangent autour de l'acide chrysophanique avec l'Aloès, la Rhubarbe, le Sené, etc. ;

8° Les Composés aromatiques, comprenant d'une part, les produits terpéniques de formule générale $(C^{10}H^{16})^n$ et les dérivés de ces terpènes, d'autre part, les résines dont la plupart sont des éthers d'acides aromatiques et les dérivés des résines, les oléo-résines et les gommes-résines ;

9° Les Liquides et sucs organiques ;

10° Les Matières colorantes naturelles.

Il existe, en outre, un certain nombre de médicaments qui ne peuvent entrer dans les séries qui précèdent, car on les emploie, non pas en raison d'un principe actif qu'ils renferment, mais à titre purement mécanique ; tels sont : le Lycopode, les Éponges, les Sangsues, etc. Nous en faisons le groupe des MÉDICAMENTS MÉCANIQUES constituant notre premier chapitre.

Pour chaque médicament considéré, nous étudions :

1° Son *origine*, en indiquant le nom de l'espèce qui le produit, le groupe botanique ou zoologique auquel elle appartient, et son aire géographique ;

2° Les *caractères extérieurs*, les *caractères anatomiques* et les *réactions microchimiques* susceptibles d'indiquer la localisation des principes actifs ;

3° La *composition chimique*, qui est exposée avec le plus grand soin et qui est suivie de l'étude chimique des principes les plus importants ;

4° Les *falsifications* et les *moyens de les reconnaître*, en insistant surtout sur l'examen microscopique et sur la méthode analytique. On indiquera le dosage volumétrique ou par pesée, en choisissant, toutes les fois que cela sera possible, un procédé rapide, économique et à la portée de ceux que « la fée de la chimie n'a pas touché de sa baguette » ;

5° Les *propriétés physiologiques et thérapeutiques*, la *posologie* et les différents *modes d'administration*.

Toutes les drogues connues n'ont pas été traitées avec tous ces détails. Nous avons en effet pensé qu'il fallait décidément alléger le bagage, jusqu'ici si encombrant, de la Matière médicale, et se résoudre enfin à laisser de côté toutes les substances médicamenteuses employées jadis par les empiriques et aujourd'hui non seulement abandonnées par les médecins, mais encore presque introuvables dans le commerce. Il en est quelques-unes que nous n'avons pas voulu recouvrir complètement de la poussière de l'oubli, et nous avons consacré quelques mots ou quelques lignes à ces vieux, et quelquefois glorieux débris de la thérapeutique du passé. Nous nous sommes contenté aussi de dire quelques mots d'un certain nombre de médicaments nouveaux, qui n'ont pas encore conquis droit de cité dans la Pharmacopée française.

Comme je l'ai déjà dit au début de cette introduction, ce livre est le résumé du cours que j'ai professé pendant ces trois dernières années à l'École de Médecine et de Pharmacie d'Alger. Puisse-t-il trouver auprès du lecteur un accueil aussi bienveillant que celui que mes élèves ont fait à mes leçons et contribuer, pour sa modeste part, au succès de l'École à laquelle je m'honore d'appartenir !

J. Hérail.

Mustapha (Alger), 30 octobre 1899.

TRAITÉ
DE PHARMACOLOGIE
(MATIÈRE MÉDICALE)

CHAPITRE PREMIER
MÉDICAMENTS MÉCANIQUES

Dans ce chapitre, nous étudions les médicaments que l'on emploie, non pas en raison d'un principe actif quelconque, mais parce qu'ils sont susceptibles d'exercer par leur présence ou leur action mécanique des effets favorables sur l'organisme. Tels sont le *Lycopode*, la *Laminaire*, l'*Amadou*, les *Sangsues*, les *Éponges*, etc.

LYCOPODE

Origine. — Cette substance est produite en majeure partie par le *Lycopodium clavatum*, plante de la famille des Lycopodiacées qui pousse dans les coteaux boisés et pierreux de toutes les parties du monde. Cette plante possède une tige rampante très ramifiée, couverte de feuilles étroitement serrées les unes contre les autres, d'où naissent des rameaux dressés, terminés par des épis géminés (fig. 1, A). Ces épis portent des écailles surmontées d'un long appendice sétacé ; à leur face interne, se trouve un sporange. Celui-ci est réniforme et s'ouvre à la maturité par une fente transversale à la façon d'une coquille bivalve (fig. 1, B) ; à l'intérieur, se trouve une grande quantité de spores jaunes qui constituent le *Lycopode des officines*.

Cette drogue est surtout récoltée en Suisse, en Allemagne et en Russie. A cet effet, on coupe un peu avant la maturité les rameaux fructifiés et on les secoue fortement ; le produit est passé au tamis de crin. Il convient d'ajouter que le Lycopode est encore fourni par les *Lycopodium Selago*, *L. inundatum*, *L. annotinum*.

Caractères extérieurs. — Le Lycopode est une poudre jaune pâle, très fine, mobile, inodore et insipide, exhalant une odeur spéciale résineuse. Lorsqu'on le projette sur l'eau, il flotte uniquement parce qu'il se mouille difficilement, car sa densité est de 1,062; il tombe au fond après ébullition. Le Lycopode est facilement

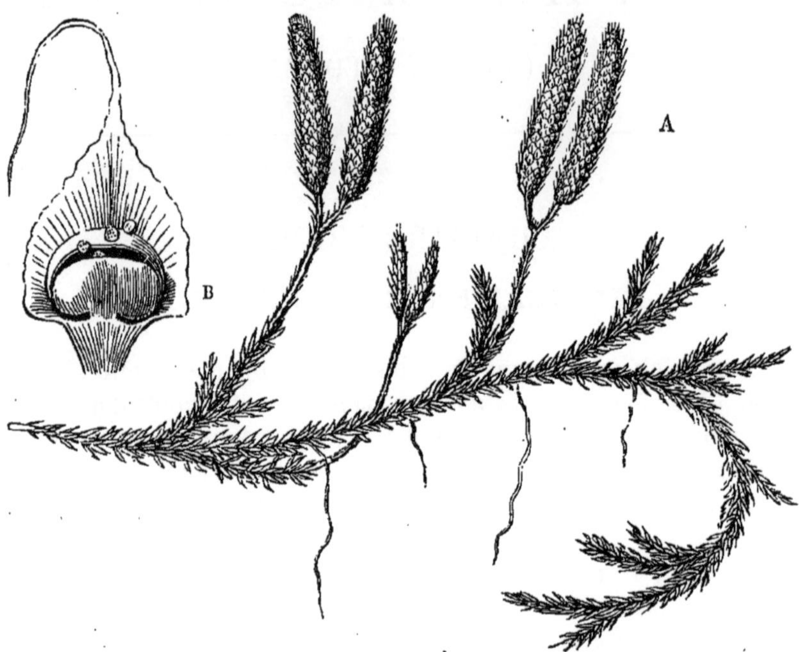

Fig. 1. — *Lycopodium clavatum.* — A, Plante entière. — B, Écaille fructifère avec un sporange.

mouillé par l'alcool, les huiles grasses, le chloroforme et l'éther. Chauffé, il brûle lentement; mais lorsqu'on le projette dans une flamme, il brûle instantanément en produisant un éclair rapide et brillant.

Caractères microscopiques. — Examinées au microscope, ces

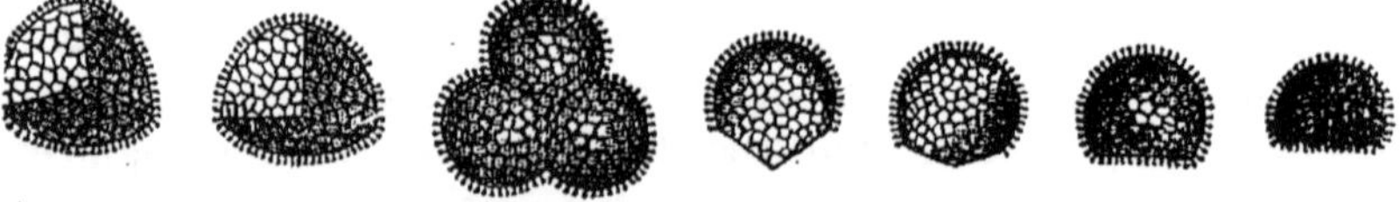

Fig. 2. — Spores de Lycopode.

spores ont une forme tétraédrique, l'une des faces étant généralement plus convexe. Elles sont pourvues, le long de leurs trois arêtes, de trois sutures confluentes au sommet. La membrane extérieure ou *exospore* présente une structure réticulée et porte de petites excroissances en forme de poils capités (fig. 2).

Composition chimique. — Le Lycopode renferme environ 47 p. 100 d'une huile grasse, de saveur douce, liquide à — 15° ; on y trouve encore de la cire, de la fécule, du sucre, etc. Par incinération, il laisse un résidu de 4 p. 100 non alcalin. Il ne se colore pas en bleu par les réactifs iodés de la cellulose.

Falsifications. — 1° *Matières minérales.* — Elles se reconnaîtront en agitant le Lycopode avec de l'eau ou mieux du sulfure de carbone : le Lycopode surnage, tandis que les matières minérales tombent au fond. En outre, la proportion des cendres se trouve augmentée.

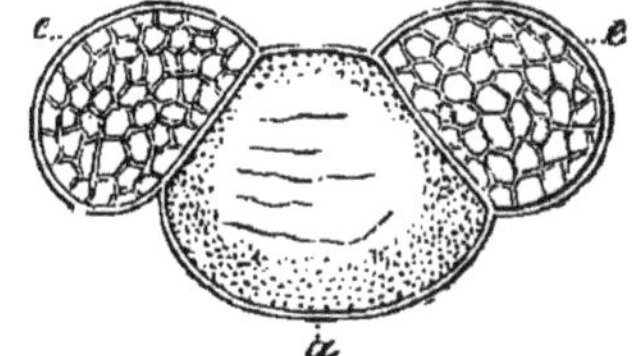

Fig. 3. — Pollen du *Picea vulgaris.*

2° *Amidon.* — Il sera décelé par l'action de l'eau iodée et par l'examen microscopique.

3° *Dextrine.* — On traite la poudre par l'eau; la dextrine se dissout et la perte de poids indiquera la quantité de dextrine frauduleusement ajoutée. En outre, le liquide filtré réduira la liqueur de Fehling.

4° *Pollens divers.* — L'examen microscopique révélera l'addition de pollen de plantes diverses. Le pollen de *Conifères*, qui est celui que l'on

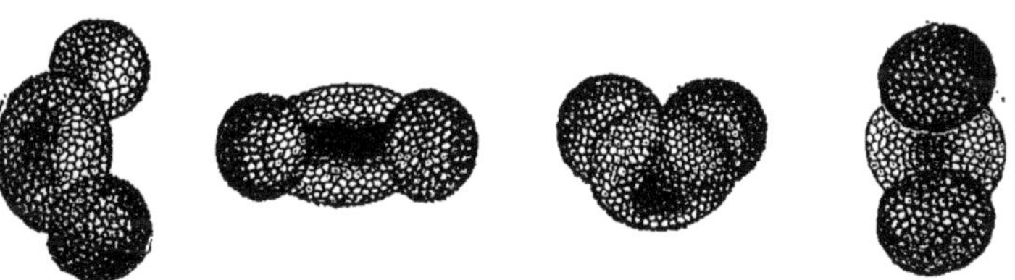

Fig. 4. — Pollen de Pin.

emploie le plus fréquemment, semble formé de 3 grains, l'un médian (*a*, fig. 3), recourbé et clair, qui est le grain de pollen proprement dit, les deux autres (*c*, *c*) placés aux extrémités, arrondis et obscurs, qui ne sont autre chose que des vésicules aérifères, de petits ballonnets creusés dans la membrane externe du grain de pollen lui-même.

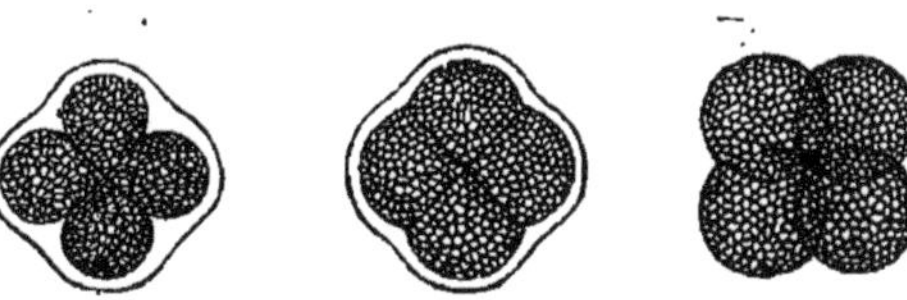

Fig. 5. — Pollen de *Typha.*

Celui des *Typha* (fig. 5) est formé de 4 grains arrondis et soudés en une tétrade, soit nus, soit encore inclus dans la cellule mère.

Le pollen du *Noisetier* est à peu près sphérique et porte 3 proéminences également espacées.

5° *Sciure et poudre de bois.* — L'examen microscopique révélera cette falsification. En traitant le mélange par l'acide sulfurique, on verra toutes les spores éclater, tandis que les éléments ajoutés resteront intacts.

Usages. — Le Lycopode est exclusivement réservé à l'usage externe.

Il est avantageusement employé pour combattre l'intertrigo chez les jeunes enfants et les personnes grasses. On le préfère avec raison à l'amidon qui se mouille, fermente rapidement et devient une cause d'irritation. On l'emploie aussi dans certaines dermatoses.

En pharmacie, il est employé pour rouler les pilules et empêcher leur adhérence réciproque.

La plante entière est vomitive et dans certaines régions des Alpes on l'emploie comme telle, à la dose de 1gr,50 à 2 grammes.

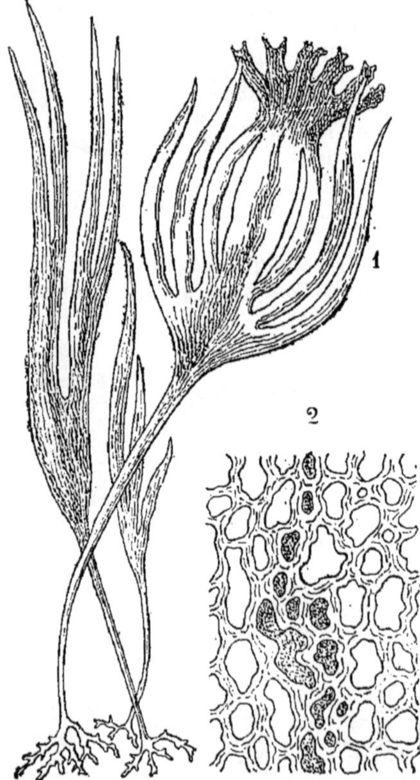

Fig. 6. — Laminaire.

LAMINAIRE

Origine. — On donne ce nom aux pseudo-pétioles du thalle d'une forme de la Laminaire digitée, la *Laminaria Cloustoni*, qui végète sur les côtes de la Manche, des îles Britanniques, de l'Islande, de la Norvège, etc. On la récolte surtout sur le littoral de la Manche. Cette Algue est fixée au sol par des crampons ramifiés en dichotomie auxquels fait suite une portion rétrécie en une sorte de pétiole; celui-ci s'étale bientôt en une lame épaisse et plusieurs fois découpée en lobes digités (fig. 6, 1).

Caractères extérieurs. — La Laminaire du commerce se présente sous forme de tiges cylindriques, d'une couleur olivâtre très foncée, grossièrement ridées et rugueuses, longues de 20 à 25 centimètres. Leur volume varie depuis une paille de Blé à celui d'une plume d'Oie et même du petit doigt. En cet état, elles sont impropres à l'usage, aussi les fait-on façonner au tour en cylindres réguliers, de forme légèrement conique.

Caractères microscopiques. — Si l'on examine dans l'eau une coupe de tige de Laminaire, on voit à l'extérieur quelques assises de cellules à petites ouvertures, et au-dessous tout un tissu formé de cellules arrondies ou polygonales, munies de parois fortement épaissies (fig. 6, 2); cette épaisseur provient de la gélification considérable que subit la substance intercellulaire des membranes des cellules. En effet, si l'on examine la coupe dans l'alcool, la membrane est beaucoup plus mince et les cellules sont fortement contractées sur elles-mêmes. Cette structure explique l'usage que l'on fait de ce produit comme agent dilatateur; en outre, la rigidité relative qu'elle conserve provient de ce que les cellules internes se dilatent plus rapidement que celles de la périphérie dont la membrane est peu gélifiable.

Usages. — Les fragments tournés de Laminaire sont fréquemment employés en chirurgie pour dilater les trajets fistuleux et surtout pour obtenir la dilatation du col utérin, soit en vue d'un curettage, soit pour provoquer l'accouchement prématuré ou l'avortement. Pour ces divers usages, la Laminaire doit être aseptique; à cet effet, on la lave dans une solution de sublimé à 1 p. 100, puis on la conserve dans une solution d'éther iodoformé où elle ne se gonfle pas. On peut aussi la flamber à la flamme d'une lampe à alcool avant d'en faire usage.

POILS HÉMOSTATIQUES DES FOUGÈRES

Origine. — Ce sont les poils qui existent abondamment sur les rhizomes et à la base des frondes de Fougères des genres *Cibotium* et *Balantium*; ils sont confondus dans le commerce sous le nom de *Penghawar-Djambi* et proviennent des *Cibotium Baromez*, *glaucum*, *Menziezii*, *Chamissoi* et surtout du *Balantium chrysotrichum*, de Java.

Caractères. — Cette substance est constituée par des poils rubanés, longs d'environ 5 centimètres, variant du jaune clair au brun foncé, ordinairement isolés, rarement réunis plusieurs ensemble.

On les expédie sous forme de pelotes, mais non emmêlés. Ils sont composés d'articles moniliformes, séparés par des cloisons répondant à autant d'étranglements ou de nœuds, qu'entourent de minces gaines irrégulièrement dentelées; leurs parois sont minces et déprimées. Ils sont terminés par une pointe obtuse, ordinairement rompue. Au milieu d'eux, s'en trouvent d'autres, raides, rameux, subcylindriques, plus rares.

Usages. — Les poils de Penghawar-Djambi, jetés dans l'eau, flottent d'abord, puis s'humectent rapidement et tombent au fond. De là leur emploi comme agent hémostatique : ils absorbent très rapidement le sérum du sang et facilitent la formation d'un caillot.

AMADOU

Origine. — Cette substance spongieuse, susceptible de brûler au contact d'un point en ignition, est formée par deux espèces de Champignons de la famille des Hyménomycètes : le Polypore amadouvier (*Polyporus igniarius*) qui vient sur les Peupliers, les Saules, les Cerisiers, les Frênes; et le Polypore ongulé (*P. fomentarius*) qui pousse sur les Chênes, les Hêtres, les Tilleuls, etc. Celui qui provient de cette dernière espèce est le plus estimé pour l'usage médicinal; il a la forme d'un sabot de Cheval et peut devenir très grand (fig. 7).

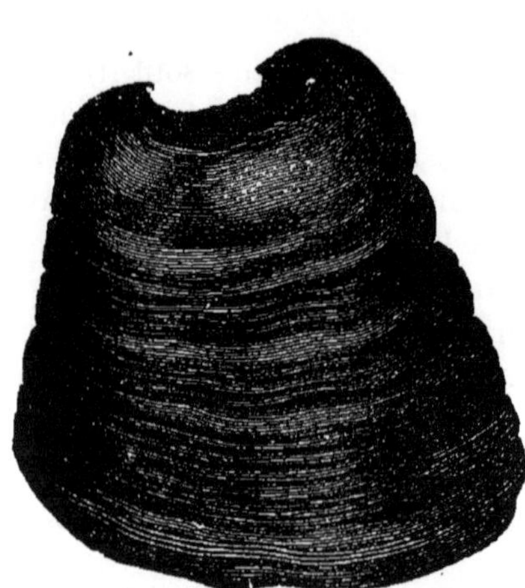

Fig. 7. — Polypore ongulé.

Pour préparer l'Amadou, on enlève la couche superficielle qui est très dure et la partie interne qui est trop poreuse; la partie moyenne est coupée en tranches que l'on trempe dans l'eau et que l'on bat avec un maillet, jusqu'à ce qu'elles soient souples et moelleuses. Quand l'Amadou est destiné à la combustion, on l'imprègne d'une solution de nitrate de potasse; la présence de ce sel ne nuit en rien pour l'usage médicinal.

Usages. — L'Amadou est employé pour arrêter les hémorragies en nappe, telles que celles qui proviennent des piqûres de Sangsues, des coupures, etc. ; le mécanisme de son action est mal expliqué.

Dans certaines régions on utilise, comme Amadou, le tissu spongieux du *Xylostroma giganteum*, ou le tissu feutré formant le péridium du *Lycoperdon giganteum*. A Cayenne, on emploie au même usage, c'est-à-dire comme hémostatique, le nid d'une Fourmi (*Formica bispinosa*) qui est à peu près entièrement constitué par le duvet feutré des graines de *Bombax*.

SANGSUES

Origine. — Les Sangsues sont des animaux de l'embranchement des Vers et de la classe des Annélides; elles sont placées dans la sous classe des Hirudinées et dans la famille des Gnathobdelles. On en connaît un assez grand nombre d'espèces propres aux usages médicaux ; mais on utilise principalement les trois espèces suivantes qui, pour certains auteurs, ne sont que trois variétés de l'*Hirudo medicinalis* :

1° La Sangsue grise (*Hirudo medicinalis* L., fig. 8), de couleur olivâtre, a le dos garni de six bandes rousses longitudinales et un abdomen taché de noir, présentant de chaque côté une bande noirâtre; anneaux tuberculeux. Elle habite l'Europe, principalement la France, l'Allemagne et la Hongrie, et quelques parties de l'Afrique du Nord.

2° La Sangsue verte (*Hir. officinalis* Moq., fig. 9), de couleur verdâtre, présente les six bandes dorsales de la Sangsue grise ; l'abdomen est olivâtre, non maculé, bordé par une ligne noire; anneaux lisses. Elle habite les mêmes localités que la précédente.

3° La Sangsue dragon ou Sangsue truite (*Hir. troctina* Moq., fig. 10), a le dos d'un beau vert avec des bords orangés; les bandes longitudinales sont remplacées par des taches isolées, arrondies ou carrées, placées de cinq en cinq anneaux ; ces taches sont noires avec un bord orangé, ou orangées avec un bord noir. L'abdomen est vert jaunâtre, maculé ou non, et bordé d'une bande sinueuse. Elle vit en Algérie et au Maroc.

L'usage de la Sangsue est aujourd'hui à son déclin; mais à l'époque où florissait l'École de Broussais à qui les émissions sanguines étaient si chères, on en fit une telle consommation (1) que

(1) De 1830 à 1842, la consommation moyenne des hôpitaux de Paris a été annuellement de 828 000.

tous les marais d'Europe furent épuisés en quelques années. C'est alors que l'industrie de l'*hirudiniculture* prit de l'extension. Pour élever une grande quantité de Sangsues, on établit des bassins ou *barrails* traversés par un courant d'eau modéré, et on y parque les Sangsues que l'on nourrit en y faisant entrer de vieux Chevaux ou Mulets. A côté de ces *bassins de nourriture*, se trouvent des *bassins de dégorgement* dans lesquels on fait jeûner les Sangsues avant de les expédier. Un assez

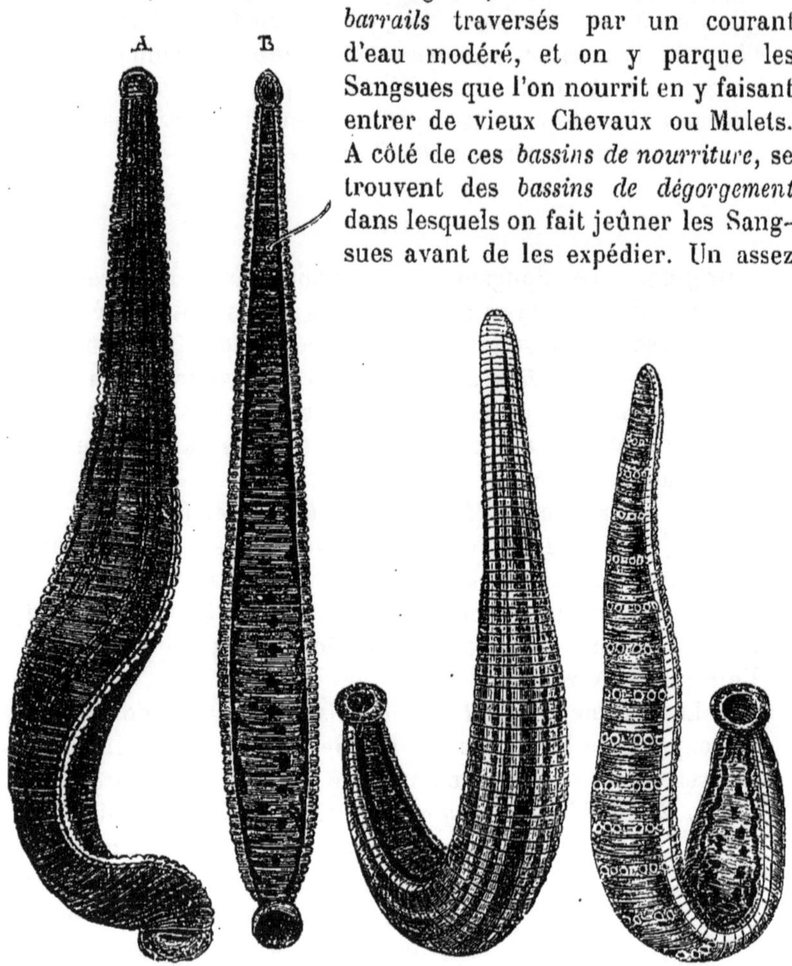

Fig. 8. — Sangsue grise. Fig. 9. — Sangsue verte. Fig. 10. — Sangsue dragon.

grand nombre de marais de la Gironde sont exploités pour l'hirudiniculture ; mais actuellement, la plupart de ces Annélides viennent de Hongrie, de Russie, de Turquie, de Grèce, d'Algérie, etc.

Caractères extérieurs. — Les Sangsues ont un corps allongé, subdéprimé, renflé au milieu, obtus en arrière, rétréci en avant, divisé en quatre-vingt-quinze anneaux très distincts. Leur grosseur est variable, et, d'après elle, les industriels les désignent sous le nom de *filets*, *petites moyennes*, *grosses moyennes*, *grosses* et *vaches* lorsqu'elles ont atteint leur *complet développement*. Les Sangsues, en bonne santé et non gorgées de sang, doivent se contracter rapidement lorsqu'on les comprime modérément entre les doigts et prendre la forme d'une olive. Une Sangsue gorgée fait difficilement l'olive, et, de plus, elle rend du sang par la bouche, quand on la presse doucement d'avant en arrière.

Caractères anatomiques. — Dans l'anatomie de la Sangsue, nous ne nous intéressons qu'à la structure des organes, bouche et pharynx, qui font utiliser ces animaux en médecine pour pratiquer des saignées locales.

La bouche est trilobée et occupe le fond de la ventouse anté-

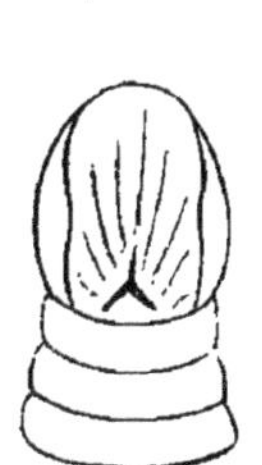

Fig. 11. — Ventouse.

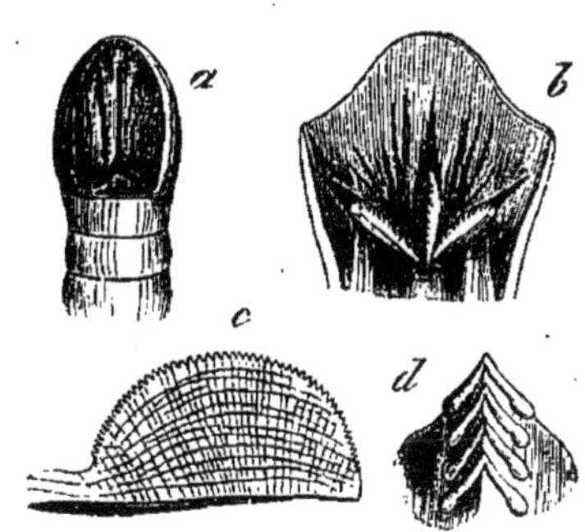

Fig. 12. — Appareil buccal de Sangsue.

rieure (fig. 11); celle-ci comprend une lèvre supérieure allongée et une lèvre inférieure assez courte. En arrière de la bouche, vient le pharynx, portant à la partie antérieure de la cavité trois renflements semi-circulaires (*mâchoires*), l'un antéro-médian, les deux autres latéro-postérieurs (fig. 12, *b*). Chaque mâchoire (fig. 12, *c*) est constituée par une masse musculaire portant sur son bord libre environ une centaine de denticules en forme de V, qui sont disposés en chevron et placés à cheval sur le bord de l'organe avec leur angle dirigé vers la bouche (fig. 12, *d*).

Quand la Sangsue veut faire une saignée, elle se fixe d'abord avec sa ventouse sur la peau du sujet, et de telle façon que les bords adhèrent avant le fond, puis elle mord. A cet effet, l'animal fait d'abord trois incisions linéaires à l'aide de ses mâchoires, et, celles-ci continuant à se mouvoir, les incisions s'élargissent et prennent l'apparence d'une feuille de trèfle; puis les folioles se réunissent en une blessure triangulaire par retrait de la peau. La succion du sang se fait par la dilatation du pharynx; le sang s'élance dans le vide et le pharynx se trouve bientôt rempli de sang. Quant au sang qui est déjà dans l'estomac, il ne peut refluer dans le pharynx à cause de la valvule œsophagienne. Enfin, pour l'acte de la déglutition, les mâchoires se relèvent et se rejoignent en formant un piston, qui refoule derrière lui le sang dans le tube digestif.

Usages. — Les Sangsues sont encore quelquefois employées pour pratiquer des saignées locales. La quantité de sang que peut prendre une Sangsue varie avec la grosseur; elle est en moyenne de 16 grammes, et si l'on évalue à peu près à autant la quantité de sang perdue après la chute de l'animal, il faut compter sur une perte moyenne de 30 à 32 grammes par Sangsue.

Sous l'influence de ces émissions sanguines locales, deux des phénomènes de l'inflammation, la stase sanguine et l'augmentation de la tension veineuse sont modifiées. Cette diminution de tension veineuse favorise en outre la résorption des exsudats inflammatoires, d'où diminution de la tension inflammatoire et de la douleur. Les émissions sanguines locales s'adressent à deux éléments : la congestion et la douleur inflammatoire; elles sont donc indiquées toutes les fois que ces éléments se présentent chez un malade, à moins que l'état de ce dernier ne contre-indique la soustraction du sang. Les applications de Sangsues ont donc leur raison d'être dans l'épididymite blennorragique, l'hépatite aiguë, les myélites aiguës, la néphrite aiguë, dans les inflammations aiguës de l'œil, etc.

Une émission sanguine locale aura d'autant plus d'efficacité qu'elle sera pratiquée sur une région en connexions vasculaires plus étroites avec la partie enflammée. Ainsi, quand on voudra agir sur l'œil, on appliquera les Sangsues dans la région mastoïdienne, quand il s'agira du rein, on les appliquera sur le triangle de J.-L. Petit, quand on voudra décongestionner l'utérus, les applications seront faites à l'anus, etc.

La place sur laquelle les Sangsues doivent être mises doit être préalablement rasée et lavée à l'eau tiède; puis on les maintient à l'aide d'un verre ou d'une compresse. Quand les Sangsues sont tombées, on laisse les plaies couler encore pendant quelques instants, puis on arrête l'hémorragie, en appliquant sur les plaies de l'amadou stérilisé et en exerçant une légère compression. On a aussi conseillé la poudre de tan, la poudre de colophane, etc.

Les Sangsues sont contre-indiquées chez les hémophiliques, les personnes affaiblies, les vieillards et les enfants à peau délicate. On doit éviter de les appliquer sur de grosses veines superficielles, comme la jugulaire externe; sur la peau qui recouvre la temporale superficielle; sur les parties susceptibles de s'infiltrer facilement de sang, telles que le scrotum; sur les parties où une opération peut devenir nécessaire; enfin, chez la femme, en raison de la cicatrice indélébile qu'elles laissent, on évitera les parties susceptibles d'être découvertes (face, cou, épaule, partie supérieure du thorax, bras).

Pendant longtemps, on a cru que l'usage des Sangsues ne présentait aucun danger; mais les notions acquises sur la propagation des maladies infectieuses permettent aujourd'hui d'affirmer le contraire. Sans parler des Sangsues ayant déjà servi, il ne faut pas oublier que les Sangsues vierges sont susceptibles de transmettre à l'homme le charbon, la septicémie, etc. Pour ce seul motif, il nous paraît que l'usage de ces Annélides devrait être définitivement abandonné et remplacé par des moyens artificiels, tels que les ventouses scarifiées.

ÉPONGES

Origine. — Les Éponges sont des animaux formant pour les uns la classe des Spongiaires de l'embranchement des Cœlentérés, pour les autres constituant l'embranchement des Spongiaires. C'est dans la classe des Éponges cornéo-siliceuses et dans l'ordre des *Cératospongidés* que se placent les Éponges employées en médecine et dans l'industrie : leur charpente est uniquement constituée par des fibres d'une substance albuminoïde spéciale appelée *spongine*; elle ne renferme pas de spicules siliceux, et les corpuscules de silice ou les grains de sable qui s'y trouvent sont simplement des corps étrangers.

Les Éponges habitent toujours les mers assez profondes, où elles adhèrent aux rochers. Les Éponges grossières viennent des Antilles et des îles Bahama; les Éponges fines des mers tempérées, surtout de la Méditerranée, de l'Adriatique, de l'Archipel grec et du golfe Persique.

Les essais tentés pour la reproduction artificielle des Éponges avaient toujours été vains; cependant, à la suite des résultats favorables obtenus par une dernière tentative dans les régions maritimes du Sud tunisien, en avril 1897, un parc a été construit sur les bancs de pêche des Éponges des îles Kerkennah. Après plusieurs transformations observées sur des spécimens placés dans un enclos, il a été constaté que les Éponges, quoique déplacées, survivent et adhèrent à leur nouvelle place. Des Éponges provenant de ce parc ont été envoyées sur le marché de Sfax, où elles ont été appréciées: la question de la *spongiculture* paraît donc à peu près résolue.

Lorsqu'elles sont à une faible profondeur, on les recueille à l'aide de harpons à cinq dents; quand elles sont profondes, les pêcheurs plongent, et avec un couteau coupent le pied par où elles sont attachées aux rochers; enfin, pour les grandes profondeurs, on se sert de la drague.

Les Éponges brutes contiennent des corps étrangers dont il convient de les débarrasser. A cet effet, on les soumet à un battage pour en séparer le sable, les coquilles, etc., puis on les lave avec soin. On les traite ensuite par de l'eau acidulée par l'acide chlorhydrique pour détruire les parties calcaires; enfin, on les lave de nouveau et on les sèche. Les Éponges de toilette sont en outre blanchies au moyen du chlore.

Caractères extérieurs. — On connaît un grand nombre de sortes commerciales fournies par les espèces suivantes : 1° l'*Hippospongia equina* ou Éponge de cheval est l'Éponge commune, grossière, creusée de larges cavités, employée aux usages domestiques et au pansage des chevaux ; elle provient du nord de l'Afrique ; 2° l'*Euspongia communis* (fig. 13) fournit l'*Éponge de Marseille* ou *Éponge brune de Barbarie*, pêchée surtout sur les côtes de la Tunisie, aux environs de Sfax, dans le golfe de Gabès ; elle est brun rougeâtre, à trame serrée et à trous déchiquetés sur les bords ; 3° l'*Euspongia zimocca* fournit l'*Éponge fine douce de l'Archipel* ; 4° l'*E. mollissima* fournit l'*Éponge fine douce de Syrie* ; elle est en forme de coupe à bords amincis ou arrondis, légère, jaune fauve, poreuse, fine, douce au toucher et comme veloutée ; sa face concave offre un grand nombre de trous souvent disposés en séries rayonnantes. C'est la plus recherchée pour la toilette.

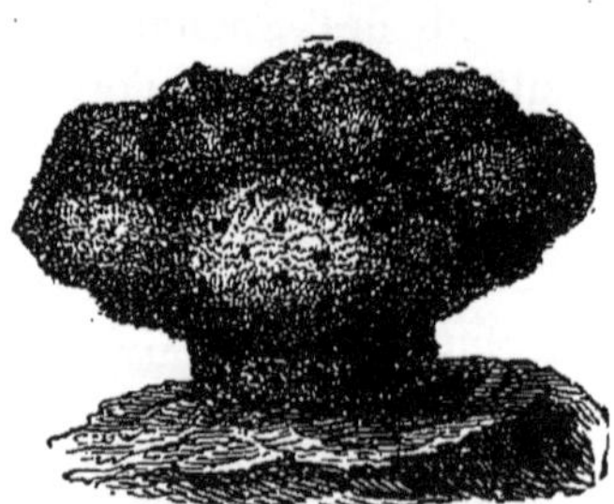

Fig. 13. — Éponge commune (*Euspongia communis*).

Composition chimique. — La substance fondamentale des Éponges est la *Spongine*, que l'on avait crue identique à la fibroïne, qui est la matière principale de la soie; mais Stædeler a montré qu'en se dédoublant sous l'influence des acides, la spongine donne de la leucine et du glycocolle, *sans tyrosine*. Elle en diffère aussi par son insolubilité dans les liqueurs cupro-ammoniacales. La spongine laisse, lorsqu'on l'incinère, beaucoup de silice mêlée d'*iodures alcalins*. Soumise à l'action du suc gastrique, elle forme des espèces de peptones, mais qui ne donnent pas la réaction du biuret. D'après Poselt, elle contient pour 100 :

C = 48,70; H = 6,35; Az = 16,40; O = 28,55.

Le traitement barytique a donné pour 100 de spongine :

Azote ammoniacal	4,21
Acide carbonique	3,90
— oxalique	5,54
— acétique	3,64
Résidu fixe	96

Le résidu fixe est formé de leucine, de butalanine, de glycalanine $C^5H^{12}Az^2O^4$, d'un acide hydroprotéique $C^9H^{18}Az^2O^5$ et d'une trace de tyrosine.

Usages. — Les Éponges sont employées en chirurgie, soit directement pour étancher le champ opératoire, soit après avoir été préparées *à la ficelle* pour dilater les orifices naturels ou accidentels. A cet effet, elles doivent être préalablement stérilisées, d'après le procédé suivant dû à Terrier et Vercamer : immersion dans une solution de permanganate de potasse à 5 p. 100 pendant un quart d'heure; lavage à grande eau filtrée et bouillie; immersion dans une solution de bisulfite de soude à 2 p. 100, dans laquelle on ajoute une petite quantité d'acide chlorhydrique pour dégager de l'acide sulfureux ; lavage à grande eau filtrée et bouillie; conservation dans l'eau phéniquée à 5 p. 100 pendant quinze jours; lavage dans une solution étendue de sublimé, et mise en demeure définitive dans une solution de sublimé à 1/2000.

L'*Éponge à la ficelle* doit être préparée avec des précautions antiseptiques que le Codex ne mentionne pas. On prend une Éponge aseptisée, comme il vient d'être dit, et pendant qu'elle est encore humide, on l'entoure d'une cordelette de chanvre dite *fouet*, désinfectée, à tours parallèles et serrés, de manière à la rendre cylindrique. Pour l'usage, on en sépare la ficelle, et on enlève avec un scalpel les rugosités du cylindre. Cette Éponge a l'avantage de se dilater, par absorption des liquides ambiants, et d'agrandir les conduits fistuleux tout en les nettoyant.

Les Éponges sont de plus en plus délaissées pour les usages que je viens d'indiquer, sous prétexte que leurs multiples anfractuosités sont autant de repaires qui mettent les microbes à l'abri de l'action des antiseptiques; et on ne peut les stériliser autrement, puisqu'elles ne supportent ni l'ébullition, ni la température élevée d'une étuve à stérilisation. Aussi, la plupart des chirurgiens remplacent-ils les Éponges par des tampons de gaze absorbante ou des bourdonnets de coton enveloppés de gaze stérilisée ; comme agents dilatateurs, ils emploient la Laminaire ou des instruments appropriés.

CHAPITRE II

MATIÈRES SUCRÉES

Les matières sucrées, en dehors du lactose ou sucre de lait et de l'inosite, sont toutes formées par les végétaux. Elles sont très nombreuses et peuvent être divisées en plusieurs groupes. Ce sont : d'abord des *Hexoses* ($C^6H^{12}O^6$), composés ayant deux fonctions, l'une toujours alcoolique, l'autre tantôt aldéhydique (*Aldoses* ou *Glucoses*), tantôt cétonique (*Cétoses* ou *Fructoses*) ; en second lieu, des *Saccharides* ou *bihexoses* ($C^{12}H^{22}O^{11}$); puis des corps tels que la mannite, la dulcite, la sorbite, la volémite, etc., répondant à la formule $C^6H^{14}O^6$, qui sont des *Alcools hexatomiques* ou *Hexols*.

A notre point de vue, tous ces corps n'ont pas la même valeur; dans le premier groupe, le *Glucose dextrogyre* ou *Dextrose* nous retiendra seul; dans le second groupe, le *Saccharose* ou sucre de canne et le *Lactose* ou sucre de lait sont les plus importants au point de vue médicamenteux; dans le troisième groupe, la *Mannite*, base de la manne, fixera notre attention.

Tous ces principes, placés dans des conditions convenables, donnent de l'alcool et de l'acide carbonique; avec la mannite, on obtient en plus de l'hydrogène. De plus, on peut facilement passer des uns aux autres; c'est ainsi qu'on peut transformer le saccharose en glucoses, les glucoses en mannite et revenir en sens inverse de la mannite aux glucoses. Toutes ces transformations chimiques, le végétal est susceptible de les réaliser; quand la

Betterave fructifie, le saccharose de sa racine se transforme en glucose ; il en est de même pour la Canne à sucre. M. Bourquelot a montré que le tréhalose des Champignons se transforme en glucose au moment de la formation des spores; dans le *Lactarius piperatus*, le tréhalose est peu à peu remplacé par de la mannite.

Les principales matières sucrées formées par les plantes et les animaux sont :

$C^6H^{12}O^5$. *Quercite*. — Glands de Chêne.
$C^6H^{12}O^6$. *Inosite*. — Muscles, rate, foie, poumons. Pois, Haricots, feuilles de Noyer, de Chou, etc.
— *Glucose droit* ou *Dextrose*........ } Sucre des fruits.
— *Fructose lévogyre* ou *Lévulose*.... }
— *Sorbinose*. — Suc du Sorbier.
— *Galactose*. — Diverses plantes.
$C^6H^{14}O^6$. *Mannite*. — Manne du Frêne, Champignons, etc.
— *Dulcite*. — Manne de Madagascar.
— *Sorbite*. — Suc du Sorbier.
— *Volémite*. — Champignons.
$C^7H^{14}O^6$. *Pinite*. — Pins de Californie.
— β-*Inosite*. — Écorce de Québracho.
$C^7H^{16}O^7$. *Perséite*. — Fruit de l'Avocatier (*Persea gratissima*).
$C^{12}H^{22}O^{11}$. *Saccharose*. — Canne à sucre, Betterave, Sorgho, Érable à sucre, etc.
— *Synanthrose*. — Tubercule des Synanthérées.
— *Tréhalose*. — Tréhala, Seigle ergoté, Champignons.
— *Maltose*. — Diverses graines.
— *Lactose*. — Lait des Mammifères. Fruit de la Sapotille (*Achras Sapota*).
$C^{18}H^{32}O^{16}$. *Mélézitose*. — Manne de Briançon.
— *Mélitose*. — Manne d'Australie (feuilles d'Eucalyptus).

ARTICLE PREMIER. — GLUCOSE DROIT OU DEXTROSE

Origine. — Le *Dextrose* ou *Sucre de raisin* $C^6H^{12}O^6$ ou $CH^2.OH.(CH.OH)^4.COH$ est une des matières sucrées les plus répandues ; il apparaît dès le début de l'assimilation des plantes. A peine le phénomène chlorophyllien a-t-il commencé qu'on peut constater l'existence du dextrose comme un des premiers produits non figurés de l'assimilation. On admet qu'il se forme de la façon suivante : dans les feuilles ou parties vertes, il se produit tout d'abord de l'aldéhyde formique CH^2O en vertu de la réaction suivante :

$$CO^2 + H^2O = CH^2O + O^2.$$

Or, l'aldéhyde formique, se polymérisant avec une très grande facilité, donne des hexoses $C^6H^{12}O^6$, des pentoses $C^5H^{10}O^5$ et de l'aldéhyde glycérique $C^3H^6O^3$. Ces composés en s'hydrogénant dans les tissus peuvent à leur tour donner de la glycérine, des alcools pentavalents ou pentols (Arabite, Rhamnite, etc.) et des alcools hexavalents ou hexols (Mannite, Sorbite, etc.).

Réactions microchimiques. — Le glucose (1) se trouve toujours en dissolution dans le suc cellulaire; on peut le mettre en évidence par les réactions microchimiques suivantes :

1° On fait une coupe assez épaisse, de façon à avoir une ou deux couches de cellules intactes; on la plonge dans quelques gouttes de liqueur de Fehling, que l'on fait bouillir sur le porte-objet lui-même; les cellules contenant du glucose prennent une coloration rouge due au précipité d'oxyde cuivreux;

2° On porte la coupe dans une solution de sulfate de cuivre, on lave rapidement à l'eau distillée et on porte ensuite dans une solution de sel de Seignette et de potasse; on obtient un précipité rouge ;

3° La coupe est mise sur le porte-objet dans une solution alcoolique de naphtol-α et on ajoute 2 gouttes d'acide sulfurique. Au bout de deux minutes, les cellules qui renferment du glucose prennent une coloration violette; on obtient d'ailleurs une réaction analogue avec le saccharose, le lactose, le lévulose, le maltose et l'inuline ;

4° Si on remplace le naphtol-α par le thymol, on obtient une coloration rouge carmin.

Usages. — Le glucose n'est pas à proprement parler un principe médicamenteux; mais beaucoup de fruits, notamment certains d'entre eux employés en pharmacie, en renferment, tels que les Raisins, les Dattes, les Figues, etc.; c'est grâce à la présence du glucose dans les fruits qu'on peut en retirer certaines boissons appelées *vins* (vin de Raisin, vin de Palmier, vin d'Ananas, etc.). Le *vin*, l'*alcool éthylique* ou *éthanol*, le *vinaigre de vin* sont des produits très utilisés en pharmacie, dérivant tous des transformations successives que l'on fait subir au glucose. Il est encore un autre produit pharmaceutique devant ses propriétés au glucose, c'est le *miel*. Nous avons donc à étudier comme dépendant du glucose : les *Raisins*, le *Vin*, *l'Alcool*, le *Vinaigre*, le *Miel*, les *Dattes*, les *Figues*, etc.

(1) Nous continuerons à nous servir de cette expression qui est passée dans le langage courant, mais avec cette réserve qu'elle est synonyme de glucose droit ou Dextrose.

RAISINS

Origine. — Le *Raisin* est le fruit de la Vigne (*Vitis vinifera*), plante de la famille des Ampélidées, qui paraît originaire de la Turquie d'Asie et de la Perse, et dont on a fait, par la culture, une multitude de variétés qui ont porté sur la taille de la plante, sur la forme et le duvet des feuilles, enfin et surtout, sur la couleur, la saveur, la grosseur et la forme du fruit. Bien que les Raisins soient le plus souvent consommés à l'état frais, dans la plupart des contrées de la région méditerranéenne on les fait sécher et ils sont vendus dans le commerce sous le nom de *Raisins secs*.

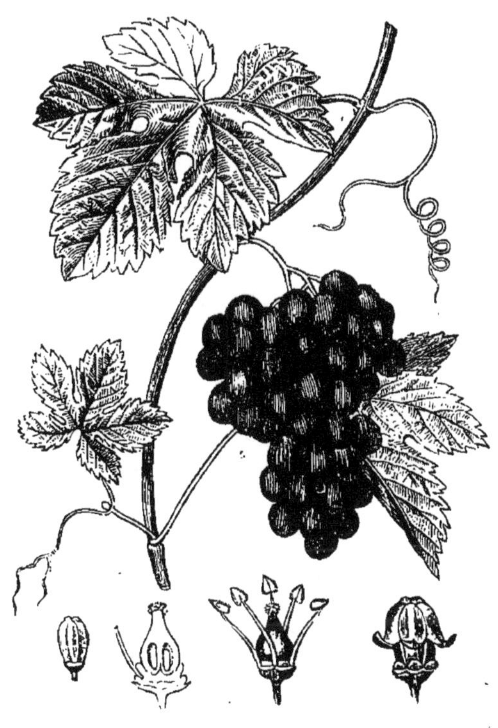

Fig. 14. — Rameau de Vigne.

Caractères extérieurs. — Ces fruits se présentent sous forme de baies ovales ou arrondies, ridées, de grosseur variable, de couleur blonde ou noirâtre; l'enveloppe est recouverte d'une couche très fine de glucose en cristaux mamelonnés, au-dessous de laquelle on trouve une pulpe plus ou moins abondante, douce ou légèrement acide. Dans le commerce, on en distingue plusieurs sortes, dont les deux principales sont les *Raisins de Corinthe* et les *Raisins de Malaga*.

Les *Raisins de Corinthe*, donnés par une variété cultivée autour du golfe de Corinthe, sont égrenés, d'un brun noirâtre, très petits et privés de graines.

Les *Raisins de Malaga* sont munis de leur râfle, avec des grains arrondis, violacés, glauques dans les anfractuosités, transparents et pourvus de deux graines.

On trouve encore dans le commerce les *Raisins de Smyrne* ou *de Damas* et les *Raisins de Provence* ou *de Marseille.*

Composition chimique. — Les Raisins renferment beaucoup de glucose et de crème de tartre qui, dans les fruits conservés depuis longtemps, se trouve en cristaux ou en nodules ; ils renferment aussi de la gomme, de l'acide malique et du tanin. Les semences ou *Pépins* fournissent de 15 à 18 p. 100 d'une huile douce, siccative, inodore, fade, congelable à — 16°, d'une densité de 0,927 et qui brûle très bien sans fumée.

Usages. — Les Raisins frais ont des propriétés variables ; les uns sont excitants ou astringents ; d'autres sont laxatifs et un peu purgatifs. Cette propriété a déterminé la *Cure aux Raisins*, si en usage en Suisse et en Allemagne, et qui consiste à ingérer le matin, à la vigne même, de 500 grammes à 1 kilogramme de raisins ; on augmente la consommation jusqu'à 3 ou 4 kilogrammes par jour ; on recommande d'avaler la peau et les pépins qui excitent les mouvements péristaltiques de l'intestin. Cette médication est appliquée au traitement des dérangements des fonctions digestives, de la diarrhée ou de la constipation, des catarrhes bronchiques et même de la phtisie. La cure complète demande environ un mois de durée.

Les Raisins secs sont également employés ; ils sont réputés pectoraux et entrent dans la composition des *fruits pectoraux.*

Le Raisin vert a une saveur acide et acerbe ; son suc ou *Verjus* sert de condiment ; il a été employé en boisson comme acidule, diurétique et contre l'obésité.

Le *marc de Raisin*, c'est-à-dire le Raisin que l'on sort de la cuve après la fabrication du vin et lorsque la fermentation est terminée, a été préconisé en bains contre les douleurs rhumatismales, l'arthrite, la sciatique ; il agit par l'humidité, la chaleur dégagée (30° environ), l'alcool et surtout l'acide carbonique dont l'action anesthésique peut expliquer les bons effets retirés de cette médication.

Par fermentation, le Raisin fournit le *Vin* ; celui-ci donne par distillation un liquide appelé *Alcool* (*Esprit-de-Vin*) ; enfin, sous l'influence de la fermentation acétique, le vin se transforme en *Vinaigre.* Ces produits sont d'une importance très grande.

VIN

Origine. — Le *Vin* est une liqueur plus ou moins alcoolique résultant de la fermentation du suc sucré des Raisins frais. Ces fruits mûrs, étant cueillis, sont foulés et le *Moût* qui s'en écoule est laissé en contact avec le *Marc*, pendant quelques jours, dans des cuves en bois ou en maçonnerie, ou bien dans des foudres contenus dans des celliers clos. La fermentation vineuse s'établit alors: grâce à la présence de certains ferments du genre *Saccharomyces*, *S. ellipsoideus*, *S. pastorianus*, *S. apiculatus*, etc., le glucose que renferme le moût est dédoublé en alcool et en acide carbonique d'après la réaction suivante :

$$\underset{\text{Glucose.}}{C^6H^{12}O^6} = \underset{\text{Alcool éthylique.}}{2(C^2H^6O)} + \underset{\text{Acide carbonique.}}{2CO^2}$$

Théoriquement, pour 100 parties de glucose en poids, il devrait se faire 51 parties d'alcool absolu. En fait, il ne s'en produit que 49 parties. Les 2 à 3 p. 100 qui manquent se retrouvent à l'état de produits accessoires qui sont : la glycérine (2 à 2,5 p. 100), l'acide succinique (4 à 6 millièmes), les alcools homologues supérieurs (propylique, butylique, amylique, caproïque, etc.) dont la proportion varie avec les cépages, un peu d'acide acétique, etc. La fermentation est d'abord tumultueuse, soulevant le marc; puis elle décroît et s'arrête à peu près complètement. On procède au décuvage dans des tonneaux où la fermentation s'achève lentement.

Suivant la couleur du Raisin ou le mode de fabrication, le vin obtenu est *rouge* ou *blanc*.

Les *Vins rouges* sont préparés avec les Raisins noirs ; ils doivent leur coloration à la matière colorante bleue de la pellicule du grain qui vire au rouge sous l'influence du bitartrate de potassium et de l'acide acétique.

Les *Vins blancs* se font avec des raisins blancs ou noirs; on les pressure avant toute fermentation, et le moût est mis à fermenter après avoir été séparé du marc.

Les *Vins de liqueur* sont des vins qui conservent une saveur sucrée après la fermentation, parce que celle-ci est incomplète pour plusieurs raisons : soit que l'alcool formé se trouve à un moment donné en quantité suffisante pour tuer le ferment avant que celui-ci ait dédoublé tout le glucose, soit que l'on arrête la fermentation au moment opportun par l'opération du *Mutage*, qui consiste à ajouter de l'alcool ou à traiter le moût en fermentation par l'acide sulfureux, l'acide salicylique, etc.

Les *Vins mousseux* sont des vins mis en bouteilles solidement bouchées, après la fermentation tumultueuse : tels sont les *vins de Champagne*.

Composition chimique. — D'après ce que nous savons sur sa préparation, le vin doit avoir une composition très complexe; toutefois l'*eau* et l'*alcool* en forment la majeure partie. Ces deux éléments principaux sont accompagnés de ceux que la fermentation a respectés dans le moût et de ceux qu'elle a formés aux dépens du jus. Le vin contiendra donc, en quantité variable d'ailleurs, les matières suivantes : *eau, alcool, glucose, glycérine, matières albuminoïdes* en faible proportion, *crème de tartre, tartrate de calcium, sels de chaux, de soude, de potasse*, etc. (*chlorures, sulfates, phosphates*, etc.), *acides* (*malique, tartrique, succinique, acétique, butyrique*) soit isolés, soit combinés aux bases, *matières colorantes* (*œnoline* de couleur jaune et *œnocyanine* de couleur bleue), *éthers* provenant de l'action libre des acides sur l'alcool ; une *huile essentielle*, particulière à chaque qualité, donnant au vin son goût et son bouquet.

Parmi ces divers principes, quelques-uns offrent une grande importance et leur dosage sert à déterminer la pureté du vin ; tels sont l'alcool, l'eau, les matières extractives et colorantes, la glycérine. Toutefois, dans certains cas, il sera utile de doser les acides, la crème de tartre, le sucre, l'acide tartrique libre et les cendres. Nous allons indiquer succinctement les moyens d'opérer ces divers dosages.

Dosage des principaux éléments. — 1° *Alcool.* — C'est le premier élément que l'on cherche à déterminer en raison de ce fait que la valeur commerciale du vin dépend surtout de son degré alcoolique. La quantité d'alcool que renferme un vin varie beaucoup, soit d'une qualité à une autre, soit pour la même qualité d'une année à l'autre. A ce principe, on attribue la propriété enivrante du vin; cette opinion est fondée sans doute, mais d'autres principes y contribuent pour une large part : tels sont des *éthers* (acétique, caprique, œnanthique) ; des *alcools* (butyrique et amylique) ; des *aldéhydes* que l'on rencontre surtout dans les vins vieux, et des *huiles essentielles*. Ainsi les vins du Rhin et d'Alsace sont très capiteux, quoique la proportion d'alcool soit peu en rapport avec leur action. La proportion d'alcool varie de 6 à 20 p. 100; dans quelques cas, elle peut même être supérieure à ce chiffre ; en moyenne, elle est de 10 p. 100. Pour la déterminer, il existe plusieurs procédés dont nous décrirons les plus importants.

Le plus exact est celui qui consiste à déterminer le degré alcoolique d'un vin à l'aide de l'alcoomètre de Gay-Lussac, après distillation. Si le vin ne renfermait pas en dissolution des matières minérales et organiques, il suffirait d'y plonger un alcoomètre pour avoir la proportion d'alcool qu'il contient; mais la présence des matières dissoutes modifiant la densité du liquide alcoolique, on est obligé de séparer l'eau et l'alcool des matières dissoutes par distillation. Ce procédé est dû à Gay-Lussac, qui avait inventé un appareil modifié depuis par divers constructeurs ; le plus généralement répandu aujourd'hui est l'*alambic de Salleron*.

Dans quelques cas particuliers, on doit légèrement modifier le mode opératoire habituellement suivi. En effet, si le vin analysé renferme des acides volatils, ceux-ci passent à la distillation en même temps que l'eau et la densité du liquide distillé s'en trouve augmentée : on en reconnaît la présence en plongeant un fragment de papier de tournesol dans le distillatum. Pour se mettre à l'abri de cette cause d'erreur, il faut préalablement neutraliser le vin avec une solution de carbonate de sodium ou avec de l'eau de baryte.

Un autre procédé donnant des résultats assez exacts est celui qui est basé sur le point d'ébullition du vin; les appareils dont on se sert portent le nom d'*Ébullioscopes* ou d'*Ébulliomètres*. Un des plus employés est celui de l'abbé Brossard-Vidal, modifié par Malligand. Le principe de la méthode est le suivant : l'eau bout à 100° sous la pression de 760 millimètres ; l'alcool absolu, sous la même pression, bout à 78°; par suite, un liquide alcoolique entrera en ébullition à une température d'autant plus rapprochée de 100° qu'il contiendra moins d'alcool; les sels et les autres matières étrangères du vin ne modifient pas sensiblement le point d'ébullition. Le thermomètre qui plonge dans la chaudière où l'on fait bouillir le vin porte une graduation spéciale : le 0 correspond à la température d'ébullition de l'eau et le 100 à celle de l'ébullition de l'alcool ; l'espace intermédiaire est divisé expérimentalement en 100 parties. Si l'extrémité de la colonne mercurielle du thermomètre plongeant dans un vin en ébullition correspond au chiffre 15, cela signifie que ce vin contient 15 p. 100 d'alcool. Pour éviter les corrections, l'échelle qui porte la graduation est mobile; on fait un premier essai avec de l'eau que l'on porte à ébullition et on amène le 0 de l'échelle à l'extrémité de la colonne mercurielle. On peut ensuite faire plusieurs évaluations alcoométriques avec l'appareil ainsi réglé.

On s'est servi de densimètres spéciaux appelés *Œnomètres* ou *Pèse-vins*, en raison de ce fait que la densité du vin est d'autant plus faible qu'il renferme plus d'alcool. Ces instruments ne donnent que des résultats erronés en raison de la variabilité des autres éléments. Tabarié avait tourné heureusement la difficulté, en prenant la densité du vin à essayer, chassant ensuite l'alcool par ébullition à l'air libre, remplaçant, avec de l'eau pure, le liquide évaporé et pesant de nouveau. Ce procédé n'a pas été adopté, et sans doute à tort.

Silbermann a inventé un *Dilatomètre* dont le principe qui a présidé à la construction est le suivant. De 0° à 100°, l'eau se dilate de 0,0466 de son volume primitif; de 0° à 100°, l'alcool se dilate de 0,1252; par suite, un mélange d'eau et d'alcool se dilatera d'autant plus qu'il contiendra plus d'alcool. On a dressé des tables donnant la dilatation de mélanges d'eau et d'alcool en proportions connues, ce qui permet, par l'observation de la dilatation d'un mélange donné, de conclure à sa richesse en alcool.

Les *Capillarimètres* sont construits d'après la propriété que possède l'alcool d'abaisser considérablement la hauteur à laquelle s'élève l'eau dans les tubes capillaires, les matières étrangères n'ayant sur ce phénomène qu'une action très faible. L'instrument est formé d'un tube capillaire fixé sur une planchette; on le place sur un verre dans lequel on verse le vin à essayer. Le tube plongeant dans le liquide, on détermine l'ascension de ce dernier par une légère aspiration; puis on relève le tube de manière que la pointe inférieure affleure le liquide sans y plonger. Lorsque la colonne est devenue stationnaire, on lit sur l'échelle graduée le point où elle est fixée; le chiffre correspondant de la graduation exprime la richesse du vin essayé.

Le *Compte-gouttes-pipette de Duclaux* est basé sur la diminution produite par l'alcool dans la tension superficielle des liquides qui en renferment. A chaque mélange d'eau et d'alcool, correspond une tension superficielle déterminée, et celle-ci peut s'évaluer en faisant couler, à travers un compte-gouttes, un volume connu du mélange. L'orifice est calculé de façon que 100 gouttes d'eau distillée, sortant à 15°, représentent exactement un volume de 5 centimètres cubes. Lorsqu'on veut se servir de cet instrument, on remplit la pipette de vin *limpide* jusqu'au trait marqué, on la place au-dessus d'un vase et on compte le nombre de gouttes qui s'écoulent par son orifice. Comme le nombre de gouttes varie avec la température, on a dressé un tableau qui indique le degré alcoolique du vin, selon le nombre de gouttes données et la température à laquelle on opère.

2° *Détermination du poids de l'eau et de l'extrait sec.* — Nous donnerons d'abord le moyen d'évaluer l'*extrait sec*, c'est-à-dire l'ensemble des matières qui se trouvent en dissolution dans l'eau et l'alcool; l'extrait étant connu, il suffira de faire la somme de ce poids et de celui de l'alcool déjà connu, puis de retrancher cette somme du poids total du vin sous un volume donné pour obtenir le poids de l'eau sous ce même volume. Cette évaluation peut se faire de deux façons : 1° par *évaporation* à l'air libre ou dans le vide; 2° par la méthode *aréométrique*.

Pour opérer par évaporation, on pèse dans une capsule tarée 10 centimètres cubes de vin à analyser; on ajoute un poids connu de sulfate de potasse, qui divise la masse et facilite l'évaporation; on porte à l'étuve à 100° pendant quatre heures et on pèse le résidu. Par ce procédé, on perd un peu de glycérine entraînée mécaniquement par l'alcool et l'eau évaporée; mais cette perte est jusqu'à un certain point négligeable.

Si on veut avoir des résultats d'une exactitude rigoureuse, on fait l'évaporation dans le vide. On verse 5 centimètres cubes de vin dans un verre de montre rodé, on recouvre aussitôt d'un autre verre, on serre avec une pince et on pèse exactement au 1/2 milligramme; puis on porte sous le vide pneumatique avec de l'acide sulfurique d'abord, auquel on ajoute plus tard de l'anhydride phosphorique. L'évaporation demande huit jours en hiver et quatre en été. Ce procédé est évidemment très long, mais il devra être employé toutes les fois qu'il s'agira, par exemple, d'une expertise où le poids de l'extrait est de nature à fixer le jugement de l'expert.

M. Houdart a donné une nouvelle méthode basée sur l'aréomètre pour déterminer le poids de l'extrait sec d'un vin. A l'aide de données qu'il n'y a pas lieu d'exposer ici, il a fait construire par Salleron un densimètre spécial auquel il a donné le nom d'*Œnobaromètre*. Il permet de déterminer exactement, la richesse alcoolique étant connue, la teneur en extrait sec du vin; en effet, connaissant la densité D du vin, la densité D' du volume d'eau et d'alcool qu'il représente, on aura pour le poids p de l'extrait

$$p = (D - D') \times 2,062$$

2,062 étant une constante déterminée par M. Houdart. Les résultats que donne cet appareil sont satisfaisants, à la condition toutefois que le vin examiné ne renferme pas plus de 1 gramme de sucre par litre.

Que l'on ait adopté l'un ou l'autre de ces procédés, il est facile, étant donnés le poids de l'extrait et le volume d'alcool, de déduire de ces nombres la proportion d'eau contenue dans le vin. Supposons un vin pesant 14° et donnant 3,50 d'extrait sec; on en déduira, après avoir ramené en poids les 14 volumes d'alcool absolu dont la densité est 0,7947, la composition centésimale :

Extrait sec	3.500
Alcool	11.125
Eau	85.375
	100.000

Si on veut avoir le poids de l'eau par litre, la densité du vin étant en moyenne 999,5, on multipliera les résultats ci-dessus par ce chiffre et on divisera par 100, ce qui donne :

Extrait sec	34.982
Alcool	111.195
Eau	853.323
	999.500

3° *Glycérine*. — Le poids de la glycérine est égal au tiers environ du poids de l'extrait; il varie avec la quantité de sucre contenue dans le moût, car, par l'analyse directe, on a trouvé que 100 grammes de sucre donnaient 3gr,64 de glycérine.

Pour doser cet élément, on évapore au bain-marie 100 c.c. de vin en présence d'une petite quantité de sable quartzeux; la masse sirupeuse est successivement reprise par plusieurs fois son poids d'alcool absolu (100 à 150 c.c.) et les liquides sont réunis dans un grand vase en verre. Pour 1 partie d'alcool employée, on y ajoute 1 partie 1/2 d'éther; on agite le mélange, et on l'abandonne au repos jusqu'à ce qu'il soit parfaitement clair. Le sucre se dépose, tandis que la totalité de la glycérine est en solution éthéro-alcoolique. La solution claire est séparée du dépôt, et celui-ci est lavé avec de petites portions du mélange éthéro-alcoolique. Les solutions réunies sont distillées, et le résidu est introduit dans une capsule de porcelaine avec un peu d'eau; on porte à l'étuve à 100°, et on pèse dès que la glycérine acquiert au contact de l'air la consistance d'extrait mou.

4° *Crème de tartre*. — Pour doser la crème de tartre, on peut employer le procédé de MM. Berthelot et de Fleurieu, qui repose sur l'insolubilité à peu près absolue du bitartrate de potassium dans un mélange d'alcool et d'éther à volumes égaux, et sur la propriété que possède ce mélange de dissoudre toutes les autres substances, douées d'une réaction acide, que le vin peut renfermer. Cependant, comme la crème de tartre est légèrement soluble dans ce mélange, mieux vaut employer le procédé suivant de Reboul.

On évapore au bain-marie 100 c.c. de vin, jusqu'à ce que l'on n'ait plus que 8 grammes de résidu, et on abandonne ce liquide sirupeux au repos pendant vingt-quatre heures. La crème de tartre qui s'est déposée est jetée sur un filtre et lavée à quatre reprises différentes avec 5 c.c. d'alcool à 42 p. 100. Après quoi, la crème de tartre est dissoute dans l'eau bouillante et titrée, soit avec la solution décinormale de soude, soit avec une solution de baryte titrée elle-même avec une solution de crème de tartre pure. L'erreur n'est ici que de 0,013 p. 100 et l'on pourra en tenir compte dans le résultat.

5° *Acidité totale.* — On prend 10 c.c. de vin, on décolore par du noir animal lavé, on porte à 100 c.c. avec de l'eau distillée et on titre l'acidité avec une solution décinormale de soude. L'acidité étant généralement rapportée à l'acide sulfurique, et 1 c.c. de la liqueur correspondant à 0,0049 d'acide, pour avoir la quantité d'acide par litre, il suffira de multiplier le nombre de centimètres cubes employés par 0,0049, puis par 100, ou plus simplement par 0,49. Si on veut rapporter l'acidité à l'acide tartrique, on multiplie le résultat par 1,53.

6° *Acide tartrique libre.* — On prélève 50 c.c. de vin, on en sature un cinquième, soit 10 c.c., par de la potasse, puis on le mélange aux quatre cinquièmes restant; on a ainsi transformé l'acide tartrique en bitartrate de potassium. On fait un nouveau dosage de celui-ci et la différence en plus indiquée par ce second dosage correspond environ à la moitié de l'acide tartrique libre. L'acide tartrique libre existant dans le vin peut avoir plusieurs origines : 1° il peut avoir été ajouté au vin, soit pour l'aviver et le rendre sapide, soit pour remplacer le plâtrage; 2° il peut exister dans les poudres employées pour colorer le vin.

7° *Glucose et matières réductrices.* — Les vins renferment presque toujours une petite quantité de glucose non fermenté; il peut exister en proportion notable dans les vins de liqueurs; il peut en outre avoir été ajouté. Lorsque la quantité est considérable, on peut doser le glucose par fermentation. Pour cela, on évapore une quantité déterminée au quart de son volume; on précipite par l'acétate de plomb, on filtre, on ajoute de l'acide sulfurique pour précipiter le plomb, on sature l'excès d'acide et on filtre de nouveau. Le filtratum est introduit dans un ballon avec 5 à 6 grammes de levure fraîche; le gaz qui se dégage passe dans un tube rempli de pierre ponce imbibée d'acide sulfurique, puis dans un tube contenant de la potasse caustique. L'augmentation de poids de ce dernier est produite par l'acide carbonique dégagé; sachant que 1 gramme d'acide carbonique correspond à 2gr,155 de glucose anhydre, on peut calculer le poids de ce dernier.

Le moyen le plus commode paraît être le suivant, qui permet de doser, en même temps que le glucose, la totalité des matières réductrices qu'on exprime en glucose. A 50 c.c. de vin on ajoute goutte à goutte une solution étendue de carbonate de soude, jusqu'à ce que le liquide prenne une teinte violacée, bleuâtre ou verdâtre; on décolore avec

10 p. 100 de noir animal et on titre le liquide décoloré par la liqueur cupro-potassique.

Cependant ce procédé est sujet à des causes d'erreur résultant : d'une part, du manque de netteté dans la fin de la réduction de la liqueur de Fehling par les vins, même décolorés; d'autre part, du mode de décoloration lui-même. Aussi devra-t-on, toutes les fois que l'on voudra avoir des résultats très précis, employer le procédé suivant indiqué par M. Loubiou (1).

On prend 100 c.c. de vin à analyser et on les additionne goutte à goutte de lessive des savonniers jusqu'à ce que le mélange prenne une teinte bleu verdâtre pour les vins rouges et bleuisse un fragment de papier de tournesol jeté dans le liquide pour les vins blancs; soit *a* le nombre de centimètres cubes de soude employés. Ajouter 1 c.c. d'acide acétique cristallisable, remuer et ajouter ensuite 10 grammes d'oxyde puce de plomb.

Agiter vivement encore une demi-minute, laisser reposer cinq minutes, agiter encore une demi-minute et filtrer après cinq minutes de repos. Prendre 50 c.c. du filtratum, y ajouter 1cc,5 de lessive des savonniers, agiter; il se forme un précipité qui se redissout presque entièrement, et filtrer de nouveau. Opérer le dosage avec la liqueur de Bonnans (2), en versant tout d'abord 10 gouttes par 10 gouttes jusqu'à coloration jaune, puis quatre fois 5 gouttes, et enfin 2 gouttes par 2 gouttes jusqu'à la fin de l'opération. Après chaque addition de liqueur sucrée, l'ébullition sera rétablie et maintenue trois ou quatre secondes environ.

Le liquide, primitivement bleu, passe par diverses phases : il devient successivement vert foncé, vert jaune, puis jaune; à un moment donné, il brunit brusquement; cette teinte caractérise avec la *plus grande netteté* la fin de la réaction.

Soit T (3) le titre de la liqueur de Bonnans et soit *n* le nombre de centimètres cubes lus sur la burette. 1 c.c. de cette liqueur correspondra à $\frac{T}{n}$ et 1000 c.c.,

(1) Loubiou, *Sur le dosage des matières réductrices (sucres) des vins* (*Bull. Soc. de pharmacie de Bordeaux*, 1897).

(2) La liqueur de Bonnans est un mélange des trois solutions suivantes :

1° *Solution cuivrique* A. — Dissoudre 35 gr. de sulfate de cuivre cristallisé chimiquement pur dans 1/2 litre d'eau tiède. Ajouter après dissolution et refroidissement 1 c.c. d'acide sulfurique pur. Compléter le volume à 1 litre à + 15°.

2° *Solution tartrique alcaline* B. — Dissoudre 150 gr. de sel de Seignette cristallisé dans 1/2 litre d'eau tiède. Ajouter après dissolution et refroidissement 300 c.c. de lessive de soude à 36°. Compléter le volume à 1 litre à + 15°.

3° *Solution ferrocyanurée* C. — Dissoudre 25 gr. de ferrocyanure de potassium dans 1/4 d'eau tiède. Compléter le volume au 1/2 litre à + 15°.

Cette liqueur est titrée avec une solution de sucre interverti faite avec 4gr,75 de saccharose par litre.

Pour la préparer, on prend :

Solution	A	10 c.c.
—	B	10 c.c.
—	C	5 c.c.

(3) Lorsque la liqueur A du réactif de Bonnans est préparée avec du sulfate de cuivre pur, T est égal à 0gr,041, c'est-à-dire qu'il faut 0 0gr,41 de glucose ou de sucre interverti pour réduire 25 c.c. de ce réactif.

ou 1 litre, correspondront à $\frac{T}{n} \times 1000$. Tel serait le titre en glucose du vin essayé s'il n'avait pas été dilué. Mais comme il a été dilué, pour avoir le résultat exact, il faudra multiplier le chiffre obtenu par le rapport $\frac{101 + a}{100} \times \frac{103}{100} = K$. En résumé, le résultat cherché sera donné par le rapport $\frac{T}{n} \times 1000\ K$.

8° *Tanin.* — Beaucoup de procédés ont été conseillés pour le dosage du tanin; presque tous ont pour but la précipitation du tanin par différents réactifs tels que l'acétate de cuivre, l'acétate ferrique, l'émétique, les alcaloïdes (la cinchonine en raison de son prix relativement peu élevé), l'acétate de zinc ammoniacal, la gélatine, etc. Ils donnent généralement des chiffres trop forts, parce qu'ils précipitent des matières autres que le tanin. Le meilleur procédé nous paraît être celui de M. Aimé Girard, basé sur la propriété qu'ont les substances animales de fixer le tanin. Il conseille d'employer le boyau de mouton dont on fait les cordes harmoniques, avant l'opération ultime du polissage au moyen de l'huile. Les meilleures sont les cordes blanches connues sous le nom de *ré de violon.* Dans 100 c.c. de vin, on met de 3 à 5 grammes de cordes humides réunies en faisceau; on a eu le soin d'en détacher environ 1 gramme pour y doser l'eau. Au bout de quarante-huit heures au plus, le vin est décoloré et ne donne plus de réaction par le perchlorure de fer. Les cordes sont retirées, lavées à deux ou trois reprises avec de l'eau distillée, puis desséchées, d'abord dans un vase plat à 30-40°, puis à 100°, dans un flacon facile à fermer à l'émeri. La différence entre le poids de la corde (ramené par le calcul à l'état sec) et le poids de la corde tannée et colorée donne le poids du tanin et des matières colorantes.

9° *Acide succinique.* — Le dosage de l'acide succinique est peu important. On peut le transformer en succinate de fer et incinérer; du poids de l'oxyde de fer obtenu, on déduit celui de l'acide succinique. On peut encore évaporer une certaine quantité de vin mêlée à du sable, puis traiter par l'éther qui dissout l'acide succinique. Il n'y a plus qu'à évaporer l'éther et à peser le résidu formé par de l'acide succinique.

10° *Cendres.* — On opère sur 50 c.c. de vin qu'on évapore à consistance d'extrait dans une capsule de platine; on calcine d'abord sur un bec de Bunsen, puis au moufle au rouge sombre. Le poids du résidu multiplié par 20 donne le poids des cendres par litre. Comme les chlorures sont volatils à la température du rouge sombre, on peut, après calcination au bec de Bunsen, laver à l'eau distillée, évaporer et peser le résidu; puis le charbon lavé est porté au moufle, incinéré et pesé; on additionne les deux poids obtenus. La quantité de cendres varie de 2 à 4 grammes par litre; elle varie en général du huitième au dixième du poids de l'extrait sec; si le vin a été plâtré, les cendres sont peu alcalines ou même complètement neutres.

11° *Mannite.* — On a cru pendant longtemps que la mannite était caractéristique des vins de figues; on sait aujourd'hui qu'elle se rencontre très fréquemment dans des vins naturels produits dans certaines conditions de fermentation. Pour la doser, on peut employer le procédé suivant dû à M. Jégou : 240 c.c. de vin sont portés à l'ébullition pour chasser les acides volatils ; on ajoute ensuite goutte à goutte une solution de carbonate de potassium jusqu'à ce que la liqueur prenne une teinte verdâtre, puis 20 c.c. de noir animal pur. On fait bouillir et on rétablit le volume primitif avec 10 c.c. de sous-acétate de plomb et de l'eau distillée ; on laisse déposer et on filtre. Le plomb est précipité par l'hydrogène sulfuré, et on filtre de nouveau pour obtenir 200 c.c. de liquide ; on évapore au bain-marie jusqu'à consistance sirupeuse, et on porte dans un endroit frais où la mannite cristallise. Pour la purifier, on porte la capsule sous un dessiccateur, puis, en l'inclinant, on absorbe avec du papier à filtrer le liquide visqueux qui s'écoule. Les cristaux sont lavés dans la capsule même avec 10 c.c. d'alcool à 85° froid, saturé de mannite, à la température ambiante ; on laisse déposer, on enlève l'alcool surnageant avec une pipette et on renouvelle le lavage ; puis les cristaux sont jetés sur un filtre et lavés avec 7 ou 8 c.c. d'alcool absolu versés goutte à goutte ; le filtre est séché et pesé.

Adultérations. — Les adultérations que font subir au vin les producteurs ou les négociants sont nombreuses : on y ajoute de l'eau (*Mouillage*) et souvent alors de l'alcool (*Vinage*) pour lui rendre sa force ; puis une matière colorante qui peut être, soit du vin riche en couleur (*Coupage*), soit un colorant, tantôt organique (*végétal* ou *animal*), tantôt inorganique (*dérivés de l'aniline*). On y ajoute aussi pour divers motifs : de la glycérine, des sels (alun, tartrate neutre de potassium, sel marin, etc.) ; de la litharge, de la craie, du sucre, du plâtre (*Plâtrage*) ; certains acides (sulfurique, tartrique, salicylique, etc.) ; de l'abrastol, de la saccharine, etc.

1° *Mouillage et Vinage.* — Ces deux opérations frauduleuses sont mises en évidence par le dosage des éléments normaux et par la comparaison des rapports qu'ils ont entre eux.

La densité d'un vin ne doit pas être inférieure à 0,985 ; si elle est au-dessous de ce chiffre, on pourra soupçonner le mouillage. Le poids minimum de l'extrait est de 20 à 22 grammes par litre ; cependant, comme certains vins peuvent n'en renfermer que 18 grammes, il est indispensable de comparer la proportion de cet élément aux proportions de glycérine et d'alcool. La quantité de glycérine varie de 4 à 6 grammes par litre ; d'autre part, les proportions de glycérine et d'alcool sont dans le rapport de 1 à 15. La diminution du poids de glycérine indiquera donc une addition d'eau, si à cette diminution s'ajoute une diminution concomitante dans les quantités normales de l'extrait et de l'alcool.

Si la réduction du poids de la glycérine est accompagnée d'une réduction du poids de l'extrait, tandis que le volume d'alcool semble normal, on dira que le vin a été mouillé d'abord, puis viné.

Si, le poids de l'extrait étant normal, le rapport de la glycérine à l'alcool est inférieur au taux de 1/15, on devra conclure au vinage seul. De plus, on sait que dans un moût moyen il n'y a jamais plus de 325 grammes de glucose. On convertit l'alcool du vin en sucre ; sachant que 100 grammes de glucose donnent 62,5 d'alcool, il suffit de multiplier le poids de l'alcool par $\frac{100}{62,5}$. Si la quantité de sucre ainsi obtenue, plus le poids du sucre réel, donnent un total supérieur à 325, le vin a été viné. En outre, le poids pour 100 d'extrait d'un vin multiplié par 4,5 doit donner le poids de l'alcool; si on trouve un poids supérieur, il y a eu vinage.

2° *Sucrage.* — Si le sucre a été ajouté au moût avant la fermentation, on trouvera à l'analyse des proportions normales d'alcool, de glycérine et d'acide succinique; mais les proportions de crème de tartre et d'extrait seront diminuées.

3° *Scheelisage.* — On nomme ainsi l'addition de glycérine au vin. On dosera la glycérine, et on trouvera plus de 6 grammes par litre; en outre, la proportion de ce corps sera supérieure à 1 pour 15 d'alcool.

4° *Alunage.* — L'addition d'alun se fait quelquefois, lorsque le moût manque d'acide tartrique, que le vin conserve une saveur douce ou a une tendance à tourner. On évapore 500 c.c. de vin suspecté et on incinère complètement le résidu. On dissout les cendres dans de l'eau aiguisée d'acide chlorhydrique; on filtre, on porte à 100° et on traite par la soude caustique en excès; on précipite ainsi les phosphates et l'alumine, mais cette dernière se redissout dans l'excès de soude. On filtre, on ajoute du chlorhydrate d'ammoniaque, et on porte à l'ébullition; toute l'alumine se précipite. On la redissout dans l'acide chlorhydrique et on précipite une deuxième fois par l'ammoniaque; on sèche, on calcine et on pèse. Tout vin renfermant plus de 0,05 d'alumine par litre devra être considéré comme aluné. Pour transformer en alun de potasse la quantité d'alumine obtenue, il suffira de multiplier le poids de celle-ci par 926.

5° *Salage.* — Dans le midi de la France, on ajoute fréquemment du sel marin à la vendange pour donner du brillant au vin. On dose les chlorures dans les cendres par le procédé ordinaire. On admet que tout vin donnant plus d'un gramme de chlorure a été salé. Cependant il faut faire exception pour les vins provenant de vignobles situés au bord de la mer: pour ceux-ci, on a trouvé jusqu'à 4gr,50 par litre.

6° *Plâtrage.* — L'addition de plâtre à la vendange est une opération très fréquente; on trouve alors dans le vin des quantités anormales de sulfate de potassium qu'on dosera par pesée ou par liqueurs titrées. Pour ce dernier mode de dosage, on peut se servir d'une solution renfermant 5gr,608 de chlorure de baryum et 100 c.c. d'acide chlorhydrique par litre. La tolérance légale du sulfate de potassium étant de 2 grammes par litre, on verse 20 c.c. de vin et 10 c.c. de la liqueur titrée dans un tube à essai; on agite, on laisse reposer 24 heures et on filtre. Les 10 c. c. de la liqueur sont juste suffisants pour précipiter les 4 centigrammes de sulfate de potassium que renferment les 20 c.c. de vin employé, si celui-ci est plâtré au taux de 2 grammes; si donc le liquide filtré précipite par une nouvelle addition de réactif, c'est que la quantité de sulfate de potassium est supérieure à 2 grammes et il doit être refusé. S'il n'y a pas de précipité, on peut voir s'il renferme plus ou moins de 1 gramme de sulfate de potassium; on fera donc la même opération avec 5 c.c. seulement de liqueur titrée. En prenant 10 tubes avec 20 c.c. de vin à chacun desquels on ajoute 5 c.c., 5,5 c.c., 6 c. c., 6,5 c.c., etc., de solution titrée, on arrive à doser le sulfate de potassium à 1 décigramme près.

7° *Déplâtrage.* — Pour déplâtrer les vins, on a employé le chlorure de baryum, qui élimine le sulfate de potassium, car il se forme du sulfate de baryum qui se précipite et du chlorure de potassium qui reste en dissolution. Dans ce cas, l'alcalinité des cendres diminue et en outre la proportion de chlorures est notablement augmentée. Si le chlorure de baryum a été ajouté en excès, on obtiendra un précipité en ajoutant au vin une solution d'un sulfate soluble. Au lieu de chlorure de baryum, on a souvent employé le carbonate de baryum, qui élimine les sulfates; mais l'acide acétique et les autres acides du vin dissolvent des quantités appréciables de baryte que l'on retrouvera dans les cendres.

8° *Addition de litharge.* — La litharge a été ajoutée au vin pour combattre l'acescence; le vin renferme alors de l'acétate de plomb, dont la saveur sucrée masque l'acidité ; mais il est toxique. Pour reconnaître la litharge, on décolore le vin par le noir animal, on ajoute un peu d'acide tartrique et on fait passer un courant d'hydrogène sulfuré qui donne un précipité noir de sulfure de plomb. Il vaut encore mieux évaporer à siccité, incinérer, traiter les cendres par l'acide azotique étendu et rechercher le plomb dans la liqueur par les méthodes employées en chimie analytique.

9° *Carbonate de chaux.* — L'acescence peut avoir été adoucie au moyen de la craie; il se sera alors formé de l'acétate de chaux qui sera décelé par l'oxalate d'ammoniaque qui donnera un précipité abondant.

10° *Acide sulfurique.* — L'acide sulfurique est ajouté au vin pour en aviver la couleur et pour lui donner de la verdeur; il peut provenir aussi du mutage par l'acide sulfureux, celui-ci se transformant peu à peu en acide sulfurique. Comme la quantité ajoutée au vin ne dépasse guère 1 gramme par litre, elle est en général saturée par les sels alcalins du vin et transformée en sulfates. Quoi qu'il en soit, s'il existe de l'acide sulfurique à l'état libre, on le reconnaîtra par les procédés suivants :

a. Le papier imprégné de vin sulfuriqué devient friable et cassant.

b. On découpe des bandes de papier à filtrer et on en garnit les parois d'un verre en les faisant dépasser de 1 centimètre environ les bords du verre. On verse le vin à essayer et, au bout de 36 heures environ, la totalité de l'acide sulfurique se trouve à l'extrémité des bandes.

c. Procédé Roos et Thomas. — On dose le chlore contenu dans le vin au moyen d'une solution titrée de nitrate d'argent et on fait un dosage pondéral de l'acide sulfurique total. On précipite ensuite dans 50 c.c. de vin, additionnés de quelques gouttes d'acétate d'ammoniaque, tout l'acide sulfurique indiqué par le dosage précédent, à l'aide d'une quantité rigoureusement équivalente de chlorure de baryum en solution titrée; on filtre et, dans le liquide filtré, évaporé et calciné, on dose le chlore avec la liqueur titrée de nitrate d'argent. Si le vin renferme tout l'acide sulfurique sous forme de sulfate de potassium, la dose de chlore indiquée par le dernier dosage devra correspondre à la somme du chlore trouvé primitivement dans le vin et du chlore introduit sous forme de chlorure de baryum; si, au contraire, le vin renferme de l'acide sulfurique libre, on trouvera dans le dernier dosage une perte de chlore proportionnelle à la quantité d'acide sulfurique libre que renferme le vin.

11° *Acide sulfureux.* — On distille 15 c.c. de vin; le liquide distillé est étendu de son volume d'eau, puis additionné de quelques gouttes d'acide iodique; on agite avec du chloroforme qui se charge de l'iode mis en liberté; on peut de la sorte déceler 1/500 000 d'acide sulfureux.

On peut encore distiller une certaine quantité de vin dans un petit matras; le distillatum additionné d'acide chlorhydrique et de chlorure de baryum ne donnera pas tout d'abord de précipité; mais si on ajoute de l'acide azotique et qu'on porte à l'ébullition, on aura un précipité de sulfate de baryum si la liqueur renferme de l'acide sulfureux.

12° *Acide salicylique.* — Cet acide a été ajouté au vin pour empêcher la fermentation; mais l'usage en a été interdit; son addition est donc frauduleuse. L'acide salicylique se colore en violet par le perchlorure de fer; c'est à peu près la seule réaction qu'il présente, mais elle est très sensible et très caractéristique. Aussi tous les procédés mis en œuvre pour rechercher la présence de cet acide dans les vins ne diffèrent-ils que par le mode opératoire. Celui de M. A. Gautier nous a paru le plus simple. Le vin très légèrement acidulé par l'acide sulfurique est filtré, puis agité à plusieurs reprises avec de l'éther qui s'empare de l'acide salicylique. On évapore l'éther, on traite le résidu par un peu d'eau et on additionne de quelques gouttes de perchlorure de fer qui développent une belle coloration violette, s'il y a de l'acide salicylique. Si on veut faire le dosage, après épuisement par l'éther, on évapore et le résidu sec est repris par l'éther de pétrole qui s'empare de l'acide salicylique et ne dissout pas les autres acides. On évapore l'éther de pétrole, on reprend par l'eau et on dose l'acidité de la liqueur par une solution alcaline titrée.

13° *Abrastol.* — L'abrastol ou asaprol est employé comme agent conservateur. Ce composé est l'éther sulfurique du β-naphtol combiné au calcium $(C^{10}H^7OSO^3)^2Ca$; il se décompose, lorsqu'il est chauffé avec de l'acide chlorhydrique étendu, en donnant du sulfate de calcium, de l'acide sulfurique et du β-naphtol $(C^{10}H^7OH)$ qu'on n'a plus qu'à extraire et à caractériser de la façon suivante.

A 200 c.c. de vin, on ajoute 8 c.c. d'acide chlorhydrique et on chauffe pendant une heure au réfrigérant ascendant. La saponification terminée, on épuise la liqueur par environ 50 c.c. de benzine, qu'on lave et qu'on évapore lentement. Le résidu est repris par 10 c. c. de chloroforme qu'on introduit dans un tube à essai; on y laisse tomber un fragment de potasse caustique et on chauffe jusqu'à ce que le chloroforme entre en ébullition; il se produit une belle coloration bleu de Prusse, passant rapidement au vert, puis au jaune. S'il n'y a que des traces de β-naphtol, le chloroforme prend une teinte verdâtre et le fragment de potasse seul est coloré en bleu. Cette réaction est sensible au 1/80 000; elle permet donc de caractériser $0^{gr},0625$ de β-naphtol provenant de la décomposition de $0^{gr},10$ d'abrastol par litre.

14° *Saccharine.* — Pour rechercher ce corps, on le transforme en acide salicylique. On agite 100 c.c. de vin avec 50 c.c. d'un mélange à parties égales d'éther ordinaire et d'éther de pétrole. On décante le liquide surnageant, on ajoute quelques gouttes de lessive de soude, on évapore à sec dans une capsule et on chauffe pendant une demi-heure à 250°. La masse fondue est reprise par l'eau, acidulée par l'acide sulfurique et agitée avec de l'éther qui dissout l'acide salicylique formé, que l'on caractérise comme il a été dit plus haut.

Ce procédé n'est utilisable que si l'on s'est assuré au préalable que le vin n'est pas salicylé. S'il en est autrement, le résidu provenant de l'évaporation de l'éther et contenant le mélange d'acide salicylique et de saccharine est acidulé par l'acide chlorhydrique, puis agité avec de l'eau de brome qui transforme l'acide salicylique en acide bromosalicylique insoluble ; on filtre, on élimine l'excès de brome par un courant d'air et on agite la liqueur avec de l'éther; celui-ci décanté et évaporé en présence d'un peu de bicarbonate de soude abandonne la saccharine.

15° *Matières colorantes.* — Les matières colorantes employées pour colorer le vin appartiennent au règne végétal (*Sureau*, *Yèble*, *Rose trémière*, *Troëne*, *Phytolaque*, *Myrtille*, *Campêche*, etc.), au règne animal (*Cochenille*) et au règne minéral (*dérivés de la houille*).

Les matières végétales sont très difficiles à caractériser, en raison des réactions indécises et peu caractéristiques qu'elles donnent avec les nombreux réactifs employés.

Les dérivés de la houille présentent, au contraire, des réactions qui ne laissent place à aucun doute.

Le premier de ces dérivés employé a été la fuchsine, que l'on n'a pas tardé à abandonner à peu près complètement, en raison de la facilité avec laquelle on en reconnaît la présence dans le vin. De tous les moyens indiqués, le plus simple nous paraît être le procédé Falières, modifié par Ritter.

On évapore 200 c.c. de vin à moitié volume et on met les 100 c.c. restant dans une boule à décantation. On ajoute 10 c.c. d'ammoniaque, on agite, puis on introduit l'éther et on agite de nouveau. On décante la couche sous-jacente, on lave l'éther à deux reprises avec de l'eau et on l'introduit dans une cornue avec de la laine à broder blanche. On distille rapidement au bain-marie ; la laine se teint en rose plus ou moins foncé suivant la proportion de fuchsine.

On s'est adressé ensuite au sulfo de fuchsine, qui se décolore par les bases métalliques comme la matière colorante du vin ; mais il suffit d'ajouter un acide pour que le filtratum incolore devienne rouge. Le bioxyde de manganèse le sépare du vin avec une nuance assez pure.

Le procédé suivant de Cazeneuve (1) permet de déterminer les matières colorantes dérivées de la houille et la cochenille.

A 10 c.c. de vin on ajoute 20 centigrammes d'oxyde rouge de mercure réduit en poudre fine; on fait bouillir et on filtre sur un papier double. Le liquide qui passe est *incolore* (A) ou *coloré* (B) :

(1) Cazeneuve, *Coloration des vins*. Paris, 1886.

A. — **Liquide incolore.**

- On traite 10 centimètres cubes de vin par 10 grammes d'hydrate ferrique gélatineux ; l'on fait bouillir. Le filtratum est ....
  - *coloré* en ....
    - rose fluorescent.. — Éosine.
    - rose non fluorescent. .... — Érythrosine.
  - *incolore*. A 10 centimètres cubes de vin, on ajoute 2 grammes d'hydrate stanneux ; on fait bouillir. Le filtratum est..................
    - coloré .... — Cochenille.
    - incolore......... — Vin pur ou coloré par des matières végétales.

B. — **Liquide coloré** : En rouge (*a*); en jaune (*b*).

a. *Liquide coloré en rouge.*

- 10 centimètres cubes de vin sont traités à l'ébullition, par 2 gr. d'hydrate d'oxyde de plomb. Le filtratum est.....
  - *rouge* .... — Safranine.
  - *incolore*. Traitée par quelques gouttes d'acide acétique, la liqueur.......
    - vire au *rouge* ou au *rose*. On l'agite avec de l'alcool amylique ; la solution alcoolique est............
      - colorée.......... — Fuchsine.
      - incolore .... — Sulfo de fuchsine (1).
    - reste *incolore* = Azoïques. Le liquide séparé de l'oxyde de mercure, par filtration, est acidifié avec un peu d'acide tartrique et porté à l'ébullition, avec de la laine. La laine, exprimée et traitée humide par l'acide sulfurique concentré, se colore en..................
      - violet rouge..... — Rouge de Roccelline.
      - violet bleu...... — Pourpre.
      - bleu............ — Rouge de Bordeaux.
      - cramoisi........ — Ponceaux.
      - vert-pré......... — Ecarlate de Biebrich.
      - indigo.......... — Crocéine B B B.
      - violet.......... — Crocéine B B B B B B B

b. *Liquide coloré en jaune :*

- On traite 10 centimètres cubes de vin, avec de l'hydrate d'oxyde de plomb, comme ci-dessus. Le filtratum est coloré..........
  - en *rouge* = Tropéolines. On plonge de la laine dans la solution colorée, puis on la traite par l'acide sulfurique concentré. La laine se colore en.........................
    - rouge fuchsine... — Tropéoline O O O (*Orangé 1 et 2 de Poirrier*).
    - orangé brun..... — Tropéoline O (*Chrysoïne*).
    - jaune orangé.... — Tropéoline V.
    - violet rouge..... — Tropéoline O O. (*Orangé 4 de Poirrier*).
    - brun jaune...... — Hélianthine. (*Orangé 3 de Poirrier*).
  - en *jaune*. On recommence l'essai, en faisant bouillir le vin avec un grand excès d'hydrate d'oxyde de plomb. Le liquide filtré est ....
    - *incolore* = Azoïques jaunes. On plonge de la laine dans la liqueur filtrée provenant du traitement du vin par l'oxyde de mercure, puis on la traite par l'acide sulfurique concentré. La laine prend une couleur........
      - brun jaunâtre ... — Chrysoïdine.
      - brune........... — Vésuvine.
      - jaune, devenant rouge saumon, par la dilution. — Jaune solide.
      - bleu vert........ — Jaune N.
    - *coloré* = Dérivés nitrés. La laine traitée comme ci-dessus se colore en..................
      - brun jaune...... — Jaune N S.
      - jaune .... — Jaune d'or.

(1) Comme vérification, on peut recourir à l'emploi du bioxyde de manganèse.

Usages. — Les effets du vin sont en grande partie dus à l'alcool qui est un aliment d'épargne et un excitant; mais, en outre, le vin peut être astringent ou diurétique suivant que les proportions de tanin ou de crème de tartre sont exagérées. Dans les convalescences, le vin est préférable à l'alcool; on emploie alors les vins de liqueur titrant de 15 à 16°.

Les vins rouges, par le tanin qu'ils renferment, sont les vins toniques par excellence; on conseille surtout les vins de Bordeaux, car ils portent moins à la tête que les vins de Bourgogne. Le vin rouge ordinaire a été employé en injections dans la blennorragie; le vin aromatique a servi au pansement des plaies; on a préconisé les lavements de vin rouge (150 grammes à 250 grammes) dans la chlorose, la dyspepsie, la convalescence de fièvres graves, etc.

Les vins blancs, généralement riches en tartrates, sont des diurétiques par excellence; quand ils sont aigrelets, on les coupe avec une eau alcaline.

Enfin, les vins mousseux rendent des services signalés : par l'acide carbonique qu'ils renferment, ils endorment la muqueuse stomacale; le champagne frappé agit bien contre les vomissements, quelle que soit leur nature; on le donne aussi, non frappé, aux grands opérés.

Le vin est la base des vins médicinaux.

ALCOOL ÉTHYLIQUE

Origine. — L'*Alcool de vin*, *Alcool éthylique*, ou *Éthanol* ($CH^3.CH^2OH$) est toujours obtenu en grand par la distillation des liqueurs fermentées : vin, bière, cidre, vin de Dattes, koumys, etc.; il suffit de soumettre la liqueur fermentée à la distillation pour en retirer l'alcool qu'elle renferme. Les alchimistes arabes, Geber et Rhazès, ont certainement eu des notions vagues sur le produit inflammable retiré du vin par la distillation; mais c'est à Arnaud de Villeneuve, qui professait vers 1300 à l'École de médecine de Montpellier, qu'on attribue la découverte de l'alcool. Il décrivit, en effet, succinctement l'*eau-de-vie* ou *eau ardente*; mais c'est aux recherches de de Saussure, de Thénard, et surtout à celles de J.-B. Dumas et Boullay en 1827, que l'on doit la connaissance des propriétés caractéristiques les plus importantes de l'alcool de vin. Ce fut le premier type connu d'une des classes de combinaisons les plus nombreuses de la chimie organique.

Le commerce fournit l'alcool sous deux titres : l'*eau-de-vie* marquant de 46° à 56° à l'alcoomètre centésimal et l'*esprit-de-vin* ou *trois-six* marquant environ 85°. En distillant lentement les deux cinquièmes de l'alcool employé, on obtient de l'alcool à 90°. Cet alcool redistillé sur 10 à 30 p. 100 de potasse caustique donne un liquide marquant 95°; pour avoir l'alcool *absolu*, on fait macérer l'alcool à 95° avec de la chaux vive (300 grammes par litre) ou mieux avec de la baryte caustique (200 grammes par litre) et on distille au bain-marie à l'*abri de l'humidité.* Dans l'industrie, on procède à la distillation des liqueurs fermentées dans des appareils compliqués qui rectifient en même temps l'alcool, de sorte qu'avec des liquides qui titrent de 7 à 10 p. 100 d'alcool comme le vin, ou 3 p. 100 comme la bière, on obtient du premier jet des alcools *bon goût* marquant 95° à 97° centésimaux.

Quant aux eaux-de-vie, elles peuvent être naturelles; mais le plus souvent, elles sont fabriquées de toutes pièces et presque toujours avec des alcools de qualité douteuse.

L'alcool provient de la fermentation alcoolique du glucose et il est presque toujours dû à une levure du genre *Saccharomyces*. La plus connue est la levure de bière (*Saccharomyces cerevisiæ*), dont on connaît deux variétés : la *levure haute* qui fonctionne à 16 ou 20°, et la *levure basse* qui fermente vers 8 ou 10°. Nous avons vu que, pour le vin, la fermentation du glucose était due à des *Saccharomyces* différents qui donnent au vin le goût vineux, chaque levure imprimant aux liqueurs qui fermentent un goût et un bouquet spécial. Si, au lieu de glucose, la levure a affaire à du saccharose, elle l'intervertit au préalable à l'aide d'un ferment soluble, l'*invertine* ou *sucrase*, et le transforme en glucose fermentescible.

Caractères chimiques. — L'alcool parfaitement pur est un liquide incolore, mobile, d'une odeur agréable particulière, d'un goût chaud et doux à la fois. Il bout à la température de 78° à la pression normale; il devient visqueux vers —80°, mais ne se congèle qu'à —130°. Sa densité est de 0,8095 à 0° et de 0,795 à 15°. Il se dissout dans l'eau en toutes proportions, mais avec élévation de température et contraction du mélange. Le maximum de concentration est réalisé par un mélange de 52 vol. 3 d'alcool avec 47 vol. 7 d'eau à 15°; après refroidissement, le mélange occupe 96 vol. 35, ce qui donne une contraction de 3 vol. 65.

Quoique fort soluble dans l'eau, l'alcool s'en sépare lentement; à l'air, la solution *s'évente*. L'alcool absolu est très hygrométrique;

il attire l'humidité de l'air et s'empare de l'eau de cristallisation de certains sels. C'est un précieux dissolvant : il dissout l'iode, le brome, un peu de phosphore et de soufre, les alcalis caustiques, la baryte, les acides minéraux et organiques, les chlorures, bromures et iodures, quelques nitrates, les essences, les résines, les camphres, une foule de matières colorantes naturelles, les alcaloïdes, un grand nombre de sels et de composés organiques. La quantité d'eau avec laquelle on le mêle influe sur ses propriétés dissolvantes; c'est ainsi qu'étendu, il dissout le sucre de canne, des gommes-résines, etc., insolubles dans l'alcool absolu.

L'alcool résiste bien à l'action de la chaleur; cependant, quand on le fait passer à travers un tube de porcelaine chauffé au rouge, il se décompose en donnant de l'oxyde de carbone, de l'éthylène, du méthane et de l'hydrogène.

Avec les acides, l'alcool donne des éthers éthyliques. L'oxygène le brûle complètement au contact d'un corps incandescent et le transforme en eau et acide carbonique. En l'oxydant légèrement, il se transforme d'abord en aldéhyde, puis en acide acétique; avec des oxydants énergiques, tels que l'acide azotique, l'action est plus complexe.

Recherche et dosage. — L'alcool étant continuellement employé dans l'industrie, il importe de pouvoir le rechercher et le doser.

Pour caractériser de petites quantités d'alcool, on distille le liquide qui le renferme ; on ajoute au distillatum du carbonate de potasse, puis quelques gouttes de solution iodo-iodurée; on perçoit l'odeur caractéristique de l'iodoforme. Cette réaction ne permet pas d'affirmer la présence d'alcool, car d'autres corps tels que l'acétone, l'aldéhyde, la donnent; mais quand on n'obtient pas d'iodoforme, on peut affirmer l'absence d'alcool. Si la réaction est positive, on traite alors la liqueur distillée par une goutte d'acide chromique en solution; de jaune orangé, la solution devient verte par l'ébullition et il se dégage l'odeur de l'aldéhyde. Si l'alcool est assez abondant, on ajoute à la liqueur distillée, du carbonate de potassium desséché qui s'empare de l'eau, tandis que l'alcool vient surnager.

La première chose à faire à l'égard d'un alcool destiné aux usages pharmaceutiques est de déterminer sa pureté et son degré de concentration ; l'alcool du commerce contient toujours quelques matières étrangères, celui de vin plus que tout autre, et le pharmacien devrait le rectifier avant de l'employer. Cette rectification est presque indispensable pour la préparation des liqueurs suaves. En outre, l'alcool usité en pharmacie devrait être toujours de l'alcool de vin; mais pour l'usage externe, on peut lui substituer les alcools de Betteraves ou de grains, à la condition, toutefois, qu'ils soient convenablement rectifiés.

1° *Détermination du degré alcoométrique.* — Cette détermination se fait toujours au moyen de l'alcoomètre de Gay-Lussac, qui indique directement, après correction de la température, la quantité d'alcool absolu contenue dans 100 volumes du liquide essayé. Pour avoir un degré suffisant de sensibilité, on se sert d'alcoomètres divisés en cinquièmes de degré, de 0 à 20°, de 20 à 40°, etc. Ces alcoomètres doivent être contrôlés par l'État.

Le liquide est introduit dans une éprouvette; on y plonge un thermomètre, puis l'alcoomètre dont la tige doit être très propre; on note la température et on lit sur l'alcoomètre la division qui se trouve coupée par la surface du liquide sans tenir compte du ménisque. On ramène le degré observé à la température de 15°, soit avec les tables de Gay-Lussac, soit en retranchant 0,2 pour chaque degré au-dessus de 15, soit en ajoutant 0,2 pour chaque degré au-dessous de 15.

Pour les eaux-de-vie, comme elles renferment souvent du sucre, du caramel, etc., il est préférable de les distiller préalablement après les avoir dédoublées avec de l'eau; leur degré alcoolique varie de 45 à 65°.

2° *Dosage de l'extrait.* — Ce dosage ne se fait que pour les eaux-de-vie, l'alcool ne contenant pas de matières fixes en solution. On en met 50 c.c. dans une capsule de verre, on évapore au bain-marie, et le résidu est porté pendant deux heures à l'étuve à 100°; on pèse et on multiplie par 20 le chiffre obtenu.

3° *Recherche et dosage de l'acidité.* — A 50 c.c. d'alcool, on ajoute deux gouttes de solution de phtaléine du phénol alcaline; s'il y a décoloration, c'est que l'alcool est acide. Pour doser cette acidité, on verse de la liqueur décinormale de soude jusqu'à coloration rose; le nombre de centimètres cubes employés multiplié par 0,120 donne, en acide acétique, l'acidité de l'alcool par litre.

4° *Recherche des impuretés.* — Celles-ci sont des éthers, des aldéhydes, des produits empyreumatiques (*furfurol*) ou des alcools supérieurs. Ces impuretés sont en général très actives et même toxiques à faible dose. Pratiquement, on les reconnaît en évaporant un peu d'alcool sur la main et humant ensuite l'odeur du résidu. Un autre moyen consiste à distiller la majeure partie de l'alcool et, dans les dernières portions, à ajouter de l'eau chaude; les produits étrangers se précipitent et la liqueur reste louche. Un alcool qui présente ces caractères doit être tenu pour suspect.

Un des meilleurs procédés pour rechercher si un alcool est pur ou non, est celui de M. E. Barbet qui est basé sur la durée de temps que alcool met un à décolorer une solution de permanganate de potassium jusqu'à ce que sa nuance soit la même que celle d'une solution type. Celle-ci est préparée en mélangeant 2 c.c. d'une solution de fuchsine à 0gr,01 par litre avec 3 c.c. d'une solution de chromate neutre de potassium à 0gr,50 de ce sel par litre, et ajoutant assez d'eau pour compléter 50 c.c.

Pour faire un essai, on introduit, dans un flacon de 100 c.c., 50 c.c. de l'alcool à essayer préalablement amené, s'il est nécessaire, au titre de 94 à 96° par addition d'alcool pur. On maintient sa température à 18°, puis, à l'aide d'une pipette, on y introduit brusquement 2 c.c. d'une solution de permanganate de potassium à 0gr,20 par litre. On observe en même temps l'heure exacte, puis on place le flacon à côté du type dans un cristallisoir plein d'eau disposé au-dessus d'une feuille de papier blanc; on note le temps qui s'est écoulé jusqu'à l'obtention d'égalité de teinte dans les deux flacons. M. Barbet a obtenu avec les alcools du commerce les résultats suivants :

Alcool pur	43',30''
— très bon	10',05''
— extra-fin	5',00''
— demi-fin	0',10'
— moyen goût de tête	0',05''
— moyen goût de queue	0',12''

Ce procédé indique qu'un alcool est impur, mais il ne donne aucun renseignement sur la nature des principales impuretés. Voyons donc comment on pourra reconnaître les aldéhydes, le furfurol et les alcools supérieurs. Pour les essais qui vont suivre, l'alcool devra être ramené au titre de 50°.

Les *Aldéhydes* se reconnaissent à la couleur rose que ces liquides communiquent à la fuchsine décolorée par le bisulfite de sodium en liqueur acide. Le réactif se prépare en versant à froid 20 c.c. de bisulfite de sodium à 34° B. dans 30 c.c. d'une solution de fuchsine au 1/1000, ajoutant 200 c.c. d'eau, puis tout à fait *en dernier lieu* 3 c.c. d'acide sulfurique à 66° B. Avec ce réactif, on peut reconnaître 0,01 d'aldéhydes par litre d'alcool. Si les aldéhydes sont en proportion notable, on pourra employer la coloration suivante : l'alcool se colorera en rouge orangé, si on le met à bouillir avec quelques gouttes de métaphénylènediamine.

Le *Furfurol* ou *Aldéhyde pyromucique*, C^4H^3O-CHO, est un produit pyrogéné dû à la chaudière. Pour le reconnaître, on distille les deux tiers de l'alcool et on prélève 5 c.c. sur le dernier tiers; on les additionne de 5 gouttes d'aniline rectifiée et de 8 gouttes d'acide acétique. Au bout d'un quart d'heure, on obtient une coloration rouge d'autant plus intense qu'il y a plus de furfurol; une solution au 1/100 000 donne encore une coloration très nette. Ce réactif n'est pas actionné par les alcools, éthers et aldéhydes autres que le furfurol.

Les *Alcools supérieurs* sont surtout les alcools isobutylique, amylique, hexylique, etc.; l'alcool de Betteraves en renferme presque toujours. L'alcool étant amené à 50°, on ajoute 1 c.c. d'aniline et 1 c.c. d'acide phosphorique à 45° B. ; on chauffe une heure au réfrigérant ascendant et on distille ; le produit est alors débarrassé des aldéhydes, du furfurol et des bases. En ajoutant à 10 c.c. de distillatum ramené au volume primitif, 10 c.c. d'acide sulfurique à 66° B., on obtient une coloration rose persistante, si l'échantillon renferme des alcools supérieurs.

Usages. — L'alcool est employé à un grand nombre de préparations pharmaceutiques : alcoolés, alcoolats, alcoolatures, quelques extraits et liqueurs, etc. ; l'eau-de-vie est plutôt réservée aux potions. Le principal usage de l'alcool est sans contredit sa consommation à l'état de boisson (eaux-de-vie, vins, bières, cidres, etc.). Il exerce une action salutaire très marquée sur l'organisme comme tonique, comme antidéperditeur et comme aliment. Mais si c'est un médicament puissant dans certaines conditions, c'est aussi un poison terrible quand on en abuse ; l'ivresse, l'alcoolisme, l'abolition des facultés intellectuelles, l'atrophie musculaire, les états épileptiformes, les congestions du foie, etc., sont les conséquences de l'abus des boissons alcooliques; et ici on doit surtout incriminer les alcools supérieurs qui coexistent avec l'alcool éthylique dans les alcools mal épurés dont l'Allemagne nous inonde depuis quelques années. Aussi l'alcoolisme est-il assez rare dans les pays vignobles où l'on ne fait guère usage que de vin relativement inoffensif.

VINAIGRE

Origine. — Le *Vinaigre* est le produit de la *fermentation acétique* du vin et d'autres liquides alcooliques. Quand on soumet de l'alcool à l'action ménagée de certains oxydants (bichromate de potasse et acide sulfurique étendu), on obtient d'abord de l'aldéhyde éthylique

$$C^2H^5.OH + O = C^2H^4O + H^2O$$

puis l'aldéhyde très instable s'oxyde très facilement en donnant de l'acide acétique

$$C^2H^4O + O = C^2H^4O^2.$$

Cette transformation de l'alcool en aldéhyde, puis en acide acétique, que nous obtenons par le jeu des forces chimiques, peut se produire à l'aide d'un ferment figuré : elle constitue ce qu'on désigne sous le nom de fermentation acétique.

On sait depuis longtemps que les boissons alcooliques exposées à l'air deviennent du vinaigre, et cette substance, à raison de la facilité avec laquelle elle se produit, doit avoir été connue aussi anciennement que le vin. C'est le fait fondamental sur lequel repose la fabrication du vinaigre. Les perfectionnements successivement apportés à cette fabrication ont d'abord été empiriques ; ils n'ont pris de réelle importance qu'à partir de l'époque où l'on a commencé à avoir quelques notions scientifiques sur les conditions du phénomène.

A la surface des liquides qui s'acétifient, il se forme un voile mince, velouté, qui augmente peu à peu d'épaisseur. C'est ce voile bien connu des vinaigriers qui porte le nom d'*écumes*, de *fleurs du vinaigre, mère de vinaigre.* Mais, malgré toutes les recherches entreprises pour arriver à découvrir la véritable cause de la fermentation acétique, c'est à Pasteur qu'il appartenait de découvrir la vraie nature du ferment, ainsi que les conditions de son développement et de son action.

Il existe plusieurs espèces de Bactéries pouvant donner naissance à de l'acide acétique pendant leur développement dans différents milieux; mais le ferment le plus commun et le plus actif, celui qui intervient toujours dans la fabrication du vinaigre, est le ferment étudié par Pasteur sous le nom de *Mycoderma aceti* et appelé aujourd'hui *Bacterium aceti*. Il consiste essentiellement, à l'état normal, en cellules cylindriques qui ne sont guère plus longues que larges et dont le diamètre transversal est en moyenne de 1 à 5 μ. Ces cellules se multiplient par allongement et division transversale. Comme les nouvelles cellules restent souvent unies entre elles, il en résulte des chapelets qui paraissent composés de doubles cellules, les étranglements étant alternativement plus ou moins courts. Tous ces chapelets finissent par se rejoindre et forment à la surface du liquide un voile gris, velouté, dont la consistance varie avec l'âge du ferment. Tout d'abord ce voile se déchire facilement; une baguette de verre, enfoncée dans le liquide, perce le voile et emporte en se retirant des fragments qui s'en séparent pour s'étaler à la surface d'un nouveau liquide où on la plonge. En vieillissant le voile s'épaissit, se ride et devient difficile à briser; on peut l'enlever tout entier; il provient de la gélification des membranes cellulaires (Zooglée). La formation de ce voile a lieu quand le ferment est semé à la surface, mais si les germes sont primitivement séparés dans la masse du liquide, en mélangeant par exemple du vinaïgre à du vin, il en résulte un mode de développement particulier du ferment. Il se présente alors sous forme d'une peau gélatineuse, immergée, qui s'épaissit et tombe au fond du récipient quand elle est trop lourde. Elle est remplacée par une formation semblable et ainsi de suite, jusqu'à ce que les éléments assimilables du liquide soient épuisés.

On se procure aisément la semence du *B. aceti* en abandonnant au contact de l'air un liquide à la fois alcoolique et acide, par exemple un mélange de 1 partie de vin avec 2 parties d'eau et 1 partie de vinaigre. Ce qui est important, c'est que le liquide contienne environ 2 p. 100 d'acide acétique et à peu près autant d'alcool et qu'il soit pauvre en matières organiques; la bière (1 vol. pour 1 vol. d'eau et 1 vol. de vinaigre) constitue également un milieu très propre au développement du vinaigre. Les germes sont apportés par l'air ou par la Mouche du vinaigre (*Musca cellaris*) ou bien encore se trouvent dans le vinaigre lui-même.

Pour que la Bactérie se développe, il faut lui donner un aliment; l'aliment par excellence du ferment acétique est l'alcool et le produit principal de la fermentation est l'acide acétique. On peut admettre deux temps dans la fermentation, mais il est impossible de déceler la présence de l'aldéhyde dans le vinaigre en cours de fabrication; elle ne se produit que lorsque le ferment est malade ou lorsque l'arrivée de l'air est insuffisante.

Le *Bacterium aceti* peut être cultivé dans des milieux renfermant, au lieu d'alcool éthylique, de l'alcool propylique normal; celui-ci se change en acide propionique. Les alcools méthylique, isobutylique et amylique ne sont pas attaqués. Le sucre de canne, l'amidon, le sucre de lait et le lévulose résistent à son action; au contraire, le glucose est transformé en acide gluconique

$$C^6H^{12}O^6 + O = C^6H^{12}O^7.$$

Si enfin on ensemence du *B. aceti* dans une solution de mannite, il se forme, comme produit principal, du fructose lévogyre ou *lévulose*. Cette observation est très intéressante : comme on peut passer du glucose à la mannite en hydrogénant le premier à l'aide de l'amalgame de sodium, on voit que le ferment acétique fournit un moyen de convertir le glucose en lévulose.

Le ferment acétique ne se développe pas à une température inférieure à 10° : son activité croît jusqu'à 20 et 30°; elle s'affaiblit ensuite et cesse à 35°, mais la Bactérie n'est tuée qu'aux environs de 50°. Cet organisme est essentiellement aérobie; il a besoin de proportions d'oxygène assez grandes pour vivre et se développer. Le produit auquel il donne naissance, l'acide acétique, étant un produit d'oxydation de l'alcool, il va de soi que la présence de l'oxygène est nécessaire pour que la fermentation soit régulière. Toute cause capable de supprimer cet oxygène ou d'en diminuer la proportion est par conséquent une cause capable d'arrêter ou d'affaiblir la fermentation. Tels sont : 1° l'aération insuffisante des liquides; 2° le développement d'organismes qui viennent contrarier celui de la Bactérie acétique, par exemple le *Saccharomyces cerevisiæ* qui transforme l'alcool et l'acide acétique formé en acide carbonique et en eau; 3° la présence de l'Anguillule du vinaigre (*Anguillula aceti*), Nématode qui ne peut vivre en dehors de l'action de l'air et consomme ainsi une grande part de l'oxygène au préjudice de la Bactérie acétique.

L'acide sulfureux tue le ferment; de là, vient la pratique de conserver le vin dans des tonneaux où on a brûlé des mèches soufrées ; il en est de même de l'alcool, et c'est pour ce motif que les vins à acétifier ne doivent pas titrer plus de 10 p. 100 d'alcool.

Préparation du vinaigre. — Différents procédés ont été employés pour la fabrication du vinaigre.

En prenant pour exemple le procédé imaginé par Pasteur à la suite de ses recherches sur la fermentation acétique, nous montrerons que le succès de cette fabrication repose sur l'utilisation des connaissances théoriques que nous venons d'exposer.

Le *procédé Pasteur* réduit à ses caractères essentiels revient à étaler en surface le liquide alcoolique, à ensemencer à sa surface le *Bacterium aceti* et à maintenir les vases qui le renferment à une température convenable, pas trop basse pour que le ferment se développe bien, pas trop élevée pour que l'action ne dépasse pas le but en devenant trop énergique et que l'évaporation n'enlève pas trop d'alcool.

On emploie des cuves peu profondes dans lesquelles on met, sous une épaisseur de 20 à 25 centimètres, des mélanges de 2 parties de vin et 1 partie de vinaigre, provenant d'une opération précédente. L'ensemencement se fait en enfonçant dans une cuve en marche une spatule de porcelaine qui se charge d'une portion de voile que l'on étale à la surface de la cuve nouvelle ; en 2 ou 3 jours à 15°, l'envahissement est complet. Les cuves sont munies de couvercles percés de deux petites ouvertures pratiquées aux extrémités d'un diamètre, afin d'assurer l'aération constante du liquide. Quand la fermentation est en train, on ajoute chaque jour de petites quantités de vin et, pour ne pas déchirer le voile, l'arrivée du vin a lieu par le fond à l'aide d'un dispositif spécial.

Il est indispensable de ne pas laisser la Bactérie manquer d'alcool, car son activité se porterait sur l'acide acétique. Quand l'action se ralentit, on laisse la fermentation s'achever et on soutire; on recueille la membrane, on la lave et on obtient ainsi un liquide un peu acide et azoté capable de servir ultérieurement.

Dans le *procédé d'Orléans*, on opère dans des tonneaux de 200 à 400 litres que l'on remplit au tiers de vinaigre ; on ajoute 10 à 12 litres de vin et on ensemence comme précédemment; on soutire à des intervalles convenables une partie du liquide qu'on remplace par du vin. L'aération est assurée par deux trous placés à la partie supérieure du tonneau ; ici les liquides sont en couches plus épaisses que dans le procédé Pasteur, aussi la fermentation marche-t-elle plus lentement.

Enfin, dans le *procédé allemand* ou *de Schützenbach*, on augmente la surface de contact de la solution alcoolique avec l'air en présence du ferment en faisant couler le liquide lentement sur des copeaux de Hêtre ensemencés de *B. aceti*. Ces copeaux sont placés dans des tonneaux que traverse un courant d'air et que l'on maintient à une température voisine de 30°. L'acétification est rapide ; mais, en raison de la température élevée et du courant d'air, il se produit des pertes notables d'alcool (20 à 25 p. 100).

Caractères. — Un bon vinaigre est de nuance rouge ou jaune, limpide, d'une densité de 1,018 à 1,020, d'une saveur acide franche sans âcreté, ne rendant pas les dents rugueuses.

Composition. — Il peut renfermer des proportions d'acide acétique cristallisable variant de 53 grammes à 107 grammes par litre; la quantité d'extrait est comprise entre 11 grammes et 22 grammes; dans tous les cas, le rapport de l'acide à l'extrait sec doit être de 4,9. Il renferme du bitartrate de potassium et doit fournir des proportions de cendres sensiblement égales à celles du vin qui a servi à sa fabrication; il ne contient ni dextrine, ni glucose, ni matières gommeuses; enfin il ne doit renfermer aucun métal précipitable en noir par l'hydrogène sulfuré, ou en rouge brique par le ferrocyanure de potassium.

Dosage des éléments normaux. — 1° *Extrait sec.* — On opère sur 10 ou 20 c.c. comme pour le vin.

2° *Acidité totale.* — On prélève 10 c.c. de vinaigre qu'on étend à 100 c.c. avec de l'eau; on ajoute quelques gouttes de teinture de tournesol et on titre avec une solution décinormale de soude. Le nombre de centimètres cubes employés multiplié par 0,6 donne le poids d'acide acétique cristallisable par litre. Si le vinaigre renfermait des acides étrangers, il faudrait en tenir compte dans le calcul précédent. On peut aussi, pour le dosage de l'acide acétique, faire usage de l'acétimètre de Réveil et Salleron.

3° *Crème de tartre.* — On opère comme pour le vin, soit par le procédé de MM. Berthelot et de Fleurieu, soit par celui de M. Reboul.

4° *Cendres.* — On opère comme pour le vin; le poids doit être à peu près le même que celui des cendres du vin; une plus forte proportion serait l'indice d'une addition de substances minérales.

Falsifications. — 1° *Vinaigres divers.* — *a*) Le *vinaigre d'alcool* est caractérisé par sa faible teneur en cendres; il ne renferme pas de crème de tartre. — *b*) Le *vinaigre de bois* (*acide pyroligneux*) offre la même faiblesse en teneur des éléments. Il ne peut se distinguer du précédent, si l'acide acétique provenant de la distillation du bois a été bien purifié. Mais, assez souvent, la purification est incomplète; il renferme alors du furfurol qu'on peut caractériser par l'addition de quelques gouttes d'aniline incolore; il se produit une coloration rose fugace. Il contient aussi du sulfate et de l'acétate de soude qu'on peut caractériser. — *c*) *Vinaigre de glucose.* Il renferme presque toujours du glucose, de la dextrine, du sulfate de chaux. Il produira la réduction de la liqueur de Fehling; pour cela, on agira sur une solution alcoolique de l'extrait décoloré au charbon. Additionné de deux fois son volume d'alcool absolu, il donnera un précipité floconneux de dextrine. Le sulfate de chaux sera reconnu par le chlorure de baryum et l'oxalate d'ammoniaque. — *d*) *Vinaigres de bière et de cidre.* L'odeur de ces vinaigres rappelle l'odeur de la bière ou du cidre; ils ne renferment pas de crème de tartre. Le vinaigre de bière donne 60 grammes d'extrait par litre et précipite par le chlorure de baryum et l'acétate d'ammoniaque; celui de cidre laisse 15 grammes d'extrait par litre, ne précipite pas par le chlorure de baryum ou l'oxalate d'ammoniaque, mais précipite en jaune avec l'acétate de plomb.

2° *Acides minéraux.* — L'addition des acides sulfurique, chlorhydrique et azotique est en somme assez rare. Elle sera dévoilée en chauffant, pendant 20 à 30 minutes, 100 grammes de vinaigre avec un peu d'amidon. Il n'y a pas d'acides si, après refroidissement, la liqueur bleuit par l'eau iodée; il y en a, si elle ne bleuit pas. En outre, le violet de méthyle ne change pas par l'acide acétique, tandis qu'il devient vert par les acides minéraux.

La présence d'un acide minéral étant constatée, il peut être utile de le déterminer. Si l'on a un précipité par le chlorure de baryum, on ne pourra pas conclure à la présence de l'acide sulfurique, car le vin employé était peut-être plâtré. Il faudra donc évaporer 50 c.c. de vinaigre, reprendre le résidu par 50 c.c. d'alcool et filtrer. On étend alors de 50 c.c. d'eau et on évapore l'alcool; on traite par le chlorure de baryum; un précipité indiquera la présence de l'acide sulfurique. Celui-ci pourra être recueilli et pesé; de son poids, on déduira la proportion d'acide sulfurique.

L'acide chlorhydrique donnera un précipité par l'azotate d'argent; mais le vin pouvait être salé. On distille alors, presque à siccité, 100 c.c.; on additionne d'un peu d'acide azotique et d'azotate d'argent; le chlorure d'argent sera recueilli et pesé.

L'acide azotique décolore la teinture d'indigo. On peut encore évaporer le vinaigre à siccité, puis ajouter du cuivre et de l'acide sulfurique; il se dégagera des vapeurs rutilantes.

3° *Cuivre.* — Le vinaigre peut renfermer du cuivre par suite de son contact avec des robinets en cuivre, jusqu'à 15 milligrammes par litre. On additionne 100 c.c. de quelques gouttes d'acide azotique et on soumet à l'électrolyse; la totalité du cuivre se dépose en couche brillante sur l'électrode négative en moins d'une demi-heure.

Usages. — En dehors de son emploi comme condiment, le vinaigre étendu d'eau constitue une boisson acidulée qui facilite la digestion et la diurèse; mais il ne doit pas être donné à une dose trop élevée, car alors il produit des effets contraires en arrêtant le fonctionnement de la muqueuse gastrique.

L'acide acétique cristallisable est employé pour cautériser les chancres, verrues et végétations; il sert aussi à imprégner les cristaux de bisulfate de potassium (*sels anglais*) qu'on emploie contre les syncopes.

MIEL

Origine. — Le *Miel* est une matière sucrée fournie par les Abeilles, insectes de l'ordre des Hyménoptères et du groupe des Mellifères. Les Abeilles appartiennent les unes au genre *Apis*, vivant en Europe, dans le nord de l'Afrique et l'Asie occidentale; les autres aux genres *Melipona*, *Trigona*, qui vivent dans l'Amérique et l'Océanie. Le miel employé en pharmacie est produit par l'Abeille commune (*Apis mellifica*) (fig. 15) et par quelques espèces voisines introduites par les apiculteurs, telles que l'Abeille italienne ou jaune (*A. ligustica*), l'Abeille égyptienne (*A. fasciata*), l'Abeille grecque (*A. Cecropia*), etc. Le miel n'est pas un produit de sécrétion des Abeilles ; il est essentiellement constitué par le *nectar* puisé par l'ouvrière dans la corolle des fleurs, avalé, élaboré dans le

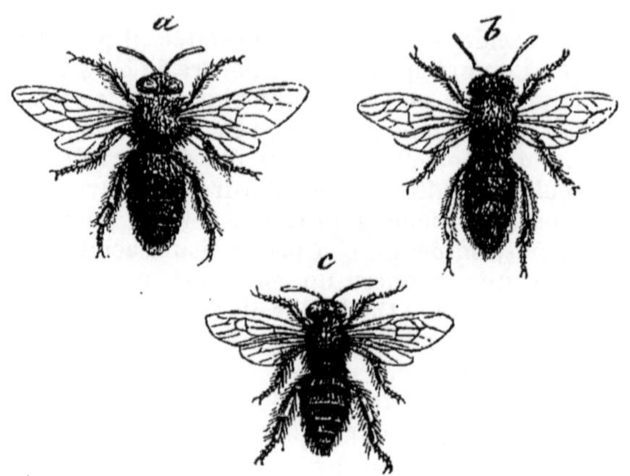

Fig. 15. — Abeilles. — *a*, mâle. — *b*, femelle. — *c*, ouvrière.

jabot, puis dégorgé dans les alvéoles des ruches pour servir de nourriture aux membres de la colonie pendant la mauvaise saison.

Récolte. — La récolte du miel destiné à la consommation se fait vers la fin de l'été. Pour cela, les rayons sont retirés des ruches et exposés à une douce chaleur ; le miel qui en découle est le *miel vierge* ou *blanc surfin*. En soumettant ensuite ces rayons à une température plus élevée, on obtient le *miel blanc fin*. Enfin les gâteaux étant fortement chauffés, puis soumis à la presse, fournissent le *miel jaune* ou *ordinaire*, qui est plus coloré et renferme une certaine quantité de cire, ainsi que d'autres impuretés.

Caractères. — Les caractères du miel sont essentiellement variables ; ils sont facteurs de la localité, de la nature de la flore locale et de l'époque de la récolte. Le miel a généralement une consistance grenue et une coloration blanc jaunâtre ; on a alors coutume de le considérer comme étant de qualité supérieure. Cependant il existe d'excellents miels qui ne sont pas grenus, et sont au contraire liquides et transparents (*miel du mont Hymette*) et d'autres qui sont colorés, noirs (*miel des Baléares*) ou verts (*miel de Bourbon*).

L'arome et le goût du miel dépendent des plantes sur lesquelles a été puisé le nectar employé à sa fabrication ; on peut donc dire qu'il existe autant de variétés de miel qu'il y a de lieux de production. Les plus estimés sont : 1° le *miel de Narbonne*, dont l'odeur et la saveur très agréables sont dues surtout aux Labiées (Sauge, Lavande, Thym, Romarin, etc.) qui croissent sur les montagnes des Corbières, près de Narbonne; 2° le *miel de Chamouny*; 3° le *miel de Normandie*; 4° le *miel du Gatinais*. Depuis quelques années, on importe en France deux sortes de miels exotiques : le *miel de la Havane* et le *miel du Chili*. Ces miels exotiques sont très impurs parce qu'on les retire des rayons et du couvain pilés ensemble; ils renferment toujours des débris d'organes d'Abeilles.

Composition chimique. — Le miel est formé par la réunion de plusieurs matières sucrées (glucose, mellose, saccharose) en proportions variables; il renferme en outre, avec une certaine quantité d'eau, de la mannite, un ou plusieurs acides végétaux et des principes aromatiques empruntés aux plantes butinées. Pur, il est complètement soluble dans l'eau.

Falsifications et essai. — Le miel est soumis à de nombreuses falsifications. Elles consistent dans l'addition de glucose, de sirop de fécule, de sirop de sucre, d'eau, de farine crue ou torréfiée, de mucilage, de gélatine, de matières minérales (sables, craie, plâtre, etc.). L'essai d'un miel comprendra les opérations suivantes :

1° *Traitement par l'eau.* — Le miel pur ne doit pas laisser de dépôt; s'il s'en produit un, il sera constitué par des matières minérales, ou par de l'amidon que l'eau iodée colorera en bleu.

2° *Examen microscopique.* — Pour procéder à cet examen, on dissout 20 grammes de miel dans l'eau, on filtre, on lave et on porte le résidu sous le microscope. Ce résidu ne doit pas renfermer de débris d'organes d'abeilles, mais seulement quelques particules de cire qui se rencontrent dans tous les miels ; si le miel a été additionné de farine, l'examen permettra d'en constater la présence et d'en déterminer la nature.

3° *Traitement par l'alcool.* — La gélatine et les mucilages sont insolubles dans l'alcool à 80° qui dissout le miel pur. Le précipité obtenu est divisé en deux parts : la première est traitée par l'acide azotique, qui transforme les *mucilages* en *acide mucique*, si le miel en contenait; la deuxième étant chauffée avec de la chaux, il se dégage de l'ammoniaque si la falsification avait été faite avec de la gélatine.

4° *Incinération.* — Le miel doit donner de 0,25 à 0,35 p. 100 de cendres. S'il y a eu addition de mélasse, les cendres contiendront des chlorures que l'on mettra en évidence par l'azotate d'argent, tandis qu'il n'en existe pas dans les cendres du miel pur.

5° *Examen optique.* — On dissout 25 grammes de miel dans 150 c.c. d'eau distillée; on ajoute, à la solution, 12 grammes de levure pressée ne renfermant pas d'amidon, on laisse fermenter pendant 48 heures à la température de 20°, on chauffe avec de l'hydrate d'alumine, on ramène à 150 c.c. et on examine au polarimètre. Si la rotation à droite (en tube de 200 millimètres) dépasse 1°, il y a lieu de penser que le miel a été additionné de glucose. Il sera bon toutefois de contrôler cet examen par les réactions suivantes.

6° *Recherche du sirop de fécule et du glucose.* — Le sirop de fécule renfermant toujours une petite quantité d'amidon, on traitera une solution de miel par l'iodure de potassium ioduré qui la colorera en violet; on pourra aussi dissoudre le miel dans l'alcool à 80° qui laisse la fécule indissoute et permet de la doser. La détermination du glucose semble plus délicate. Cependant, comme le glucose renferme presque toujours du sulfate de chaux et toujours de la dextrine, il suffira de déterminer la présence de ces deux éléments. Pour le sulfate de chaux, on emploiera le chlorure de baryum et l'oxalate d'ammoniaque qui donneront l'un et l'autre un précipité. Pour la dextrine, on agira comme suit: on dissout 1 partie de miel dans 2 parties d'eau et on décolore en chauffant pendant 5 minutes avec 2 p. 100 de charbon animal. On met 10 c.c. de liquide décoloré dans un tube à essai, et on verse dessus de l'alcool absolu. Si, à la zone de contact, il se manifeste un trouble, celui-ci indique la présence de la dextrine et par conséquent celle du glucose.

7° *Dosage du sucre de canne.* — Pour doser le sucre de canne contenu dans un miel, on détermine la proportion de sucre renfermée dans un échantillon avant et après son interversion. Pour procéder à l'interversion, on opère sur 2 c.c. de solution de miel faite avec 1 partie de miel et 2 parties d'eau; on ajoute 3 gouttes d'acide chlorhydrique à 25 p. 100 et 40 c.c. d'eau; on chauffe au bain-marie pendant une demi-heure et on porte à 100 c.c. Le titrage se fait à la liqueur de Fehling. Le miel ne doit pas renfermer plus de 16 p. 100 de sucre de canne.

8° *Dosage de l'eau.* — Pour déterminer la proportion d'eau, on dissout 10 grammes de miel dans une quantité d'eau suffisante pour faire 50 c.c.; on prélève 5 c.c. de cette solution qu'on verse dans une capsule plate renfermant de la poudre de verre ou du sable siliceux; on évapore au bain-marie en consistance sirupeuse, et on dessèche 16 heures à l'étuve. Le miel ne doit pas renfermer plus de 20 p. 100 d'eau.

Usages. — A faible dose, le miel sert surtout à l'alimentation ou comme édulcorant; à hautes doses (100 à 150 gr. chez l'adulte), il produit des effets laxatifs. Il sert de base aux *Mellites* (sirop où le sucre est remplacé par du miel) et aux *Oxymellites* (préparations où le véhicule est un vinaigre simple ou composé); c'est un des ingrédients du *Laudanum de Rousseau* et de nombreux électuaires. On l'emploie aussi en boisson simple (1 partie de miel pour 12 d'eau) ou après fermentation : il constitue alors l'*Hydromel*, boisson ordinaire de certains peuples du Nord.

DATTES

Origine botanique. — La *Datte* est le fruit du Dattier (*Phœnix Dactylifera*) (fig. 16) dont le type sauvage est inconnu; les uns le rapportent au miocène, les autres à des espèces tropicales, telles que *Ph. spinosa* ou *Ph. reclinata*. Le Dattier est cultivé en Algérie, en Tunisie, en Égypte, en Perse et au sud de l'Espagne (Elche) ; mais son fruit n'acquiert toute sa qualité que sous le ciel torride et sec du désert. C'est l'arbre nourricier de la région désertique ; sans lui le Sahara serait inhabitable et inhabité. Il est capable de résister

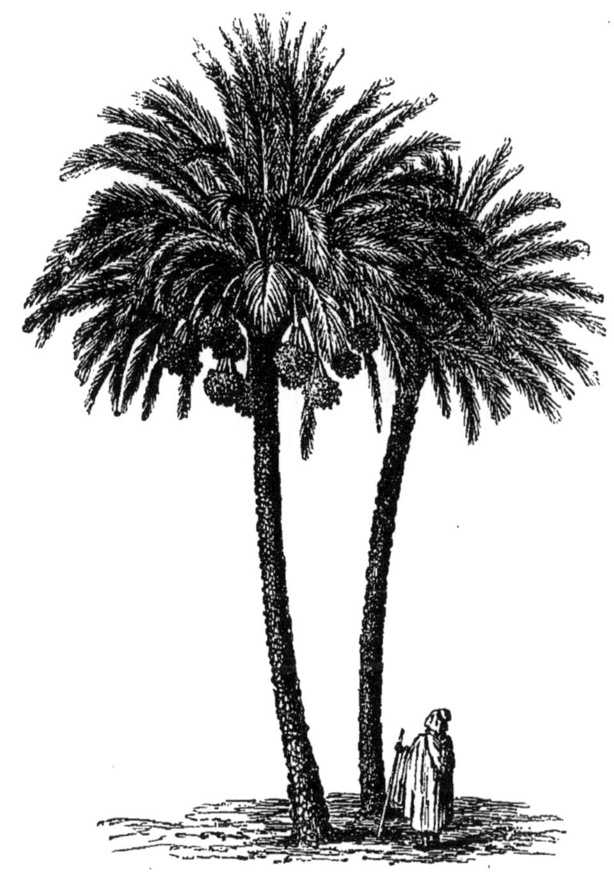

Fig. 16. — Dattiers.

à des froids de — 5° ou 6° et à une chaleur de 50° ; par suite, il convient admirablement à la région où se produisent ces extrêmes de température. La seule condition, c'est qu'il ait de l'eau au pied.

Dans les oasis du Nord, il devient très haut et tient ses branches à une hauteur de 15 ou 20 mètres ; dans le Souf sablonneux, il reste plus bas, présente un tronc ramassé et très large, et il produit des fruits volumineux et sucrés, qui vont, par la voie de Tunis alimenter un commerce considérable. Le Dattier étant dioïque, on multiplie surtout les Dattiers femelles, dans la proportion de cinquante pour un mâle. Ils donnent des fruits au bout de cinq ans, mais la récolte sérieuse ne commence que vers la quinzième année ; à trente ans, il atteint son maximum de production qui se maintient jusqu'à quatre-vingt-dix ans. Un Dattier donne annuellement 50 à 70 kilogrammes de fruits. La diœcie de cet arbre entraîne la nécessité de la fécondation artificielle, déjà connue des auteurs classiques (1); de ce fait, il est résulté la production de nombreuses variétés, 150 environ.

Caractères. — La Datte est une baie ovoïde ou elliptique, de 2 à 3 centimètres de long et grosse comme le doigt. Le péricarpe, très développé, est charnu, de consistance ferme et d'un goût très sucré ; il se remplit parfois avec le temps de cristaux mamelonnés de glucose ; la portion interne constitue une membrane mince, d'aspect soyeux, blanche et transparente. La graine (noyau) (fig. 17) est allongée, elliptique, convexe d'un côté et pourvue d'un sillon longitudinal profond, qui occupe le côté opposé. Elle est constituée par un embryon très petit, formant une dépression circulaire au milieu de la face convexe, et par un volumineux albumen cellulosique, très dur, formé de cellules dont les parois épaissies sont traversées par de nombreux canalicules.

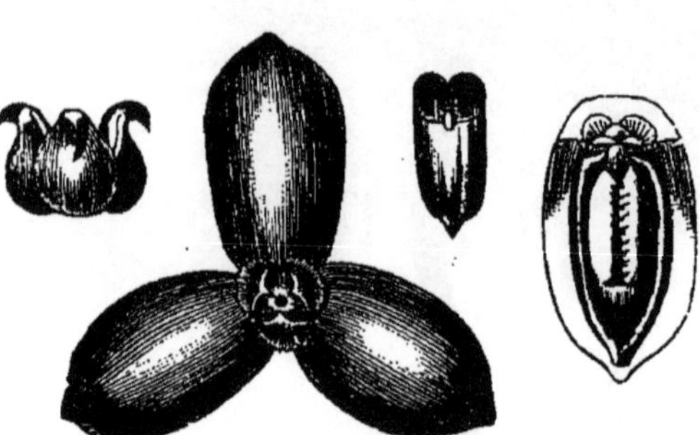

Fig. 17. — Fleurs femelles et fruits du Dattier.

Les meilleures Dattes viennent d'Alexandrie, de Tunisie et du Sahara algérien ; elles sont récoltées un peu avant la maturité et elles achèvent de mûrir au soleil.

Composition. — Les Dattes renferment une forte proportion de sucre (glucose et lévulose), jusqu'à 58 p. 100, de la pectine, de la gomme, etc.

Usages. — En médecine, les Dattes sont employées comme analeptiques, émollientes et pectorales (quatre fruits pectoraux). Ce

(1) Les Arabes opèrent cette fécondation artificielle en fixant à l'intérieur de la spathe qui enveloppe l'inflorescence femelle quelques brindilles d'inflorescence mâle.

sont en général les moins belles qui sont réservées à cet usage. La proportion de sucre qu'elles renferment les rend propres à la fabrication de l'alcool.

Elles constituent un aliment précieux pour les habitants du désert et, quoique à peu près dépourvues d'azote, elles suffisent à la sobriété bien connue des Arabes. En outre, ceux-ci préparent avec les Dattes molles, qui ont un trop-plein de sucre, un *miel* et un *sirop de Dattes* dont ils sont très friands et auxquels ils attribuent des propriétés pectorales. Dans certains pays, et surtout en Algérie, les noyaux torréfiés sont fréquemment utilisés pour falsifier le café.

FIGUES

Origine. — La *Figue* est le fruit desséché du Figuier commun (*Ficus carica*), arbre de la région méditerranéenne dont la culture s'est répandue dans la plupart des régions tempérées.

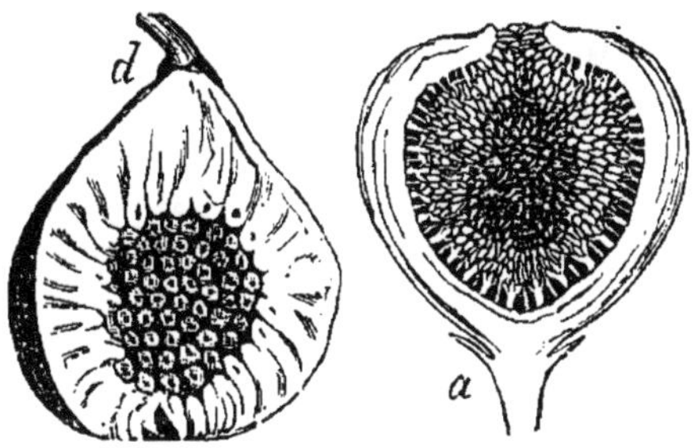

Fig. 18. — Figue coupée verticalement.

Caractères. — La Figue est constituée par un réceptacle charnu, creux, pyriforme, renfermant des drupes (fig. 18) ; quand il est vert, il est rugueux, coriace et laisse exsuder à la suite de piqûres un suc laiteux très âcre ; à la maturité, il devient mou et succulent, et le suc âcre est remplacé par un liquide sucré ; on le cueille alors et on le fait sécher au soleil.

Composition chimique. — Les Figues mûres renferment de 60 à 70 p. 100 de glucose ; aussi servent-elles fréquemment à la préparation de l'alcool ; on a même préparé du vin de Figues.

Usages. — En médecine, les Figues sont employées comme émollientes et laxatives : elles font partie des *quatre fruits pectoraux*.

ARTICLE II. — SACCHARIDES

Les *Saccharides* ou *Saccharoses* répondent à la formule $C^{12}H^{22}O^{11}$ et correspondent théoriquement au premier anhydride des glucoses. La perte d'eau se fait tantôt entre les chaînons alcooliques, tantôt entre deux chaînons, l'un aldéhydique, l'autre alcoolique.

On voit dans ce cas disparaître la propriété réductrice de ces sucres et leur fermentescibilité directe. Tous les corps de ce groupe se dédoublent sous l'influence des acides étendus, tantôt en deux glucoses identiques : *maltose* qui se dédouble en deux molécules de dextrose; tantôt en deux sucres non identiques : *saccharose* qui se dédouble en dextrose et lévulose; *lactose* en galactose et dextrose. Les divers ferments solubles produisent le même dédoublement hydrolytique. De tous les sucres de ce groupe, le *Saccharose* ou sucre de Canne et le *Lactose* ou sucre de lait retiendront seuls notre attention.

SACCHAROSE OU SUCRE DE CANNE

Origine. — Le *Saccharose* est très répandu dans le règne végétal : la Canne à sucre, la Betterave, le Sorgho sucré (*Sorgho saccharatum*), l'Érable à sucre (*Acer saccharinum*), certains Palmiers (*Arenga saccharifera*), le Navet, la Citrouille, etc., en renferment de grandes quantités et peuvent servir à son extraction. On l'a encore rencontré dans la racine du *Scopolia carniolica* et dans celle de Gentiane; MM. Schultze et S. Franckfürt ont reconnu sa présence dans un grand nombre de graines de végétaux : Blé, Avoine, Seigle, Sarrasin, Chanvre indien, Grand-Soleil, Pois, Caféier, Soja, Haricot, Orge, Maïs, Arachide, Coudrier, Noyer, Amandier. Les deux plantes que l'on utilise aujourd'hui pour l'extraction du Saccharose sont la Canne et la Betterave, et le sucre qui provient de ces deux plantes est identique quand il a été convenablement raffiné. Peut-être faudra-t-il bientôt ajouter à ces deux plantes le Sorgho à sucre que l'on cultive aujourd'hui en grand en Amérique. Par sélection, on a obtenu des variétés très sucrées et le suc que l'on retire de ces tiges peut renfermer jusqu'à 20 p. 100 de sucre. Au début, on a éprouvé quelques difficultés dans le raffinage; mais elles sont surmontées aujourd'hui, à tel point que cette industrie semble menacer l'industrie européenne qui produit le sucre de Betteraves.

La production du sucre est devenue l'une des branches les plus importantes et les plus perfectionnées de l'industrie chimique; nous en décrirons, en les résumant autant que possible, les principales opérations. Celles-ci se divisent en deux parties bien distinctes : l'*extraction du sucre brut* et le *raffinage*. L'extraction diffère beaucoup suivant la nature de la plante qui produit le sucre, tandis que le raffinage est le même dans tous les cas.

Extraction du sucre de Canne. — La Canne à sucre (*Saccharum officinarum*) (fig. 19) est une plante de la famille des Graminées, qui est originaire de l'Inde, où elle était connue depuis un temps immémorial; aussi est-ce au Bengale que l'on a le plus anciennement fabriqué le sucre. La Canne à sucre fut importée en Europe à l'époque des conquêtes d'Alexandre, et, plus tard, les nations commerçantes l'introduisirent dans toutes les régions où la température permettait sa culture. Aujourd'hui elle est cultivée dans toutes les contrées où la température moyenne ne descend pas au-dessous de 20°, et elle fournit d'autant plus de sucre que la région est plus chaude. Elle demande en outre une température régulière, car les moindres gelées l'endommagent ; aussi a-t-il été impossible d'en continuer la culture en Provence et dans la Napolitaine. Quoi qu'il en soit, ce n'est que vers la fin du XVIIIe siècle que le sucre a été fabriqué en grand en Europe.

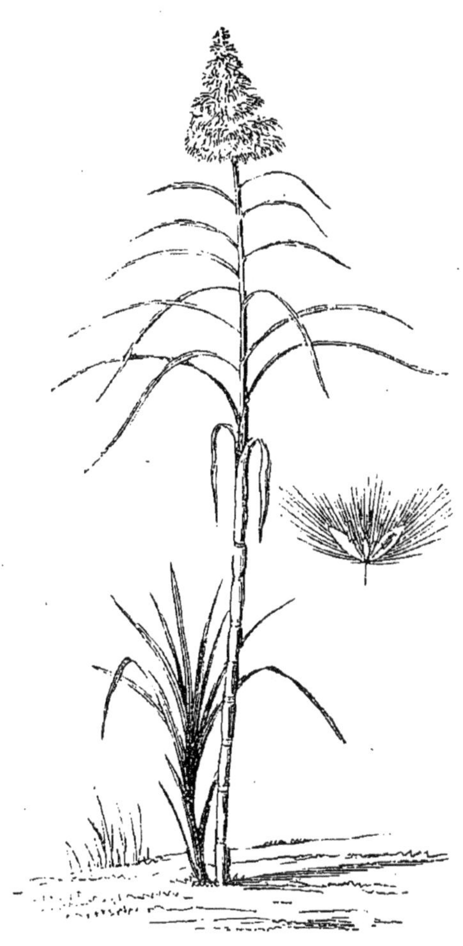
Fig. 19. — Canne à sucre.

La Canne à sucre (fig. 19) présente une tige aérienne herbacée et à souche vivace ; la tige est pleine, de $1^m,50$ à 3 mètres de haut sur 0,04 de diamètre, de couleur variable ; les fleurs sont disposées en une grande panicule soyeuse, blanche, appelée *flèche*, de $0^m,30$ à $0^m,90$ de longueur. On en cultive plusieurs variétés, dont les plus importantes sont les suivantes : 1° la *Canne de Bourbon, de Taïti* ou *Canne créole*, à tige jaune; 2° la *Canne noire de Batavia ou de Java*, à tige violette; 3° la *Canne du Bengale* ou *Canne rouge de Calcutta*; 4° la *Canne de Salangore*, qui est peut-être la meilleure sorte cultivée; 5° la *Canne de Chine*, qui est bien une espèce distincte, le *Saccharum sinense*.

La Canne vient surtout dans les terrains d'alluvions. Sa propagation par semis est impossible, car les graines arrivent rarement à maturité;

la multiplication se fait à l'aide de boutures taillées, au moment de la récolte, dans la partie supérieure de la tige qui est moins riche en sucre. La récolte se fait au moment où la tige prend une teinte violette ou dorée, et alors que les feuilles inférieures sont tombées, tandis que les supérieures sont encore vertes. Les tiges sont coupées en biseau au-dessus du sol, puis portées au moulin.

Le saccharose est surtout localisé dans les cellules à parois minces du parenchyme central où les faisceaux libéro-ligneux sont très clairsemés; il est accompagné d'une petite quantité d'amidon. On avait admis que le saccharose existait seul dans la Canne à sucre à l'exclusion de toute autre matière sucrée; or on trouve toujours une certaine proportion de sucre incristallisable qui, dans certaines conditions de végétation, peut devenir considérable. C'est ainsi que les Cannes dites *folles* en renferment une grande proportion, et le jus des Cannes bien mûres en contient environ le sixième de son poids. On a pu observer que dans les tiges dépouillées de leurs feuilles le sucre incristallisable disparaît rapidement, probablement parce que c'est lui qui se forme le premier et que, sous l'influence de la végétation, il se transforme en saccharose. De là, certaines pratiques de culture.

La Canne arrivée à maturité renferme environ 18 p. 100 de saccharose et 12 p. 100 de cellulose et de matières albuminoïdes; c'est la présence de ces matières albuminoïdes qui amène la fermentation rapide du jus sucré; nous verrons comment on les élimine ou on les frappe d'inertie.

A mesure que les Cannes sont coupées, afin d'éviter la fermentation qui transformerait une certaine proportion de sucre en alcool, elles sont écrasées dans des moulins composés de trois cylindres en fonte, creusés de cannelures, qui peuvent être à volonté rapprochés plus ou moins les uns des autres; elle passent d'abord entre le premier cylindre et le cylindre intermédiaire, puis entre celui-ci et le troisième cylindre plus rapprochés que les précédents. Le jus sucré ou *Vesou* qui s'écoule pendant cette pression est reçu dans des bacs; il représente entre 70 et 80 p. 100 de celui que renferme la Canne. La Canne exprimée ou *bagasse* est liée en gros paquets et séchée pour servir de combustible. Le vesou est ensuite concentré à cristallisation.

Autrefois, après addition de chaux dans le but de saturer les acides, qui intervertiraient une certaine quantité de saccharose, le vesou était évaporé à feu nu dans une série de chaudières. Ce procédé, qui avait le grand inconvénient de caraméliser une grande quantité de sucre et de donner par suite jusqu'à 44 p. 100 de mélasse, a été perfectionné; on emploie aujourd'hui des chaudières à double fond, que l'on chauffe à la vapeur d'eau, et vers la fin de l'opération on opère à une basse pression.

Dans une première chaudière, le vesou additionné de 2 à 3 millièmes de chaux est porté à une température de 90° environ. Il se sépare une écume contenant des matières albuminoïdes, des matières grasses (cérosie), des matières colorantes, des sels de chaux. On l'enlève au fur et à mesure qu'elle se forme, puis le liquide est versé dans un premier filtre rempli de noir animal, ayant déjà servi à une première opération. On l'évapore dans de larges bassines à double fond, jusqu'à ce qu'il marque 25° ; on l'envoie dans un filtre garni de noir animal récent, puis on le concentre à 30° dans une chaudière spéciale où le vide peut être fait. Ce sirop est versé dans de grands récipients ou *rafraichissoirs*, où la cristallisation commence. Après quoi, on le verse dans des *formes à cristalliser*, qui ne sont autre chose que des cônes en terre cuite, bouchés avec une cheville en bois, ce qui permet l'écoulement des mélasses. Pour faciliter celui-ci, on procède à l'opération du *terrage*, qui consiste à tasser la base du cône et à la recouvrir d'argile détrempée; l'eau que renferme l'argile pénètre à l'intérieur du pain et donne de la fluidité au sirop qui s'écoule; on renouvelle cette opération deux ou trois fois. On laisse sécher, puis le sucre est réduit en poudre grossière et tassé dans des barriques. C'est le *sucre terré* ou *Cassonade*, que l'on expédie en Europe, pour y subir l'opération du raffinage.

Extraction du sucre de Betteraves. — En 1747, Margraff (de Berlin) prouva, malgré l'imperfection des procédés chimiques de cette époque, que le saccharose existe dans les végétaux autres que la Canne et il parvint à le retirer cristallisé de la racine de la Betterave. La première fabrique pour la préparation du saccharose à l'aide de la Betterave fut établie en Silésie, en 1796, par Achard. Cette nouvelle branche de l'industrie fut très favorisée par les mesures prohibitives de Napoléon Ier, et elle n'a fait que prospérer depuis ; le chiffre de la fabrication du sucre de Betteraves en 1895 s'est élevé à 800 millions de kilogrammes.

La Betterave contient naturellement moins de sucre que la Canne (10 p. 100) et beaucoup plus d'impuretés. Aussi ce n'est que grâce aux ressources de la science que le sucre de Betteraves peut être livré au même prix que le sucre de Canne. C'est ainsi que par la sélection des porte-graines on obtient des graines qui donnent des Betteraves à sucre renfermant de 15 à 19 p. 100 de saccharose. La Betterave étant une plante bisannuelle, cette sélection peut se faire facilement. A la fin de la première année de végétation, on prélève à l'aide d'une sonde un fragment de la racine et on dose la quantité de sucre qu'elle contient; on ne plante alors comme porte-graines que les racines qui ont donné une forte proportion de sucre à l'analyse. Les racines destinées à la fabrication du sucre sont récoltées au bout de la première année de culture et peuvent être ensilées pour passer l'hiver. Actuellement, on cultive surtout la *Betterave blanche de Silésie à collet vert*.

Pour l'extraction du jus sucré que renferment les Betteraves, celles-ci sont nettoyées, puis traitées par *expression* ou par *diffusion*, opération qui consiste à faire macérer dans l'eau la Betterave sectionnée en tranches minces par le coupe-racines; ce dernier procédé tend à être seul appliqué aujourd'hui. En effet, en exprimant les Betteraves préalablement réduites en pulpe, on perd de 20 à 30 kilogrammes de sucre pour 1000 kilogrammes de Betteraves traitées, tandis que le procédé par diffusion que nous allons décrire ne laisse dans la pulpe que 2 à 3 kilogrammes de saccharose.

Les Betteraves, après avoir subi l'opération indispensable du *lavage* qui se fait mécaniquement, sont coupées en tranches minces d'égale épaisseur (*cossettes*), à l'aide d'un coupe-racines formé par une série de couteaux circulaires. Ces cossettes sont ensuite mises dans de grands cylindres diffuseurs où elles sont soumises à un épuisement méthodique. Le liquide arrive à la partie supérieure et sort à la partie inférieure, après avoir lixivié les cossettes. Ces diffuseurs sont réunis en batteries de 11 à 12 et on fait passer la même eau, d'abord sur les cossettes les plus épuisées, puis sur d'autres de plus en plus riches et enfin sur des cossettes non encore traitées. Cet épuisement doit être fait à une température variant entre 60 et 75°.

Le jus obtenu, on procède à la défécation et à la concentration; mais comme il est très impur, on doit employer, pour le déféquer, une assez grande proportion de chaux et l'on forme ainsi une quantité notable de sucrate de calcium entraînant la perte d'une quantité importante de saccharose. Pour obvier à cet inconvénient, on a mis en œuvre plusieurs procédés; celui qui est le plus fréquemment employé est celui de la *double carbonatation.*

La liqueur obtenue par diffusion est additionnée de 2 à 3 p. 100 d'hydrate de chaux. On élève la température à 40°, et on fait passer un courant d'acide carbonique en élevant la température à 80°. L'acide carbonique décompose le sucrate de chaux formé, et quand le liquide ne renferme plus que 1 millième de chaux, on le porte à 99° sans atteindre l'ébullition et on laisse déposer le carbonate de calcium qui entraîne les matières albuminoïdes. Le liquide est alors décanté et on recommence la même opération, après addition de 5 p. 100 de chaux seulement. Quand toute la chaux est éliminée, on décante et le liquide clair est filtré sur du noir animal; il ne reste plus qu'à isoler le sucre de la solution.

Pour lui permettre de cristalliser, il faut concentrer la solution, ce qui comporte deux phases bien distinctes : l'*évaporation* ou *concentration* et la *cuite du sirop* qui comprend une nouvelle concentration jusqu'à la cristallisation. La concentration s'effectue dans des appareils variés; mais celui que l'on emploie à peu près partout aujourd'hui est le système dit à *triple effet* dû à MM. Cail et Cie. Le sirop ainsi obtenu par cette première opération est filtré, et on procède à la cuite de ce sirop dans la *chaudière à cuire*, qui est une chaudière cylindrique chauffée par trois serpentins intérieurs. La masse dans laquelle le sucre a déjà commencé de cristalliser est ensuite versée dans des rafraîchissoirs où la cristallisation se complète. Pour opérer la séparation du sucre et du sirop, on fait usage d'une essoreuse qui n'est autre chose qu'une turbine formée d'une cage en toile métallique, renfermée elle-même à l'intérieur d'un cylindre. La cage est animée d'un mouvement très rapide qui projette cristaux et mélasse contre ses parois; les cristaux sont arrêtés par la toile métallique, tandis que la mélasse les traverse. Si, pendant la marche, on a le soin d'ajouter un peu de sirop pur et de fluidifier la mélasse par un courant de vapeur, le sirop ou *clairce* entraîne la mélasse et on obtient du sucre blanc renfermant 99 p. 100 de sucre pur ; c'est le *sucre cristallisé* du commerce.

Raffinage des sucres bruts. — Le raffinage des sucres bruts s'effectue de la même façon, qu'ils proviennent de la Canne ou de la Betterave. Le sucre, préalablement trié, est dissous dans une bassine à double fond avec un tiers de son poids d'eau, la solution devant marquer 30° ou 31° Baumé. On y délaye 5 p. 100 de noir animal, on brasse, on chauffe, et quand l'ébullition a commencé, on ajoute 1 p. 100 environ de sang de bœuf frais qui, en se coagulant, forme une sorte de trame qui entraîne toutes les impuretés en suspension. Puis on effectue la filtration du sirop dans des appareils connus sous le nom de *filtres Taylor*, sortes de sacs en étoffe pelucheuse. Le sirop ainsi clarifié est encore décoloré en passant de nouveau sur une batterie de filtres à noir animal, puis est concentré à la température de 70° dans les appareils analogues à ceux dont il a déjà été question. On le conduit dans des rafraîchissoirs, et, quand les cristaux commencent à se former, on verse dans des *formes* en terre cuite où il se solidifie. Le sommet de ces formes est percé d'un trou que l'on ferme momentanément avec une cheville; on enlève celle-ci au bout de vingt-quatre heures et la partie liquide s'écoule dans de petits récipients placés sous les formes. Pour activer l'égouttage, qui est naturellement très long et dure quatre jours environ, on place la pointe de la forme sur une tubulure où l'on fait le vide et l'égouttage dure une heure à peine; on peut encore centrifuger les formes en les plaçant sur une turbine, la pointe dirigée vers la circonférence. Pour enlever le peu de couleur qui reste encore, on verse sur le sucre du sirop parfaitement pur et on procède à un second égouttage. Le pain de sucre est alors sorti de sa forme et desséché à la température de 50°; on le recouvre ensuite d'un papier bleu ou violet qui corrige par sa couleur complémentaire la teinte légèrement jaunâtre du sucre; c'est le *Sucre raffiné* du commerce.

On trouve, en outre, dans le commerce, le *Sucre candi* en cristaux volumineux. On les obtient en déféquant le sirop avec des blancs d'œufs, puis le passant sur le noir à 40° B. et l'abandonnant pendant plusieurs jours à 60° dans des bassines où l'on a tendu des fils autour desquels le sucre vient cristalliser.

Traitement des mélasses. — Les résidus incristallisables qui proviennent de la fabrication du sucre et du raffinage portent le nom de *Mélasses*; on les livre telles quelles à la consommation ou on les vend aux distillateurs qui les utilisent pour la fabrication de l'alcool. Mais la forte proportion de saccharose (48 p. 100) contenue dans les mélasses a naturellement conduit les industriels à chercher les moyens d'extraire ce sucre. Il en est résulté un grand nombre de méthodes qui en somme se réduisent à deux : 1° *osmose* des mélasses ; 2° *désucrage*.

Le premier procédé, dit à l'osmose, est basé sur ce fait que les sels minéraux qui gênent la cristallisation du sucre dialysent beaucoup plus vite que le saccharose. Si donc on enferme la mélasse dans un vase à parois poreuses (membrane animale, papier-parchemin, terre cuite non vernissée) et qu'on le plonge dans l'eau pure, celle-ci enlèvera les sels minéraux à la mélasse, qui pourra cristalliser après concentration. C'est sur ce principe que sont construits les appareils destinés à cette opération et qui portent le nom d'*osmogènes*.

Le second procédé, celui du désucrage, consiste à engager le sucre dans une combinaison insoluble avec un alcalino-terreux (baryte, chaux ou strontiane), et à le déplacer ensuite de cette combinaison par un réactif convenable, acide carbonique ou sulfureux. La baryte serait la plus avantageuse, car c'est le sucrate monobasique $C^{12}H^{22}O^{11}$,BaO qui est insoluble à l'ébullition, de sorte qu'il suffit d'employer une molécule de baryte pour une de sucre ; mais la baryte est d'un prix assez élevé et de plus elle ne peut être régénérée facilement.

Avec la strontiane il se produit, à chaud, un précipité de sucrate bibasique $C^{12}H^{22}O^{11}$,2SrO, précipité que l'eau froide dédouble en hydrate de strontiane et en sucrate monobasique soluble. On traite donc les mélasses par de l'hydrate de strontiane en portant la masse à l'ébullition; il se dépose du sucrate bibasique qu'on lave à l'eau chaude, puis que l'on lessive avec de l'eau froide; le précipité se dédouble en hydrate de strontiane, qui précipite et qui rentre dans la fabrication, et en sucrate monobasique qui est soluble. Ce dernier est décomposé par l'acide carbonique et le jus sucré que l'on obtient est traité comme il a été dit, tandis que le carbonate de strontiane est mêlé à de la sciure de bois et porté à la température de 800° où il repasse à l'état de strontiane caustique. C'est donc toujours la même strontiane qui sert au désucrage des mélasses.

Avec la chaux, c'est le sucrate tribasique $C^{12}H^{22}O^{11},3CaO$ qui est insoluble; il faut donc trois molécules de chaux pour précipiter une molécule de sucre et de plus le sucrate tricalcique est légèrement soluble, ce qui constitue des inconvénients assez sérieux. Cependant, en raison du peu de valeur de la chaux, ce procédé est aujourd'hui très fréquemment mis en pratique.

Propriétés chimiques et physiques. — Le saccharose ($C^{12}H^{22}O^{11}$) cristallise en prismes rhomboïdaux obliques ayant une densité de 1,606; ils sont anhydres et deviennent phosphorescents quand on les casse à l'obscurité. Il est très soluble dans l'eau; à 15° elle en dissout trois fois son poids et à chaud jusqu'à neuf fois. La solution aqueuse est dextrogyre $[\alpha]_D = +67°,31$. Il est insoluble dans l'éther et dans l'alcool absolu froid. Porté à la température de 160°, le sucre fond et en se refroidissant donne une masse vitreuse (*sucre d'orge*), amorphe, qui devient peu à peu opaque en cristallisant. Longtemps maintenu à cette température, il se dédouble en glucose et lévulosane :

$$\underset{\text{Saccharose.}}{C^{12}H^{22}O^{11}} = \underset{\text{Glucose.}}{C^6H^{12}O^6} + \underset{\text{Lévulosane.}}{C^6H^{10}O^5}$$

Ce mélange soumis à la fermentation perd son glucose et il reste la lévulosane qu'on peut recueillir et isoler.

Au-dessus de 160°, le saccharose perd son eau, brunit et se transforme en caramel; puis il se décompose en donnant du méthane, de l'oxyde de carbone, de l'acide carbonique, de l'acétone, des hydrogènes carbonés, des phénols, et il laisse un charbon poreux difficile à brûler.

Les acides minéraux étendus *intervertissent* le saccharose, c'est-à-dire qu'ils le transforment, par hydratation, en un mélange de glucose et de lévulose.

$$\underset{\text{Saccharose.}}{C^{12}H^{22}O^{11}} + H^2O = \underset{\text{Glucose.}}{C^6H^{12}O^6} + \underset{\text{Lévulose.}}{C^6H^{12}O^6}$$

Cette interversion se produit aussi sous l'influence des divers ferments solubles : l'invertine sécrétée par la levure de bière, la ptyaline, la trypsine, la diastase, la synaptase.

L'acide azotique étendu et chauffé transforme le sucre en acide saccharique et oxalique; si l'acide est concentré, on obtient des produits nitrés, tels que le *saccharose tétranitrique* $C^{12}H^{18}O^7(O.AzO^2)^4$ qui est explosif.

Les alcalis et autres bases fortes se combinent au saccharose pour former des sucrates, qui sont tous décomposables par l'acide carbonique. Le saccharose peut également s'unir avec des sels neutres : telle est, par exemple, la combinaison de sucre et de sel marin $C^{12}H^{22}O^{11},NaCl$, qui se dépose en cristaux déliquescents lorsque l'on évapore une solution de sucre contenant du chlorure de sodium.

Le saccharose pur ne subit pas la fermentation alcoolique; mais il la subit quand il a été interverti.

Recherche et dosage. — Pour rechercher le saccharose, on peut essayer la réaction suivante que l'on a donnée comme caractéristique. Le sucre étant dissous, on ajoute d'abord quelques gouttes d'une solution de nitrate de cobalt à 5 p. 100, puis un léger excès de soude caustique à 50 p. 100; le liquide prend une belle couleur violet améthyste foncée assez persistante. Avec le glucose, il se produit dans les mêmes conditions une coloration bleue qui disparaît presque aussitôt et est remplacée par une légère teinte vert sale. Cette réaction est utile pour déceler le saccharose dans les liquides qui sont falsifiés par substitution du glucose au saccharose. On peut encore recourir à cette réaction pour déceler l'addition du sucre de Canne dans le lait condensé, dans les vins naturels doux, blancs ou rouges, après qu'ils ont été décolorés par le noir animal ou le sous-acétate de plomb, dans les préparations qui doivent être faites exclusivement avec du miel, etc. Si le liquide que l'on examine renferme de la gomme ou de la dextrine, il faut commencer par les précipiter par le sous-acétate de plomb; car la gomme donne avec le cobalt une couleur bleu fixe qui pourrait masquer la couleur violette due au saccharose.

Lorsqu'on recherche le saccharose dans des liquides très complexes, il faut au préalable l'isoler avant de le caractériser. A cet effet, le liquide est exactement neutralisé, additionné de noir animal, porté à l'ébullition, puis filtré, additionné d'un lait de chaux et porté de nouveau à l'ébullition. On recueille le précipité, on le lave à l'alcool faible, puis on le décompose par l'acide carbonique après l'avoir délayé dans l'alcool; par évaporation de ce dernier, on obtient le saccharose à peu près pur. Pour le caractériser, on peut employer le réactif au cobalt, ou bien, après s'être assuré que le corps obtenu ne réduit pas la liqueur de Fehling, le faire bouillir avec de l'acide chlorhydrique étendu, neutraliser la liqueur par la potasse et faire toutes les réactions du glucose qu'il devra présenter.

Le dosage du saccharose peut se faire par divers procédés.

1° Par *fermentation*. Un poids donné de la liqueur sucrée est introduit dans un ballon avec 12 grammes de levure de bière ; le ballon est pesé avant la fermentation, puis après ; on a eu le soin de faire passer un courant d'air pour balayer l'acide carbonique. La perte de poids indique la quantité d'acide carbonique formé ; on en déduit la proportion de glucose que renfermait la solution.

2° Par la *liqueur cupro-potassique*. Pour doser le saccharose par ce procédé, on l'intervertit tout d'abord par ébullition avec un acide étendu ; on sature l'acide par un peu d'alcali et on dose le glucose formé et par suite le saccharose. 105 p. de sucre interverti agissent sur la liqueur cupro-potassique comme 101 p. de glucose et correspondent à 100 p. de sucre de Canne. Si la solution primitive renfermait en même temps du glucose, on ferait une première opération pour déterminer la quantité de celui-ci, que l'on retrancherait du résultat fourni par l'examen après interversion.

3° Par *détermination du pouvoir rotatoire* de la solution. Cette détermination se fait à l'aide des saccharimètres, et plus particulièrement avec le saccharimètre à pénombre à lumière monochromatique jaune de Laurent ou de Duboscq. Tous ces saccharimètres sont gradués de telle sorte qu'une solution de sucre pur à $16^{gr},35$ p. 100, examinée dans un tube de 20 centimètres, donne une déviation de 100° ; le degré saccharimétrique sera donc égal à 0,1635 ; par conséquent, le nombre de degrés lus, multiplié par 0,1635, donnera la teneur p. 100 en sucre pur du sucre examiné. Le mode opératoire est le suivant : pour les sucres bruts, on dissout à froid $16^{gr},35$ de sucre dans un peu d'eau distillée, et si la solution est colorée, on ajoute 2 à 3 c.c. d'une solution concentrée de sous-acétate de plomb ; on porte à 100 c.c., on filtre rapidement et on examine à l'instant au saccharimètre, dans un tube de 20 centimètres : le nombre de degrés observé multiplié par 0,1635 donne la richesse en sucre.

Dans le cas d'une solution sucrée, on l'observe directement si elle n'est pas colorée ; si elle est colorée, on en prélève 100 c.c. dans un matras jaugé à 100 et 110 c.c., on lui ajoute 10 c.c. de sous-acétate de plomb et on filtre. On observe comme précédemment et, pour tenir compte de la dilution, on multiplie le résultat par 1,1, à moins qu'on n'ait fait l'observation dans un tube de 22 centimètres. Dans les deux cas, la proportion de sucre est donnée en volume ; pour l'avoir en poids pour 100, on divise la proportion de sucre pour 100 en volume par la densité du liquide.

Dans le cas d'un mélange de saccharose et de glucose, on fait une première observation comme précédemment ; puis on fait une nouvelle solution et à 100 c.c. on ajoute 10 c.c. d'acide chlorhydrique ; on chauffe au bain-marie, on filtre et on observe la liqueur au saccharimètre dans un tube de 22 centimètres en notant la température t au moment de l'observation. Si nous exprimons par d la déviation avant et par d' la déviation après l'inversion, et si nous représentons par x et y les poids respectifs de saccharose et de glucose, nous aurons : avant l'interversion

$$d = 67{,}31 \frac{x}{100} + 52{,}8 \frac{y}{100}$$

après l'interversion

$$d' = -(27,85 - 0,3191\,t)\frac{x}{100} + 52,8\frac{y}{100}$$

équations d'où il est facile de tirer la valeur de x et de y.

Usages. — Le sucre de Canne est très employé comme aliment et comme condiment. Quoique soluble, il n'est pas directement absorbable et doit être interverti dans l'organisme; c'est le suc intestinal qui possède la propriété de le dédoubler en glucose et lévulose. A cet état, il passe dans le sang et produit la glucosurie physiologique; si la proportion est trop considérable, il s'élimine par les urines : c'est une glucosurie alimentaire. Le glucose est en partie brûlé dans les tissus en donnant de l'acide carbonique et de l'eau; une autre partie se fixe dans le foie où elle constitue le *glycogène hépatique*, destiné à fournir le glucose nécessaire à l'économie quand il viendra à faire défaut. Il faut noter que le saccharose est un aliment fort incomplet en raison de l'absence de l'azote.

Le sucre fait la base des sirops; il rentre en outre dans une foule de préparations pharmaceutiques. La cassonade et la mélasse sont parfois employées, à titre laxatif, à la dose de 30 à 60 grammes en lavement.

LACTOSE

Origine. — Le *Lactose* ou *Sucre de lait* ($C^{12}H^{22}O^{11}, H^2O$) existe dans le lait des Mammifères, en proportion variable suivant les espèces : c'est ainsi que le lait de Femme renferme en moyenne 73gr,40 de lactose par litre; celui d'Anesse 62gr,30, celui de Jument 66gr,77, celui de Vache 51gr,85, celui de Chèvre 49gr,15. Toutefois, il varie dans des limites très étroites pour une espèce donnée; c'est ainsi que l'on a constaté d'une façon certaine que le lait normal des Vaches ne contient jamais moins de 50 grammes de lactose par litre. Ce sucre se rencontre encore dans le liquide amniotique de la Vache et dans quelques sucs végétaux, tels que le fruit de la Sapotille (*Achras Sapota*).

Pour le préparer, on se sert du petit-lait qui reste après la coagulation du lait écrémé; on évapore le liquide, on le décolore avec le noir animal et on l'abandonne dans un endroit frais; il cristallise autour de fils ou de baguettes que l'on dispose au sein de la masse liquide.

Caractères. — Le lactose se présente en cristaux prismatiques, à pointes octaédriques, très durs, groupés autour de la ficelle qui a servi de point de départ. Ces cristaux sont réunis en une masse cylindrique, à surface hérissée par les angles des cristaux, de coloration jaune sale.

Caractères chimiques et physiques. — Le sucre de lait est soluble dans 6 parties d'eau froide et 2 parties d'eau bouillante; il est insoluble dans l'alcool et dans l'éther. Dans les premiers moments de sa dissolution, son pouvoir rotatoire est double; il devient ensuite $[\alpha]_D = + 52°,53$. Vers 150°, il se déshydrate, puis se change en acides bruns.

Les acides dilués l'hydratent et le convertissent en un mélange de galactose et de glucose.

$$\underset{\text{Lactose.}}{C^{12}H^{22}O^{11}} + H^2O = \underset{\text{Glucose.}}{C^6H^{12}O^6} + \underset{\text{Galactose.}}{C^6H^{12}O^6}$$

L'invertine produit de même ce dédoublement; aussi la levure de bière fait-elle, à la longue, fermenter le lactose. L'hydrogénation directe fournit des poids égaux de mannite et de dulcite :

$$\underset{\text{Lactose.}}{C^{12}H^{22}O^{11},H^2O} + 4H = \underset{\text{Mannite.}}{C^6H^{14}O^6} + \underset{\text{Dulcite.}}{C^6H^{14}O^6}$$

Par oxydation du lactose, on obtient un mélange d'acide mucique et d'acide saccharique, le premier dérivant de l'oxydation du galactose, le second de l'oxydation du glucose :

$$\underset{\text{Lactose.}}{C^{12}H^{22}O^{11}} + 6O = \underset{\text{Ac. mucique.}}{C^6H^{10}O^8} + \underset{\text{Ac. saccharique.}}{C^6H^{10}O^8} + \underset{\text{Eau.}}{H^2O}$$

Il se fait aussi un peu d'acides tartrique et oxalique. L'eau bromée change le lactose en acide lactobionique $C^{12}H^{22}O^{12}$, puis en acide gluconique. Avec la phénylhydrazine, il donne une phényllactosazone $(C^{12}H^{20}O^9(AzH.C^6H^3)^2$ fusible à 200°.

Le sucre de lait réduit directement le réactif cupro-potassique ; 10 parties de lactose agissent comme 7 de glucose.

Pour le distinguer du glucose, on le soumet à l'action de la levure de bière, lavée pendant longtemps pour la débarrasser de l'invertine; dans ces conditions, il ne fermente pas tandis que le glucose fermente.

Quand le lait aigrit spontanément, le lactose se transforme surtout en acide lactique de fermentation ou acide éthylidénolactique ($C^3H^6O^3$ ou CH^3 CH(OH).CO^2H).

$$\underset{\text{Lactose.}}{C^{12}H^{22}O^{11}} + H^2O = \underset{\text{Ac. lactique.}}{4(C^3H^6O^3)}$$

Sous l'influence d'une bactérie (*Bacterium acidi lactici*), cette fermentation se produit directement sans interversion. Comme l'acide lactique formé est un poison pour le ferment, il faut avoir soin d'opérer la fermentation en présence de la craie, afin que l'acide lactique soit saturé au fur et à mesure de sa formation. On obtiendra une fermentation lactique régulière et active en opérant ainsi qu'il suit. On ajoute à un litre d'eau 100 grammes de matière sucrée, 10 grammes de caséine ou de vieux fromage et un excès de carbonate de chaux pulvérisé. La caséine fournit les germes du ferment et les aliments protéiques qui lui sont nécessaires. Le mélange est abandonné dans un vase ouvert à la température de 35 à 40°. On remue de temps en temps pour favoriser l'arrivée de l'oxygène de l'air, ou bien on fait passer un courant d'air dans la masse. Au bout de huit à dix jours, la fermentation est terminée. On concentre les liqueurs et le lactate de chaux cristallise. On n'a plus qu'à le décomposer par l'acide sulfurique pour mettre l'acide lactique en liberté.

Essai et dosage. – La présence du sucre de Canne sera reconnue à l'aide des réactifs précédemment indiqués pour celui-ci ; soumis à l'action de la levure de bière lavée, le sucre de lait ne devra pas fermenter, ce qui indiquerait qu'il est mélangé de glucose. En outre, pour reconnaître la présence du saccharose, du glucose, de la dextrine, on agite pendant une demi-heure 1gr,20 de lactose avec 12 c.c. d'alcool dilué ; le liquide filtré et évaporé au bain-marie ne doit pas donner un résidu supérieur à 0gr,03.

Pour le dosage, on pourra se servir du saccharimètre ; le nombre de divisions obtenu sera multiplié par 0,2052, ce qui donnera la proportion de lactose p. 100. Si l'on a à effectuer le dosage dans le lait, on chauffe celui-ci jusque vers 50°, on ajoute quelques gouttes d'acide acétique et on filtre ; on ajoute une petite quantité de sous-acétate de plomb, on filtre de nouveau et on procède immédiatement à l'observation optique. 1000 grammes de lait donnant environ 920 grammes de petit-lait, il faut multiplier le résultat obtenu par 0,92 pour le rapporter au lait lui-même.

Enfin, le dosage pourra aussi s'effectuer avec la liqueur de Fehling titrée pour le dosage du glucose, puisque l'on sait que 10 de lactose agissent comme 7 de glucose. Si l'on a, par exemple, une liqueur cupropotassique titrée de telle façon qu'il faille 0,05 centigr. de glucose pour en réduire 10 c.c., il faudra 0,071 de lactose pour réduire la même quantité.

Usages. — Le sucre de lait est employé en pharmacie comme excipient dans la fabrication des pilules et des granules ; il sert à enrober les dragées médicinales. Il rentre pour une assez forte proportion dans la *poudre diurétique* dite *des voyageurs*.

C'est un diurétique puissant que l'on administre à la dose maximum de 100 grammes par jour dans les hydropisies d'origine cardiaque. Il n'échoue que lorsque le rein est dégénéré et quand l'albumine atteint 60 à 90 centigrammes par litre. Il n'est pas assimilable, mais il se dédouble dans l'organisme et le devient.

ARTICLE III. — ALCOOLS HEXABASIQUES

Les *Alcools hexabasiques* ou *Hexols* aujourd'hui connus sont : les *Mannites*, la *Dulcite*, la *Sorbite*, la *Quercite*; toutes ces substances répondent à la formule $C^6H^{14}O^6$, qui est celle d'un hexose $C^6H^{12}O^6$ additionné de 2 atomes d'hydrogène. En partant des hexoses naturels ou artificiels, on obtient, par l'hydrogène naissant et en milieu légèrement alcalin, tous les hexols connus.

Ce sont des corps de saveur douce, infermentescibles sous l'action des levures, ne réduisant pas la liqueur cupro-potassique. Modérément oxydés, ils se transforment en *alcools-aldéhydes* ou *alcools-cétones* constituant les hexoses naturels ou artificiels. Un seul de ces hexols nous intéresse, c'est la mannite, qui constitue la majeure partie de la Manne.

MANNE

Origine. — La *Manne* est un suc concrété fourni par le *Fraxinus Ornus* L., et principalement par la variété *rotundifolia* (*Fraxinus rotundifolia*, Lamk.) (fig. 20); c'est un petit arbre de 6 mètres de hauteur environ, originaire d'Orient, et qui croît en Asie Mineure, d'où il s'étend en Europe, dans la région méditerranéenne jusqu'en Espagne. On le cultive dans certaines régions, en Calabre et surtout en Sicile, où il constitue des plantations régulières (*Frassinetti*), dans lesquelles les arbres sont disposés en rangées et espacés les uns des autres de 2 mètres. On ne les exploite que lorsqu'ils ont acquis une certaine grosseur (8 centimètres de diamètre) et l'exploitation peut durer une dizaine d'années.

La Manne exsude spontanément à la suite des piqûres faites au tronc par une espèce de Cigale (*Cicada Orni*); mais pour avoir une récolte plus abondante, on fait dans l'écorce et sur une même rangée verticale des incisions distantes de 4 à 5 centimètres et pénétrant jusqu'au bois. Ces incisions se font successivement chaque jour, depuis le moment de la floraison jusqu'à la fin de la saison sèche. L'année suivante, on recommence la même série d'incisions sur une autre portion du tronc, et quand l'arbre est épuisé, il est abattu.

Caractères. — La Manne dite MANNE EN LARMES est constituée par le suc qui s'est écoulé en premier lieu et s'est rapidement concrété sur le tronc ; elle forme des morceaux stalactiformes, aplatis ou concaves sur un côté, poreux, cristallins, blancs ou jaune pâle, cassants et craquant sous la dent. Leur saveur est faiblement sucrée, puis devient un peu âcre ; l'odeur rappelle un peu celle du miel.

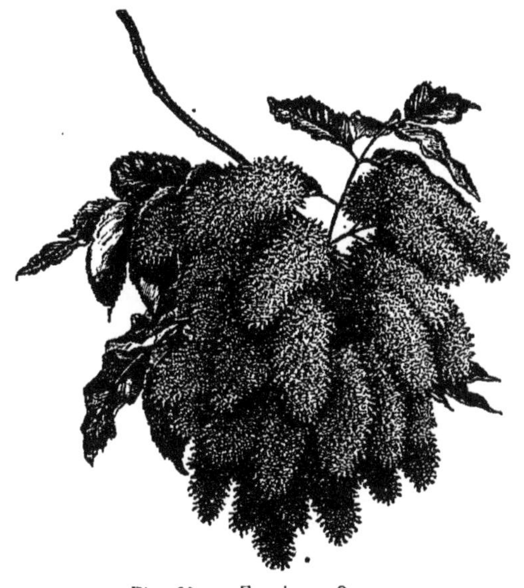

Fig. 20. — Fraxinus Ornus.

La MANNE EN SORTES est celle qui a été recueillie à l'arrière-saison ; elle est composée de petites larmes ou de fragments irréguliers, agglutinés par une matière molle et gluante, de couleur jaunâtre, et renferme de nombreuses impuretés : bûchettes, débris d'écorce, paille, etc. Elle s'altère facilement par le temps et par la fermentation.

Composition chimique. — La Manne renferme : 1° 70 à 80 p. 100 d'un alcool hexabasique, la *Mannite* ; 2° environ 16 p. 100 d'un sucre qui réduit le réactif cupro-potassique ; 3° de la dextrine ; 4° une petite proportion de résine, soluble dans l'éther, qui serait le principe actif ; 5° de la *Fraxine* (dans certaines Mannes).

La mannite ordinaire (*dextrogyre*) qui a pour formule $C^6H^{14}O^6$ ou $CH^2OH(CH.OH)^4CH^2OH$ cristallise en prismes orthorhombiques striés, à éclat soyeux, très solubles dans l'eau et l'alcool, insolubles dans l'éther. Elle possède un pouvoir rotatoire de $[\alpha]_D = + 0,15$. Elle fond à 166°, se sublime difficilement et se transforme à 200° en *Mannitanne* $C^6H^{12}O^5$ en perdant H^2O ; à une plus haute température, la mannitanne se déshydrate à son tour et donne la *Mannide* $C^6H^{10}O^4$. La mannite ne fermente pas directement par la levure de bière, mais cette fermentation se produit si l'on ajoute du tissu pancréatique ou du fromage blanc; elle donne de l'alcool, de l'acide carbonique et de l'hydrogène.

Pour obtenir la mannite pure, on reprend la Manne par l'eau chaude, on ajoute du blanc d'œuf, on porte à 100° et l'on filtre ; la liqueur se prend en masse. On l'exprime à la presse, on lave les cristaux, on les décolore au noir animal et l'on filtre à chaud; la mannite cristallise.

Usages. — La Manne est un purgatif doux qui ne provoque ni coliques, ni nausées. Elle est surtout employée dans la médecine infantile aux doses de 15 à 30 grammes ; pour les adultes, il faut porter les doses à 60 ou 80 grammes. On l'administre dans de l'eau ou dans du lait ; du reste, c'est un médicament agréable à prendre en raison de sa saveur sucrée. On en fait aussi des tablettes (Codex).

La mannite indiquée par quelques auteurs comme purgative doit être rejetée en raison de son prix élevé et surtout de son inactivité constatée par Rabuteau.

CHAPITRE III

PRINCIPES AMYLOSIQUES

Il existe dans les végétaux une série d'*hydrates de carbone* répondant à la formule $(C^6H^{10}O^5)^n$, corps généralement insolubles, mais se gonflant d'abord sous l'influence de l'eau et se transformant peu à peu en une modification soluble; ils portent le nom d'*amidons*, de *fécules*, de *gommes*, de *mucilages*. Lorsqu'on les soumet à l'hydratation par l'eau aidée de la chaleur et des acides, ces corps se dédoublent en principes plus simples ; il se fait le plus souvent un mélange d'un dextrose ou d'un saccharose avec un corps en $C^{10}H^{10}O^6$, isomère du principe amylosique primitif. Ainsi l'amidon se dédouble en maltose, $C^{12}H^{22}O^{11}$ et en dextrine $(C^6H^{10}O^5)^{n-2}$; la *bassorine*, partie insoluble de la gomme adragante, se change en gomme soluble et en dextrose. Tous ces produits de dédoublement peuvent à leur tour se dédoubler en plusieurs molécules de dextrose $C^6H^{12}O^6$. Ces matières amylosiques doivent donc être considérées comme des condensations déshydratées du glucose.

En effet, on peut théoriquement souder par perte d'eau 2 molécules d'hexoses identiques ou différents :

$$\underset{\text{Hexose.}}{2C^6H^{12}O^6} - 2H^2O = \underset{\text{Dextrine.}}{(C^{12}H^{10}O^5)^2}$$

De même 4, 5, 6, *n* molécules d'hexoses peuvent s'unir avec perte de 4, 5, 6, *n* molécules d'eau pour donner des polymères successifs qui répondent tous à la formule générale $(C^6H^{10}O^5)^n$, où *n* peut être variable dans chaque cas. Ce sont ces molécules ainsi constituées qui forment les divers principes amylacés ou gommeux connus. Ce sont : 1° l'*Amidon*, auxquels nous rattacherons la *Lichénine*; 2° les *Mucilages*; 3° les *Gommes*.

ARTICLE PREMIER. — AMIDON

Caractères généraux. — L'*Amidon* est aussi répandu dans les végétaux que le glucose; comme lui, il constitue une matière de réserve. Il se rencontre dans des organes très divers de la plante : racines, rhizomes, tubercules, bulbes, graines. On donne plus particulièrement le nom d'*Amidon* à la matière amylacée extraite des graines, et celui de *Fécule* à celle qu'on extrait des organes souterrains.

L'amidon constitue une poudre blanche formée de grains plus ou moins volumineux (de 170 μ à 2 μ), de forme variable, mais toujours identique à elle-même pour une plante donnée. Quand le grain d'amidon est complètement développé (fig. 21), il présente à sa surface des stries concentriques, alternativement claires et obscures, résultant de l'inégalité d'hydratation des couches successives dont le grain est formé. Ces couches sont disposées autour d'un point sombre qui correspond à l'existence d'un noyau mou, riche en eau : c'est le *hile* (fig. 21, *h*). Le hile est tantôt excentrique ou même placé à l'extrémité du grain, lorsque le développement s'est fait d'un seul côté par rapport à ce hile; tantôt il coïncide avec le centre géométrique du grain. Il peut être punctiforme ou bien revêtir la forme d'un V ou d'une fente irrégulièrement déchirée.

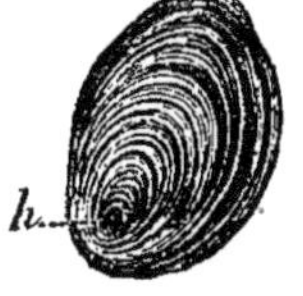

Fig. 21. — Grain d'amidon de Pomme de terre.

Caractères chimiques. — L'amidon est insoluble dans l'alcool, l'éther et l'eau; cependant, en le triturant avec de l'eau froide, on obtient une liqueur qui après filtration bleuit par la teinture d'iode. Délayé dans l'eau et chauffé à 100°, l'amidon se gonfle en s'hydratant et il se forme une liqueur épaisse, translucide, qui constitue l'*empois* d'amidon ; il peut passer en partie à travers un papier filtré, mais il ne dialyse pas.

Son pouvoir rotatoire est $[\alpha]j = + 206°,8$. Si l'on continue l'ébullition, une partie devient soluble. Maintenu à la température de 160°, il passe à l'état de dextrine.

L'action des divers ferments solubles : amylase (diastase du malt), invertine, ptyaline, etc., ou celle des acides minéraux sur l'amidon, se traduit par une série d'hydratations ; il se fait successivement de l'amidon soluble, des dextrines, du maltose, enfin du dextrose :

$$\underset{\text{Amidon.}}{(C^6H^{10}O^5)^n} + H^2O = \underset{\text{Dextrines.}}{(C^6H^{10}O^5)^{n-2}} + \underset{\text{Maltose.}}{C^{12}H^{22}O^{11}}$$

Les dextrines donnent par hydratations successives du maltose et une dextrine de condensation moléculaire de moins en moins grande ; la dextrine la moins condensée donne du maltose

$$\underset{\text{Dextrine.}}{(C^6H^{10}O^5)^2} + H^2O = \underset{\text{Maltose.}}{C^{12}H^{22}O^{11}}$$

et finalement tout le maltose formé se transforme en dextrose qui devient le produit de toutes ces hydratations successives.

$$\underset{\text{Maltose.}}{C^{12}H^{22}O^{11}} + H^2O = \underset{\text{Dextrose.}}{2(C^6H^{12}O^6)}$$

L'acide azotique transforme l'amidon en acide oxalique ; le bioxyde de manganèse et l'acide sulfurique produisent de l'acide formique ; le chlore naissant l'attaque et donne un peu de chloral.

Des traces d'iode colorent l'amidon et surtout son empois en bleu intense ; cette coloration bleue disparait par la chaleur et réapparait par le refroidissement.

Caractères microchimiques. — L'amidon peut se reconnaître au microscope sans le secours d'aucun réactif ; bien plus, la forme des grains peut permettre parfois de dire sur une simple coupe à quelle plante appartient le tissu observé. L'examen d'une coupe permettra donc d'en déterminer la localisation dans la plupart des cas ; cependant, toutes les fois qu'on aura quelque doute, on pourra le lever par l'emploi des réactions microchimiques.

La réaction caractéristique de l'amidon est de bleuir par l'iode. On emploiera dans la plupart des cas une solution aqueuse d'iode très faible ; et si l'amidon est en petite quantité, on fera usage d'une solution iodo-iodurée concentrée.

Quelquefois l'amidon est dissimulé par les matières albuminoïdes; pour le mettre en évidence, on traite les coupes par une solution aqueuse d'hydrate de chloral, puis par la solution iodo-iodurée. Le chloral gonfle le grain d'amidon qui, en se colorant par l'iode, devient nettement visible. Enfin, on peut faire usage de la lumière polarisée : les grains d'amidon observés à la lumière polarisée présentent une croix noire dont les branches se croisent au hile.

Les plantes qui renferment de l'amidon en quantité suffisante pour être exploitées sont nombreuses; nous nous contenterons d'étudier celles qui sont exploitées industriellement et dont les amidons sont le plus employés.

BLÉ

Origine. — Le *Blé* qui constitue la principale nourriture de l'Homme est le fruit de plusieurs espèces du genre *Triticum* comprenant aujourd'hui 1700 variétés ou races. L'origine botanique de toutes ces espèces est inconnue. Les espèces les plus communément cultivées peuvent se répartir en 2 groupes : 1° les *Blés nus* ou *Froments* comprenant le *Triticum sativum* avec 3 sous-espèces (*T. durum*, *T. turgidum*, *T. vulgare*) et le *T. polonicum*; 2° les *Blés vêtus* ou *Épeautres* comprenant les *T. Spelta*, *T. monococcum*, *T. dicoccum*.

Au point de vue alimentaire ou économique, tous les blés se divisent en 3 groupes : les *Blés durs*, les *Blés demi-durs* et les *Blés tendres*.

Les **Blés durs**, surtout cultivés dans les pays chauds (Amérique du Sud, Asie, Afrique, Sicile, etc.), sont durs, comme cornés, semi-translucides, et pèsent 80 à 82 kilogrammes à l'hectolitre. Ils donnent 82 à 83 p. 100 d'une farine jaune grisâtre, plus riche en gluten que celle des autres groupes.

Les **Blés demi-durs**, assez généralement appelés *Blés mitadins*, *Blés glacés*, sont cultivés, en France, dans le Midi et dans une partie de l'Est. Ils sont opaques, blancs et farineux au centre, cornés et translucides à la périphérie. Ils pèsent 78 à 80 kilogrammes à l'hectolitre et rendent 77 à 78 p. 100 de farine. Par la mouture, on en sépare la partie centrale qui fournit la *farine* dite de *gruaux blancs*;

le résidu, constitué par la couche externe du grain, donne une farine grise, riche en gluten, utilisée par les vermicelliers.

Les **Blés tendres** ou **Blés blancs**, principalement cultivés dans le nord de la France, en Angleterre, en Russie, fournissent un grain à cassure blanche, farineuse. Ces grains s'écrasent aisément sous la dent ; ils sont plus légers que ceux des groupes précédents, ne pèsent que 75 kilogrammes à l'hectolitre et donnent 72 à 73 p. 100 d'une farine blanche et douce. Ils sont préférés par les amidonniers, à cause de la facilité avec laquelle ils se désagrègent.

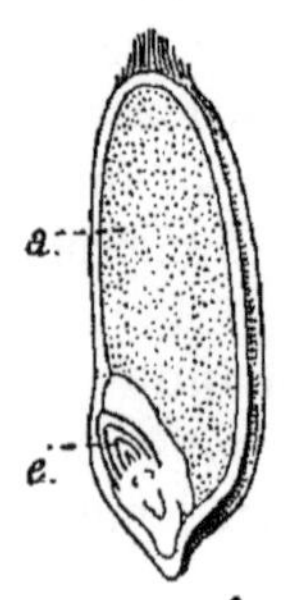

Fig. 22. — Grain de Blé (coupe longitudinale).

Caractères extérieurs. — Les grains de Blé sont ovales, présentant trois arêtes longitudinales peu saillantes ; sur la face ventrale, se trouve un sillon longitudinal assez profond et largement ouvert. Obtus aux deux extrémités, ils portent au sommet une houppe de petits poils ; à la base se trouve situé l'embryon (fig. 22).

Caractères microscopiques. — Épiderme formé de cellules à

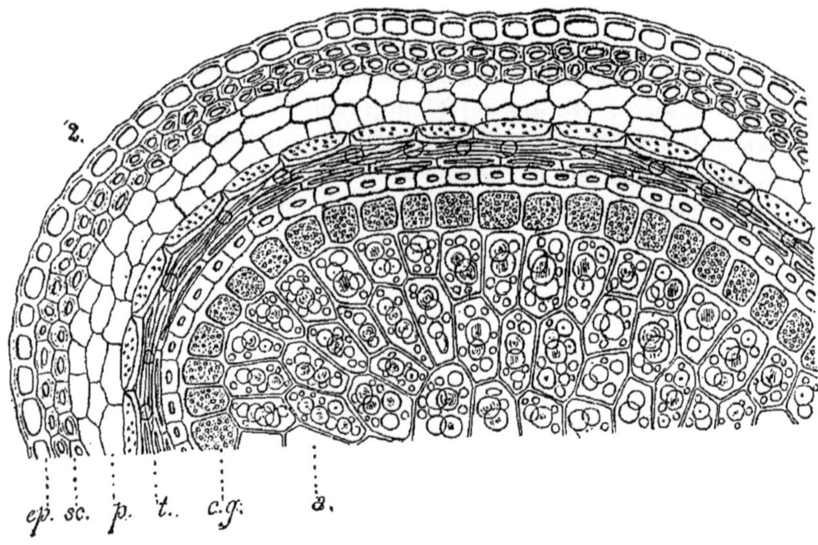

Fig. 23. — Fruit du Blé (coupe transversale).

parois épaisses (fig. 23, *ep.*) ; au-dessous, deux rangs de cellules scléreuses (*sc.*) suivies d'une zone parenchymateuse (*p.*). Vient ensuite une couche de cellules allongées tangentiellement, à parois légèrement épaisses et ponctuées, en dedans de laquelle se trouvent des éléments tubulaires, sinueux, anastomosés, se présentant sur les coupes transversales sous forme de cercles (*t.*) : ce sont les *cellules à tubes* (*Schlauchzellen* des Allemands). Après une ou deux rangées de cellules, vient l'albumen dont la première assise est constituée par des cellules presque carrées, complètement dépourvues d'amidon ; le contenu de ces cellules se colore en jaune par l'iode et en rouge par le carmin aluné ou boraté : c'est l'*assise protéique* (*c. g.*). Au-dessous, se trouve l'albumen amylacé (*a.*). Les poils de la touffe sont unicellulaires, coniques, avec une cavité rétrécie dans presque toute sa longueur, s'élargissant brusquement en entonnoir à la partie inférieure.

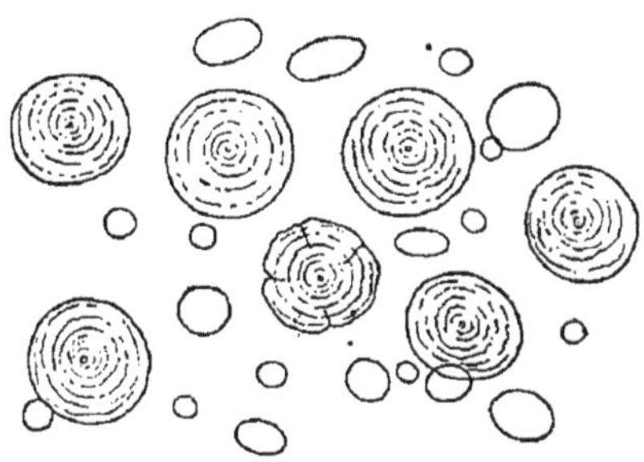

Fig. 24. — Amidon de Blé.

L'amidon du Blé (fig. 24) se présente sous forme de grains lenticulaires de 40 μ de diamètre, à bords *circulaires* et parfois *fendillés à la périphérie* ; vus de face, ils sont discoïdes ou vaguement réniformes. Ces grains typiques sont toujours accompagnés d'une foule de grains beaucoup plus petits qui sont arrondis, ce qui permet de les distinguer de l'amidon du Riz, dont les grains sont nettement polyédriques. Hile punctiforme central ; couches concentriques peu visibles dans l'eau.

Composition chimique. — Le Blé renferme en moyenne pour 100 : eau, 13,65 ; amidon et dextrine, 66,17 ; matières azotées, 12,85 ; matières grasses, 1,75 ; matières sucrées, 5,45 ; matières minérales, 1,80 ; cellulose, 2,53 (*Laboratoire municipal de Paris*).

Préparation de l'amidon. — La farine de Blé étant composée d'amidon et de gluten, il faut éliminer ce dernier pour obtenir l'amidon que l'on trouve dans le commerce. A cet effet, on fait avec la farine une pâte que l'on pétrit sous un filet d'eau avec des appareils appropriés ; l'eau entraîne les grains d'amidon et le gluten reste sous forme d'une masse élastique. Comme l'amidon entraîne toujours avec lui une petite quantité de gluten, on le soumet à la fermentation que l'on provoque en mêlant à la liqueur où il baigne, une petite quantité d'eau provenant d'une fermentation antérieure. Le gluten ne tarde pas à se putréfier et l'amidon reste seul. On le lave à l'eau pure ; on le laisse égoutter et on le sèche sur des plaques de plâtre, puis à l'étuve où il subit un retrait qui le transforme en blocs prismatiques irréguliers; c'est sous cet état qu'il est livré au commerce.

Essai de l'amidon. — 1° L'*examen microscopique* indiquera l'addition ou la substitution d'amidons étrangers.

2° *Dosage de l'eau.* — Il faut opérer sur un produit complètement neutre, la moindre trace d'acide pouvant transformer une partie de l'amidon en glucose. On délaye un peu d'amidon dans l'eau avec quelues gouttes de teinture de tournesol et on laisse déposer; si la liqueur présente une teinte rouge, il faut neutraliser l'amidon avant d'opérer la dessiccation. Si l'amidon est neutre, on en prélève de 5 à 10 grammes et l'on porte à l'étuve; on élèvera très lentement (3 heures) la température jusqu'à 60°, de façon à éviter la formation d'empois à la périphérie de la masse; car celui-ci en se desséchant forme une enveloppe imperméable qui empêche l'évaporation de l'eau située dans les parties profondes. Puis dans l'espace d'une heure on porte la température de l'étuve à 100-110°; on l'y maintient jusqu'à ce que deux pesées successives ne varient point.

Si la matière est acide, on la neutralise dans la capsule même avec un peu d'eau additionnée de 2 à 3 gouttes d'ammoniaque; le mélange est maintenu vers 40° jusqu'à dessiccation complète, puis on opère comme précédemment. L'amidon de Blé renferme de 15 à 22 p. 100 d'eau.

3° *Dosage des cendres.* — 5 grammes d'amidon sont brûlés dans une capsule de platine, puis on achève l'incinération dans un moufle; l'amidon pur donne de 1 à 2 p. 100 de cendres. Si la proportion est plus grande, c'est qu'il renferme des matières minérales (plâtre, craie, etc.) ajoutées frauduleusement. Il sera facile de les caractériser par l'analyse.

4° *Détermination des matières insolubles dans les acides.* — On chauffe 10 grammes d'amidon au bain-marie pendant trois heures avec 500 c.c. d'eau et 50 c.c. d'acide chlorhydrique. Bien que l'amidon soit pur, il reste toujours dans la liqueur acide quelques débris organiques, ainsi qu'un peu de silice provenant des meules. On recueille ces éléments sur un filtre taré, on lave, on sèche à 100° et on pèse. On incinère le filtre, et le poids du résidu donne la proportion de silice; on le retranche du poids précédent et l'on a la proportion des matières organiques insolubles.

Usages. — La farine de Blé est la base essentielle du pain et des pâtes alimentaires ; elle est susceptible de subir un certain nombre d'altérations et en outre des falsifications par introduction d'autres farines (Seigle, Orge, Féveroles, Pomme de terre, etc.) ; il en sera question après que nous aurons étudié les autres amidons.

L'amidon est employé dans l'industrie à donner l'*apprêt* aux tissus neufs ; il sert encore à empeser le linge et à divers usages de toilette. En pharmacie, il sert à préparer le glycérolé d'amidon, sorte d'empois fait avec la glycérine. En médecine, il est employé dans un grand nombre d'affections cutanées : excoriations, eczéma, intertrigo, pemphigus, etc. ; les lavements d'amidon sont fréquemment prescrits dans les diarrhées ou l'entérite.

SEIGLE

Origine. — Le *Seigle* est le fruit du *Secale cereale*, autre graminée dont l'origine est inconnue ; on le cultive dans les terrains secs et maigres et surtout dans les montagnes où la température ne se prête pas à la culture du Blé ou de l'Orge.

Caractères extérieurs. — Le grain du Seigle est plus allongé que celui du Blé et aminci à son extrémité inférieure ; il est jaune grisâtre et sa surface est plissée quand il est bien sec ; sa face ventrale porte un sillon longitudinal qui, à son extrémité supérieure, porte une touffe de poils.

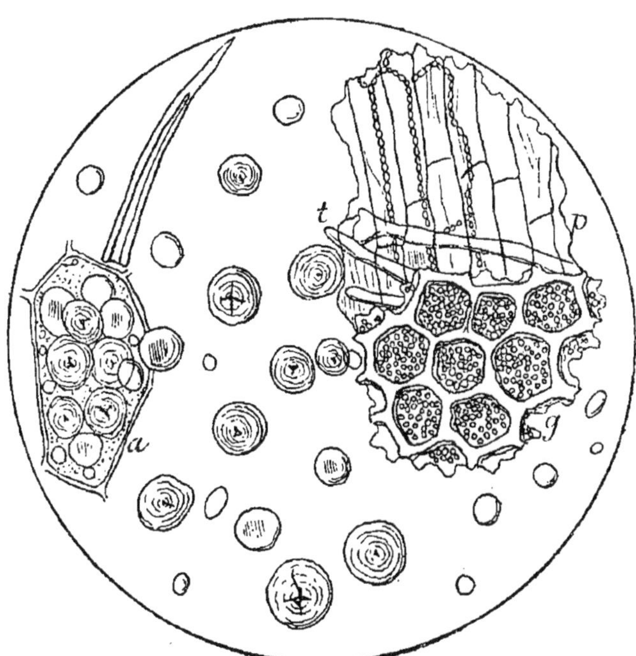

Fig. 25. — Amidon de Seigle.

Caractères microscopiques. — Ils présentent une grande analogie avec ceux du Blé ; cependant les poils de la touffe ont des parois plus minces que ceux du Blé et leur cavité, au lieu de rester linéaire, s'accentue graduellement du sommet à la base ; en outre, les cellules de l'assise protéique, au lieu d'être carrées comme dans le Blé, sont ici rectangulaires.

L'amidon de Seigle (fig. 25) présente peu de petits grains à côté des gros ; ceux-ci sont discoïdes et irrégulièrement bombés, de sorte que lorsqu'on les examine de champ, ils sont moins régulièrement fusiformes que ceux de Blé ; en outre, certains grains sont *fendillés au centre* en formant une sorte de hile étoilé à plusieurs branches. Ils ont de 45 à 50 μ de diamètre ; ils sont donc un peu plus gros que ceux du Blé.

Composition chimique. — Le Seigle renferme en moyenne pour 100 : eau, 15,06 ; amidon et dextrine, 58,80 ; matières azotées, 11,52 ; matières grasses, 1,80 ; matières minérales, 1,81 ; matières sucrées, 1,00 ; cellulose, 2,00.

Usages. — Le Seigle est surtout employé comme aliment ; le pain se conserve frais plus longtemps que celui de Froment. Il est usité comme émollient et légèrement laxatif ; la décoction faite avec 50 à 60 grammes par litre de grain concassé s'emploie pour combattre la constipation. Avec la farine de Seigle, du miel et de la mélasse, on fabrique le *pain d'épices* qui est laxatif.

ORGE

Origine. — L'*Orge* est le fruit de l'*Hordeum vulgare*, graminée originaire du massif montagneux de l'Asie centrale, dont on cultive de nombreuses variétés, élevées au rang d'espèces par certains botanistes (*Hordeum hexastichum*, *H. distichum*, *H. Zeocriton*, etc.).

Caractères extérieurs. — Ce fruit est elliptique, aminci aux deux extrémités, de couleur jaune paille ; à la récolte, il est enveloppé de ses 2 glumelles.

Caractères microscopiques. — La particularité qu'il convient de signaler ici c'est que la couche protéique est formée de 3 rangs de cellules (fig. 26, *c. g.*).

L'amidon (fig. 27) ressemble à celui du Blé, mais il en diffère par un contour moins régulier et une surface bosselée ; les grains sont de plus faible dimension (25 à 30 μ).

Composition chimique. — L'Orge renferme pour 100 : eau, 13,75 ; matières azotées, 11,15 ; matières grasses, 2,16 ; matières sucrées,

1,56; amidon et dextrine 64,37; cellulose 5,31; cendres 2,70.

Usages. — Pour les usages pharmaceutiques, on débarrasse le grain de ses glumelles : c'est l'*Orge mondé* ; le plus souvent, à l'aide d'une mouture grossière, on le monde de son péricarpe et on le réduit à l'amande: c'est l'*Orge perlé*. L'Orge est employée en tisane ou en gargarismes émollients. L'Orge germée constitue le *Malt* qui sert à la fabrication de la bière. L'extrait aqueux de malt qui renferme de la diastase ou amylase est employé dans la dyspepsie amylacée pour aider à transformer l'amidon en sucre.

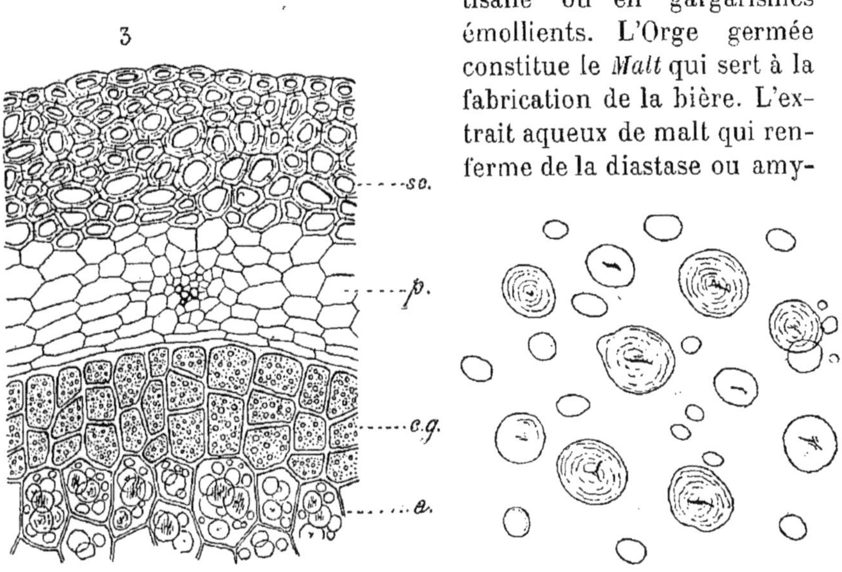

Fig. 26. — Fruit de l'Orge (coupe transversale). Fig. 27. — Amidon de l'Orge.

AVOINE

Origine. — L'*Avoine* est le fruit de l'*Avena sativa*, graminée cultivée dans presque toutes les contrées de l'Europe.

Caractères extérieurs. — Lors de la récolte, l'Avoine est entourée de ses deux glumelles très serrées ; mais dans les pharmacies, on la trouve débarrassée de toutes ses enveloppes et réduite à son amande: elle constitue alors le *gruau d'Avoine*. En cet état, le grain est très allongé (1 centimètre environ), cylindrique, atténué et arrondi aux deux extrémités et parcouru par un sillon longitudinal comblé par un reste d'enveloppe. Il est d'un blanc jaunâtre, demi-translucide, onctueux au toucher, lisse et luisant.

Caractères microscopiques. — La structure du grain d'Avoine se rapproche beaucoup de celle du grain d'Orge, mais ici la couche protéique est formée d'un seul rang de cellules allongées radialement.

L'amidon est très caractéristique; il est constitué par des grains *agrégés* en masses ovoïdes ou elliptiques, formés de 20 à 60 grains simples, ce qui leur donne l'aspect de globules réticulés à leur surface. Les grains isolés sont polyédriques et ont de 4 à 5 µ de diamètre.

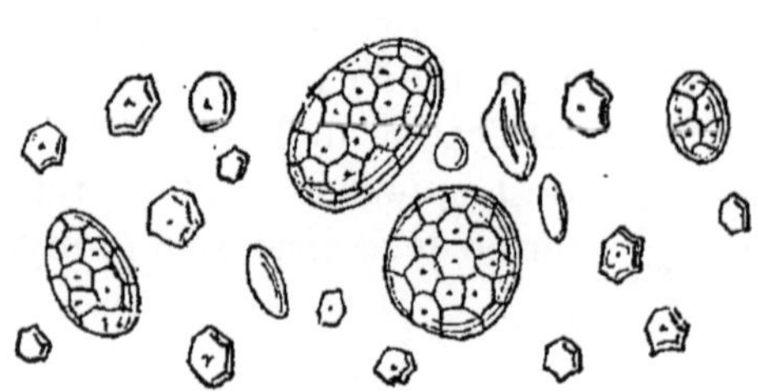

Fig. 28. — Amidon de l'Avoine.

Composition chimique. — On trouve pour 100 de grain avec ses glumelles : eau, 12,37; matières azotées, 10,40; matières grasses, 5,23; matières sucrées, 1,90; amidon et dextrine, 55,87; cellulose, 11,20; cendres, 3,03.

Usages. — Le gruau d'Avoine est employé comme émollient et même diurétique; on en fait des tisanes (30 p. 1000) que l'on prescrit dans les affections inflammatoires du tube digestif. On fait avec le gruau ou la farine des bouillies analeptiques pour les convalescents ou pour les enfants en bas âge. L'Avoine est employée pour la nourriture des chevaux, auxquels elle communique une ardeur particulière.

RIZ

Origine. — Le *Riz* est le fruit de l'*Oriza sativa*, graminée originaire de l'Indo-Chine où elle est cultivée depuis les temps les plus reculés; elle peut se cultiver dans les terrains inondés où se trouve une chaleur suffisante : Piémont, Milanais, Afrique, États-Unis. Les deux pays les plus grands producteurs du Riz sont la Cochinchine et la Birmanie; mais la majeure partie du Riz consommé en Europe vient surtout de la Caroline et du Piémont.

Caractères extérieurs. — A la récolte, le Riz est enveloppé de ses glumelles; mais quand on le livre au commerce, il est réduit à son amande; il se présente alors sous l'aspect d'un grain aplati latéralement, d'aspect corné et translucide, de couleur gris un peu jaunâtre.

Caractères microscopiques. — Les couches extérieures à l'amande faisant défaut, il n'y a pas lieu de s'en occuper ici. Extérieurement on trouve la couche protéique de l'albumen formée d'une seule assise de cellules; de loin en loin seulement, on trouve deux assises de cellules allongées tangentiellement. Les cellules de l'albumen amylacé sont remplies de grains d'amidon très petits, de 4 à 5 μ, polyédriques, anguleux, le plus souvent pentagonaux, plus rarement carrés ou rhombiques, pourvus d'un hile punctiforme (fig. 29).

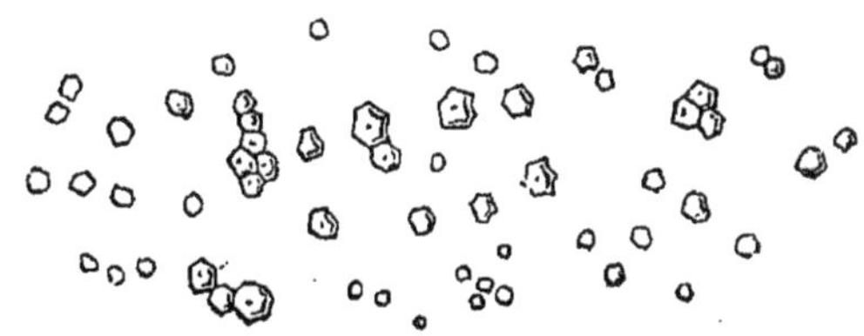

Fig. 29. — Amidon de Riz.

Composition chimique. — L'analyse a donné pour 100 : eau, 13,12; matières azotées, 7,85; matières grasses, 0,88; amidon et dextrine, 76,52; matières sucrées, traces; cellulose, 0,63; cendres, 1,00.

Usages. — Le Riz, qui peut être considéré comme le type des féculents, est la base essentielle de la nourriture des Chinois, des Indo-Chinois, des Indous et des Noirs de l'Afrique; il est donc encore plus précieux que le Blé si on ne considère que la consommation. Cependant il est moins nourrissant, en raison du peu de gluten qu'il renferme; la faible proportion de celui-ci fait que la farine de Riz est impropre à la panification; aussi le Riz est-il le plus souvent consommé cuit à l'eau.

La proportion considérable d'amidon qu'il renferme et son bas prix de revient permettent de l'employer dans des conditions avantageuses à la fabrication de l'alcool; celui-ci est du reste assez facile à rectifier, car il ne renferme pas de l'alcool amylique. Au Japon, on en prépare une boisson appelée *Salki*.

En thérapeutique, on emploie fréquemment la décoction de Riz pour combattre la diarrhée; la farine sert à confectionner des cataplasmes émollients et à saupoudrer les parties excoriées; parfumée, elle est usitée pour la toilette des dames.

MAÏS

Origine. — Le *Maïs* est le fruit du *Zea Mais* (fig. 30), graminée connue sous les noms de *Blé de Turquie, Blé d'Inde*; cette plante, originaire d'Amérique, est aujourd'hui cultivée à peu près partout pour son grain et comme plante fourragère ; c'est une des céréales les plus répandues après le Blé et le Riz.

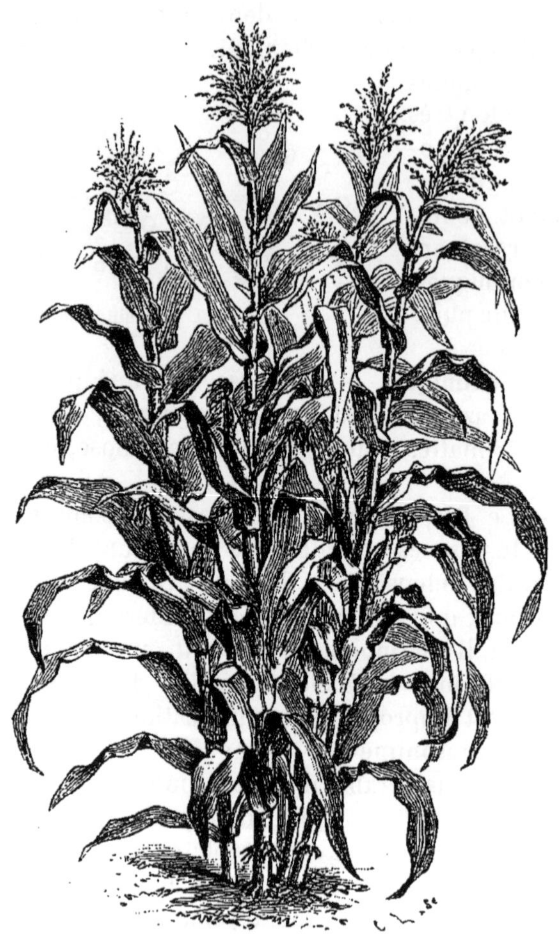

Fig. 30. — Maïs dent de cheval.

Caractères extérieurs. — Le grain de Maïs est arrondi ou comprimé ; il est lisse et recouvert d'une enveloppe luisante, jaune, rouge orangé ou violette. L'albumen est corné à la périphérie, mou et farineux au centre.

Caractères microscopiques. — L'enveloppe est constituée par un grand nombre de cellules à parois plus ou moins fortement épaissies. La couche protéique comprend une seule assise de cellules à peu près carrées (*c. g.*, fig. 31). L'amidon est constitué par des grains polyédriques, le plus souvent hexagonaux, avec un hile central assez volumineux (fig. 32) ; ils sont plus gros que ceux de Riz et ont de 15 à 22 μ.

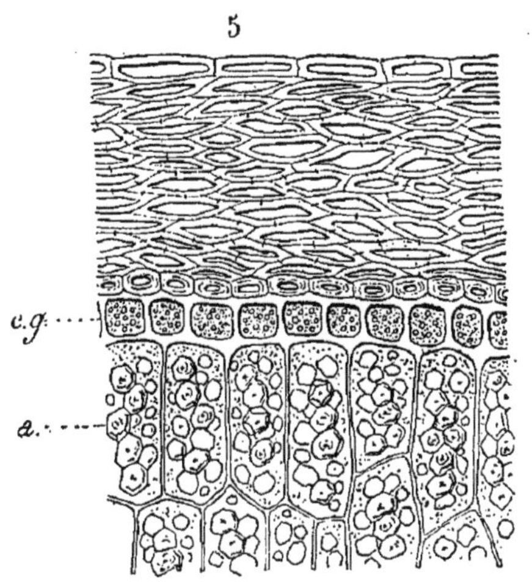

Fig. 31. — Fruit du Maïs (coupe transversale).

Composition chimique. — Le Maïs renferme pour 100 : eau, 13,10; matières azotées, 9,85 ; matières grasses, 4,60; amidon et dextrine, 66 ; matières sucrées, 2,46; cellulose, 2,49 ; cendres, 150.

Usages. — Le Maïs se consomme sous forme de farine ; celle-ci, de couleur variable suivant la variété du grain, ne se prête guère à la panification ; aussi en fait-on usage sous forme de bouillie appelée, suivant le pays : *gaude*, *polenta*, *millas*. Elle constitue la nourriture presque exclusive des habitants des

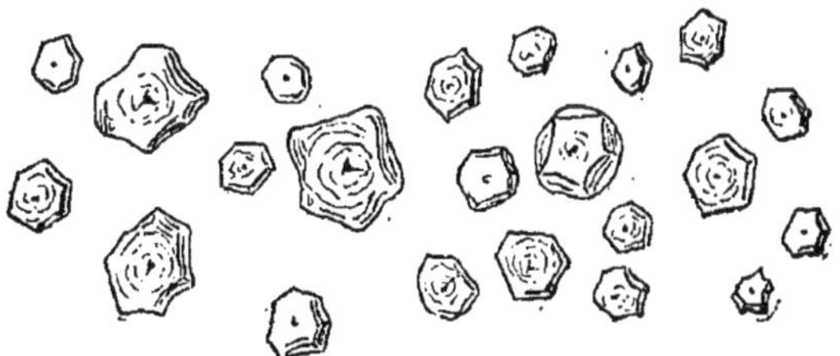
Fig. 32. — Amidon de Maïs.

contrées pauvres. On l'a accusée de provoquer la *Pellagre* si commune en Italie ; mais on doit incriminer l'*Ustilago Maidis*. On en a préconisé l'usage pour l'alimentation des phtisiques en raison de sa richesse en matière grasse.

ARROW-ROOT

Sous le nom générique d'*Arrow-root*, on désigne certaines fécules alimentaires fournies par les organes souterrains d'un certain nombre de plantes de la famille des Scitaminées et de quelques familles voisines. Nous ne parlerons que des plus répandues.

Origine et caractères microscopiques. — 1° L'*Arrow-root des Antilles* est retiré du rhizome du *Maranta arundinacea*, plante originaire des régions tropicales de l'Amérique et des Antilles et qui est aujourd'hui cultivée au Brésil, en Australie et dans les Guyanes.

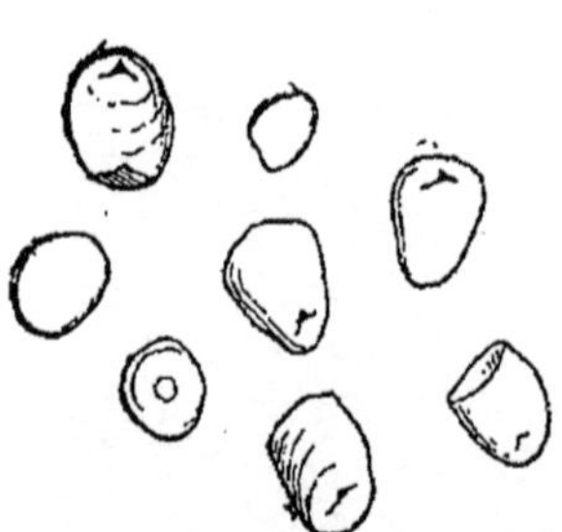

Fig. 33. — Amidon du *Maranta arundinacea*.

Cette fécule, obtenue par lavage de la pulpe sur un tamis, se présente sous la forme d'une poudre blanche, insipide, parfois agglomérée en petites masses, craquant nettement lorsqu'on la presse entre les doigts. Les grains qui la composent (fig. 33) sont piriformes ou ovales, comme ceux de la Pomme de terre, auxquels ils ressemblent beaucoup tout en étant plus pe-

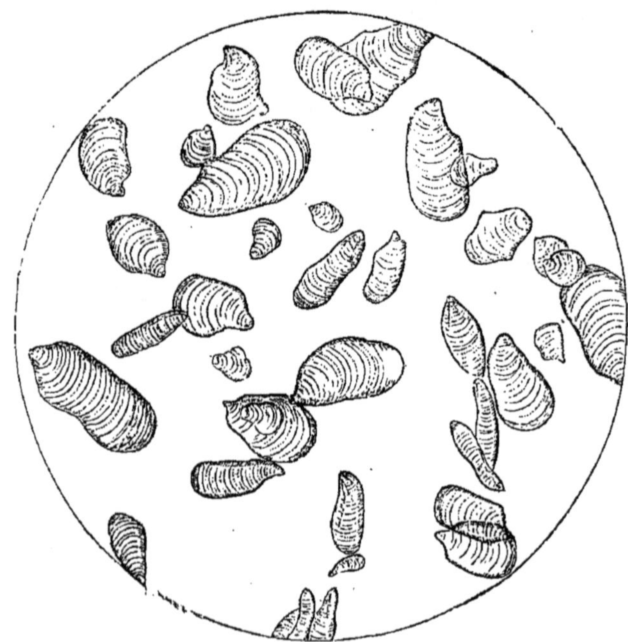

Fig. 34. — Amidon du *Curcuma leucorhiza*.

tits. Le hile linéaire ou triangulaire se trouve presque toujours dans la portion la plus élargie du grain, plus rarement au milieu ; autour de lui sont disposées des stries excentriques très apparentes.

2° L'*Arrow-root de l'Inde* ou de *Malabar* est retiré du *Curcuma leucorhiza* que l'on exploite sur la côte de Malabar.

Cette fécule est constituée par des grains elliptiques (fig. 34), terminés à l'extrémité rétrécie par une sorte de bouton où se trouve un hile arrondi. Ces grains sont très minces, diaphanes, et se superposent très fréquemment ; vus de champ, ces amas ont l'air de biscuits empilés.

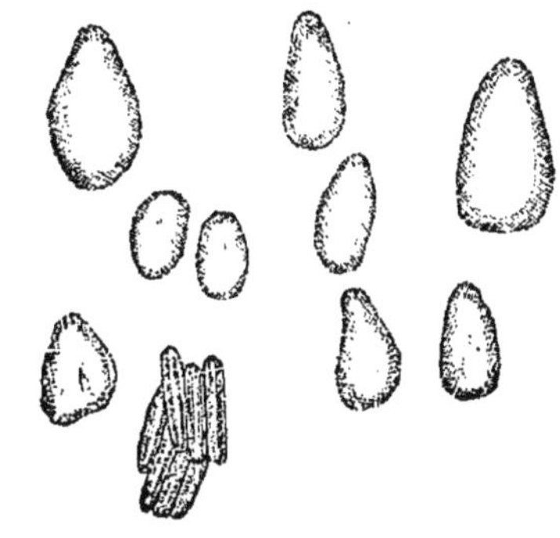

Fig. 35. — Arrow-root de Travancore.

3° L'*Arrow-root de Travancore* (fig. 35) provient du *Curcuma rubescens* ; il présente les mêmes caractères microscopiques que le précédent.

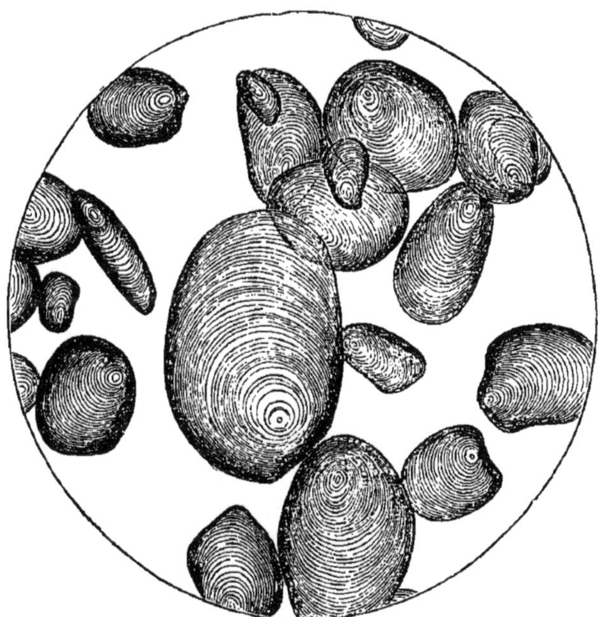

Fig. 36. — Fécule de Tolomane.

4° L'*Arrow-root de Queensland* ou *Fécule de Tolomane* (fig. 36) provient du rhizome des *Canna edulis, coccinea, indica*, etc. ; il est formé de grains de formes diverses, irréguliers, très minces, avec hile peu visible, et marqués de nombreuses stries excentriques ; les plus gros ressemblent à ceux de la Pomme de terre, mais leur dimension est plus considérable, puisqu'ils atteignent jusqu'à 170 μ dans leur plus grand diamètre.

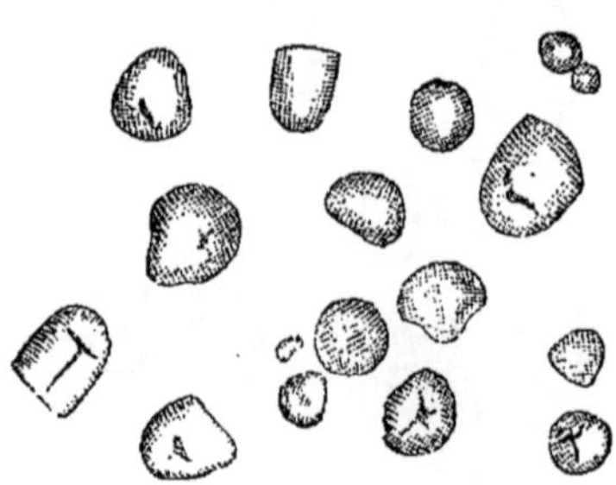

Fig. 37. — Arrow-Root de Taïti.

5° L'*Arrow-root de Taïti* (fig. 37) est fourni par le *Tacca pinnatifida*, plante de l'archipel Indien, dont les bulbes sont très riches en fécule; ils sont en même temps très âcres, de sorte qu'on est obligé de laver la fécule pour la débarrasser de la matière âcre. Les grains ont la forme de cloche avec un hile étoilé situé dans l'extrémité arrondie ; leur dimension varie de 10 à 40 μ.

Usages. — Toutes ces fécules, et surtout celle de l'Arrow-root des Antilles, servent à faire des bouillies émollientes, nutritives, plus facilement digestibles que celles que l'on prépare avec l'amidon du Riz ou de la Pomme de terre; elles sont excellentes pour nourrir les enfants au sevrage.

SAGOU

Origine. — La fécule de Sagou est fournie par la moelle de divers Palmiers, désignés sous le nom de *Sagoutiers* : *Metroxylon Rumphii*, *M. Sagus*, *M. fariniferum*, etc., répandus dans la péninsule de Malacca, à Sumatra, à Bornéo, aux Célèbes et aux Moluques.

Préparation. — Pour l'obtenir, les arbres sont abattus au moment de l'apparition du spadice ; la moelle gorgée de fécule, 300 à 400 kilogrammes environ, est écrasée et délayée dans l'eau; on passe sur un tamis et la fécule est entraînée par l'eau et ainsi débarrassée des débris ligneux qu'elle renfermait ; on laisse déposer et on décante. Pour préparer le Sagou du commerce, la fécule encore humide est passée avec pression à travers un tamis à mailles plus ou moins larges ; elle se met ainsi en petits grains que l'on arrondit et que l'on dessèche sur des plaques très peu chauffées.

Caractères extérieurs. — Le Sagou se présente en globules arrondis, blancs ou rosés, toujours isolés, élastiques et difficiles à broyer. Dans l'eau, ils se gonflent et n'adhèrent pas entre eux.

Caractères microscopiques. — Le Sagou qui n'a pas subi l'action d'une forte chaleur est formé de grains ovales plus ou moins réguliers, ayant environ 70 μ de longueur; le hile est situé à l'extrémité la moins large du grain. L'extrémité opposée au hile porte de petites excroissances qui se détachent le plus souvent en laissant à leur place des parties tronquées, parfois légèrement

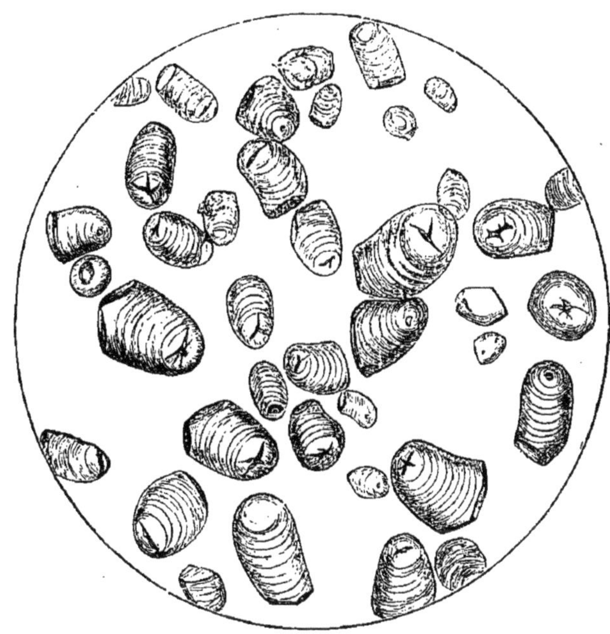

Fig. 38. — Fécule de Sagou.

excavées (fig. 38). Le Sagou qui a subi l'action du feu (*Sagou-tapioka*) se distingue du précédent par la dilatation exagérée du hile; en outre, la plupart des grains se gonflent fortement dans l'eau et s'y dissolvent presque complètement.

Usages. — Le Sagou est plutôt un aliment qu'un médicament; c'est un analeptique qui se range à côté du Salep, du Tapioka, etc. On en prépare des potages ou des bouillies destinées surtout aux convalescents et aux vieillards, car il est très nutritif, facilement digestible et non irritant.

FÉCULE DE MANIOC

Origine. — Elle est fournie par les racines de deux espèces du genre *Manihot* (*M. utilissima* et *M. dulcis*), plantes de la famille des Euphorbiacées que l'on cultive aujourd'hui dans toute la région intertropicale de l'Afrique et de l'Amérique. Les racines du Manioc doux ne contiennent aucun principe toxique; celles du Manioc amer (*M. utilissima*) sont toxiques, car elles renferment une notable proportion d'acide cyanhydrique; mais ce principe se volatilise par la fermentation et par la chaleur.

Préparation. — Les racines de Manioc sont râpées et la pulpe est abandonnée à elle-même pendant vingt-quatre heures; elle subit un commencement de fermentation. On l'introduit ensuite dans des sacs de crin à mailles assez larges que l'on soumet à la presse; l'eau qui s'échappe entraine une partie de la fécule. Celle-ci est lavée et séchée à une douce chaleur : c'est la *Moussache*; ou bien on opère la dessiccation sur des plaques de fer chauffées, et elle s'agglomère alors en grumeaux très durs, plastiques, s'aplatissant sous la dent sans se pulvériser: c'est le *Tapioka*. La partie qui reste dans le sac renferme encore de la fécule mêlée à de la cellulose; la masse, desséchée à une légère chaleur et pulvérisée, constitue la *fécule de Manioc*.

Caractères microscopiques. — Si la fécule n'a pas subi l'action d'une température trop élevée, les grains se présentent sous la

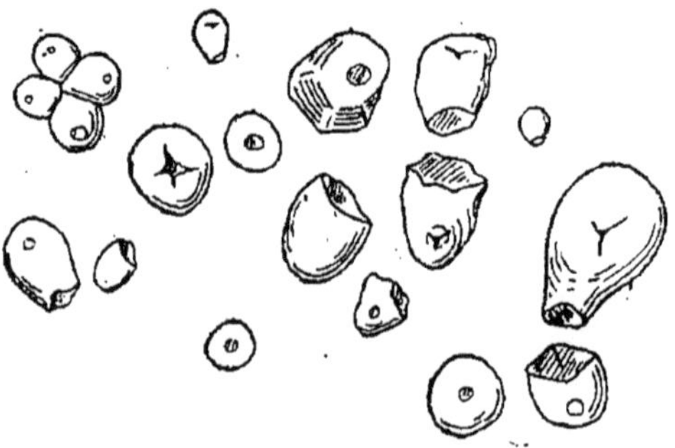

Fig. 39. — Fécule de Manioc.

forme de cloche avec des troncatures à l'extrémité opposée (fig. 39). Le hile situé à l'extrémité convexe est arrondi et très gros. Le

Tapioka présente des grains semblables aux précédents, mais très gonflés, irréguliers, et ayant un hile fortement dilaté (fig. 40).

Usages. — La fécule de Manioc est un des principaux aliments des populations de l'Amérique et des Antilles. Elle parvient en

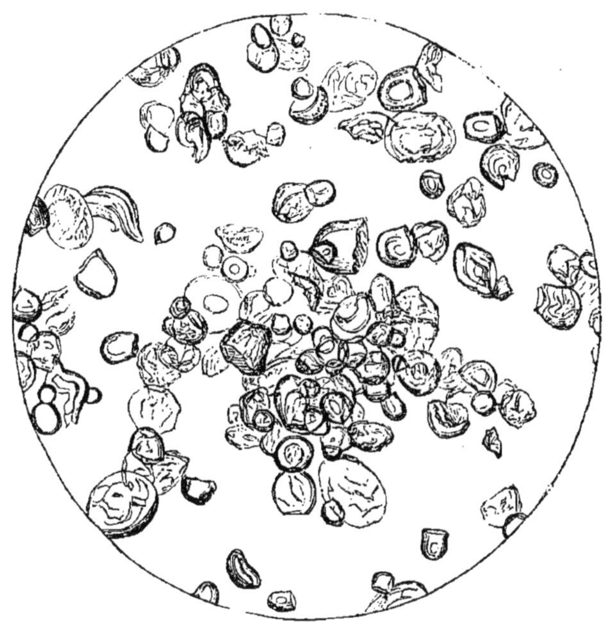

Fig. 40. — Fécule de Tapioka.

Europe sous forme de Tapioka et elle est devenue, à ce point de vue, l'objet d'un commerce très important. Le Tapioka se consomme ordinairement en potages.

POMME DE TERRE

Origine. — La *Pomme de terre* est le rhizome tuberculeux de la Morelle tubéreuse (*Solanum tuberosum*), plante de la famille des Solanacées, originaire du Pérou où on ne la trouve plus d'ailleurs à l'état sauvage. Cette plante si précieuse fut introduite en Angleterre, par Walter Raleigh, vers la fin du XVIe siècle, sous le règne de Jacques Ier. Elle se répandit de là dans le reste de l'Europe, mais avec une lenteur désespérante en raison de la suspicion en laquelle on la tenait, à cause de sa parenté avec les plantes éminemment toxiques de la même famille. Tout le monde connait les efforts, enfin couronnés de succès, faits par Parmentier en vue de doter la France de ce précieux tubercule qu'il avait vu cultiver en Silésie.

La Pomme de terre vient très bien dans toutes les régions tempérées et même un peu chaudes ; elle ne réussit pas dans les pays tropicaux ; cependant elle est très sensible au froid, car l'hiver la fait périr, ce qui fait qu'elle est annuelle en France et non vivace. On en connait aujourd'hui un grand nombre de variétés classées en plusieurs races d'après la couleur extérieure, la forme et la précocité.

Composition chimique. — Les tubercules de Pomme de terre (fig. 41) renferment : eau, 74 p. 100 ; amidon, 20 p. 100 ; matières

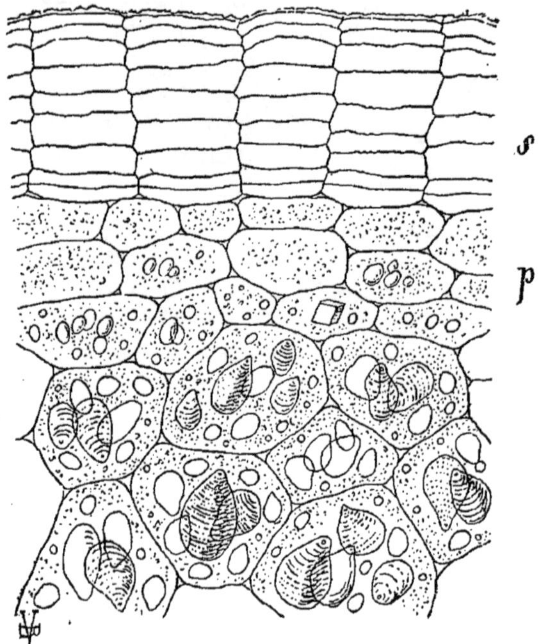

Fig. 41. — Coupe du tubercule de Pomme de terre.

azotées, 1,5 p. 100 ; huile essentielle, 1,07 p. 100. La quantité d'amidon peut varier dans certaines circonstances ; elle diminue pendant la germination, aussi les tubercules destinés à la préparation de la fécule ou à la fabrication de l'alcool doivent-ils être conservés dans des silos.

Essai. — En raison de l'emploi que fait l'industrie des Pommes de terre, il est important de savoir en doser les principaux éléments et surtout la fécule.

1° *Dosage de l'eau.* — 5 grammes de Pommes de terre sont finement râpées, puis portées à l'étuve en élevant progressivement la température jusqu'à 60° pour éviter la formation d'empois; puis on achève la dessiccation à 100-110°.

2° *Matières étrangères.* — Elles sont déterminées par différence en retranchant de 100 les poids trouvés pour l'eau et l'amidon; leur proportion est environ de 6 p. 100.

3° *Dosage de l'amidon.* — Il existe un grand nombre de procédés; le plus expéditif et le plus facile, quoique peu exact, repose sur ce principe que le poids spécifique des tubercules est sensiblement en raison directe de leur teneur en fécule. On prend donc la densité, par n'importe quel moyen, et, celle-ci étant connue, on n'a qu'à se reporter à une table spéciale (table de Behrend, Maerker et Morgen) qui donne la richesse des tubercules en fécule.

Le procédé suivant, quoique peu compliqué, donne des résultats plus exacts. On chauffe 3 grammes de pulpe de Pommes de terre au bain-marie bouillant pendant trois heures avec 150 c.c. d'eau et 20 c.c. d'acide chlorhydrique de densité = 1,125. Après refroidissement, on neutralise en partie la liqueur avec une solution de soude, et on a soin de maintenir une légère acidité; on complète 200 c.c. Dans le liquide ainsi obtenu et filtré, on dose le glucose produit au moyen de la liqueur de Fehling ou au saccharimètre. On en déduit la proportion d'amidon contenue dans les 3 grammes de pulpe, sachant que 10 grammes de glucose correspondent à 9 grammes d'amidon. Il y a lieu de tenir compte d'une erreur de 2 à 3 p. 100 en trop, provenant de la transformation par les acides d'une partie de la cellulose en glucose.

Préparation de la fécule. — Pour préparer la fécule de Pomme de terre, on fait subir aux tubercules les opérations suivantes : 1° trempage dans l'eau pour ramollir la terre; 2° lavage; 3° râpage destiné à déchirer les cellules et à mettre la fécule à nu; 4° tamisage de la pulpe sous un courant d'eau qui entraîne la fécule et laisse le tissu cellulaire sur le tamis; 5° repos de quelques minutes; la silice se dépose et l'eau tenant la fécule en suspension est décantée; 6° nouveau repos; la fécule se dépose et se recouvre d'une couche grise (*gras de fécule*) formée des débris de cellules; on l'enlève à l'aide d'un racloir.

La fécule ainsi obtenue est mise à égoutter dans des baquets percés de trous garnis de toile, puis desséchée sur des plaques de plâtre. Elle renferme encore 35 à 40 p. 100 d'eau et porte le nom de *Fécule verte*. On achève la dessiccation à l'étuve; puis la masse est écrasée et passée au blutoir; c'est la *fécule sèche*, qui ne renferme plus que 18 à 20 p. 100 d'eau. Elle est alors en poudre impalpable et pressée entre les doigts elle produit une sensation de fraîcheur tout à fait caractéristique.

Un deuxième procédé consiste à couper les tubercules en tranches que l'on met à macérer dans l'eau chaude; on les réunit en tas et la fermentation s'établit. Sous son influence, les parois des cellules se détruisent même beaucoup mieux que par les procédés mécaniques, et la pulpe qui reste est traitée comme précédemment.

Caractères microscopiques. — Les grains de cette fécule sont tout à fait caractéristiques. Ils sont volumineux, généralement ovoïdes et piriformes, présentant un hile petit, arrondi, situé à l'extrémité amincie du grain. Les stries sont toujours très visibles, très serrées entre le hile et la petite extrémité, beaucoup plus espacées de l'autre côté, donnant ainsi au grain l'aspect d'une écaille d'huître (fig. 42). La dimension du grand diamètre est d'environ 140 µ.

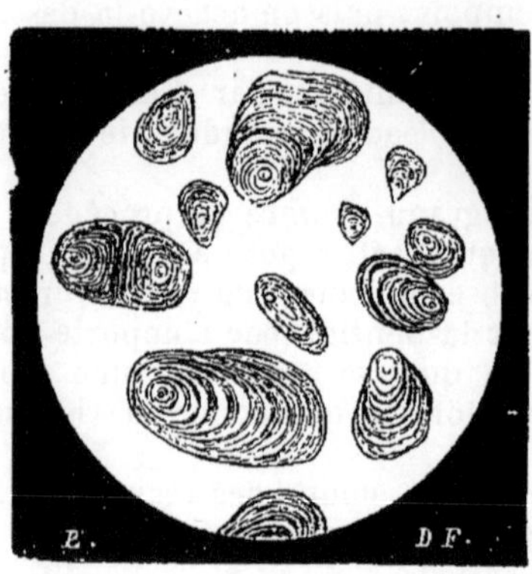

Fig. 42. — Fécule de Pomme de terre.

Préparation de la Dextrine. — La dextrine, que l'on pourrait préparer avec n'importe quel amidon, est surtout obtenue avec la fécule de Pomme de terre que l'on maintient pendant un temps assez long à la température de 160-200°.

Les dextrines du commerce se présentent sous forme de poudres légères, de nuance variant depuis le café au lait clair jusqu'au brun plus ou moins foncé. Elles contiennent toujours normalement des proportions variables de glucose et d'amidon. Une dextrine de bonne qualité renferme en moyenne : dextrine, 72,45; glucose, 8,77; substances insolubles (amidon, etc.), 13,14; eau, 5,64. Certains fabricants les falsifient en les mélangeant d'amidon ordinaire; il peut y avoir aussi addition de matières minérales.

Essai de la Dextrine. — 1° *Dosage de l'eau.* — On opère comme pour l'amidon (Voy. p. 86).

2° *Cendres.* — On incinère 5 grammes de dextrine dans une capsule de platine; la dextrine pure ne doit pas laisser plus de 1 à 2 p. 100 de cendres; une proportion plus considérable indique une addition frauduleuse de matières minérales dont l'analyse révélera la nature.

3° *Dosage de l'amidon et des substances insolubles.* — On dissout 10 grammes de dextrine dans environ 100 c.c. d'eau froide; on filtre sur un filtre taré et on lave le résidu qui est formé de toutes les matières insolubles; on sèche et on pèse. Ce dépôt est introduit avec le filtre dans un matras renfermant 100 fois son poids d'eau acidulée au dixième d'acide chlorhydrique, et maintenu au bain-marie pendant trois heures. On dose alors le glucose formé et on en déduit la proportion d'amidon correspondant.

4° *Dosage de la dextrine.* — Le filtratum de l'opération précédente réuni aux eaux de lavage est porté à 500 c.c. On en prélève 50 c.c. qu'on additionne de 50 c.c. au moins d'alcool à 96°. La dextrine se précipite sous forme de flocons que l'on recueille sur un filtre taré; on lave à l'alcool, on sèche à 100° et on pèse.

5° *Dosage du glucose.* — On opère sur une portion de la liqueur préparée pour la précédente opération que l'on amène au volume d'un litre et on dose avec la liqueur de Fehling. Il faut opérer rapidement, de façon que le résultat ne soit pas influencé par la présence de la dextrine.

Usages. — La Pomme de terre constitue un aliment de première valeur. Étant donné que la solanine se trouve dans les germes, on doit peler profondément les tubercules germés, puis les faire bouillir et jeter l'eau dans laquelle la solanine se trouve en dissolution. Elle se prête très bien à l'alimentation des diabétiques, car de tous les féculents, c'est celui qui renferme le moins d'amidon et qui, par suite, produit le moins de sucre.

Les Pommes de terre râpées forment un topique d'un usage vulgaire en application sur les brûlures légères.

Cuites, écrasées et mélangées avec du malt, elles donnent du glucose, que l'on transforme par fermentation en alcool. Cet alcool doit être rectifié, car il renferme, entre autres alcools supérieurs, de l'alcool amylique en notable proportion.

La fécule est aussi alimentaire et peut remplacer la plupart des fécules exotiques; elle sert à faire des cataplasmes émollients, plus légers que ceux de farine de lin, mais qui sèchent rapidement. On l'emploie aussi contre les dermatoses légères: intertrigo, eczéma, etc.

La dextrine a été fréquemment employée pour confectionner des appareils rigides et inamovibles, utilisés pour l'immobilisation des membres fracturés ou luxés; on lui préfère aujourd'hui le silicate de potasse ou le plâtre. Quelques praticiens la considèrent comme un digestif puissant, favorisant la formation de la pepsine, et l'administrent mélangée au bicarbonate de soude à la dose de 3 à 5 grammes par jour.

ALTÉRATIONS ET FALSIFICATIONS DES FARINES ALIMENTAIRES.

Il nous reste, pour terminer cette étude des amidons, à examiner quelles sont les altérations et les falsifications que peuvent présenter les farines alimentaires, et plus particulièrement la farine de Blé, qui est surtout celle que l'on utilise dans nos pays pour l'alimentation. Au surplus, tout ce qui sera dit à propos de la farine de Blé s'appliquera aux autres farines, plus rarement employées que celle-ci, telles que : farines de Seigle, de Maïs, etc.

Voici d'abord la composition moyenne d'une farine de Blé de bonne qualité :

Eau	13	à	15	p. 100
Matière azotée (gluten)	10	à	12	—
Amidon	70	à	75	—
Matières grasses	0,90	à	1,40	—
— sucrées	0,80	à	2,20	—
Cellulose	0,30	à	1	—
Cendres	0,50	à	0,90	—

Altérations. — Abandonnée à elle-même dans un local humide, la farine s'échauffe, fermente et se pelotonne en masses ou *Marrons* de grosseur variable; ces marrons sont d'autant plus développés que l'humidité est plus grande, la température plus élevée et que l'action de ces agents se continue plus longtemps. Une farine pourvue de marrons est dite *avariée*.

Elle possède alors une odeur de moisi, souvent accompagnée d'une odeur d'acide acétique ou même parfois putride. Le *moisi* est dû au développement des Champignons; l'*odeur acétique* à la transformation successive de l'amidon en dextrine, sucre, alcool, acide acétique; l'*odeur putride* provient de la décomposition des matières azotées : gluten, albumine. On soumettra ces farines aux essais suivants :

1° On fera un dosage de l'acidité de la façon suivante : on délaye 5 grammes de farine dans 50 grammes d'eau de façon à faire une bouillie homogène; on ajoute quelques gouttes de solution de phtaléine du phénol et on détermine le titre de la liqueur avec une solution de soude à 1/20 décinormale. Le nombre de centimètres cubes de solution de soude employés, multiplié par 0,0245, donnera l'acidité de la farine en acide sulfurique. Dans les farines de bonne qualité et récentes, l'acidité varie de 0,105 à 0,133 p. 100; dans les farines altérées, elle peut atteindre 0,40 à 0,50 p. 100.

2° L'examen au microscope montrera dans les farines avariées, et surtout dans les marrons, un grand nombre d'organismes, soit des *Bactéries* de diverses sortes, soit des appareils végétatifs et des organes reproducteurs de certains Champignons, dont la présence pourra aussi être constatée dans le pain fabriqué avec ces farines avariées.

Pour faciliter cet examen, on traite les farines avec une solution faible de potasse qui rend l'amidon transparent; on peut encore dissoudre celui-ci par le procédé que nous indiquons à propos de la recherche du *Son*. Les principales espèces de Champignons que l'on

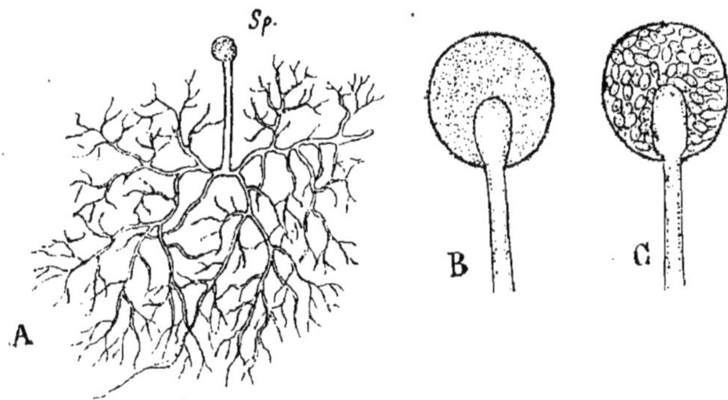

Fig. 43. — *Mucor mucedo*. — A, mycélium avec un filament dressé sporangifère; B, C, sporanges.

est exposé à rencontrer sont : *Mucor mucedo* (fig. 43); *Penicillium glaucum* (fig. 44), *Rhizopus nigricans*, *Thamnidium elegans*, *Oidium*

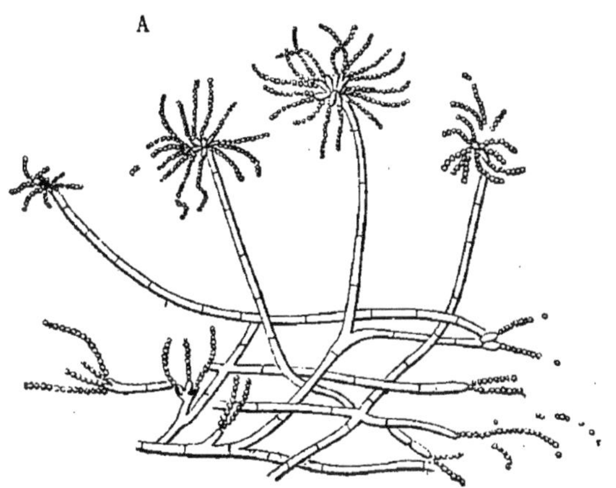

Fig. 44. — *Penicillium glaucum*.

aureum (forme conidienne d'un Champignon Ascomycète), etc. La présence des Bactéries et des Champignons a pour résultat d'augmenter la proportion des matières solubles en même temps qu'elle amène la destruction du gluten.

L'altération de la farine et de son gluten peut être déterminée par d'autres causes; telle est celle qui provient d'une accélération trop grande de la meule pendant l'opération de la mouture. La meule s'échauffe alors, ce qui a pour effet d'amener la désagrégation partielle du gluten, tandis qu'une partie de l'amidon se transforme en dextrine. Cette altération se traduit par une odeur particulière dite d'*échauffé*.

La farine est en outre envahie par certains parasites animaux, parmi lesquels on peut signaler des Charançons: Charançon du Blé (*Calandra granaria*), Ch. du Riz (*C. orizæ*), des Acariens, etc.

Matières étrangères. — Les matières étrangères susceptibles d'être rencontrées dans la farine peuvent être divisées en deux groupes, suivant qu'elles sont *inorganiques* ou *organiques*; en outre, elles peuvent être *accidentelles* ou avoir été *ajoutées frauduleusement*.

1° *Matières inorganiques.* — Quand elles sont accidentelles, elles sont constituées soit par de la silice provenant d'une meule neuve, soit par de la terre, des cailloux brisés provenant du lavage insuffisant du Blé. Une farine qui contient une quantité notable de ces substances fournit un pain graveleux et désagréable à manger.

Les matières inorganiques ajoutées frauduleusement ont pour but: 1° de modifier la qualité de la farine: *cendres, alun, sulfate de cuivre, carbonates de potassium, de sodium, de magnésium*, etc.; 2° d'en augmenter le poids: *sable, craie, plâtre, os calcinés*, etc.

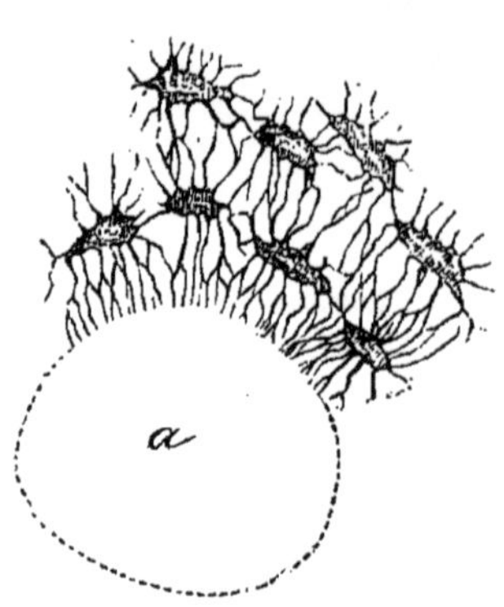

Fig. 45. — Tissu osseux; *a*, canal de Havers.

Leur présence est facilement décelée par un dosage des cendres dont le poids est alors supérieur à celui des cendres d'une farine pure. Dans les cendres, on recherchera, par les méthodes ordinaires, la nature du produit employé pour la falsification.

On peut aussi séparer les matières étrangères de la façon suivante: on délaye la farine suspecte dans du chloroforme et on verse ensuite le mélange dans un tube à essai; la farine surnage, tandis que les matières inorganiques, s'il en existe, tombent au fond. Il n'y a plus qu'à recueillir le dépôt et à le soumettre à l'analyse. L'examen microscopique de ce dépôt pourra quelquefois donner des renseignements utiles pour un certain nombre de substances et surtout pour les os calcinés. Certains fragments de ceux-ci montreront de gros canalicules ou *Canaux de Havers* (*a*, fig. 45), autour desquels sont disposées, en séries à peu près concentriques, les cellules osseuses. Ces cellules osseuses, à contenu noirâtre, présentent de nombreuses ramifications qui s'anastomosent avec les ramifications des cellules voisines.

2° *Matières organiques accidentelles.* — Si le Blé n'a pas été criblé ou a été mal criblé, on trouvera dans la farine, les farines des graines fournies par les plantes qui croissent ordinairement dans les champs de Blé en même temps que lui : *Coquelicot*, *Nielle*, *Fausse Roquette*, *Ivraie*, *Adonide d'automne*, *Vesces* (*des moissons*, *voyageuse*, *jaune*, *velue*, *à 4 graines*, etc.), *Renoncule des champs*, *Pied-d'Alouette*, *Moutarde blanche*, *Moutarde sauvage*, *Gesse anguleuse*, *Avoine*, *Caille-lait*, *Luzerne*, *Rougelle*, *Muscari*, *Ail des Vignes*, *Coronille scorpioïde*, *Céphalaire de Syrie*, etc. A ces semences, il convient d'ajouter les diverses variétés d'Ergot (*Claviceps purpurea*) et les spores de certaines Urédinées et Ustilaginées qui occasionnent la *Rouille*, la *Carie* et le *Charbon* des Céréales. De toutes ces diverses substances, nous n'étudierons que les plus importantes.

La farine d'*Ivraie* (*Lolium temulentum*), mêlée à la farine de Blé, détermine des vomissements, des vertiges et de l'ivresse. On la reconnaît à la forme des grains d'amidon qui ressemblent à ceux de Riz, mais sont de moindre dimension (fig. 46). On peut encore déceler la présence de cette farine en traitant le mélange par de l'alcool à 35°; si la farine est pure, l'alcool prend une nuance paille; si, au contraire, elle renferme de l'Ivraie, l'alcool prend une couleur verdâtre ainsi qu'une saveur astringente, désagréable et nauséeuse. Cette liqueur, soumise à l'évaporation, laisse un résidu jaune verdâtre, d'odeur vireuse.

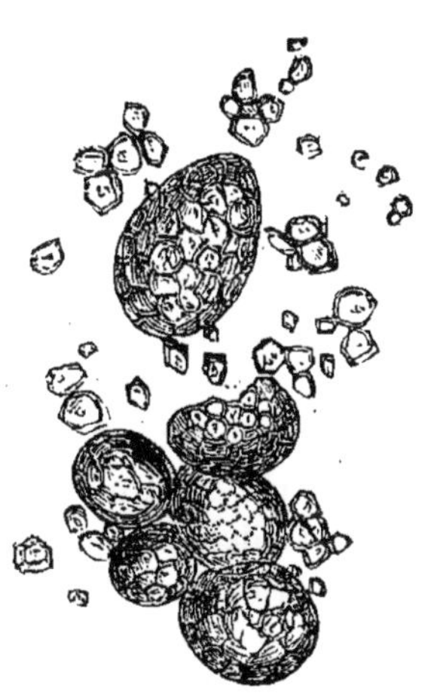

Fig. 46. — Amidon de l'Ivraie.

La *Nielle des blés* (*Agrostemma Githago*) se reconnaît au microscope à la présence dans la farine de fragments pelliculeux du tégument; les grains d'amidon sont *polyédriques*, d'une extrême ténuité, libres ou réunis en masses arrondies ou elliptiques (fig. 47). La farine de Nielle communique à la farine de Blé des propriétés malfaisantes, et il suffit qu'il en existe un cinquantième pour donner à la bouillie, faite avec ce mélange, une saveur âcre accompagnée de chaleur et d'irritation. Une farine niellée traitée par l'éther donne une liqueur jaune qui, par évaporation spontanée, abandonne une huile de couleur jaune foncé, de saveur âcre et désagréable.

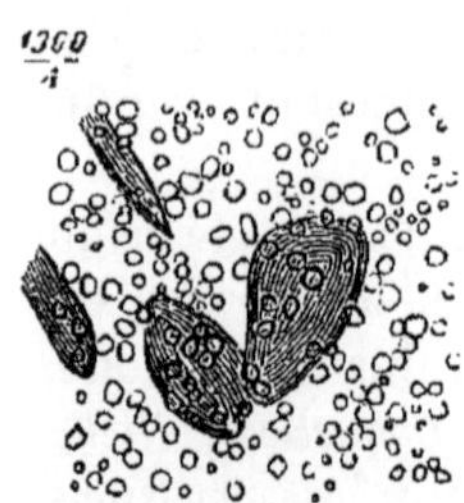

Fig. 47. — Amidon de la Nielle des Blés.

La *Rougelle* ou *Blé de Vache* (*Melampyrum arvense*) passe pour donner à la farine des propriétés malfaisantes. Pour en reconnaître la présence, on fait, avec la farine suspecte et de l'acide acétique étendu de deux fois son volume d'eau, une pâte très molle que l'on chauffe doucement dans une cuiller en argent, jusqu'à ce qu'elle se détache. Si l'on fait alors une section de cette pâte, on voit qu'elle est d'un rouge violacé d'autant plus intense que la farine contenait plus de Mélampyre. Cette coloration ne se développe pas avec la farine de Blé pure.

Le Sclérote du *Claviceps purpurea* (*Ergot de Blé, Ergot de Seigle*) donne à la farine de Blé ou de Seigle des propriétés vénéneuses, et sa présence doit y être recherchée par tous les moyens propres à le déceler, quand l'odeur, la saveur âcre et strangulante de la farine portent à croire qu'elle en contient. Voici les principaux procédés employés pour le découvrir :

1° Une farine contenant 1 p. 100 d'Ergot prend une *teinte rosée* quand on la mouille. Si on la traite alors par la potasse caustique, il s'en dégage une *odeur de saumure*, due à la mise en liberté de la triméthylamine ;

2° Traitée par une eau alcaline, elle fournit une liqueur violacée, que les acides font passer au rose rougeâtre ; l'addition d'un alcali rétablit la coloration violacée (Laneau) ;

3° Jacoby a proposé le procédé suivant : traiter à deux reprises 10 grammes de farine avec 30 grammes d'alcool bouillant, pour en séparer la matière grasse ; exprimer le résidu, puis l'agiter avec 10 grammes d'alcool à 90° et laisser déposer. Le liquide décanté est alors additionné de 10 à 20 gouttes d'acide sulfurique dilué, puis vivement agité ; il prend alors une coloration rouge, d'autant plus intense que la farine contenait plus d'Ergot. Avec une farine pure, il ne se produit pas de coloration ;

4° Une farine contenant de l'Ergot fournit une quantité d'huile bien supérieure à celle qui existe dans la farine pure. Sachant que cette dernière ne contient que 0,90 à 1,40 p. 100 d'huile, selon les auteurs, tandis que l'Ergot en contient 30 p. 100, il suffit de traiter la farine suspecte avec du sulfure de carbone, puis de faire évaporer ce dernier; le poids du résidu oléagineux indique la proportion relative de l'Ergot.

On pourra aussi, comme contre-épreuve, s'assurer des propriétés toxiques de ce résidu, qui contient la majeure partie de la résine.

5° Böttcher recommande le moyen suivant, qui semble très expéditif : placer, dans un tube à essai, un mélange à volumes égaux de farine et d'éther acétique et y ajouter un peu d'acide oxalique; chauffer jusqu'à l'ébullition. Le liquide devient rouge en se refroidissant, si la farine contient de l'Ergot;

6° On peut encore déceler l'Ergot dans une farine par le spectre d'absorption de sa matière colorante. Pour isoler cette dernière, on traite dans un vase fermé 10 grammes de farine suspecte par 20 grammes d'éther additionné de 10 gouttes d'acide sulfurique étendu (1 p. 5), et on agite de temps en temps. Au bout de douze à quinze heures, on filtre. Le liquide filtré est additionné de 20 grammes d'éther et d'une solution saturée à froid de bicarbonate de soude. On agite fortement à plusieurs reprises; la matière colorante de l'Ergot se dissout dans la solution aqueuse qu'elle colore en violet plus ou moins intense, tandis que les matières colorantes de la farine restent en solution dans l'éther. Pour mieux caractériser la matière colorante qui se trouve en solution sodique, il convient de s'assurer qu'elle présente bien le spectre d'absorption de la matière colorante de l'Ergot. A cet effet, on soutire la liqueur sodique, on l'acidule par de l'acide sulfurique et on l'épuise par l'éther qui dissout la matière colorante. Cette solution, examinée au spectroscope ou à l'hématospectroscope, absorbe toute la partie réfrangible au delà de D; si la liqueur est étendue, on voit apparaître trois bandes d'absorption situées la première entre D et E, la deuxième entre E et F, la troisième entre F et G;

7° En dernière analyse, les résultats obtenus à l'aide des procédés précédents doivent toujours être contrôlés par l'examen microscopique. Le tissu de l'Ergot (fig. 48) est constitué par des cellules arrondies, petites, étroitement serrées les unes contre les autres, et dont la membrane ne se colore pas directement en bleu par les réactifs de la cellulose ; le contenu de ces cellules est constitué par des substances protéiques et des matières grasses.

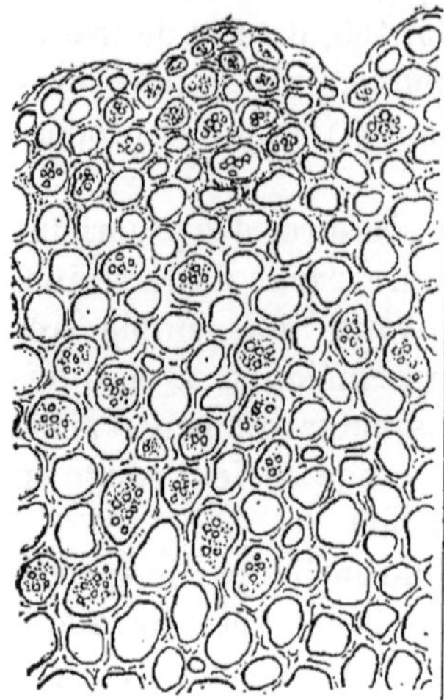

Fig. 48. — Coupe transversale du seigle ergoté.

Dans cette recherche, on devra surtout s'attacher à l'examen des débris cellulaires contenus dans la farine et constituant le *son*; on les séparera par les moyens que nous indiquerons plus loin, et on en fera un certain nombre de préparations microscopiques, dans lesquelles on reconnaîtra facilement les débris de l'Ergot : 1° à la présence, dans les cellules, d'une matière grasse que l'éther fera disparaître; 2° à l'absence d'amidon; 3° à la conformation particulière du tissu dont les parois cellulaires ne sont pas colorées en bleu par l'iode et l'acide sulfurique.

La *Carie* des céréales est produite par le développement de certaines espèces de Champignons appartenant au genre *Tilletia*, qui se substituent à l'ovule sans attaquer l'ovaire lui-même; à la maturité, celui-ci est uniquement rempli par les spores du Champignon, dont l'ensemble forme une masse noire, fétide, rappelant l'odeur du poisson pourri. Deux espèces de *Tilletia* vivent sur le Blé : le *Tilletia Caries*, à spores globuleuses (fig. 49), de 18 à 20 μ, brunes, pourvues d'une membrane réticulée à réticulations peu proéminentes ; le *Tilletia lœvis*, à spores globuleuses, ovoïdes, elliptiques, parfois très allongées, de grandeur très différente suivant la forme (de 14 à 28 μ), d'un brun-olive clair, pourvues d'une membrane épaisse et lisse. Dans la farine de Seigle, on pourra rencontrer les spores du *Tilletia secalis*, réticulées, mais à réticulations plus proéminentes que dans le *T. Caries* ; dans celle de l'Orge, on pourra trouver les spores du *T. Hordei*, à réticulations épaisses.

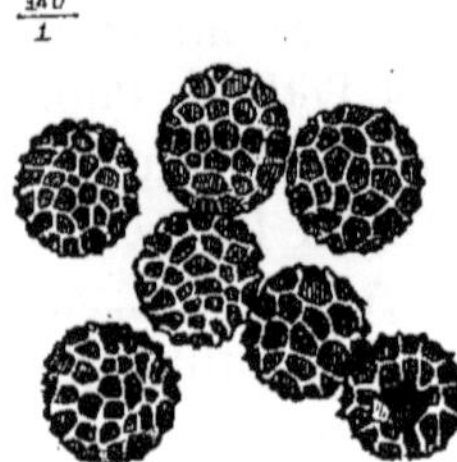

$\frac{410}{1}$

Fig. 49. — Spores de *Tilletia Caries*.

Le *Charbon* est surtout occasionné par l'*Ustilago segetum*, qui se développe sur toutes les parties de la fleur. D'abord formé par un thalle rameux et pelotonné, il se gélifie ensuite, tandis que ses cellules se transforment en autant de spores noirâtres qui se nourrissent aux dépens de la matière gélatineuse ambiante et finissent par constituer une poudre noire semblable à de la poussière de charbon. Ces spores peuvent être : lisses (*Ustilago segetum*), sur le Blé, l'Avoine, l'Orge (fig. 50); hérissées de pointes (*U. maidis*), sur le Maïs; réticulées (*U. destruens*), sur le Millet; (*U. secalis*), sur le Seigle, etc.

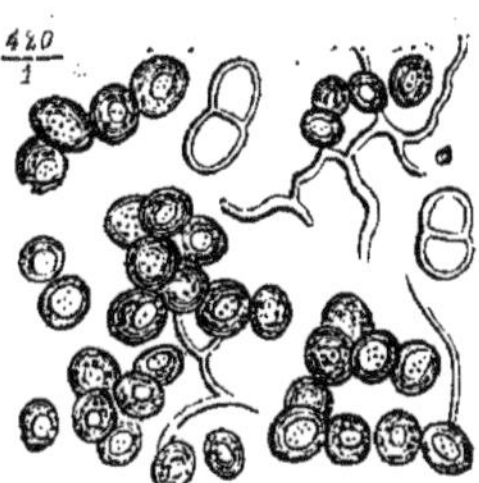

Fig. 50. — Spores d'*Ustilago segetum*.

Quant à la *Rouille* des Céréales, elle est constituée par deux phases du cycle de la végétation du *Puccinia graminis* : la *Rouille orangée*, formée par les *Urédospores*, éléments ovoïdes, accompagnés d'un pédicelle ou isolés, à contenu rougeâtre et à membrane verruqueuse (fig. 51, 1); la *Rouille noire*, constituée par les *Téleutospores*, éléments ovoïdes, divisés en deux par une cloison transversale, attachés à un pédicelle plus ou moins long, à membrane épaisse, *brune*, fortement cutinisée (fig. 51, 2).

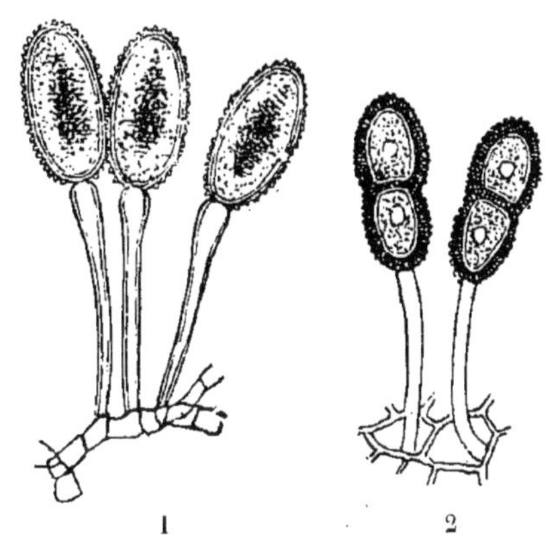

Fig. 51. — Urédospores (1) et téleutospores (2) de *Puccinia graminis*.

3° *Matières organiques ajoutées frauduleusement.* — Ce sont :

1° Les farines provenant d'autres céréales (Orge, Avoine, Seigle, Maïs, etc.) ;

2° La farine de certaines Légumineuses (Haricot, Pois, Féveroles, etc.);

3° La fécule de Pomme de terre, etc.

La présence de la farine des autres Céréales est difficilement constatée par des moyens rapides. Aussi, lorsqu'une farine est supposée adultérée, soit en raison de son aspect, soit à cause de ses propriétés organoleptiques, doit-on employer conjointement les quatre moyens suivants pour déterminer la nature de la substance étrangère.

a. *Incinération.* — Le poids des matières minérales laissées par l'incinération d'une farine varie avec la nature des semences employées à la fabrication de cette farine. Comme la plupart des Céréales laissent un poids de cendres supérieur à celui de 0,90 p. 100

que fournit la farine de Blé tendre, on devra regarder comme très suspecte toute farine de Blé tendre qui laissera un poids de cendres supérieur à 1 p. 100. Mais si la farine provient d'un Blé dur, le poids de cendres ne donnera de renseignements sérieux que tout autant qu'il sera supérieur à 3 p. 100, car le poids des cendres des Blés durs varie de 1,4 à 3 p. 100 ; à moins, toutefois, qu'on ne puisse faire un essai comparatif avec une farine pure provenant d'un Blé de même origine.

D'autre part, il a été reconnu qu'il existe des différences considérables dans la proportion relative des substances minérales contenues dans les cendres des Céréales. C'est ce que montre le tableau suivant :

NOMS DES CÉRÉALES.	POTASSE.	SOUDE.	CHAUX.	MAGNÉSIE.	OXYDE DE FER.	ACIDES PHOSPHO-RIQUE.	ACIDES SULFU-RIQUE.	SILICE.	CHLORE.	TOTAL.
Blé	237	99	28	120	7	500	3	12	»	998
Orge	136	81	26	75	15	390	1	273	traces	997
Avoine	262	»	60	100	40	438	105	27	3	999
Seigle	220	116	49	103	13	495	9	»	4	1069

C'est ainsi qu'une augmentation notable dans la teneur en silice permet de présumer que la farine examinée contient de l'Orge, puisque 997 de cendres de la farine d'Orge renferment 273 de silice, tandis que la même quantité de cendres de farine de Blé n'en renferme plus que 12 ; une augmentation dans la teneur en chaux, en fer, en acide sulfurique, porte à y soupçonner l'existence de l'Avoine.

Mais ces données ne sont utiles qu'à la condition de servir de complément à la détermination d'autres éléments mieux définis et plus caractéristiques.

b. *Dosage du gluten.* — On fait, avec 20 grammes de farine et 10 grammes d'eau, une pâte dont on note soigneusement les caractères et que l'on met sous cloche pendant deux heures environ, à la température ordinaire. Après ce temps, on procède au lavage du pâton à la main en se plaçant sous un mince filet d'eau, au-dessus d'un tamis de soie à mailles serrées, placé dans une terrine. On continue le lavage tant que l'eau qui s'échappe des mains n'est pas absolument claire. Le lavage terminé, on exprime le gluten et on le pèse. Mais, comme l'eau qu'il retient peut varier, suivant qu'il a été plus ou moins comprimé, il est préférable de le peser à l'état sec. On l'étend sur une lame de verre tarée et on le dessèche à 95°, jusqu'à ce que, par deux pesées successives, il ne perde plus de poids. On doit obtenir de 10 à 12 p. 100 de gluten pour les farines de Blé tendre et de 14 à 17 p. 100 pour les farines de Blé dur.

Quant à l'aspect du gluten obtenu, il ne semble pas fournir de renseignements utiles, car, d'une façon générale, la quantité de farine étrangère ajoutée ne l'a pas été en quantité suffisante pour modifier d'une façon évidente les caractères du gluten. Villain a expérimenté sur des mélanges, à parties égales, de farine de Blé et de farines diverses; il a obtenu les résultats suivants :

Farine de Blé et de Seigle. — Gluten noirâtre visqueux sans homogénéité.
— *Orge.* — — brun rougeâtre sec non visqueux.
— *Avoine.* — — jaune noirâtre.
— *Maïs.* — — jaunâtre ne s'étalant pas sur une soucoupe.
— *Pois.* — — verdâtre.
— *Féveroles.* — — de nuance roséo.

c. *Examen microscopique de l'amidon.* — On peut examiner directement la farine, mais mieux vaut se servir de l'amidon obtenu lors du dosage du gluten, en opérant de la façon suivante. Une fois le gluten préparé, on décante une partie du liquide de lavage, on agite vivement la liqueur restante, pour mettre l'amidon en suspension; puis on verse le tout dans un entonnoir effilé dont la douille est munie d'un tampon de coton et fermée avec un bouchon de liège. Après repos, on sépare le liquide et, quand l'amidon est à moitié sec, on renverse l'entonnoir sur une assiette et on en fait tomber le contenu avec précaution, de façon que les différentes couches de ce contenu restent dans l'ordre suivant lequel elles se sont déposées. Or on sait que le dépôt des grains d'amidon est d'autant plus rapide que ceux-ci sont plus gros, d'autant plus lent au contraire qu'ils sont plus petits. Par conséquent, dans le cône formé par le renversement du contenu de l'entonnoir, les plus gros grains occuperont le sommet, tandis que les plus petits se seront rassemblés à la base. On a ainsi opéré mécaniquement la séparation des diverses fécules qui pouvaient se trouver mélangées, et en faisant des prises d'essai dans les différentes zones superposées, on pourra les examiner isolément.

d. *Examen microscopique des éléments du son.* — Quelle que soit sa finesse, une farine contient toujours des débris plus ou moins nombreux de tissu cellulaire dont l'examen au microscope pourra fournir des données d'une certaine utilité.

Pour recueillir ces éléments, on traite la farine à la température de 50 à 60° par une solution de malt bien limpide, on lave le résidu à plusieurs reprises à l'eau, puis on le fait digérer pendant quelque temps à 40-50° avec une solution de soude caustique à 1 p. 100. Les débris des tissus restent dans la partie insoluble et, n'étant pas sensiblement altérés par ces divers traitements, peuvent être aisément examinés et reconnus. Cet examen est surtout très utile pour distinguer les farines de Seigle et d'Orge ajoutées à celle du Blé, à cause de la grande ressemblance que présentent entre eux les amidons de ces trois Céréales. En dehors des caractères différentiels de structure dont il a été déjà question, on se rappellera que la couche protéique du Seigle est formée d'une assise de cellules quadrilatères allongées dans le sens du rayon, tandis que celles du Blé sont carrées, et que la couche protéique de l'Orge comprend trois rangées de cellules à peu près carrées.

Les débris du tégument de la graine des Légumineuses se pré-

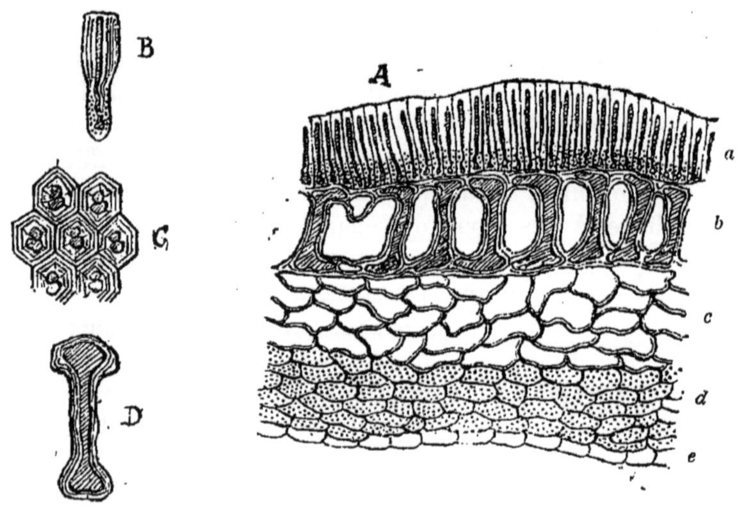

Fig. 52. — Tégument de la Fève.

sentent avec des caractères tout particuliers. Examiné sur une coupe transversale, ce tégument offre les éléments suivants :

1° Une assise de cellules épidermiques disposées en palissade (fig. 52, *a*), à parois épaisses, à cavité étroite, presque linéaire (B); 2° une série de cellules (*b*) élargies à la partie supérieure et à la partie inférieure, de façon à offrir la forme d'un double T (D) et interceptant, par suite même de cette forme singulière, des méats très larges et d'aspect variable; 3° une zone parenchymateuse plus ou moins épaisse (*c*, *d*); 4° un épiderme interne (*e*), formé d'une assise de cellules à parois minces. Lorsque des fragments de ce tégument sont vus de face, ce qui est le cas le plus fréquent quand on examine les éléments du son, la couche externe apparaît comme un tissu à cellules polyédriques, hexagonales, étroitement accolées, à parois très épaisses et à cavité petite, brune (C).

Nous mentionnons à la fin de cet article les plantes qui fournissent de l'amidon, mais qui ne nous ont pas paru mériter un paragraphe spécial :

Panicum miliaceum (Millet).
Pennisetum spicatum (Panic africain, Boujera).
Setaria italica (Panic d'Italie, Millet à grappe).
Sorghum vulgare (Sorgho, Doura des Arabes).
Sorghum sacharatum (Sorgho sucré, Dochka des Arabes).
Phalaris canariensis (Alpiste des Canaries).
Eleusine Caracana (Caracan de l'Inde).
Poa abyssinica (Teff).
Polygonum Fagopyrum (Sarrasin, Blé noir).
— *tartaricum* (Blé noir de Tartarie).
— *emarginatum* (Sarrasin émarginé).
Musa paradisiaca (Banane, Arrow-root de la Guyane).
Quercus Ballota
— *Ilex* (Glands de Chêne ou Glands doux).
— *suber*
Castanea vulgaris (Châtaigne, Marron).
Chenopodium Quinoa (Graines féculentes).
Amarantus frumentaceus (Kiery de l'Inde).
Æsculus Hippocastanum (Marron d'Inde).
Pachira aquatica (Châtaigne de la Guyane).
Artocarpus incisa (Arbre à pain).
Glycine subterranea (Voandzée de Madagascar).
Soja hispida (Soja).
Dioscorea alata, *D. bulbifera*, etc. (Igname de Chine).
Alstrœmeria pallida (Arrow-root du Chili).
Alocasia macrorhiza (Apé des Taïtiens).
Hydrosme Rivieri (Koujak des Japonais).
Arum maculatum (Gouet, Pied-de-veau).
Colocasia antiquorum (Taro des Taïtiens).
Batatas edulis (Patate).

LICHEN D'ISLANDE

Origine. — Le *Lichen d'Islande* est constitué par les thalles desséchés du *Cetraria Islandica,* Champignon Ascomycète de la famille des Lichens, qui est abondant dans les régions septentrionales de l'Europe et de l'Amérique, au Groënland, au Spitzberg, en Norvège et en Islande ; en France, on le rencontre dans les Pyrénées, les Vosges, les Alpes, l'Auvergne. Celui que l'on consomme pour l'usage médical vient de Suède, de Suisse et d'Espagne.

Caractères extérieurs. — Le Lichen d'Islande (fig. 53) se présente sous la forme de lames foliacées, rameuses, irrégulièrement découpées, les découpures étant roulées en tubes, à bords frangés, fauves à la face supérieure, plus pâles en dessous. Il se ramollit facilement dans l'eau. Saveur amère ; odeur peu prononcée.

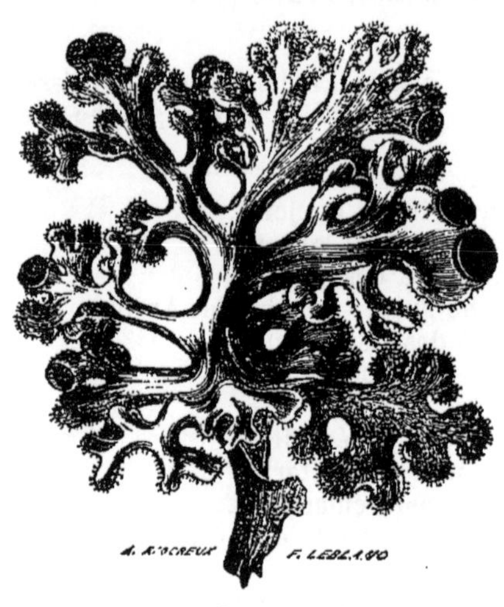

Fig. 53. — Lichen d'Islande.

Sur les bords du thalle, on aperçoit à l'œil nu ou à la loupe de petites proéminences portant à l'extrémité une sorte de sac ou *Spermogonie.* Il en sort des baguettes courtes, qui ne sont autre chose que des conidies auxquelles les Lichénologues ont donné le nom de *Spermaties.* On voit en outre à la face supérieure du thalle des corps arrondis, bosselés, jaunâtres ; ce sont les *Apothécies.*

Caractères microscopiques. — Une coupe passant par une apothécie (fig. 54) montre les éléments suivants :

A l'extérieur, se trouve une couche de cellules tubuleuses allongées perpendiculairement à la surface, qui sont de deux sortes : les unes, renflées en massue, renferment huit spores : ce sont des *Asques* ; les autres, plus nombreuses, sont très étroites, sans spores : ce sont des *Paraphyses.* En dessous, on trouve un tissu formé de filaments enchevêtrés, au milieu desquels on aperçoit des cellules vertes arrondies ou *Gonidies* ; ce ne sont autre chose que les cellules de l'Algue qui vit en symbiose avec les filaments du Champignon. A la face inférieure, les filaments sont très serrés et constituent un pseudo-parenchyme sans méats et coloré en brun.

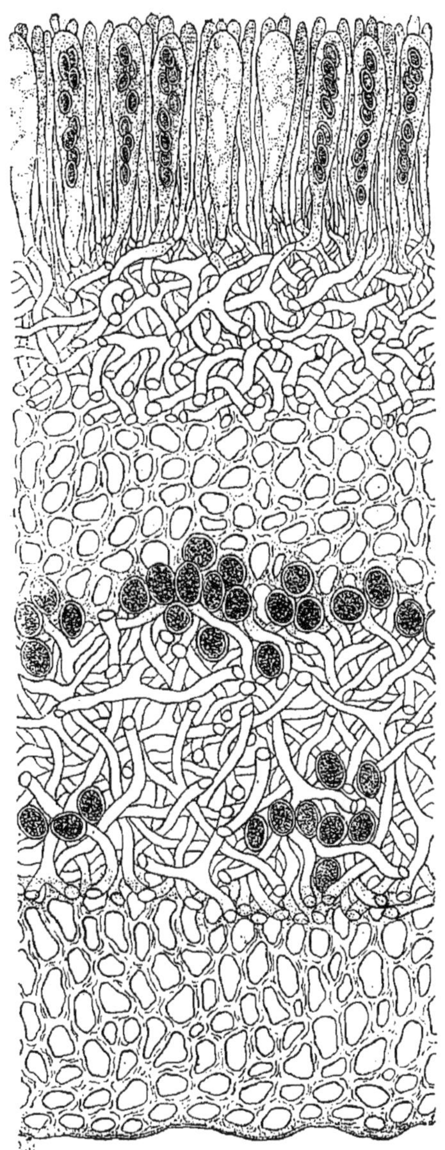

Fig. 54. — Coupe transversale du thalle du *Cetraria islandica* passant par une apothécie.

Composition chimique. — Le Lichen d'Islande renferme : 1° 70 p. 100 de *Lichénine*, matière amylacée voisine de l'amidon. C'est une substance que l'eau froide gonfle et qui se dissout dans l'eau bouillante; elle se prend en gelée par refroidissement. Les acides étendus la saccharifient et donnent du dextrose. L'iode la colore en bleu. L'acide azotique ne produit pas avec elle d'acide mucique. Ce principe possède des propriétés nutritives notables, et l'on considère que la farine de ce Lichen est moitié aussi nutritive que la farine de Blé ; 2° un principe amer, l'*acide cétrarique*, dans la proportion de 3 p. 100; 3° un acide gras, l'*acide lichénostéarique*.

Usages. — S'il n'est pas privé de son principe amer, le Lichen est tonique; on lui attribuait même des propriétés fébrifuges. S'il en est privé, c'est un analeptique ; on le considérait autrefois comme un spécifique contre les hémoptysies, mais il contribuait seulement à la nutrition.

On l'administre en décoction; on chauffe le Lichen dans l'eau jusqu'à ébullition; on jette cette première eau, on lave et on fait ensuite bouillir dans une nouvelle eau.

Tout récemment, la teinture de Lichen d'Islande aurait donné de bons résultats comme anti-émétique pour arrêter les vomissements provenant de causes morbides diverses. La dose est de 30 à 50 gouttes. Ce médicament n'a pas encore été essayé contre les vomissements incoercibles de la grossesse.

Signalons à côté du Lichen d'Islande : 1° Le Lichen pulmonaire (*Sticta pulmonacea*); 2° le Lichen pyxidé (*Cladonia pyxidata*) qui ont l'un et l'autre les mêmes propriétés; 3° le Lichen des Hêtres (*Pertusaria communis*) qui est très amer (*Quinquina des pauvres*) et qui est usité comme stomachique; 4° le Lichen comestible (*Lecanora esculenta*) très commun dans la région désertique du nord de l'Afrique où il est récolté par les Arabes qui le réduisent en poudre et l'utilisent pour l'alimentation. Cet usage est justifié par la forte proportion de lichénine (25 p. 100) qu'il renferme.

ARTICLE II. — MUCILAGES

Les mucilages proviennent en général de la transformation des matières fondamentales constituant la membrane cellulaire. Ce sont toujours des produits complexes sur lesquels les données de la chimie sont jusqu'ici assez vagues et contradictoires.

Traités par les acides étendus, ils se changent en gommes solubles et en glucose ou en galactose. En les oxydant par l'acide azotique, ils donnent de l'acide mucique. Lorsqu'on les traite par l'eau froide, ils donnent une épaisse gelée que l'on peut acidifier faiblement, purifier de ses sels solubles par dialyse, et précipiter enfin à l'état de substances mucilagineuses pures par l'alcool.

En dehors des travaux publiés par les chimistes sur les mucilages les plus employés, les seules données que nous possédons sont relatives à l'analyse microchimique réalisée au moyen des réactifs de la membrane cellulaire. La rapidité avec laquelle les masses mucilagineuses se gonflent et se déforment dans les liquides aqueux, nécessite avant tout l'emploi de réactifs destinés à les coaguler avant ou pendant le gonflement. On peut ensuite faire usage des colorants, de manière à étudier les relations de ces mucilages avec les membranes.

Les réactifs coagulants les plus employés sont : l'acétate basique et l'acétate neutre de plomb, l'alun de potasse, l'alun de chrome, le sulfate ferreux, le chlorure mercurique, etc. Mais il faut noter que tous les mucilages ne sont pas également coagulés par tous ces réactifs; c'est par de nombreux essais qu'on arrive à trouver le réactif qui convient le mieux à chaque cas particulier.

Les mucilages peuvent être répartis en trois groupes : 1° les *mucilages simples* ne renfermant qu'une substance colorable par les réactifs et paraissant homogènes ; 2° les *mucilages mixtes*, toujours hétérogènes, renfermant au moins deux substances colorables alternativement par les réactifs ; 3° les *mucilages indéterminés*, qui ne présentent aucune élection des diverses matières colorantes.

1. — Mucilages simples.

Au point de vue de l'élection des matières colorantes, les mucilages simples peuvent se diviser en trois groupes : *mucilages cellulosiques*, *mucilages pectosiques*, *mucilages callosiques*, suivant qu'ils proviennent de la transformation de l'une des trois substances fondamentales de la membrane : cellulose, composés pectiques et callose.

Les *mucilages cellulosiques* sont coagulés par un mélange d'acide chlorhydrique et d'alcool ; ils sont insolubles, sans se gonfler, dans une solution d'oxalate d'ammoniaque qui dissout les tissus ; ils se gonflent lentement dans l'eau. Ils se colorent par les colorants acides tétrazoïques qui forment deux séries : 1° l'orseilline BB, le noir naphtol, employés en bain acide ; 2° le rouge Congo, la benzopurpurine, la benzo-azurine, employés en bain alcalin. Ils ne se colorent jamais avec les colorants basiques quels qu'ils soient. L'action des réactifs iodés de la cellulose est nulle ou très faible; le mucilage prend seulement une teinte jaune, plus ou moins foncée. Les mucilages de ce groupe sont très rares ; on n'en connait qu'un seul exemple, le mucilage des bulbes d'Orchidées qui fournissent le *Salep*.

Les *mucilages pectosiques* se coagulent par la plupart des sels que nous avons cités; ils ne se colorent jamais avec les réactifs de la cellulose. Tous les colorants basiques se fixent en bain *neutre* sur ces mucilages. Les réactifs les meilleurs sont : le brun Bismarck, le bleu de méthylène, le vert de méthyle, le bleu de Nil, le bleu de naphtylène, le rouge neutre, etc. Ils se décolorent assez rapidement, mais on peut conserver la préparation pendant quelque temps dans une solution d'acide borique à 1 ou 2 p. 100. Si on veut obtenir des préparations persistantes, on emploie le *rouge de ruthénium* de la façon suivante : les coupes sont plongées dans l'alcool, puis dans l'extrait de Saturne, lavées et portées dans la solution de rouge de ruthénium ; cela fait, elles sont déshydratées par l'alcool, éclaircies avec l'essence de Girofle et montées dans le baume de Canada.

Lorsqu'on veut distinguer les mucilages des substances protéiques, on emploie la méthode des doubles colorations : on colore les coupes par le bleu de naphtylène ou le rouge neutre et par le vert acide JEEE ; ce dernier, sans action sur les mucilages, colore le protoplasme en vert.

Ces mucilages sont les plus répandus ; on les rencontre dans les Malvacées, les Tiliacées, les Rosacées, les Borraginées, etc.

Les *mucilages callosiques* sont très différents des précédents par leurs propriétés physiques ; ils se gonflent à peine d'abord, puis brusquement se liquéfient sans présenter la phase de gonflement qu'on observe avec les précédents. Ils se colorent : 1° par le bleu d'aniline soluble à l'eau dans un bain acidulé par l'acide acétique ou l'acide formique ; 2° par la coralline en solution dans le carbonate de soude.

Ces mucilages se rencontrent dans tous les tissus ou membranes exposés à une prompte liquéfaction. Ils ne nous intéressent en aucune façon au point de vue de la Matière médicale.

a. — Mucilages cellulosiques.

Ils sont coagulés par l'alcool chlorhydrique et sont insolubles dans l'oxalate d'ammoniaque. Ils se gonflent lentement dans l'eau et sont optiquement actifs. Ils constituent le principe actif du *Salep*.

SALEP

Origine. — Le *Salep* est constitué par les tubercules ovoïdes ou palmés d'un certain nombre d'espèces d'Orchidées appartenant surtout au genre *Orchis* ; les principales sont : *Orchis mascula* (fig. 55),

O. Morio, *O. militaris*, *O. maculata* (fig. 56), *O. latifolia*, *O. fusca*, *O. pyramidalis*, *O. bifolia*, *Aceras anthropophora*, *Ophrys arachnites*, etc.

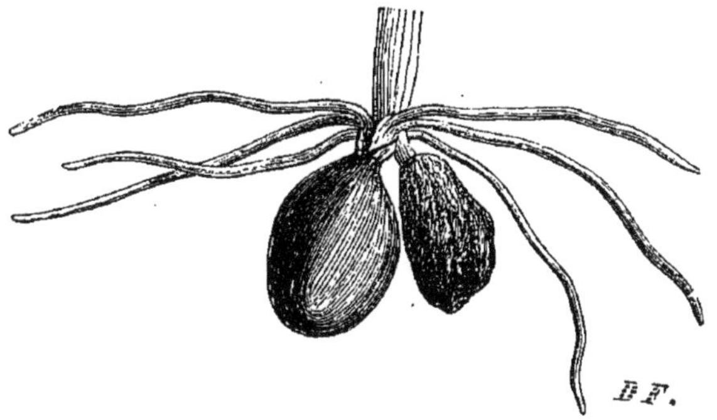

Fig. 55. — Tubercules d'Orchis mâle (*Orchis mascula*).

Après la floraison, on arrache la plante ; on trouve deux bulbes à la base du végétal, l'un ridé et flétri, l'autre gros et ferme ; celui-ci est recueilli, lavé, enfilé dans une corde et plongé dans l'eau bouillante jusqu'à ce que son tissu se ramollisse, et puis séché à l'étuve ou au soleil.

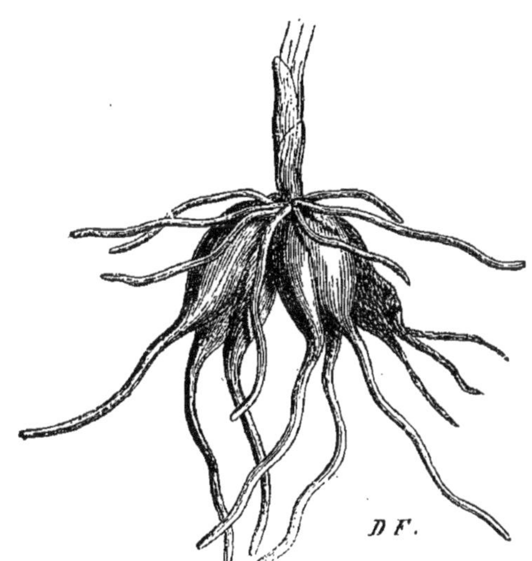

Fig. 56. — Tubercules d'Orchis taché (*Orchis maculata*).

Caractères extérieurs. — Ainsi préparé, le Salep se présente sous forme de tubercules ovoïdes ou oblongs, parfois appointis ou palmés à l'une de leurs extrémités, souvent traversés par un fil et disposés en chapelets. Ces tubercules sont durs et cornés, grisâtres ou brunâtres, plus ou moins ridés et contractés, demi-translucides ; leur odeur est faible et leur saveur mucilagineuse.

Caractères microscopiques. — Au microscope, le tubercule de Salep se montre formé d'un parenchyme de cellules remplies d'amidon, entremêlées de grandes cellules arrondies remplies de mucilage, et de cellules allongées à raphides. Dans l'épaisseur de ce parenchyme, on voit des faisceaux arrondis qui ont la structure d'un cylindre central de racine; de sorte que ces tubercules peuvent être considérés comme constitués par la concrescence d'un certain nombre de racines qui se sont soudées par leur parenchyme cortical, leur cylindre central ne prenant pas part à la coalescence.

Composition chimique. — Le Salep renferme surtout du mucilage (45 à 48 p. 100) et de l'amidon rendu en partie soluble par la chaleur.

Usages. — La farine de Salep est considérée comme particulièrement analeptique et reconstituante ; elle sert à confectionner des potages et des gelées destinés aux convalescents.

b. — Mucilages pectosiques.

Les mucilages de cette catégorie se gonflent rapidement dans l'eau et se dissolvent presque entièrement; la solution devient fluide avec les alcalis et les acides bouillants. Ils sont optiquement inactifs.

Les mucilages pectosiques constituent le principe essentiellement actif d'un certain nombre de médicaments, dont nous passerons les plus importants en revue.

FEUILLES ET FLEURS DE MAUVE

Origine. — On emploie sous ce nom les feuilles et les fleurs de plusieurs espèces de Mauve, mais surtout celles de la Mauve sauvage ou Grande Mauve (*Malva sylvestris*) et de la Petite Mauve (*Malva rotundifolia*); ces deux espèces sont communes dans les lieux incultes, au bord des chemins, dans les haies et les taillis un peu clairsemés. Aux environs de Paris et dans quelques départements de l'Est, on cultive la *Mauve glabre* (*Malva glabra*) dont les fleurs sont plus larges que celles des espèces sauvages.

Caractères extérieurs. — Les feuilles, longuement pétiolées, ont un limbe arrondi dans sa forme générale, mais découpé en 5 ou 7 lobes, peu profonds, crénelés sur les bords.

Les fleurs, pourvues d'un *calicule à trois divisions*, sont roses, veinées de pourpre, mais bleuissent par la dessiccation; elles se décolorent sous l'influence de la lumière et de l'humidité, et doivent, par conséquent, être desséchées dans un endroit sec et obscur.

Caractères microscopiques. — La feuille de Mauve sauvage (fig. 57) porte sur les deux épidermes des poils étoilés (*p. r.*), quelques poils simples (*p. s.*) et des poils glanduleux pluricellulaires (*gl.*). Le parenchyme comprend une rangée de cellules en palissades (*par. pal.*) et

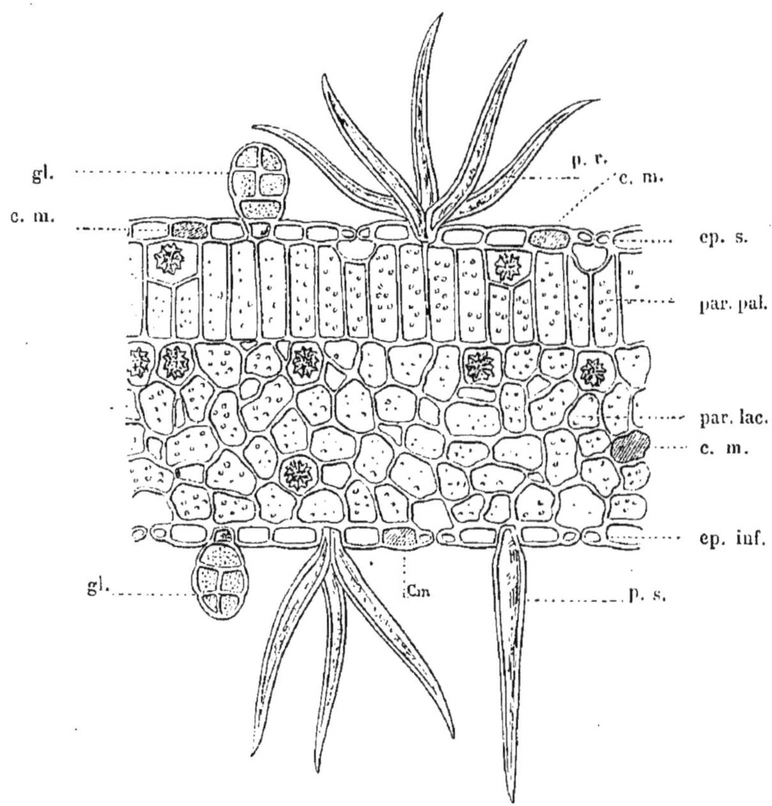

Fig. 57. — Coupe de la feuille de Mauve sauvage (*Malva sylvestris*) (d'après Planchon et Collin).

un tissu lacuneux un peu plus épais, avec, çà et là, des macles d'oxalate de chaux (*par. lac.*). Dans les deux épidermes, on rencontre des cellules à mucilage (*c. m.*) en grande quantité, tandis qu'elles sont beaucoup plus rares dans le mésophylle, disséminées surtout dans le tissu lacuneux. En outre, il existe de véritables réservoirs à mucilage à la base et de chaque côté des nervures principales et secondaires du limbe, qui font de la feuille du *Malva sylvestris* la plus riche en mucilage des feuilles des Malvacées officinales.

En ce qui concerne la fleur, on trouve un grand nombre d'éléments mucilagineux dans les deux épidermes de chacune des divisions du calice et du calicule, et on en trouve aussi, mais relativement plus petits, dans les pétales.

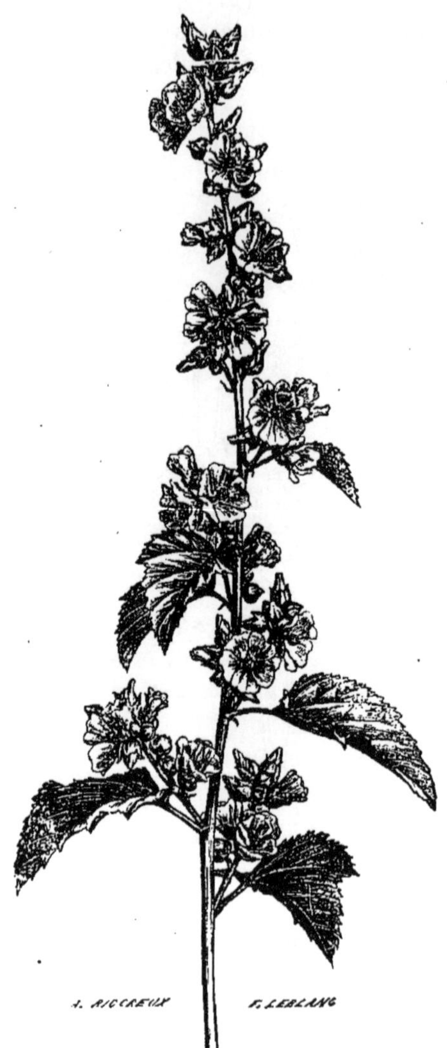

Fig. 58. — Sommité de Guimauve officinale.

Usages. — Les feuilles de Mauve sont surtout utilisées en bains émollients ou en cataplasmes; les fleurs sont employées comme béchiques et pectorales en infusion. Elles font partie des *Quatre fleurs pectorales*.

FEUILLES, FLEURS ET SOUCHE DE GUIMAUVE

Origine. — Ces trois drogues proviennent de la Guimauve officinale (*Althæa officinalis*) (fig. 58), plante vivace croissant en Europe dans les prairies humides, au voisinage des marais.

Caractères extérieurs. — Les *Feuilles*, de couleur vert grisâtre, tomenteuses, ont un limbe le plus souvent trilobé; à l'état frais, elles sont molles et douces au toucher, mais, une fois desséchées, elles sont très cassantes ; dépourvues d'odeur, elles ont une saveur mucilagineuse.

Les *Fleurs* présentent un calicule à 7 ou 9 divisions étroites linéaires, un calice à 3 lobes et une corolle à 5 pétales, d'un blanc sale.

La *Souche* se récolte à la fin de la deuxième année; dans les pharmacies, elle est mondée de sa portion externe gris jaunâtre et se présente alors en morceaux blanchâtres, longs de 15 à 20 centimètres, plus ou moins ridés longitudinalement et portant des cicatrices jaunâtres qui sont les vestiges des points d'insertion des radicelles. La cassure est nette au centre, fibreuse sur les bords (fibres libériennes); odeur faible, spéciale; saveur mucilagineuse.

Caractères microscopiques. — La feuille de Guimauve a la même structure que celle de Mauve, mais on y trouve très peu de cellules mucilagineuses exclusivement localisées dans les deux épidermes et à la périphérie du pétiole.

La fleur ne renferme que quelques éléments mucilagineux dans

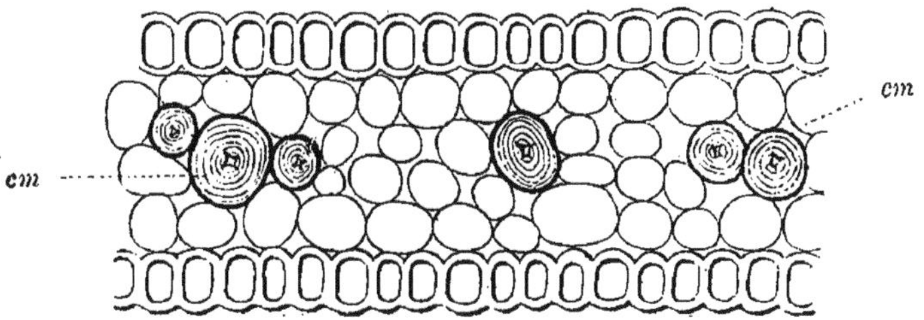

Fig. 59. — Coupe d'un pétale de Guimauve (Hérail).

l'épiderme inférieur du calice; mais en revanche, les pétales possèdent, entre les deux épidermes, un très grand nombre d'éléments mucilagineux, isolés ou le plus souvent groupés par deux ou trois, dont les dimensions longitudinales sont vraiment remarquables (fig. 59, *cm*).

La souche, âgée de deux ans, époque à laquelle se fait habituellement la récolte pour l'usage médical, présente la structure suivante : à la périphérie, se trouve un suber très développé, et immédiatement au-dessous de lui, une première rangée de réservoirs à mucilage, de forme et de dimension très variables. Ce premier cercle est généralement accompagné de deux ou trois autres cercles de réservoirs à mucilage, moins nombreux, moins grands, moins aplatis que les précédents, tous situés dans le parenchyme cortical secondaire. Le parenchyme du liber secondaire renferme une foule de cellules à mucilage, disposées sans ordre apparent entre les massifs de fibres qui caractérisent le liber stratifié des Malvacées. On trouve encore des cellules à mucilage, mais en moins grand nombre, dans le parenchyme ligneux, très riche en amidon et en macles d'oxalate de chaux. Au centre, une moelle ou non, suivant que la coupe porte dans la portion de la souche qui présente la structure de la tige ou dans celle qui présente la structure de la racine. De la disposition des éléments à mucilage découle cette application qu'il faut se garder de racler trop fortement la souche pour la blanchir, sous peine d'enlever la plus grande partie des principes émollients.

Composition chimique. — La souche renferme du mucilage (25 p. 100), de l'amidon en proportion plus forte, de la pectine, du sucre, du tanin et de l'asparagine.

Usages. — Ces trois drogues, surtout la souche, ont des propriétés émollientes et adoucissantes dues au mucilage qu'elles renferment. La souche est utilisée en décoctions émollientes, en lavements et en gargarismes. Elle sert souvent de hochet pour les jeunes enfants. Réduite en poudre, elle sert à isoler les pilules et est assez employée dans la médecine vétérinaire.

Les feuilles servent à préparer des cataplasmes adoucissants et les fleurs sont employées en infusion, comme pectorales ; elles font partie des *Quatre fleurs pectorales*.

FLEURS DE TILLEUL

Origine. — Les *Fleurs de Tilleul* sont fournies par le Tilleul sauvage (*Tilia sylvestris*) et par le Tilleul de Hollande (*T. platyphylla*) qui croissent à l'état sauvage dans les forêts de l'Europe et sont fréquemment cultivés dans nos jardins et sur nos promenades.

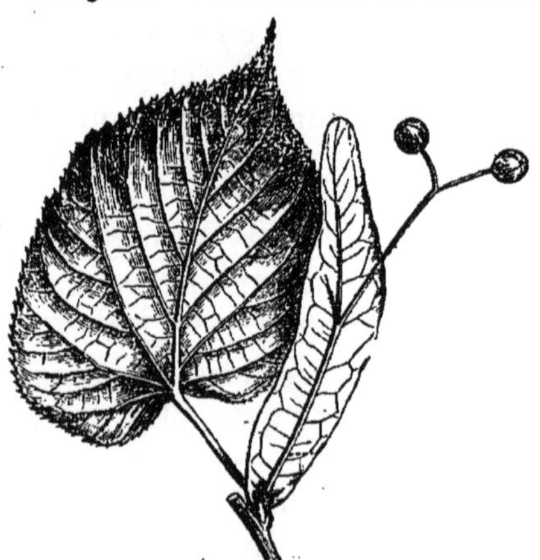

Fig. 60. — Feuille et bractée de Tilleul.

Caractères extérieurs. — Les fleurs sont récoltées en juillet-août et desséchées avec leur bractée. Celle-ci a la forme d'une languette mince, coriace, très allongée, de 3 à 5 centimètres de longueur, terminée en pointe mousse (fig. 60). Elle est colorée en jaune doré un peu terne et parcourue dans sa longueur par une nervure médiane très saillante, d'où partent des nervures de deuxième et troisième ordre formant un réseau peu proéminent. Vers le milieu de la face supérieure de la bractée, l'axe de l'inflorescence, qui était confondu avec la nervure médiane, se détache et porte à son extrémité une grappe de fleurs à différents états de développement. La fleur comprend un calice de 5 sépales libres, ovales, manquant dans la fleur complètement épanouie, en raison de leur caducité ; une corolle à 5 pétales ; des étamines en nombre indéfini, complètement libres ou unies à leur base en 5 faisceaux ; un ovaire à 5 loges donnant un akène, par disparition des cloisons.

Les fleurs de Tilleul ont une odeur agréable se perdant un peu par la dessiccation ; leur saveur est mucilagineuse et un peu sucrée.

Caractères microscopiques. — La bractée est exclusivement

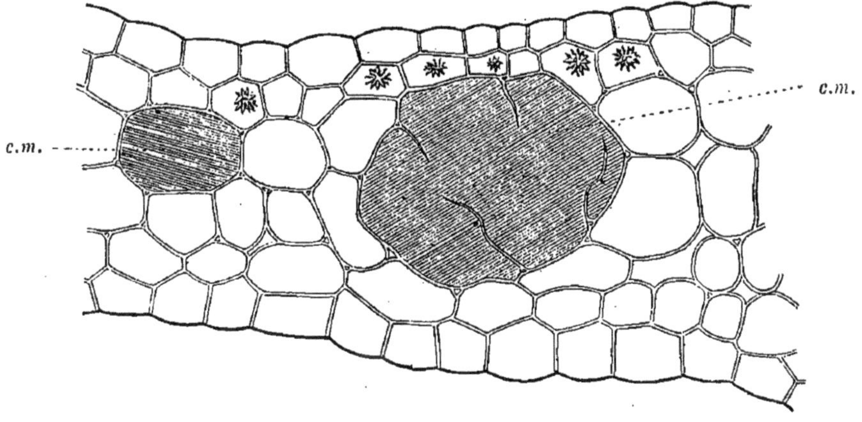

Fig. 61. — Coupe de la bractée du Tilleul (Hérail).

parenchymateuse et contient des réservoirs à mucilage plus ou moins volumineux (fig. 61, *c.m.*).

Composition chimique. — Fraîches, elles renferment une huile essentielle mal connue, et contiennent en outre du tanin, beaucoup de mucilage et du sucre.

Usages. — Les fleurs de Tilleul sont émollientes par leur mucilage ; calmantes, antispasmodiques et un peu diaphorétiques grâce à leur huile essentielle. L'infusion (10 grammes par litre d'eau bouillante) s'emploie fréquemment dans les indispositions légères provenant d'un refroidissement, d'une indigestion, de la migraine, etc. A l'extérieur, la décoction est utilisée en bains calmants. Enfin, elles servent à préparer l'*Hydrolat de Tilleul*, qui sert de véhicule à beaucoup de potions.

BOURRACHE

Origine. — La *Bourrache* (*Borrago officinalis*) est une plante annuelle de la famille des Borraginées, originaire d'Orient, commune en Europe dans les décombres, sur les bords des chemins. On utilise, en médecine, les feuilles et les fleurs.

Caractères extérieurs. — Les feuilles sont pétiolées (feuilles de la base) ou sessiles, semi-amplexicaules (feuilles supérieures), couvertes de poils rudes fixés sur des proéminences en forme de verrues, à nervures secondaires saillantes.

Les fleurs (fig. 62), bleues ou roses, sont régulières, rotacées, à tube court, portant 5 appendices échancrés, dressés (*ec*); les étamines ont les anthères dressées, conniventes, et sont portées sur un filet muni d'un appendice violet (*a*).

Composition chimique. — La Bourrache contient dans toutes ses parties du mucilage, de la résine, des sels alcalins, surtout du nitrate de potasse.

Usages. — Les feuilles sont utilisées comme émollientes et diurétiques. Mais on emploie surtout les fleurs comme pectorales et sudorifiques. On leur substitue souvent, ce qui n'a d'ailleurs aucun inconvénient au point de vue thérapeutique, les fleurs d'autres Borraginées et notamment celles de Buglosse (*Anchusa officinalis*) et celles de Vipérine (*Echium vulgare*).

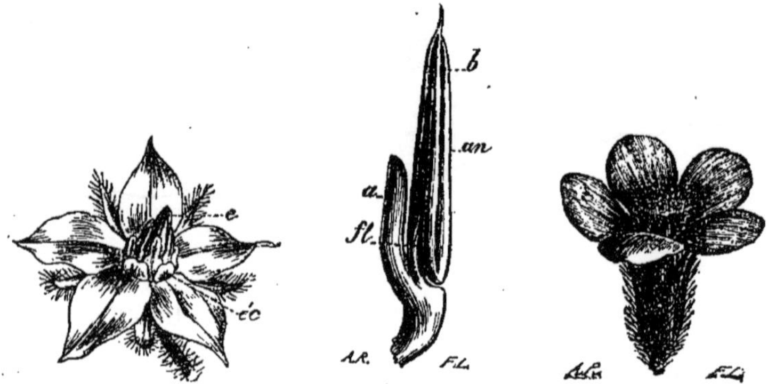

Fig. 62. — Fleur et étamine de Bourrache. Fig. 63. — Fleur de Buglosse.

Les fleurs de Buglosse (fig. 63) ont une corolle *tubuleuse* et non rotacée ; la gorge est munie de 5 appendices ; les étamines sont *incluses*, non *conniventes*, à filets simples. Celles de Vipérine sont irrégulières, infundibuliformes, à gorge nue; leurs étamines sont inégales, souvent *saillantes*.

RACINE DE GRANDE CONSOUDE

Origine. — C'est la racine de la Consoude officinale (*Symphitum officinale*) (fig. 64), plante vivace de la famille des Borraginées, commune dans les prairies humides de l'Europe. Le nom de Consoude lui vient de ce qu'on lui attribuait la propriété de cicatriser, de *consolider* les plaies; on y ajouta le qualificatif de *grande*, pour la distinguer d'autres plantes qui portaient aussi le nom de Consoude.

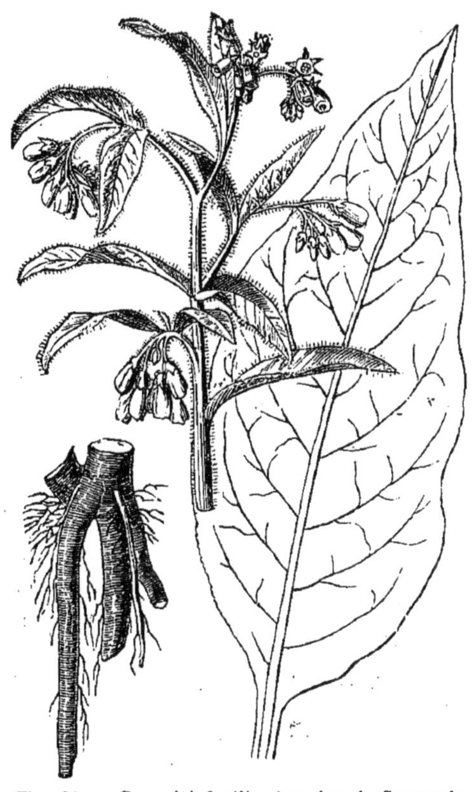

Fig. 64. — Sommité, feuille et racine de Consoude.

Caractères extérieurs. — Cette racine se présente, dans le commerce, en tronçons longs de 3 à 5 centimètres, à surface extérieure gris noirâtre ou noire, fortement sillonnée de stries longitudinales assez profondes. La section transversale montre au-dessous d'une sorte d'enveloppe noire, mince, de nature subéreuse, un tissu blanchâtre mat, d'apparence cornée, dans lequel on distingue une région centrale et une région périphérique, nettement séparées par une ligne bien apparente qui n'est autre chose que l'assise cambiale. Les tronçons appartenant au rhizome sont toujours pourvus d'une moelle qui manque dans ceux qui sont d'origine radiculaire. La racine de Consoude a une saveur mucilagineuse, faiblement astringente et une odeur à peu près nulle.

Composition chimique. — Elle renferme beaucoup de mucilage et une petite quantité de tanin et d'acide gallique.

Usages. — La racine de Consoude est employée comme émolliente et béchique et est réputée faiblement astringente. Elle fait la base du *sirop de Consoude*, mais peut aussi être administrée en décoction (30 p. 1000) dans les diarrhées légères. Quant aux propriétés antihémorragiques qu'on lui attribuait autrefois, elles n'existent pas.

FLEURS DE VIOLETTE

Origine. — Les *Fleurs de Violettes* utilisées en pharmacie sont fournies par la *Violette odorante* (*Viola odorata*) (fig. 65), petite plante de la famille des Violacées qui croît dans les bois, sur les bords des haies, dans les endroits abrités, et qu'on cultive dans tous les jardins.

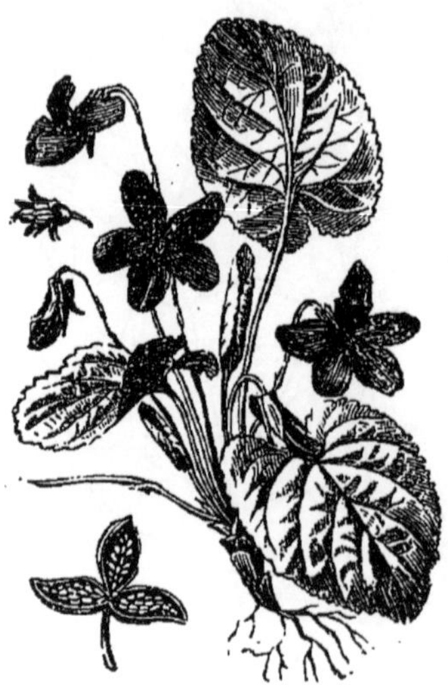

Fig. 65. — *Viola odorata.*

Caractères extérieurs. — Ces fleurs desséchées ont une teinte générale bleu grisâtre, et elles sont facilement reconnaissables à ce que l'un des pétales est émarginé, échancré et prolongé à la base en un éperon creux, à peine plus long que le calice.

Composition chimique. — Les fleurs de Violette renferment du mucilage, une matière colorante très altérable et une faible proportion d'un alcaloïde amer et émétique, la *Violine*, beaucoup plus abondante dans les parties souterraines.

Usages. — Elles ont la réputation d'être émollientes et sudorifiques; on administre souvent l'infusion chaude dans les bronchites et les fièvres éruptives au début. Elles passent aussi pour être laxatives et s'emploient dans la médecine des enfants sous forme de sirop. Elles font partie des *Quatre fleurs pectorales.*

Par l'enfleurage, on en extrait une essence pour la parfumerie.

La matière colorante rougit par les acides et verdit par les alcalis; aussi le sirop de Violettes est-il fréquemment employé dans les laboratoires de chimie comme réactif des alcalis. Les sirops artificiels ne verdissent pas, ce qui permet de reconnaître facilement la falsification.

Les racines sont nettement vomitives à la façon de l'Ipéca, à la dose de 2 à 4 grammes, soit en poudre, soit en infusion. Ce médicament peut remplacer avantageusement l'émétique chez les enfants et les vieillards.

JUJUBES

Origine. — Les *Jujubes* sont les fruits du Jujubier commun (*Zizyphus vulgaris*) (fig. 66), arbre de 5 à 7 mètres de hauteur, de la famille des Rhamnées, originaire de Syrie, cultivé dans toute la région méditerranéenne. L'Italie et la Provence fournissent une grande partie des Jujubes employées en pharmacie.

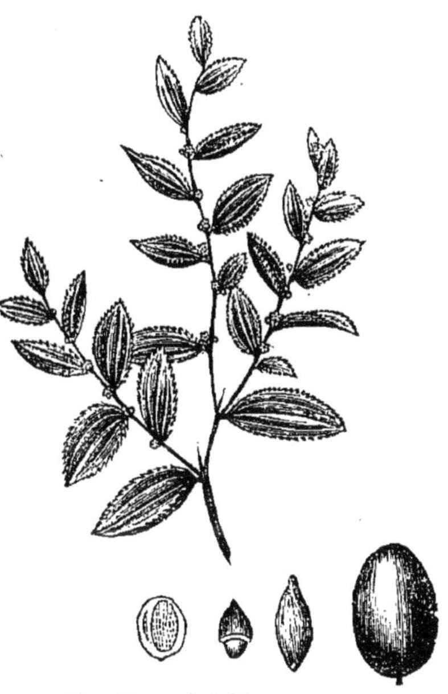

Fig. 66. — Jujubier commun.

Caractères extérieurs. — La Jujube est une drupe à deux loges ou à une, ovoïde ou oblongue, grosse comme une olive, pourvue d'une enveloppe rouge ou brunâtre, mince, luisante, fortement ridée quand le fruit est desséché. Au-dessous, se trouve une pulpe sucrée, mucilagineuse, jaune ou brunâtre; au centre existe un noyau oblong, renfermant une seule graine. Lorsqu'elles sont vieilles, les Jujubes se dessèchent presque complètement et doivent être rejetées; il faut donc les choisir molles et pulpeuses.

Composition chimique. — Les Jujubes renferment du mucilage, du sucre, des sels organiques (malates, tartrates, etc.) et un acide cristallisable, appelé *acide zizyphique* par Latour.

Usages. — Le sucre et le mucilage dont elles sont pourvues les fait rechercher comme émollientes et béchiques. Elles font partie des *Quatre fruits pectoraux* et forment la base de la *Pâte de Jujubes*, qui le plus souvent est uniquement préparée avec de la gomme et du sucre. Dans le Midi de la France, on les mange à l'état frais; elles ont alors une chair ferme et une saveur très appréciée.

Le *Zizyphus Lotus* de l'Afrique du Nord, le Z. *Jujuba* de l'Inde et de la Chine donnent des fruits qui sont employés, dans leurs pays respectifs, aux mêmes usages que la Jujube ordinaire.

FLEURS DE SUREAU

Origine. — Ce sont les fleurs du Sureau commun ou Sureau noir (*Sambucus nigra*), arbre de la famille des Caprifoliacées, répandu dans toute l'Europe et cultivé dans les jardins; il fleurit en juin et fructifie en septembre; son fruit est une baie noire, à suc rouge pourpre.

Caractères extérieurs. — Les fleurs se rencontrent tantôt en inflorescences entières, en corymbes (fig. 67), tantôt isolées. Pour

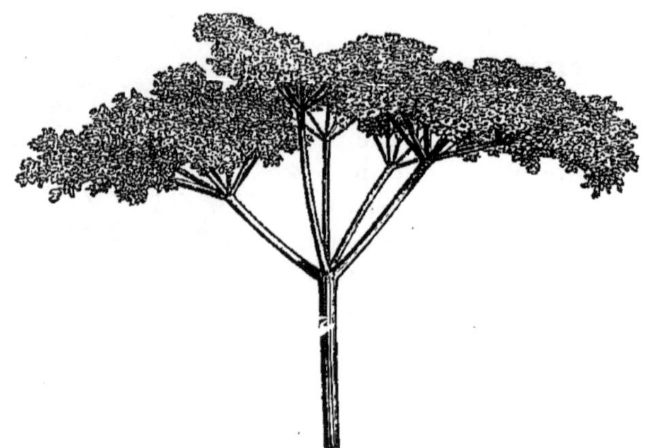

Fig. 67. — Inflorescence du Sureau commun (*Sambucus nigra*).

les obtenir en ce dernier état, on abandonne les corymbes en tas pendant quelques heures, les corolles ne tardent pas à se détacher et on les sépare des pédoncules en passant la masse à travers un tamis. Desséchées, les fleurs ont une coloration jaune. A l'état frais, elles exhalent une odeur forte et désagréable qui s'atténue par la dessiccation et devient agréable, rappelant un peu celle de l'extrait noir de Réglisse; leur saveur est mucilagineuse.

Composition chimique. — Les fleurs de Sureau renferment du mucilage, une huile volatile très odorante, une résine, du tanin.

Usages. — Fraîches, ces fleurs sont légèrement purgatives;

sèches, elles sont employées comme sudorifiques et émollientes: à l'extérieur, en pédiluves, fumigations, lotions, bains émollients, collyres; à l'intérieur, en décoction (20 à 30 p. 500) comme purgatives, en infusion (2 à 10 p. 1000) comme sudorifiques.

FLEURS DE BOUILLON-BLANC

Origine. — Les *Fleurs de Bouillon-blanc* sont les fleurs du *Verbascum thapsus* (fig. 68), plante bisannuelle de la famille des Scrofulariacées, très commune sur les bords des chemins, dans les lieux arides et incultes. Cette espèce est souvent remplacée, sans aucun inconvénient d'ailleurs, par les espèces voisines : *Verbascum thapsiforme*, *V. phlomoides*, *V. blattaria*, etc.

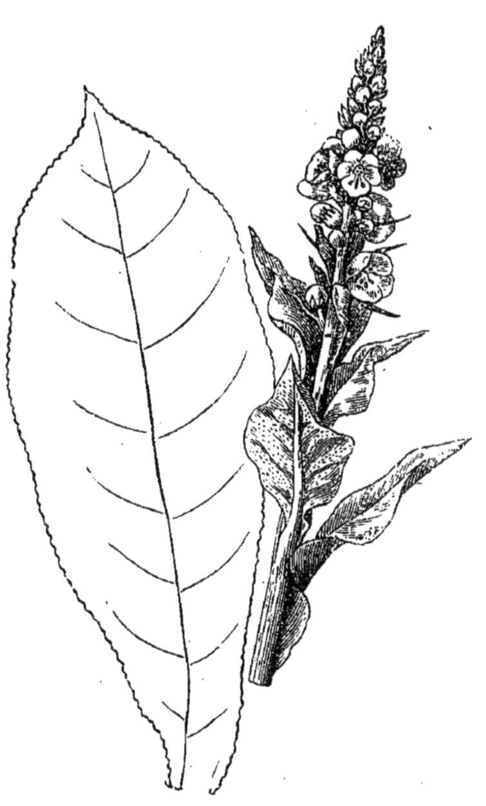

Fig. 68. — Bouillon-blanc.

Caractères extérieurs. — Les fleurs de Bouillon-blanc (fig. 69), se présentent dans le commerce isolées, ordinairement bien conservées, et privées de leur calice. La corolle est jaune d'or, gamopétale, découpée sur ses bords en 5 lobes profonds, un peu inégaux. Elle craint l'humidité, et si on ne l'a point conservée dans un lieu bien sec, sa couleur est brune ou noirâtre. La gorge de cette corolle porte 5 étamines inégales (*e*, *e'*), dont les filets de 3 d'entre elles (*e'*) sont recouverts de poils très longs formant un épais duvet roux. L'odeur est douce et mielleuse; la saveur est douceâtre et mucilagineuse.

Composition chimique. — Ces fleurs renferment une huile essentielle jaunâtre, de la résine, du sucre, et une forte proportion de mucilage.

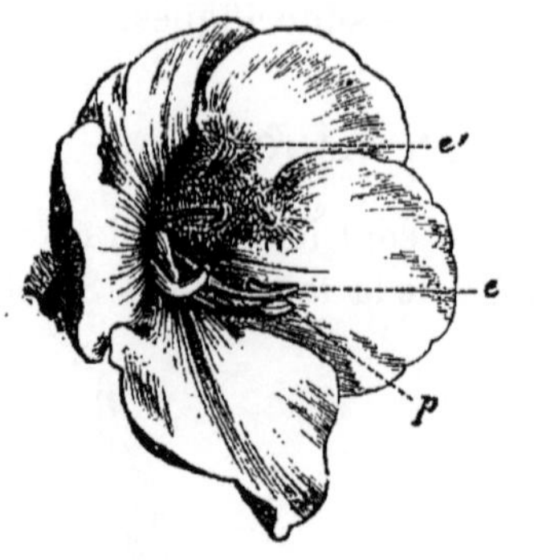

Fig. 69. — Fleur de la Molène Bouillon-blanc (*Verbascum thapsus*), à corolle faiblement irrégulière ; *e*, deux étamines inférieures plus longues que les trois supérieures *e'* qui sont chargées de poils.

Usages. — Elles possèdent des propriétés émollientes et pectorales ; on les emploie en infusion (5 p. 1000) dans les bronchites et les affections intestinales. Il faut passer avec soin l'infusion pour éviter la présence des poils des étamines qui irriteraient la gorge et provoqueraient la toux qu'on veut prévenir.

2. — Mucilages mixtes.

Les mucilages mixtes sont formés par l'association en proportions très inégales de mucilage cellulosique et de mucilage pectosique ; en effet, ils se teignent à la fois par les colorants basiques et notamment par le rouge de ruthénium, et par les colorants acides, tels que la benzoazurine, surtout après l'action de la potasse caustique. Tantôt le mucilage cellulosique y domine et les rapproche des mucilages simples cellulosiques dont ils partagent les propriétés physiques ; c'est le cas notamment pour le mucilage de la graine de Coing, pour celui des graines de Crucifères (*Sinapis*) ; tantôt, au contraire, les mucilages pectosiques dominent et la proportion de cellulose demeure faible : ce cas se présente dans le Carragaën, dans les graines de divers Plantains et surtout dans la graine de Lin.

GRAINES DE LIN

Origine. — Les *Graines de Lin* sont fournies par le Lin commun (*Linum usitatissimum*) (fig. 70), plante annuelle de la famille des Linacées qui est peut-être originaire du Caucase ; elle est aujourd'hui cultivée en grand pour ses fibres et ses graines, dans un certain nombre de contrées, notamment en Russie, en Belgique, en Angleterre, en Suède, en Égypte, dans l'Amérique du Nord. Certains pays la cultivent exclusivement pour la graine : tels sont la Turquie d'Europe, la Turquie d'Asie et la Transylvanie.

Caractères extérieurs. — Ils sont assez particuliers : la graine de Lin se reconnaît aisément à sa teinte brune, luisante ; elle est ovale, comprimée latéralement, allongée, arrondie à une extrémité, appointie à l'extrémité opposée. Les téguments peu résistants recouvrent un albumen huileux, assez mince, entourant les deux cotylédons. Plongée dans l'eau et surtout dans l'eau chaude, la graine se recouvre presque immédiatement d'un mucilage abondant; réduite en poudre, elle possède une odeur huileuse; la saveur est à la fois douce, mucilagineuse et huileuse.

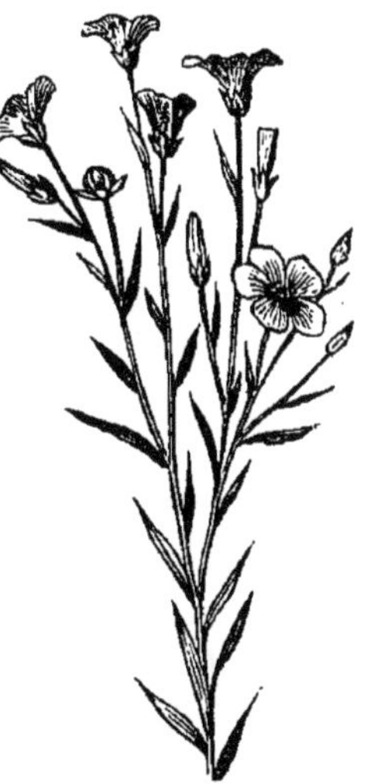

Fig. 70. — Sommité du Lin commun.

Caractères microscopiques. — On trouve à l'extérieur une assise de grandes cellules (*a.m.*, fig. 71) un peu plus longues que larges dont l'étude des membranes constitutives présente un grand intérêt. Cette étude doit se faire sur des coupes traitées par le sous-acétate de plomb et les réactifs colorants des mucilages. On voit alors (fig. 72) que les parois interne et latérales sont minces; la paroi interne est subérifiée en totalité, tandis que les parois latérales (*m.l.*) le sont seulement sur une petite portion, jusqu'au point *a*; le restant des parois latérales est plissé. La membrane externe présente deux zones : 1° une *zone externe* (*m.e.*) qui se subdivise en deux couches : une mince couche superficielle cutinisée se colorant en jaune par l'acide phosphorique iodé, et une couche un peu plus épaisse qui se colore en bleu par le même réactif; cette zone externe ne donne jamais naissance

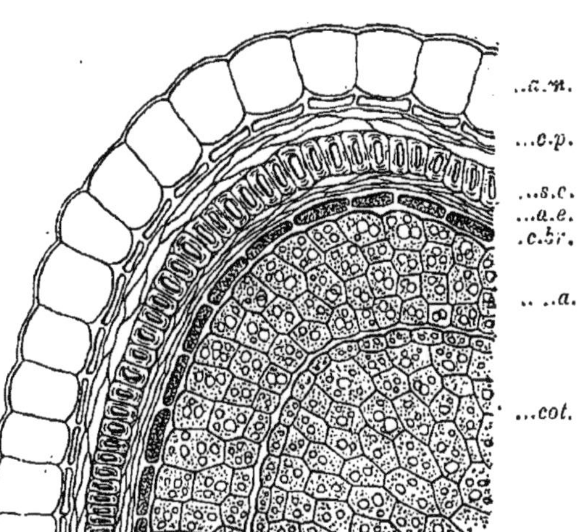

Fig. 71. — Coupe de la graine de Lin.

au mucilage; 2° une *zone interne* (*s.m.*) située au-dessous de la précédente, formée de strates nombreuses qui viennent toutes converger vers un même point de la paroi radiale, en *a*; les strates externes ressemblent à des portiques, les strates moyennes sont arciformes et les strates internes ont l'aspect d'accents circonflexes. Ces strates remplissent complètement la cavité de la cellule. Les réactifs colorants montrent que ces différentes strates se composent de mucilages pectosiques et cellulosiques; les strates les plus externes sont riches en pectose; les strates moyennes en contiennent encore, mais sont plus riches en cellulose. Quand on plonge la graine dans l'eau, ces strates donnent du mucilage qui s'échappe au dehors en brisant la zone externe.

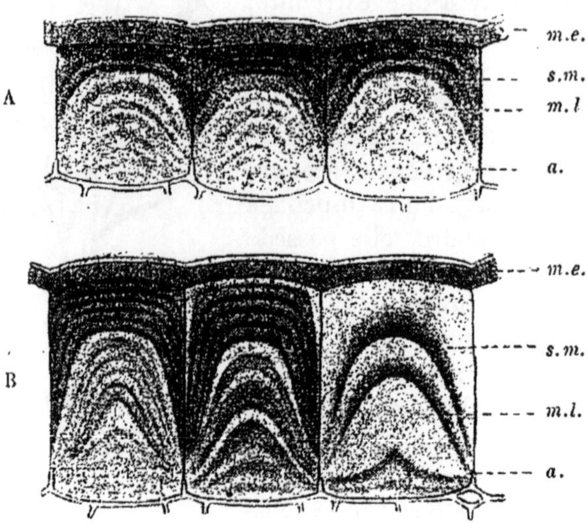

Fig. 72. — Cellules de l'assise à mucilage de la graine de Lin : A, dans un milieu privé d'eau ; B, dans un milieu légèrement aqueux ; les strates mucilagineuses (*s.m.*) commencent à se dissoudre (d'après L. Mangin).

Au-dessous de cette assise épidermique, vient une couche composée de deux assises de cellules parenchymateuses à parois minces (*c.p.*, fig. 71); elles constituent, avec l'assise à mucilage, le tégument externe de la graine. Le tégument interne comprend : 1° une couche de cellules scléreuses plus longues que larges (*s.c.*); 2° des cellules écrasées et réduites à leur membrane, disposées sur deux ou trois rangées (*a.e.*); 3° une couche de cellules rectangulaires, aplaties, remplies d'une matière brune (*c.br.*); c'est cette assise qui, par transparence, communique à la graine sa couleur brune. Au-dessous du tégument interne, on trouve le tissu de l'albumen (*al.*) et des cotylédons (*cot.*), dont les cellules renferment de l'aleurone et des globules d'huile fixe.

Composition chimique. — La graine de Lin renferme 17 à

20 p. 100 d'huile fixe que nous étudierons plus tard (Voy. *Matières grasses*), du mucilage, de la gomme, une faible quantité de tanin et une grande proportion d'aleurone.

Usages. — Les graines de Lin entières, ingérées en cet état, sont employées contre la dyspepsie et la constipation ; on choisit pour cet usage la graine de Lin de Sicile qu'on trie et qu'on aromatise à l'essence d'Anis. On les prescrit aussi sous forme d'infusion (10 p. 1000), en boisson émolliente et rafraîchissante contre les inflammations du tube digestif.

Pulvérisées, elles constituent la *Farine de Lin* qui sert à préparer des cataplasmes émollients, dont on supprime certains inconvénients en faisant usage d'eau boriquée dans leur préparation.

CARRAGAËN

Origine. — Le *Carragaën*, aussi appelé *Mousse perlée*, *Mousse d'Irlande*, *Lichen blanc*, est constitué par le thalle desséché d'une Algue Floridée de la famille des Gigartinacées, le *Chondrus crispus* [*Ch. polymorphus* (fig. 73), *Sphærococcus crispus*]; cette espèce est répandue sur les côtes de l'Atlantique, depuis les Açores jusqu'au cercle polaire arctique, et abonde aussi sur les rivages de l'Amérique du Nord. Elle présente beaucoup de variétés, basées sur l'aspect ou le nombre des divisions du thalle et sur la largeur relative de ce dernier.

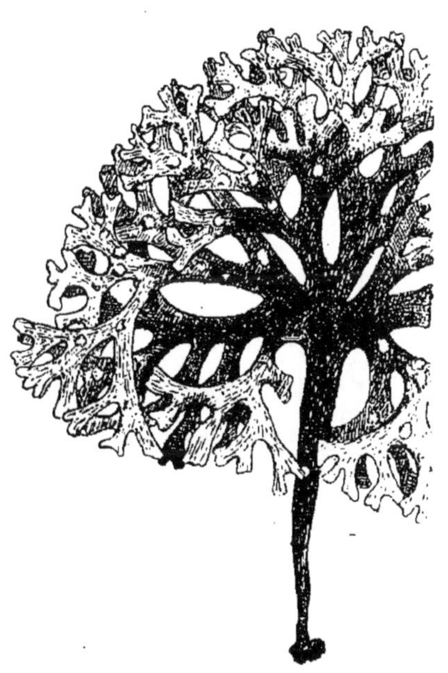

Fig. 73. — *Chondrus polymorphus*, Lamx.

Caractères extérieurs. — Le Carragaën se montre, dans le commerce, sous forme de lames sèches, cornées ou cartilagineuses, semi-translucides, et de couleur blanc jaunâtre. Simples à la base, ces lames se divisent par dichotomie en expansions membraneuses, larges ou étroites, dont les dernières divisions, souvent cunéiformes, sont plus ou moins segmentées et crispées sur les bords. La face supérieure des divisions offre parfois de petites masses arrondies et creuses, formées par les appareils de la reproduction. Le Carragaën a une odeur faible, un peu marine; une saveur saline, mucilagineuse; il se gonfle beaucoup dans l'eau froide, se dissout presque complètement dans l'eau bouillante et donne une gelée par refroidissement.

Composition chimique. — Il renferme une forte proportion (79 p. 100 environ) de mucilage mixte, avec prédominance de pectose, un peu d'iode et 15 à 16 p. 100 de matières minérales où dominent les sulfates de sodium et de calcium.

Usages. — Le Carragaën est employé comme pectoral à cause de son mucilage; on en fait aussi des tisanes émollientes utiles dans la diarrhée, et des gelées analeptiques. Il fait la base des *Cataplasmes de Lelièvre*, qui sont formés par de la ouate imprégnée de mucilage de Carragaën, puis desséchée et fortement comprimée.

SEMENCES DE COING

Origine. — Ces semences sont fournies par le fruit du Cognassier (*Cydonia vulgaris*), petit arbre de la famille des Rosacées, originaire de l'Asie occidentale et spontané aujourd'hui dans toute la région méditerranéenne.

Caractères extérieurs. — Les semences de Coing sont d'ordinaire réunies entre elles par une matière mucilagineuse desséchée, de sorte qu'elles forment des masses arrondies ou ovoïdes plus ou moins volumineuses. Chaque graine considérée séparément est de couleur brune, ovoïde et triangulaire, aplatie par pression réciproque; elle est arquée sur sa face externe et présente sur la face interne un raphé qui s'étend de la base au sommet; celui-ci est appointi en bec. Odeur nulle; saveur mucilagineuse, un peu amère dans l'amande.

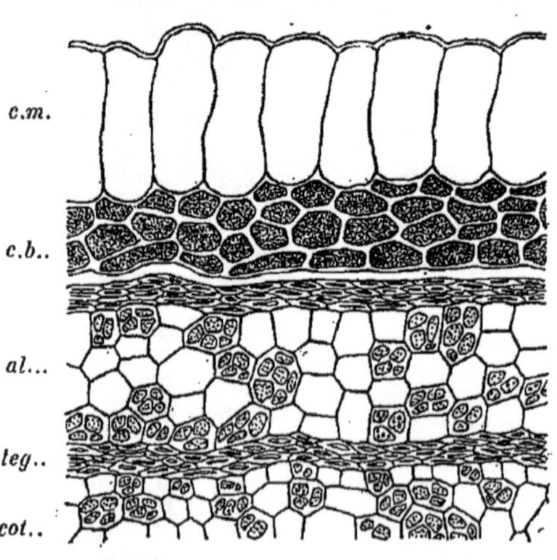

Fig. 74. — Coupe de la graine de Coing

Caractères anatomiques. — La couche externe du tégument comprend une rangée de cellules cubiques, allongées radialement, régulièrement disposées en palissade et munies de parois minces (*c.m.*, fig. 74). Au contact de l'eau, elles s'allongent considérablement par suite du gonflement du mucilage qu'elles renferment. Au-dessous, existent plusieurs rangées de cellules irrégulières, à contenu brunâtre (*c.b.*). Sous le tégument, on observe une couche d'albumen (*al.*) réduite à 4 ou 5 assises de cellules polygonales, séparée des cotylédons (*cot.*) par une enveloppe de cellules très aplaties (*teg.*). Le contenu des cellules de l'albumen et des cotylédons est constitué par des globules d'huile et de gros grains d'aleurone pourvus chacun de nombreux globoïdes très petits.

Composition chimique. — Les semences de Coing renferment environ 20 p. 100 de mucilage identique à celui de la graine de Lin, une notable proportion de sels de chaux et des matières albuminoïdes.

Usages. — Ces graines donnent une décoction émolliente employée aux mêmes usages que celle de la graine de Lin. On les emploie aussi comme cosmétique. Par macération dans l'eau froide, elles donnent de l'essence d'Amandes amères.

GRAINES DE MOUTARDE BLANCHE

Origine. — La *Graine de Moutarde blanche* est fournie par le *Brassica alba*, plante annuelle de la famille des Crucifères, assez commune dans les terrains cultivés de l'Europe centrale et méridionale et qui s'étend du nord de l'Afrique jusqu'en Chine. Elle diffère du *Brassica nigra* par sa silique large, hérissée de poils et surmontée d'un bec asperme.

Caractères extérieurs. — Cette graine est jaunâtre, globuleuse, presque lisse, de 2 millimètres de diamètre environ. Le tégument recouvre une amande jaune constituée exclusivement par l'embryon. Mise dans l'eau froide, elle se gonfle et se recouvre d'un mucilage abondant. Triturée avec ce liquide, elle donne une émulsion jaunâtre, à saveur brûlante, mais dépourvue d'odeur piquante.

Caractères anatomiques. — A l'extérieur, une assise de cellules à mucilage (*c.m.*, fig. 75) ; au-dessous, deux assises de cellules polyédriques (*a.p.*), irrégulières, puis une assise de cellules épaissies en fer à cheval, la paroi externe seule n'étant pas épaissie (*c.i.*). Ces quatre assises de cellules représentent le tégument externe de l'ovule. Le tégument interne est représenté par une assise de cellules aplaties; puis vient l'*assise protéique* (*a.pr.*), avec des cellules renfermant une matière albuminoïde granuleuse, et enfin des cellules aplaties (*al.*), disposées en rangées de nombre variable, qui dérivent, comme l'assise protéique, de l'albumen ; enfin les cotylédons (*cot.*) formés de cellules polygonales renfermant de l'huile et de l'aleurone.

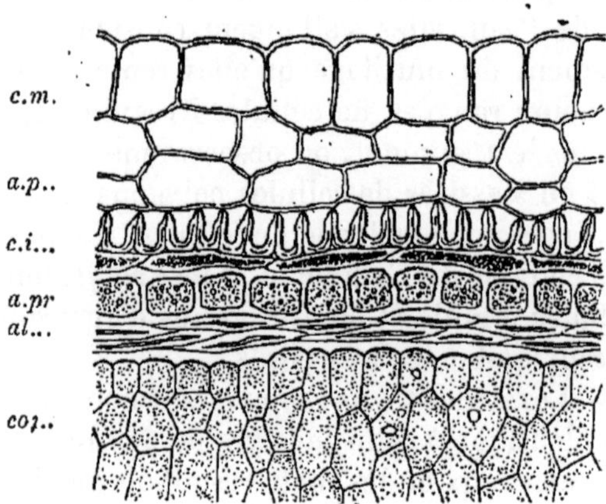

Fig. 75. — Coupe de la graine de Moutarde blanche.

Composition chimique. — Les graines de Moutarde blanche renferment : 25 p. 100 de mucilage; 22 p. 100 d'une huile fixe, douce, non siccative, congelable à — 17°,5 et constituée par un mélange de glycérides provenant des acides *bénostéarique*, *érucique* et *sinapoléique*. Elles renferment en outre de la *myrosine* et un glucoside, la *sinalbine*. Celui-ci donne par dédoublement, du glucose, du sulfate de sinapine et du *sulfocyanate d'orthoxybenzyle*.

Usages. — L'action rubéfiante de la Moutarde blanche est très peu marquée. Elle est employée entière comme stimulant du tube digestif et pour combattre la constipation opiniâtre; ses effets sont dus à son action irritante et surtout à la grande quantité de mucilage qu'elle fournit en présence de l'eau. On ne doit pas oublier toutefois qu'elle peut agir en sens inverse et occasionner des occlusions intestinales ou des appendicites, quand elle va se loger dans l'appendice cæcal, où sa présence peut être une cause d'inflammation.

3. — Mucilages indéterminés.

Il existe un certain nombre de mucilages qui ne rentrent dans aucune des catégories précédentes, car en employant les réactifs les plus divers il n'a pas encore été possible d'observer une élection de ces colorants. Ces mucilages, que l'on peut provisoirement qualifier d'*indéterminés*, se rencontrent dans l'albumen de certaines graines : Caroubier, Fenu-grec, etc.

GRAINES DE FENU-GREC

Origine. — Ce sont les semences du *Trigonella fœnum-græcum*, plante annuelle de la famille des Légumineuses, répandue dans toute la région méditerranéenne et que l'on cultive aujourd'hui dans toute la zone tempérée de l'ancien continent, et jusque dans l'Inde.

Caractères extérieurs. — Les graines de Fenu-grec sont rhomboïdales, jaunes, demi-transparentes; sur une des arêtes existe, au tiers environ de sa hauteur, une encoche très marquée se prolongeant sur chaque face en un sillon oblique dirigé suivant la diagonale du parallélogramme que figure grossièrement le profil de la graine. Le tégument, légèrement tuberculeux, est dur, coriace et difficile à séparer de l'embryon. Elles exhalent une odeur aromatique très forte rappelant celle du Mélilot; leur saveur est amère et aromatique.

Caractères anatomiques. — Ce qui est intéressant à signaler ici, c'est la présence, entre les téguments et l'embryon, d'un albumen formé de plusieurs assises de cellules polyédriques, renfermant une forte proportion d'un mucilage jusqu'ici indéterminé; au contact de l'eau, ce tissu se gonfle et se désagrège rapidement, par suite du gonflement du mucilage qui y est renfermé.

Composition chimique. — En outre du mucilage, les semences du Fenu-grec renferment de l'amidon, de l'huile grasse et, d'après Jahns, deux alcaloïdes : l'un appelé *Trigonelline*, et l'autre analogue à la *Choline*.

Usages. — Ces graines, jadis très employées comme émollientes, en injections vaginales et en cataplasmes, ne sont guère plus employées que pour l'engrais des bestiaux. Les Arabes leur attribuent des propriétés aphrodisiaques et les Mauresques en consomment fréquemment la farine pour prendre de l'embonpoint.

Parmi les autres substances à mucilage, peu usitées, au moins dans nos pays, nous citerons :

1° L'*Abutilon indicum*, arbuste de la famille des Malvacées, très commun dans l'Inde, dont les feuilles sont employées comme celles de la Mauve chez nous;

2° Le *Gombo* (*Hibiscus esculentus*), Malvacée originaire de l'Afrique tropicale, cultivée dans tous les pays chauds, dont la racine peut remplacer la racine de Guimauve et dont le fruit, à l'état vert, constitue un des aliments le plus communément employés dans l'Inde;

3° La *Pulmonaire* (*Pulmonaria officinalis*), dont les feuilles, à propriétés fort douteuses, sont simplement émollientes;

4° L'*Écorce d'Orme rouge* (*Ulmus fulva*), arbre de la famille des Urticacées qui vient au centre et au nord des États-Unis, ainsi qu'au Canada et qu'on utilise, réduite en poudre, soit en cataplasmes, soit pour faire des tisanes émollientes efficaces dans les dysenteries et les diarrhées, ou des gelées nourrissantes;

5° Les *Semences de Psyllium* fournies par une Plantaginée, le *Plantago Psyllium* (*Pucière, Herbe aux puces*), qu'on utilise comme adoucissantes et émollientes dans la diarrhée, la dysenterie, les catarrhes du rein, etc.;

6° Les *Semences d'Ispaghula* fournies par le *Plantago ispaghula*, plante de la famille des Plantaginées, qui croît aux Canaries, en Égypte, en Arabie, dans le nord-ouest de l'Inde, que l'on emploie communément dans toutes ces contrées contre la diarrhée chronique;

7° Les *Semences de Chia* provenant de plusieurs espèces américaines de *Salvia*, telles que *S. columbaria*, *S. urticæfolia*, *S. hispanica*, plantes de la famille des Labiées, utilisées au Mexique et dans la Californie pour préparer des boissons rafraîchissantes, des gargarismes émollients, des collyres, etc.;

8° La *Mousse de Ceylan* ou de *Jafna* (*Gracilaria lichenoides*), Algue-Floridée de la famille des Gigartinacées, dont on retire par ébullition et refroidissement le corps désigné dans le commerce sous le nom de *Gélose* ou d'*Agar-Agar*. Ce dernier serait aussi préparé au moyen de diverses espèces de *Gelidium*, *Ceramium*, *Porphyra*, *Euchema*, etc.; le plus estimé, celui de Singapore, est fourni par les *Euchema isiforme* et *E. spinosum*.

ARTICLE III. — GOMMES

Il n'y a pas, à proprement parler, de distinction précise entre les mucilages et les gommes. On peut diviser celles-ci en deux groupes : 1° Les *gommes vraies* ou *gommes proprement dites*, qui présentent exactement les mêmes réactions colorantes que les mucilages pectosiques; 2° les *gommes mixtes* renfermant en outre de la cellulose. Au premier groupe appartiennent les *gommes des Rosacées* (Abricotier, Amandier, Prunier, Cerisier, etc.); la gomme de la Vigne, du Tilleul, de l'Ailante ; la gomme des Acacias ou *gomme arabique*. Au second groupe appartient la *gomme adragante* qui se colore à la fois par le rouge de ruthénium d'une part et par les réactifs de la cellulose d'autre part.

GOMME ARABIQUE

Origine. — Sous ce nom général, nous groupons toutes les gommes fournies par les différentes espèces d'Acacias appelées *Gommiers* en raison de la propriété qu'elles ont de sécréter de la gomme On en connait un certain nombre dont les plus importantes sont :

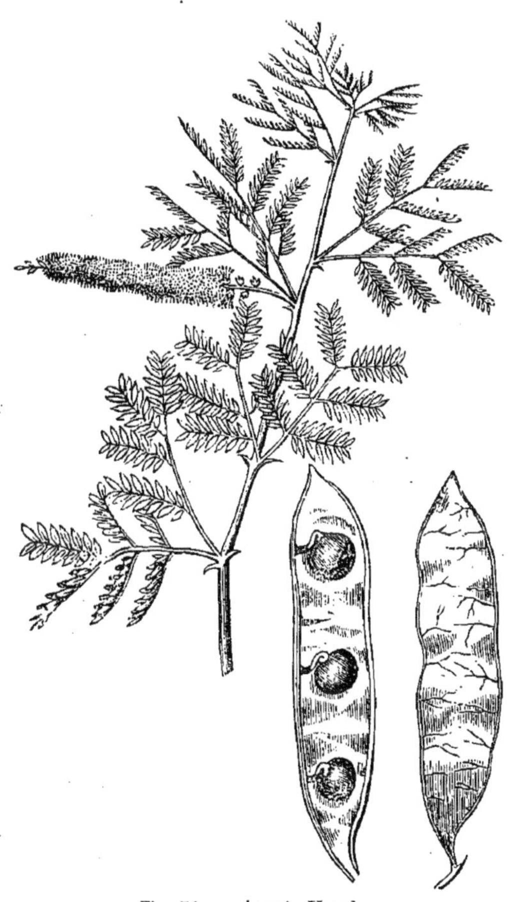

Fig. 76. — *Acacia Verek.*

1° L'*Acacia Verek* (*A. Senegal*) (fig. 76), petit arbre de 5 à 6 mètres de hauteur, qui s'étend depuis la Nubie jusqu'à la Sénégambie à travers le Soudan. Il fournit une grande partie des gommes du Sénégal et la totalité des belles gommes blanches qui proviennent du Kordofan et des contrées qui bordent le Nil supérieur;

2° L'*A. stenocarpa*, grand arbre qui habite le sud de la Nubie et de l'Abyssinie, et fournit la gomme de Souakim ;

3° L'*A. Seyal*, grand arbre qui croît dans le Sennaar et le sud de la Nubie. Fournit aussi la gomme de Souakim ;

4° L'*A. arabica* (*A. nilotica*) (fig. 77) qui comprend plusieurs variétés dont une croit au Sénégal et une autre dans la région du Nil. Donne la gomme de l'Inde;

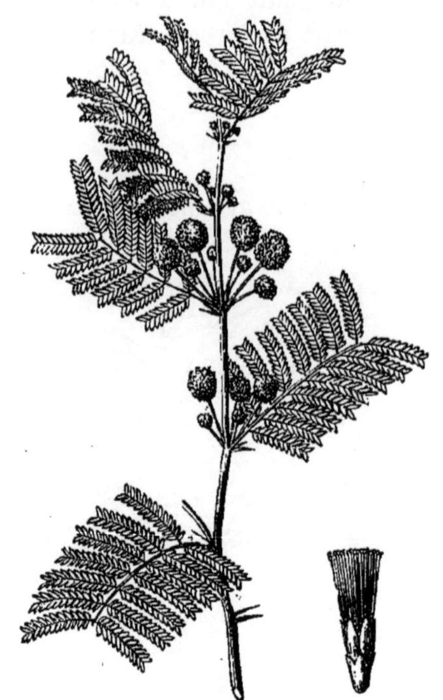

Fig. 77. — *Acacia nilotica.*

5° L'*A. horrida* (*A. capensis*) très communément répandu dans les déserts du sud de l'Afrique où il fournit la plus grande partie de la gomme qui arrive des régions du Cap;

6° Les *A. decurrens, dealbata, pycnantha, melanoxylon*, etc., qui croissent en Océanie et fournissent les gommes d'Australie. Ces espèces réussissent fort bien sur le littoral de Provence et en Algérie, où elles ont déjà donné de la gomme en quantité assez considérable.

En ce qui concerne la formation de la gomme, il résulte de nombreux mémoires qui ont été écrits à ce sujet, que ce serait un produit pathologique ; les tissus seraient atteints d'une affection particulière, la *gommose*, à la suite de laquelle les éléments de la membrane se transforment en matières solubles. Cette affection peut se produire dans toutes les parties de la plante. Elle apparait dès le début de la différenciation secondaire des tissus, atteint d'abord le cambium, puis le liber. Des altérations importantes se manifestent ensuite dans le bois, altérations consistant en des épaississements, localisés sur des plages plus ou moins étendues de cette partie des tissus. Puis le parenchyme cortical et les fibres péricycliques s'altèrent et présentent les réactions de la gomme. En dernier lieu, cette substance apparait dans les vaisseaux du bois. Quant aux lacunes à gomme, elles se forment plus tard dans l'écorce et le péricycle exclusivement; elles se produisent par un gonflement exagéré des parois cellulaires qui finissent par constituer une masse informe dans laquelle on retrouve de place en place les restes des cellules non complètement détruites.

Quant à la cause de cette maladie, elle est, en somme, assez mal expliquée jusqu'ici; mais, quoi qu'il en soit, elle peut être considérée comme endémique, car tous les Acacias gommiers en sont simultanément frappés dans un lieu donné.

L'exsudation de ce produit se fait naturellement à la suite de la saison pluvieuse; elle est facilitée par la dessiccation de la surface de l'écorce qui se fendille sous l'influence des vents chauds qui soufflent à cette époque. Néanmoins, dans certaines régions, on provoquerait l'écoulement en pratiquant des incisions sur le tronc et les branches. Quand le terrain a été desséché par les vents d'est, les collecteurs installent leur campement dans les forêts d'Acacias et enlèvent la gomme qui a exsudé, soit à la main, soit avec une longue perche munie à son extrémité d'un crochet de fer. L'exsudation est d'autant plus abondante que la chaleur est plus intense et que la saison sèche se prolonge davantage.

Caractères extérieurs. — Ces caractères varient suivant les sortes commerciales, dont les plus communément répandues sont les suivantes :

1° *Gommes du Sénégal.* — La plus estimée est celle du *Bas-fleuve* ou de *Podor*, dont la production paraît avoir lieu sur une zone qui borde le Sahara du côté de l'Algérie. Elle est presque exclusivement fournie par l'*Acacia Verek* qui forme des forêts plus ou moins vastes sur les bords du fleuve Sénégal. La traite de cette gomme commence à Dagana, à 167 kilomètres de la côte, et se termine à Matand, à 601 kilomètres, comprenant un parcours de 434 kilomètres.

Elle se présente en larmes blanches ou jaune pâle, dures, peu volumineuses, non friables, ovales ou vermiculées, ridées ou fendillées à l'extérieur, transparentes et vitreuses à l'intérieur, à cassure conchoïdale; la partie centrale est souvent vide. On y trouve aussi parfois, surtout dans les balles d'origine, de gros morceaux sphériques ou ovales pouvant atteindre le poids de 500 grammes; ils sont de couleur rougeâtre, moins secs et moins cassants.

La *Gomme du Haut-fleuve* ou de *Galam*, dont la traite commence à Bakel et se termine à Médine, à 1 150 kilomètres de la côte, se présente en morceaux irréguliers, anguleux, très friables, en général de couleur blanche, mais mêlés d'un grand nombre de morceaux appelés *Marrons* ou *Gomme lignirode*. Ces morceaux sont d'une couleur foncée noirâtre, opaques et raboteux à la surface.

Après achat ou échange contre diverses marchandises, dont la principale est la *guinée* (pièce de cotonnade bleue de 15 mètres de long sur $0^m,80$ de large), les gommes du Sénégal sont mises en balles de 80 kilogrammes environ et expédiées à Saint-Louis, puis sur Bordeaux, où elles subissent un triage plus complet, qui permet de les diviser en 7 ou 8 catégories : gomme grosse blanche, petite blanche, grosse blonde, petite blonde, blonde larmeuse, etc., selon l'usage auquel on les destine.

2° *Gommes du Soudan.* — La plus estimée est la *Gomme du Kordofan* ou *Gomme blanche du Sennaar*; elle se récolte principalement dans la province de Dejara au Kordofan, d'où elle est envoyée à Dabbeh, sur le Nil, pour être expédiée au Caire. Elle est aussi fournie par l'*A. Verek*, sur le tronc duquel elle exsude en masses que l'on enlève à coups de hache. Elle se présente en morceaux ovoïdes ou sphériques, rarement vermiculaires, de la grosseur d'une noisette, de couleur blanche, à cassure vitreuse et présentant à l'intérieur une grande quantité de fissures. C'est la sorte que l'on désignait autrefois dans le commerce sous le nom de *Gomme arabique*.

La *Gomme de Khartoum*, que l'on confond souvent avec la précédente, s'en distingue par sa consistance, par le volume plus considérable de ses fragments et par un aspect général moins uniformément blanc; elle est souvent mélangée d'une faible proportion de substances étrangères et de quelques débris ligneux; aussi la solution qu'on en obtient est-elle légèrement teintée en jaune.

3° *Gomme du Cap.* — Les fragments sont de petite dimension, et rappellent les uns l'aspect du mastic, les autres celui de la sandaraque; ils sont assez souvent mélangés d'impuretés ligneuses. Leur couleur est assez uniformément brune claire. Le caractère constant de ces gommes, indépendamment de leurs caractères extérieurs, est de fournir des mucilages très épais, peu colorés, et de dévier à droite le plan de polarisation.

4° *Gomme d'Australie.* — Cette gomme se présente en morceaux fortement colorés et de dimensions parfois considérables. La surface est assez profondément sillonnée et rugueuse, souvent recouverte d'une fine poussière; les uns affectent une forme presque globuleuse; les autres, allongés et amincis aux extrémités, sont souvent arqués; leur cassure est nette et vitreuse; la poudre est faiblement rougeâtre.

5° *Gomme du Brésil.* — Cette gomme, dont l'introduction sur le marché est relativement récente, présente des morceaux de dimensions très variables, les masses les plus volumineuses pouvant atteindre le poids de 500 grammes. Mais elle se compose principalement de fragments de 25 à 30 grammes, couleur d'ambre ou brun rougeâtre pour la plupart. Les uns, débris de masses plus grosses, sont de forme très irrégulière, à arêtes vives, anguleux; les autres au contraire, plus rares, sont en larmes arrondies; ils sont souvent mélangés de débris ligneux, attachés à la périphérie, ou encastrés dans la masse. Son odeur est nulle; sa saveur est fade et mucilagineuse.

Caractères physiques et chimiques. — Les gommes sont concrètes, incristallisables, incolores, parfois brunâtres, rougeâtres ou jaunâtres, de saveur à peu près nulle. Leur densité varie entre 1,50 et 1,60. Elles se dissolvent complètement dans l'eau et donnent un liquide épais, de saveur fade, à réaction nettement acide. Elles se dissolvent aussi dans l'alcool faible (2 p. d'alcool à 22°); mais cette solubilité diminue rapidement à mesure que le titre alcoolique s'élève; ainsi l'alcool à 40° n'en dissout déjà plus que 1/10e. Elles sont insolubles dans l'éther et les corps gras. En général, elles dévient à gauche le plan de polarisation; cependant les gommes du Cap et du Brésil sont dextrogyres. Traitées par l'acide azotique, elles donnent de l'acide mucique. Leur solution ne précipite pas par l'acétate neutre de plomb, mais précipite abondamment par l'acétate basique.

La gomme arabique est composée pour la plus grande partie et quelquefois même en totalité par un mélange de deux corps : l'*Arabine* ($C^{10}H^{18}O^{9}$) et la *Gummine* ($C^{12}H^{22}O^{11}$), unis l'un et l'autre à la chaux. L'arabine hydratée par l'action de l'acide sulfurique étendu donne un pentose, l'*Arabinose* ($C^{5}H^{10}O^{5}$) :

$$\underset{\text{Arabine.}}{C^{10}H^{18}O^{9}} + H^{2}O = \underset{\text{Arabinose.}}{2C^{5}H^{10}O^{5}}$$

L'arabine est donc l'anhydride condensé d'un pentose. La gummine, par le même mécanisme, se transforme en un hexose, le *Galactose* ($C^{6}H^{12}O^{6}$) :

$$\underset{\text{Gummine.}}{C^{12}H^{22}O^{11}} + H^{2}O = \underset{\text{Galactose.}}{2C^{6}H^{12}O^{6}}$$

La gummine est donc l'anhydride condensé d'un hexose. La gomme arabique est ainsi constituée par le mélange de deux anhydrides de sucre.

Dans quelles proportions les diverses gommes arabiques renferment-elles ces deux anhydrides? C'est ce qu'apprend le dosage de chacun d'eux. Pour doser l'anhydride du galactose, c'est-à-dire la gummine, on s'appuie sur la propriété que possède le galactose de donner par l'acide azotique une quantité déterminée d'acide mucique. Pour le dosage de l'anhydride de l'arabinose, c'est-à-dire de l'arabine, on utilise la propriété que possèdent les pentaglucoses de donner une proportion déterminée de furfurol quand on les soumet à la distillation en présence de l'acide chlorhydrique.

Voici quelles sont les proportions respectives de ces deux sucres dans les principales variétés de gomme arabique :

	Galactose.	Arabinose.
Gomme du Sénégal	26,29 p. 100	25,94 p. 100
— d'Arabie	30,66 —	27,14 —
— d'Aden	24,90 —	30,52 —
— des Indes	19,66 —	35,96 —
— du Brésil	1,63 —	80,70 —

On voit que la gomme du Brésil est extrêmement riche en arabine.

En ce qui concerne la coloration plus ou moins brune que présentent certaines gommes, M. Bourquelot a donné l'explication suivante : 1° toutes les gommes contiennent un ferment oxydant (oxydase), car en effet leur solution aqueuse colore en bleu la teinture de Gaïac, et, d'autre part, elles déterminent l'oxydation du pyrogallol et de plusieurs autres composés phénoliques : gaïacol (précipité rouge grenat), créosol (précipité jaune rougeâtre), naphtol-α (précipité bleu marine), etc. ; 2° la gomme, encore molle ou ramollie par l'humidité, peut se charger, au contact des parties mortifiées de l'écorce qu'elle traverse, d'une faible proportion de substance astringente, qui, sous l'influence du ferment oxydant, se colore en brun foncé et lui communique sa couleur. D'où cette conséquence, que toutes les fois que la gomme s'échappe en temps humide ou reste un certain temps dans les fissures de l'écorce, exposée à l'humidité, le produit est coloré. Ainsi s'explique ce fait que les gommes blanches viennent surtout des régions sèches et les gommes colorées des régions humides.

Falsifications et essai. — La gomme arabique renferme environ 20 à 22 p. 100 d'eau et laisse à l'incinération environ 3 p. 100 de cendres, formées en majeure partie de carbonates de potassium et de calcium.

Elle est quelquefois falsifiée par du sirop de dextrine, séché à l'étuve et façonné de manière à lui donner à peu près l'aspect de la gomme ordinaire. On peut reconnaître cette fraude par l'eau iodée qui ne colore pas la gomme pure, mais colore la dextrine en violet. Ou bien on dissout la matière dans l'eau, on amène à consistance sirupeuse et on précipite par 10 fois son volume d'alcool à 90° ; on recueille le précipité, on le dessèche et on en prend 1 gramme que l'on dissout dans 10 c.c. d'eau ; puis on agite avec 30 grammes d'alcool à 56°, 4 gouttes de perchlorure de fer et quelques décigrammes de craie. Après quelques minutes, on filtre et on ajoute au filtratum 8 à 10 fois son volume d'alcool à 90° ; si la gomme est pure, la liqueur reste limpide ; si elle renferme de la dextrine, il se forme un précipité qu'on peut recueillir, laver à l'alcool à 90°, sécher et peser.

La poudre de gomme arabique est plus souvent falsifiée que la gomme entière : on y ajoute des matières amylacées et de la craie. Pour reconnaître la falsification, on dissout la gomme dans l'eau chaude, on filtre, la craie reste comme résidu ; dans la liqueur filtrée, on recherche la présence de l'amidon par l'eau iodée.

Usages. — Ils sont très nombreux ; d'une part, la gomme arabique est utilisée pour une foule de préparations pharmaceutiques : pâtes, sirops, tablettes, mucilages, etc. ; d'autre part, l'industrie l'emploie pour l'apprêt des tissus de laine et de coton ; aussi, malgré la quantité énorme importée de notre colonie du Sénégal, environ 8 millions de kilogrammes, le commerce est-il obligé d'utiliser les gommes venant d'autres pays.

En thérapeutique, la gomme arabique est considérée comme un adoucissant contre les états inflammatoires, car elle absorbe pour se dissoudre une grande quantité d'eau et humecte ainsi la surface de la muqueuse avec laquelle elle est en contact.

GOMME DES ROSACÉES

Origine. — Le tronc et les branches de certains arbres de cette famille, et plus particulièrement ceux des Cerisiers, des Pruniers, des Amandiers et des Abricotiers, laissent fréquemment exsuder une gomme désignée dans le commerce sous le nom de *Gomme de Cerisier*, *Gomme nostras.*

Caractères extérieurs. — Cette gomme se présente en masses plus ou moins volumineuses, irrégulièrement arrondies, troubles à l'extérieur, transparentes à l'intérieur ; leur saveur est fade, tantôt sucrée, tantôt astringente ; mises dans l'eau, elle ne s'y dissolvent qu'incomplètement.

Composition chimique. — La partie qui se gonfle sans se dissoudre est constituée par la *Cérasine* (34 p. 100), matière gommeuse qui forme un mucilage n'ayant jamais la consistance de celui de la gomme adragante. La partie soluble (52 p. 100 environ) n'est pas identique, comme on l'a cru pendant longtemps, avec la gomme arabique. En premier lieu, cette partie soluble ne précipite pas par le sous-acétate de plomb; en second lieu, elle diffère par sa constitution chimique. Elle est formée de deux substances : l'une de la formule $C^{12}H^{22}O^{11}$ qui, par hydratation, donne du galactose et qui, par suite, paraît identique à la gummine; l'autre appelée *Cérabine* ($C^{10}H^{18}O^{9}$) qui donne par hydratation un pentose ($C^{5}H^{10}O^{5}$), appelé *Cérabinose.*

Dans la gomme de Prunier, la partie soluble contient aussi deux substances; l'une qui donne du galactose et l'autre qui donne un pentose, auquel on a donné le nom de *Prunose.*

Usages. — Cette gomme est surtout usitée dans l'industrie de la chapellerie.

GOMME ADRAGANTE

Origine. — La *Gomme adragante* est produite par plusieurs espèces de Légumineuses, appartenant au genre *Astragalus* et comprises dans la section des *Tragacantha,* dont les représentants sont caractérisés par des pétioles épineux. Ces Astragales à gomme viennent surtout dans la partie orientale de la région méditerranéenne : Asie Mineure, Syrie, Arménie, Perse, etc. Les principales espèces sont :

1° *Ast. gummifer*, Labill., arbuste pouvant atteindre 1 à 2 mètres de hauteur, selon H. Baillon, et seulement 40 à 60 centimètres, d'après de Lanessan (fig. 78). Il habite le Liban, la Syrie, l'Asie Mineure, l'Arménie et le Kurdistan ;

2° *A. verus*, Oliv., espèce incomplètement connue, observée dans la Perse occidentale. Olivier dit qu'elle produit une partie de l'adragante du commerce ;

3° *A. brachycalyx*, Fisch., arbuste haut de 90 centimètres, qui habite le Kurdistan persan.

4° *A. adscendens*, Boiss. et Haussk., arbuste de 1m,30 de hauteur, vivant de 2 700 à 3 000 mètres d'altitude, sur les montagnes du sud-ouest de la Perse. Selon Haussknecht, il fournit beaucoup de gomme ;

5° *A. microcephalus*, Willd, espèce d'aire étendue, habitant depuis le sud-ouest de l'Asie Mineure, jusqu'à la côte nord-ouest, dans la Turquie et l'Arménie russe;

6° *A. pycnocladus*, Boiss. et Haussk., espèce voisine de la précédente, vivant sur les monts Avroman et Shahu (Kurdistan). Selon Haussknecht, elle fournit beaucoup de gomme;

7° *A. Kurdicus*, Boiss., plante du Kurdistan, du nord de la Syrie, de la Cappadoce et de la Cilicie. Cette espèce et la suivante produisent l'adragante nommée *Aintalo* par les indigènes, selon Haussknecht.

8° *A. stromatodes*, Bunge, plante croissant dans le nord de la Syrie, sur les monts Akker Dagh, à une altitude de 1 500 mètres.

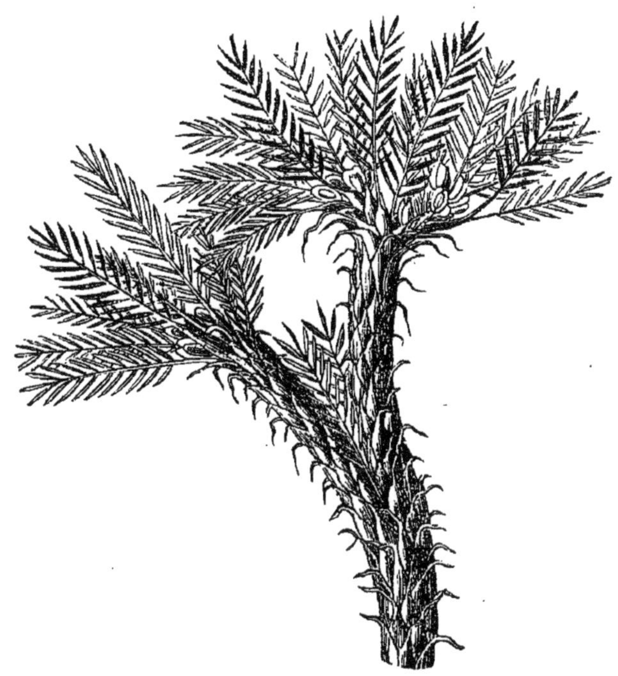

Fig. 78. — *Astragalus gummifer*.

9° *A. cylleneus*, Boiss. et Heildr., espèce abondante sur le mont Kyllène, dans le Péloponèse. Elle est, paraît-il, l'unique source de l'adragante récoltée près de Vostizza et de Patras;

10° L'*A. creticus*, Lamk., qui vient aussi en Grèce.

La gomme adragante est recueillie dans l'Asie Mineure, l'Arménie, le Kurdistan et la Perse. On l'expédie de Constantinople, du golfe Persique et surtout de Smyrne. Une partie de celle du Kurdistan et de la Perse arrive par Bagdad. Une faible quantité provient du Péloponèse et probablement aussi de la Crète.

Cette substance découle spontanément ou par incision. Selon Maltass, on pratique les incisions à la plante, pendant les mois de juillet et d'août : la gomme en découle sous forme de rubans ou de plaques, qui se dessèchent rapidement. D'après Haussknecht, celle que l'on récolte en Perse et dans le Kurdistan est due à une exsudation spontanée.

Caractères extérieurs. — La gomme adragante se présente dans le commerce sous deux formes principales :

1° La *Gomme adragante en plaques* ou *Gomme de Smyrne* est surtout récoltée en Asie Mineure ; la plus estimée vient du Kurdistan et de la Perse par Bagdad. Elle provient d'incisions faites sur la tige, et, par suite, se présente en morceaux aplatis, assez larges, relevés sur les bords, marqués de lignes irrégulièrement circulaires et concentriques. Leur couleur est blanchâtre ; ils sont légèrement translucides, cornés, difficiles à rompre ;

2° La *Gomme adragante en filets* ou *vermiculée* vient de Grèce, où elle est recueillie sur les *Astragalus creticus* et *cylleneus* ; sa forme est due à ce qu'elle exsude à travers une simple piqûre faite sur la tige. Elle est en filets minces, aplatis, contournés sur eux-mêmes, striés longitudinalement.

Caractères chimiques. — Mise dans l'eau, la Gomme adragante ne se dissout pas ; elle se gonfle considérablement et se désagrège ; 1 partie de gomme donne avec 50 parties d'eau un mucilage très épais, qui se colore en bleu sous l'action de l'iode. Le mucilage qui constitue la gomme adragante est appelé *Bassorine* ; traité par les acides minéraux étendus, il s'hydrate et se transforme en une gomme soluble et en glucose.

Usages. — Cette gomme est employée en pharmacie à faire des émulsions et à préparer des mucilages pour lier les masses pilulaires et les tablettes.

Signalons encore, pour terminer cet article des gommes :

1° La *Gomme de Grevillea*, fournie par le *Grevillea robusta*, arbre de la famille des Protéacées, originaire d'Australie et cultivé dans l'Algérie et le midi de la France ;

2° La *Gomme de Malabar* qui exsude, à la suite de la piqûre des Insectes, du tronc du *Bombax malabaricum*, arbre de la famille des Malvacées ; c'est une gomme astringente, utilisée contre la diarrhée et la dysenterie.

CHAPITRE IV

MATIÈRES GRASSES

Origine. — Les *Matières grasses* sont des substances naturelles complexes, retirées, d'ordinaire par des procédés purement physiques, du corps des animaux ou des plantes où elles préexistaient; ce sont, pour la plus grande partie, des mélanges en proportion plus ou moins variable d'un certain nombre de corps gras définis (éthers du glycéryle ou glycérides neutres) ou d'éthers d'acides gras autres que ceux de la glycérine. Mais ils peuvent contenir en outre d'autres substances très diverses: des acides gras libres, de la glycérine libre, des éthers glycériques, tels que l'acétodivalerine, la valérano-distéarine, etc., résultant de la combinaison de la glycérine avec plusieurs acides gras à la fois, des essences, des résines, des albuminoïdes, des alcaloïdes, des principes amers, caustiques, purgatifs ou autres, auxquels un grand nombre des matières grasses utilisées en médecine doivent leurs propriétés importantes.

Les matières grasses ont une origine animale ou végétale. Chez les animaux, elles se trouvent surtout dans le tissu cellulo-adipeux sous-cutané et sous-séreux des Vertèbres supérieurs, dans le lait et la moelle des os des Mammifères, dans le foie des Poissons, dans certaines parties ou dans certaines sécrétions des Insectes.

Chez les végétaux, on peut les rencontrer dans tous les organes de la plante, mais celles que l'on exploite proviennent surtout de trois sources principales : la graine, le péricarpe de plusieurs fruits et certaines exsudations épidermiques.

Les procédés d'exploitation sont peu variés: expression, action de la chaleur, emploi de certains dissolvants. Tantôt on presse simplement les organes riches en matière grasse liquide; celle-ci s'écoule à un état de pureté assez grand; tantôt à l'expression on joint l'action de la chaleur, ce qui a pour effet d'augmenter le rendement, mais aussi la quantité de substances diverses en dissolution ou mélange; le produit obtenu est alors de qualité inférieure. D'autres fois on emploie l'action de la chaleur seule ou avec le concours de certains agents chimiques qui facilitent l'extraction ; c'est le cas des graisses animales.

L'épuisement par lixiviation à l'aide d'un dissolvant approprié (éther, sulfure de carbone, chloroforme, benzine, huiles de pétrole), autrefois uniquement employé dans les laboratoires, a désormais pris rang parmi les procédés industriels.

Caractères généraux. — Les matières grasses sont plus légères que l'eau, insolubles dans ce liquide, peu solubles dans l'alcool, plus solubles dans l'éther, les essences, le chloroforme, la benzine, le sulfure de carbone. Elles laissent sur le papier une tache durable qui disparait par la terre salinelle ou la terre de pipe.

Exposées à l'air, toutes les matières grasses s'altèrent; elles absorbent peu à peu l'oxygène de l'air. Les unes rancissent en donnant de l'acide carbonique et des acides gras, tout en restant liquides (huiles d'Olives, d'Amandes douces, de Noisette, etc.); les autres s'épaississent, se changent plus ou moins vite en une masse transparente, légèrement élastique, à aspect résineux. Ces dernières matières grasses, dites *siccatives*, contiennent peu d'oléine, mais une assez grande proportion de linoléine et de linolénine (huiles de Ricin, de Lin, de Chanvre, d'Œillette, etc.).

Composition chimique. — Les corps gras naturels définis, qui rentrent dans la constitution des matières grasses doivent être considérés, pour la plupart, comme des éthers formés par l'union de la glycérine, alcool trivalent, et de 3 molécules d'acides gras avec élimination de 3 molécules d'eau.

$$\underset{\text{Glycérine.}}{C^3H^5\begin{cases}OH\\OH\\OH\end{cases}} + \underset{\text{Acide oléique.}}{3\,C^{18}H^{33}O,\,OH} = \underset{\text{Trioléine.}}{C^3H^5\begin{cases}OC^{18}H^{33}O\\OC^{18}H^{33}O\\OC^{18}H^{33}O\end{cases}} + 3\,H^2O$$

Pour les matières grasses qui portent le nom de *Cires*, l'éther est formé par l'union d'un acide gras avec un alcool monovalent.

Les acides trouvés dans les matières grasses appartiennent à plusieurs séries, les plus nombreux à la série de l'acide formique ($C^nH^{2n}O^2$). Les principaux sont : les acides acétique ($n = 2$), butyrique ($n = 4$), valérianique ($n = 5$), caproïque ($n = 6$), caprylique ($n = 8$), caprique ($n = 10$), laurique ($n = 12$), myristique ($n = 14$), palmitique ($n = 16$), stéarique ($n = 18$), arachidique ($n = 20$), carnaubique ($n = 24$), cérotique ($n = 27$).

D'autres appartiennent à la série acrylique ($C^nH^{2n-2}O^2$) : acides crotonique ($n = 4$), tiglinique ($n = 5$), moringique ($n = 16$), hypogéique ($n = 16$), oléique ($n = 18$), sinapoléique ($n = 20$), érucique ($n = 22$).

Enfin, dans la série $C^nH^{2n-4}O^2$, on trouve l'acide linoléique ($n = 16$), et dans la série $C^nH^{2n-6}O^2$, on trouve l'acide linolénique ($n=18$).

Tous ces acides sont monovalents, à fonction simple ; quelques-uns, assez rares, sont à fonction mixte (acide ricinoléique).

Les corps gras définis les plus répandus sont : la *tripalmitine* ou *trimargarine*, $C^3H^5(OC^{16}H^{31}O)^3$, de consistance solide ; la *tristéarine*, $C^3H^5(OC^{18}H^{35}O)^3$, de consistance solide ; la *trioléine*, $C^3H^5(OC^{18}H^{33}O)^3$, liquide à la température de 10° et même au-dessous, que l'on trouve surtout dans les huiles. A côté de ces trois corps gras, les matières grasses peuvent contenir un grand nombre d'autres glycérides, tels que : la *triacétine*, $C^3H^5(OC^2H^3O)^3$, de l'huile de Fusain ; la *trilaurine* $C^3H^5(OC^{12}H^{23}O)^3$, de l'huile de Coco ; la *trimyristine*, $C^3H^5(OC^{14}H^{27}O)^3$, du beurre de Muscades ; la *triarachine*, $C^3H^5(OC^{20}H^{39}O)^3$, de l'huile d'Arachide, etc.

Caractères microchimiques. — Différentes réactions permettent de se rendre compte de la présence des matières grasses dans les tissus animaux et surtout dans les tissus végétaux.

1° Si l'on porte une coupe de l'organe à étudier dans l'eau, les matières grasses, qui se trouvent dans la cellule sous forme de gouttelettes, se réunissent et forment des sphères plus grosses qu'un œil exercé aux observations microscopiques peut reconnaître sans le moindre réactif. Si l'on met au point l'objectif sur la partie moyenne des gouttelettes, c'est-à-dire si on les examine en coupe optique, elles paraissent gris clair et sont entourées d'un bord sombre assez étroit, nettement circonscrit ; si on élève le tube, de façon à mettre au point la partie supérieure, le bord noir augmente de largeur, tandis que le centre s'éclaircit et devient brillant. Si cet examen laisse subsister quelques doutes, on peut réaliser les réactions suivantes, qui, si elles ne sont pas essentiellement caractéristiques des matières grasses, permettent néanmoins de déceler leur présence ;

2° Par la teinture d'Orcanette, les matières grasses se colorent en rouge ; mais les essences et les résines se colorent aussi d'une manière intense par ce réactif ;

3° L'acide osmique, en solution aqueuse à 1 p. 100, colore lentement les matières grasses en brun foncé ou en noir. Cette réaction n'est pas non plus caractéristique, car bien d'autres matières organiques, les essences en particulier, se colorent de même ;

4° Le bleu de quinoléine ou cyanine colore les matières grasses en bleu intense. Il doit être employé en solutions très étendues, et, comme il est peu soluble dans l'eau, on le fait dissoudre dans de l'alcool qu'on étend d'eau. On colore les coupes et on les monte dans la glycérine; après vingt-quatre heures, les matières grasses sont nettement colorées en bleu, tandis que les noyaux, d'abord colorés en violet, sont décolorés et que le protoplasma reste coloré en bleu clair. Pour activer la coloration bleue, on peut porter les coupes colorées dans une solution de potasse à 40 p. 100; l'élection de la matière colorante est alors immédiate.

Procédés généraux d'essai des matières grasses. — Ces procédés sont de trois ordres : 1° organoleptiques; 2° physiques; 3° chimiques.

I. Procédés organoleptiques. — La *simple inspection* fera connaître l'état solide ou liquide de la matière grasse examinée, sa limpidité, sa translucidité ou son opacité, sa fluidité ou, si elle est solide, l'aspect mat ou brillant de sa surface. Elle nous fera aussi connaître sa couleur. Les huiles en général sont peu colorées à l'état frais ; elles ont généralement une coloration jaune plus ou moins intense; cependant l'huile de Ricin est incolore, celle de Chènevis est verdâtre, celle de Poissons jaune rougeâtre. Les graisses sont ordinairement blanches ; seules quelques graisses végétales présentent une coloration plus ou moins caractéristique (beurre de Palme, beurre de Muscades).

La palpation d'une substance solide renseignera sur sa consistance, sa fragilité ou sa friabilité, et donnera la sensation du toucher gras ou cireux.

La coopération des deux sens de la vue et du toucher permettra de constater l'aspect de la substance frottée ou entamée par l'ongle, ainsi que la cassure *compacte*, *grenue*, *fibreuse* ou *cristalline*.

Souvent l'*odeur* et la *saveur* fourniront d'importants caractères.

Pures et fraîches, certaines huiles ont une odeur agréable ; le beurre de Palme sent la violette; le beurre de Cacao a une odeur de chocolat, et le beurre de Muscades exhale le parfum de la Noix muscade. L'huile d'Olives a une odeur particulière; celles d'Œillette, de Noix, d'Amandes, etc., sont inodores ; celles de Colza, de Navette, de Caméline, de Poissons ont une odeur plus ou moins nauséeuse. En général, l'élévation de température exalte l'odeur des huiles ; en chauffant, sur une capsule en porcelaine, une faible portion d'huile suspecte, on pourra souvent reconnaître, à l'odeur qui se développe, l'odeur de la plante ou de l'animal qui a fourni la matière grasse.

Bien qu'en général les huiles aient une saveur peu prononcée, dans certains cas la dégustation peut fournir des données utiles, surtout quand elle est faite par des personnes douées d'un goût très sensible et développé par une longue pratique. La saveur des huiles d'Olives, d'Amandes, de Coton, de Noix est douce et agréable ; celle des huiles de Colza est nauséeuse ; celle de l'huile d'Arachides rappelle le goût des Haricots verts et celle de Foie de Morue le goût de Poisson, etc.

II. Procédés physiques. — Les procédés physiques utilisés pour l'essai des matières grasses sont assez nombreux ; nous signalerons les plus importants :

1° *Densité*. — Quel que soit l'état du mélange, la densité d'une matière grasse sera toujours la résultante arithmétique de la proportion en poids et de la densité de chacun des éléments composants, tant qu'il n'y a pas de combinaison chimique entre eux.

Les procédés à employer varient suivant que la substance est liquide ou solide ; mais, quoi qu'il en soit, il convient d'appeler l'attention sur deux points importants : 1° comme la densité varie avec la température, il est nécessaire de déterminer exactement celle-ci et même d'opérer à une température constante, afin que les résultats soient comparables, à 15°, par exemple, pour les huiles ; 2° quand on prend la densité d'une matière grasse solide, il faut éviter de la plonger dans un liquide susceptible de dissoudre une quelconque des substances qui entrent dans sa composition.

a. *Huiles.* — La détermination de la densité d'une huile pourra se faire par plusieurs procédés. D'abord on pourra faire usage des procédés généraux, applicables à tout liquide : balance hydrostatique, méthode du flacon, aréomètre de Fahrenheit, ballon jaugé d'un litre, permettant de prendre le poids d'un litre d'huile que l'on n'a plus qu'à diviser par 1000 pour avoir la densité, densimètres gradués pour liquides moins denses que l'eau, oléomètres, etc. Parmi ces derniers, le plus usité est l'*oléomètre à froid de Lefebvre* (fig. 79).

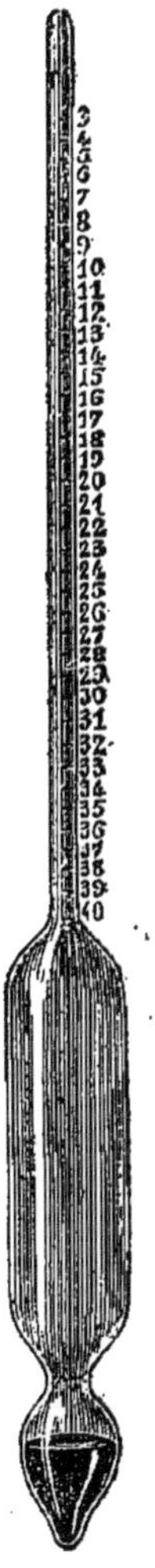

Cet oléomètre est construit d'après le principe des aréomètres à poids constant et porte une graduation spéciale et assez restreinte. Celle-ci s'étend de 0,940, marqué 40 en bas de la tige, à 0,900, marqué 00 en haut ; cela suffit pour comprendre encore la plus grande partie des huiles commerciales. Cet instrument est gradué à + 15°, de sorte qu'il est nécessaire d'effectuer une correction quand on opère à une autre température. Si l'écart n'est pas considérable, il suffit d'augmenter la densité de 0,001 par 1°,5 au-dessous et de diminuer d'autant par 1°,5 au-dessus de 15°. En face des chiffres de densité sont écrits, sur l'échelle de l'oléomètre, les noms des principales huiles, soulignés d'un trait coloré représentant la teinte que prend chacune d'elles par l'action de l'acide sulfurique concentré (procédé Heydenreich).

Fig. 79. — Oléomètre à froid de Lefebvre.

Lorsqu'on ne possède pas de densimètre, on peut employer l'alcoomètre de Gay-Lussac, en se servant d'une table dressée par M. Marchand qui indique la concordance des degrés de l'alcoomètre avec les densités ; ainsi 65° de l'alcoomètre correspondent à une densité de 902, 50° à une densité de 934, etc.

On peut encore prendre la densité d'une huile par la *balance aréothermique* de MM. Dalican et d'Eudeville (fig. 80) qui n'est qu'une simplification pratique du procédé de la balance hydrostatique. C'est en somme une romaine dont le grand bras, divisé en dix parties égales par des crans numérotés, destinés à recevoir les cavaliers servant de poids, supporte

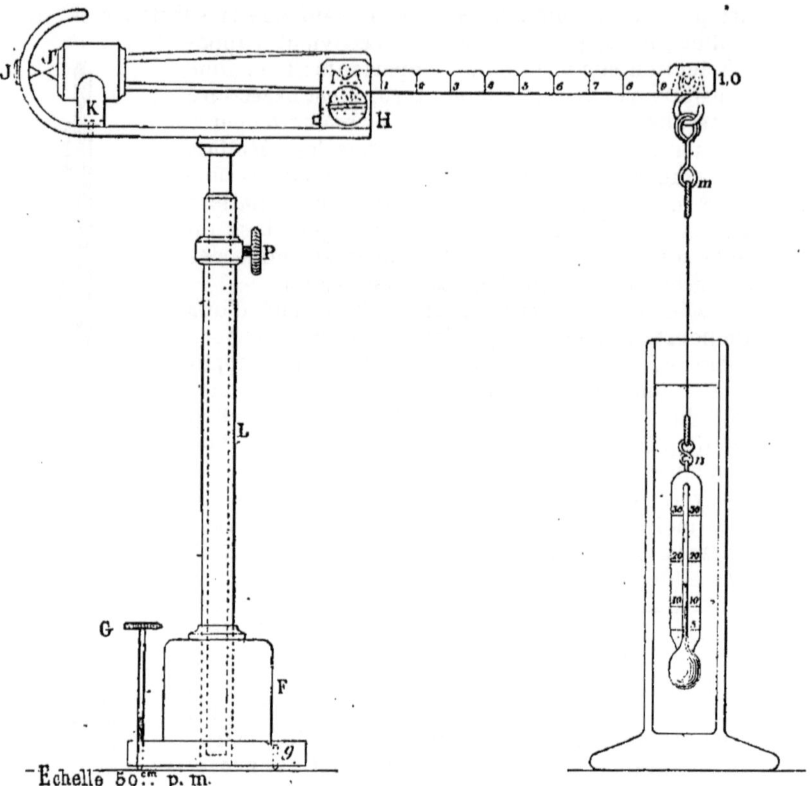

Fig. 80. — Balance aréothermique de MM. Dalican et d'Eudeville.

un thermomètre qui sert de plongeur. Celui-ci étant immergé dans l'huile, l'équilibre est rompu et on le rétablit au moyen de trois cavaliers (3, 4, 5, fig. 81) dont la valeur relative indique le rang (dixième, centième, millième), et dont la position donne la valeur absolue des trois chiffres décimaux qui expriment la densité. Le poids 1 suspendu au crochet du fléau représente l'unité; il s'emploie pour les liquides plus denses que l'eau; le poids 2 est utilisé pour le réglage de l'appareil. La température donnée par le thermomètre plongeur permet de faire les corrections nécessaires.

Avant tout essai d'appréciation numérique de la densité, ou en l'absence d'aréomètres, on pourrait faire une vérification approximative par le *procédé de Donny*. Mais il est nécessaire de posséder une huile reconnue de bonne qualité, pouvant servir de point de comparaison. On met cette huile type dans une éprouvette en verre, et, à l'aide d'une pipette effilée, on porte avec précaution au milieu de la masse une goutte de l'huile à essayer préalablement colorée en rouge par la teinture d'Orcanette. Si cette goutte reste au point où elle a été déposée, c'est que l'huile essayée a une densité égale à celle de l'huile type ; si elle monte ou descend, la densité est inférieure ou supérieure au type. A noter que les deux huiles doivent être à la même température.

Le chiffre de la densité d'une huile, à lui seul, ne prouve rien; car les falsificateurs peuvent composer des mélanges ayant la densité de l'huile naturelle. Cependant, s'il s'éloigne notablement du chiffre normal, on est certain d'avoir affaire à une huile falsifiée ou altérée.

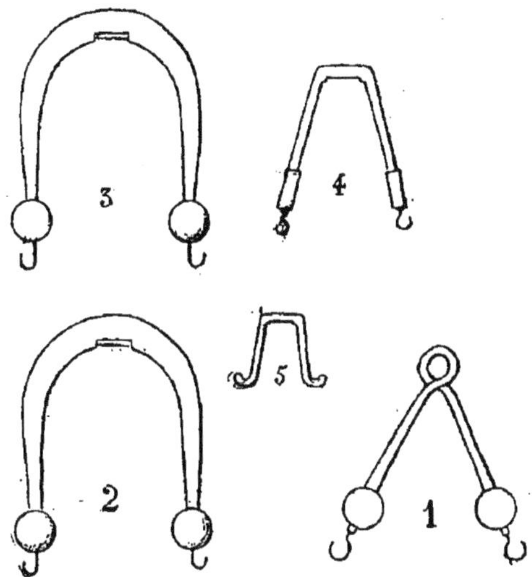

Fig. 81. — Poids modifiés par M. d'Eudeville.

b. *Matières grasses solides.* — Pour ces matières grasses, l'opération ne peut plus se faire dans les mêmes conditions que pour les huiles, car si on veut opérer à + 15°, par exemple, certains procédés ne sont plus applicables, notamment ceux qui ont recours aux divers aréomètres. D'un autre côté, si l'on veut employer les méthodes du flacon et de la balance hydrostatique, modifiées pour la circonstance, telles qu'on les emploie à la détermination de la densité des corps solides, on en est empêché par de graves inconvénients. En effet, il faut immerger les corps dans l'eau, et comme l'eau ne mouille pas les matières grasses, celles-ci retiennent à leur surface des bulles d'air qui les allègent et troublent l'opération en faussant les résultats. Aussi a-t-on coutume de prendre la densité de ces matières grasses à une température assez élevée, de façon à pouvoir employer les aréomètres ou la balance aréothermique. Certains opèrent à 100°; d'autres à une température un peu supérieure au point de fusion. Dans les deux cas, la température voulue est obtenue au moyen d'un bain-marie où plongent les récipients contenant la matière grasse à examiner.

2° *Détermination du point de fusion.* — En règle générale, le point de fusion est le même que celui de solidification. Cependant les glycérides s'écartent de cette règle. Fondues dans les conditions ordinaires, les matières grasses, en effet, se solidifient à une température qui est plus ou moins éloignée du point de fusion. Les cires, qui sont des éthers, ne présentent pas cette anomalie; elles se solidifient immédiatement au-dessous de leur point de fusion.

Le procédé le plus simple est le suivant. Un petit fragment de matière grasse, taillé à arêtes vives s'il est possible, est introduit dans un tube de verre étroit et terminé en pointe à son extrémité inférieure (*t*, fig. 82) ; ce tube est introduit, en même temps qu'un thermomètre T, très sensible et gradué en dixièmes de degré, dans un grand ballon presque plein d'eau. On chauffe progressivement l'eau du ballon, et quand celle-ci a atteint une température voisine du point de fusion supposé, on modère la flamme de façon que le thermomètre monte très lentement. On note le moment où la substance commence à fondre en un point où une de ses arêtes touche la paroi du tube et le degré que donne en même temps le thermomètre. Pour avoir des résultats exacts, on répète plusieurs fois l'expérience et on prend la moyenne des résultats obtenus; on a ainsi le point de fusion avec une approximation suffisante.

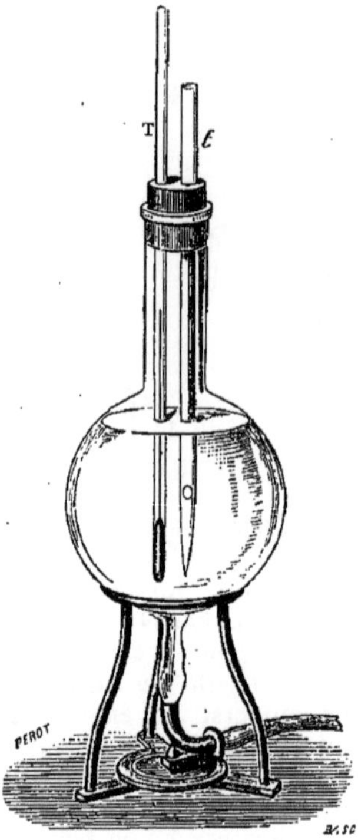

Fig. 82. — Appareil pour la détermination du point de fusion.

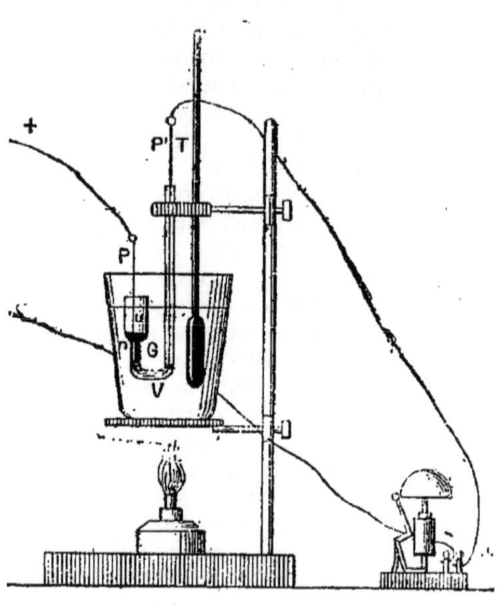

Fig. 83. — Appareil électrique de M. Ferdinand Jean pour la détermination du point de fusion.

L'appareil électrique de M. Ferdinand Jean (fig. 83) est assez ingénieux et mérite d'être signalé. Il se compose d'un petit tube de verre mince recourbé en U, dont une branche, plus courte, est évasée en entonnoir. Dans cet entonnoir, on introduit la matière grasse en fusion en quantité suffisante pour remplir la courbure G du tube. Dans chaque branche de ce tube, on introduit des fils de platine P, P′, dont les extrémités plongeant dans la matière grasse se trouvent très rapprochées. Ces deux fils de platine sont mis en communication avec les deux pôles d'une pile au bichromate, l'un directement, l'autre par l'intermédiaire d'une sonnerie électrique. Un support en bois maintient la grande branche du tube en même temps qu'un thermomètre T, de telle façon que le réservoir de celui-ci et la courbure du tube plongent dans un vase V, rempli d'eau. On verse alors du mercure dans la petite branche évasée en entonnoir par-dessus la matière grasse solidifiée. Dès que celle-ci est liquéfiée, elle est chassée dans la grande branche par le mercure qui vient remplir la courbure, fermer le circuit et, par suite, mettre en jeu la sonnerie électrique. On note le degré marqué par le thermomètre au moment où la sonnerie se fait entendre.

3° *Détermination du point de solidification.* — Un procédé très simple est celui de M. Dalican; on introduit la matière grasse dans un tube à essai B (fig. 84), en quantité suffisante pour en remplir les deux tiers environ. On chauffe ce tube jusqu'à ce que le corps gras soit en fusion, puis on l'introduit dans un flacon C, où il se trouve suspendu par un bouchon D qu'il traverse à frottement. On place alors dans la masse un thermomètre A, très sensible, divisé en dixièmes de degré et suspendu lui-même à un support S. On observe attentivement le thermomètre au moment où la solidification commence en bas du tube, puis sur les côtés; on note le degré marqué et on agite légèrement le thermomètre en lui faisant décrire un mouvement circulaire. Le mercure descend encore quelque peu, puis remonte rapidement au-dessus du premier degré noté, et il reste stationnaire au moins deux minutes à un nouveau point qui indique la température exacte de solidification.

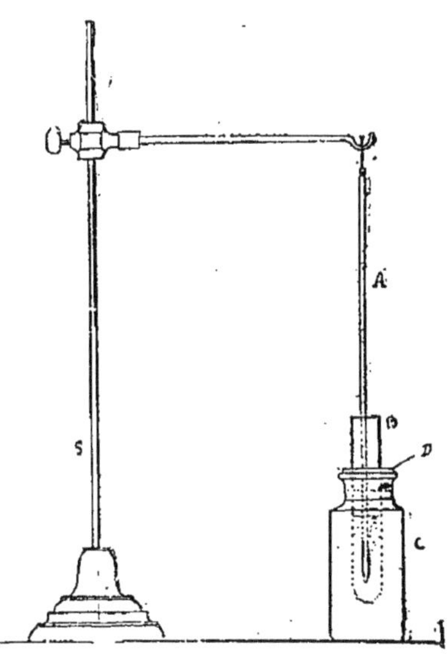

Fig. 84. — Appareil-Dalican d'Eudeville pour la recherche du point de solidification des beurres, des suifs et des acides gras.

4° *Conductibilité électrique.* — La détermination de ce caractère se fait au moyen du *Diagomètre de Rousseau* (fig. 85). Cet appareil se compose de deux disques fixés chacun à l'extrémité d'une aiguille; le disque L est fixe; l'autre disque est porté par une aiguille mobile M. Le pivot de cette aiguille et le support du second disque, entourés d'un cercle gradué E, sont fixés sur un plateau isolant P, recouvert d'une cloche de verre. Les supports de ces deux disques communiquent avec le pôle positif d'une pile sèche A, de très faible intensité, formée par la superposition de disques de papier recouverts d'étain sur une de leurs faces et d'une bouillie de bioxyde de manganèse sur l'autre. Sur le trajet de ce fil, on interpose une couche du liquide à examiner, d'une épaisseur constante pour toutes les expériences; le godet G est destiné à recevoir ce liquide. La communication étant établie entre la pile et les deux disques, par l'intermédiaire de l'huile contenue dans le godet, le disque mobile s'écarte du disque fixe, puisque tous les deux reçoivent la même électricité positive. On observe, avec un bon chronomètre, le temps que met le disque mobile à atteindre le maximum d'écart à partir du moment où la communication a été établie. C'est, en effet, le temps que l'on note et non l'angle de déviation.

Ce procédé permet de constater la faible conductibilité de l'huile d'Olives par rapport à toutes les autres huiles. Pour celle-ci, la déviation n'est complète qu'au bout de 2400 secondes (40 minutes), tandis que pour

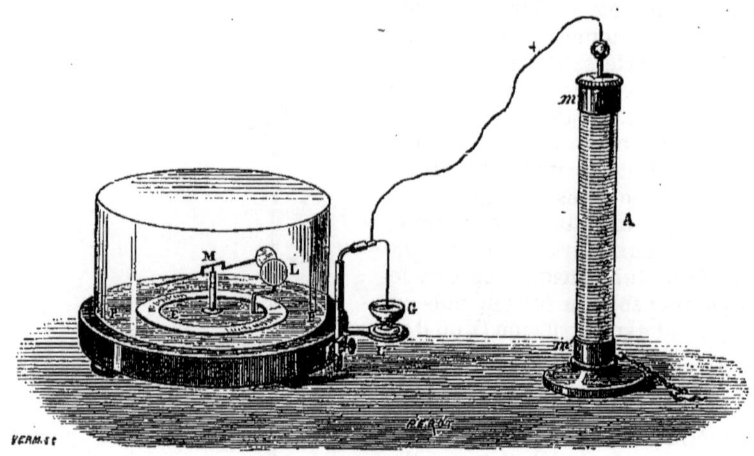

Fig. 85. — Diagomètre de Rousseau.

l'huile d'Œillette, par exemple, le maximum est atteint en 27 secondes. Si l'huile d'Olives contient seulement 1 p. 100 d'huile d'Œillette, le mouvement ne dure que 10 minutes au lieu de 40. Ce procédé est donc extrêmement sensible.

5° *Fluidité.* — Les huiles sont plus ou moins fluides et présentent à cet égard de notables différences que l'on peut évaluer au moyen de plusieurs appareils, et notamment de l'*Ixomètre* de M. Barbey, fondé sur la facilité plus ou moins grande de l'écoulement de l'huile par un tube. Sans vouloir décrire cet appareil, disons seulement que l'on fait écouler l'huile à essayer, portée à la température de 35°, pendant 10 minutes, sous la pression de 10 centimètres; on la recueille dans un tube gradué, on la porte, à l'aide d'un bain-marie, à la température de 35°, et on lit rapidement le nombre de centimètres cubes qu'elle occupe; ce nombre, multiplié par 6 pour avoir l'écoulement à l'heure, donne un chiffre qui est le degré de fluidité. La fluidité n'a aucun rapport avec la densité.

Voici quelques résultats obtenus avec cet appareil :

Huile de Colza	84
— d'Olives	105,6
— d'Arachide (brute)	104,4
— de Lin	143
— de Ricin	13,2
— de Résine	72

6° *Réfringence.* — La déviation que subit un rayon lumineux en traversant un corps gras liquide peut servir à reconnaître la nature et la pureté d'une matière grasse. Pour déterminer la réfringence d'une huile, on peut employer l'un quelconque des instruments appelés *Réfractomè-*

tres, par exemple le *Réfractomètre d'Abbe.* Mais on emploie surtout dans ce but, l'*Oléoréfractomètre de MM. F. Jean et Amagat.* Cet instrument ne donne pas à proprement parler l'indice de réfraction de l'huile, mais un chiffre de déviation fourni par une graduation conventionnelle, ce qui n'a aucun inconvénient au point de vue pratique.

Cet appareil (fig. 86) consiste en une cuve circulaire métallique *c*, munie de deux tubulures opposées *t*, *t*, fermées par deux glaces parallèles *g*, *g*. Sur les tubulures sont vissées, dans le prolongement l'un de l'autre, un colli-

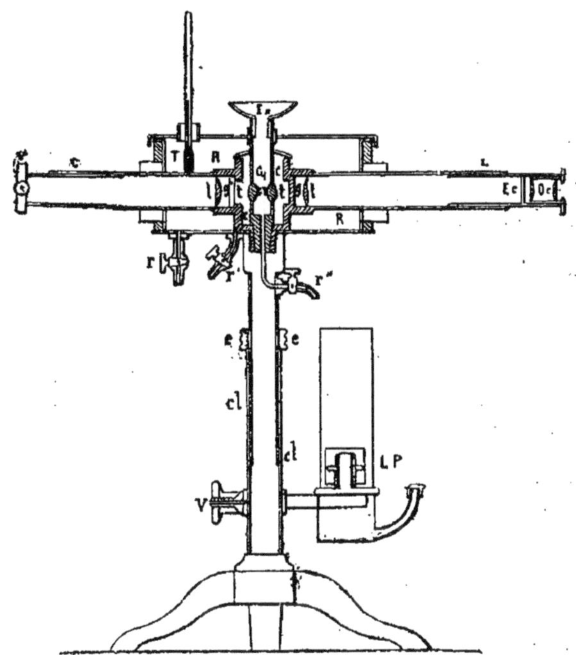

Fig. 86. — Oléoréfractomètre de MM. E.-H. Amagat et F. Jean.

mateur C et une lunette L. Au centre de la cuve est fixé un petit cylindre creux *cy*, en métal argenté, dans les parois duquel sont mastiquées deux glaces formant un angle déterminé. L'appareil est complété par un réservoir d'eau RR, dans lequel on peut plonger un thermomètre T, par des robinets de vidange *r*, *r'*, *r''*, et par une petite lampe LP servant à régler la température.

Une échelle photographique double (fig. 87), transparente, à divisions arbitraires, placée devant l'oculaire (Ec, fig. 86) à l'intérieur de la lunette, et sur laquelle vient se projeter l'image fournie par le collimateur, sert de mesure. Cette image est produite par le bord vertical d'un volet partageant le champ en deux parties, l'une sombre, l'autre lumineuse. Une vis de rappel permet de déplacer le volet pour le réglage de l'appareil. L'éclairage s'obtient en pointant l'oléoréfractomètre dans la direction de la flamme d'une lampe.

La mise au zéro se fait avec une huile type, à réfraction nulle, spécialement préparée par M. F. Jean. On verse cette huile type dans la cuve de façon à recouvrir les glaces des lunettes, puis de l'eau dans le réservoir. Ces deux liquides sont amenés à la température de 22° et on les y maintient, s'il en est besoin, au moyen de la lampe qui chauffe le réservoir. On ferme alors la cuve avec son obturateur et on place le couvercle sur le réservoir d'eau.

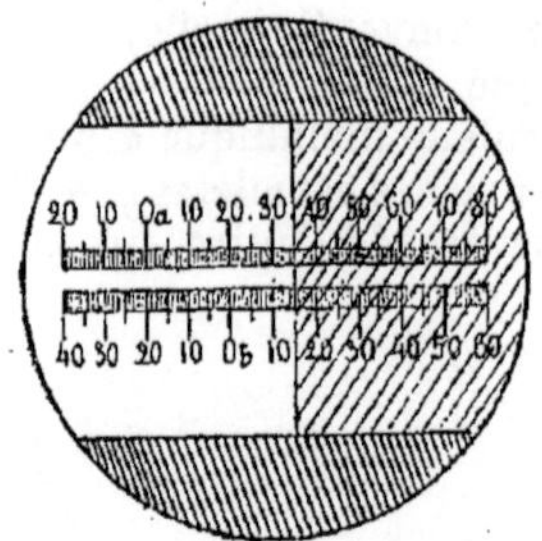

Fig. 87. — Echelle photographique double de l'oléoréfractomètre.

Dans ces conditions, si l'on verse dans le cylindre de l'huile type à 22°, on verra, en regardant par l'oculaire de la lunette, que la ligne qui sépare le champ sombre du champ lumineux coïncide avec le 0*a* de l'échelle supérieure. Si on remplace ensuite dans le cylindre l'huile type par une huile quelconque, on observe une déviation plus ou moins considérable, à droite du zéro (+) pour toutes les huiles végétales, à gauche du zéro (—) pour la plupart des huiles animales.

Voici quelques chiffres extraits des tables qui accompagnent l'appareil :

Les huiles d'Olives dévient de	+ 1° à + 2°
L'huile de Colza dévie de	+ 18°
— de Coton —	+ 20°
— d'Œillette —	+ 29°
— de Lin —	+ 54°
— d'Olives contenant 10 p. 100 d'huile d'Œillette dévie de.	+ 6°,5

Lorsque l'huile examinée ne donne pas exactement le degré afférent à l'huile pure, il faut, avant de se prononcer, purifier l'huile en la lavant à deux reprises par l'alcool chaud et recommencer l'examen. Cette opération est presque toujours nécessaire avec l'huile d'Olives.

Pour les matières grasses solides, on règle l'appareil avec l'huile type sur le 0*b* de l'échelle inférieure à la température de 45° ; toutes les observations doivent être faites à cette température. On peut reconnaître aisément par ce moyen les falsifications du beurre de Vache, du saindoux et des suifs.

7° *Solubilité.* — On trouve des caractères importants dans l'action des principaux dissolvants : éther, alcool absolu, alcool ordinaire, sulfure de carbone, etc. Tous ces corps, soit froids, soit bouillants, pourront dissoudre la substance, soit en toutes proportions, soit en proportions déterminées ; dans d'autres cas, ils ne dissoudront que tel ou tel corps du mélange et on aura alors un résidu.

Les huiles sont ordinairement très solubles dans le chloroforme, la benzine, le sulfure de carbone, le pétrole, les essences et les huiles pyrogénées ; plus ou moins solubles dans l'éther et l'alcool bouillant ; à peu près complètement insolubles dans l'alcool froid, sauf l'huile de Ricin et un petit nombre d'autres. La solubilité d'une huile est facile à constater : il suffit de faire un simple mélange par agitation des deux liquides pour voir si la solubilité est totale. Dans le cas d'une solubilité partielle, on fait l'opération dans un tube gradué, ce qui permet de voir quelle réduction de volume l'huile a pu éprouver par soustraction des substances solubles qu'elle contenait.

Ce caractère peut être aussi utilisé dans l'examen des matières grasses solides, pour rechercher, par exemple, la proportion de substances solubles dans une quantité déterminée d'alcool, absolu ou étendu, froid ou chaud, ou d'éther, de benzine, de pétrole, etc. On peut encore l'employer pour rechercher certaines falsifications, en faisant usage soit d'un dissolvant de la matière grasse qui mettra en évidence la présence de poudres minérales ou organiques ajoutées frauduleusement, ou de débris de tissus animaux provenant des suifs ; soit d'un liquide tel que l'eau, qui, sans action sur la matière grasse, pourra dissoudre, au contraire, certaines substances mélangées, telles que des sels alcalins. Il sera nécessaire alors d'opérer à chaud et avec agitation ; on caractérisera les substances dissoutes par les procédés ordinaires de l'analyse chimique.

8° *Examen microscopique.* — Pour les matières solides, le microscope pourra servir, soit pour la détermination directe de certains corps gras ou acides gras dont les cristaux offrent un aspect caractéristique, soit pour reconnaître la nature des débris solides ou des poudres diverses isolées par les dissolvants : cellules animales, fibres musculaires, vaisseaux sanguins, fécules, cellules d'origine végétale, etc.

9° *Calcination.* — L'action de la chaleur poussée jusqu'au rouge amènera la destruction de toutes les substances organiques, grasses ou autres, et ne laissera pour résidu que des cendres dont le dosage présente souvent un réel intérêt pratique.

10° *Échauffement sulfurique.* — Ce procédé, encore très apprécié aujourd'hui, a été signalé depuis déjà longtemps par Maumené : il consiste à mesurer l'élévation de température produite par l'addition de 10 c.c. d'acide sulfurique marquant 66° à 50 grammes d'huile.

On pèse l'huile dans un verre de Bohême de 100 c.c. de capacité, puis on verse le long des parois l'acide qui tombe au fond. On a pris préalablement la température de l'huile et on fait en sorte que l'acide ajouté ait la température de l'huile ; puis, avec le réservoir d'un thermomètre servant d'agitateur, on mêle fortement ensemble l'acide sulfurique et l'huile ; quand le mélange est complet, ce qui demande une à deux minutes, le maximum d'élévation de température est atteint ; on note le chiffre obtenu et, par soustraction, on a l'élévation de la température pour l'huile mise en expérience.

Voici quelques chiffres obtenus avec les principales huiles :

Huile d'Olives	42	degrés.
— de Ricin	47	—
— d'Amandes douces	53,5	—
— de Colza	58	—
— d'Arachide	67	—
— de Sésame	68	—
— d'Œillette	74,5	—
— de Noix	101	—
— de Foie de Morue	103	—
— de Lin	133	—

Fehling emploie 15 grammes d'huile seulement. M. F. Jean a encore modifié le procédé en employant 5 c.c. d'acide sulfurique et 15 c.c. d'huile. Il se sert même d'un appareil particulier, thermélœomètre, destiné à unifier la température initiale de l'acide et de l'huile.

III. Procédés chimiques. — Les graisses et les huiles peuvent contenir les éléments suivants :

1° Acides gras combinés à la glycérine (glycérides).

2° Acides gras fixes insolubles dans l'eau.

a. Acides non saturés.
Acides gras hydroxylés.
Acides gras de la série oléique et linoléique.

b. Acides saturés.

3° Acides volatils.

a. Solubles dans l'eau.

b. Insolubles dans l'eau.

4° Acides gras libres.

5° Glycérine.

On calcule ces divers éléments par une série de réactions chimiques ou *Indices*, chacune d'elles étant désignée soit par le nom de l'auteur qui l'a préconisée, soit par le nom du réactif employé.

1° *Indice de saponification* ou *de Kœttstorfer*. — La quantité de potasse nécessaire pour saponifier les diverses matières grasses varie avec le poids moléculaire des acides gras constituant le glycéride. L'indice de saponification est la quantité de potasse, exprimée en milligrammes, nécessaire pour saponifier 1 gramme de la matière grasse examinée. On peut employer le procédé de Kœttstorfer lui-même, mais nous donnons la préférence au procédé Barthe, modifié en vue de supprimer les quelques inconvénients que présentait le procédé primitif.

Sans jamais dépasser 2 grammes, on pèse un poids déterminé de la matière grasse à examiner; pour une huile, si on en connaît la densité, on en prend 1 c.c. La prise d'essai est introduite dans un flacon bouché, avec 80 à 100 c.c. d'éther à 65° ; la dissolution effectuée, on ajoute un excès, soit 5 à 6 c.c., de *potasse alcoolique binormale* faite avec de l'alcool à 80°. Le mélange est agité fortement jusqu'à ce qu'il se sépare en deux couches limpides. A ce moment seulement, on l'évapore lentement au *bain-marie tiède*, et quand l'alcool et l'éther ont disparu on chauffe au *bain-marie bouillant*. Le résidu devient alors pâteux et se prend en masse ; en l'agitant avec une baguette de verre, il se dessèche entièrement. A ce moment, on lave le flacon (où a eu lieu en partie la saponification), avec de l'eau distillée chaude, et l'eau de lavage, soit 100 à 150 c.c., est employée à dissoudre le savon. A la solution, *entièrement refroidie*, on ajoute quelques gouttes de phtaléine du phénol et on titre l'excès de potasse au moyen d'une solution d'acide sulfurique demi-normale.

Soit P le nombre de centimètres cubes de solution de potasse 2N et A le nombre de centimètres cubes de solution d'acide sulfurique $\frac{N}{2}$ employés, on évaluera en milligrammes, la quantité de potasse nécessaire pour saponifier la quantité de matière grasse employée, par la formule $\left(2P - \frac{A}{2}\right) \times 0,056$. Le nombre obtenu, ramené à 1 gramme de produit, donnera l'indice de saponification.

2° *Indice de Hehner.* — Il indique combien 100 grammes d'huile ou de graisse renferment d'acides gras fixes insolubles dans l'eau. Pour déterminer cet indice, on saponifie dans un petit ballon taré 2gr,5 à 5 grammes de matière grasse avec 10 c.c. de potasse à 50 p. 100 et 10 c.c. d'alcool à 95° ; on chauffe au réfrigérant ascendant jusqu'à complète disparition de gouttelettes huileuses. La saponification achevée, on chasse l'alcool par distillation : on dissout le savon dans l'eau bouillante, on le décompose par l'acide sulfurique étendu et on fait bouillir le tout jusqu'à ce que les acides gras soient devenus limpides et transparents. On plonge le ballon dans l'eau froide, et lorsque les acides gras sont solidifiés, on fait écouler le liquide acide, puis on lave les acides gras à l'eau bouillante, à plusieurs reprises en déterminant après chaque lavage la solidification des acides gras. Lorsque les eaux de lavage n'ont plus de réaction acide, on sèche le ballon et son contenu à l'étuve, à 105°, et on arrête la dessiccation lorsque deux pesées successives ne diffèrent que de 1 à 2 milligrammes. Le poids obtenu, ramené à 100 de produit, donne l'indice de Hehner.

Quand on opère sur les huiles, on ajoute dans le ballon 1 à 2 grammes de paraffine pure, sèche et exactement pesée de façon à obtenir un gâteau d'acides gras concret ; on défalque du poids des acides gras, le poids de paraffine ajouté.

3° *Indice de brome.* — C'est la quantité de brome absorbée par les acides gras résultant de la décomposition de 1 gramme d'huile. Le meilleur procédé pour déterminer cet indice paraît être celui de MM. Schlagdenhauffen et Braun. On pèse 2gr,50 d'huile qu'on fait dissoudre dans du chloroforme de façon à obtenir un volume de 50 c.c. On prend 10 c.c. de la solution et on lui ajoute, par fractions, une solution titrée de brome dans le chloroforme ou le sulfure de carbone, renfermant environ 1 p. 100 de brome. On agite le mélange et on n'introduit une nouvelle quantité de réactif titré qu'après absorption du brome déjà introduit, et ainsi de suite jusqu'à coloration jaune persistante. A ce point, on ajoute 10 c.c. de solution étendue d'iodure de potassium, un peu d'empois d'amidon, et l'on titre l'iode mis en liberté par l'excès de brome, au moyen d'une solution titrée d'hyposulfite dont 1 c.c. correspond à 0gr,0127 d'iode et à 0gr,008 de brome. Connaissant le titre et la quantité de la liqueur de brome employée, ainsi que la quantité de brome en excès, on pourra facilement calculer la proportion de brome qui s'est combinée au corps gras. Le nombre trouvé rapporté à 1 gramme d'huile représente son indice de brome.

Voici l'indice de brome des principales huiles :

Huile d'Olives	0,500 à 0,544
— d'Arachide	0,530
— de Ricin	0,559
— de Colza	0,640
— d'Amandes douces	0,644
— de Coton	0,645
— de Sésame	0,695
— d'Œillette	0,835
— de Lin	1,000

4° *Indice d'iode* (*procédé de Hübl*). — La quantité d'iode qui peut être fixée dans des conditions déterminées par les acides gras ou les glycérides, peut être considérée comme la mesure des acides gras non saturés.

En effet, les acides de la série acétique ($C^nH^{2n}O^2$) ne fixent pas d'iode, tandis que ceux de la série acrylique ($C^nH^{2n-2}O^2$) s'assimilent 2 atomes d'halogène et ceux de la série linoléique ($C^nH^{2n-4}O^2$) s'en assimilent quatre.

On pèse 0gr,50 d'huile, si elle n'est pas siccative, ou 0 gr,30 si elle est siccative, et on l'introduit dans un flacon de 250 c.c. bouché à l'émeri avec 10 c.c. de chloroforme. On ajoute 20 c.c. de solution alcoolique d'iode à 5 p. 100 (iode, 5 grammes; alcool à 95°, 100 c.c.) et 20 c.c. de solution alcoolique de bichlorure de mercure à 6 p. 100 (bichlorure de mercure, 6 grammes; alcool à 95°, 100 c.c.); on bouche, on agite et on laisse au repos pendant deux heures.

On fait en même temps un témoin avec 10 c.c. de chloroforme, 20 c.c. de solution d'iode et 20 c.c. de solution mercurique. Au bout de deux heures, on ajoute dans chacun des flacons 20 à 25 c.c. de solution d'iodure de potassium à 10 p. 100, quelques gouttes d'empois d'amidon, et on dose dans chacun d'eux l'iode libre à l'aide d'une solution titrée d'hyposulfite de soude (hyposulfite de soude, 24gr,80; eau distillée, q. s. pour 1000 c.c.). La différence entre le titre des deux solutions, multipliée par 0,0127, donnera la quantité d'iode absorbée par les 0,50 ou 0,30 d'huile employée. Il n'y aura plus pour obtenir l'indice d'iode qu'à rapporter les résultats à 100 d'huile.

Notons l'indice d'iode des huiles suivantes d'après P. Girard :

Huile de Lin	156,23
— d'Œillette	130,92
— de Sésame	105,14
— de Coton	108,74
— d'Arachide	98,22
— de Ricin	96
— d'Olives	82,50

Au lieu d'opérer sur la matière grasse, on peut opérer sur les acides gras eux-mêmes; les résultats obtenus seraient plus précis, au dire de M. Bockairy.

5° *Indice de Reichert-Meissl-Wolny.* — Il indique le nombre de centimètres cubes d'alcali décinormal nécessaire pour neutraliser les acides volatils solubles dans l'eau, fournis par 2gr,50 de matière grasse. Pour opérer cette détermination, on introduit dans un ballon de 250 c.c. 5 grammes de matière grasse avec 2 grammes de potasse caustique et 15 à 20 c.c. d'alcool à 70°. La saponification s'opère au réfrigérant à reflux. Celle-ci terminée, on chasse l'alcool par évaporation et l'on dissout le savon dans 100 c.c. d'eau distillée chaude; on ajoute 40 c.c. d'acide sulfurique au dixième, un petit fragment de zinc (pour éviter les soubresauts) et l'on raccorde le ballon à un condensateur. On chauffe doucement jusqu'à ce que les acides gras soient devenus limpides, et on pousse alors la distillation de façon à recueillir 110 c.c. de liquide en une demi-heure environ. On filtre pour séparer les acides gras volatils insolubles dans l'eau, et on recueille 100 c.c. de liquide que l'on titre avec une solution décinormale de potasse en présence de phénol-phtaléine. Le volume d'alcali décime employé multiplié par 1,1, c'est-à-dire augmenté d'un dixième, puis divisé par 2, puisqu'on a pris 5 grammes de matière au lieu de 2gr,50, donne l'indice cherché.

Pour avoir un résultat précis, il est nécessaire d'établir, par une opération faite à blanc, la correction à faire subir au résultat obtenu, parce que la potasse agit sur l'alcool pendant la saponification en donnant des produits qui peuvent exercer une certaine influence sur le titrage final.

Cet indice est surtout employé pour rechercher les falsifications du beurre de Vache.

6° *Dosage des acides gras libres.* — Les graisses et les huiles renferment souvent des quantités notables d'acides gras libres qui les rendent impropres aux usages auxquelles elles sont destinées. Cet essai a surtout une importance industrielle. Il peut être fait par le procédé Burstynn.

On agite dans une éprouvette bouchée à l'émeri 100 c.c. d'huile à essayer avec 100 c.c. d'alcool à 90°. Après un repos de deux ou trois jours, on prélève 25 c.c. de la solution alcoolique que l'on additionne d'une petite quantité de teinture de curcuma. On titre en versant une solution normale de soude jusqu'à ce que le passage du jaune au rouge brun indique le point de saturation. En multipliant par 4 le résultat obtenu, on a l'*indice de Burstynn.* On peut aussi exprimer ces acides gras en acide oléique, sachant que 40 grammes de soude pure saturent 282 grammes d'acide oléique.

7° *Réactions colorées des huiles.* — Les huiles renferment en très petite quantité certains principes non définis qui se manifestent, sous l'action de réactifs appropriés, par des colorations qui varient souvent avec chaque espèce d'huile. Les travaux faits dans cette direction sont extrêmement nombreux, mais beaucoup sont très compliqués ou bien manquent de précision : nous signalerons seulement ceux qui nous paraissent les plus pratiques.

Le *procédé Heydenreich* consiste à ajouter 1 goutte d'acide sulfurique à 66° B. à 10 ou 15 gouttes d'huile déposées sur une plaque de verre dépolie ou dans un verre de montre reposant sur une feuille de papier blanc. On obtient avec les différentes huiles des nuances variées qui sont d'ailleurs figurées sur l'échelle de l'oléomètre Lefebvre et qui sont indiquées dans le tableau suivant :

HUILES	SANS AGITATION	APRÈS AGITATION
Colza Navette	Auréole bleu verdâtre avec stries d'un brun jaunâtre clair au centre	Bleu verdâtre.
Moutarde noire	Bleu verdâtre	Bleu verdâtre.
Cameline	Jaune passant à orangé vif.	Gris jaunâtre.
Coton	Jaune avec stries brunes au centre	»
Olives Œillette Amandes douces	Jaune pâle, puis jaune vert. Jaune serin, puis jaune terne	Jaune plus ou moins sale ou grisâtre.
Arachide	Jaune gris sale	»
Chènevis	Vert-émeraude	»
Lin	Rouge br. foncé, puis br. n.	Brun noir.
Sésame	Rouge vif	»
Suif	Brun	Brun foncé sale.
Baleine Morue	Rouge vif pass. au violet	Rouge brun très vif pass. au brun foncé et au violet.

L'*action du chlore gazeux* (Fauré) peut servir à distinguer les huiles végétales de la plupart des huiles animales; le chlore en effet décolore les huiles végétales et brunit plus ou moins les huiles animales.

Le *procédé Massie* est des plus recommandables en raison de sa simplicité, des bons résultats qu'il a donnés et du grand nombre d'huiles auquel il s'applique. Il comporte plusieurs opérations successives.

1° *Acide azotique seul.* — Mettre dans un verre à expérience 5 grammes d'acide azotique à 40° B. et 10 grammes d'huile; agiter vivement avec une baguette de verre pendant deux minutes. Après repos de quelques minutes, les deux liquides se séparent en deux couches, la supérieure huileuse, l'inférieure acide; on note la coloration de l'une et de l'autre.

	Coloration de l'huile.	*Coloration de l'acide.*
Huile d'Olives	Blanc verdâtre.	Jaune sale pâle.
— d'Amandes douces } — de Noisette }	Incolore.	Incolore.
— d'Arachide } — d'Œillette }	Abricot clair.	Incolore.
— de Ricin	Jaune.	Incolore.
— de Sésame	Jaune orangé.	Vert, puis rouge safran.
— de Coton	Brun rougeâtre.	Incolore ou brun.

2° *Solution mercurique.* — Agiter pendant deux minutes 10 c.c. d'acide azotique à 40-42° B. avec 10 c.c. d'huile, puis ajouter au mélange 1 gramme de mercure; après dissolution du mercure, agiter de nouveau et laisser déposer.

	Coloration.
Huile d'Olives	Vert clair ou jaune paille.
— d'Amandes douces } — de Noisette }	Blanche.
— d'Arachide	Rouge abricot.
— d'Œillette	Rouge vif.
— de Sésame	Rouge.
— de Coton	Rouge orangé.
— de Ricin	Jaune clair (1).

Le *procédé Behrens* est surtout recommandable pour la recherche de l'huile de Sésame dans un mélange avec les autres huiles. On agite dans un flacon à large ouverture 10 grammes d'huile avec 10 grammes d'un mélange à parties égales d'acide sulfurique et d'acide azotique. On observe rapidement la coloration, car au bout de deux ou trois minutes elle prend une teinte brune uniforme.

	Coloration.
Sésame	Vert pré.
Colza, Navette, Moutarde	Verdâtre.
Lin, Chènevis	Chocolat.
Ricin, Amandes douces, Œillette	Fleur de pêcher.
Olives	Jaune clair.
Coton, Arachide	Brunâtre.

(1) Pour plus de détails au sujet de ce procédé, voir Beauvisage, *Les Matières grasses* p. 72-73.

Usages généraux. — En dehors des matières grasses qui constituent par elles-mêmes des remèdes actifs (Huile de foie de Morue, Huile de Ricin, Huile de Croton, etc.), beaucoup sont employées en pharmacie comme véhicule des substances médicamenteuses. Elles sont capables, en effet, d'en dissoudre un grand nombre ou de se les incorporer sans dissolution. Elles rendent de grands services dans la médication externe, soit à l'état naturel, soit en pommades, liniments, suppositoires, soit après transformation en savons médicinaux.

Classification. — Au point de vue pratique, on peut, quelle que soit leur origine, animale ou végétale, classer les matières grasses en trois grandes catégories :

1° Les *Huiles* proprement dites, liquides à la température ordinaire de nos climats ;

2° Les substances plus ou moins solides, appelées *Huiles concrètes*, *Beurres*, *Suifs*, *Graisses* et *Moelles* ;

3° Les *Cires*, qui constituent un groupe un peu aberrant, mais qui ne peuvent être séparées complètement des autres matières grasses.

ARTICLE PREMIER. — HUILES

Les huiles ont été souvent divisées en deux groupes, suivant qu'elles sont siccatives ou non; mais, comme un certain nombre d'entre elles sont sujettes à contestation, nous les diviserons, d'après leur origine, en *Huiles animales* et en *Huiles végétales*.

I. — Huiles animales.

Peu nombreuses, ces huiles sont fournies par des espèces appartenant aux groupes des Poissons, des Oiseaux et des Mammifères. Une seule est réellement importante, c'est l'Huile de foie de Morue.

HUILE DE FOIE DE MORUE

Origine. — L'*Huile de foie de Morue* est généralement préparée avec les foies de la Morue ordinaire (*Gadus Morrhua*, fig. 88), Poisson de l'ordre des Malacoptérygiens subbrachiens et du groupe des Gadidés, que l'on pêche sur le banc de Terre-Neuve et dans la mer du Nord, au voisinage de la Norvège. On en retire aussi de la plupart des Poissons du même genre; tels sont : l'Églefin (*G. Ægle-*

finus, L.), le Dorsch (*G. Callarias*, L.), le Merlan commun (*G. Merlangus*, L.), le Merlan noir (*G. Carbonarius*, L.), la Merluche (*G. Merlucius*, L.), la Lingue ou Morue longue (*G. Molus*), etc.

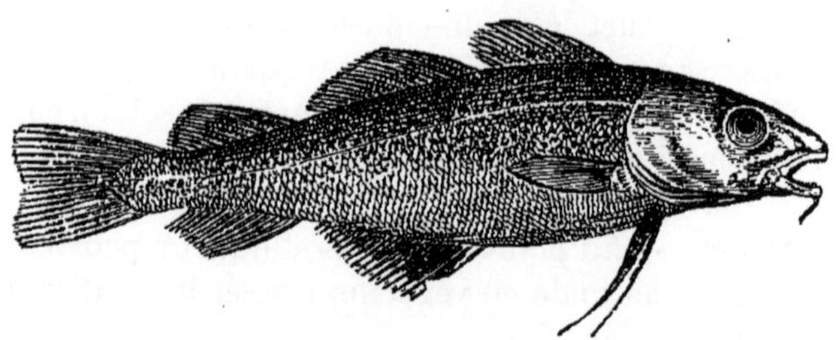

Fig. 88. — Morue.

Préparation. — L'Huile de foie de Morue était jadis obtenue par fermentation. Dès que les Morues étaient ouvertes, on en retirait les foies et on les entassait dans des cuves en bois percées de trous, que l'on exposait au soleil dès qu'elles étaient pleines; les foies ainsi accumulés étaient remués constamment. La putréfaction fait éclater les cellules du tissu hépatique, l'huile s'en échappe et vient surnager à la surface, tandis que le sang s'écoule par les ouvertures inférieures. La première huile est jaune clair, mais au fur et à mesure que la putréfaction s'avance, elle fonce de plus en plus, en même temps que la saveur et l'odeur deviennent de plus en plus repoussantes. On achevait l'opération en faisant bouillir les restes des foies et on obtenait une huile des plus infectes.

Depuis que cette huile, d'un usage industriel déjà ancien surtout dans les pays du Nord, est employée en médecine, les fabricants se sont appliqués à obtenir une huile sans odeur, ni saveur, ni matière colorante. Toutefois, la décoloration de l'huile doit être obtenue exclusivement à l'aide de procédés de fabrication perfectionnés, et non pas au moyen de procédés chimiques, car elle perd alors ses propriétés médicinales, et cette pratique constitue une véritable falsification.

Actuellement, pour aller plus vite et pour obtenir un meilleur produit, on applique immédiatement la chaleur, après avoir trié les meilleurs foies et réservé les moins bons et les mauvais pour en préparer des huiles inférieures.

Les foies frais, lavés et séchés, sont mis dans une bassine à double fond qu'on chauffe à la vapeur; l'huile est recueillie à mesure qu'elle se sépare et mise à refroidir dans de grandes bassines où elle se clarifie en abandonnant un dépôt assez abondant.

La partie claire constitue l'*huile blanche* ou *jaune clair*. Les foies qui ont servi à cette préparation sont mis dans une bassine de fonte que l'on chauffe doucement à feu nu ; l'on agite la masse et l'on en sépare l'*huile blonde* qui se dégage. Enfin, on ajoute de l'eau et on chauffe de plus en plus ; on obtient successivement de l'*huile brune* et de l'*huile noire*.

Caractères. — L'Huile de foie de Morue possède une odeur de Sardine et une saveur fade laissant un goût de poisson; elle est légèrement soluble dans l'alcool, très soluble dans l'éther, et réagit faiblement sur le tournesol. Au point de vue de leur coloration, on peut les diviser en trois groupes commerciaux : les huiles *blanches*, les huiles *blondes* et les huiles *colorées*. Sa densité varie entre 0,923 et 0,930 ; à la température de 15°, elle marque 39° à l'oléomètre de Lefebvre et 53° à l'alcoomètre de Gay-Lussac. A l'oléo-réfractomètre, sa déviation est de + 38° à 45° ; son échauffement sulfurique, très élevé, atteint 103° ; aussi faut-il faire usage d'une huile retardatrice ; indice d'iode de 123 à 141 ; indice de brome 0,732.

Traitée par l'acide azotique pur et fumant, elle se colore en rose, ce qui est dû aux acides biliaires dont elle contient une certaine quantité. Si, à quelques gouttes d'huile pure mises dans un verre de montre, placé lui même au-dessus d'un papier blanc, on ajoute 1-2 gouttes d'acide sulfurique concentré, il se développe une coloration violette, qui ne tarde pas à virer au cramoisi, puis au brun, si l'on agite le mélange. Enfin, la rosaniline colore en rouge l'huile pure et ne colore pas les huiles végétales non acides. Dorvault et Huraut-Moutillard affirment que, si l'on bat de l'Huile de foie de Morue avec un soluté concentré de sulfure de potasse, il se produit un mélange épais qui, traité par l'éther, se dissout en partie et laisse un résidu insoluble, ce que ne font pas les autres huiles.

Composition chimique. — Les principes constitutifs de l'Huile de foie de Morue peuvent être répartis en quatre groupes principaux :

1° Des *glycérides fondamentaux* : oléine, palmitine, butyrine.

2° Des *acides organiques spéciaux* : 1° l'*acide morrhuique* $C^9H^{13}AzO^3$, spécial à l'Huile de Morue qui appartient à la série pyridique ; il se comporte à la fois comme acide et base faible. L'huile en contient jusqu'à 1 gramme par litre. Il s'extrait sous forme d'une masse brune visqueuse, peu soluble dans l'eau, à odeur légèrement aromatique, désagréable; il peut cristalliser par purification ; 2° l'*acide phosphoglycérique* $PO^4H^2.C^3H^5(OH)^2$ se trouve dans l'huile en combinaisons complexes connues sous le nom de *lécithines* ; les oxhydriles alcooliques de l'acide sont, dans ces composés, saturés par des acides gras, tandis que ceux de l'acide phosphorique le sont par une base.

3° Des *bases organiques*, les unes volatiles, les autres fixes. 1° Bases volatiles : *Butylamine* C^4H^9,AzH^2 bouillant à 87-90°, formant le sixième de la totalité des bases. — *Amylamine* C^5H^{11}, AzH^2, bouillant à 97-98°, représentant le tiers de la totalité des bases. — *Hexylamine* C^6H^{13},AzH^2, bouillant à 100-115°, en faible quantité. — *Dihydrolutidine* $C^7H^{11}Az$, base nouvelle (ainsi que les suivantes) : huile incolore, d'odeur vive, pas désagréable ; un peu soluble dans l'eau ; bouillant à 190-200° ; formant le dixième de la totalité des bases. — 2° Bases fixes : *Merlusine* $C^8H^{12}Az^2$, liquide, huileuse, un peu soluble dans l'eau, soluble dans l'alcool, très peu dans l'éther. — *Morrhuine* $C^{19}H^{27}Az^3$, huile épaisse, presque solide, jaunâtre, d'une odeur douce de seringat, à saveur caustique ; un peu soluble dans l'eau, soluble dans l'alcool et l'éther ; forme, avec la suivante, environ le tiers de la totalité des bases. — *Homomorrhuine* $C^{20}H^{29}Az^3$, huile épaisse jaune brun, d'odeur douce, un peu soluble dans l'eau. — *Nicomorrhuine* $C^{20}H^{28}Az^4$, huile solide jaune brun, d'odeur mielleuse rappelant assez celle du tabac ; un peu soluble dans l'eau, soluble dans l'éther. — *Tyrosamines* C^7H^9AzO, $C^8H^{11}AzO$, $C^9H^{13}AzO$, bases homologues très voisines, peu solubles à froid, assez solubles à chaud ; odeur légère et douceâtre ; saveur amère ; elles dérivent de la tyrosine par perte de CO^2 ; la plus abondante $C^8H^{11}AzO$ est la paroxyphényléthylamine $C^6H^4.OH.CH^2.CH^2AzH^2$. — *Morrhuamine* $C^{14}H^{20}Az^2O^2$, base solide, d'odeur faiblement ammoniacale.

D'après M. Bouillot, ces dérivés organiques, auxquels l'Huile de foie de Morue emprunte ses propriétés les plus remarquables, sont tous d'origine biliaire ; ils ne sont pas le résultat d'une fermentation quelconque ; ils existent préformés dans le tissu hépatique et on les retrouve dans la bile de la Morue.

4° Des *principes minéraux* : chlore, brome, iode (3 à 4 centigrammes par litre) en combinaison indéterminée ; phosphore, sous forme d'acide phosphorique et phosphoglycérique et de combinaisons complexes non connues ; acide sulfurique ; chaux ; magnésie, soude.

Falsifications et essai. — Les Huiles de foie de Morue sont falsifiées avec es huiles de foie de Raie, de foie de Squale, de Baleine, de Cachalot, de Phoque, avec diverses huiles végétales, telles que les huiles d'Œillette et d'Arachide, par l'huile minérale, l'huile de résine, etc. Elles sont fréquemment additionnées d'iode, surtout lorsqu'elles sont falsifiées.

L'*Huile de foie de Raie* se reconnaît en saponifiant l'huile suspecte avec une solution de potasse au dixième ; elle dégage une odeur d'acide valérianique, particulièrement manifeste en chauffant au bain-marie.

Les *Huiles de Cachalot* et de *foie de Squale* diminuent la densité de l'huile ; on en décèle la présence par l'acide sulfurique. On agite l'huile suspecte avec de l'acide sulfurique ; on laisse reposer et on décante l'huile dans un tube qu'on plonge dans un mélange réfrigérant ; si l'huile est pure, elle reste limpide ; si elle est falsifiée par l'huile de Cachalot, elle laissera déposer une substance solide, fusible seulement à 25° ; avec l'huile de Squale, on obtiendra un précipité léger et floconneux.

L'*Huile de Phoque* amène une diminution notable dans la densité et dans la déviation à l'oléoréfractomètre.

Pour y déceler l'*Huile de Poisson*, Cailletet a proposé l'emploi d'un réactif composé de : *acide phosphorique* à 45°, 12 parties ; *acide sulfurique* à 66°, 7 parties ; *acide azotique* à 40°, 10 parties. On agite, pendant 15 secondes, 1 c.c. du réactif avec 5 c.c. de l'huile ; puis, on ajoute au mélange 5 c.c. de benzine et on agite de nouveau. La benzine dissout l'huile et prend une coloration jaune persistante, avec les Huiles blanches, ambrées et blondes. A l'exception de l'Huile de foie de Raie, qui prend une couleur rouge invariable, toutes les autres huiles de Poisson sont colorées en brun foncé par l'action de ce réactif.

La falsification par les *Huiles végétales* diminue la densité, la déviation optique et l'échauffement sulfurique. On peut encore calculer avec avantage l'indice de brome qui est de 0,732 pour l'Huile de foie de Morue pure, tandis qu'il est bien inférieur pour la plupart des huiles végétales. Le chlore noircit l'Huile de foie de Morue, tandis qu'il décolore les huiles végétales ; l'addition de celles-ci sera décelée par une coloration brune plus ou moins pâle, selon la proportion ajoutée. On pourra également employer la réaction suivante : à 30 gouttes d'huile, on ajoute 3 gouttes d'un réactif composé de : acide phosphorique à 40°, 0gr,70 ; acide sulfurique à 60°, 1gr,22. L'Huile pure sera colorée en rouge cerise ; falsifiée par les huiles végétales, elle sera d'un gris jaunâtre. Enfin, si on distille l'huile pure de façon à en retirer un tiers de son volume, le produit distillé est solide et fusible ; si l'Huile de foie de Morue contient des huiles végétales, le produit de la distillation reste liquide.

On reconnaîtra l'addition d'*Huiles minérales* par le dosage des matières non saponifiables.

Pour les *Huiles de résine*, on fera usage du procédé de Böttger : agiter l'huile suspecte avec 12 fois son volume d'éther acétique et la ramener à la température de + 17° ; après une minute de repos, si le mélange est limpide, c'est que l'huile contenait de la résine.

L'*addition d'iode* se reconnaît par plusieurs moyens. L'iode et l'iodure ajoutés peuvent être extraits de l'huile par l'eau et l'alcool, tandis que l'huile naturelle n'abandonne pas l'iode à ces deux dissolvants. L'huile iodée soumise à la saponification abandonne l'iode ajouté à l'eau mère de la saponification, tandis que l'huile naturelle saponifiée ne laisse pas d'iode dans l'eau mère. Enfin, le dosage de l'iode pourra donner d'utiles indications. On pourra l'effectuer par le procédé suivant, remarquable par sa simplicité.

Dans une capsule à bec, demi-profonde, peu évasée, on pèse 25 grammes d'huile, 25 grammes de nitrate de potasse pulvérisé et 30 grammes de solution alcoolique de potasse (5 grammes de potasse pour 25 grammes d'alcool). On saponifie au bain-marie et le savon est desséché au bain de sable; on calcine ensuite dans le moufle, jusqu'à ce que les cendres soient très blanches.

Ces cendres, principalement formées de carbonate, d'iodure de potassium, etc., sont traitées par l'acide acétique dilué jusqu'à réaction acide, et la solution est introduite dans une boule à décantation. On déplace l'iode par l'addition de 5 c.c. de solution de persulfate d'ammoniaque à 1 p. 20, et on l'extrait en agitant la solution avec du sulfure de carbone que l'on décante. La solution sulfocarbonique d'iode est titrée par l'hyposulfite de soude N/100. La décoloration est très nette.

Usages. — L'Huile de foie de Morue agit : 1° par ses *glycérides*, analeptiques puissants, facilement assimilables grâce à leur légère acidité, à leur partielle saponification, à la présence des acides biliaires qui rendent leur émulsion facile; 2° par ses *acides organiques* : lécithines phosphoglycériques, agissant comme reconstituants énergiques des tissus; acide morrhuique, qui est un excitant de la désassimilation et un puissant adjuvant de l'appétit; acides biliaires, qui sont des cholagogues actifs; 3° par ses *bases organiques*, dont les unes sont convulsivantes et les autres diurétiques; 4° par ses *principes minéraux*, dont certains d'entre eux, notamment l'iode, le phosphore et la chaux, ont des propriétés reconstituantes manifestes.

L'Huile de foie de Morue est surtout indiquée dans le rachitisme, la phtisie pulmonaire, la scrofulose, certaines dermatoses, etc.

On doit prescrire de préférence les huiles blondes, dont les propriétés participent à la fois de celles des huiles blanches qui contiennent surtout les principes minéraux, mais pas de lécithines, ni de bases libres, et de celles des huiles colorées, moins riches en principes minéraux, mais contenant surtout les bases organiques, les lécithines et les acides biliaires. Elle est prescrite par cuillerées à bouche, de 2 à 4 par jour, au commencement du repas. Jaccoud en donne jusqu'à 300 grammes par jour. Ce médicament produit parfois des troubles digestifs et provoque souvent de la diarrhée. On peut essayer d'obvier à ces inconvénients en l'additionnant de quelques gouttes d'acide chlorhydrique ou d'éther qui active la sécrétion pancréatique. L'Huile de foie de Morue sert souvent de véhicule à d'autres médicaments : créosote, iodoforme, iode, etc. Parfois le dégoût que provoque l'administration de ce médicament est insurmontable ; on pourra alors essayer de l'administrer sous forme d'émulsions qui ont été mises à la mode par les spécialistes.

Les autres *Huiles animales* qui méritent d'être mentionnées sont :

1° *Huile de foie de Raie.* — Elle est fournie par plusieurs espèces de Raie : la Raie bouclée (*Raja clavata*, L., fig. 89), la Raie blanche

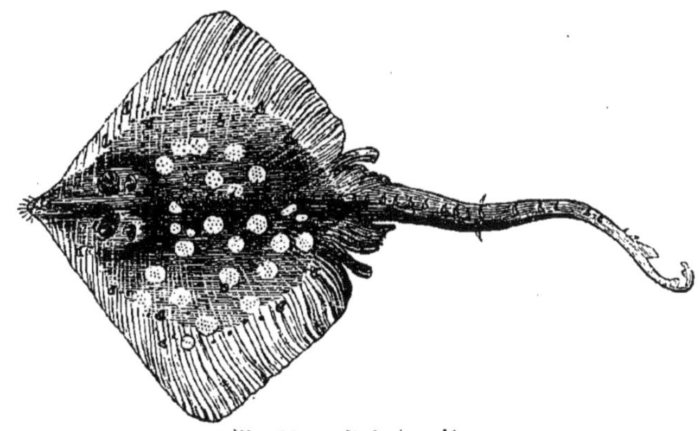

Fig. 89. — Raie bouclée.

(*R. Batis*, L.), la Pastenague (*R. Pastinaca*, L.), la Raie aigle (*R. Aquila*, L.).

On prépare cette huile sur les côtes de Normandie, en faisant bouillir les foies dans l'eau et recueillant l'huile qui surnage ; ou bien on coupe les foies en petits morceaux et on les chauffe jusqu'à séparation de l'huile ; le tout est ensuite jeté sur un filtre de laine qu'on presse légèrement.

Elle s'emploie comme succédané de l'Huile de foie de Morue à laquelle elle est fréquemment mélangée ou substituée. Sa valeur commerciale est beaucoup moindre et ses propriétés thérapeutiques semblent moins actives.

2° *Huile de foie de Squale.* — Cette huile provient du foie de plusieurs espèces de Squales ou Requins : l'Aiguillat (*Squalus Acanthias*, fig. 90), le Rochier (*Sq. Catulus*, L.), l'Humantin (*Sq. Centrina*, L.), l'Émissole (*Sq. Mustelus*, L.), le Renard de Mer (*Sq. Vulpes*, Gmel.).

On lave le foie dont on enlève la vésicule biliaire ; on le coupe en morceaux et on le fait bouillir pendant une heure sur un feu doux, avec de l'eau. On enlève l'huile qui surnage.

Cette huile est parfois employée en médecine comme succédané de l'Huile de foie de Morue.

3° *Huile de Poissons.* — Sur les côtes de la Baltique, on fait bouillir, avec de l'eau, le Hareng commun (*Clupea Harengus*, L.) et la Sardine (*Clupea Sardina*, Cuv.). L'on recueille, à la surface du liquide, une huile de couleur rougeâtre, possédant une odeur prononcée de poisson, qui sert principalement au chamoisage des

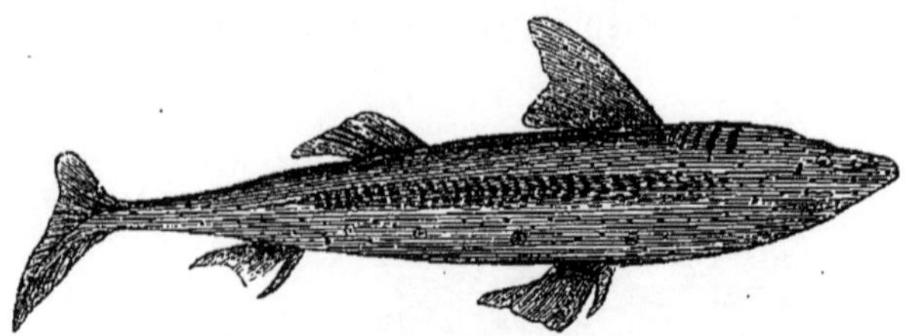

Fig. 90. — Squale Acanthias.

peaux et pour falsifier l'Huile de foie de Morue, les huiles de Lin et de Colza. Le résidu constitue un excellent engrais, que l'on appelle *Tangrum*.

4° *Huile d'œufs.* — Elle est retirée des jaunes de l'œuf de Poule, soit en exprimant à chaud les jaunes séchés, soit en épuisant par l'éther, absolument neutre, les jaunes frais. A la température ordinaire, elle est liquide, douée d'une belle couleur jaune foncé, d'une odeur agréable et d'une saveur douce de jaune d'œuf.

Elle s'emploie en médecine comme adoucissant contre les gerçures du sein, les pustules de variole, etc.

5° *Huile de pieds.* — On désigne sous ce nom, dans le commerce, la matière grasse, séparée par ébullition dans l'eau, des pieds du Bœuf, du Mouton, du Veau, de la Vache et du Cheval, préalablement dénudés des chairs et des membranes.

L'Huile de pieds de Bœuf est ordinairement jaune paille, limpide, inodore à l'état frais, de saveur agréable et d'une densité de 0,916. Elle rancit difficilement et n'est solidifiée que par un froid intense. Elle blanchit sous l'action du chlore, qui brunit les huiles de Poissons.

L'Huile de pieds de Mouton est à peine colorée et possède une odeur de suif. Elle se trouble et devient opaline par le repos et par l'exposition au froid.

L'Huile de pieds de Cheval est rougeâtre. Elle laisse déposer par le repos au froid une assez forte proportion de graisse concrète.

L'Huile de pieds de Porc est assez limpide, mais contient une assez grande quantité de stéarine, qui s'en sépare à la température de 0°. Par la pression, on en retire alors une Huile de qualité supérieure.

L'Huile de pieds est employée à l'éclairage et au graissage des machines.

6° *Huile de Baleine.* — L'Huile de Baleine vraie provient de plusieurs espèces de Cétacés de ce genre ; mais dans le commerce, on donne ce nom à la matière grasse liquide obtenue par la fusion du lard qui existe sous la peau des Mammifères marins (Cachalots, Marsouins, Dauphins, Phoques, Morses, etc.). On l'emploie dans la fabrication des savons et la préparation des cuirs ; elle sert souvent à falsifier les Huiles de Colza et de foie de Morue.

2. — Huiles végétales.

Les *Huiles végétales* sont le plus généralement fournies par l'albumen ou l'embryon des graines, très rarement par le péricarpe de certains fruits (Olives). Leur nombre est assez important ; nous étudierons celles qui sont le plus fréquemment employées, soit comme alimentaires, soit comme médicaments.

HUILE DE LIN

Origine. — L'*Huile de Lin* provient des semences du Lin commun (*Linum usitatissimum*) qui en renferment de 30 à 35 p. 100 ; par expression à froid, on retire 17 à 20 p. 100 d'une huile jaune pâle, peu odorante ; par expression à chaud, 22 à 26 p. 100 d'une huile brune, impure, à saveur et odeur désagréables, utilisable seulement pour l'industrie.

Caractères. — L'Huile de Lin est un peu épaisse, siccative, absorbe rapidement l'oxygène de l'air, s'épaissit et enfin se dessèche en produisant une matière insoluble dans l'éther. Sa densité est de 0,930 à 0,935 ; elle se congèle à — 27° ; elle est soluble dans 15 parties d'alcool absolu et dans 1 partie 1/2 d'éther. Par l'acide sulfurique, elle devient verte ; par l'acide azotique, elle prend une couleur rouge orangé et l'acide reste incolore ; par la solution mercurique, elle fait effervescence et prend une coloration rouge-caramel. Ses autres caractéristiques sont : déviation à l'oléoréfractomètre, + 53 ; degré de Maumené, 133 ; indice de saponification, 189 à 195 ; indice d'iode, 155 à 158 ; indice de brome, 1,000 ; indice d'acétyle, 8,5.

Composition chimique. — Par saponification, elle donne 95 p. 100 d'acides gras : l'acide *linoléique* $C^{18}H^{32}O^{2}$, corps oléagineux jaunâtre que l'acide nitrique n'altère pas ; les acides *linolénique* $C^{18}H^{30}O^{2}$ et *isolinolénique* ; enfin une faible quantité d'acides *oléique*, *myristique*, *palmitique* et *stéarique*.

Falsifications et essai. — L'Huile de Lin est falsifiée par les huiles de Chènevis, de Coton, de Colza, et surtout par l'huile de Poissons, quelquefois avec de l'huile de résine.

On reconnaîtra toutes ces falsifications en déterminant l'indice d'iode. Il est important pour la détermination de cet indice d'employer un grand excès d'iode. L'élévation de température par l'acide sulfurique pourra ainsi servir à son identification. Les huiles falsifiées par l'huile de résine dévient à droite le plan de polarisation, tandis que les huiles pures sont inactives ou faiblement lévogyres.

Usages. — L'Huile de Lin est quelquefois utilisée en médecine sous forme de lavements ; mais elle est surtout utilisée en peinture. Elle rend les plus grands services à l'industrie après avoir subi certains traitements préparatoires.

L'ébullition avec la litharge ou la céruse augmente encore sa siccativité ; elle constitue alors l'*Huile cuite*, qui sert à l'imperméabilisation des étoffes et à la préparation des taffetas gommés, des toiles cirées, etc.

Bouillie pendant assez longtemps avec de l'eau additionnée d'acide azotique, l'Huile de Lin se transforme en une sorte de caoutchouc, appelé *Caoutchouc des Huiles*, qui sert à fabriquer des sondes, des bougies, des pessaires, etc.

Vulcanisée par le chlorure de soufre, l'Huile de Lin sert à fabriquer des objets inaltérables à l'air et résistant à l'action de beaucoup de produits chimiques qui attaqueraient les métaux et le verre.

HUILE D'ŒILLETTE

Origine. — L'*Huile d'Œillette* provient des semences du Pavot noir (*Papaver somniferum*, var. *nigrum*), plante de la famille des Papavéracées, cultivée pour l'extraction de l'huile dans le nord de la France, en Belgique et en Allemagne. On obtient par expression environ 33 p. 100 d'huile blanche, comestible, quand on opère à froid ; 50 p. 100 d'huile rousse, dite *Huile de fabrique*, quand on opère à chaud.

Caractères. — L'huile comestible est fluide, d'un jaune d'or ou jaune pâle. Densité à + 15°, 0,924 à 0,926 ; déviation à l'oléoréfractomètre, + 29° ; échauffement sulfurique, 86°,4; point de congélation, — 18°; indice de saponification, 194,6 ; indice d'iode, 130 à 136 ; indice de brome, 0,835 ; indice de Hehner, 95,38. Elle est soluble dans 25 parties d'alcool froid, 6 parties d'alcool bouillant et en toutes proportions dans l'éther. Elle se colore en abricot rouge par l'acide azotique et par la solution mercurique.

Composition chimique. — Cette huile se compose principalement de linoléine et des glycérides des acides oléique, stéarique et palmitique.

Falsifications et essai. — Elle est souvent falsifiée par les huiles de Faînes et de Sésame. L'huile de Faînes sera reconnue par le réactif Boudet (hypoazotide) qui la colore en rose, tandis qu'il colore l'huile d'Œillette en jaune clair. Le réactif de Behrens (Voy. *Huile de Sésame*) colore l'huile de Sésame en vert-pré foncé et l'Huile d'Œillette en rouge ou en rose.

Usages. — L'Huile d'Œillette est comestible dans certaines régions ; elle sert fréquemment à falsifier l'huile d'Olives.

HUILE DE CROTON

Origine. — L'*Huile de Croton* est produite par les graines du *Croton Tiglium*, petit arbre de la famille des Euphorbiacées, de 5 mètres de haut, originaire des Moluques et des Philippines et cultivé aux Indes, en Cochinchine et en Chine (fig. 91, A).

Ces graines, aussi connues sous le nom de *graines de Tilly*, *Petits Pignons d'Inde*, sont ovoïdes, mais à peu près quadrangulaires (fig. 91, C), longues de 1 à 1,5 centimètre, larges de 7 à 9 millimètres. Le sommet porte la trace de la caroncule qui a disparu le plus souvent ; de là part une crête peu saillante qui divise la face interne en deux moitiés et aboutit à la chalaze. Sur les côtés existent deux autres nervures qui gagnent la base et se terminent par deux gibbosités caractéristiques. Le tégument a une couleur noire unie, mais il est recouvert par une enveloppe jaunâtre, déchiquetée par places ; au-dessous se trouve un albumen jaunâtre, huileux, dont la saveur est d'une âcreté extrême.

Ces graines renferment 50 à 60 p. 100 d'huile qu'on extrait tantôt par expression, tantôt par l'action des dissolvants comme l'éther ou le sulfure de carbone. Elle se prépare très rarement en pharmacie, en raison des inconvénients que présente cette préparation : le commerce la fournit et la plus grande partie vient de l'Inde.

Caractères. — Elle est transparente, visqueuse, de couleur jaune ambré, un peu fluorescente, d'une odeur désagréable et d'une âcreté excessive. Elle est siccative et rancit facilement; sa densité varie de 0,942 à 0,955 ; elle est soluble aux deux tiers dans l'alcool ordinaire et laisse un résidu huileux insipide ; sa solubilité augmente avec l'âge.

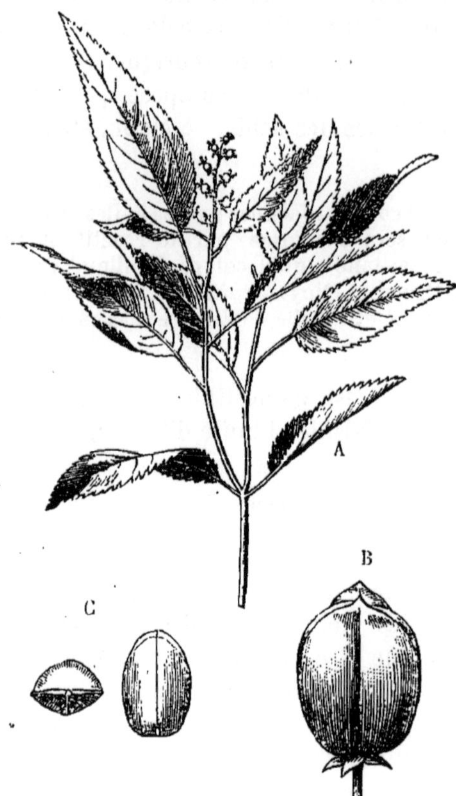

Fig. 91. — *Croton tiglium*. A, rameau; B, fruit; C, graines.

Composition chimique. — La composition chimique de cette huile est très complexe ; on y a signalé les acides *stéarique*, *palmitique*, *myristique*, *laurostéarique*, *acétique*, *butyrique*, *valérique*, deux acides spéciaux de la série oléique, les acides *tiglinique* $C^5H^8O^2$ et *crotonique* ou *crotonoléique* $C^4H^6O^2$, et une substance huileuse mal connue appelée *crotonol*.

On a depuis quelques années attribué les propriétés irritantes de l'Huile de Croton à l'acide crotonoléique qui serait formé par l'union de l'acide oléique avec un autre acide spécial. En Allemagne, ce principe est extrait en grand pour l'usage médical. Or, les travaux tout récents de M. Dunstan et Miss Boole ont montré que cet acide crotonoléique est un mélange complexe formé d'acides gras *inertes*. Ils ont cherché à isoler le véritable principe actif en partant directement de l'huile et ils ont obtenu une substance résineuse, d'une puissance vésicante extraordinaire, qu'ils proposent de nommer *Croton-résine*.

Falsifications et essai. — Le caractère de solubilité n'étant variable que dans certaines limites, permet de reconnaître les falsifications de l'Huile de Croton. Si elle est mélangée d'huile de Ricin, qui est soluble en toutes proportions dans l'alcool absolu froid, le résidu insoluble sera diminué; si on a affaire aux autres huiles grasses, qui sont insolubles ou à peu près, le résidu sera notablement augmenté.

Parfois on vend comme huile de Croton une huile inerte à laquelle on communique des propriétés rubéfiantes par addition de gomme-résine d'Euphorbe. Dans ce cas, si on traite cette huile par l'alcool, celui-ci blanchit par addition d'eau.

Usages. — L'Huile de Croton est un révulsif et un purgatif énergique. Une goutte déposée sur la peau détermine une rougeur qui devient bientôt une vésicule remplie de liquide jaunâtre; les vésicules s'étendent sur toute la partie touchée. On l'emploie dans ces conditions pour produire une révulsion énergique.

Comme purgatif, on l'administre à la dose d'une à deux gouttes au plus, en pilules ou dans une émulsion.

Dans les cas d'empoisonnement par cette huile, donner du lait et des boissons émollientes, et, en même temps, de petites doses d'opium pour arrêter la diarrhée. Pour rétablir la circulation ralentie, prescrire eau-de-vie et bains chauds.

HUILE DE RICIN

Origine. — L'*Huile de Ricin*, appelée aussi *Huile de Palma-Christi* (*Castor Oil* des Anglais), est retirée des graines du Ricin (*Ricinus communis*), plante de la famille des Euphorbiacées.

Cette plante, originaire des Indes orientales, est actuellement cultivée dans toutes les régions tropicales et dans presque tous les pays tempérés. Aux Açores et dans toutes les parties chaudes de la zone méditerranéenne, le Ricin devient vivace et constitue un arbre de petite taille pouvant cependant atteindre plus de 5 mètres de hauteur; mais dans l'Europe centrale, c'est une plante annuelle qui n'atteint guère plus de 2 mètres de hauteur et dont la fructification est rarement complète.

Les graines sont facilement reconnaissables à leur forme et à leur couleur; elles sont ovoïdes-comprimées, convexes sur leur face externe, aplaties et légèrement anguleuses sur leur face interne. Elles sont lisses, brillantes, de couleur grise avec des marbrures de teintes brunâtres, et portent à leur extrémité supérieure une caroncule charnue, grisâtre, qui recouvre le micropyle. Leur dimension varie suivant les sortes commerciales: les graines de Ricin de France, de l'Inde et de Syrie sont petites, et ont de 9 à 12 millimètres de longueur et 8 millimètres environ d'épaisseur;

les graines de Ricin d'Amérique sont beaucoup plus grosses et ont 15 millimètres de longueur.

L'huile de Ricin est aujourd'hui presque uniquement préparée avec les graines importées de Syrie et surtout de l'Inde ; pour l'obtenir, on soumet les graines décortiquées et bien nettoyées à une simple pression combinée à une douce température (+ 21°). On a ainsi un rendement de 40 p. 100 environ : avec l'aide de la chaleur, le rendement est plus considérable, mais l'huile renferme alors une certaine quantité d'acides gras qui lui communiquent une certaine âcreté.

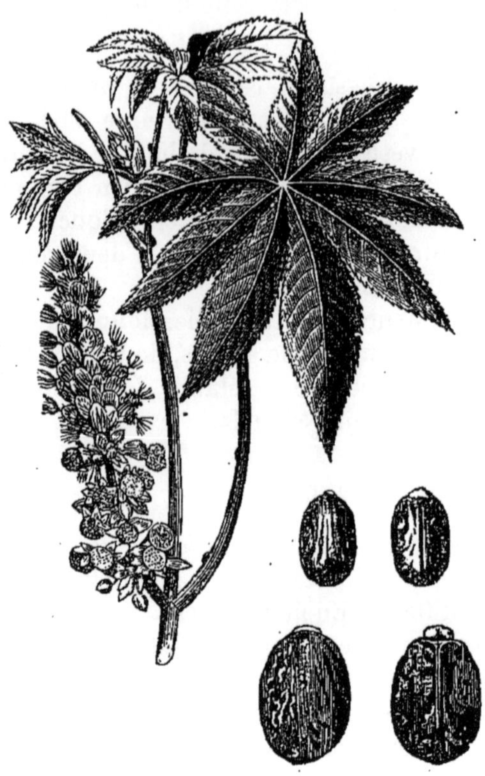

Fig. 92. — Branche fleurie et graines du Ricin commun.

Caractères. — Préparée à froid, cette huile est presque incolore ou légèrement jaunâtre, épaisse et filante, d'une densité de 0,961 à 0,966 ; son odeur est fade et sa saveur douceâtre mêlée d'un peu d'âcreté. Déviation à l'oléoréfractomètre, +43° ; indice de saponification, 181 ; indice d'iode, 84,6 ; indice de brome, 0,559 ; échauffement sulfurique, 47°.

Elle se congèle à — 18° en une masse jaune transparente et laisse déposer un précipité granuleux. Elle est soluble en toutes proportions dans l'acide acétique cristallisable et dans l'alcool absolu, ce qui la distingue de toutes les autres huiles, un peu moins soluble dans l'alcool étendu, insoluble dans l'huile de pétrole, dans la benzine et ses homologues.

Composition chimique. — L'huile de Ricin est composée en grande partie d'un corps gras particulier, la *ricinoléine*, dont l'acide a été appelé *acide ricinoléique* $C^{18}H^{34}O^{3}$; le reste est formé d'une petite quantité de palmitine, de stéarine et de cholestérine. Elle contient aussi une très petite quantité de *Ricine*, toxalbumine qui existe en proportion assez grande dans les graines pour les rendre toxiques. Par saponification, elle donne des savons durs, onctueux, inaltérables, dont on a pu retirer des *acides ricinoléique, ricinisoléique, palmitique* et *stéarique*. Soumise à la distillation sèche, vers $+ 270°$, elle donne un mélange liquide d'acroléine, d'aldéhyde œnanthylique, d'acide œnanthylique et d'acides gras; chauffée avec de la potasse (10 à 12 grammes pour 25 grammes d'huile), elle donne de l'hydrogène, de l'alcool caprylique et de l'acide sébacique, qui reste combiné à la potasse.

Falsifications et essai. — Les falsifications de ce produit peuvent être facilement reconnues grâce à sa solubilité dans l'alcool, à son insolubilité dans la benzine, à sa forte densité, à son faible point d'échauffement sulfurique et à son indice acétyle qui est très élevé (154,4, alors qu'il n'est que de 16,6 pour l'huile de Coton, 11,5 pour l'huile de Sésame, 4,7 pour l'huile d'Olives, etc.).

Pour déterminer cet indice, on emploiera la méthode de MM. Bénédickt et Ulzer, fondée sur la propriété que possède le radical acétyle $C^{2}H^{3}O$ de se substituer à l'hydrogène dans l'oxhydrile OH des acides gras non saturés, phénomène qui n'a pas lieu avec les acides gras saturés. On saponifie 100 grammes d'huile au réfrigérant à reflux, par 70 grammes de potasse en dissolution dans 150 c.c. d'alcool. Le savon obtenu est décomposé par l'acide sulfurique dilué ; les acides gras ainsi mis en liberté sont lavés à l'eau bouillante, séchés à l'étuve et filtrés. On introduit 50 grammes de ces acides dans un ballon muni d'un réfrigérant à reflux et on les soumet à l'ébullition pendant deux heures avec 40 grammes d'anhydride acétique. On enlève l'excès d'anhydride en traitant le produit obtenu par 500 à 600 c.c. d'eau bouillante; on décante et on répète le lavage à l'eau bouillante à deux ou trois reprises. On pèse alors 5 grammes d'acides acétylés que l'on dissout dans quelques centimètres cubes d'alcool, et on titre l'acidité avec une solution demi-normale de soude. D'un autre côté, sur un même poids des acides acétylés, on détermine l'indice de saponification, et la différence entre les deux résultats donne l'indice acétyle.

L'Huile de Ricin est surtout falsifiée avec de l'huile d'Œillette, à laquelle on ajoute quelques gouttes d'huile de Croton, ou encore avec l'huile de Pignons d'Inde ; mais ces deux dernières huiles, étant solubles dans la benzine et ses homologues, pourront en être facilement séparées par ces dissolvants.

Cependant, comme l'huile de Croton, en raison de son activité, pourrait ne s'y trouver qu'en quantité très faible, on peut employer un procédé plus sensible pour en révéler la présence. On met dans un tube à essai quelques grammes de grenaille de zinc avec 7 ou 8 c.c. d'eau ; on ajoute 4 à 5 grammes d'alcool à 10 grammes d'huile suspecte et on verse le mélange avec précaution sur la couche aqueuse; puis, au moyen d'un tube effilé, on fait arriver sur le zinc quelques gouttes d'acide sulfurique pur, et au bout de quelques instants, on perçoit à l'orifice du tube une odeur éthérée d'ananas caractéristique de l'huile de Croton. Cette odeur est due à l'éthérification, en présence de l'alcool, de l'acide butyrique qui s'est formé par l'action de l'hydrogène naissant sur l'acide crotonique.

Si l'huile de Ricin est additionnée d'huile de résine, qui est soluble dans l'alcool et insoluble dans la benzine, on reconnaîtra la fraude à l'odeur, à la saveur et à l'abaissement de l'indice de saponification; en outre, en épuisant avec de l'éther le résidu de la saponification, on dissoudra l'huile de résine que l'on pourra avoir en nature par évaporation de l'éther.

Usages. — L'Huile de Ricin possède une action purgative que l'on rapporte aujourd'hui à l'acide ricinoléique; on l'administre à la dose de 30 à 60 grammes; l'effet se produit au bout de une à deux heures. En lavements, la dose est de 60 à 80 grammes; mais par la voie rectale, l'Huile de Ricin est un médicament infidèle.

En Chine, on la fait bouillir dans de l'eau additionnée d'alun et de sucre; on la dépouille ainsi de son principe purgatif, et on l'emploie alors comme huile comestible. Dans l'Inde, à Java, au Mexique, on la mêle à de la chaux et on obtient un ciment qui sert à calfater les barques.

HUILE D'AMANDES DOUCES

Origine. — Cette huile est fournie par les cotylédons de la graine de l'Amandier commun (*Amygdalus communis*, fig. 93), arbre de la famille des Rosacées, d'origine inconnue, cultivé dans la région méditerranéenne et jusque dans l'Europe centrale. Malgré le nom qu'elle porte couramment, cette huile est préparée à peu près exclusivement avec les Amandes amères, ce qui n'a d'ailleurs aucun inconvénient à la condition que les Amandes ne soient pas en contact avec l'eau. Celles-ci renferment de 50 à 55 p. 100 d'huile, que l'on extrait le plus souvent par expression au moyen de la presse hydraulique; on la laisse déposer pendant quelque temps, puis on la filtre pour la débarrasser des matières albuminoïdes qu'elle avait entraînées et qui la rendaient trouble.

Caractères. — Ainsi préparée, l'Huile d'Amandes douces est fluide, ambrée, inodore, insipide; sa densité est 0,918. Exposée à l'air, elle rancit facilement et sa densité augmente. Elle est très soluble dans l'éther, peu soluble dans l'alcool (dans 25 parties d'alcool froid et dans 6 parties d'alcool bouillant). Elle commence à s'épaissir vers —10°, mais ne se congèle qu'entre —20° et —25°. Elle n'est pas colorée par l'acide azotique seul, ni par la solution mercurique de Massie, tandis que ces deux réactifs colorent l'huile d'Abricots en rouge et en rose. Avec le mélange azoto-sulfurique de Behrens, elle prend une teinte rose fleur de pêcher.

Composition chimique. — L'Huile d'Amandes est formée d'oléine presque pure ; peut-être contient-elle un peu de stéarine?

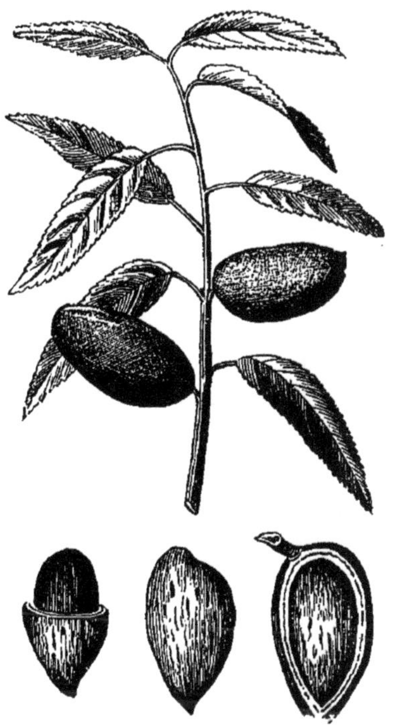

Fig. 93. — Amandier commun.

Falsifications et essai. — La plupart des adultérations que l'on fait subir à cette huile sont les mêmes que celles de l'huile d'Olives, dont il sera question plus loin. Mais en outre de ces falsifications, l'Huile d'Amandes douces du commerce contient presque toujours une proportion plus ou moins grande d'huile d'Abricots que l'on prépare sur une grande échelle dans le midi de la France ; quelquefois même cette dernière est vendue purement et simplement comme huile d'Amandes douces.

L'huile d'Abricots se colore en rouge par l'acide azotique et en rose par la solution mercurique. En outre, la réaction suivante que possèdent, il est vrai, d'autres huiles, mais que l'huile d'Abricots possède à un fort degré, permet de reconnaître la falsification ou la substitution (Nicklès). L'huile d'Abricots forme avec la chaux hydratée en poudre une émulsion qui prend peu à peu et même à froid une consistance onctueuse. Au contraire, par le même réactif, l'huile d'Amandes ne s'émulsionne pas ; la poudre se sépare peu à peu du mélange et l'huile reprend sa limpidité primitive. Mais si elle renferme une certaine quantité d'huile d'Abricots, elle s'émulsionne par l'agitation et laisse à la longue déposer une matière qu'on peut séparer par filtration à froid.

Le mode opératoire est le suivant. On prend 12 grammes environ d'huile suspecte, on agite avec $1^{gr},50$ de chaux hydratée, on chauffe au bain-marie ou à feu nu sans dépasser 100° ; enfin, on filtre à chaud soit dans une étuve, soit dans un entonnoir à filtration chaude. Le liquide filtré se trouble et blanchit à mesure que le refroidissement fait des progrès ; on peut hâter le phénomène par l'eau froide ou la glace.

Usages. — Bien qu'elle rancisse facilement, au point qu'elle ne puisse être conservée plus de trois mois, l'Huile d'Amandes douces est préférée à toutes les huiles pour la plupart des préparations pharmaceutiques destinées à l'usage interne; c'est un bon laxatif pour les enfants, à la dose de 30 à 60 grammes; elle entre aussi dans un grand nombre de préparations externes : liniments, cérats, pommades, cold-cream, etc.

HUILE DE COLZA

Origine. — L'*Huile de Colza* est retirée par expression, à froid ou à chaud, des graines d'une plante de la famille des Crucifères, le *Brassica campestris*, var. *oleifera* (fig. 94).

Caractères. — C'est une huile jaune, limpide, possédant une odeur et une saveur d'abord douces, mais devenant bientôt fortes et désagréables. Elle est très peu soluble dans l'alcool, très soluble dans l'éther. Elle se congèle vers — 6° en une masse butyreuse. Densité, de 0,910 à 0,917; déviation à l'oléoréfractomètre, + 16 à + 18°; échauffement sulfurique, 58°; indice de Hehner, 95; indice d'iode, 100; indice de saponification, 177. L'acide azotique la colore en rouge orangé brun, et la solution mercurique en jaune légèrement orangé.

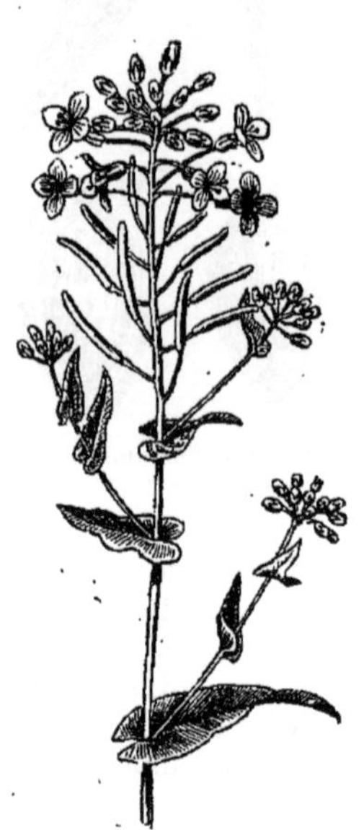

Fig. 94. — Colza.

Composition chimique. — Par la saponification, on a retiré deux acides gras particuliers, l'acide *brassique*, qui paraît identique avec l'acide *érucique* des huiles de Moutarde, et l'acide *brassoléique*, très voisin de l'acide oléique.

Falsifications et essai. — Cette huile, très couramment employée pour l'éclairage, est l'objet d'un grand nombre de falsifications; on la mélange avec les huiles d'Œillette, de Caméline, de Lin, de Moutarde, de Baleine, de Poissons, etc. Mais toutes ces huiles étant plus denses que l'Huile de Colza, une simple prise de densité pourra faire soupçonner la fraude. A cet effet, on a construit un oléomètre spécial (oléomètre à chaud de Laurot) en vue de l'essai des huiles de Colza; cet oléomètre porte une graduation arbitraire qui, sans donner le chiffre de la densité, indique, en opérant à 100°, les moindres différences de poids spécifique. L'Huile de Colza pure marque 0°; celle de Poissons, 83°; celle d'Œillette, 124°; celle de Lin, 210°.

Inversement, si l'huile de Colza est employée pour falsifier une huile de qualité supérieure, on pourra révéler sa présence par le nitrate d'argent, qui fait apparaître, dans des conditions déterminées, une coloration brune ou noire, due au sulfure d'argent qui se forme aux dépens du soufre que contiennent les huiles de Crucifères.

Le procédé suivant semble meilleur. L'Huile de Colza, agitée à froid, dans un tube à essai, avec son volume de bisulfite de rosaniline (1), donne une teinte rose, qui va en augmentant graduellement. L'huile donne seule cette réaction, tandis que ses acides gras ne la donnent pas. Avec ce réactif, l'huile d'Olives donne une émulsion plus ou moins blanche; les huiles de Sésame, d'Arachides, de Ricin et d'Amandes se décolorent; les huiles de Navette, de Noix, d'Œillette ne se décolorent pas.

Cette réaction est très sensible; de l'huile d'Olives, additionnée de 2 p. 100 seulement d'huile de Colza, donne, au bout de quelques minutes, la teinte rose caractéristique. L'auteur, M. Palas, estime que cette réaction est surtout destinée à rendre service pour reconnaître la fraude de l'huile de Lin par l'huile de Colza.

Usages. — Cette huile sert quelquefois à l'alimentation, mais seulement quand elle est obtenue par expression à froid et qu'elle est bien fraiche. Elle est surtout employée pour l'éclairage.

HUILE D'ARACHIDE

Origine. — Cette huile provient des graines de l'*Arachis hypogæa* (fig. 95), plante annuelle de la famille des Légumineuses, originaire de l'Afrique et cultivée dans tous les pays tropicaux et subtropicaux. L'Arachide présente deux sortes de rameaux, les uns dressés dont toutes les fleurs avortent, les autres rampants sur le sol dont les fleurs fructifient dans le sol. A cet effet, le pédoncule floral s'allonge et enterre plus ou moins profondément l'ovaire fécondé. Celui-ci produit une gousse spéciale, à deux graines, étranglée entre les deux, qu'on appelle vulgairement *Pistache de terre*, *Cacaouette*. La graine, de la grosseur d'un gros pois, est pourvue d'un tégument rougeâtre ou incolore; elle renferme de 38 à 50 p. 100 d'huile, que l'on retire par trois expressions successives, la première à froid, la seconde à froid après gonflement des graines dans l'eau, la troisième à chaud.

Caractères. — Préparée à froid, elle est presque incolore, d'une odeur agréable et d'une saveur qui rappelle celle des Noisettes ou des Haricots verts; celle qui est préparée à chaud est fortement colorée et a une saveur désagréable. Sa densité varie de 0,916 à

(1) Le bisulfite de rosaniline doit être absolument incolore. On le prépare en mélangeant à froid 30 c.c. de solution de fuchsine à 1 p. 100, 20 c.c. de bisulfite de sodium à 34° Baumé, 200 c.c. d'eau et 5 c.c. d'acide sulfurique.

0,920 ; elle est plus fluide que l'huile d'Olives ; elle se trouble à + 3° et se fige complètement à — 7°. Déviation à l'oléoréfractomètre, de + 3°,5 à + 6°, suivant la provenance des graines; échauffement sulfurique, 67° ; indice d'iode, 103; indice de Hehner, 95,86 ; indice de brome, 0,530; indice de saponification, 191,3. Elle rancit assez facilement, ce qui empêche sa substitution à l'huile d'Olives pour les préparations pharmaceutiques. Elle est peu soluble dans l'alcool, très soluble dans l'éther et dans les essences. L'acide azotique et la solution mercurique la colorent en abricot clair. Le réactif Poutet ne la solidifie pas, même au bout de vingt-quatre heures. Le réactif de Van Emgelen (molybdate de soude, 25 grammes; acide sulfurique, 20 c.c.) donne, avec cette huile, une réaction particulière : si l'on mélange à dix gouttes d'huile, une goutte de réactif, il se produit une tache jaune verdâtre, et par l'agitation toute la masse se colore en pourpre violet.

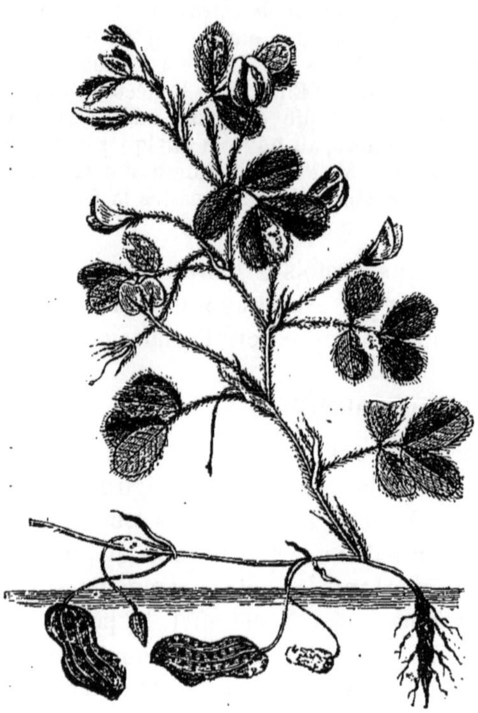

Fig. 95. — *Arachis hypogæa.*

Composition chimique. — La saponification a permis de constater, dans cette huile, la présence de quatre acides gras : l'*acide oléique* $C^{18}H^{34}O^2$, qui constitue la majeure partie de cette huile, l'*acide palmitique* $C^{16}H^{32}O^2$, l'*acide hypogéique* $C^{16}H^{30}O^2$ et l'*acide arachidique* $C^{20}H^{40}O^2$. Ce dernier acide, un des moins fusibles parmi les acides gras (+ 75°), peut servir à la caractériser et même à la doser dans les huiles qu'elle sert trop souvent à falsifier, principalement les huiles d'Olives et d'Amandes douces, car l'huile d'Arachides est la seule qui renferme cet acide. Les procédés que l'on emploie pour cela seront décrits à propos des falsifications de l'huile d'Olives.

Falsifications. — L'Huile d'Arachide, fréquemment employée pour frauder d'autres huiles, peut être à son tour falsifiée par des huiles végétales. Cette falsification est facilement reconnue par l'oléoréfractomètre, toutes les autres huiles ayant des déviations plus grandes que celles de l'huile d'Arachide.

Usages. — Cette huile est surtout employée comme huile à manger, soit pure, soit mêlée ou substituée à l'huile d'Olives. Elle peut être employée à certains usages pharmaceutiques. L'huile obtenue à chaud est utilisée dans l'industrie des savons.

HUILE DE SÉSAME

Origine. — Cette huile est extraite des graines du *Sesamum indicum* (variétés *orientale* et *oleiferum*), plante annuelle de la famille des Gesnéracées, originaire de l'Inde, du Japon, de Ceylan, et aujourd'hui cultivée dans toutes les régions chaudes du globe : Perse, Afrique, Égypte, Turquie, Grèce, Italie, Amérique, etc. Ces graines, qui renferment de 40 à 50 p. 100 d'huile, sont aplaties, de 4 millimètres de long sur 2 d'épaisseur, et de couleur variable : blanches, jaunes, rougeâtres, brunes, noires. Pour avoir une huile incolore, on les soumet à un lavage préalable qui décolore le tégument. La plus grande quantité des graines importées en France (83 millions de kilogrammes par an) vient de Formose, de Zanzibar et d'Égypte ; la principale ville de fabrication de l'huile est Marseille.

Caractères. — L'Huile de Sésame est jaune clair, limpide, sans odeur ; sa saveur est douce. Sa densité moyenne est de 0,923 ; elle se congèle à — 5° en une masse blanc jaunâtre. Elle n'est pas siccative et se conserve longtemps sans rancir, ce qui constitue un grand avantage. Déviation à l'oléoréfractomètre, +17 à +18° ; échauffement sulfurique, 68 ; indice de Hehner, 95,86 ; indice d'iode, 106 ; indice de saponification, 190 ; solubilité dans l'alcool absolu, 41 p. 1000. L'acide azotique et la solution mercurique la colorent en jaune orangé ; le mélange de Behrens (acides azotique et sulfurique à parties égales) lui donne une nuance vert-pré foncé caractéristique.

On peut encore la caractériser par la réaction de Tocher, qui est très sensible et qui permet de reconnaître de petites quantités d'huile de Sésame dans les mélanges. On dissout 1 gramme de pyrogallol dans 14 c.c. d'acide chlorhydrique et on agite vivement, dans un tube bouché, volumes égaux du réactif et d'huile de Sésame ; on laisse l'huile se séparer, on soutire la solution acide et on porte à l'ébullition pendant quelques minutes; la solution devient pourpre.

Composition chimique. — Cette huile est constituée par un mélange d'oléine, de stéarine, de palmitine et de myristine en proportions variables ; l'oléine y est en très grande proportion, 76 p. 100 environ. Elle renferme en outre une matière résinoïde; c'est elle qui se colore en vert par le mélange azoto-sulfurique de Behrens.

Falsifications et essai. — L'Huile de Sésame peut être fraudée par les huiles d'Œillette, d'Arachide, de Coton, de Moutarde.

L'huile d'Œillette augmente la déviation à l'oléo réfractomètre, élève le degré d'échauffement sulfurique; le point de congélation sera notablement abaissé; l'indice d'iode et surtout de brome seront plus forts.

L'huile d'Arachide abaisse la densité et la déviation; on trouvera en outre de l'acide arachidique.

L'huile de Coton augmente la densité et la déviation, abaisse le point de congélation.

L'huile de Moutarde abaisse l'indice d'iode, élève l'indice de brome et le point de congélation.

Usages. — L'Huile de Sésame peut être substituée à l'huile d'Olives pour l'alimentation; d'ailleurs, dans certains pays, c'est la seule huile alimentaire; la meilleure est donnée par les graines du Levant, de Jaffa, des Indes. Elle peut aussi lui être substituée pour les préparations pharmaceutiques; mais on doit tenir compte de la plus grande proportion d'oléine qu'elle renferme, notamment pour les emplâtres, car elle est plus difficile à solidifier.

On peut l'employer comme laxative à la dose de 40 à 60 grammes; en Amérique, on la préfère à l'huile de Ricin.

HUILE DE COTON

Origine. — Cette huile est retirée des graines de diverses espèces de *Gossypium*, et plus particulièrement des graines du *G. barbadense* qui sont celles qui produisent la plus grande quantité d'huile et qui possèdent l'avantage de n'avoir pas besoin d'être décortiquées. Quand on la destine à la falsification des autres huiles, on la prive de ses glycérides solides (stéarine, margarine), on la décolore complètement et on la désinfecte de même. C'est après qu'elle a subi ce raffinage qu'on la livre au commerce. On la fabrique en Amérique, en Angleterre (Hull, Rochester, Liverpool) et en France, à Marseille; les fabriques européennes importent en outre des huiles américaines qu'elles raffinent.

Caractères. — L'huile de Coton naturelle a une couleur rougeâtre vue en grande masse et jaune foncé sale sous une faible épaisseur; quand elle est bien purifiée, elle a une couleur jaune-paille. Densité à + 15°, 0,936-0,930; déviation à l'oléoréfractomètre quand elle est épurée, + 20° ; échauffement sulfurique 55°; indice de saponification, 191-196 ; indice d'iode, 106-108; indice de brome, 0,645. Elle est insoluble dans l'alcool même à chaud; soluble dans l'éther, la benzine, le sulfure de carbone. L'acide azotique la colore en marron foncé ; la solution mercurique en rouge orangé ; l'acide sulfurique en brun rouge très foncé.

Composition chimique. — Elle est formée d'oléine, de stéarine et de margarine ; dans les huiles raffinées, la proportion d'oléine est supérieure à celle des deux autres glycérides.

Usages. — L'huile de Coton brute est principalement employée pour la fabrication des savons d'une qualité remarquable et pour l'éclairage ; elle remplace aussi l'huile de Lin dont elle a beaucoup l'aspect. Quand elle est raffinée, elle est surtout employée pour falsifier les autres huiles et plus particulièrement l'huile d'Olives.

HUILE D'OLIVES

Origine. — L'*Huile d'Olives*, la plus estimée des huiles comestibles, est retirée du fruit de l'Olivier d'Europe (*Olea europæa*), arbre de la famille des Oléacées, qui serait originaire de la Palestine, de l'Asie Mineure et de la Perse, et qui est depuis longtemps cultivé dans toute la région méditerranéenne dont il est une espèce essentiellement caractéristique; il a été introduit depuis longtemps au Pérou et au Mexique. On en distingue deux formes principales: 1° l'*Olivier sauvage*, à rameaux épineux, à fruits très amers, peu riches en huile; 2° l'*O. cultivé* (fig. 96), à rameaux inermes, à fruits plus gros que les précédents; ils sont exclusivement employés à la fabrication de l'huile.

Le fruit de l'Olivier, connu sous le nom d'*Olive*, est une drupe d'abord verte, puis pourpre noirâtre ; le mésocarpe charnu, chargé d'huile (70 p. 100 environ), entoure un noyau fusiforme, très épais, renfermant une seule graine à albumen huileux. La proportion d'huile contenue dans l'amande est d'environ la quarantième partie de celle que fournit la portion charnue du péricarpe.

Préparation. — Les Olives sont recueillies à la main, ou bien détachées en les gaulant; d'autres fois, on les laisse simplement tomber sur le sol et on les ramasse. Quoi qu'il en soit, la récolte faite, elles sont soumises à l'action de meules qui écrasent en même temps la pulpe du péricarpe et les noyaux avec la graine qu'ils renferment. De sorte que l'huile obtenue provient à la fois du fruit et de l'amande des graines.

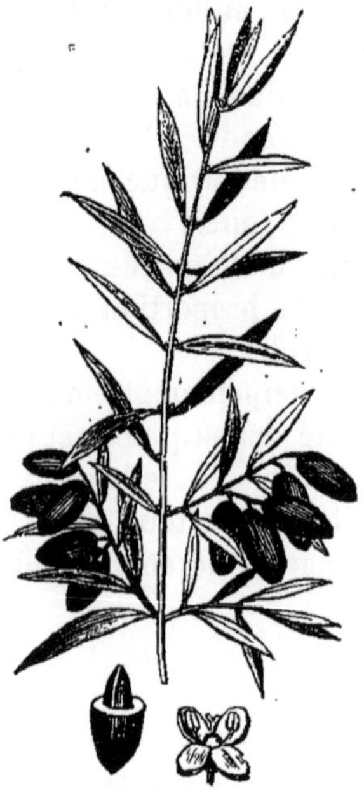

Fig. 96. — Rameau, fleur et fruit d'Olivier.

Dans le commerce, on distingue plusieurs variétés d'huile d'Olives qui sont dues principalement aux divers modes d'extraction.

1° L'*Huile vierge*, *surfine* ou *de première expression*, est extraite par expression à froid. Dans certains pays, on se contente de recueillir l'huile qui surnage la pulpe dans les auges où on l'a déposée ; dans d'autres, la pulpe est mise dans des sacs que l'on soumet à froid à une pression modérée. Cette huile a une couleur plus ou moins verdâtre ou jaunâtre, suivant que les Olives sont plus ou moins mûres; son odeur est agréable et sa saveur est douce ; c'est la plus estimée des amateurs.

2° L'*Huile ordinaire* ou *de deuxième expression* est extraite à chaud. Le résidu de l'opération précédente est pressé plus fortement, pendant que les sacs sont échaudés à l'eau bouillante, pour faciliter l'écoulement de l'huile ; eau et huile sont reçues dans des réservoirs, où l'huile surnage et où on la recueille. Cette huile est jaune, un peu inférieure à la précédente, mais douce et assez agréable ; elle est usitée pour la table.

3° L'*Huile fermentée* est extraite des Olives entassées et ayant déjà subi l'action de la fermentation ; ce procédé est surtout usité en Espagne. Il donne une plus grande quantité d'huile que par le traitement à l'eau bouillante, mais celle-ci a une saveur âcre, peu agréable et parfois un goût de moisi. Aussi n'est-elle employée que par l'industrie ou pour l'alimentation par les personnes au palais peu délicat.

4° L'*Huile lampante*, *de troisième expression*, *de recense*, est extraite des tourteaux déjà pressés deux fois ; on les délaie dans l'eau et on les soumet une troisième fois à la presse. Cette huile est épaisse et verdâtre, désagréable au goût et à l'odorat ; elle n'est utilisée que dans les savonneries et pour l'éclairage.

5° L'*Huile tournante*, ainsi appelée parce qu'elle forme très facilement un savon avec les lessives alcalines faibles, se retire des tourteaux déjà exprimés deux fois, qu'on a laissés fermenter et que l'on exprime, après les avoir additionnés d'eau bouillante. Elle est verdâtre, mucilagineuse et acide, ce qui est dû à la mise en liberté des acides gras pendant la fermentation ; elle est naturellement employée dans les savonneries.

6° L'*Huile d'enfer* est recueillie à la surface des eaux grasses provenant de l'expression des tourteaux traités par l'eau bouillante et qu'on a conduites dans des citernes voûtées, appelées *enfers*. Cette huile est jaune verdâtre, pâteuse, très odorante.

A tous ces procédés, il faut ajouter le procédé récent et qui tend à se répandre, consistant à traiter les tourteaux déjà pressés ou les Olives simplement écrasées, par le sulfure de carbone ; l'huile est entraînée par ce dissolvant que l'on chasse ensuite par la distillation.

Caractères. — L'huile d'Olives est un liquide jaune d'or, quelquefois jaune verdâtre, d'odeur agréable, de saveur douce rappelant celle du fruit. Par refroidissement, elle se congèle plus tôt que toutes les autres huiles ; à partir de + 10° ou + 5°, elle se trouble et il se forme un précipité grenu qui flotte dans le liquide ; à 0°, elle se solidifie en une masse de consistance molle et butyreuse. Elle n'est pas siccative et rancit très difficilement, ce qui est un de ses principaux avantages pour les usages alimentaires et médicinaux ; elle est très peu soluble dans l'alcool, soluble dans deux fois son volume d'éther. Densité à + 15°, 0,916 ; déviation à l'oléoréfractomètre après lavage à l'alcool, + 1° à + 2° ; échauffement sulfurique, 42° ; indice d'iode, 82,8 ; indice de brome, 0,500 à 0,544 ; indice de saponification, 191 à 196 ; indice de Hehner, 95,43. L'acide sulfurique la colore d'abord en jaune, puis en jaune verdâtre ; l'acide azotique lui donne une teinte qui varie du blanc verdâtre au vert foncé, selon sa qualité ; traitée par la solution mercurique, elle se solidifie et la masse prend une coloration paille, plus ou moins verdâtre.

Composition chimique. — En congelant l'huile d'Olives et en pressant la masse ainsi obtenue, on en sépare environ 72 p. 100 d'un corps gras liquide, l'*oléine*. Le résidu (28 p. 100) est une matière grasse solide, surtout formée par de la *palmitine*, avec un peu de *stéarine*, d'*arachidine* et de *cholestérine* qu'on peut séparer par l'acide acétique ou par l'alcool.

Falsifications et essai. — L'huile d'Olives étant d'un prix élevé, est soumise à de nombreuses falsifications; elle est mélangée à des huiles de prix moindre : Œillette, Sésame, Arachide, Faînes, Coton, Colza, Navette, Noix et Lin.

Les huiles d'Arachide, de Colza, de Navette, de Noix, de Lin, seront reconnues à leur saveur et à leur odeur spéciales, si elles ont été mélangées en proportion notable; aussi, sauf la première, sont-elles exclusivement employées pour falsifier les huiles de fabrique.

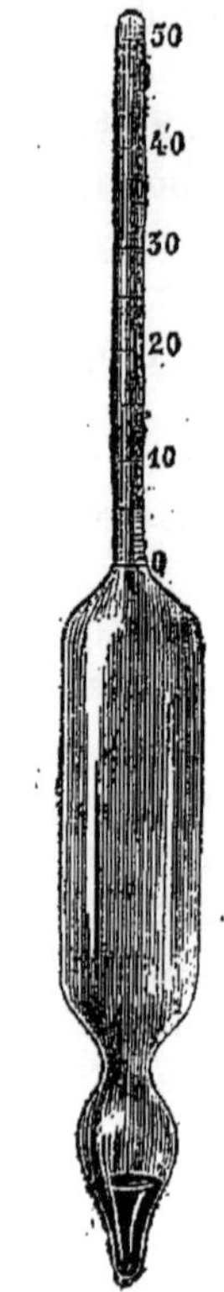

Fig. 97. — Élaïomètre de Gobley.

En somme, pour l'huile alimentaire, la falsification se fait surtout avec les huiles d'Œillette, de Sésame, d'Arachide et de Coton. La falsification la plus délicate à déceler est celle qui se pratique au moyen de l'huile d'Arachide, car cette huile ne modifie pas les caractères physiques de l'huile d'Olives et ne fournit pas de réactions caractéristiques par l'action des divers réactifs; il faut avoir recours, ainsi que nous le verrons plus loin, au dosage de l'acide arachidique.

1° *Huile d'Œillette.* — Si l'addition d'huile d'Œillette est soupçonnée par divers essais : déviation à l'oléoréfractomètre (+ 29°), échauffement sulfurique (74°,5), indice d'iode (136), indice de brome (0,835), on peut se servir de l'*élaïomètre Gobley*, qui est un densimètre construit et gradué spécialement pour ce cas. Il est lesté de façon qu'à + 12°,5, l'huile d'Œillette affleure au bas de la tige marquée 0° et l'huile d'Olives au sommet de la tige, marqué 50°; l'intervalle est divisé en 50 degrés; on lit le degré marqué au-dessous du ménisque d'affleurement, on double, et la différence entre le chiffre obtenu et 100 indiquera le tant p. 100 d'huile d'Œillette ajoutée à l'huile d'Olives. Si l'essai n'est pas fait à la température de + 12°,5, on devra corriger les indications de l'élaïomètre en ajoutant au chiffre obtenu 3,6 pour chaque degré au-dessous, et retranchant 3,6 pour chaque degré au-dessus de 12°,5. Avant d'employer l'élaïomètre Gobley, il y a lieu de s'assurer, au préalable, que l'huile ne présente pas d'arrière-goût de moisi, d'âcreté ou de rancidité, car dans ce cas la densité ne donnerait pas de renseignement exact.

L'huile d'Œillette n'est pas coagulée par le *réactif Poutet*, tandis que l'huile d'Olives se coagule en totalité. Ce réactif s'obtient en faisant réagir 7gr,50 d'acide azotique à 38° B. sur 6 grammes de mercure; on obtient un liquide contenant de l'acide azotique, de l'azotate et de l'azotite de mercure, de l'hypoazotide et de l'acide nitreux. On mélange 8 grammes de ce réactif avec 96 grammes d'huile suspecte; on agite toutes les 10 minutes pendant 2 heures, puis on porte à la cave. Dans ces conditions, si l'huile d'Olives est pure, elle se concrète entièrement; si elle est mélangée d'huile d'Œillette, elle se solidifie en partie seulement ou avec une consistance moindre. Avec un vingtième d'huile d'Œillette, elle prend la consistance de l'axonge ; avec un dixième, la consistance de l'huile figée ; si la proportion est plus forte, une partie reste liquide et surnage la portion figée.

Le *réactif Fauré* (3 parties d'acide azotique à 35° B. avec 1 partie d'hypoazotide) solidifie l'huile d'Olives pure en 55 minutes ; si elle contient 5 p. 100 d'huile d'Œillette, en 1 heure 30 minutes ; 10 p. 100 en 2 heures 25 ; 20 p. 100 en 4 heures 5 ; 30 p. 100 en 11 heures 20 ; 50 p. 100 en 26 heures 37. Le mélange se fait dans la proportion de 3 parties de réactif pour 100 parties d'huile.

La différence de viscosité de l'huile d'Olives et de l'huile d'Œillette donne lieu au *phénomène du chapelet*. On agite l'huile dans un flacon bouché qu'elle ne remplit qu'à moitié et on laisse reposer. Les bulles d'air introduites par l'agitation remontent à la surface et disparaissent aussitôt, si l'huile est pure ; au contraire, si elle contient de l'huile d'Œillette, les bulles persistent quelque temps en formant un chapelet le long de la paroi du flacon.

2° *Huile de Sésame*. — L'huile de Sésame sera facilement reconnue par le réactif azoto-sulfurique de Behrens (acide sulfurique et acide azotique mélangés à volumes égaux). En mélangeant parties égales de réactif et d'huile, on obtiendra une coloration vert-pré, si l'huile examinée a été additionnée d'huile de Sésame.

L'huile de Sésame agitée avec une solution récente de sucre dans l'acide chlorhydrique donne naissance à une coloration rouge qui serait caractéristique, si les huiles d'Olives de Tunisie et d'Algérie ne donnaient pas aussi par ce réactif une coloration rose. M. Millau a modifié ce procédé en opérant, non pas sur l'huile elle-même, mais sur ses acides gras. On saponifie une certaine quantité d'huile suspecte par de la potasse en solution alcoolique ; on dissout le savon dans l'eau et on le décompose par l'acide sulfurique. On prélève 5 grammes d'acides gras, on ajoute une certaine quantité d'acide chlorhydrique sucré (10 p. 100 de sucre) et on agite. La production d'une coloration rouge indique d'une façon certaine la présence de l'huile de Sésame.

Wauters indique la réaction suivante : on mélange dans un tube à essai 10 c.c. d'acide chlorhydrique et 1 c.c. de furfurol ; puis on ajoute 10 c.c. d'huile et on laisse reposer ; il se produit une coloration rouge cerise intense, s'il y a de l'huile de Sésame. Avec 1 p. 100 d'huile de Sésame, la coloration n'apparaît qu'au bout de 1 ou 2 minutes ; avec 5 p. 100 elle est presque instantanée. Après quelque temps, la coloration augmente et se répand dans toute la couche acide.

On pourra aussi faire usage de la solution de pyrogallol dans l'acide chlorhydrique, dont il a été déjà question (Voy. page 191) et qui permet de déceler la présence de 1 p. 100 d'huile de Sésame dans l'huile d'Olives.

3° *Huile d'Arachide*. — La falsification par l'huile d'Arachide est la plus difficile à découvrir, car cette huile ne présente pas de réactions caractéristiques et ne donne qu'une légère augmentation de déviation à l'oléoréfractomètre (de + 3°,5 à + 6°). Il est indispensable de rechercher l'acide arachidique, ce que l'on peut faire par le procédé Renard, très long et assez compliqué, ou par le procédé Blarez, moins long et plus pratique que le précédent.

Dans le *procédé Renard*, on saponifie 10 grammes d'huile avec 5 grammes de litharge dans 100 c.c. d'eau bouillante ; on décompose le savon obtenu par l'acide chlorhydrique et on dissout les acides gras dans 55 c.c. d'alcool à 90°. On précipite par l'acétate de plomb en solution alcoolique (acétate de plomb, 50 grammes; alcool à 90°, 100 c.c. ; filtrer), on filtre et on épuise le résidu avec de l'éther à 66° pour dissoudre complètement l'oléate de plomb. Le résidu resté sur le filtre et formé d'arachidate, de palmitate et de stéarate de plomb, est décomposé à chaud par l'acide chlorhydrique étendu (1 partie d'acide pour 4 parties d'eau); on sépare les acides gras par décantation, on les laisse refroidir et on les dissout dans 50 c.c. d'alcool à 90°. On voit alors se former des cristaux mamelonnés d'acide arachidique qu'on n'a plus qu'à purifier et à peser. Pour cela, on filtre et on lave les cristaux retenus par le filtre avec 10 à 20 c.c. d'alcool à 90°, puis avec de l'alcool à 70° dans lequel l'acide arachidique est complètement insoluble. On verse ensuite sur le filtre de l'alcool à 95° bouillant, qui dissout l'acide arachidique et on le reçoit dans une capsule préalablement tarée ; on évapore à siccité et on pèse. On doit ajouter au poids trouvé la quantité d'acide arachidique qui est restée dans l'alcool à 90° employé, sachant que 100 parties de cet alcool dissolvent à + 25°, 0gr,045 et à + 15°, 0gr,025 d'acide arachidique. Connaissant le poids de l'acide, on déduit le poids d'huile d'Arachide, sachant que celle-ci contient un vingtième ou un vingt-deuxième d'acide arachidique.

La *méthode de M. Blarez* repose sur la propriété qu'ont les savons potassiques faits avec l'huile d'Arachide (savons qui renferment de l'arachidate de potassium) d'être très peu solubles dans l'alcool fort et froid, quand celui-ci renferme un excès de potasse. On verse, dans un tube à essai de 15 à 18 centimètres de longueur, 1 c.c. d'huile à essayer, et on ajoute 15 c.c. d'alcool pur à 90°, renfermant 4 à 5 p. 100 de potasse pure. On bouche le tube à essai avec un bouchon auquel on adapte un réfrigérant ascendant. On chauffe modérément le tube par la partie inférieure, et quand l'ébullition a commencé, on l'entretient tout doucement pendant 20 minutes environ ; l'huile se saponifie très rapidement. On enlève alors le réfrigérant, on bouche le tube à essai contenant la solution alcoolique chaude de savon potassique et on l'abandonne à elle-même dans un endroit frais.

Voici ce qu'on observe. Avec l'huile d'Arachide pure, au bout de peu de temps, tout le contenu est pris en une masse assez consistante pour qu'au bout de 24 heures on puisse retourner le tube sans que rien s'écoule. Avec l'huile d'Olives pure, rien de semblable ne se produit après 24, 48 et même 72 heures ; le contenu du tube reste absolument limpide ; on n'observe pas de flocons cristallisés nageant dans la masse, ou sur les parois du tube. Quand on opère sur un mélange d'huiles d'Arachide et d'Olives, il y a toujours un dépôt floconneux, au milieu duquel on distingue à la loupe des cristaux nettement formés d'arachidate de potassium. Par ce procédé, on peut déceler jusqu'à 5 p. 100 d'huile d'Arachide ; mais dans ce cas, il faut prendre un centimètre cube et demi d'huile au lieu d'un.

4° *Huile de Coton.* — On a donné, pour reconnaître cette falsification, un grand nombre de réactions basées sur la réduction du nitrate d'argent par l'huile de Coton; mais la pratique ayant montré que certaines huiles d'Olives, notamment celles de Tunisie et d'Algérie, étaient susceptibles de se comporter à l'égard de ce réactif comme l'huile de Coton, on a substitué à tous ces procédés le *procédé Millau*, d'après lequel on opère sur les acides gras. On saponifie une certaine quantité d'huile par de la potasse alcoolique, on dissout le savon obtenu dans l'eau et on le décompose par de l'acide sulfurique au dixième. Dès que les acides gras sont séparés, on en prélève 5 c.c. avec une cuiller en argent, et on les introduit dans un tube à essai avec 20 c.c. d'alcool pur à 92° et 2 c.c. d'une solution d'azotate d'argent pur à 30 p. 100; on chauffe au bain-marie jusqu'à ce que le tiers environ du volume du liquide soit évaporé. Si l'huile d'Olives est pure, les acides gras restent inaltérés; si, au contraire, elle contient de l'huile de Coton, on observe une réduction du sel d'argent qui colore en noir les acides gras. Ce procédé donne de bonnes indications, bien qu'il existe des huiles de Coton qui ne réduisent pas les sels d'argent, ce à quoi on arrive en les chauffant pendant quelque temps à une température assez élevée.

Comme l'azotate d'argent, le chlorure d'or est influencé par l'huile de Coton; cette réaction est la base du *procédé Hirschonn*. On fait chauffer au bain-marie, dans un verre de Bohême, 3 à 4 c.c. d'huile avec 20 c.c. de chloroforme et 1 c.c. d'une solution de chlorure d'or au vingtième; le mélange prend rapidement une coloration rouge vineux ou rouge framboise, tandis que la plupart des autres huiles ne se colorent pas.

M. Halphen a indiqué le réactif suivant qui donne une coloration rougeâtre avec l'huile de Coton, à l'exclusion de toute autre huile végétale. Volumes égaux d'huile à essayer, d'alcool amylique et de sulfure de carbone contenant 1 p. 100 de soufre, sont introduits dans un tube à essai, que l'on plonge alors, jusqu'à moitié, dans un bain d'eau salée bouillante. Si au bout de 10 à 15 minutes il n'y a pas de coloration, on ajoute un autre centimètre cube de sulfure de carbone; et si, au bout de 5 à 10 minutes, la réaction est encore négative, on ajoute une troisième quantité de réactif. Si à la fin de cette réaction on n'obtient pas de coloration rouge ou jaune, c'est que l'huile est pure ou que l'huile de Coton n'a pas été ajoutée en quantité appréciable. Ce procédé nous a personnellement donné d'excellents résultats.

Le *procédé Cavalli* permettrait de déceler la présence de 1 p. 100 d'huile de Coton. Dans un tube à essai, on verse 5 c.c. d'huile; on ajoute 5 c.c. d'une solution acide de résorcine (résorcine, 2 grammes; eau, 20 c.c.; acide sulfurique, 15 c.c.); on agite fortement et on chauffe à 50°. Après quelques instants, l'huile d'Olives pure est décolorée, puis elle prend une teinte grisâtre; au contraire, l'huile de Coton donne immédiatement une coloration rose rouge, qui devient successivement verdâtre, puis bleue (la couche inférieure reste rose rouge). Le mélange des deux huiles, suivant la proportion d'huile de Coton qu'il renferme, donne une coloration violette plus ou moins intense.

Usages. — L'huile d'Olives est le véhicule des huiles médicinales du Codex; elle entre dans la plupart des liniments et des onguents. A la dose de 30 à 60 grammes, elle est laxative; à haute dose, c'est un antidote des poisons irritants ; elle donne aussi de bons résultats dans la lithiase biliaire et les coliques saturnines; en lavements, à dose élevée, elle réussit souvent dans l'occlusion intestinale et dans la constipation opiniâtre.

C'est l'huile alimentaire par excellence. L'industrie en consomme des quantités considérables pour la fabrication des savons et pour le graissage des machines.

Nous signalons ci-après un certain nombre d'huiles végétales qui sont, au point de vue pharmacologique, bien moins importantes que celles que nous venons de passer en revue :

Huile de Noix (amandes du *Juglans regia*) ; comestible si elle a été extraite à froid; industrielle si elle a été extraite à chaud.

Huile de Chènevis (graines du *Cannabis sativa*); industrie et éclairage.

Huile infernale ou *de Pignons d'Inde* (graines du *Jatropha Curcas*) ; drastique.

Huile d'Épurge (graines de l'*Euphorbia Lathyris*); purgative et rubéfiante.

Huile de Fontainea (graines du *Fontainea Pancheri*); drastique.

Huile de Bancoulier ou *de Camiri* (graines de l'*Aleurites moluccana*); laxative.

Huile d'Abrami (graines de l'*Aleurites cordata*) ; très siccative et employée pour faire des vernis et imperméabiliser des étoffes.

Huile de Noisettes (amandes du *Corylus Avellana*) ; alimentaire.

Huile de Faînes (amandes du *Fagus sylvatica*); comestible ; a été préconisée comme succédané de l'Huile de foie de Morue.

Huile de Navette (graines du *Brassica Rapa*, var. *oleifera*) ; industrie.

Huile de Caméline (graines du *Camelina sativa*).

Huile de Ravison (graines du *Sinapis arvensis*).

Huile d'Argan (graines de l'*Argania Sideroxylon*) ; alimentaire au Maroc.

Huile de Marrons d'Inde (graines de l'*Æsculus Hippocastanum*) ; utilisée contre la goutte, les rhumatismes et les névralgies.

Huile de Ben (graines du *Moringa aptera* et du *Moringa pterygosperma*); recherchée pour l'horlogerie et la parfumerie.

Huile d'Argémone (graines de l'*Argemone mexicana*).

Huile de Glaucier (graines du *Glaucium luteum*).

Huile de Soleil (graines de l'*Helianthus annuus*).

Huile de Madi (graines du *Madia sativa*).

Huile de Niger (graines du *Guizotia oleifera*).

Huile de Courge (semences de divers *Cucurbita*).

ARTICLE II. — MATIÈRES GRASSES SOLIDES

Les matières grasses, solides à la température ordinaire de nos climats, sont plus ou moins voisines des huiles par un certain nombre de caractères ; aussi en est-il un certain nombre auxquelles on conserve cette dénomination. Le plus souvent, cependant, on leur donne d'autres noms, suivant leur origine, leur consistance ou quelques autres caractères physiques. Nous les diviserons, comme les huiles, en deux groupes, suivant qu'elles ont une origine *animale* ou *végétale*.

1. — Matières grasses solides d'origine animale.

Parmi celles-ci on distingue :

1° Les *Beurres*, retirés du lait des Mammifères ; ils sont mous au-dessus de 20° et fondent vers + 36° ;

2° Les *Moelles*, extraites des os de certains Mammifères ; elles sont très molles et très fusibles :

3° Les *Graisses*, provenant du tissu adipeux sous-cutané ou sous-séreux ; elles sont plus ou moins molles et fondent entre + 15° et + 45° ;

4° Les *Suifs*, qui ne sont autre chose que les graisses des Ruminants ; ils sont plus fermes et leur point de fusion est toujours supérieur à + 36°.

BEURRE DE VACHE

Origine. — Le *Beurre de Vache* est formé par l'agglomération de la matière grasse qui existe dans le lait de la Vache (*Bos taurus* femelle), Mammifère ruminant du groupe des Boviens, matière grasse dont le microscope révèle la présence dans ce liquide sous forme de globules tenus en suspension, grâce à la viscosité que lui donne la caséine. Ces globules gras sont séparés des autres éléments du lait par une opération qui porte le nom de *barattage*. A cet état, le beurre retient toujours une certaine proportion des autres substances du lait : albuminoïdes, lactose et sels. On peut l'en débarrasser par fusion et décantation.

Caractères. — Le beurre à l'état naturel est plus ou moins coloré en jaune pâle mat. Sa saveur est douce et agréable ; il fond facilement dans la bouche, sans laisser d'impression graisseuse au palais. Il est à peu près insoluble dans l'eau, peu soluble dans l'alcool, très soluble dans l'éther, la benzine, le sulfure de carbone. Densité à +15°, 0,920 en moyenne ; densité à +100°, 0,865 à 0,868; déviation à l'oléoréfractomètre, — 30°; indice de Hehner, 87,5 ; indice de Reichert, 14 (pour 2gr50 de matière grasse); indice d'iode 26 à 35,1 ; indice de saponification, 227 en moyenne; solubilité de l'acide acétique, 63,33 pour 100 grammes de beurre.

Composition chimique. — La composition du beurre de Vache est la suivante : matière grasse, 78 à 90 p. 100 ; eau, 10 à 16 p. 100 ; caséine, 1,5 p. 100; lactose, 0,40 p. 100; sels minéraux, 1 p. 100. Il paraît y avoir en outre une petite quantité de lécithine et des matières odorantes qui lui donnent une odeur agréable et spéciale.

Quant à la constitution chimique de la matière grasse, elle est des plus complexes. En outre de la *butyroléine* (30 p. 100), on y trouve encore les glycérides de tous les acides gras saturés comprenant un nombre pair d'atomes de carbone depuis l'acide acétique $C^2H^4O^2$, jusqu'à l'acide arachidique $C^{20}H^{40}O^2$. Ces acides gras sont : 1° acides volatils solubles dans l'eau : *acétique, butyrique, caproïque, caprylique, caprique*; 2° acides peu volatils et peu solubles dans l'eau : *laurique, myristique*; 3° acides fixes et insolubles dans l'eau : *palmitique, stéarique, arachidique*. La palmitine et la stéarine forment un total de 68 p. 100; la butyrine figure pour 5 p. 100.

Quoi qu'il en soit, on ne doit pas perdre de vue que le beurre est un mélange complexe dont la composition chimique peut varier sous l'influence de causes biologiques tenant à l'animal lui-même ou à certaines conditions de milieu.

Dosage des principaux éléments. — 1° *Eau.* — On pèse dans une capsule 10 à 20 grammes de beurre ; on chauffe au bain-marie pendant une heure, puis on maintient à l'étuve à 100° jusqu'à ce que le poids soit constant. La différence de poids donne la proportion d'eau qui ne doit pas être supérieure à 15 p. 100.

2° *Matières grasses.* — On épuise par l'éther le résidu du dosage de l'eau, et on verse la solution éthérée sur un filtre qu'on lave avec ce dissolvant jusqu'à ce qu'il n'entraîne plus de matières grasses. On recueille la solution éthérée dans une capsule tarée, on évapore l'éther à l'air libre d'abord, puis au bain-marie. L'augmentation du poids de la capsule indique la quantité de matières grasses contenues dans les 10 ou 20 grammes de beurre employés. On doit trouver de 80 à 90 p. 100.

3° *Matières insolubles dans l'éther.* — Le filtre qui a servi à l'opération précédente est séché à l'étuve à 100° et pesé. L'augmentation du poids du filtre indique la proportion de caséine, de lactose et de sels contenus dans le beurre ; elle doit être de 2 à 3 p. 100.

4° *Cendres.* — On calcine le filtre et la différence de poids indique le poids des cendres ; on en trouve de 0,10 à 0,20 p. 100, à moins que le beurre ait été salé.

5° *Chlorure de sodium.* — Si le beurre a été salé, le poids des cendres sera notablement augmenté. Pour connaître la quantité de sel ajouté, on dissout les cendres dans l'eau, on ajoute quelques gouttes d'une solution de chromate neutre de sodium, et on titre les chlorures avec une solution d'azotate d'argent. La proportion de sel ajouté varie de 2 à 6 p. 100.

Falsifications et essai. — Le beurre, en raison de son prix élevé, est fréquemment falsifié : 1° par de l'eau ordinaire ou du petit-lait qu'on y maintient en excès en y incorporant certains sels minéraux (alun, borax, sel marin) ; 2° par des matières minérales comme la craie, le plâtre, le sulfate de baryum, l'argile, plus rarement le carbonate de plomb ; 3° par des agents conservateurs : borax, acide borique, acide salicylique ; 4° par des matières colorantes : Curcuma, Rocou, Safran, jaune Victoria, chromate de plomb ; 5° par des matières d'origine organique : amidons divers, pulpe cuite de Pommes de terre, etc. ; 6° par des corps gras naturels : suif, axonge, graisse d'Oie, etc. ; 7° par des matières grasses artificielles, telles que l'oléo-margarine.

1° *Eau et sels solubles.* — On isole le beurre par fusion et décantation de la partie aqueuse qu'on examinera ensuite par les réactifs ordinaires. S'il y a peu d'eau incorporée, on fait bouillir avec une certaine quantité d'eau et les sels se dissolvent.

2° *Matières minérales insolubles.* — La fusion du beurre au sein de l'eau permettra de recueillir facilement la craie, l'argile, le plâtre, le sulfate de baryum, etc. On pourra encore épuiser par l'éther qui laissera ces matières comme résidu.

3° *Agents conservateurs.* — Pour rechercher l'*acide salicylique*, on agite 10 à 20 grammes de beurre fondu avec une solution de bicarbonate de soude ; on soutire l'eau, on acidule avec l'acide sulfurique, et on épuise la liqueur par l'éther que l'on fait ensuite évaporer. Sur le résidu, on dépose quelques gouttes d'une solution de perchlorure de fer qui donne une coloration violette.

Pour le *borax* et l'*acide borique*, on incinère 10 à 20 grammes de beurre, et on ajoute aux cendres quelques gouttes d'acide sulfurique et un peu d'alcool que l'on enflamme ; la flamme prend une coloration verte.

Un autre procédé, indiqué depuis peu, est basé sur ce fait que le borax en fusion dissout les composés cuivriques en se colorant en bleu. On pèse 20 grammes de beurre dans une capsule, on les fond à une douce chaleur et on les dissout dans 10 grammes d'éther de pétrole. On verse dans un tube à robinet; on rince la capsule avec 10 grammes d'éther de pétrole, puis avec 10 grammes d'eau tiède employés à 2 ou 3 reprises, et on verse chaque fois dans le tube à robinet; on agite et on laisse déposer. On fait alors écouler la partie aqueuse dans une capsule de platine, on évapore à sec, puis on incinère. On ajoute aux cendres 0gr,50 de carbonate de soude pur et sec, et on fond le tout en promenant la masse fondue sur toute la surface de la capsule. On introduit alors dans cette dernière une très petite quantité d'oxyde de cuivre porphyrisé et on fond de nouveau. En présence du borax, la masse fondue présente après refroidissement une coloration bleue plus ou moins intense.

4° *Matières colorantes.* — On emploie surtout des substances végétales, dont on tolère l'emploi, car il est inoffensif. Pour les rechercher, on agite pendant quelque temps le beurre fondu avec de l'alcool faible chauffé au bain-marie; si le beurre est pur, il ne cède rien à l'alcool qui reste incolore; si celui-ci est coloré, on l'évapore en partie; le *Safran* donne un précipité orangé avec le sous-acétate de plomb; le *Curcuma* brunit par les alcalis; le *Rocou*, évaporé à siccité, bleuit par les alcalis, tandis que le *Safran* verdit. Pour le *chromate de plomb*, on incinérera une certaine quantité de beurre et on recherchera le plomb dans les cendres.

Pour reconnaître les *colorants dérivés de la houille* (*jaune Victoria* notamment), on les extrait du beurre, en agitant celui-ci avec un mélange de 2 volumes de pétrole léger et d'un volume d'alcool à 95°; on décante l'alcool, on l'évapore, on traite le résidu par quelques gouttes d'ammoniaque, et on le reprend par l'eau qui dissout les dérivés de la houille, reconnaissables à leurs caractères chimiques et microscopiques.

5° *Matières d'origine organique.* — On fond le beurre dans l'eau, ou on l'épuise par l'éther, et on examine le dépôt au microscope. Ou bien on le fait bouillir avec de l'eau, on décante, et on traite par l'eau iodée.

6° *Graisses naturelles et artificielles.* — La recherche de ces graisses étrangères est des plus délicates, surtout en ce qui concerne le produit désigné sous le nom d'*Oléo-margarine* ou plus simplement de *Margarine*. Il est nécessaire d'avoir recours aux procédés organoleptiques, physiques et chimiques pour pouvoir apprécier la pureté d'un beurre à ce point de vue particulier.

a. *Procédés organoleptiques.* — Ce sont des procédés rapides, mais trop primitifs pour donner des résultats ayant quelque valeur; on peut toutefois les utiliser comme moyen de contrôle ou à titre de renseignement.

Le *Vérifie-beurre* (fig. 97 et 98) est un petit appareil destiné à vérifier la pureté du beurre d'après l'odeur qu'il dégage lorsqu'il est porté à une température assez élevée. Cet instrument se compose d'une lampe à alcool à mèche d'amiante, surmontée d'une petite coupelle dans laquelle on surchauffe le beurre à essayer. Si le beurre est pur, la fumée a une odeur de beurre fondu; elle aura une odeur de côtelettes grillées, s'il renferme des graisses animales; les huiles végétales dégagent une odeur de lampe à huile mal éteinte.

D'autres le font brûler comme une veilleuse ordinaire, puis au bout d'un certain temps éteignent la mèche dont la fumée varie d'odeur, comme dans le cas précédent, suivant que le beurre est pur ou non.

Hager a recours à l'éthérification. 1 volume de beurre, bien clarifié et complètement débarrassé de sa caséine, est lentement distillé avec 2 volumes d'un mélange de 1 partie d'acide sulfurique concentré pur et de 2 parties d'alcool à 95°, jusqu'à ce qu'on ait obtenu 2 à 3 c.c. de liquide. On fait alors évaporer sur la main quelques gouttes de ce liquide ; si le beurre est pur, on perçoit une agréable odeur d'Ananas due à l'éther butyrique, et s'il est falsifié, une odeur de vieux suif.

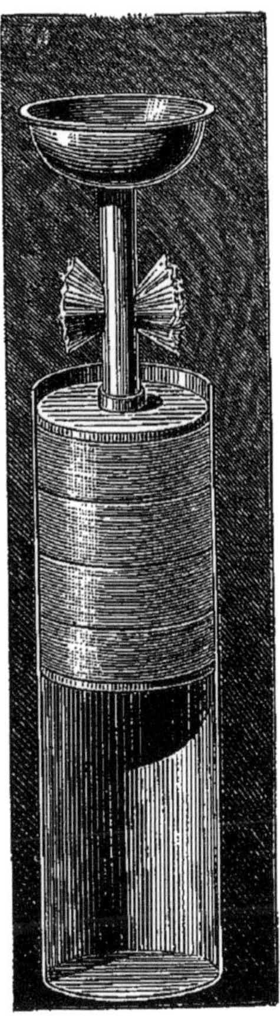

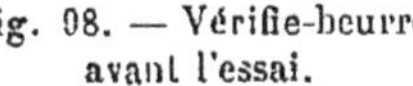

Fig. 98. — Vérifie-beurre avant l'essai.

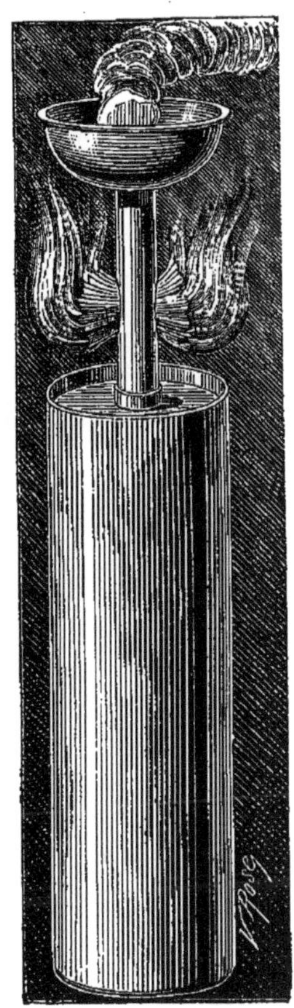

Fig. 99. — Vérifie-beurre après l'essai.

b. *Procédés physiques.* — On détermine d'abord le *point de fusion et de solidification des acides gras.* A cet effet, on saponifie le beurre et on isole les acides gras par les procédés ordinaires. On les laisse seconcréter, puis on en prend le point de fusion et de solidification d'après les méthodes indiquées dans l'étude des procédés généraux d'essai des matières grasses (Voy. p. 159 et 161). Le point de fusion des acides gras du beurre varie de 35°,6 à 37°,6 ; celui des acides gras de la margarine barattée est 39°,1, celui de la margarine ordinaire 43°,5, celui de l'axonge 46°. La solidification des acides gras du beurre commence vers 39° et est totale à 37° ; celle de l'axonge commence à 45°,5 et n'est totale qu'à 30.

L'*examen microscopique* du beurre peut fournir d'utiles renseignements ; il peut se faire directement, en écrasant sous une lamelle une parcelle de beurre, ou mieux en se servant comme milieu d'une huile bien limpide. Si le beurre est pur et frais, et s'il n'a pas été fondu, on ne doit apercevoir que des granules butyreux et pas de matière grasse cristalline. Après fusion et refroidissement lent, on apercevra des masses cristallines étoilées en houppes soyeuses : ce sont des cristaux de palmitine (fig. 100, *u*, *l*); si le beurre renferme du suif ou de l'axonge, l'examen microscopique montrera des cristaux de stéarine, sous forme de masses radiées également, mais à aiguilles plus courtes, plus rigides et souvent plus épaisses (fig. 100, *k*, *s*).

En outre, cet examen dévoilera la présence de débris organisés introduits frauduleusement (amidon, fragments de plantes tinctoriales, débris de tissu graisseux, etc.), ainsi que des cristaux de sel marin et

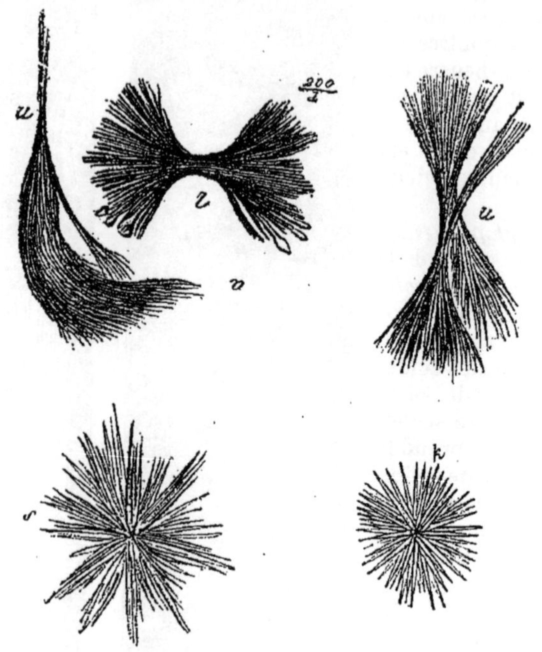

Fig. 100. — Cristaux de palmitine (*u*, *l*) et de stéarine (*k*, *s*).

des matières minérales ; on pourra aussi trouver des œufs ou des larves de parasites introduits dans le beurre en même temps que les diverses graisses.

Le meilleur mode d'examen du beurre au microscope est le *procédé Husson*, qui consiste dans les opérations suivantes. Dans un flacon à large ouverture de 60 grammes, on pèse 1 gramme de beurre et 10 grammes de glycérine ; on le fond au bain-marie et on l'émulsionne par une vive agitation ; on ajoute ensuite 20 grammes d'un mélange à poids égaux d'alcool à 90° et d'éther à 66°, et on plonge le flacon dans un bain-marie à + 25°, puis on le laisse refroidir jusque vers + 18°. Le liquide se divise en deux couches : l'inférieure constituée par la glycérine et un peu d'alcool ; la supérieure formée par l'éther et l'alcool, renfermant de nombreux flocons constitués par des cristaux de matière grasse. Entre les deux couches, se déposent les substances féculentes, s'il en existe, et au fond les matières minérales et les débris végétaux employés à la coloration. L'examen au microscope des cristaux de matière grasse montrera, si le beurre est pur, de longues houppes d'aiguilles flexueuses (fig. 101, A), qui seront beaucoup plus courtes et groupées irrégulièrement autour d'un point central avec le beurre rance et fondu (fig. 101, B). S'il renferme du suif, on observera des cristaux de stéarine en petites masses arrondies, hérissées d'aiguilles et rappelant l'aspect d'un fruit de châtaigne (fig. 102, A et B).

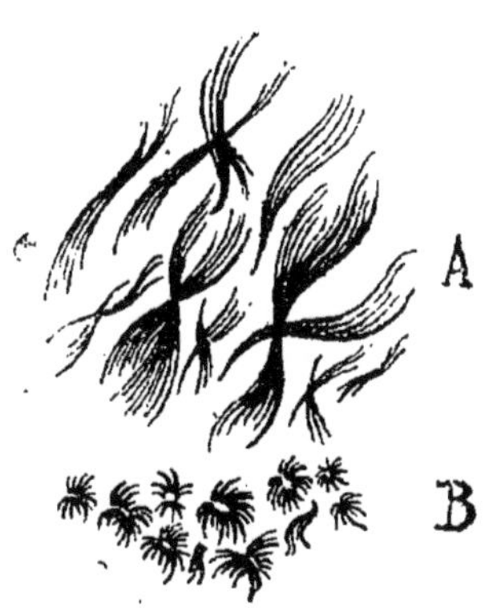

Fig. 101. — Cristaux de palmitine : A, du beurre de Vache frais ; B, du beurre rance fondu (d'après Husson).

L'*essai à l'oléoréfractomètre* peut donner de très bons résultats ; on opère comme il a été dit page 163, à la température de + 45°, et on amène la ligne de séparation du champ obscur et du champ lumineux au *Ob* de l'échelle inférieure. En outre, avant d'être examiné, le beurre doit être purifié de la façon suivante. On en fond 25 à 30 grammes dans une capsule de porcelaine, on l'agite avec quelques pincées de plâtre à modeler et on laisse reposer au bain-marie ou à l'étuve jusqu'à ce que l'eau et le caséum soient séparés. On décante avec soin la matière grasse limpide et on la passe dans un entonnoir chaud fermé par un petit tampon de coton. C'est ce beurre bien limpide et exempt de gouttelettes d'eau qui sert à l'examen optique.

En moyenne, le beurre pur donne une déviation de — 30°, quelquefois de — 36°, alors que l'oléo-margarine donne — 17° et le beurre de Coco — 59°, Malgré la différence considérable qui existe entre ces chiffres, il n'est guère possible de conclure sur ce seul essai, pour les raisons suivantes. Les Vaches qui sont nourries avec des tourteaux de graines donnent un lait qui renferme une certaine proportion d'huile végétale qui, ayant une déviation positive, diminuera la déviation négative que possède le beurre et pourra la ramener à un chiffre qui pourra faire supposer une falsification, alors que le beurre est pur. Mais, dans ce cas, la proportion des acides volatils ne sera pas modifiée et l'indice de saponification ne sera pas abaissé. En second lieu, le beurre de Coco ayant une déviation de — 59°, il est facile de le mélanger avec une huile vegétale en proportion telle que le mélange donne une déviation de — 30° ou — 32°. Mais les autres réactions feront connaître cette fraude.

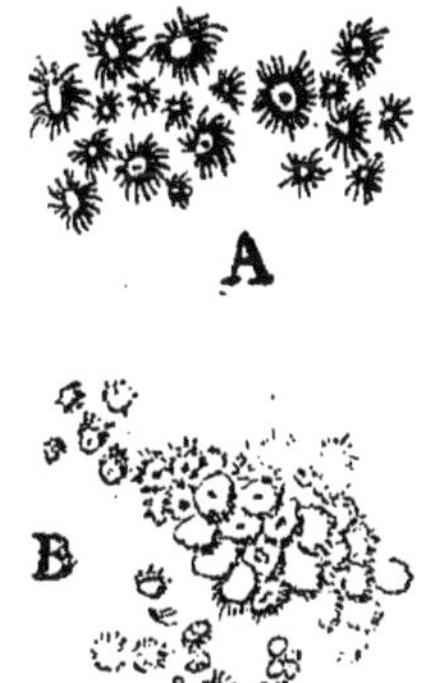

Fig. 102. — Stéarine : A, retirée du beurre falsifié avec le suif du commerce ; B, provenant du suif de veau (d'après Husson).

Enfin, on pourra faire usage du *procédé Bockairy* fondé sur la solubilité des graisses dans un mélange de toluène et d'alcool. Dans une éprouvette contenant 15 c.c. de toluène pur, on verse 15 c.c. de corps gras fondu et filtré, puis 40 c.c. d'alcool à 96°. Le toluène ayant dissous le corps gras est au fond, tandis que l'alcool surnage ; on chauffe l'éprouvette à 45° et on agite. Avec une graisse quelconque, il se produit immédiatement un trouble ; avec du beurre pur ou additionné de graisse, les deux liquides se mélangent sans se troubler. Pour savoir si le beurre est pur, on place l'éprouvette après agitation dans une étuve à 40° et on l'y maintient pendant une demi-heure. Le beurre pur ne se trouble pas, tandis que la présence de matière grasse étrangère détermine un trouble, puis un précipité liquide dont la proportion augmente avec la proportion de graisse. Avec le beurre additionné de 10 p. 100 de margarine, ce précipité est de 11 c.c. ; avec une addition de 50 p. 100, il est de 19 c.c. ; avec la margarine pure, de 21 c.c.

c. *Procédés chimiques.* — Ceux auxquels on aura surtout recours pour l'essai du beurre sont : le dosage des acides gras fixes, le dosage des acides gras volatils solubles et la détermination de l'indice de saponification.

Le *dosage en poids des acides gras fixes* ou *indice de Hehner*, déjà indiqué page 167, a été modifié par M. Dalican en vue de l'analyse du beurre. Son procédé étant un peu long, nous donnons la préférence à celui de M. Riche qui est plus expéditif.

3 à 4 grammes de beurre fondu et filtré sont saponifiés par 1 à 2 grammes de potasse caustique en présence de 50 c.c. d'alcool ; on évapore à siccité. On dissout le savon dans l'eau et on le décompose par de l'acide sulfurique au 1/5. On chauffe, et quand par la chaleur les acides gras sont réunis à la surface en une couche huileuse, on verse le contenu sur un filtre taré que l'on remplit aux 3/4 d'eau chaude ; on lave la capsule à l'eau bouillante et on continue le lavage sur le filtre jusqu'à ce que l'eau ne soit plus acide. Cela fait, on laisse refroidir les acides dans le filtre, on sèche le tout à l'étuve à 100°, jusqu'à ce qu'il n'y ait plus de perte de poids, et on pèse.

En moyenne, le beurre contient 87,5 p. 100 d'acides gras fixes ; ce chiffre peut s'abaisser à 85,22 ou s'élever jusqu'à 89,95 ; il reste encore un écart assez notable avec les autres matières grasses, puisque celles-ci n'ont jamais moins de 95 p. 100 d'acides gras fixes. Il faut cependant noter que si un beurre naturel à 85,22 p. 100 d'acides gras est additionné de 20 p. 100 de graisse, on obtiendra encore un chiffre qui sera compris dans les limites voulues.

Le *dosage des acides gras volatils solubles* ou *indice de Reichert-Meissl-Wolny* se fera ainsi qu'il a été indiqué page 168. Cet indice est pour le beurre pur, de 14 ou de 28, suivant qu'on le rapporte à 2gr,5 ou a 5 grammes de matière grasse ; pour les autres graisses animales, il ne dépasse pas 2 ; le beurre de Coco a un indice qui varie de 7 à 8.

L'*indice de saponification* sera pris soit par le procédé de Kœttstorfer, soit par celui de Barthe (Voy. p. 166). Pour le beurre, l'indice moyen est de 227 ; il peut varier de 222 à 232 ; le Laboratoire municipal de Paris admet 221 comme limite inférieure. L'indice de saponification de la margarine est 195 et celui du beurre de Coco 257 à 260. Si l'on admet le chiffre de 222 pour l'indice du beurre et celui de 195 pour la margarine, et si l'on représente par n l'indice trouvé, la quantité de margarine ajoutée sera donnée par l'équation

$$\frac{100\,(222 - n)}{222 - 195}.$$

Usages. — Le beurre est surtout employé aux usages domestiques. C'est un excellent aliment gras que l'on peut prescrire aux personnes affaiblies et amaigries qui ne supportent pas l'huile de foie de Morue. En pharmacie, le beurre sert à faire quelques pommades; il doit être le plus récent possible et lavé à l'eau.

AXONGE

Origine. — L'*Axonge* ou *Saindoux* est la graisse que l'on obtient par fusion soignée de la panne (1) du Porc (*Sus domesticus*), Mammifère de l'ordre des Artiodactyles et du groupe des Porcins.

Caractères. — C'est une substance blanche, molle, grenue, d'une odeur spéciale et d'une saveur fade, fusible entre +26° et +31°, suivant la race de l'animal producteur, d'une densité de 0,938 à +15°. Elle est insoluble dans l'eau, peu soluble dans l'alcool (1,5 p. 100), plus soluble dans l'éther (25 p. 100), très soluble dans les huiles et les essences. Elle est neutre à l'état frais, mais à l'air elle rancit facilement, devient jaune et rougit le tournesol. Pour l'empêcher de rancir, on la chauffe au bain-marie avec diverses substances, notamment le benjoin, le baume de Tolu, les bourgeons de Peuplier, etc. Ainsi préparée, elle est dite *benzoïnée*, *populinée*, etc., elle se conserve plus longtemps que l'axonge naturelle, mais elle est plus ou moins colorée. Il faut éviter de tenir l'axonge dans des vases métalliques, parce qu'à la longue elle réagit sur les métaux.

Composition chimique. — L'axonge est formée d'*oléine* (62 p. 100), de *palmitine* et de *stéarine* (38 p. 100); ce sont là des chiffres moyens, mais sujets à de nombreuses variations tenant surtout à l'animal producteur lui-même.

Falsifications et essai. — Cette graisse est souvent falsifiée par diverses substances : *eau*, *graisses inférieures*, *flambart*, et pour faciliter l'incorporation de l'eau on y ajoute du *plâtre*, de la *fécule*, du *sel marin*, du *carbonate de sodium*, du *borax*, etc.

Le *flambart*, matière grasse recueillie à la surface du bouillon dans lequel on a fait cuire les pièces de charcuterie, donne à l'axonge une couleur grisâtre, une saveur peu agréable et une consistance moindre.

L'*eau* sera décelée par fusion de l'axonge au bain-marie; elle se rassemble à la partie inférieure du vase où on la met à refroidir.

Le *sel marin*, le *carbonate de sodium*, le *borax*, etc., seront dévoilés par fusion avec de l'eau chaude qui dissout les sels. L'analyse chimique déterminera la nature du sel et la proportion dans laquelle il se trouve mélangé.

(1) On nomme ainsi la graisse qui se trouve autour des intestins ou des reins.

L'addition du *plâtre* est démontrée par la fusion, qui permet la précipitation du corps étranger.

Quant à la *fécule*, on la reconnait par l'ébullition de la graisse avec l'eau et traitement de cette eau par la teinture d'iode. La nature de cette fécule peut être dévoilée par l'examen au microscope, soit qu'on

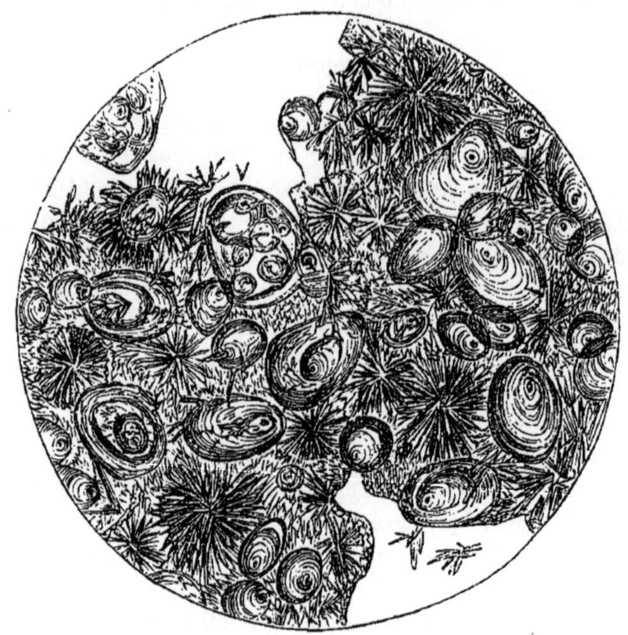

Fig. 103. — Axonge falsifiée avec la fécule de Pommes de terre.

examine la graisse directement (fig. 103), soit qu'on examine, après lavage à l'éther, le dépôt que laisse la graisse après fusion.

Usages. — L'axonge ne remplit en pharmacie que le modeste rôle d'excipient, rôle qui lui est déjà bien disputé par des produits nouveaux, tels que la lanoline, la vaseline, etc.

SUIF

Origine. — On désigne ainsi la matière grasse fournie par les Ruminants : Bœufs, Veaux, Moutons, etc. A l'état brut et cru, c'est-à-dire encore incluse dans le tissu cellulaire des animaux qui la produisent, cette matière est appelée *Suif en branches*. Pour en séparer la matière grasse, on hache ces branches en menus fragments, et on les porte à une ébullition prolongée, soit à feu nu, soit à la vapeur, avec de l'eau additionnée d'acide sulfurique dans la proportion de 1 kilogramme par 100 kilogrammes. de graisse. Sous l'action de l'acide et de la chaleur, les membranes et les cellules graisseuses sont détruites et la totalité du suif vient surnager; on le clarifie par addition d'alun ou par filtration ; c'est le *Suif à l'acide.* D'autres fois, on n'a pas recours aux produits chimiques ; le suif brut est chauffé à la vapeur et le résidu de la fonte est soumis à la presse : c'est le *Suif aux crétons.*

Composition chimique. — Le suif a la même composition que l'axonge; il doit sa consistance ferme à la forte proportion de stéarine et de palmitine, proportion qui varie du reste dans certaines limites. Ainsi le suif de Mouton contient environ 80 p. 100 de stéarine et de palmitine, tandis que celui du Bœuf n'en renferme que 70 p. 100; aussi est-il plus fusible que le précédent.

Falsifications et essai. — La recherche des falsifications se fera comme pour l'axonge. Au point de vue industriel, l'essai le plus important, puisqu'il sert à déterminer la valeur de la matière grasse, consiste dans la détermination du *titre,* qui n'est autre chose que le point de solidification des acides gras. Le titre d'un suif se prend ordinairement par le procédé Dalican. On sépare les acides gras par les moyens ordinaires, puis, ceux-ci étant recueillis, on n'a plus qu'à en déterminer la température de solidification par le procédé décrit plus haut (p. 161). Le titre du suif étant déterminé, on peut en déduire la proportion dans laquelle y sont contenus les deux acides stéarique et oléique, d'après un tableau dressé par M. Dalican.

Usages. — Le suif est très apprécié dans la médecine populaire; il est peu usité en pharmacie et n'est guère employé que dans la préparation de la pommade de Gondret.

Dans l'industrie, on emploie les qualités supérieures à la fabrication des chandelles et des bougies stéariques; les sortes inférieures sont utilisées dans l'industrie des savons.

SUIFS COMESTIBLES ; OLÉO-MARGARINE (1)

Sous le nom de *Beurre artificiel*, d'*Oléo-margarine* ou plus simplement de *Margarine*, on désigne une graisse alimentaire destinée à remplacer le beurre dans l'alimentation de la classe peu aisée. La préparation de ce produit comprend une série d'opérations succes-

(1) Bien que ce produit intéresse peu la pharmacologie, nous croyons devoir entrer dans quelques détails au sujet de sa préparation, en raison de l'importance économique qu'il présente.

sives que l'on fait subir au suif de Bœuf exclusivement, le suif de Mouton étant rejeté en raison de son odeur persistante.

Préparation. — 1° *Premier traitement des suifs en branches.* — Les morceaux de suifs triés sont portés dans un atelier spécial, très aéré, où ils subissent une dessiccation partielle. Au moment de la mise à la fonte, le suif est divisé en petits fragments par une machine à hacher, puis soumis à un broyage qui le réduit en pulpe, de sorte que la graisse peut facilement se séparer des membranes par la fusion. On se sert, à cet effet, d'un *hacheur-broyeur* qui comprend quatre cylindres superposés : les deux cylindres supérieurs sont armés de grosses dents aiguës, tandis que les deux cylindres inférieurs portent une dentelure plus fine. Le suif, déchiqueté et écrasé par les cylindres, est détaché par une raclette et tombe dans une cuve à fondre.

La fusion s'opère dans une cuve en bois de sapin munie d'un serpentin barboteur en fer étamé reposant sur le fond ; à l'intérieur, se trouve disposé un robinet-genouillère. La cuve étant remplie d'eau jusqu'au tiers et chargée de suif provenant des broyeurs, est chauffée au moyen du barboteur à vapeur ; afin d'éviter la surchauffe de la graisse, un ouvrier remue constamment la masse du suif avec une sorte de rame en bois.

La graisse fondue est décantée au moyen du robinet-genouillère dans un bain-marie placé au-dessous de la cuve à fusion. Celui-ci est constitué par une cuve en fer étamé munie d'un robinet de vidange situé un peu au-dessus du fond. Cette cuve est placée dans une double enveloppe en bois formant bain-marie ; elle est chauffée à 60° par un barboteur de vapeur. Pour aider à la séparation et à la précipitation des débris de membrane retenus dans la graisse, un ouvrier y projette du sel marin. Après deux heures de repos, la graisse étant bien clarifiée, on la fait écouler par le robinet de vidange : elle porte alors le nom de *premier jus*.

Lorsque le premier jus doit servir à la fabrication de l'oléo-margarine, au sortir du bain-marie de repos, il est réparti dans des bacs de 50 kilogrammes environ, que l'on porte immédiatement dans une chambre chauffée à 38° et à l'abri de tout courant d'air. On laisse au repos pendant 48 heures ; la matière grasse cristallise, c'est-à-dire que la stéarine se solidifie, tandis que l'oléine, fluide à la température de 38°, reste englobée dans les particules concrètes de stéarine. Dans cet état, le premier jus est apte à subir la manipulation qui a pour but de séparer l'oléine de la stéarine.

2° *Fabrication de l'oléo.* — C'est le nom industriel sous lequel on désigne la partie huileuse des premiers jus, c'est-à-dire l'oléine, dans laquelle sont dissous certains des autres principes immédiats du suif. Par ses propriétés physiques et organoleptiques, l'oléo offre une grande analogie avec la graisse du beurre, et c'est la seule partie du premier jus qui convienne pour la fabrication du beurre artificiel ; il convient donc de l'isoler de la stéarine, dont elle est déjà séparée par le fait de la cristallisation que l'on a réalisée dans l'opération précédente. A cet effet, le premier jus, provenant de la chambre chaude où il a déjà cristallisé, est réparti, à raison d'un kilogramme dans des serviettes de forte toile que l'ouvrier plie de façon que la matière grasse forme un gâteau de 0,18 sur 0,20 et de 0,01 centimètre d'épaisseur. Ces serviettes ainsi garnies sont disposées par 4 ou 6 sur une plaque de tôle étamée, chauffée à 50° ; sur chaque rangée de 4 ou 6 gâteaux, l'ouvrier place une nouvelle plaque de tôle étamée et ainsi de suite. Quand on a ainsi disposé environ 200 gâteaux, on soumet le tout à l'action de la presse hydraulique que l'on amène lentement jusqu'à une pression de 150 kilogrammes. Toute l'oléo se sépare de la stéarine qui reste emprisonnée dans les serviettes sous forme de gâteaux durs qu'on livre au commerce sous le nom de *Suif pressé*. C'est cette oléo qu'il faut maintenant transformer en margarine.

3° *Fabrication de la margarine*. — Au procédé primitif de Mège-Mouriès, long et complexe, on a substitué un procédé plus simple et plus rapide. Il consiste à baratter l'oléo avec du lait et une petite quantité d'huile végétale (Coton, Sésame ou Arachide) destinée à modifier la pâte de la margarine, trop courte et trop cassante quand elle est seulement formée de graisse animale. L'oléo fondue à 45° est introduite dans une baratte à double effet, avec du lait et de l'huile portés à la même température. Sous l'action du barattage qui dure environ deux heures, l'oléo se trouve émulsionnée avec le lait et l'huile, les particules grasses se divisent de plus en plus et se mélangent intimement avec l'huile et le beurre du lait. On sépare alors le petit-lait de la crème que l'on fait tomber dans un bac d'eau glacée, où, sous l'action d'un refroidissement brusque, les parties grasses sont concrétées en petites masses grumeleuses retenant une certaine quantité de lait interposée. Au moyen d'un panier à claire-voie, la matière grasse concrète est retirée du bain d'eau froide et versée dans des wagonnets perforés où elle s'égoutte.

Au cours de cet égouttage et de ce repos, sous l'action des ferments lactiques qui se développent dans le lait resté entre les particules de matière grasse, la margarine prend l'arome du beurre. Une fois égouttée, on soumet cette margarine au travail d'un malaxeur-lisseur afin d'en chasser le petit-lait et de donner à la pâte l'homogénéité du beurre. Souvent aussi on la passe, avec une petite quantité de beurre pur, à un malaxeur horizontal, d'où la pâte sort prête à être emballée pour les expéditions.

Usages. — La margarine est utilisée dans l'alimentation aux lieu et place du beurre ; elle a trouvé des débouchés importants dans l'alimentation de la population ouvrière. Les syndicats et sociétés coopératives de consommation achètent des quantités considérables de margarine, principalement dans le nord de la France et dans les pays houillers. On la mélange aussi, malheureusement d'une façon trop fréquente, avec le beurre de Vache, ce qui a amené les pouvoirs publics à prendre à l'égard de ce produit des mesures coercitives qui ont porté un grand coup aux fabriques françaises de margarine.

LANOLINE

Origine. — La *Lanoline* est un produit retiré de l'*huile de laine* ou *suint* que l'on obtient en lavant la laine avec de l'eau chargée de soude.

Caractères. — La lanoline purifiée du commerce se présente sous forme d'une masse blanc jaunâtre, ayant la consistance d'onguent épais, conservant nettement l'empreinte du doigt qui s'y enfonce; son odeur, quoique faible, est particulière; elle fond à 42-44°. Elle est soluble dans l'éther, le chloroforme, la benzine, le sulfure de carbone et les huiles; elle est insoluble dans l'alcool même à chaud; également insoluble dans l'eau, mais elle peut en absorber plus du double de son poids sans perdre son apparence de matière grasse. Elle est difficilement saponifiable, mais elle s'émulsionne facilement avec l'eau contenant des traces de carbonate de soude. Peu altérable, elle ne rancit pas à l'air. D'après Liebreich, la lanoline se reconnaît en ce que, dissoute dans l'acide acétique, elle se colore en vert si on ajoute quelques gouttes d'acide acétique.

Composition chimique. — La lanoline est constituée par un mélange d'éthers de la cholestérine, de l'isocholestérine et sans doute d'autres alcools à poids moléculaires élevés, dont les acides sont mal connus; pourtant on y a trouvé les acides suivants : cèrotique, palmitique, caprique normal, oléique, stéarique, isovalérianique et butyrique normal.

Falsifications et essai. — La lanoline peut être falsifiée par addition d'eau, de glycérine ou de corps gras.

Le dosage de l'eau se fait par dessiccation à 110° d'un poids connu de la substance; la perte ne doit pas dépasser 30 p. 100.

Pour rechercher la glycérine, on fait bouillir la lanoline avec de l'eau qui dissout la glycérine; après refroidissement, on retire la lanoline et on évapore l'eau au bain-marie; la glycérine reste comme résidu.

Pour déceler la présence d'un corps gras, on traite la lanoline, à chaud, avec de la potasse alcoolique. Après saponification du corps gras, on ajoute de l'eau : la lanoline se sépare; la solution de savon traitée par un acide laisse remonter les acides gras que l'on peut recueillir et peser.

Quant aux matières minérales ajoutées frauduleusement, on les reconnaîtra en incinérant le produit; s'il est pur, il ne doit pas donner plus de 0,20 p. 100 de cendres.

Usages. — La lanoline est employée comme excipient; son inaltérabilité et la faculté qu'elle a d'absorber une forte proportion d'eau la font dans bien des cas préférer à l'axonge.

2. — Matières grasses solides d'origine végétale.

Parmi ces matières grasses, les unes contiennent une petite quantité d'essence (Beurre de Muscades, de Laurier), les autres n'en renferment point (Beurre de Cacao, de Coco, etc.).

BEURRE DE MUSCADES

Origine. — Le *Beurre de Muscades* est retiré par expression à chaud de l'albumen des graines du Muscadier (*Myristica fragrans*), arbre de la famille des Myristicées. On utilise surtout les débris de graines qui ne peuvent être versés dans le commerce.

Caractères. — Ce beurre arrive particulièrement de Singapore, en pains rectangulaires, enveloppés de feuilles de Palmier. Il est jaune brun, marbré de rouge, onctueux et friable; il dégage une odeur agréable due à l'essence de Muscades; sa saveur est fortement aromatique. Densité à +15°, 0,990 à 0,995; point de fusion 45° à 51°; indice d'iode, 31; soluble dans 4 parties d'alcool bouillant, très peu soluble dans l'alcool froid; incomplètement soluble dans l'éther, le chloroforme et la benzine. Il rancit à la longue et arrive à se transformer en une masse cassante plus ou moins décolorée.

Composition chimique. — Le beurre de Muscades se compose de *myristine* (74 p. 100), glycéride de l'acide myristique $C^{14}H^{28}O^{2}$, d'*oléine* (20 p. 100), de *butyrine* (1 p. 100), d'une résine acide (3 p. 100) et d'essence de Muscades (2 à 3 p. 100).

Falsifications et essai. — Ce corps gras est falsifié par le blanc de Baleine ou le suif coloré au Safran ou au Curcuma, et aromatisé avec l'essence de Muscades. Le beurre de Muscades étant entièrement soluble à chaud dans l'alcool, les falsifications seront décelées par un trouble lorsqu'on fera cet essai; en outre, la solution alcoolique sera plus ou moins colorée, tandis qu'elle est incolore avec le beurre de Muscades pur.

Usages. — Le beurre de Muscades est employé comme antirhumatismal, en raison des propriétés stimulantes que lui communique l'essence qu'il renferme naturellement : il entre dans la composition du baume nerval et du liniment de Rosen.

BEURRE DE LAURIER

Origine. — Le *Beurre de Laurier*, fréquemment désigné sous le nom d'*Huile de Laurier*, est retiré par expression à chaud des fruits du Laurier d'Apollon (*Laurus nobilis*), arbre de la famille des Lauracées, répandu dans toute la région méditerranéenne. Le produit obtenu renferme ce qui vient du péricarpe (huile essentielle) et ce qui vient des cotylédons (matière grasse).

Caractères. — A la température ordinaire, ce produit forme une masse concrète, grenue, d'une belle coloration verte; son odeur, due à la présence de l'essence, est agréable et rappelle celle des baies de Laurier; sa saveur est forte et aromatique. Densité à +15°, 0,933; point de fusion vers 38°. Le beurre de Laurier est facilement saponifiable; il est complètement soluble dans l'éther et dans l'alcool bouillant; en partie seulement dans l'alcool froid.

Composition chimique. — La portion insoluble dans l'alcool froid est presque uniquement formée par un corps gras bien défini, la *laurostéarine*, glycéride de l'acide laurique ou laurostéarique $C^{12}H^{24}O^{2}$; à côté de ce glycéride qui forme la masse principale de cette matière grasse, on trouve une résine, un camphre, une essence qui contient une certaine quantité d'*acide eugénique* et une substance cristalline, incolore, inodore, insipide, mal connue, qu'on a appelée *laurine*.

Falsifications et essai. — Le beurre de Laurier est souvent falsifié par l'axonge, aromatisée avec un peu d'essence de Laurier et colorée avec un sel de cuivre ou un mélange de Curcuma et d'Indigo. La graisse colorée au cuivre sera reconnue en faisant l'analyse qualitative des cendres; l'axonge colorée au Curcuma et à l'Indigo colorera l'eau dans laquelle on la fera fondre.

Usages. — Le beurre de Laurier doit ses propriétés médicinales aux principes aromatiques qu'il contient; c'est un bon stimulant local à employer dans les cas de contusions, de foulures, etc.; on en fait quelquefois usage dans la médecine humaine, mais plus souvent dans la médecine vétérinaire.

BEURRE DE CACAO

Origine. —Le *Beurre de Cacao* est retiré par expression à chaud des graines du Cacaoyer (*Theobroma Cacao*), arbre de la famille des

Malvacées; pour cela, les graines sont débarrassées de leur tégument, broyées et exprimées entre des plaques chaudes. Le rendement est de 44 à 48 p. 100.

Caractères. — C'est un corps solide, de couleur blanchâtre ou blanc jaunâtre, translucide, onctueux au toucher, mais pourtant cassant et d'aspect cireux à l'intérieur; saveur douce et agréable; odeur rappelant celle du chocolat. Densité à +15°, 0,961; point de fusion +32°; point de solidification +29°; insoluble dans l'eau; soluble dans 10 p. d'alcool bouillant, dans 100 p. d'alcool froid, dans 2 p. de benzine ou d'éther.

Composition chimique. — Il est constitué par de la *stéarine* ordinaire associée à une faible proportion de *palmitine* et d'*oléine*.

Falsifications et essai. — Le beurre de Cacao est souvent falsifié avec du suif de Veau, de la moelle de Bœuf, de l'huile d'Amandes et de la cire, alors il n'est plus complètement soluble à froid dans l'éther, et la solution est trouble. Cependant, si la proportion du suif est peu considérable, la solution peut être limpide et la falsification peut passer inaperçue. On a alors recours au refroidissement de la solution éthérée; la solution éthérée de beurre de Cacao pur, refroidie à 0°, se trouble après 10 ou 15 minutes, et s'éclaircit de nouveau à + 20°, tandis que s'il y a 5 p. 100 de suif, elle se trouble au bout de 8 minutes seulement et ne reprend sa limpidité qu'à + 22°.

Usages. — Employé parfois à l'intérieur comme émollient, il est surtout utilisé à l'extérieur sous forme de suppositoires, soit seul, soit avec d'autres médicaments.

BEURRE DE PALME

Origine. — Le *Beurre* ou *Huile de Palme* est extrait du péricarpe du Palmier Avoira (*Elæis guineensis*), Palmier originaire de la Guinée et cultivé depuis longtemps en Amérique. On peut simplement retirer la matière grasse par expression du péricarpe, mais celle qu'on obtient par ce moyen n'arrive pas en Europe; elle est employée sur place aux usages culinaires ou médicamenteux. Pour l'exportation, on emploie un procédé plus grossier : on met les fruits en tas sur le sol et on les laisse fermenter; on enlève le noyau et on met la pulpe à bouillir dans une certaine quantité d'eau; le corps gras vient surnager et est recueilli. Le commerce de cette matière grasse se fait sur la partie des côtes de Guinée appelée *Côte des Palmes*; elle est principalement dirigée sur Marseille.

Caractères. — Cette matière grasse liquide en Afrique est solide dans tous les pays tempérés ; elle a la consistance du beurre, possédant, quand elle est récente, une teinte jaune orange qui pâlit par places, là où elle rancit, ce qui communique au beurre vieux un aspect marbré particulier ; quand ce beurre est frais, son odeur est douce et rappelle celle de la violette. Densité à +15°, 0,945 ; déviation à l'oléoréfractomètre, +54° ; point de fusion, de 27° à 42°,5, cet écart étant dû au rancissement, car l'acide palmitique fond à une température plus élevée que son glycéride ; indice d'iode, 51,5 ; indice de Hehner, 95,6 ; indice de saponification, 202.

L'Huile de Palme est difficilement et incomplètement soluble dans l'alcool ; elle est soluble en toutes proportions dans l'éther.

Composition chimique. — Le beurre de Palme est formé d'*oléine* et surtout de *palmitine* (66 p. 100) ; en outre, on y trouve toujours une certaine quantité d'*acide palmitique* libre et de *glycérine*, dont la proportion augmente avec le rancissement ; la masse peut arriver à contenir jusqu'à 80 p. 100 d'acide palmitique libre.

Usages. — L'altération rapide de cette matière grasse explique qu'elle ne soit guère employée en Europe que pour la fabrication des savons à bon marché et des bougies stéariques.

BEURRE DE COCO

Origine. — Cette matière grasse est retirée par expression ou à l'aide du sulfure de carbone, de l'albumen des graines du Cocotier (*Cocos nucifera*), énorme Palmier du Pacifique, qui croît partout aujourd'hui sous les Tropiques, au bord de la mer.

Caractères. — Cette matière grasse est blanche, opaque, dure ; sa saveur et son odeur sont douces, mais elle rancit facilement. Densité à +15°, 0,921 ; point de fusion, de 21° à 31° ; indice d'iode, 18,9 ; déviation à l'oléoréfractomètre, — 59° ; indice de Reichert, 6 à 7 ; indice de saponification, 268,4 ; très peu soluble dans l'alcool.

Composition chimique. — Le Beurre de Coco fournit facilement un savon dont on a retiré les six acides gras suivants : *laurique*, *myristique*, *palmitique*, *caprylique*, *caproïque* et *caprique*.

Usages. — Couramment employé dans les régions tropicales pour l'alimentation et l'éclairage, le beurre de Coco, en raison de la facilité avec laquelle il rancit, n'a, pendant longtemps, été utilisé en Europe que pour la fabrication de savons légers et très mousseux. Mais depuis quelques années son importance industrielle s'est rapidement accrue, car on a pu, à l'aide de certains procédés d'épuration, le transformer en une graisse alimentaire, absolument neutre et résistant pendant très longtemps à la rancidité. Ce produit est livré au commerce sous le nom de *Beurre végétal*, de *Végétaline*, de *Taline*. Les essais que l'on a faits paraissent démontrer que cette substance ne présenterait aucun inconvénient au point de vue hygiénique et de plus qu'elle est d'une digestibilité au moins égale, sinon supérieure, à celle du Beurre de Vache.

A côté de ces matières grasses concrètes, signalons simplement les suivantes :

1° Le *Beurre d'Ilipé*, retiré des graines du *Bassia longifolia*, arbre de la famille des Sapotacées, très commun dans l'Hindoustan ;

2° Le *Beurre de Mohwah*, qui provient des graines du *Bassia latifolia* ;

3° Le *Beurre de Ghi*, extrait des graines du *Bassia butyracea* ;

4° Le *Beurre de Karité*, qui est retiré des graines d'un arbre du Sénégal, appartenant, comme les *Bassia*, à la famille des Sapotacées, le *Butyrospermum Parkii* ;

5° Le *Beurre de Dika*, voisin du beurre de Cacao, qui est contenu dans la proportion de 80 p. 100 environ dans le *Pain de Dika*, sorte de gâteau fait avec les graines concassées de l'*Irvingia gabonensis*, de la famille des *Simarubacées*, et employé comme aliment dans l'Afrique occidentale ;

6° Le *Beurre de Cay-Cay*, retiré en Cochinchine d'une espèce voisine de la précédente, l'*Irvingia Oliveri* ;

7° Le *Beurre* ou *Huile de Chaulmugra*, fourni par les graines du *Gynocardia odorata*, Bixacée de l'Inde, et que l'on a préconisé dans le traitement de la lèpre et de certaines dermatoses ;

8° Le *Beurre de Carapa*, fourni par les graines du *Carapa guyanensis*, arbre de la famille des Méliacées ;

9° Le *Beurre de Mapouraire*, retiré des graines du *Trichilla emetica*, autre Méliacée de la côte orientale d'Afrique ;

10° Le *Beurre de Kokum*, extrait des graines du *Garcinia indica*, arbre de la famille des Clusiacées ;

11° Le *Beurre de Kanya* fourni par les graines d'un arbre de l'Afrique occidentale, le *Pentadesma butyracea*, appartenant aussi à la famille des Clusiacées ;

12° Le *Suif de Chine* du *Stillingia sebifera*, de la famille des Euphorbiacées.

ARTICLE III. — CIRES

Les *Cires*, dont les plus importantes sont fournies par les Insectes, commencent à se ramollir vers +35° et ne fondent guère qu'au dessus de +60°; elles ont une composition chimique qui est assez différente de celles des matières grasses étudiées jusqu'ici, ce qui les fait rejeter de ce groupe par plusieurs auteurs. A ce point de vue, on peut y distinguer deux groupes principaux : un premier groupe voisin des matières grasses concrètes et qui peut être caractérisé par la prédominance de l'acide palmitique libre et l'absence d'oléine (Cire du Japon, Cire de Myrica); un second groupe caractérisé par la présence d'éthers où n'entre jamais le radical de la glycérine, ces éthers étant toujours formés par l'union d'acides gras de la série $C^nH^{2n}O^2$, et d'alcools de la série parallèle $C^nH^{2n+2}O$, tous d'un poids moléculaire élevé (Cire d'Abeilles, Cire de Chine, Cire de Cachalot).

1. — Cires animales.

CIRE D'ABEILLES

Origine et préparation. — La *Cire d'Abeilles* est retirée des rayons ou gâteaux que les Abeilles construisent pour y déposer leur miel et leurs œufs. On la prépare, après que le miel a été récolté, en soumettant les rayons à la fusion dans l'eau bouillante; la cire fond et vient surnager, tandis que le miel qui restait se dissout et que les impuretés plus lourdes que l'eau tombent au fond. On laisse refroidir et on recueille la cire. Celle-ci est fondue de nouveau, filtrée à travers un filtre de toile et coulée dans des sébiles de terre ou de bois. On laisse refroidir lentement pour faciliter le dépôt des matières terreuses, puis on plonge les sébiles dans l'eau bouillante pour en retirer les gâteaux, dont on racle la partie bombée qui renferme les impuretés. On obtient ainsi les pains de cire naturelle ou *Cire jaune du commerce*.

Pour obtenir la *Cire blanche* ou *Cire vierge*, on décolore la cire jaune; à cet effet, celle-ci est fondue et coulée sur un cylindre de bois à moitié plongé dans l'eau. On obtient ainsi des rubans qui sont étalés sur des châssis dans une prairie et fréquemment humectés; sous l'influence de la lumière, de l'humidité et de l'air ozonisé, la cire se décolore peu à peu. Quand la décoloration est complète, on la fond et on la coule en petites plaques discoïdes. Ce procédé de décoloration est très long; aussi a-t-on essayé l'action de certains agents chimiques, tels que le chlore et l'acide azotique; mais, dans ce cas, on ne peut pas la débarrasser totalement des composés chlorés ou nitreux dont la présence a de nombreux inconvénients; la cire ainsi blanchie doit être rejetée.

Caractères. — La cire non blanchie se présente sous forme d'une masse d'un jaune foncé, amorphe, opaque, ferme, sèche, tenace, à cassure nette et grenue et à odeur de miel; elle présente un aspect et un toucher *cireux*, difficiles à définir, mais typiques et servant de point de comparaison. La surface des pains offre un brillant tout spécial qui s'accentue par le frottement. La cire est complètement insoluble dans l'eau; insoluble à froid dans l'alcool et l'éther; l'alcool bouillant en dissout de 23 à 28 p. 100; elle se dissout en totalité dans 20 parties d'éther bouillant; soluble en toutes proportions dans la benzine, le sulfure de carbone, l'essence de térébenthine et les huiles fixes. Elle s'enflamme et brûle sans laisser de résidu.

Vers 30°, elle devient malléable et plastique et fond seulement à 62°-63°; pour la cire blanche, le point de fusion est élevé à 64°-65° et même jusqu'à 69°-70°; sa densité varie de 0,963 à 0,969; indice de saponification, d'après Hübl, 95.

Composition chimique. — La Cire est formée en majeure partie d'*acide cérotique* libre ou *cérine* (13,5 p. 100) et de *palmitate de myricyle* ou *Myricine* (73 p. 100), avec de petites quantités de produits de la série oléique, alcools gras, carbures, etc., et une petite quantité de matières colorantes et de principes odorants. On a donc jusqu'à présent isolé de la cire d'Abeilles les composés définis suivants : *Acides:* Acide cérotique $C^{27}H^{54}O^2$, libre; acide mélissique $C^{30}H^{60}O^2$, à l'état de liberté; acide palmitique $C^{16}H^{32}O^2$, combiné à l'alcool mélissique pour former la myricine $C^{16}H^{31}(C^{30}H^{61})O^2$; acides de la série oléique en partie libres, en partie combinés. *Produits neutres:* Alcool mélissique $C^{30}H^{62}O$, combiné à l'acide palmitique; alcool cérylique $C^{27}H^{56}O$, combiné aux acides cérotique ou palmitique; un alcool $C^{24}H^{50}O$, combiné aux acides gras; des carbures saturés, tels que l'heptacosane normal $C^{27}H^{56}$ et l'hentriacontane $C^{31}H^{64}$.

Dosage des éléments normaux. — 1° *Dosage des acides libres.* — Comme il y a dans la cire, à côté de l'acide cérotique, d'autres acides libres en très petite quantité, on convient de calculer l'acidité en acide cérotique. On introduit dans un ballon 2 à 3 grammes de cire, préalablement lavée à l'eau et séchée, avec 100 c.c. d'alcool pur à 95° et quelques gouttes de phénol-phtaléine; on chauffe au bain-marie jusqu'à fusion de la cire et on agite fortement de façon à dissoudre les acides libres; puis, on verse goutte à goutte une solution alcaline (soude ou potasse) au 1/20 dont 1 c.c. correspond à 0gr,41836 d'acide cérotique. De la quantité de centimètres cubes de solution alcaline employés, on déduit la proportion d'acides libres évaluée en acide cérotique. Elle est en moyenne de 14,60 p. 100.

2° *Dosage des acides combinés.* — L'opération précédente sert aussi à doser les acides combinés; après avoir neutralisé les acides libres en opérant comme ci-dessus, on ajoute 10 c.c. de solution alcaline et on chauffe pendant deux heures au réfrigérant à reflux: les éthers sont saponifiés et on dose l'excès d'alcali avec une solution titrée d'acide chlorhydrique dont 10 c.c. correspondent à 0gr,690 d'acide sulfurique. On calcule alors à combien d'acide sulfurique correspondent les 10 c.c. de liqueur de potasse, et de ce chiffre on retranche la quantité d'acide sulfurique à laquelle correspond la quantité de liqueur d'acide chlorhydrique employé; le reste donnera en acide sulfurique la quantité d'alcali saturé par les acides combinés de la cire. Pour évaluer ces acides en acide palmitique ou en myricine, il suffit de savoir que 1 gramme d'acide sulfurique correspond à 5gr,224 d'acide palmitique ou à 13gr,796 de palmitate de myricyle. Les limites entre lesquelles peut varier la quantité d'acides combinés est de 32,85 à 34,87 p. 100 en acide palmitique et de 86,76 à 91,58 en myricine. Le rapport des acides libres aux acides combinés varie de 3,5 à 3,8; la quantité de potasse nécessaire pour saturer la totalité des acides est de 91 à 97 milligrammes. Ces chiffres sont importants à noter, en vue de la reconnaissance de certaines falsifications.

3° *Dosage des acides non saturés.* — On fait ce dosage par la détermination de l'indice d'iode. On pèse 1 à 2 grammes de cire qu'on introduit avec 25 c.c. de chloroforme pur dans un flacon bouché à l'émeri de 250 grammes; on chauffe au bain-marie pour faciliter la dissolution et on laisse refroidir. On opère alors comme il a été dit page 167. On évalue ces acides non saturés en acide oléique, sachant que 9gr,42 d'iode fixé correspondent à 10,36 p. 100 d'acide oléique. On a ainsi constaté que les cires jaunes renfermaient de 9 à 12 p. 100 d'acides non saturés calculés en acide oléique.

4° *Dosage des alcools combinés.* — On les évalue en alcool mélissique. Le procédé employé est basé sur la réaction que donnent les alcools gras lorsqu'on les chauffe à une température modérée en présence de la potasse; ils se transforment en acides correspondants et en hydrogène d'après la réaction suivante :

$$C^nH^{2n+2}O + KOH = 4H + C^nH^{2n-1}KO^2.$$

On mesure le volume d'hydrogène et on en déduit par le calcul la proportion d'alcool. Un centimètre cube d'hydrogène à 0° et à 760 millimètres pesant 0,00008988 correspond à 0,00984 d'alcool mélissique; il suffit donc de multiplier le volume d'hydrogène dégagé par 1 gramme de cire par le coefficient 0,984 pour avoir le résultat en alcool mélissique pour 100 grammes de cire. On a trouvé que la cire renfermait de 52,5 à 56,5 p. 100 d'alcool évalué en alcool mélissique.

5° *Dosage des carbures.* — Le résidu de l'opération précédente est épuisé par l'éther ordinaire ou par l'éther de pétrole; on évapore la solution dans une capsule tarée et on pèse le résidu qui est constitué par les carbures. La proportion de ceux-ci varie de 12,5 à 14 p. 100.

Falsifications et essai. — Ces falsifications sont très nombreuses. On ajoute à la cire : de l'*eau*, des *matières minérales* (*kaolin*, *plâtre*, *os calcinés*, *craie*, *sulfate de baryum*, *ocre*, *fleur de soufre*, etc.), des *poudres organiques* (*amidon*, *sciure*, *curcuma*), des *résines* (*galipot*, *colophane*, *poix de Bourgogne*), des matières grasses (*suif*, *acide stéarique*, *stéarine*), de la *paraffine*, de la *cire minérale*, des *cires végétales*, etc.

1° La proportion *d'eau* est déterminée en chauffant la cire au bain-marie, jusqu'à ce qu'elle ne perde plus de poids.

2° Les *matières minérales* en sont séparées par fusion de la cire dans l'eau ; on soumet à l'analyse le précipité obtenu.

3° La cire mêlée de *fleur de soufre* brûle en dégageant une odeur caractéristique d'acide sulfureux.

4° Les *fécules* donnent à la cire une coloration grisâtre et la rendent plus fragile. On peut la dissoudre dans l'essence de térébenthine qui laisse un résidu qu'on examine au microscope. Ou bien on fait bouillir la cire suspecte avec de l'eau et on laisse refroidir ; la cire se condense à la surface, et dans le liquide on peut caractériser l'empois d'amidon par la teinture d'iode. La fusion fera aussi reconnaître le *Curcuma* qui teindra l'eau en jaune. Quant à la *sciure de bois*, elle se précipite et on peut en déterminer la nature par un examen microscopique.

5° Les *résines* sont décelées en traitant la cire préalablement divisée par l'alcool froid ; l'alcool ne dissout pas la cire, tandis qu'il dissout les résines ; l'évaporation de la liqueur permet de les doser.

6° La cire mêlée de *suif* (1) acquiert une odeur et une saveur désagréables ; elle est plus grasse au toucher et donne, par distillation, de l'acroléine ainsi que de l'acide sébacique, qui donne avec l'acétate de plomb un précipité blanc de sébate de plomb. On a proposé d'utiliser la différence de densité du suif et de la cire, sachant que la cire flotte dans un mélange d'eau et d'alcool marquant 29° et que le suif pur flotte dans de l'alcool à 71°,80. On prépare une liqueur alcoolique dont le degré devra être de 71°,80 et on y ajoute de l'eau jusqu'à ce que la cire à essayer flotte. Il suffit alors de prendre le degré alcoométrique de la liqueur pour connaître la proportion relative des deux substances en se reportant au tableau suivant :

DEGRÉ ALCOOMÉTRIQUE	CIRE	SUIF
29°	100	0
39°,63	75	25
50°,25	50	50
60°,87	25	75
71°,80	0	100

(1) La cire blanche du commerce est toujours additionnée de 5 p. 100 de suif, qui la rend moins cassante.

On peut encore saponifier la cire, décomposer le savon de potasse par l'acide sulfurique, recueillir les acides gras, puis, après refroidissement, les faire fondre avec la litharge pour former un savon de plomb. Celui-ci est agité pendant trois heures avec de l'éther qui dissout l'oléate de plomb provenant du suif; en traitant la liqueur éthérée par l'hydrogène sulfuré, on obtient un précipité de sulfure de plomb dont l'intensité de coloration permet d'apprécier la dose de suif contenue dans la cire.

7° Pour découvrir l'*acide stéarique*, on chauffe la cire très divisée dans l'eau de chaux. Si elle est pure, l'eau reste claire et bleuit le papier de tournesol; si elle contient de l'acide stéarique, le liquide blanchit et il se dépose du stéarate de chaux; en même temps, l'eau rougit le papier de tournesol.

8° La *stéarine* est déterminée en mêlant, à chaud, 1 partie de cire et 2 parties d'huile, battant le mélange avec son poids d'eau et y ajoutant quelques gouttes de sous-acétate de plomb liquide; la stéarine est décomposée et il se fait un précipité de stéarate de plomb.

9° La *paraffine* et la *cérésine* sont décelées en traitant à chaud la cire par l'acide sulfurique fumant additionné d'un peu d'alcool amylique. La cire est détruite en se carbonisant, tandis que la paraffine et la cérésine résistent à cette action et viennent surnager l'acide. On peut, après refroidissement, les recueillir et les peser.

10° Enfin la cire d'Abeilles est souvent fraudée à l'aide de la *Cire végétale* (*Cire de Myrica* ou *Cire du Japon*). Après s'être assuré de l'absence de suif, de stéarine et d'acide stéarique, on traite 5 grammes de cire bien divisée par 50 grammes d'éther, *à froid*. La cire d'Abeilles pure ne cédant à l'éther que la moitié de son poids de matière soluble, le poids du résidu, après dessiccation, doit être de 2gr,50 ; si la cire renferme de la cire végétale qui abandonne 95 p. 100 de son poids à l'éther, le poids du résidu sera bien inférieur à la moitié de celui de la cire soumise à l'expérience. De plus, ces cires fondant à 45° et 50°, leur addition abaissera le point de fusion de la cire d'Abeilles; au contraire, avec la cire de Carnauba, qui fond à 86°, le point de fusion sera élevé.

Usages. — La Cire est employée en pharmacie pour la confection des cérats et de beaucoup d'onguents ou d'emplâtres; elle est la base de la plupart des sparadraps. On l'a prescrite à l'intérieur contre la diarrhée et contre certaines affections intestinales; mais cette pratique ne semble pas avoir donné de résultats utiles.

CIRE DE CACHALOT

Origine et extraction. — La *Cire de Cachalot* ou *Spermacéti*, que l'on appelle encore le plus souvent, quoique très improprement, *Blanc de Baleine*, est une substance grasse, solide, qui se dépose de la matière huileuse contenue dans la fosse nasale droite, énormément développée, du Cachalot (*Catodon microcephalus*), Mammifère marin de l'ordre des Cétacés, qui vit dans l'Océan Atlantique et que l'on pêche surtout aux Açores.

A l'état brut, cette matière grasse a la consistance du miel ; on la soumet à la presse, qui lui fait perdre son huile, et on obtient un produit plus solide : c'est le *Blanc de Baleine pressé*. Enfin ce dernier produit, étant traité par une dissolution faible de potasse, puis lavé et fondu dans de l'eau bouillante, donne le *Blanc de Baleine purifié* ou *raffiné*. Il se présente en pains cubiques de 15 à 20 kilogrammes.

Caractères. — La Cire de Cachalot est une substance blanche, très friable, onctueuse au toucher, un peu translucide, d'un éclat gras et nacré, d'une odeur faible. Elle est insoluble dans l'eau, plus soluble à chaud qu'à froid dans l'alcool, la benzine, l'éther de pétrole, les huiles fixes et volatiles ; très facilement soluble dans l'éther, le chloroforme, le sulfure de carbone. Densité à +15°, 0,943 ; point de fusion, 44°,68.

Composition chimique. — Elle est surtout formée de *Cétine* ou *palmitate de cétyle* $C^{16}H^{31}(C^{16}H^{33})O^{2}$ qui est un éther de l'alcool cétylique ou *éthal*. La saponification a encore montré la présence des acides *stéarique* $C^{18}H^{36}O^{2}$, *myristique* $C^{14}H^{28}O^{2}$, *laurique* $C^{12}H^{24}O^{2}$ combinés avec les radicaux des alcools $C^{18}H^{37}OH$ ou *stéthal*, $C^{14}H^{29}OH$ ou *méthal*, $C^{12}H^{25}OH$ ou *léthal*. Par conséquent, cette matière grasse est constituée par 4 éthers formés par la combinaison de 4 acides gras unis aux radicaux des 4 alcools qui leur correspondent par le nombre de leurs atomes de carbone.

Falsifications. — La Cire de Cachalot peut être falsifiée avec du *suif*, de la *cire*, des *acides stéarique* et *margarique* et avec des *matières graisseuses*, provenant de la macération des viandes dans l'eau.

La *cire*, le *suif*, les *matières graisseuses* rendent ce produit plus mat et moins friable.

Traité par l'éther, il fournit une solution laiteuse, s'il contient de la *cire*.

Le *suif* y est décelé par son odeur.

Les *matières graisseuses* abaissent son point de fusion vers 28°-30°, et dégagent de l'ammoniaque, quand on ajoute de la potasse au Spermacéti adultéré par leur mélange.

L'*acide stéarique* fond à 70° et cristallise en aiguilles brillantes, solubles en toutes proportions dans l'alcool et dans l'éther ; mélangé à la Cire de Cachalot, il en élève le point de fusion et, d'autre part, sa solubilité dans l'alcool, ainsi que la forme de ses cristaux, le distinguent aisément.

L'*acide margarique* fond à 60° et se dissout dans l'alcool et dans l'éther. Sa présence élève le point de fusion de la Cire de Cachalot et le mélange se dissout plus aisément dans l'alcool.

Usages. — Cette cire constitue l'un des ingrédients du Cold-cream et de certains onguents ; elle sert, dans l'industrie, à fabriquer les bougies de luxe.

Parmi les Cires animales, signalons, quoique bien moins importantes que les précédentes :

1° La *Cire des Andaquies*, formant les rayons des Abeilles américaines, les Mélipones ;

2° La *Cire du Ceroplastes Rusci* qui forme aux femelles de cet Insecte du groupe des Coccidés une sorte de carapace (fig. 104) ;

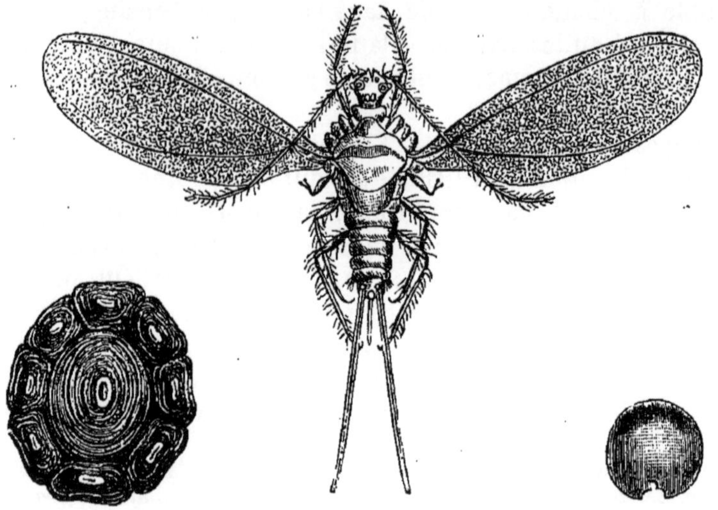

Fig. 104. — *Ceroplastes Rusci* adulte, d'après Signoret. Fig. 105. — *Ericerus Pela* mâle, d'après Signoret. Fig. 106. — *Ericerus Pela* femelle, d'après Signoret.

3° La *Cire de Chine* produite sur différents arbres par la piqûre de l'*Ericerus Pela* (fig. 105 et 106), autre Insecte du groupe des Coccidés et qui est à peu près exclusivement constituée par l'éther cérotique de l'alcool cérylique, le *Cérotate de céryle* $C^{27}H^{53}(C^{27}H^{55})O^2$.

2. — Cires végétales.

Les Cires végétales ne sont guère utilisées que pour falsifier ou même remplacer la Cire d'Abeilles devenue beaucoup trop chère ; les plus répandues dans le commerce sont : la *Cire du Japon* et la *Cire de Carnauba*.

CIRE DU JAPON

Origine. — La *Cire du Japon* est retirée de la portion charnue des drupes du *Rhus succedanea*, arbuste de la famille des Anacardiacées, originaire du Japon. On l'obtient, soit en faisant bouillir dans l'eau les fruits broyés, soit en les pressant à chaud.

Caractères. — Cette cire se présente sous forme de disques plats, d'environ 2 à 3 centimètres d'épaisseur, recouverts d'une efflorescence blanche cristalline; à l'intérieur, elle a une légère teinte jaunâtre et le toucher, la cassure, l'aspect brillant de la Cire d'Abeilles; elle est seulement plus molle que cette dernière. Elle rancit assez facilement et prend une teinte rougeâtre. Densité 0,975; point de fusion 51° à 52°; indice de saponification(acides totaux),222. La Cire du Japon est très soluble dans l'éther, insoluble dans l'alcool froid et facilement soluble dans l'alcool bouillant.

Composition chimique. — Malgré ses caractères physiques, cette cire se rapproche beaucoup par sa composition chimique des beurres ou suifs végétaux; elle est surtout constituée par de la *palmitine*, mais elle renferme aussi une forte proportion d'*acide palmitique* libre. Elle ne renferme pas d'oléine.

Usages. — Sert à falsifier la Cire d'Abeilles.

CIRE DE CARNAUBA

Origine. — La *Cire de Carnauba* est fournie par un Palmier du Brésil, le *Copernicia* (*Corypha*) *cerifera*. La cire forme sur ses feuilles une couche épaisse, qui devient écailleuse par leur dessiccation au soleil; les feuilles ainsi desséchées sont battues à l'aide d'un bâton, puis secouées sur un drap qui reçoit la poussière cireuse. Cette poudre est fondue dans des marmites, avec une certaine quantité d'eau, puis coulée en pains de 1 à 2 kilogrammes.

Caractères. — Cette cire est d'un jaune verdâtre pâle, un peu grisâtre parfois, dure, sèche, très cassante, brillante, facilement pulvérisable. Densité à + 15°, 0,999; point de fusion 85° ou 86°. Elle est peu soluble dans l'alcool froid, complètement soluble dans l'éther et l'alcool bouillants, d'où elle se sépare en une masse blanche, cristalline.

Composition chimique. — Elle serait formée d'*acide cérotique* libre, d'*alcool mélissique* libre ou combiné à l'acide cérotique et à d'autres acides peu connus, dont l'un a reçu le nom d'*acide carnaubique*.

Usages. — La Cire de Carnauba tend à remplacer la Cire d'Abeilles; elle sert encore à fabriquer des bougies dures, des gélatines brillantes pour cuirs, certains vernis et des cires à giberne. Mélangée à l'huile de Rorqual en proportions déterminées, elle sert, en Allemagne, à préparer un nouvel excipient pour pommades qui porte le nom de *Myronine*, dont la consistance rappelle celle de la Vaseline.

Les autres cires végétales employées dans le commerce sont :

1° La *Cire de Palmier* produite par l'enduit cireux des feuilles du *Ceroxylon andicola*;

2° La *Cire de Benincasa* produite par le fruit du *Benincasa cerifera*;

3° La *Cérosie* ou *Cire de la Canne à sucre* produite par la tige du *Saccharum officinarum*;

4° La *Cire de Myrica* fournie par les glandes superficielles des fruits du *Myrica cerifera*.

CHAPITRE V

MÉDICAMENTS A GLUCOSIDES

Caractères généraux. — Le nom générique de *Glucosides*, bien que pouvant s'appliquer à tous les éthers du glucose, est plus particulièrement employé pour désigner les nombreux principes immédiats, presque tous d'origine végétale, qui possèdent la propriété de se dédoubler en une matière sucrée, qui est ordinairement du glucose, quelquefois un peutose, et en phénols ou autres corps à fonctions phénoliques. Ce dédoublement s'accompagne en général de la combinaison avec une ou plusieurs molécules d'eau. Ainsi la Salicine donne du glucose et de la saligénine :

$$\underset{\text{Salicine.}}{C^{13}H^{18}O^{7}} + H^{2}O = \underset{\text{Saligénine.}}{C^{7}H^{8}O^{2}} + \underset{\text{Glucose.}}{C^{6}H^{12}O^{6}}$$

la Coniférine se dédouble en glucose et alcool coniférylique :

$$\underset{\text{Coniférine.}}{C^{16}H^{22}O^{8}} + H^{2}O = \underset{\text{Alc. coniférylique.}}{C^{10}H^{12}O^{3}} + \underset{\text{Glucose.}}{C^{6}H^{12}O^{6}}$$

l'Arbutine donne du glucose et de l'hydroquinone :

$$\underset{\text{Arbutine.}}{C^{12}H^{16}O^{7}} + H^{2}O = \underset{\text{Hydroquinone.}}{C^{6}H^{6}O^{2}} + \underset{\text{Glucose.}}{C^{6}H^{12}O^{6}}$$

Ces hydratations des glucosides ont lieu, soit par ébullition avec les acides dilués, les alcalis, l'eau de baryte, soit sous l'influence de certaines diastases, telles que l'*émulsine* des Amandes, la *myrosine* des graines de Moutarde noire, l'*érythrosine* de la Garance.

La plupart des glucosides sont des corps ternaires, constitués par du carbone, de l'hydrogène et de l'oxygène; cependant quelques-uns, outre ces trois éléments fondamentaux, contiennent de l'azote (Solanine, Amygdaline, etc.); d'autres renferment, en plus, du soufre (glucosides de la plupart des Crucifères). Le plus souvent ils sont neutres, rarement faiblement basiques (Solanine), solides, cristallisables, solubles dans l'eau et dans l'alcool; ils se charbonnent sous l'action de la chaleur quand on cherche à les volatiliser. Pour les extraire des substances végétales qui les contiennent, on fait un extrait alcoolique que l'on épuise par l'eau; la solution aqueuse est traitée par l'acétate de plomb qui précipite le glucoside; on se débarrasse du plomb par l'hydrogène sulfuré, on concentre la liqueur et on fait cristalliser. Les glucosides sont divisés en trois groupes : 1° les *Glucosides* proprement dits, dont le dédoublement fournit un glucose; 2° les *Phloroglucides*, donnant de la phloroglucine, au lieu de glucose; 3° les *Phloroglucosides*, donnant à la fois de la phloroglucine et un glucose. Il ne sera ici question que des glucosides proprement dits que nous diviserons en deux groupes, suivant qu'ils renferment ou non de l'azote : nous aurons ainsi les *Glucosides ternaires* et les *Glucosides azotés*.

ARTICLE PREMIER. — GLUCOSIDES TERNAIRES

Les médicaments dont le principe actif est constitué par un ou plusieurs glucosides ternaires sont très nombreux. On pourrait les répartir en plusieurs groupes en tenant compte des propriétés physiologiques et thérapeutiques du principe actif : glucosides cardiaques (Digitale), glucosides drastiques (Convolvulacées), glucosides amers (Gentiane), glucosides du groupe des saponines (Polygala de Virginie), etc. Nous nous contenterons de les étudier en les rapprochant d'après leurs affinités thérapeutiques; ainsi, après la Digitale, nous étudierons toutes les drogues à glucosides ayant une action sur le cœur; après le Jalap, nous passerons en revue les médicaments à glucosides drastiques, etc.

FEUILLES DE DIGITALE

Origine. — Ce sont les feuilles de la *Digitale pourprée* (*Digitalis purpurea*), *Gant de Notre-Dame*, etc., plante bisannuelle de la famille des Scrofulariacées (fig. 107) qui croît dans les terrains siliceux de l'Europe centrale et méridionale, sauf dans le Jura et les Alpes; on la trouve aussi en Angleterre et en Norvège jusqu'au 62e degré de latitude nord.

Caractères extérieurs. — Les feuilles inférieures, disposées en rosette, sont ovales et leur limbe s'atténue à la base de manière à simuler avec la nervure médiane ce que plusieurs auteurs décrivent sous le nom de *pétiole ailé* (fig. 108); cette nervure médiane, le plus souvent rougeâtre à la base, est creusée à la face supérieure d'un sillon étroit et marquée d'un angle aigu à la face inférieure. Les feuilles caulinaires

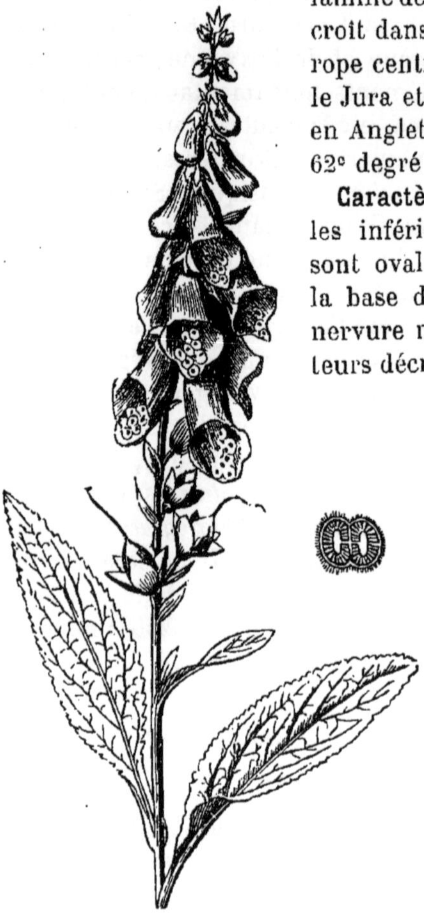

Fig. 107. — Digitale pourprée.

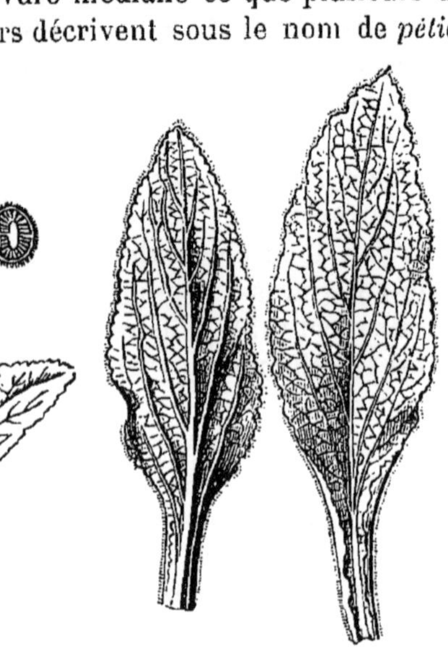

Fig. 108. — Feuilles de Digitale.

manquent de ce rétrécissement et sont nettement sessiles. Les premières mesurent jusqu'à 30 et 40 centimètres de longueur sur 6 à 12 de large; les secondes sont plus petites et n'ont guère plus de 12 centimètres de longueur.

Les bords de la feuille sont crénelés; les deux faces sont couvertes de poils très courts, brillants, doux au toucher; la pubescence reste visible après la dessiccation, surtout à la face inférieure. La nervation est pennée; les nervures, marquées en creux à la face supérieure, sont très saillantes à la face inférieure; les nervures secondaires se détachent sous un angle de 45°, et elles donnent sur leur trajet un grand nombre de fines nervures qui s'anastomosent en formant un réseau à mailles polyédriques très saillantes en dessous. Odeur peu caractéristique; saveur extrêmement amère, ne se développant qu'au bout de quelques instants.

Pour les usages pharmaceutiques, les feuilles doivent être récoltées pendant la deuxième année, quelque temps avant la floraison; on les débarrasse de la nervure médiane, et après dessiccation à l'ombre, puis à l'étuve, on les met à l'abri de la lumière dans des vases secs et bien clos.

On recommande d'employer *exclusivement* les feuilles de la Digitale non cultivée, bien qu'elle ne soit guère plus riche en principes actifs que la Digitale des jardins.

Caractères microscopiques. — Les deux épidermes portent des poils tecteurs caractéristiques qui peuvent servir à distinguer la feuille de Digitale des autres feuilles qu'on peut lui mélanger (*p*, fig. 109); ils sont formés d'une seule file de cellules rectangulaires et sont terminés par une extrémité mousse; on y trouve aussi des glandes externes très courtes (*p,g*), généralement divisées en deux par une cloison verticale. Le parenchyme, sans cristaux, comprend dans sa partie supérieure une seule rangée de cellules en palissade et dans sa partie inférieure 3 à 4 rangées de cellules arrondies ou cylindriques, séparées par des méats plus ou moins larges.

Composition chimique. — Schmiedeberg, dont les travaux sur la Digitale ont été longtemps classiques, avait admis que les feuilles de Digitale renfermaient quatre principes importants : deux solubles dans l'eau, la *Digitonine* et la *Digitaléine*; deux insolubles dans l'eau, la *Digitaline* très peu soluble dans le chloroforme et la *Digitoxine* très soluble dans ce dissolvant. Plus récemment, en 1891, MM. Kiliani et Houdas ont séparément établi que les deux principes solubles dans l'eau se réduisaient à un seul, que M. Houdas appelle *Digitaléine*, tandis que M. Kiliani le nomme *Digitonine*.

Pour M. Kiliani, les principes immédiats actifs retirés jusqu'ici de la Digitale sont les suivants :

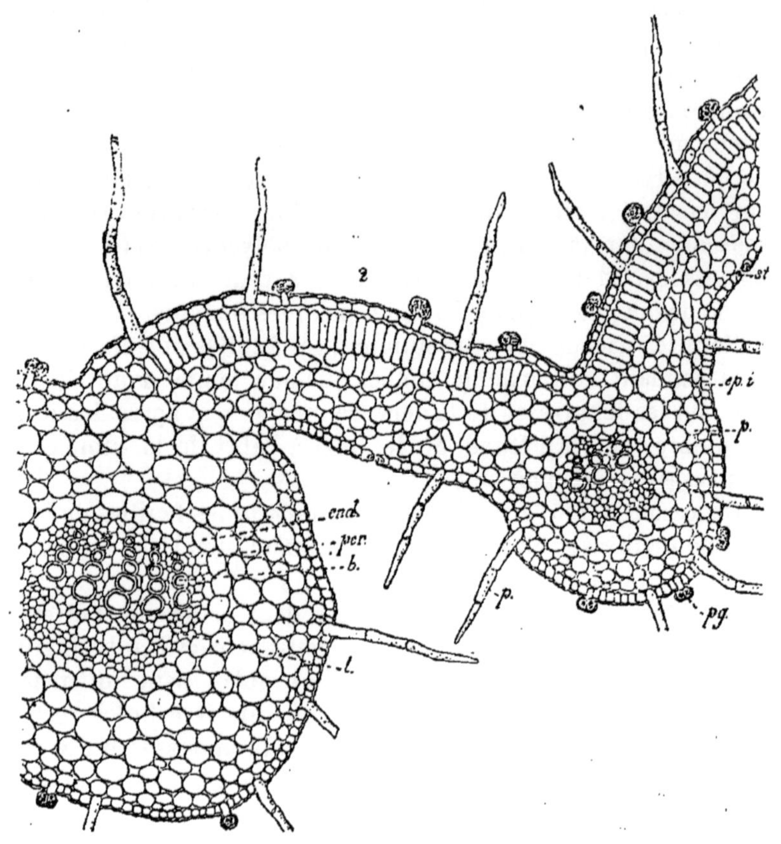

Fig. 109. — Coupe de la feuille de Digitale.

1° La *Digitonine*, glucoside cristallisé, soluble dans l'eau, qui, en solution alcoolique contenant 2 p. 100 d'acide chlorhydrique, se dédouble en *Digitogénine*, *dextrose* et *galactose* :

$$\underset{\text{Digitonine.}}{C^{27}H^{46}O^{14}} + H^2O = \underset{\text{Digitogénine.}}{C^{15}H^{24}O^3} + \underset{\text{Dextrose.}}{C^6H^{12}O^6} + \underset{\text{Galactose.}}{C^6H^{12}O^6}$$

2° La *Digitaline* de Schmiedeberg (*Digitalinum verum*), glucoside amorphe dans les conditions ordinaires, soluble dans l'alcool, presque insoluble dans le chloroforme. Elle se dédouble en *Digitaligénine*, en *dextrose* et en un heptose particulier, le *Digitalose*:

$$\underset{\text{Digitaline}}{C^{35}H^{56}O^{14}} = \underset{\text{Digitaligénine.}}{C^{22}H^{30}O^{3}} + \underset{\text{Dextrose.}}{C^{6}H^{12}O^{6}} + \underset{\text{Digitalose.}}{C^{7}H^{14}O^{5}}$$

3° La *Digitoxine* de Schmiedeberg, composé cristallisé très soluble dans le chloroforme. Elle se dédouble en *Digitoxigénine* et en un sucre réducteur, le *Digitoxose*.

$$\underset{\text{Digitoxine.}}{C^{34}H^{54}O^{11}} + H^{2}O = \underset{\text{Digitoxigénine.}}{C^{22}H^{32}O^{4}} + \underset{\text{Digitoxose.}}{2C^{6}H^{12}O^{4}}$$

Quant aux produits que l'on désigne, en France, sous le nom de *Digitalines*, ils ne sont que des mélanges des principes que nous venons d'énumérer. La *digitaline d'Homolle et Quévenne* serait composée de *Digitalinum verum* pour la majeure partie, le restant étant de la digitoxine et de la digitogénine. La *digitaline du Codex* de 1884, qui représente la partie soluble dans le chloroforme de la digitaline d'Homolle et Quévenne, est plus riche en digitoxine et moins riche en *Digitalinum* que la précédente. Enfin la *digitaline cristallisée de Nativelle* est surtout composée de digitoxine. Quoi qu'il en soit, aujourd'hui qu'il est à peu près établi que la digitoxine possède, seule, parmi les divers glucosides de la Digitale, des propriétés médicinales, on ne devrait employer que les digitalines du commerce qui sont complètement solubles dans le chloroforme.

Dosage des éléments normaux. — Étant donné ce qui vient d'être dit, la valeur de la Digitale et de ses préparations doit donc être basée en première ligne sur l'essai quantitatif de leur contenu en digitoxine. On procède au dosage de ce principe de la façon suivante : les feuilles de Digitale sont complètement épuisées par l'alcool à 70° dans la proportion de 300 grammes d'alcool pour 20 grammes de feuilles ; on évapore le produit au bain-marie jusqu'à un poids d'environ 25 grammes ; puis on reprend le résidu avec de l'eau et on fait un poids total de 222 grammes. A la solution trouble ainsi obtenue, on ajoute 25 grammes d'acétate de plomb, et l'on obtient un précipité qui, lavé et desséché, pèse environ 7 grammes ; on peut donc admettre que 12 grammes de liquide correspondent sensiblement à 1 gramme de feuilles de Digitale. On filtre et on recueille 132 grammes de filtratum que l'on additionne d'une solution de 5 grammes de sulfate de soude dans 7 grammes d'eau pour enlever le plomb en excès. La liqueur, débarrassée du précipité formé, est introduite dans une boule à décantation, additionnée de 2 c.c. d'ammoniaque à 10 p. 100, puis épuisée à quatre ou cinq reprises avec 30 c.c. de chloroforme. Les liqueurs chloroformiques réunies sont filtrées, puis évaporées dans une fiole d'Erlenmayer tarée ; la digitoxine reste sous forme d'un vernis jaunâtre. Pour la purifier, on la dissout dans 3 grammes de chloroforme, puis on ajoute 7 grammes d'éther ordinaire et 50 c.c. d'éther de pétrole ; elle se précipite et le précipité est repris par l'alcool absolu chaud ; on évapore la solution alcoolique au bain-marie et le résidu est repris par environ 5 grammes d'éther qu'on laisse également évaporer au bain-marie ; il n'y a plus qu'à peser le produit obtenu.

Les feuilles de Digitale contiennent de 0,26 à 0,32 p. 100 de digitoxine ; on en a trouvé qui en renfermaient jusqu'à 0,51 p. 100 et même 0,62 p. 100.

Falsifications. — Parfois on substitue aux feuilles de Digitale les feuilles de *Bouillon blanc*, de *Grande Consoude* et de *Bourrache* ; on peut

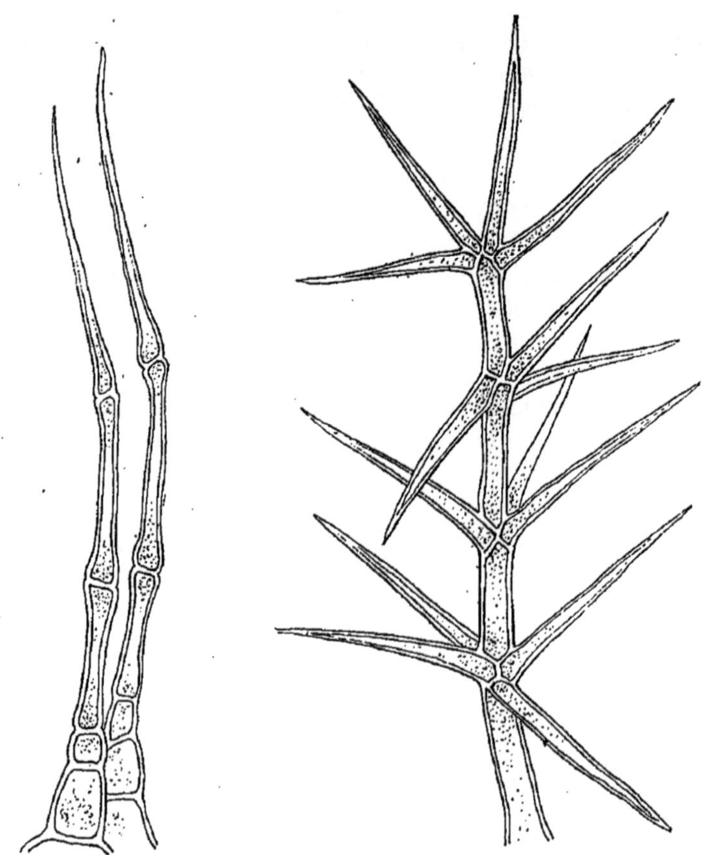

Fig. 110. — Poil de Conyze. Fig. 111. — Poil de Bouillon blanc.

aussi les confondre avec les feuilles de la Conyze squarreuse (*Inula Conyza*). Les feuilles de Bourrache et de Consoude donnent au toucher une sensation de rugosité qu'on n'éprouve jamais avec la Digitale. Les feuilles de Bouillon blanc se reconnaissent à leurs poils très serrés, longs et rameux (fig. 111) qui recouvrent leurs deux faces d'un duvet cotonneux. Quant aux feuilles de Conyze, elles sont entières ou courtement dentées en scie sur les bords (fig. 112); leur nervure médiane est plane et non canaliculée; elles portent des poils très longs, formés de longues cellules ajoutées bout à bout et terminés par une extrémité effilée (fig. 110).

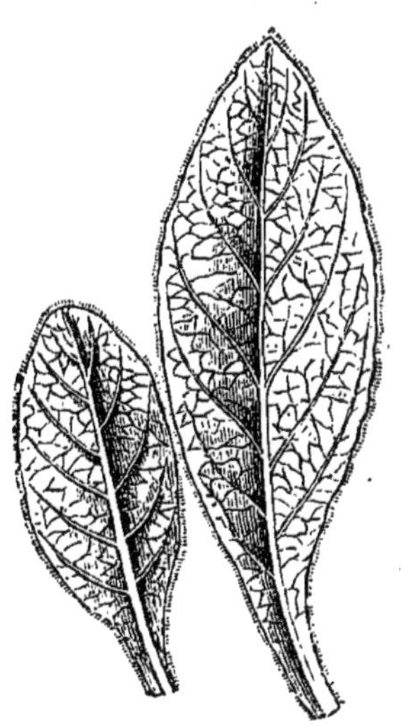

Fig. 112. — Feuilles de Conyze squarreuse.

Usages. — La Digitale est un tonique du cœur par excellence; elle agit sur la fibre musculaire, augmente l'énergie du ventricule et ralentit par suite les battements; elle a aussi une action diurétique (pas la digitaline) et antithermique marquée. On en fait un usage fréquent dans les maladies du cœur et des vaisseaux, à la période *hyposystolique*, quand la compensation est insuffisante et la tension artérielle menacée. On l'a aussi préconisée dans la pneumonie.

Elle est contre-indiquée dans les maladies du cœur quand la lésion est compensée; dans tous les cas où, quels que soient les symptômes, il existe une augmentation de la tension artérielle; quand le cœur a subi une dégénérescence graisseuse; quand les voies digestives ne sont pas en état de tolérer ce médicament, etc.

Le meilleur mode d'administration est l'*infusion* ou la *macération* de *poudre de feuilles* (0,30 à 0,80 centigramme). Bien que la digitoxine pure soit insoluble dans l'eau, elle se dissout cependant dans ce liquide en présence de certaines matières extractives et des autres glucosides de la Digitale. On peut encore employer la *teinture alcoolique*, l'*extrait alcoolique* ou le *sirop*.

Quant à la digitaline, elle est très difficile à manier. On fera usage de la digitaline chloroformique du Codex ou de la digitaline cristallisée de Nativelle à la dose de 1/2 milligr. à 1 milligr. 1/2. On pourra employer les granules à 1/4 de milligramme ou mieux la solution du Codex dont 50 gouttes renferment *un milligramme* de digitaline cristallisée.

Les principes de la Digitale s'éliminant très lentement, s'accumulent dans l'organisme; aussi doit-on diminuer graduellement chaque jour la dose primitive et ne pas prolonger l'usage du médicament au delà de quatre ou cinq jours. On peut le reprendre après quelques jours de repos. Pour la digitaline même, on administre une dose unique de 1 milligramme, en prescrivant le repos absolu au lit pendant quarante-huit heures, et on ne donne une nouvelle dose qu'après dix ou quinze jours, ou même trois semaines.

GRAINES DE STROPHANTHUS

Origine. — Les *Graines de Strophanthus* du commerce sont fournies par plusieurs espèces du genre *Strophanthus*, lianes de la famille des Apocynées, répandues sur les côtes occidentale et orientale d'Afrique et au centre de ce continent. Mais la sorte de beaucoup la plus répandue, la seule inscrite au Codex est le *Strophanthus Kombe*, variété orientale du *Strophanthus hispidus*, qui habite le bassin du Zambèze et du Chiré; indiquée aux chutes Victoria, à égale distance des deux Océans, cette espèce s'étend de là jusqu'à la côte du Mozambique et au nord dans la région des grands lacs du Centre.

Caractères extérieurs. — Les graines du *Strophanthus Kombe* frappent dès l'abord par leur couleur généralement claire, leur surface fortement tomenteuse, leur éclat soyeux, chatoyant. Munies de leur aigrette (fig. 113), elles atteignent une longueur de 12 à 15 centimètres. La graine isolée, ainsi qu'on la rencontre le plus souvent dans le commerce, a une forme lancéolée assez variée et mesure de 11 à 22 millimètres de longueur. Les bords sont souvent sinueux et une des faces est plane, quelquefois même excavée. La surface est recouverte de poils longs, serrés, laineux, visibles à l'œil nu; leur couleur est variée, mais la plus ordinaire, la plus fréquente, est le gris verdâtre ou le jaune verdâtre. Le frottement amène souvent la chute des poils et alors la couleur de la graine devient plus foncée. Le raphé est d'ordinaire bien marqué, très saillant d'un côté et fort long. Au raclage, elles exhalent une odeur spéciale bien accentuée; leur saveur est affreusement amère.

L'aigrette qui surmonte ces graines est très belle, de couleur un peu grisâtre dans l'ensemble, et portée sur une très longue hampe dont la partie nue est toujours plus longue que la partie velue. Les poils eux-mêmes sont blanchâtres, soyeux, brillants, et ont souvent 6 centimètres de long.

Caractères microscopiques. — Ils varient un peu, en même temps d'ailleurs que les caractères morphologiques, ce qui semblerait indiquer que l'on a donné le nom de Kombé à toutes

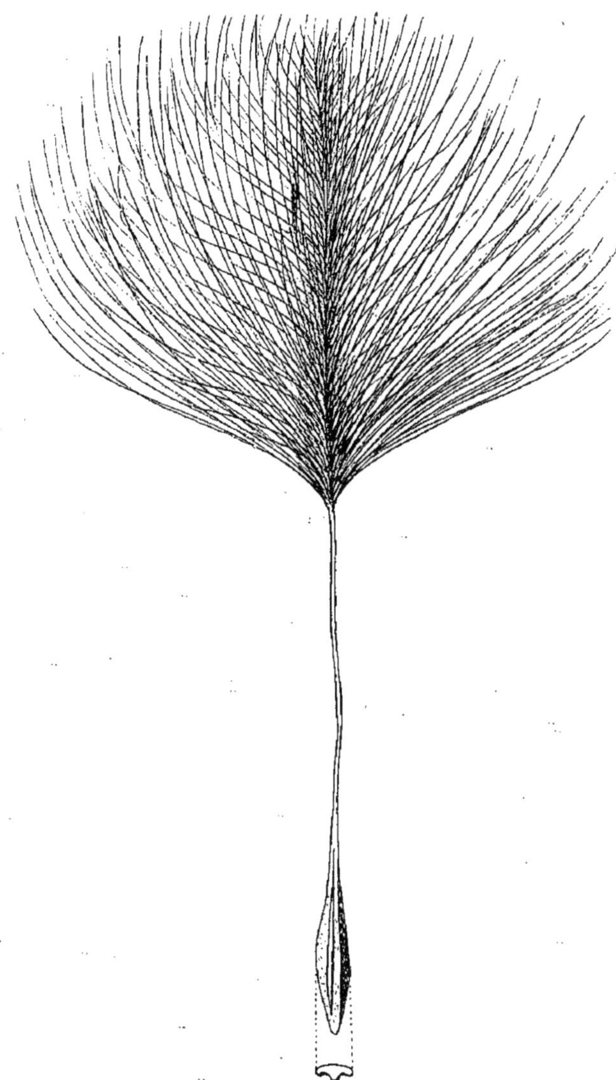

Fig. 113. — Graine du *Strophanthus Kombe* (gr. nat.).

les graines velues et verdâtres que l'on trouvait dans le commerce et qu'il pourrait peut-être y avoir plusieurs espèces sous cette dénomination unique. Quoi qu'il en soit, d'une façon générale, la première assise du tégument (*ep*, fig. 114) est formée de cellules dont les membranes latérales sont épaissies de telle sorte que, sur la coupe, les épaississements accolés de deux cellules voisines figurent une lentille biconvexe, bien nette, jaunâtre, avec une ligne verticale de séparation. Entre les parois latérales, la paroi externe de la cellule est déprimée, en sorte que la couche externe est ondulée et comme soulevée par des piliers. C'est de ces dépressions que partent les poils de la graine qui sont très petits, courts, unicellulaires et très ténus; leur contenu est incolore, tandis que leur membrane est colorée en jaune brun. Au-dessous, on trouve une zone (*t.i*) formée de cellules aplaties parallèlement à la surface, à parois cellulaires minces, colorées et à contenu brunâtre. L'albumen (*alb.*) qui fait suite à cette couche est formé de cellules polyédriques assez irrégulières, à parois épaisses, cellulosiques, remplies de gouttelettes d'huile. L'embryon est constitué, au-dessous de l'épiderme du cotylédon, par des cellules à parois minces et à contenu huileux et albuminoïde (*cot.*).

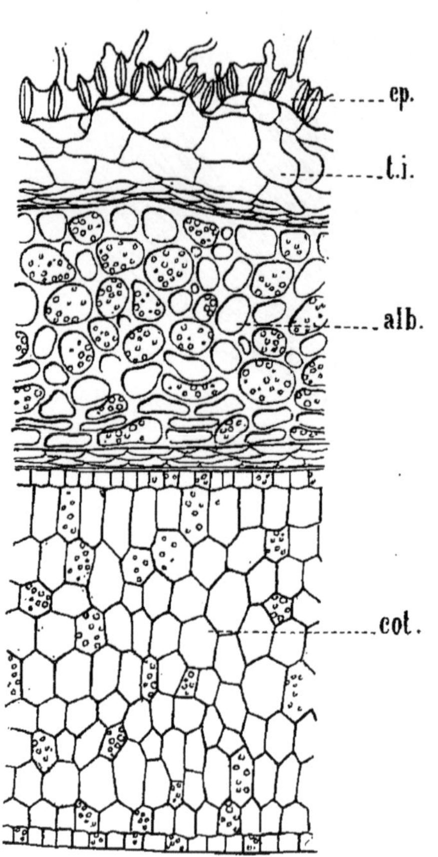

Fig. 114. — Coupe transversale de la graine du *Strophanthus Kombe*.

Au point de vue des réactions microchimiques, l'action de l'acide sulfurique est très remarquable sur cette graine si riche en Strophanthine. Dès que la coupe est plongée dans le réactif, une coloration d'un vert intense se révèle dans l'albumen; puis, au bout d'une minute environ, cette coloration se montre dans l'embryon en débutant par la couche épidermique. Plus tard, l'aspect change ; l'albumen devient jaunâtre, tandis que l'embryon tout entier passe au bleu intense, d'une admirable teinte. Bien que cette réaction ne soit pas absolument caractéristique de la Strophanthine, puisque d'autres principes végétaux peuvent la produire, elle n'en a pas moins une très grande importance, car toutes les fois qu'elle sera négative on peut affirmer que la graine, ou bien a été privée de Strophanthine, ou bien appartient à une espèce qui ne renferme pas ce glucoside.

Composition chimique. — Les graines de Kombé renferment de 0,4 à 0,9 p. 100 de *Strophanthine* $C^{31}H^{48}O^{12}$, qui se dédouble en glucose et *Strophanthidine*, substance elle-même fort toxique, mais dont les effets sont tout différents de ceux de la Strophanthine. Celle-ci est accompagnée de deux alcaloïdes, la *Trigonelline* et la *Choline*, et d'une forte proportion d'huile grasse vert foncé (32 p. 100) que l'on peut extraire par l'éther. On y trouve encore de l'*acide kombique*, un *mucilage* et une substance albuminoïde.

Substitutions. — Les graines de Kombé peuvent être remplacées en totalité ou en partie par celles du *Strophanthus hispidus* ou par celles du *Strophanthus gratus* qui portent dans le commerce le nom de *Strophanthus glabre du Gabon*. Les graines de *Strophanthus hispidus* ne renferment pas de Strophanthine ; elles ont une coloration brune, des poils courts, chatoyants, un raphé peu visible ; par l'acide sulfurique, elles prennent rapidement une coloration vert foncé qui passe au violet. Le *Strophanthus glabre du Gabon* a des graines complètement dépourvues de poils ; par l'acide sulfurique, elles prennent lentement une coloration jaune, puis rosée, jamais verte. Elles renferment de l'*Ouabaïne* $C^{30}H^{46}O^{12}$, autre glucoside très actif dont la Strophanthine est l'homologue supérieur. Son action est la même que celle de la Strophanthine, mais elle est deux fois plus active.

Usages. — C'est un bon médicament cardiaque renforçant la systole et relevant le pouls ; il est diurétique (la Strophanthine ne l'est pas), agit rapidement, est bien toléré et ne s'accumule pas comme le fait la Digitale. Ce sont là tout autant de qualités qui feront employer ce médicament, lorsqu'on pourra le manier avec la certitude d'avoir une action constante.

On peut employer la teinture *au cinquième* à la dose de V à XII gouttes ou l'extrait à la dose 1 à 4 milligrammes, sous forme de granules. Quant à la Strophanthine, son maniement en est très difficile, sinon dangereux, en raison de son extrême activité (de 1 à 5 dixièmes de milligramme).

MUGUET

Origine. — Le *Muguet de Mai* (*Convallaria maialis*) est une plante Monocotylédone vivace, de la famille des Liliacées, qui est commune dans les bois et les lieux ombragés de presque toute

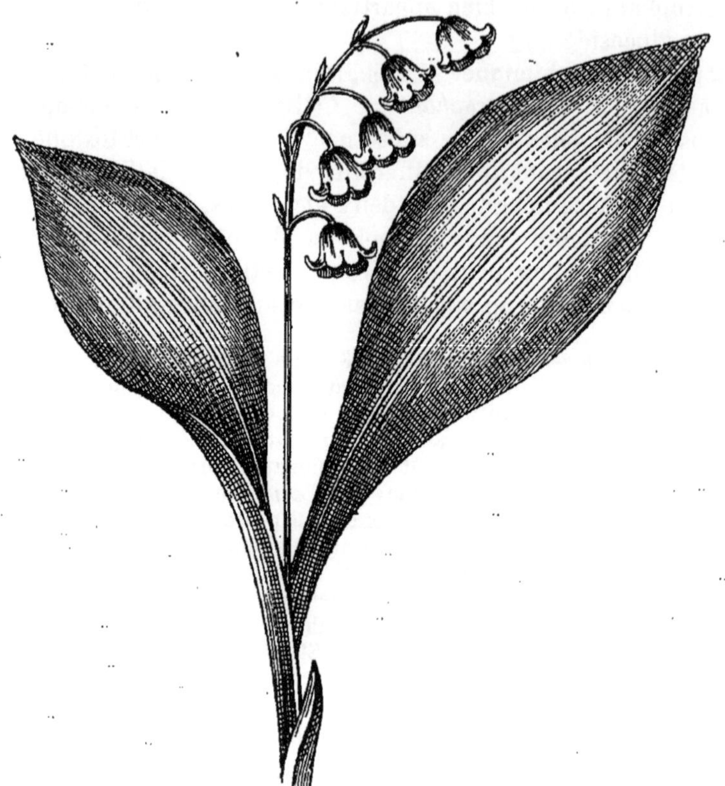

Fig. 115. — Muguet de mai.

l'Europe. La pharmacie utilise toutes les parties de la plante, mais surtout les fleurs et les feuilles.

Caractères extérieurs. — Rhizome grêle rampant, portant deux feuilles de 5 à 6 centimètres de longueur, atténuées à la base en pétiole, entre lesquelles s'élève une hampe florale de 15 à 20 centimètres portant une grappe simple, unilatérale, de fleurs blanches très odorantes (fig. 115). Les fleurs sont urcéolées, à lobes recourbés en dehors ; elles perdent leur odeur suave par la dessiccation.

Composition chimique. — Le Muguet renferme deux glucosides : la *Convallarine* $C^{34}H^{62}O^{11}$, qui réside surtout dans les feuilles et le rhizome et qui se dédouble en glucose et en *Convallarétine* ; la *Convallamarine* $C^{23}H^{44}O^{12}$ qui se trouve surtout dans les fleurs et qui se dédouble en glucose et en *Convallamarétine.*

Usages. — Les deux glucosides ont une action très différente. La Convallarine, qui est soluble dans l'alcool et que l'on retire de l'extrait alcoolique, agit comme purgatif drastique. La Convallamarine, qui est soluble dans l'eau et qui se trouve surtout dans l'extrait aqueux, possède une action cardiaque énergique qui place le Muguet à côté de la Digitale.

D'après G. Sée, c'est un diurétique puissant qui s'adresserait aux lésions mitrales accompagnées d'hydropisie. Bien qu'au dire de quelques praticiens, le Muguet ne soit pas toujours fidèle, ce n'en est pas moins un médicament à garder, car il ne produit pas de phénomènes toxiques et il trouve son indication dans les périodes pendant lesquelles on ne peut administrer la Digitale. On doit prescrire l'extrait aqueux de toute la plante à la dose de 1gr,50 à 2 grammes par jour, soit en pilules, soit sous forme de sirop. On a proposé l'usage de la Convallamarine, mais il n'est pas entré dans la pratique.

Sous forme de poudre, le rhizome est utilisé comme sternutatoire.

SQUAMES DE SCILLE

Origine. — Les *Squames de Scille* proviennent des bulbes de la Scille maritime (*Urginea Scilla, Scilla maritima*), plante de la famille des Liliacées (fig. 116) qui habite les régions sablonneuses des bords de la Méditerranée et les côtes de l'océan Atlantique depuis la Bretagne jusqu'au Cap. Elle pénètre dans les terres à une assez grande distance de la mer. On récolte en août le bulbe assez volumineux et qui parfois atteint le poids de 7 à 8 kilogrammes. On enlève les écailles extérieures, brun rougeâtre, sèches, scarieuses, ainsi que les écailles intérieures qui sont charnues et inactives. Les autres sont coupées en tranches transversales, étroites, que l'on fait sécher au soleil.

Caractères extérieurs. — Ainsi préparées, les Squames de Scille se présentent, dans le commerce, sous forme de lanières de couleur rosée, semi-translucides, flexibles, mesurant de 3 à 5 centimètres de longueur et 5 à 10 millimètres de large. Odeur à peu près nulle; saveur âcre et amère.

Caractères microscopiques. — Sur les deux faces, se trouve un épiderme avec stomates. Le parenchyme est formé de cellules polygonales, renfermant pour la plupart du mucilage qui se contracte en gelée par l'alcool ou se précipite par l'acétate de plomb; d'autres renferment une matière résineuse brunâtre. On observe en outre des cellules plus grandes que les précédentes qui renferment des raphides; c'est à la présence de ces cristaux qu'est due la rubéfaction qui se produit sur la peau, quand on la frotte avec de minces tranches de Scille. Des faisceaux libéro-ligneux assez nombreux sont disséminés au sein du parenchyme.

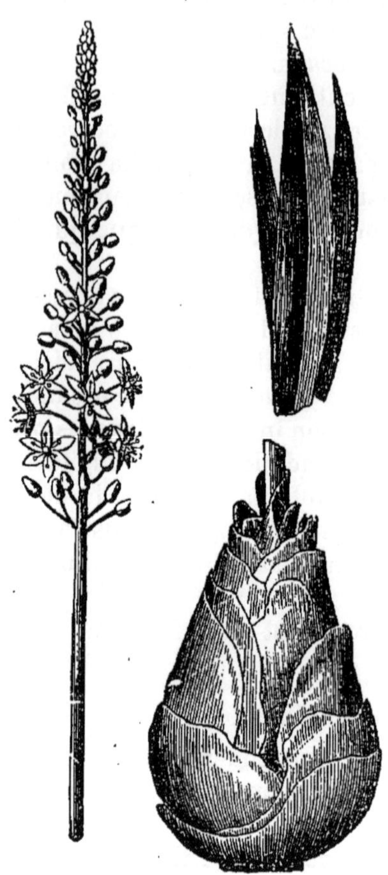

Fig. 116. — Scille maritime.

Composition chimique. — La Scille renferme une grande quantité de mucilage, du glucose et plusieurs principes actifs sur la nature desquels il règne encore une certaine obscurité, en raison des résultats différents auxquels sont arrivés les chimistes qui se sont occupés de la question. D'après Walizeuski, le dernier en date, la Scille ne renfermerait pas d'alcaloïde, mais plusieurs glucosides, notamment la *Scillinine*, la *Scillopicrine* et la *Scillamarine*.

Usages. — La Scille est un poison cardiaque, comme la Digitale. A faibles doses, elle a une action diurétique incontestable qui rend ce médicament précieux dans les hydropisies cardiaques et toutes les fois qu'il y a nécessité d'augmenter la sécrétion urinaire, à condition d'être sûr de l'intégrité du rein. La Scille favorise aussi les sécrétions bronchiques et en modifie la nature ; aussi l'emploie-t-on dans l'adénopathie bronchique et dans les bronchorrhées.

On l'administre sous forme de poudre (0gr,10 à 0gr,30), de teinture (1 à 4 grammes), d'extrait (0gr,02 à 0gr,20), d'Oxymel scillitique (15 à 45 grammes), de Vin diurétique de Trousseau, de Vin diurétique amer de la Charité.

On peut encore grouper autour de la Digitale et du Strophanthus un certain nombre de médicaments dont l'action sur le cœur est manifeste :

1° Le *Laurier-Rose* (*Nerium Oleander*), Apocynée arborescente de la région méditerranéenne, particulièrement abondant en Algérie et en Tunisie dans les lieux humides, dans le lit et au bord des ruisseaux.

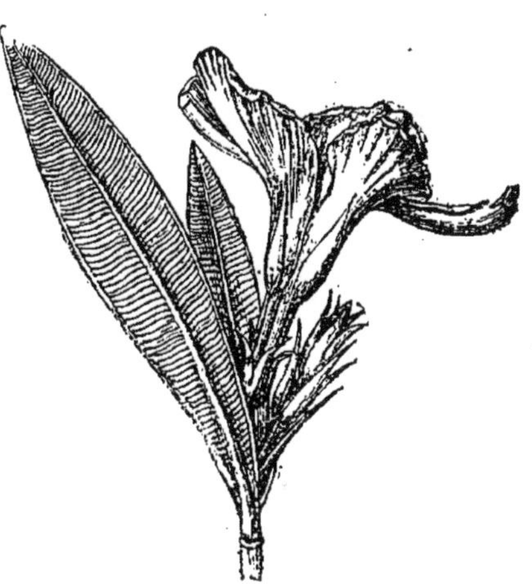

Fig. 117. — Rameau de Laurier-Rose.

Toutes les parties de la plante, et particulièrement les feuilles et l'écorce de la tige, contiennent des principes toxiques dont les réactions chimiques et les effets physiologiques se rapprocheraient, au dire de MM. Dujardin-Beaumetz et Bardet, de ceux des principes du Strophanthus et de l'Ouabaïo. Or, tout récemment, MM. Dubigadoux et Durieu ont affirmé la présence de la Strophanthine dans le latex du Laurier-Rose d'Algérie.

Des expériences cliniques instituées par le Dr Poulloux, il résulte que le Laurier-Rose posséderait les mêmes effets que la Digitale et le Strophanthus. On peut l'employer dans l'asystolie, même avec lésion rénale ; il ne s'accumule pas dans l'organisme et est facilement toléré. Le meilleur mode d'administration est l'extrait alcoolique préparé avec la plante algérienne, à la dose de 0gr,15 à 0gr,75 par jour, sous forme de pilules ou de potion.

2° L'*Ouabaïo* (*Acokanthera Ouabaio*), arbre de la famille des Apocynées qui croît sur la côte orientale d'Afrique et dont la tige et la racine renferment un glucoside, l'*Ouabaïne* $C^{30}H^{46}O^{12}$, qui est l'homologue inférieur de la Strophanthine. L'action est la même que celle du Strophanthus, mais deux fois plus active.

3° L'*Adonis vernalis*, plante herbacée de la famille des Renonculacées que l'on trouve dans la Lozère, en Alsace, en Suisse, en Bohême et dans la Russie moyenne. Les tiges et les feuilles de cette plante renferment de l'*Acide aconitique* $C^6H^6O^6$, un alcool pentavalent, l'*adonite* $C^5H^{12}O^5$, et un glucoside, l'*Adonidine.*

Les indications de l'Adonis sont les mêmes que celles de la Digitale ; mais, comme il ne s'accumule pas et qu'il est parfaitement toléré, il peut être prescrit plus longtemps. La meilleure préparation à employer est l'Adonidine qu'on administre en pilules de 0gr,005, à la dose de une à six par jour. On pourrait aussi prescrire l'infusion de la plante (4 à 8 grammes dans 200 grammes d'eau) ou la teinture (2 à 5 grammes).

4° Le *Batiator* (*Vernonia nigritiana*), plante de la famille des Composées qui croît sur la côte occidentale de l'Afrique et dans la vallée de la Cazamance. La racine contient un glucoside, la *Vernonine* $C^{10}H^{24}O^7$, peu soluble dans l'éther et le chloroforme. Elle agit sur le cœur comme la Digitale et son activité, quatre-vingt fois plus faible que celle de ce dernier médicament, permet d'en graduer l'action.

5° Le *Chanvre du Canada* (*Apocynum cannabinum*), plante de la famille des Apocynées qui croît dans l'Amérique du Nord, depuis la Caroline jusqu'à la baie d'Hudson. La racine renferme deux glucosides, l'*Apocynine* et l'*Apocynéine*, qui ont sur le cœur la même action que la Digitoxine.

La racine d'*Apocynum* est un bon tonique du cœur; les battements se ralentissent, le pouls devient plus plein, la matité cardiaque diminue d'étendue, la diurèse est augmentée. On peut employer l'infusion (4 grammes pour 240 grammes d'eau) à la dose de 3-4 cuillerées à bouche par jour, ou l'extrait fluide (V à XL gouttes).

6° L'*Écorce interne du Sureau commun* (*Sambucus nigra*) qui a été vantée autrefois comme diurétique, et que l'on pourrait surtout employer, d'après des expérimentations récentes, comme un succédané de la caféine, de la Digitale. On a même vu ce médicament réussir là où les autres avaient échoué. On l'administre sous forme d'extrait sirupeux préparé avec l'écorce fraîche à la dose de 10 à 15 grammes par jour.

JALAP OFFICINAL

Origine. — Le *Jalap officinal* ou *Jalap tubéreux* est la racine hypertrophiée de l'*Exogonium Purga* (*Ipomæa Purga*, *Ip. Jalapa*,

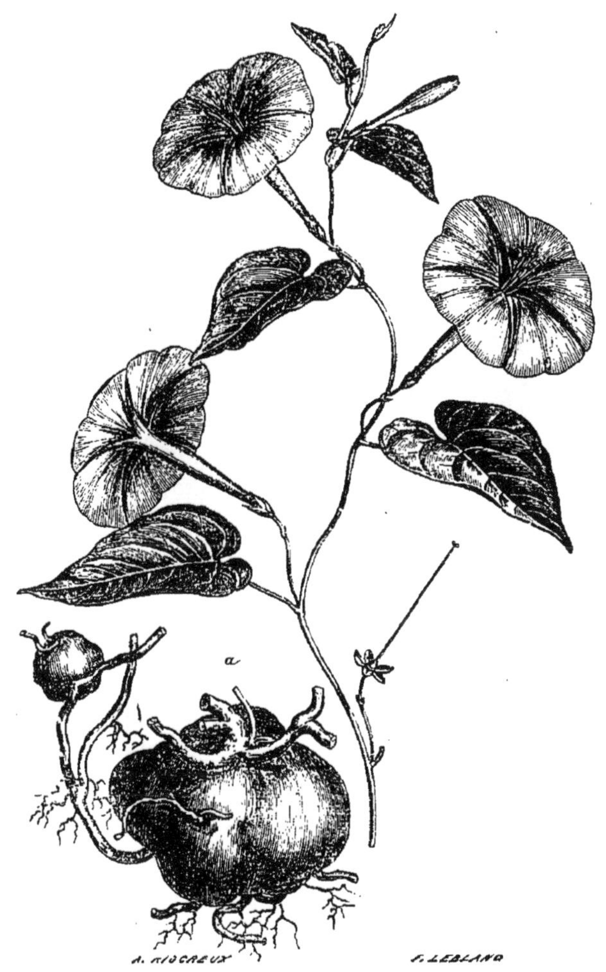

Fig. 118. — *Exogonium Purga.*

Convolvulus Jalapa), plante vivace de la famille des Convolvulacées, qui croît au Mexique dans les bois à sol humide des Andes mexicaines, aux environs de Jalapa et de San-Salvador (fig. 118). Le marché principal de cette drogue se tient à Jalapa, d'où le nom qui a été donné à la racine qui la constitue.

Les racines de Jalap sont récoltées pendant toute l'année, mais principalement au printemps. Les racines une fois arrachées sont simplement incisées longitudinalement, ou bien, lorsqu'elles sont trop grosses, coupées en tranches ou en quartiers pour favoriser la dessiccation. Celle-ci s'opère soit au soleil, soit le plus souvent par l'action directe du feu; on dispose les racines sur des claies sous lesquelles on allume un feu de bois vert, peu intense. Elles arrivent en Europe, par la Vera-Cruz, en balles de 15 à 75 kilogrammes.

Caractères extérieurs. — Le Jalap des pharmacies est constitué

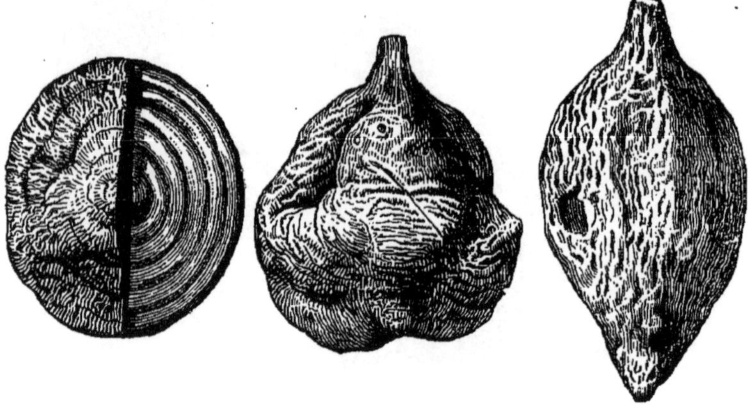

Fig. 119. — Jalap officinal.

par un mélange de tubercules (fig. 119) dont la grosseur varie depuis le volume d'une noix jusqu'à celui d'un œuf ou du poing. Les racines entières sont arrondies ou ovoïdes, un peu piriformes, souvent marquées d'incisions profondes, ordinairement longitudinales. La surface externe est brune, noirâtre, rugueuse, ridée dans tous les sens; elle présente çà et là des sortes de verrues qui sont les traces des radicelles. La cassure au marteau est cornée et amylacée, offrant d'ordinaire de nombreux cercles concentriques, de couleur foncée, formés par le contenu des vaisseaux sécréteurs. Odeur faible, nauséeuse, s'exaltant par la chaleur et la pulvérisation; saveur d'abord fade, puis âcre et strangulante.

Ces racines sont parfois envahies par des insectes qui en dévorent surtout l'amidon; elles doivent alors être réservées pour la préparation de la résine, parce qu'elles seraient trop actives si on les employait en nature.

Caractères microscopiques. — Au-dessous d'un manchon de liège de moyenne épaisseur (*s*, fig. 120), on trouve le parenchyme cortical (*p. c.*) et le liber (*l*) parsemés de nombreux vaisseaux sécréteurs à latex (*la*). Après le cambium (*c*), vient le cylindre central dans lequel le bois secondaire (b^2) est le siège de nombreuses formations anormales auxquelles est due la tubérisation de la racine. Autour de massifs ligneux peu volumineux, se développe une zone cambiale secondaire qui donnera naissance à du bois en dedans et à du liber en dehors. Il se constituera ainsi un certain nombre de faisceaux libéro-ligneux tertiaires (*l. c. b.*) dont la portion libérienne renferme un grand nombre de vaisseaux sécréteurs. Toutes les cellules parenchymateuses contiennent une grande quantité d'amidon.

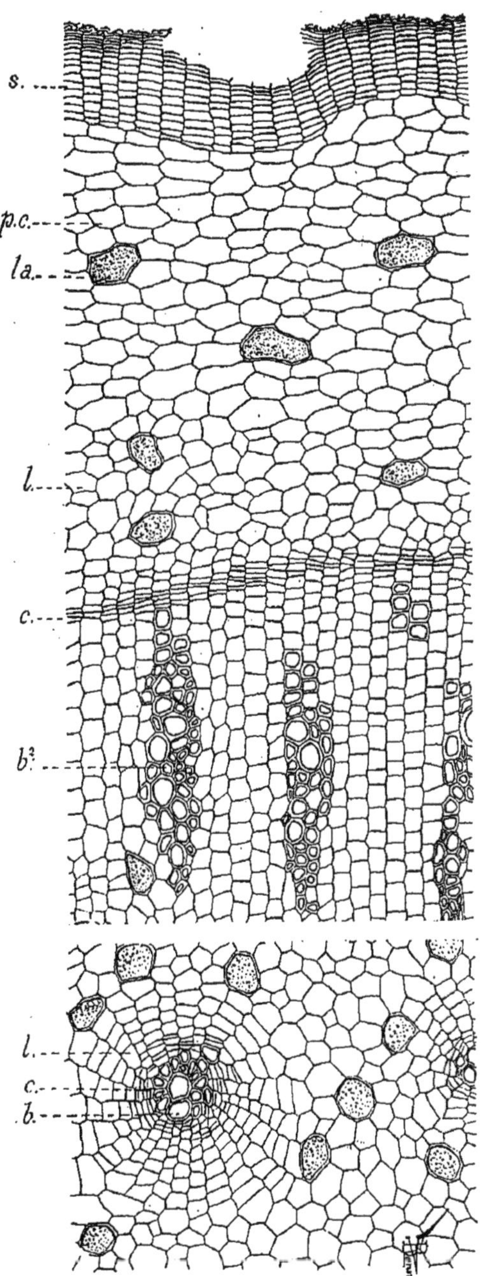

Fig. 120. — Coupe transversale de la racine de Jalap.

**Composition chimi-

que. — Le Jalap renferme de l'amidon, de l'oxalate de chaux, de la gomme, une matière oléagineuse odorante et surtout une résine dans la proportion de 12 p. 100 environ. Pour l'obtenir, on traite la poudre de Jalap par de l'alcool à 85° qui dissout la résine ; par addition d'eau, celle-ci se précipite sous forme d'une masse visqueuse et molle. On la dessèche à l'étuve, puis on la purifie.

Cette résine, qui est le principe actif de la drogue, est presque entièrement constituée par un glucoside, la *Convolvuline* $C^{61}H^{108}O^{27}$. Ce principe, obtenu à l'état de pureté par un traitement approprié de la résine, est soluble dans l'alcool et l'acide acétique cristallisable, insoluble dans l'éther et l'éther de pétrole. L'acide sulfurique prend, avec la Convolvuline, une coloration allant du rouge au rouge brun. Traitée par l'hydrate de baryte, la Convolvuline se dédouble en *acide convolvulinique* fixe et en *acide méthyléthylacétique* volatil :

$$C^{61}H^{108}O^{27} + 3H^2O = 2C^{28}H^{52}O^{14} + C^5H^{10}O^2$$

Convolvuline. — Acide convolvulinique. — Acide méthyléthylacétique.

L'acide convolvulinique traité par les acides minéraux étendus bouillants se dédouble en glucose et en un nouvel acide, l'*acide convolvulinolique* $C^{16}H^{30}O^3$.

$$C^{28}H^{52}O^{14} + H^2O = 2C^6H^{12}O^6 + C^{16}H^{30}O^3$$

Acide convolvulique. — Glucose. — Ac. convolvulinolique.

Substitutions. — On peut substituer au Jalap officinal, en totalité ou en partie, le *Jalap fusiforme* (*Ipomæa orizabensis*) et le *Jalap de Tampico* (*Ipomæa simulans*). Le premier (fig. 121) est reconnaissable à sa forme plus allongée, à sa légèreté, à sa cassure fibreuse et à la disposition des cercles concentriques des vaisseaux à latex. Le second se distingue par son aspect digitiforme, par ses dimensions plus petites et par la présence fréquente de lacunes dans sa masse.

Outre ces espèces, on trouve souvent dans le Jalap des racines de *Mirabilis Jalapa*, de Bryone, et même, quoique plus rarement, des racines d'Aconit. Ces racines se reconnaîtront facilement, non seulement par leurs caractères extérieurs, mais encore et surtout par leurs caractères histologiques.

Falsifications et essai de la résine. — La résine de Jalap du commerce est rarement pure. Aussi les pharmaciens devraient-ils toujours la préparer eux-mêmes. On y ajoute assez habituellement de la *poix*, de la *colophane*, parfois de l'*aloès* et surtout de la *résine de Gaïac*.

Comme l'essence de térébenthine dissout la *poix* et la *colophane*, il suffit de traiter la résine suspecte par ce dissolvant, qui n'attaque pas la résine de Jalap, mais dissout la poix et la colophane et les abandonne par évaporation.

L'*aloès* traité par l'acide azotique fournit une liqueur jaune, d'où l'on extrait de l'acide picrique, tandis que la résine de Jalap donne des acides oxalique et sébacique. La présence d'acide picrique, dans le

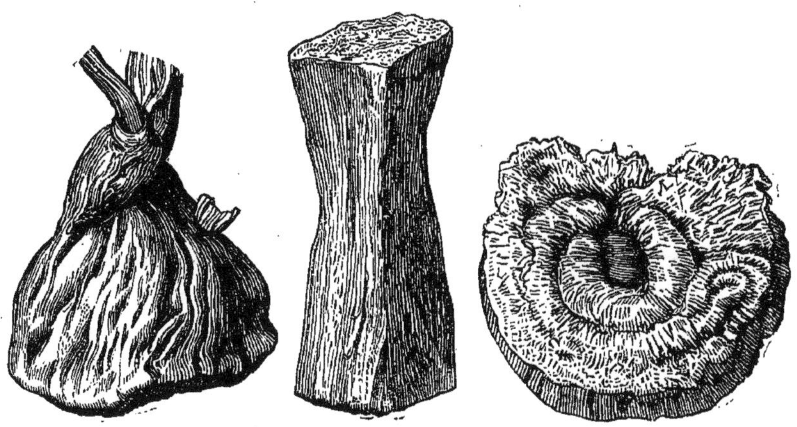

Fig. 121. — Jalap fusiforme.

liquide obtenu par le traitement de la résine suspecte, indiquera donc une falsification par l'aloès. Cette dernière substance sera décelée, d'ailleurs, par son amertume.

La *résine de Gaïac* ayant la propriété de prendre une coloration verte ou bleue sous l'action des oxydants, son addition sera décelée facilement, si la résine suspecte est soumise à ces réactifs. Il suffit, par exemple, de dissoudre la résine dans du chloroforme ou dans de l'alcool, puis de mouiller, avec cette liqueur, du papier à filtrer blanc et faire sécher. Le *papier* ainsi préparé *se colore en bleu* quand on le touche avec un agitateur imprégné d'acide azotique.

Usages. — La racine de Jalap est un purgatif drastique puissant, provoquant des évacuations alvines qui ne sont pas suivies de constipation. A doses massives, elle peut être toxique en provoquant des accidents intestinaux graves. Elle s'emploie contre la constipation habituelle, les hydropisies d'origine cardiaque et d'une façon générale dans tous les cas où il est nécessaire d'opérer une dérivation du côté de l'intestin. On peut prescrire la poudre (0gr,50 à 2 grammes en pilules), mais surtout l'Eau-de-vie allemande ou Teinture de Jalap composée qu'on peut administrer à la dose de 8 à 30 grammes. La résine de Jalap est quatre fois plus active que la racine; on la donne à la dose de 0gr,20 à 0gr,50, en nature, en émulsions ou en pilules savonneuses.

SCAMMONÉE

Origine. — La *Scammonée* est une gomme-résine fournie par la racine du *Convolvulus Scammonia* (fig. 122), plante vivace de la famille des Convolvulacées, qui croît en Grèce, en Crimée, en Syrie et dans l'Asie Mineure ; elle paraît ne pas exister dans la partie occidentale du bassin de la Méditerranée.

La Scammonée est recueillie en Syrie et surtout dans l'Asie Mineure. Pour l'obtenir, on découvre le pourtour de la racine et l'on fait à cette dernière une incision oblique à 3 ou 5 centimètres au-dessous de la couronne. Une coquille de Moule, fixée au bas de l'incision, reçoit le suc laiteux qui s'en écoule aussitôt ; vers le soir, on enlève la coquille et on en laisse sécher le contenu. C'est la *Scammonée en coquilles* qui arrive rarement dans le commerce, car elle est généralement consommée sur place. Le plus souvent, les paysans conservent leur récolte, qui comprend le contenu des coquilles ainsi que les gouttes du suc qui se sont concrétées à la surface de la racine, jusqu'à ce qu'ils en aient recueilli un poids suffisant. La masse est alors exposée au soleil pour la ramollir, puis pétrie avec une petite quantité d'eau et mise en pains que l'on laisse sécher. Pendant la dessiccation, la matière gommo-résineuse fermente, prend une odeur de beurre rance, acquiert une coloration foncée et présente une structure plus ou moins bulleuse ou poreuse.

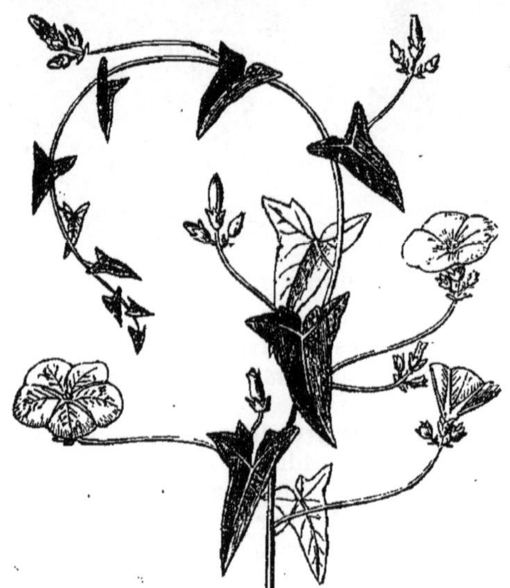

Fig. 122. — *Convolvulus Scammonia.*

Une grande partie de la Scammonée du commerce est préparée en Asie Mineure en exprimant les racines incisées et broyées et en évaporant convenablement le suc obtenu.

Caractères extérieurs. — Les divers modes de préparation que nous venons de mentionner expliquent les différences observées dans l'aspect extérieur des nombreuses sortes commerciales de cette substance. Dans le commerce français, on range les Scammonées sous deux chefs : la *Scammonée d'Alep* qui comprend les sortes les plus estimées et les plus pures ; la *Scammonée de Smyrne* qui comprend les qualités les plus inférieures. Ces deux noms n'impliquent rien d'absolu quant à l'origine.

Une Scammonée pure se présente en morceaux de couleur gris cendré, légers, friables, à cassure très brillante et caverneuse ; mise au contact de l'eau ou de la salive, elle forme facilement une émulsion blanchâtre ; elle brûle dans la flamme d'une bougie, mais s'éteint aussitôt qu'on l'en éloigne. Elle offre une odeur de brioche et de beurre cuit et une saveur de même nature, mêlée d'un peu d'âcreté. Elle doit se dissoudre en majeure partie dans l'éther.

Composition chimique. — La Scammonée contient de la *gomme*, de l'*amidon* et une *résine* qui constitue son principe actif et dont la proportion est très variable. D'après le Codex, elle doit en renfermer de 75 à 80 p. 100 ; mais il est certaines Scammonées qui n'en renferment que 60 p. 100, certaines même 29 p. 100 seulement.

Cette résine n'est autre chose qu'un glucoside qui porte le nom de *Scammonine* ou *Jalapine* dont la formule brute est $C^{88}H^{156}O^{42}$. Pour l'obtenir à un état de pureté absolu (*procédé Kromer*), on fait macérer 5 kilogrammes de racine de Scammonée grossièrement pulvérisée dans 25 litres d'alcool à 90° pendant trois jours. On répète trois fois cette opération, on réunit les liqueurs alcooliques et on distille pour retirer la majeure partie de l'alcool. Cela fait, on ajoute de l'eau au liquide restant pour précipiter le glucoside qu'on lave à l'eau bouillante jusqu'à ce que les eaux de lavage n'aient plus d'action sur le tournesol. Ce produit encore impur est redissout dans l'alcool ; on ajoute de l'eau à la solution jusqu'à ce qu'elle commence à se troubler, puis on fait digérer sur du noir animal jusqu'à décoloration. On filtre, on précipite par l'eau et on lave de nouveau avec de l'eau bouillante comme précédemment. Enfin, pour achever la purification, on dessèche la Scammonine, on la pulvérise et on la lave avec de l'éther de pétrole qui enlève les traces de matière grasse qu'elle avait entraînées en se précipitant.

Ainsi préparée, la Scammonine est un corps amorphe, incolore, donnant une poudre blanche qui jaunit à 100°. Elle brûle sans laisser de résidu. Elle est soluble dans l'alcool, l'éther, le chloroforme, l'acide acétique, l'éther acétique, l'alcool méthylique et la benzine ; elle est insoluble dans l'eau et l'éther de pétrole. L'acide sulfurique la colore en rouge ; elle fond à 124°. Elle est lévogyre ; son pouvoir rotatoire en solution alcoolique est : $[\alpha]_D = -23°,06$.

Sous l'influence des alcalis et des alcalino-terreux, la Scammonine s'hydrate et se transforme en *acide scammonique* :

$$\underset{\text{Scammonine.}}{C^{28}H^{156}O^{42}} + 10H^2O = \underset{\text{Ac. scammonique.}}{4C^{22}H^{44}O^{13}}$$

En oxydant la scammonine avec de l'acide azotique, elle donne de l'acide sébacique, de l'acide valérianique, de l'acide butyrique, de l'acide oxalique et de l'acide carbonique qui se dégage pendant la réaction. L'oxydation par le permanganate de potasse donne de l'acide valérianique, de l'acide scammonolique et de l'acide oxalique.

Sous l'influence des acides étendus, la scammonine se détriple en donnant du *Scammonol*, de l'acide valérianique et un sucre réducteur :

$$\underset{\text{Scammonine.}}{C^{88}H^{156}O^{42}} + 8H^2O = \underset{\text{Scammonol.}}{2C^{16}H^{30}O^3} + \underset{\text{Ac. valérianique.}}{4C^5H^{10}O^2} + \underset{\text{Hexose.}}{6C^6H^{12}O^6}$$

Falsifications et essai. — La Scammonée est très fréquemment falsifiée, pendant qu'elle est encore molle, soit par les paysans, soit par les marchands qui y incorporent diverses substances dont les principales sont les suivantes :

1° Les *sels terreux*, décelés par l'acide chlorhydrique ou par l'incinération ; on en a trouvé jusqu'à 90 p. 100 ;

2° L'*amidon*, qui est décelé par l'iode. Toutefois, il ne faudrait rejeter une Scammonée que si l'amidon y existe en grande quantité et au delà de 2 à 8 p. 100, l'amidon pouvant provenir de la plante mère ;

3° La *résine de Jalap*, décelée par son insolubilité dans l'éther : une bonne Scammonée, traitée par l'éther, ne laisse guère plus de 20 p. 100 de résidu ; la liqueur éthérée donne, par évaporation, une résine très sèche ;

4° La *résine de Gaïac* est décelée par les réactions indiquées à l'article *Jalap* (p. 249) ;

5° La *colophane* est reconnue par trituration de la Scammonée adultérée : il se développe alors une odeur térébenthinée. Si l'on traite, par l'acide sulfurique, un mélange de colophane et de Scammonée, il se produit une coloration rouge-écarlate très foncé, tandis que la Scammonée pure prend alors une couleur lie de vin faible. En outre, l'essence de térébenthine dissout la colophane à l'exclusion de la Scammonée.

Usages. — La Scammonée est un purgatif drastique énergique dont les indications sont les mêmes que celles du Jalap. On peut employer la poudre à la dose de 0gr,10 à 1 gramme; mais, en raison des adultérations dont elle est l'objet, on préfère employer la résine de Scammonée qu'on obtient en précipitant par l'eau la teinture faite avec la racine ou la gomme-résine. Cette résine se prescrit à la dose de 0gr,30 à 0gr,60 en potion, dans du lait sucré ou sous forme de biscuits. Son insipidité et son activité sous un petit volume en font un médicament précieux dans la médecine infantile. La Scammonée rentre dans la préparation de l'Eau-de-vie allemande.

TURBITH

Origine. — La drogue connue dans les pharmacies sous le nom de *Turbith*, *Turbith végétal*, *Racine de Turbith*, est constituée par les rhizomes (63 p. 100), les racines (22 p. 100) et les tiges aériennes (15 p. 100) de l'*Ipomæa Turpethum*, plante de la famille des Convolvulacées, originaire de Ceylan et qui croît dans l'Inde et en Australie.

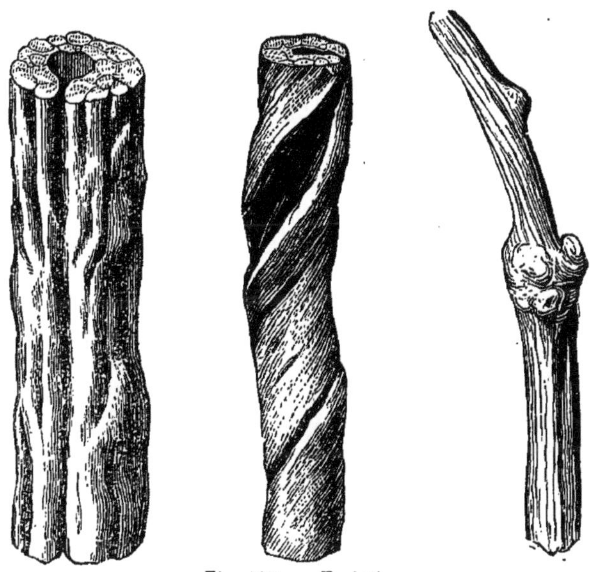

Fig. 123. — Turbith.

Caractères extérieurs. — Le Turbith se présente en tronçons de 10 à 15 centimètres de long sur 2 à 3 centimètres de dia-

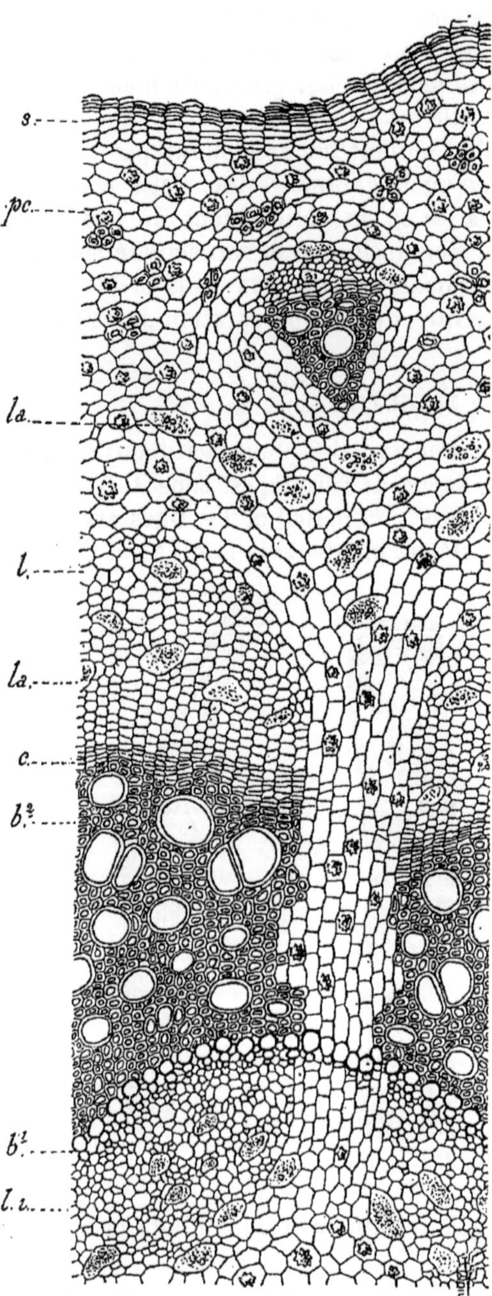

Fig. 124. — Coupe transversale du rhizome de Turbith.

mètre (fig. 123), droits ou souvent tordus sur eux-mêmes; souvent le centre du fragment manque et la portion corticale existe seule. La portion centrale présente une disposition différente dans les racines et dans les rhizomes. Dans ceux-ci, le bois percé de gros pores est divisé en deux faisceaux par deux larges rayons médullaires, et il présente dans sa partie centrale une moelle bien visible; dans les racines, la masse ligneuse est divisée en cinq faisceaux par de larges rayons médullaires et ne présente pas de moelle centrale. L'écorce est caractérisée par l'existence de faisceaux libéro-ligneux séparés, et disposés en un ou plusieurs cercles concentriques; leur portion ligneuse se distingue aisément par le nombre considérable de pores dont elle est criblée.

Quant aux tiges aériennes, elles se reconnaissent facilement soit aux bourgeons qu'elles portent, soit aux cicatrices laissées par les rameaux.

Caractères microscopiques. — La coupe transversale du rhizome montre : 1° une couche de liège (*s*, fig. 124) formée de plusieurs rangs de cellules ; 2° un parenchyme cortical secondaire (*p. c*) avec des cellules à oxalate de chaux et des vaisseaux sécréteurs (*la*) renfermant un suc gommo-résineux ; on y rencontre des faisceaux libéro-ligneux anormaux d'origine péricyclique. Le liber externe des faisceaux normaux (*l*) renferme aussi de nombreux vaisseaux sécréteurs (*la*) ; le bois secondaire (b^2) est traversé par les rayons médullaires, tandis que le bois primaire (b^1) n'est pas sectionné par eux. Le bois primaire est bordé en dedans par un liber médullaire (*l. i*) contenant des vaisseaux sécréteurs.

La racine a une structure à peu près identique : les rayons médullaires y sont seulement plus nombreux et la moelle fait défaut, le centre étant occupé par le bois primaire.

Composition chimique. — Le Turbith renferme 6 à 8 p. 100 d'une matière résineuse, soluble dans l'éther, et environ 2 p. 100 d'un glucoside, la *Turpéthine* $C^{76}H^{128}O^{36}$, qui en serait le principe actif. Pour préparer la Turpéthine (*procédé Kromer*), on traite le Turbith grossièrement pulvérisé à trois reprises par de l'alcool à 98°. On rassemble les liqueurs alcooliques, on distille dans le vide partiel et au produit restant on ajoute de l'eau qui précipite le glucoside. Celui-ci est lavé à l'eau jusqu'à ce que les eaux de lavage soient sans action sur le tournesol. On dissout ensuite dans l'alcool bouillant, on laisse refroidir, on filtre, on décolore par le noir animal et on traite par l'acétate de plomb et un peu d'ammoniaque. On élimine le précipité par filtration, on enlève l'excès de plomb par l'hydrogène sulfuré, on distille pour retirer l'alcool, et dans le liquide restant on précipite de nouveau la Turpéthine par addition d'eau. Comme le produit obtenu est encore coloré, on le dissout dans l'alcool et on le précipite en ajoutant de l'éther à la solution alcoolique.

La Turpéthine ainsi préparée est un corps amorphe, pulvérulent, légèrement jaunâtre ; elle est insoluble dans l'éther, l'éther de pétrole et la benzine ; peu soluble dans le chloroforme ; facilement soluble dans l'alcool et l'acide acétique. Elle fond à 154° ; elle est lévogyre $[\alpha]_D = -30°,14$ en solution alcoolique. Les alcalis donnent naissance à de l'*acide turpéthique*. Oxydée par l'acide azotique, la Turpéthine donne de l'acide isobutyrique, de l'acide oxalique, de l'acide carbonique et de l'acide sébacique. Sous l'influence des acides étendus, elle se dédouble en acide isobutyrique, en *Turpéthol* et en glucose.

$$\underset{\text{Turpéthine.}}{C^{76}H^{128}O^{36}} + 12H^2O = \underset{\text{Turpéthol.}}{2C^{16}H^{32}O^4} + \underset{\text{Ac. isobutyrique.}}{2C^4H^8O^2} + \underset{\text{Glucose.}}{6C^6H^{12}O^6}$$

Usages. — Le Turbith est un purgatif à la façon du Jalap, mais moins actif ; il fait partie de l'Eau-de-vie allemande. On peut l'administrer en poudre à la dose de 1 à 4 grammes ; la résine purge à la dose de 0gr,40 à 0gr,50.

COLOQUINTE

Origine. — La *Coloquinte* est le fruit desséché, et le plus souvent dépouillé de son écorce, du *Citrullus Colocynthis*, plante herbacée de la famille des Cucurbitacées, originaire de l'Orient et des îles de l'Archipel grec, qui est aussi très abondante dans toute la région désertique du Sahara et de l'Égypte.

Caractères extérieurs. — Ce fruit (fig. 125) a la dimension d'une grosse pomme, de consistance spongieuse et légère, de couleur

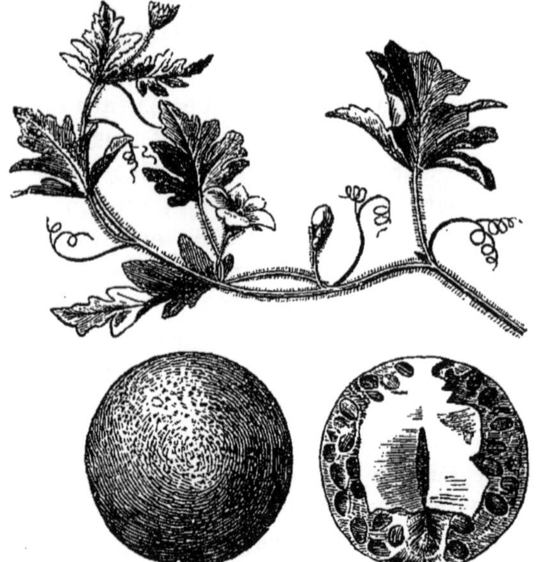

Fig. 125. — Coloquinte; rameau et fruits.

blanche ; il est formé par la pulpe desséchée renfermant les graines. La pulpe est homogène, brillante, semblable à de la moelle de

Sureau; les graines sont un peu plus volumineuses que celles du Lin dont elles ont l'aspect et la couleur. La pulpe a une saveur extrêmement amère, tandis que les graines sont insipides.

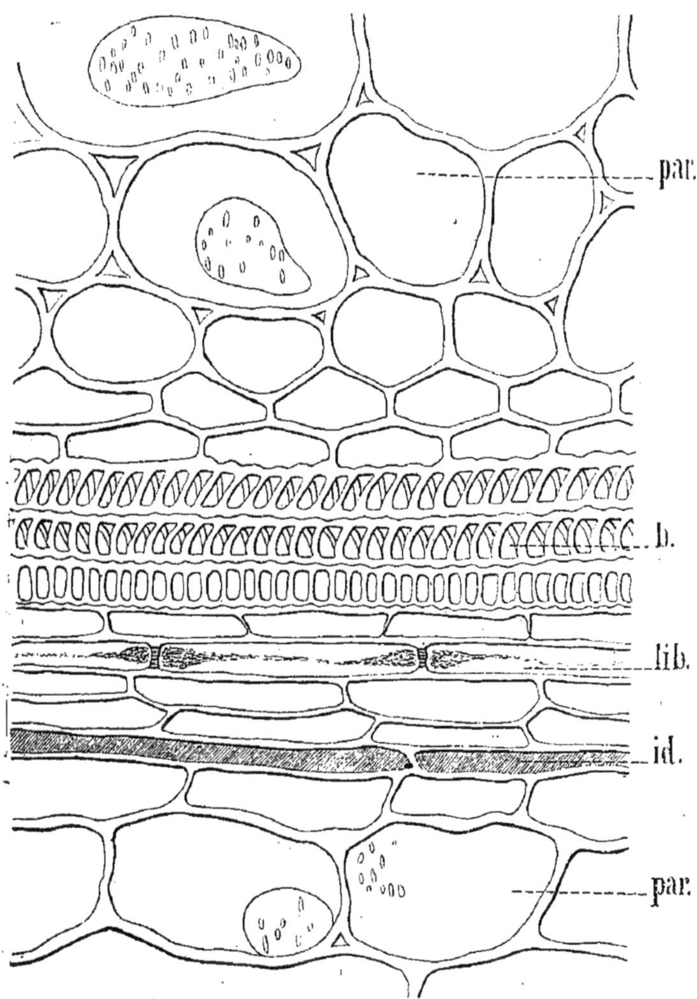

Fig. 126. — Coupe du fruit de Coloquinte (portion spongieuse).

Dans le commerce, on en distingue trois sortes : la *Coloquinte d'Égypte*, assez grosse, bien conservée et renfermant peu de graines; la *Coloquinte de Chypre*, petite, avec beaucoup de graines; la *Coloquinte de Syrie*, qui n'est pas privée de son écorce.

Caractères microscopiques. — Ce qu'il faut retenir dans les caractères histologiques du fruit de Coloquinte, c'est la structure particulière de la masse spongieuse ; celle-ci est constituée par un parenchyme de cellules énormes (*par*, fig. 126) dont le lumen est visible à l'œil nu sur des coupes minces. Elles sont séparées les unes des autres par des lacunes triangulaires et portent des *ponctuations groupées et entourées d'une aréole commune*.

Ce parenchyme est parcouru en tous sens par des faisceaux libéro-ligneux bicollatéraux dont le liber (*lib*) renferme des éléments spéciaux ou *idioblastes* (*id*) dans lesquels M. Brœmer a pu localiser le principe actif. Ces éléments se présentent sous l'aspect d'articles disposés en files longitudinales, rectilignes ou sinueuses, souvent ramifiées. Ils se colorent en rouge-sang par l'acide sulfurique concentré ; en rouge-cerise intense par le réactif de Frœhde (molybdate de sodium, 1 gramme ; acide sulfurique concentré, 100 c.c.) ; en rouge-cerise aussi par le réactif de Mandelin (vanadate d'ammonium, 1 gramme ; acide sulfurique bihydraté, 200 c.c.). La Colocynthine étant soluble dans l'alcool, il faudra employer des matériaux qui auront préalablement macéré dans l'éther. On opérera ensuite de la façon suivante : les coupes, reçues dans l'éther, seront portées sur le porte-objet dans un mélange de cinq volumes d'éther et de un volume du réactif à employer ; on chasse l'éther par la chaleur en maintenant la lamelle sur une plaque chauffée à l'eau chaude, puis on ajoute le réactif pur.

Composition chimique. — La Coloquinte renferme un glucoside, la *Colocynthine*, qui par les acides étendus se dédouble en glucose et *Colocynthéine* ; on y a encore trouvé de la *Colocynthinine* et de la *Citrulline*.

Les graines donnent 17 p. 100 d'huile fixe insipide.

Usages. — La Coloquinte est un purgatif drastique très énergique qu'il faut employer avec précaution ; à la dose de 6 à 8 grammes, on peut avoir des accidents : vomissements, selles sanguinolentes, phénomènes nerveux, etc. Ce médicament porte son action sur le gros intestin ; on l'emploie contre la constipation, l'occlusion intestinale, le rhumatisme, la goutte. On prescrit l'extrait alcoolique (0gr,10 à 0gr,30) ou la poudre (0gr,20 à 0gr,80). Elle était jadis fort employée en pilules purgatives associée à l'Aloès, à la Scammonée, à la Gomme-gutte, etc. La Colocynthine purge violemment à la dose de 1 à 2 centigrammes.

Les graines décortiquées et lavées servent à nourrir, en temps de disette, quelques tribus misérables du désert.

RACINE DE BRYONE

Origine. — C'est la racine de la *Bryone, Couleuvrée, Navet du Diable, Vigne blanche* (*Bryonia dioica*), plante vivace de la famille des Cucurbitacées, très commune dans les haies, en Europe, dans l'Afrique du Nord et en Orient (fig. 127).

Caractères extérieurs. — Fraîche et entière, la racine de Bryone est cylindrique, fusiforme, très grasse, grisâtre en dehors, blan-

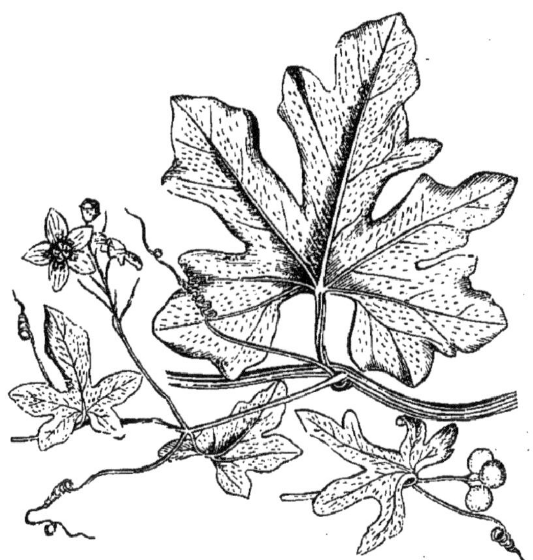

Fig. 127. — Bryone dioïque.

che en dedans. A l'état sec, dans le commerce, elle se présente en rouelles blanchâtres, de 3 à 5 millimètres d'épaisseur, marquées sur les surfaces de section de stries concentriques et de lignes radiales saillantes. Cette racine n'a pas d'odeur ; sa saveur est très amère et très âcre.

Caractères microscopiques. — Sur une coupe transversale on voit que la portion corticale est très peu développée par rapport au cylindre central; son épaisseur n'atteint pas le dixième du diamètre total. Le cylindre central est formé par plusieurs cercles de faisceaux disposés en files sensiblement radiales; les faisceaux périphériques, c'est-à-dire contigus à l'écorce, sont beaucoup plus grands que les autres. Ces faisceaux présentent généralement un liber interne ; quelquefois cependant ils n'ont qu'un liber qui est tantôt externe, tantôt interne. Dans le liber de tous ces faisceaux, ainsi que dans l'écorce, immédiatement au-dessous du suber, on trouve en abondance des *Idioblastes* dont la structure anatomique est analogue à celle des idioblastes que nous avons signalés dans le fruit de la Coloquinte. C'est dans ces idioblastes que se trouve localisée exclusivement la bryonine; on peut les caractériser microchimiquement en employant la méthode et les réactions indiquées à propos de la Coloquinte. Par l'acide sulfurique concentré, on obtient une coloration rouge-sang persistante ; par le réactif de Frœhde, coloration rouge, puis verte; par le réactif Mandelin, coloration rouge-sang passant peu à peu au bleu violacé; par la solution aqueuse d'azotate d'argent à 1 p. 100, on obtient, après quelques heures de séjour de la coupe, un précipité rouge-vermillon persistant.

Composition chimique. — La racine de Bryone renferme une grande quantité d'amidon, du mucilage, de l'huile, une résine appelée *Bryorésine* et un glucoside, la *Bryonine* $C^{34}H^{48}O^{9}$. La bryonine est blanche, amorphe, très amère, soluble dans l'eau et l'alcool, complètement insoluble dans l'éther et le chloroforme. Elle est dextrogyre; son pouvoir rotatoire en solution alcoolique à 5 ou 6 p. 100 est pour la lumière jaune $[\alpha]_D = +41,25$. Traitée par les acides étendus, elle se dédouble en glucose et en une résine, la *Bryogénine*, soluble dans l'alcool, insoluble dans l'éther :

$$\underset{\text{Bryonine.}}{C^{34}H^{48}O^{9}} + H^{2}O = \underset{\text{Glucose.}}{C^{6}H^{12}O^{6}} + \underset{\text{Bryogénine.}}{2(C^{14}H^{19}O^{2})}$$

La Bryorésine $C^{18}H^{34}O^{9}$ est molle à $+ 15^{o}$, rouge, amorphe, insoluble dans l'eau, soluble dans l'alcool, l'éther, le chloroforme, l'acide acétique cristallisable et les solutions alcalines; elle parait exister dans la racine à l'état de bryorésinate alcalin.

Usages. — La racine de Bryone présente des propriétés très actives; le suc extrait à l'état frais irrite la peau et surtout le tube digestif en produisant une purgation violente. A dose toxique, la racine de Bryone donne lieu à tous les symptômes du choléra ; à dose thérapeutique, c'est un purgatif drastique très violent, que l'on peut employer sous forme de poudre à la dose de 1 à 2 grammes; on peut la remplacer par la bryonine à la dose de

0gr,01 à 0gr,02. La pulpe sert à préparer des cataplasmes résolutifs et rubéfiants.

Peu employé d'ordinaire, ce médicament est au contraire très usité chez les homéopathes qui le prescrivent dans la pneumonie, la bronchite, la pleurésie, etc.

RACINE DE GENTIANE

Origine. — La *Racine de Gentiane* est fournie par la *Gentiane jaune* (*Gentiana lutea*), plante de la famille des Gentianées qui croît dans les montagnes de l'Europe centrale et méridionale ; en France, on la trouve dans les Vosges, le Jura, les Cévennes, les Alpes et les Pyrénées. C'est une belle plante vivace de 1 mètre environ de haut, portant des fleurs d'un beau jaune, à pédoncule court, fasciculées à l'aisselle des feuilles supérieures (fig. 128).

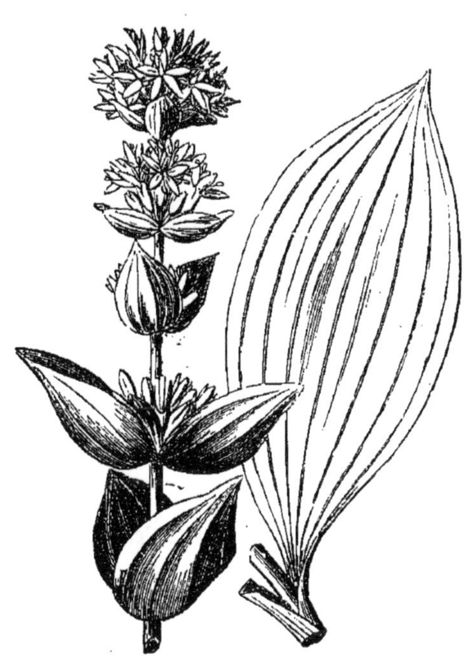

Fig. 128. — Gentiane jaune.

Caractères extérieurs. — A l'état naturel, la racine de Gentiane est très longue et ramifiée (fig. 129). Dans le commerce, on la trouve en morceaux irréguliers, contournés, de 15 à 20 centimètres, ridés longitudinalement et marqués en outre de sillons transversaux. La partie externe est brun rougeâtre ; la partie interne est jaune rougeâtre, à texture spongieuse. L'odeur est particulière, un peu nauséeuse ; la saveur est très amère et toute spéciale.

Composition chimique. — La racine de Gentiane contient : 1° La *Gentiopicrine* $C^{20}H^{30}O^{12}$, glucoside de saveur extrêmement amère qui cristallise en aiguilles incolores, solubles dans l'eau et dans l'alcool, insolubles dans l'éther ; les acides étendus la dédoublent en glucose et en *Gentiogénine* ; 2° la *Gentisine* ou *acide gentianique*

$C^{14}H^{10}O^{5}$, qui est la substance colorante de la racine; 3° un saccharose, le *Gentianose* $C^{12}H^{22}O^{11}$, sucre très voisin du sucre de Canne, qui s'y rencontre dans la proportion de 12 à 15 p. 100, ce qui permet d'en faire, dans certains pays, une eau-de-vie potable; 4° une essence, une huile et un principe glutineux.

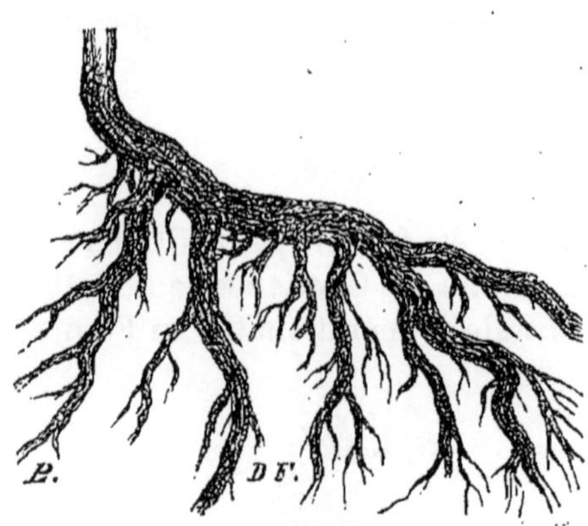

Fig. 129. — Racine de Gentiane.

Usages. — La racine de Gentiane est un médicament qui stimule les fonctions digestives et qui a même passé pour fébrifuge. A doses élevées et fraîches, elle produit une sorte d'ivresse narcotique et provoque des vomissements. On l'emploie dans les diarrhées atoniques, les dyspepsies, la chlorose, etc., en décoction (12 à 20 p. 1000 d'eau), en teinture (5 à 40 grammes), en poudre (1 à 5 grammes), sous forme de sirop et surtout de vin. Elle fait en outre partie du Diascordium, de la Thériaque, de l'Élixir de longue vie, etc.

Quelques espèces voisines (*Gentiana purpurea*, *G. punctata*, *G. pannonica*, *G. cruciata*, etc.) ont des propriétés absolument analogues.

PETITE CENTAURÉE

Origine. — La *Petite Centaurée* des pharmacies est constituée par les sommités fleuries de l'*Erythræa Centaurium*, plante de la famille des Gentianées (fig. 130) qui est abondante dans les parties sèches de la région méditerranéenne et du centre de l'Europe.

Caractères extérieurs. — C'est une petite plante de 15 à 25 centimètres de haut, à tige quadrangulaire, rameuse, à feuilles opposées; à l'aisselle des feuilles supérieures, se trouvent des rameaux dichotomes portant des fleurs, à pédicelle très court, disposées en cymes. Les fleurs sont roses et elles conservent leur couleur quand la dessiccation est faite avec certaines précautions, notamment lorsqu'elle est effectuée dans des cornets de papier

Composition chimique. — La petite Centaurée renferme : une résine, *Centaurirésine*, mal déterminée; un principe amer encore mal défini, mais qui est sans doute un glucoside ; un principe cristallisable, insipide, l'*Erythro-centaurine* $C^{27}H^{24}O^{8}$; du sucre et de la gomme.

C'est un médicament tonique, amer et apéritif ; il aurait même une action fébrifuge incontestable et agirait efficacement dans les fièvres légères. On l'emploie en infusion (15 à 30 p. 1000 d'eau), en extrait (1 à 5 grammes), sous forme de vin.

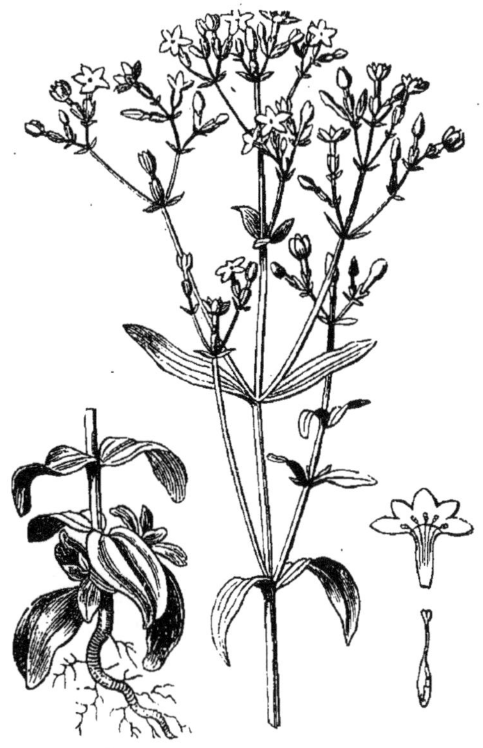

Fig. 130. — Petite Centaurée.

FEUILLES DE MÉNYANTHE

Origine. — Ce sont les feuilles du *Ményanthe, Trèfle d'eau* (*Menyanthes trifoliata*), plante vivace, aquatique, à feuilles alternes, à rhizome très long, à fleurs blanches, recouvertes de poils très serrés, appartenant à la famille des Gentianées (fig. 131). Elle se rencontre dans les endroits marécageux de l'Europe, de l'Asie, de l'Amérique du Nord.

Caractères extérieurs. — La feuille, seule partie officinale, comprend un pétiole fortement engainant à la base et portant à son sommet un limbe divisé en trois folioles égales. Les feuilles sèches des droguiers sont le plus souvent privées de pétiole et les folioles sont isolées ou réunies par deux ou par trois ; elles sont colorées en vert-glauque sur les deux faces. Leur odeur est faible et leur saveur est très amère.

Composition chimique. — Les feuilles de Ményanthe renferment un principe actif, la *Ményanthine* $C^{30}H^{46}O^{14}$, glucoside amorphe, jaunâtre, amer, soluble dans l'eau chaude, l'alcool et les dissolutions alcalines. Chauffé avec de l'acide sulfurique étendu, ce glucoside se dédouble en glucose et en *Ményanthol*, liquide huileux qui possède une odeur d'amandes amères et qui se transforme à l'air en un acide cristallisé.

$$C^{30}H^{46}O^{14} = 3C^{8}H^{8}O + C^{6}H^{12}O^{6} + 5H^{2}O$$
Ményanthine. Ményanthol. Glucose.

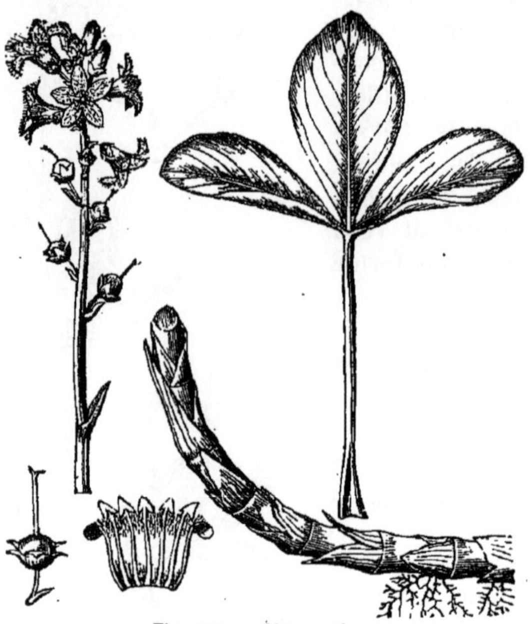

Fig. 131. — Ményanthe.

Usages. — Le Ményanthe est amer, tonique et fébrifuge ; à doses élevées, il est purgatif et émétique. On le prescrit le plus souvent en décoction (15 à 30 p. 1000 d'eau) ; il fait partie du sirop antiscorbutique. On le substitue souvent au houblon dans la fabrication de la bière.

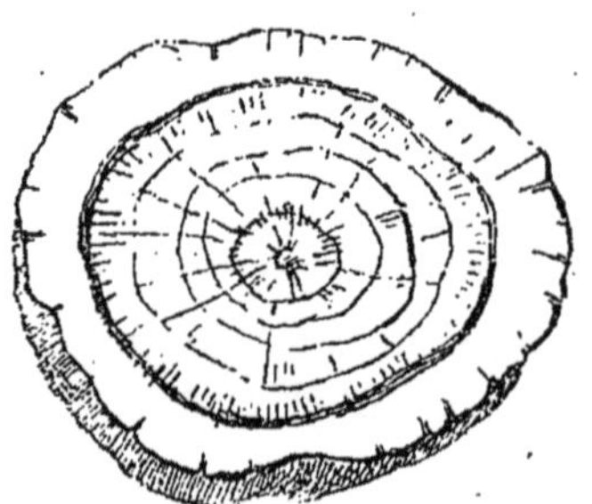

Fig. 132. — Rouelle de racine de Colombo.

RACINE DE COLOMBO

Origine. — La *Racine de Colombo* est fournie par le *Chasmanthera palmata* (*Cocculus palmatus*, *Jateorhiza Calumba*, *J. palmata*), plante grimpante de la famille des Ménispermacées, originaire de la côte orientale d'Afrique et qui est abondamment répandue sur les rives du Zambèze, sur les côtes de Mozambique et à Madagascar. Elle vient en Europe de Zanzibar et surtout de Bombay.

Caractères extérieurs. — Dans le commerce, la racine de Colombo se trouve en rouelles irrégulières, circulaires ou ovales, ayant de 3 à 7 centimètres de diamètre et de 2 à 4 millimètres d'épaisseur ; elles sont déprimées au centre, biconcaves par conséquent, et offrent en outre plusieurs dépressions circulaires (fig. 132). La surface latérale est rugueuse, gris brun ; les faces planes ont une teinte *jaune verdâtre* plus foncée sur les bords. L'écorce est rugueuse, brune, et séparée du bois par un cercle plus foncé, très apparent. La saveur est très amère, persistante ; l'odeur est désagréable, rappelant un peu le moisi.

Caractères microscopiques. — Sous le suber assez épais (s, fig. 133), on observe une zone incomplète de cellules scléreuses (c. sc.), munies de

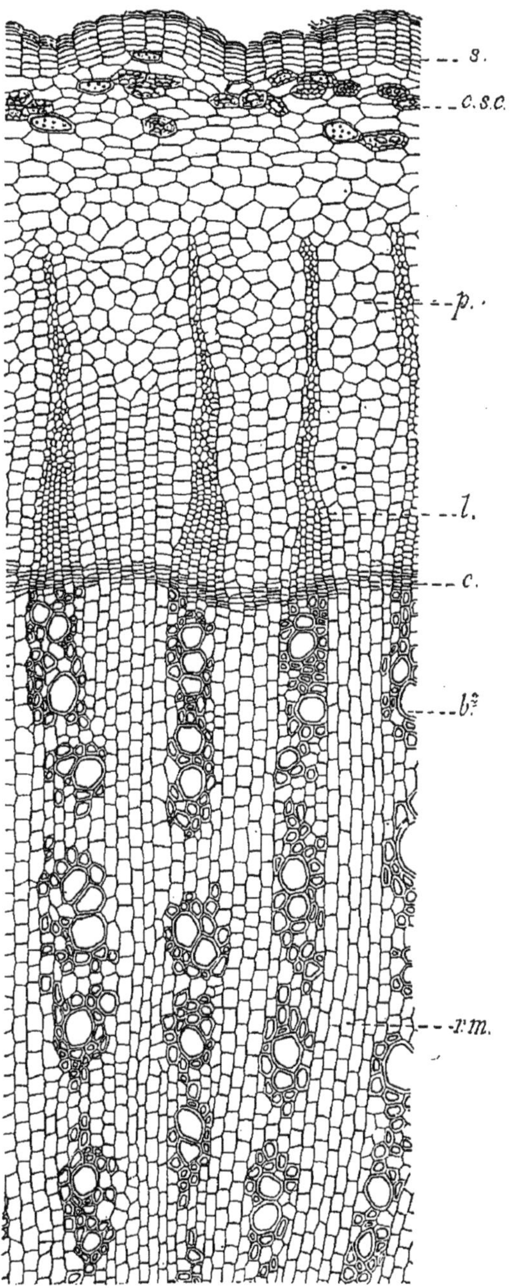

Fig. 133. — Coupe transversale de la racine de Colombo.

parois épaisses ponctuées; le parenchyme cortical (*p*) est formé de cellules polygonales assez régulières. Le liber (*l*) est disposé en faisceaux cunéiformes, très étroits et très longs; les faisceaux ligneux (b^2) sont très espacés, disposés en files radiales et séparés les uns des autres par des rayons médullaires très larges (*rm*). Au centre de la racine, on trouve le bois primaire représenté par quelques trachées. Toutes les parties parenchymateuses de cette racine renferment de gros grains d'amidon, ovoïdes, à hile fissuré.

Composition chimique. — La racine de Colombo renferme : 1° un corps neutre, la *Columbine* $C^{21}H^{24}O^7$, qui cristallise en prismes rhomboïdaux, incolores, de saveur très amère, peu solubles dans l'alcool et l'éther; 2° un corps acide, l'*acide columbique*, très soluble dans l'alcool, peu soluble dans l'éther et presque insoluble dans l'eau ; 3° un alcaloïde, la *Berberine*, qui constitue le principe colorant de cette racine et qui a aussi une saveur amère. Elle renferme en outre de l'amidon et pas de tanin ; elle doit donc se colorer en bleu par l'iode et jamais en noir par les persels de fer.

Substitutions. — On substitue quelquefois à la racine de Colombo, les rouelles de la racine de Bryone ou celles de la racine du *Frasera Walteri* connues dans le commerce sous le nom de *Colombo américain.* La racine de Bryone se distingue par sa coloration blanche et par les lignes saillantes radiales dont est marquée sa surface. Les rouelles de la racine du *Frasera Walteri* ont une coloration jaune orangé uniforme, une saveur peu amère et sucrée ; elles ne bleuissent pas par l'iode, mais noircissent par les persels de fer.

Usages. — La racine de Colombo est un amer tonique qui, à doses modérées, provoque l'appétit et active la digestion; on l'emploie dans les embarras gastriques, la diarrhée chronique, etc. On prescrit la poudre (de 0gr,50 à 4 grammes) ou bien le vin ; plus rarement la teinture. Les indigènes de l'Afrique en font grand usage contre la dysenterie.

BOIS DE QUASSIA

Origine. — Le *Bois de Quassia*, que l'on trouve en pharmacie, est fourni par deux espèces de la famille des Simarubacées : le *Quassia amara*, arbuste de la Guyane, de la Colombie et de Panama (fig. 134), et le *Picræna excelsa* qu'on trouve aux Antilles et notamment à la Jamaïque. Le bois de la première espèce porte le nom de *Quassia amara*, *Bois de Surinam*; celui de la seconde espèce est connu sous le nom de *Quassia de la Jamaïque* et c'est celui qui est le plus fréquemment employé.

Caractères extérieurs. — Ces caractères sont à peu près les mêmes pour les deux espèces, ce qui ne permet pas de les distinguer facilement l'une de l'autre. Au surplus, cette distinction a fort peu d'importance, puisque ces espèces présentent toutes les deux les mêmes propriétés.

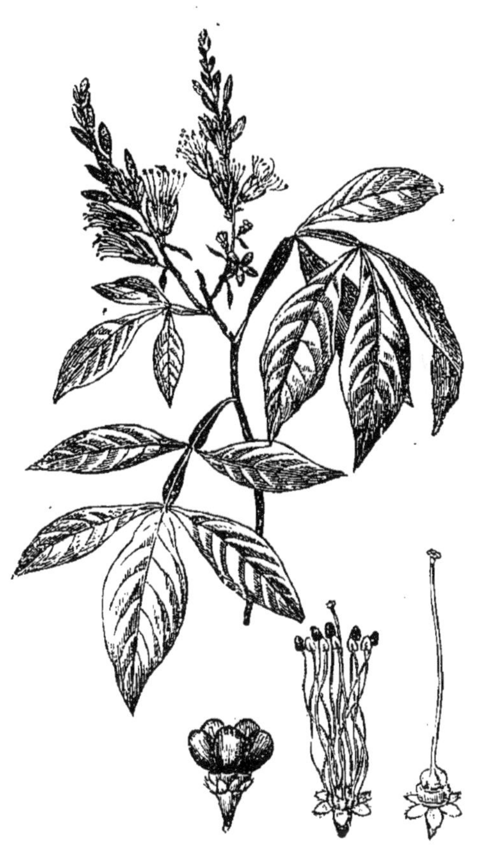

Fig. 134. — *Quassia amara.*

Le *Quassia amara* se rencontre en bûches ou en copeaux. Les *bûches* sont en tronçons de 10 centimètres de long, entières ou fendues longitudinalement. L'écorce, qui manque assez souvent, est très peu adhérente au bois, de sorte qu'elle se détache très facilement, constituant alors un manchon mobile autour du bois. Le bois est très léger, coloré en blanc sale ou un peu jaunâtre; la surface sous-jacente à l'écorce a un aspect moiré. Sur la section transversale, on voit une foule de petites lignes radiales, très rapprochées, et représentant les rayons médullaires. Ces lignes radiales sont coupées par de nombreuses couches concentriques, très rapprochées les unes des autres, qui correspondent aux différentes zones d'accroissement. L'odeur est assez agréable, mais peu caractéristique; la saveur est franchement amère et se développe petit à petit.

Les *copeaux* sont de forme variable, parfois très longs et très minces; ils ont une couleur chair et un aspect satiné.

Le *Quassia de la Jamaïque* se rencontre en bûches plus volumineuses que celle du *Quassia amara*. L'écorce est très adhérente; le bois est plus léger, coloré en blanc et marqué de taches jaune-serin, très caractéristiques. La section transversale montre des rayons médullaires plus larges et des lignes concentrées plus espacées que dans le *Quassia amara*. Les copeaux ont une coloration blanche mêlée de jaune.

Caractères microscopiques. — Les caractères microscopiques ne méritent d'être signalés qu'au point de vue différentiel des deux sortes de bois. Dans le *Quassia amara*, les rayons médullaires sont formés d'un seul rang de cellules; les cellules qui composent ces rayons sont à peu près de même grandeur et ont des parois radiales ondulées. Dans le *Quassia de la Jamaïque*, les rayons médullaires sont formés généralement de trois rangées de cellules, très inégales de dimension et à parois radiales régulières.

Composition chimique. — Le *Quassia amara* doit son amertume à la *Quassine* $C^{32}H^{40}O^{10}$, glucoside (?) soluble dans le chloroforme, l'alcool, l'acide acétique, peu soluble dans l'eau, insoluble dans l'éther. A côté de la Quassine proprement dite, on trouve d'autres corps qui seraient des homologues supérieurs de la Quassine et le *Quassol*, $C^{40}H^{70}O + H^2O$, corps insipide que l'on obtient en traitant par l'éther la quassine brute.

Dans le *Quassia de la Jamaïque*, le principe amer serait constitué par deux corps cristallisés auxquels on a donné le nom de *Picrasmines*, homologues, quoique distincts, des principes du *Quassia amara*.

Usages. — Les propriétés thérapeutiques du *Quassia amara* ne sont connues que depuis le milieu du dernier siècle. Il était employé contre les fièvres malignes, par un noir du nom de Quassi qui en donna des échantillons à un Suédois; celui-ci les envoya en Europe en 1756.

C'est un amer comparable à la Gentiane; il ne détermine jamais, même à haute dose, ni diarrhée, ni constipation. Il augmente l'appétit, stimule les forces et facilite la digestion. On l'emploie dans la chloro-anémie et les dyspepsies atoniques; il serait encore utile dans la parésie de la vessie. Le meilleur mode d'administration est le macéré (5 à 8 grammes pour 1000 d'eau); on peut aussi faire usage de gobelets tournés dans lesquels on fait séjourner l'eau qui acquiert bientôt à leur contact une grande amertume. On peut aussi employer la *Quassine amorphe* (de 0gr,025 à 0gr,20) ou la *Quassine cristallisée* (de 0gr,002 à 0gr,02; dose moyenne 10 milligrammes).

ÉCORCE D'ORANGES AMÈRES

Origine. — L'*Écorce d'Oranges amères* est l'écorce desséchée du fruit du Bigaradier (*Citrus vulgaris*), arbre de la famille des Rutacées, originaire de l'Inde et répandu aujourd'hui dans toute la région méditerranéenne. La plus estimée vient de la Barbade, du Curaçao et porte le nom de *Curaçao des iles* ou *de Hollande*.

Caractères extérieurs. — Dans les pharmacies, on la rencontre sous deux formes : en *quartiers* losangiques provenant de sections faites d'un pôle à l'autre du fruit; en *rubans* obtenus en pelant circulairement le fruit. Leur face externe est d'un vert foncé et sale, terne, fortement rugueuse, très dure; la face interne est d'un blanc jaunâtre et plus ou moins spongieuse. L'odeur est aromatique, spéciale, différente de celle de l'Orange mûre et s'exalte beaucoup quand on entame la couche verte; la saveur est fortement amère et laisse sur la langue un fourmillement intense, persistant.

Caractères microscopiques. — Sous un épiderme incolore et légèrement cutinisé, on trouve une ou deux couches de cellules aplaties renfermant la matière colorante. Le reste est constitué par un parenchyme de cellules petites, serrées et polygonales dans les couches extérieures, plus larges, irrégulières, laissant entre elles de grands méats dans la portion interne. Dans la partie périphérique, ce parenchyme renferme de gros nodules sécréteurs, remplis d'huile essentielle, très rapprochés les uns des autres et disposés sur deux ou trois rangées.

Composition chimique. — L'écorce d'Oranges amères renferme : 1° une grande quantité de mucilage; 2° une essence qui lui communique ses propriétés aromatiques, et qui est presque exclusivement composée d'un carbure analogue ou limonène et de petites quantités de linalol (*Aurantiol*) $C^{10}H^{16}O$; 3° trois glucosides : l'*Aurantiamarine* (15 à 25 p. 1000) qui communique à cette drogue son amertume spéciale; l'*Hespéridine* $C^{22}H^{26}O^{12}$ qui se dédouble, sous l'action des acides dilués, en glucose et *Hespérétine*; l'*Isohespéridine*. Ces trois glucosides se colorent en rouge par l'acide sulfurique; 4° deux acides : l'*acide hespérique* et l'*acide aurantiamarique*.

Falsifications. — Il peut arriver que l'écorce d'Oranges amères soit mélangée d'écorce d'Oranges douces. Le mélange est malaisé à distinguer, si on se base sur les caractères extérieurs des fragments ou sur leur structure anatomique. La distinction se fera facilement, si on traite les rubans soupçonnés par l'acide azotique fort : l'écorce d'Oranges douces prend une couleur vert foncé en moins de deux minutes, tandis que l'écorce d'Oranges amères brunit simplement.

Usages. — L'écorce d'Oranges amères est un tonique amer et un stomachique qui n'est pas sans valeur; on l'administre surtout sous forme de sirop. Elle entre dans la préparation de l'alcoolat vulnéraire, de l'alcoolat de Mélisse, du Baume de Fioraventi et de plusieurs vins amers composés.

ÉCORCE DE CONDURANGO

Origine. — L'*Écorce de Condurango* provient de la racine du *Gonolobus Condurango*, liane de la famille des Asclépiadées, originaire de l'Équateur, de la Colombie et de la Nouvelle-Grenade.

Caractères extérieurs. — Cette écorce est en fragments très irréguliers, de grandeur variable, parfois aplatis, le plus souvent cintrés, privés pour la plupart de parties ligneuses. La face externe est d'un gris foncé, parfois assez rugueuse; la face interne est d'un gris plus pâle, sans stries longitudinales. Odeur faible de Cascarille et de poivre; saveur légèrement aromatique et amère.

Composition chimique. — L'écorce de Condurango contient du tanin, une résine et trois glucosides, *Condurangines* α, β, γ.

Usages. — Le Condurango est un médicament amer, tonique, aromatique, employé avec succès dans le traitement des maladies de l'estomac. On l'avait vanté dans le traitement du cancer, mais il n'a pas donné à ce point de vue les résultats qu'on attendait de la réputation qu'il apportait de son pays d'origine. On peut prescrire la poudre (1 à 4 grammes), la décoction (15 grammes pour 1000 d'eau), la teinture ou le vin.

Autour de la racine de Gentiane et des autres médicaments à glucosides amers, on peut grouper les drogues suivantes :

1° Le *Chirayta* (*Ophelia Chirata*), plante annuelle de la famille des Gentianées qui renferme deux principes amers : l'*acide ophélique* $C^{13}H^{20}O^{10}$ et la *Chiratine* $C^{26}H^{48}O^{15}$. Usité dans l'Inde comme tonique et fébrifuge.

2° La *Racine du Frasera Walteri* (*Colombo américain*), plante de la famille des Gentianées, dont on a retiré de la *gentiopicrine* et de la *gentisine*. Tonique amer.

3° Le *Chironia angularis*, autre plante de la famille des Gentianées, qui est employée dans l'Amérique du Nord aux mêmes usages que la Petite Centaurée d'Europe.

4° L'*Écorce de Simarouba*, qui provient des racines du *Simaruba officinalis*, arbre de la Guyane et du Brésil appartenant à la famille des Simarubacées. Elle renferme une substance amère analogue à la quassine, une résine, une huile essentielle et des traces d'acide gallique. C'est un tonique amer qu'on peut utiliser dans l'anorexie et la dyspepsie, mais qui passe surtout pour très efficace dans le traitement de la dysenterie (poudre, 1 à 4 grammes; infusion, 5 p. 1000). A haute dose, c'est un émétique que l'on pourrait employer au même titre que l'Ipéca.

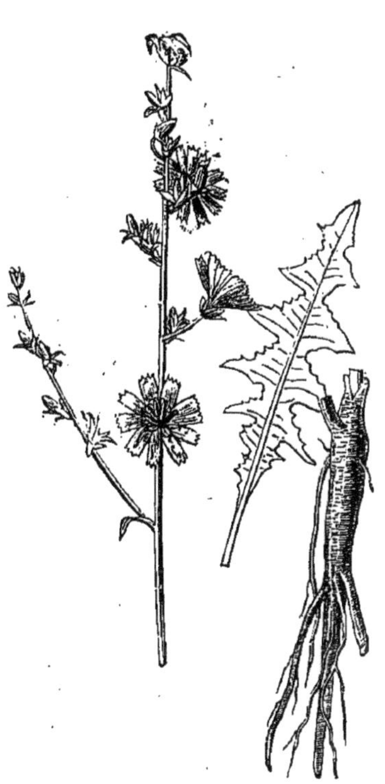

Fig. 135. — Feuille et racine de Chicorée.

5° Le *Quassia africana* dont le bois et les feuilles renferment un principe analogue à la quassine et pourraient être utilisés comme succédanés du Bois de *Quassia*.

6° Les *feuilles* et la *racine de Chicorée*, fournies par la Chicorée sauvage (*Cichorium Intybus*), plante de la famille des Composées. Elles doivent leur amertume à un glucoside, la *Chicorine*. Les feuilles et la racine de Chicorée sont employées comme toniques, laxatives et apéritives. Elles entrent dans la composition du sirop de Rhubarbe composé. Torréfiée, la racine de la variété cultivée entre pour une part assez large dans la consommation journalière d'une partie de la population, comme succédané du Café.

7° L'*Écorce de Marronnier d'Inde* fournie par l'*Æsculus hippocastanum*, arbre de la famille des Sapindacées. Elle renferme deux glucosides : l'*Esculine* $C^{15}H^{16}O^{9}$ et la *Fraxine*, un tanin et une résine. Cette écorce a été regardée comme fébrifuge et l'esculine a été vantée comme succédané de la quinine.

POLYGALA DE VIRGINIE

Origine. — Le *Polygala de Virginie* est la partie souterraine, constituée en majeure partie par la racine, du *Polygala Senega* (fig. 136), herbe vivace, à souche souterraine, de la famille des Polygalées, qui croît dans les lieux sablonneux de plusieurs parties de l'Amérique du Nord, notamment au Canada et dans la Caroline.

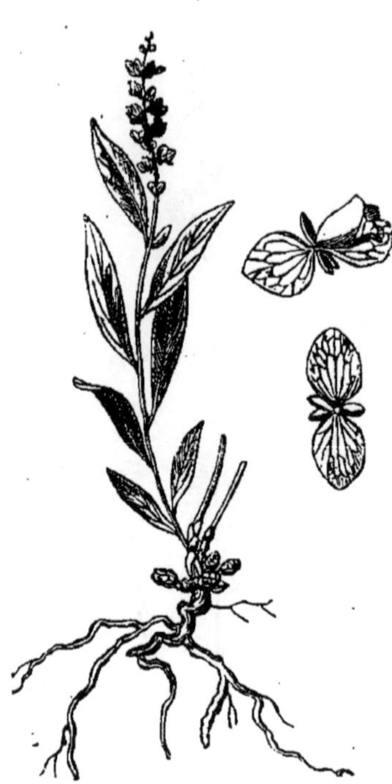

Fig. 136. — *Polygala Senega.*

Caractères extérieurs. — Cette drogue se présente en morceaux irréguliers, tortueux ou repliés en différents sens, portant à sa partie supérieure une tête épaissie, rugueuse (portion rhizomateuse), avec des nodosités qui sont les restes des précédentes végétations aériennes. De cette tête noueuse part la racine proprement dite, de la grosseur d'une plume d'oie ; elle donne naissance sur toute son étendue à de nombreuses racines secondaires dont quelques-unes sont presque aussi grosses qu'elle, ce qui lui donne souvent l'aspect bifurqué. La surface extérieure est gris jaunâtre ou gris rougeâtre, et on y remarque des stries annulaires, formant parfois de véritables étranglements, ainsi que des plis longitudinaux très marqués, dont un plus saillant que les autres forme une véritable crête anguleuse qui parcourt la racine d'un bout à l'autre. La cassure est nette, et montre une écorce jaune très développée et une masse ligneuse présentant de larges solutions de continuité, pénétrant jusqu'à son centre. Odeur faible, nauséeuse, parfois un peu rance ; saveur amère et âcre.

Caractères microscopiques. — Les particularités anatomiques que présente la racine de *Polygala* sont les suivantes : le parenchyme cortical est très mince dans la portion qui correspond à la crête; celle-ci est constituée par un développement exagéré du liber secondaire dans cette portion de la racine. Quant au bois, il présente les solutions de continuité déjà signalées, provenant de ce qu'en ces points-là l'assise génératrice a simplement donné naissance à un parenchyme formé de cellules assez régulièrement disposées. Pas d'amidon dans le parenchyme.

Composition chimique. — Le Polygala de Virginie renferme une huile grasse (3,70 à 4,30 p. 100), une résine, de l'éther méthylsalicylique (0,01 p. 100) à l'état libre, de l'acide salicylique libre (0,06 p. 100), un saccharose (5,50 à 7,30), un glucoside du groupe des Saponines, la *Sénégine* $C^{32}H^{52}O^{17}$, et un second glucoside lévogyre découvert par Kain. La Sénégine a été pendant longtemps considérée comme identique avec la Saponine ; mais des recherches récentes ont montré que le produit résultant du dédoublement de la Sénégine par les acides dilués est différent de la Sapogénine qu'on obtient, dans les mêmes conditions, avec la Saponine. La Sénégine se dédouble en effet en glucose et en *Sénégénine*.

$$\underset{\text{Sénégine.}}{C^{32}H^{52}O^{17}} + 2H^2O = \underset{\text{Sénégénine.}}{C^{20}H^{37}O^7} + \underset{\text{Glucose.}}{2C^6H^{12}O^6}$$

Substitutions. — On a signalé dans le Polygala de Virginie la présence d'un certain nombre de racines ou rhizomes introduits frauduleusement. Les caractères extérieurs et surtout l'examen au microscope permettront de les distinguer facilement. La racine de Ginseng américain (*Panax quinquefolium*) montre de l'amidon très abondant dans toutes ses parties et des canaux sécréteurs dans l'écorce et le liber; le rhizome d'*Asclepias Vincetoxicum*, se distingue par la présence de l'amidon, un liber médullaire et des laticifères dans l'écorce; la racine de *Gillenia trifoliata*, de *Triosteum perfoliatum* et de *Richardsonia scabra* ont leur écorce fortement amylacée. Enfin, les rhizomes du *Cypripedium parviflorum* et du *Ruscus aculeatus* présentent la structure d'une tige de Monocotylédone.

Usages. — Les propriétés thérapeutiques de cette racine sont dues à la Sénégine. A doses modérées, elle augmente la sécrétion cutanée et la sécrétion pulmonaire ; à doses élevées, elle est vomitive et purgative. Elle est surtout employée comme expectorant dans les bronchites chroniques et les affections catarrhales. On prescrit l'infusion (5 à 10 grammes pour 1000) ou le *sirop de Polygala* : la poudre ne doit pas être employée, car elle irrite l'estomac. On a conseillé aussi l'usage de la Sénégine à la dose de 0gr,015 à 0gr,06.

ÉCORCE DE PANAMA

Origine. — L'*Écorce de Panama* ou de *Quillaïa*, qu'on appelle aussi *Bois de Panama*, provient du *Quillaïa Saponaria*, mais surtout du *Q. Smegmadermos*, grands arbres de la famille des Rosacées, originaires du Chili et répandus dans toute l'Amérique tropicale.

Caractères extérieurs. — L'écorce de Quillaïa est en morceaux longs d'environ 1 mètre, larges, aplatis ou un peu cintrés, fibreux, généralement constitués par le liber seul, le périderme faisant défaut. La surface extérieure est d'un gris jaunâtre très pâle en dehors, avec des taches ou des veines irrégulières, brunes ou rouge foncé; la face interne est gris jaunâtre foncé, marquée de stries longitudinales très fines. La cassure est très fibreuse et produit une poussière cristalline très irritante qui excite l'éternuement et provoque la toux et la salivation; elle laisse apercevoir, surtout examinée au soleil, des points brillants qui ne sont autre chose que les fibres libériennes. Odeur nulle; saveur d'abord peu marquée, puis extrêmement âcre.

Composition chimique. — Kobert a trouvé que la Saponine brute retirée par Collier de l'Écorce de Quillaïa était en réalité composée de quatre corps différents: 1° l'*acide quillajique* $C^{38}H^{30}O^{20}$, glucoside à réaction acide, qui par les acides dilués se dédouble en glucose et en un corps identique à la Sapogénine; c'est une poudre blanche, amorphe, insoluble dans l'éther, soluble dans l'alcool et dans l'eau; la solution aqueuse mousse fortement par l'agitation; 2° la *Sapotoxine*, autre glucoside, neutre au tournesol, se dédoublant par les acides en glucose et *Sapogénine*; c'est une poudre blanche, amorphe, soluble dans l'eau, tout à fait insoluble dans l'alcool absolu froid, dans l'éther et dans l'alcool méthylique; la solution aqueuse mousse fortement par l'agitation; 3° la *Lactosine* $C^{36}H^{62}O^{31}$, hydrate de carbone amorphe et inerte; 4° la *Saponine* pure $C^{32}H^{54}O^{18}$. L'acide quillajique et la sapotoxine sont toxiques, et c'est à eux que sont dues les propriétés actives de l'Écorce de Panama.

Usages. — Cette écorce remplacerait avantageusement la racine de Polygala comme médicament incisif et expectorant; elle serait même mieux supportée que cette dernière dont elle n'a pas la saveur désagréable. La teinture alcoolique sert à émulsionner des substances résineuses : Coaltar, Baume de Tolu, Oléorésine de Copahu, etc. Elle sert encore, dans l'industrie, à la préparation de la Saponine brute du commerce (mélange des quatre composés ci-dessus énumérés), ainsi qu'au blanchissage des mérinos et des lainages fins.

RACINE DE SALSEPAREILLE

Origine. — La *Racine de Salsepareille* du commerce est fournie par un certain nombre d'espèces américaines du genre *Smilax* : *S. medica, S. officinalis, S. syphilitica, S. papyracea,* etc., appartenant à la famille des Liliacées. Ces plantes se trouvent dans les régions chaudes des deux Amériques, depuis le Mexique inclus jusqu'à la partie du Brésil arrosée par le fleuve des Amazones et ses affluents ; les principaux centres d'exploitation sont : Vera-Cruz, Tampico, l'Amérique centrale, la Nouvelle-Grenade, le Para.

Caractères extérieurs. — Ces racines ont généralement l'épaisseur d'une plume d'Oie et sont fortement ridées dans le sens longitudinal, ce qui donne à leur section transversale une disposition étoilée (fig. 137). Leur couleur varie du jaune grisâtre au rouge brun ; leur écorce est lisse, plus ou moins terreuse, rouge ou grise sur la coupe transversale, et le plus souvent très facile à détacher du cylindre central ; celui-ci est ligneux, coloré en blanc ou en rose, régulièrement cylindrique. Sur la coupe transversale, il est nettement séparé du parenchyme cortical par un cercle brun caractéristique (*d*). Le centre est plus ou moins blanchâtre et a des dimensions variables suivant les espèces. Les racines de Salsepareille, qui sont des racines adventives, arrivent parfois dans le commerce encore attachées à leur rhizome ; elles sont accompagnées de radicelles grêles, qui peuvent être très abondantes ou très rares. Leur odeur est nulle ; leur saveur est d'abord douceâtre, un peu sucrée, puis âcre et amère.

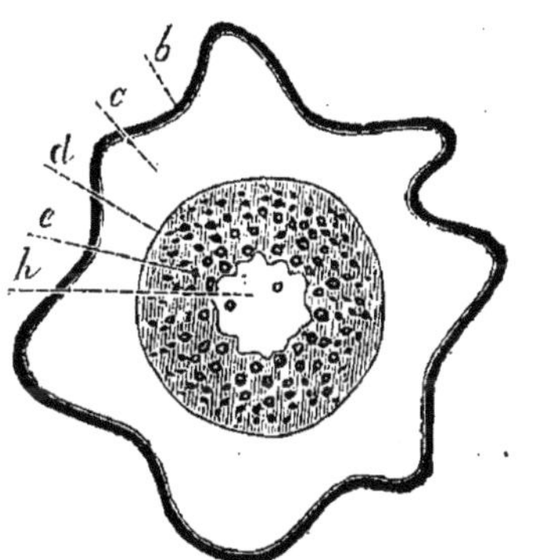

Fig. 137. — Section transversale d'une racine de Salsepareille.

Les sortes commerciales ont été autrefois très nombreuses puisqu'on a pu en décrire jusqu'à treize ; mais un certain nombre d'entre elles n'ont aujourd'hui qu'un intérêt historique, car on ne les trouve plus guère que dans les droguiers ou les collections. Leur nombre se trouve à l'heure actuelle réduit à trois : 1° la *Salsepareille de Vera-Cruz* (*Salsepareille de Honduras* de plusieurs auteurs français) vraisemblablement fournie par le *Smilax medica*, qui croît sur les pentes orientales des Andes mexicaines. Elle se présente en paquets non liés, dans lesquels les racines sont retournées sur le rhizome épais ; elles sont à peu près dépourvues de radicelles, très profondément sillonnées, salies de terre dans le fond des sillons. A la coupe, la zone ligneuse blanche est beaucoup plus épaisse que la moelle (fig. 137). C'est la sorte à peu près uniquement employée en France ; 2° la *Salsepareille de la Jamaïque* des auteurs anglais, dont l'origine botanique est rapportée avec doute au *Smilax officinalis*. Elle

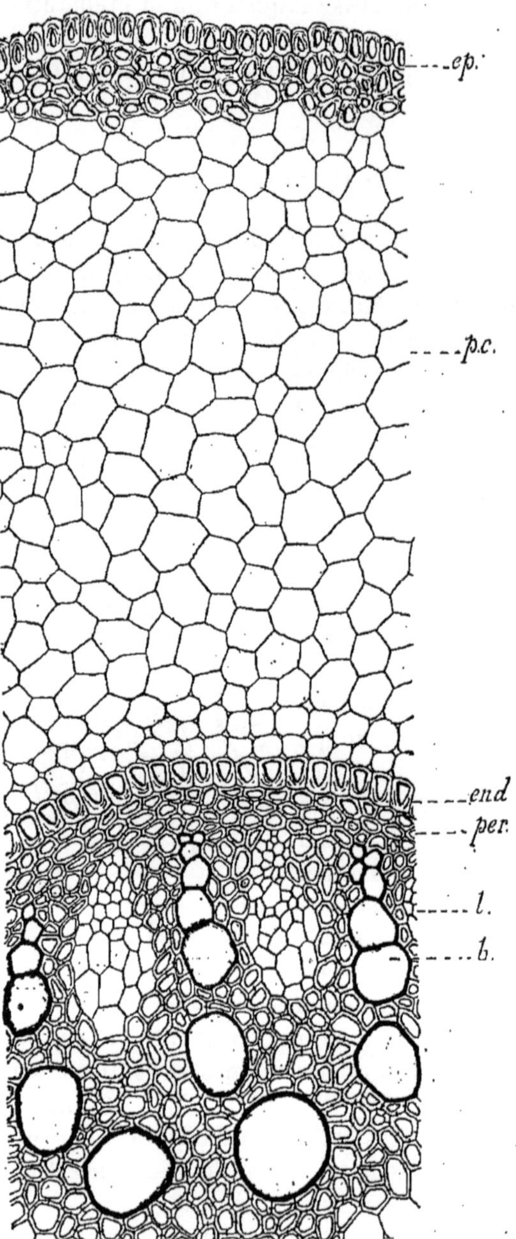

Fig. 138. — Coupe de la racine de Salsepareille de la Vera-Cruz.

se présente en paquets semblables à ceux de la sorte précédente, mais dépourvue de rhizomes, et les paquets sont liés à l'aide d'une racine même de Salsepareille. Elle porte un grand nombre de radicelles et les sillons sont dépourvus de terre. Cette sorte est la plus estimée en Angleterre ; 3° la *Salsepareille de Honduras*, dont les caractères extérieurs sont assez variables; elle est surtout employée en Allemagne et en Angleterre.

Caractères microscopiques. — Les caractères anatomiques des racines de Salsepareilles sont communs, dans leur ensemble, à toutes les sortes commerciales ; les différences portent seulement sur des points de détail. Ils ont eu autrefois une grande importance pour distinguer entre elles les sortes commerciales, car les caractères extérieurs étaient en somme très insuffisants. La coupe transversale d'une racine de Salsepareille de Vera-Cruz, par exemple, montre, de dehors en dedans, les éléments suivants : 1° une zone extérieure (*ep.*, fig. 138) constituée par deux ou trois rangées de cellules épaissies et subérifiées (*épibléma* des anciens anatomistes); 2° un parenchyme cortical (*p.c*) constitué par des cellules à parois minces renfermant plus ou moins d'amidon; 3° un endoderme (*end*) formé de cellules allongées radialement, à parois épaissies, colorées en jaune plus ou moins foncé ; dans le cas particulier, l'épaississement porte surtout sur la paroi interne et les parois latérales, de sorte que la cavité de la cellule est triangulaire; 4° un péricycle (*per*) représenté par trois ou quatre rangées de cellules, à parois épaisses et ponctuées; 5° les éléments conducteurs représentés par des vaisseaux ligneux (*b*) disposés en files radiales, et par des ilots libériens (*l*) intercalés aux premiers. Liber et bois sont inclus dans un tissu conjonctif scléreux ; 6° au centre, une moelle très réduite, constituée par du parenchyme amylacé.

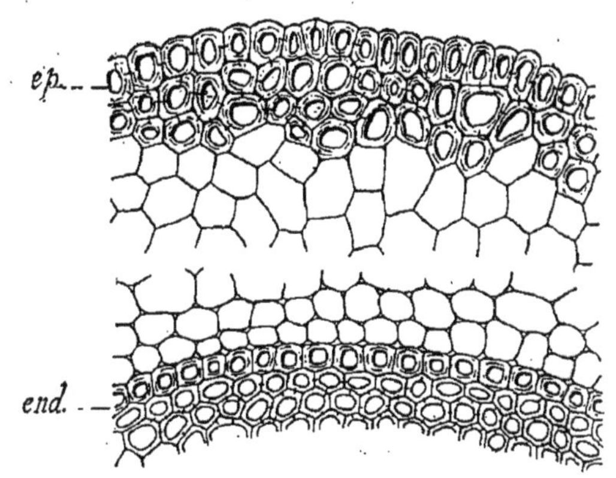

Fig. 139. — Coupe de la racine de Salsepareille de Honduras.

Dans la Salsepareille de Honduras (fig. 139), les cellules de l'endoderme (*end*) sont à peu près carrées et également épaissies sur toutes leurs faces.

Composition chimique. — La racine de Salsepareille renferme une résine, une essence et trois saponines homologues de la formule générale $CH^{n2n-8}O^{10}$: *Parilline*, *Smilasaponine* et *Sarsaponine*. La Parilline $C^{26}H^{44}O^{10}+2,5\ H^2O$ est cristallisée en prismes insolubles dans l'eau froide, solubles dans l'alcool fort. — La Smilasaponine $5C^{20}H^{32}O^{10}+12\ H^2O$ est une substance amorphe qui, par addition d'une petite quantité d'eau, se gonfle en une masse gommeuse, soluble dans une grande quantité d'eau; la solution obtenue est lévogyre $[\alpha]_D = -26°,5$. — La Sarsaponine $12\ C^{22}H^{36}O^{10}+H^2O$, cristallise en aiguilles très solubles dans l'eau. Ces trois glucosides, traités à chaud par les acides minéraux étendus, se dédoublent en Sapogénine (*Salsesapogénine*) et en une ou plusieurs molécules de glucose. On ne sait encore d'une façon positive auquel de ces trois corps sont dues les propriétés de la Salsepareille, mais il est probable que tous les trois sont actifs.

Usages. — La racine de Salsepareille a eu une grande réputation comme dépuratif, sudorifique, diurétique et antisyphilitique; après avoir été trop enthousiaste, on est injuste en la délaissant à peu près complètement. A hautes doses, elle produit des nausées, des vomissements, et en même temps de la diurèse et de la diaphorèse. C'est ainsi qu'elle peut agir dans les affections arthritiques, cutanées et syphilitiques, et non par une action spéciale spécifique. Celle-ci est due aux médicaments énergiques qu'on lui associe, tels que : mercuriaux, arsenicaux, iodure de potassium, etc. A petites doses, elle provoque les sécrétions gastro-intestinales très favorables aux affections cutanées.

Elle est le plus souvent administrée en tisane (50 p. 1000); on doit préférer le macéré ou l'infusé à la décoction. Elle fait la base du *Sirop de Salsepareille composé*, de la *Tisane de Feltz*, etc.; elle faisait partie des *Quatre bois sudorifiques*.

RACINE DE SAPONAIRE

Origine. — La *Racine de Saponaire* est fournie par le *Saponaria officinalis* (fig. 140), herbe vivace de la famille des Caryophyllées, commune dans les lieux humides de l'Europe tempérée.

Caractères extérieurs. — Les racines que l'on trouve dans le commerce sont mélangées de rhizomes que l'on reconnaît facilement à la présence de bourgeons situés à l'aisselle de cicatrices foliaires opposées et à l'existence d'une moelle assez abondante. Les fragments des uns et des autres ont de 5 à 10 centimètres de long et leur volume est en général celui d'une plume d'Oie; ils sont noueux, ridés longitudinalement, gris rougeâtre en dehors, jaunâtres en dedans. L'odeur est nulle; la saveur est d'abord mucilagineuse et douceâtre, puis devient très âcre à la gorge.

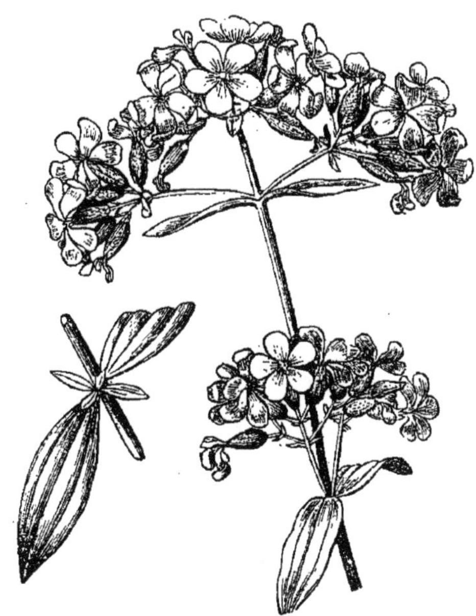
Fig. 140. — Saponaire officinale.

Caractères microscopiques. — Sous le suber à cellules aplaties (*s.*, fig. 141), on trouve le parenchyme cortical (*p.c*) formé de cellules polyédriques, dépourvues d'amidon, mais renfermant des macles d'oxalate de chaux. Le liber (*l*) est formé de cellules disposées en files radiales ; le bois renferme un grand nombre de vaisseaux ($v.b^2$), généralement isolés et plongés dans un parenchyme ligneux (*p.l*), dont les cellules ont des parois minces. Au centre se trouve le bois primaire (b^1), et dans le cas d'un rhizome, une moelle avec des cellules arrondies, renfermant des macles d'oxalate de chaux.

L'acide sulfurique concentré communique aux cellules contenant de la saponine une coloration d'abord jaune, devenant rouge-carmin, puis passant au bleu violet au bout de dix à quinze minutes. L'addition de bichromate de potasse transforme cette coloration en vert sale. Un mélange à parties égales d'alcool à 90° et d'acide sulfurique donne les mêmes colorations. Si on ajoute une petite quantité de perchlorure de fer liquide, il se produit un précipité brunâtre ou bleu brunâtre.

Ces réactions microchimiques ont montré que la saponine était surtout localisée dans les assises sous-épidermiques; on en trouve

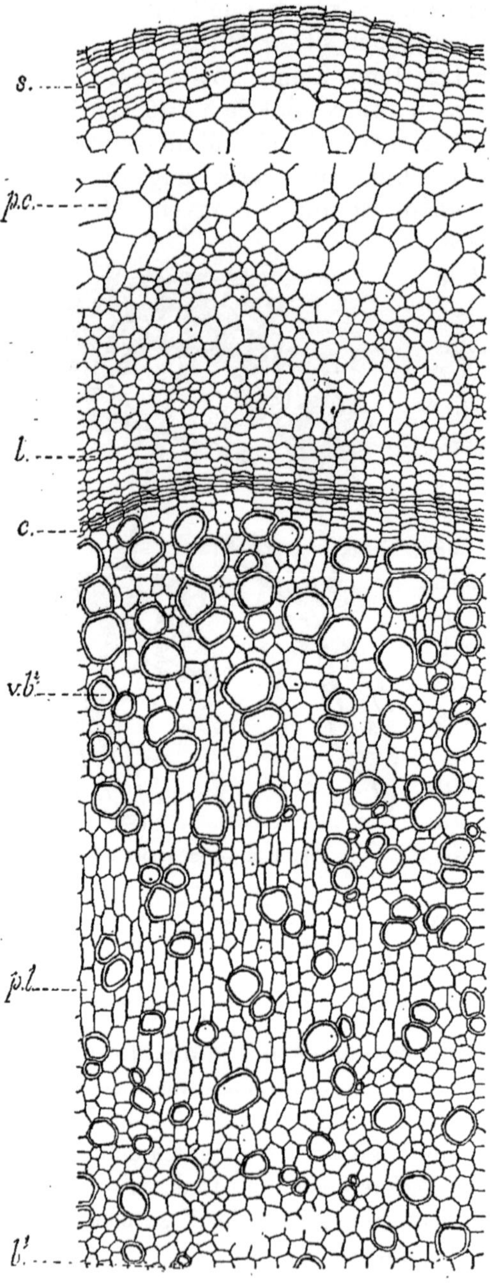

Fig. 141. — Coupe de la racine de Saponaire.

aussi dans les cellules du parenchyme ligneux ; les cellules à oxalate de chaux en sont dépourvues.

Composition chimique. — La racine de Saponaire renferme de la gomme (33 p. 100), une résine (8,25 p. 100), et 4 à 5 p. 100 de *Saponine* $C^{32}H^{54}O^{18}$ que les acides étendus dédoublent en glucose et *Sapogénine*.

$$\underset{\text{Saponine.}}{C^{32}H^{54}O^{18}} + 2H^2O = \underset{\text{Sapogénine.}}{C^{14}H^{22}O^3} + \underset{\text{Glucose.}}{3C^6H^{12}O^6}$$

Usages. — La racine de Saponaire est employée en infusion (60 à 100 grammes p. 1000), comme stimulante, sudorifique, dépurative, etc. La teinture alcoolique peut servir, comme celle de Quillaïa, à émulsionner des substances huileuses ou résineuses. Les sommités de la plante ont les mêmes propriétés que la racine.

On peut substituer, sans inconvénient aucun, à la racine de Saponaire, une racine que l'on désigne sous les noms de *Racine de Saponaire d'Égypte, d'Espagne, d'Orient*, que l'on a rapporté, avec quelque doute, au *Gypsophila Struthium*, autre plante de la famille des Caryophyllées qui croît en Espagne. En dehors de ces usages pharmaceutiques, cette racine sert dans l'industrie au nettoyage des étoffes et au dégraissage des laines.

On trouve encore des glucosides du groupe des Saponines dans le péricarpe du fruit de certaines espèces de *Sapindus* (*S. Saponaria*, *S. emarginatus*, etc.) et dans le rhizome du *Smilax China* (*Squine* des pharmacies), qui a été employé comme succédané de la racine de Salsepareille.

RACINE DE RÉGLISSE

Origine. — La *Racine de Réglisse* est fournie par le *Glycyrrhiza glabra* (fig. 142), herbe vivace de la famille des Légumineuses, que l'on rencontre spontanément, avec un certain nombre de variétés, dans toutes les régions chaudes de l'Europe et de l'Asieorientale et que l'on cultive dans certaines d'entre elles. L'espèce type est surtout cultivée en France, en Espagne, en Italie, notamment en Sicile et en Calabre, où la plus grande partie de la racine est récoltée pour la fabrication de l'extrait de Réglisse. La variété *glandulifera* est plus répandue dans les régions orientales : Hongrie, Russie centrale et méridionale, Asie Mineure, Turkestan, etc. C'est cette variété qui donne la *Racine de Réglisse de Russie*, qu'il ne faut pas confondre avec la racine du *Glycyrrhiza echinata*, qui a longtemps porté le même nom dans le commerce et qui est aujourd'hui tombée en désuétude.

Caractères extérieurs. — La Réglisse ordinaire du commerce se présente en fragments grossièrement cylindriques, un peu onduleux, flexibles, de longueur variable (30 à 60 centimètres), le plus souvent liés en botte. La surface extérieure est marron ou gris pâle, marquée de sillons longitudinaux assez profonds; elle présente de place en place quelques cicatrices elliptiques, brunâtres et rugueuses; sur les stolons, fréquemment mélangés à la racine, se montrent des cicatrices plus petites, transversales, accompagnées d'un bourgeon de la grosseur d'une tête d'épingle. La cassure est fibreuse, jaune clair et tout à fait caractéristique. Odeur faible, assez agréable ; saveur douce, puis un peu âcre, et variant au surplus suivant les pays ; la Réglisse de la Turquie d'Asie est amère ; celle de Grèce l'est un peu moins ; celle de Sicile est sucrée, mais moins que celle d'Espagne, qui à son tour cède le pas à la Réglisse de Calabre. Sur la section transversale, on distingue, au-dessous d'un mince liséré brun qui correspond à la couche subéreuse, une zone corticale, d'un jaune grisâtre, et une partie ligneuse, d'un jaune plus fauve, marquée de stries radiales allant du centre à la périphérie ; dans les stolons, la portion centrale est occupée par une moelle peu développée.

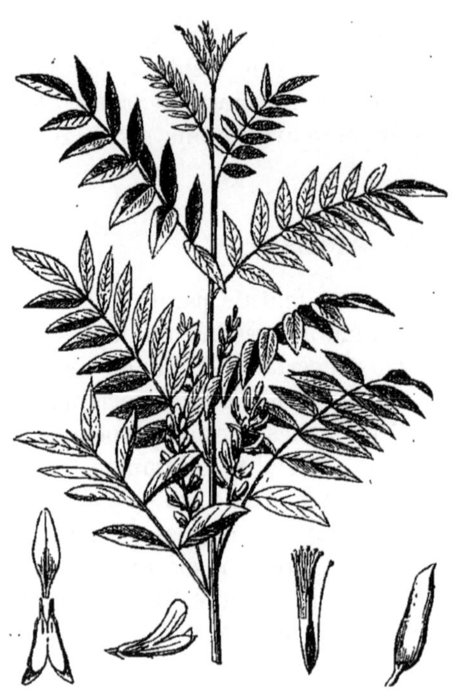

Fig. 142. — *Glycyrrhiza glabra.*

Caractères microscopiques. — Sous un suber peu développé (*s.*, fig. 143), manquant d'ailleurs dans les racines mondées, on trouve une écorce secondaire de faible épaisseur (*p.c*), dont les cellules sous-jacentes au liège renferment des cristaux octaédriques d'oxalate de chaux ; le liber (*l*) est formé de faisceaux coniques constitués par des couches de parenchyme libérien alternant régulièrement avec des couches de fibres libériennes et se correspondant d'un faisceau à l'autre, de sorte que dans leur ensemble ces deux sortes d'éléments forment des séries concentriques et parallèles ; un cambium (*c*) bien apparent sépare le liber du bois secondaire (b^2) qui est divisé en faisceaux, correspondant à ceux du liber, par des rayons médullaires (*r.m*) formés de 3 à 4 rangées de cellules. Dans les stolons, on trouve en plus une moelle peu volumineuse.

Composition chimique. — La Racine de Réglisse renferme du sucre, de l'amidon, de l'acide malique, de l'asparagine et un glucoside, la *Glycyrrhizine* $C^{24}H^{36}O^9$, corps très sucré, amorphe, s'unissant à l'ammoniaque et aux alcalis avec lesquels elle forme des sels cristallisables. Les acides la dédoublent en glucose et *Glycyrréthine*. Pour certains auteurs, la glycyrrhizine serait une combinaison de l'acide glycyrrhizique avec un alcalin, l'ammoniaque sans doute; ce serait donc un glycyrrhizate d'ammoniaque.

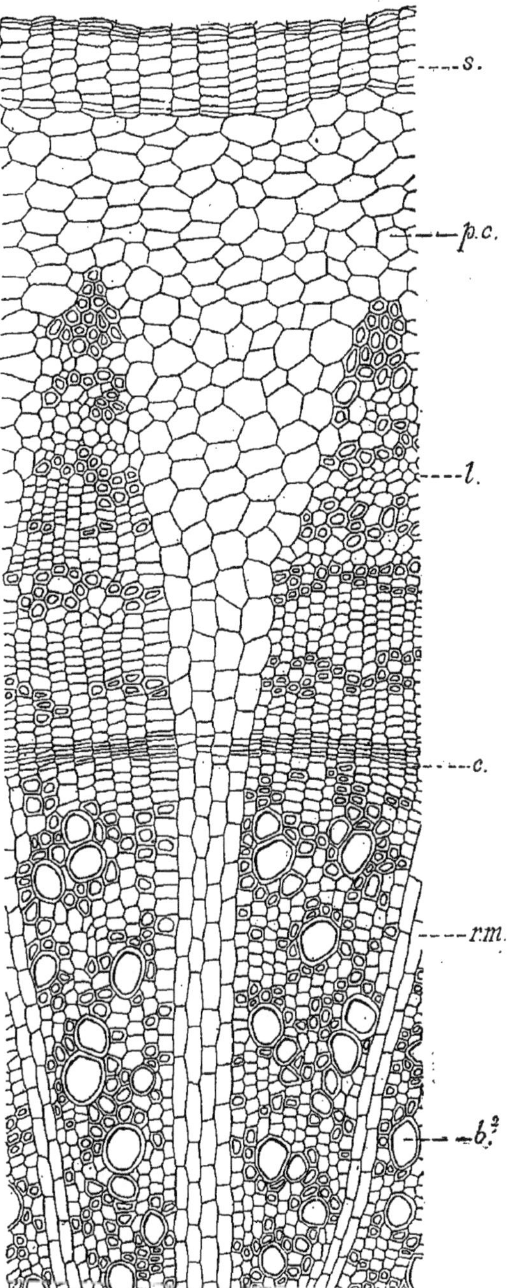

Fig. 143. — Coupe de la racine de Réglisse.

Usages. — La Racine de Réglisse est légèrement béchique et diurétique ; elle possède aussi la propriété de masquer la saveur des médicaments nauséeux. Elle sert encore à édulcorer les tisanes, et présente ce grand avantage que son principe sucré ne se transforme pas sous l'influence des divers ferments, ce qui épargne aux malades le mauvais état des premières voies digestives. Pour tous ces usages, on la remplace fréquemment aujourd'hui par la Glycyrrhizine ammoniacale. Pulvérisée, elle sert communément en pharmacie pour la préparation des masses pilulaires ou pour empêcher les pilules d'adhérer les unes aux autres. La médecine vétérinaire en fait une grande consommation.

Industriellement la Racine de Réglisse sert à préparer, en Espagne, en Sicile, en Calabre et dans le midi de la France, un extrait compact de couleur brune et de saveur âcre, que l'on vend en bâtons sous le nom de *Suc de Réglisse*. Cet extrait constitue un remède populaire, sinon efficace, contre le rhume; il sert aussi à préparer la pâte de Réglisse ordinaire et la pâte de Réglisse brune du Codex qui renferme $0^{gr},02$ d'extrait d'opium pour 100.

Un certain nombre d'autres végétaux renferment dans quelques-uns de leurs organes des principes sucrés analogues à celui de la Réglisse. Nous citerons: la racine de l'*Abrus precatorius* (*Liane-Réglisse* ou *Réglisse d'Amérique*); la racine de l'*Astragalus Glycyphyllos*; celle du Bugrane ou Arrête-Bœuf (*Ononis spinosa*); le rhizome du Polypode de Chêne (*Polypodium vulgare*) qui porte dans bien des pays le nom de *Réglisse des bois*, etc.

SAFRAN

Origine. — Le *Safran* est constitué par l'extrémité du style et les stigmates du *Crocus sativus* (fig. 144), plante bulbeuse de la famille des Iridées, que l'on croit originaire d'Orient, où elle est cultivée depuis un temps immémorial. On la cultive depuis longtemps en France, dans tout le Loiret, dans une partie des départements de Seine-et-Marne et d'Eure-et-Loir (*Safran du Gatinais*) et aux environs d'Angoulême (*Safran d'Angoulême*); en Espagne (*Safran d'Espagne, d'Alicante*, etc.); en Bavière, en Autriche (*Safran d'Autriche*); en Turquie (*Safran turc*) et en Perse (*Safran de Perse*). Elle a été introduite aux États-Unis, dans la Pensylvanie et en Chine; mais sa culture tend à se localiser en France et en Espagne. La récolte a lieu en septembre et en octobre; les branches stigmatiques sont séparées avec soin de la portion inférieure du style et séchées sur des tamis de crin que l'on expose à la chaleur d'un réchaud. Il faut de 14 à 16 000 fleurs pour obtenir 1 kilogramme de Safran frais que la dessiccation réduit à 200 grammes; de là, le prix élevé de ce produit.

Caractères extérieurs. — Dans son ensemble, le Safran forme une masse de filaments d'un rouge brun, mêlés de fils plus minces de couleur jaune (*styles*). Chacun de ces filaments se divise en trois branches roulées en cornets (fig. 145) fendus sur un des côtés et crénelés à la partie supérieure. L'odeur est très agréable, très forte et toute spéciale ; la saveur est amère. Il colore la salive en jaune doré et produit une poudre rutilante. Son pouvoir colorant est considérable ; il suffit de 1 milligramme pour teindre en jaune 700 grammes d'eau.

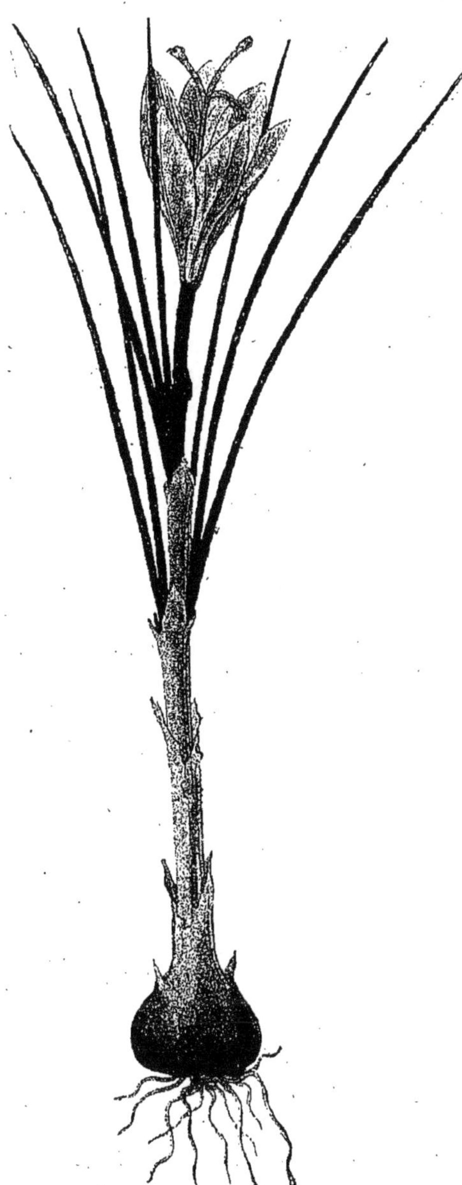

Fig. 144. — Safran ; plante entière.

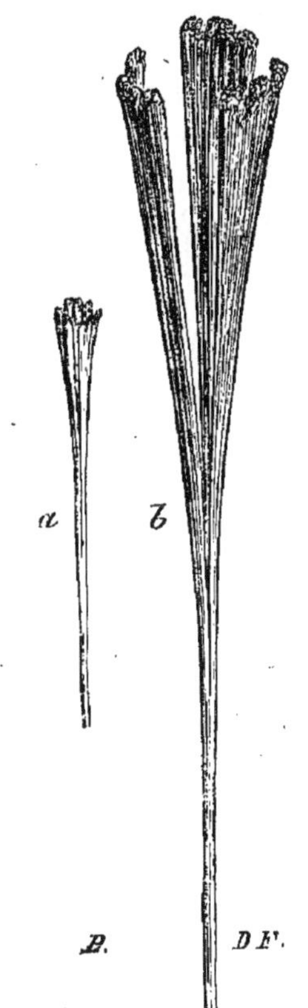

Fig. 145. — Stigmates de Safran.

Caractères microscopiques. — La coupe longitudinale (fig. 146) montre au sommet un grand nombre de papilles tubulaires (*p*) qui sont arrondies à leur extrémité; le parenchyme (*pa*), parcouru par des faisceaux libéro-ligneux (*f. lb*), est rempli de matière colorante ou *Crocine* que l'on peut caractériser par un certain nombre de réactions microchimiques.

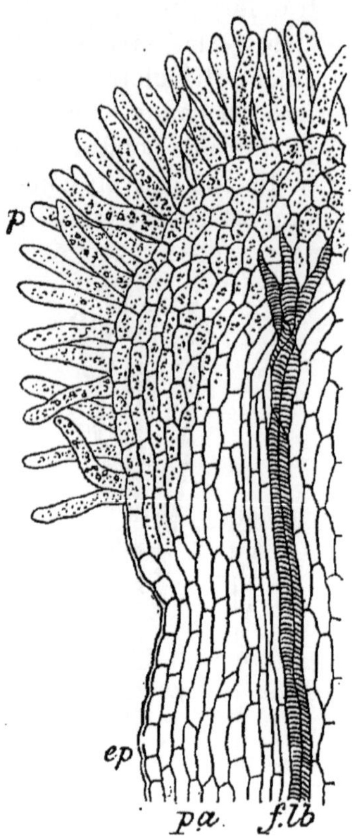

Fig. 146. — Coupe longitudinale du stigmate de Safran.

L'acide sulfurique concentré produit une coloration bleu foncé, devenant successivement violette, rouge-cerise et brune; l'acide azotique concentré donne une coloration bleue devenant rapidement brune. On peut constater par ces réactions que la Crocine a son siège dans toutes les cellules du stigmate, et par diffusion, après la mort de l'organe, dans la membrane elle-même de ces cellules.

Composition chimique. — Le Safran renferme : 1° une *huile essentielle* incolore qui exhale une forte odeur de Safran ; 2° une matière colorante, la *Crocine* $C^{44}H^{70}O^{28}$, glucoside jaune brun, soluble dans l'eau et l'alcool dilué, peu soluble dans l'alcool absolu, insoluble dans l'éther, se dédoublant par les acides étendus en *Crocétine* et en glucose (*Crocose*) ; 3° de la *Picrocrocine*, glucoside incolore, cristallisé et amer, que l'on retire de l'extrait éthéré de Safran, privé d'essence et de Crocine ; 4° de la gomme, de la cire, de la matière grasse et des sels. Quant à la *Polychroïte*, ce n'est qu'un mélange d'essence et de Crocine.

Falsifications. — Elles sont très nombreuses en raison du prix élevé de la drogue. Pour faire l'examen d'un Safran, on étale une certaine quantité de celui-ci sur une feuille de papier et on l'examine à la loupe. On peut aussi en projeter une pincée dans de l'eau tiède, qui restitue leur forme aux diverses substances étrangères, aussi bien qu'au Safran lui-même.

Le Safran est souvent mélangé de *débris végétaux* tels que des étamines des *Crocus vernus* et *sativus*, des stigmates de *Crocus vernus*, des fleurs de Carthame, de Pavot, d'Arnica, de Souci, de Grenadier, de Saponaire, etc. Pour masquer ces additions frauduleuses, les substances adultérantes sont souvent préalablement teintes avec des matières colorantes artificielles ou des décoctions de bois de Campêche ou de Brésil. Ces diverses fraudes peuvent être assez facilement reconnues par un simple examen à la loupe, après macération dans l'eau chaude; les stigmates de Safran montreront leur forme caractéristique facile à distinguer des débris de fleurs ajoutés. En outre, les matières colorantes artificielles se dissolvant facilement coloreront très rapidement le liquide aqueux, tandis que la matière colorante du Safran ne se dissout que très lentement. Les stigmates du *Crocus vernus*, assez semblables par leur forme à ceux du Safran, s'en distingueront parce qu'ils sont inodores, orangés, plus courts et denticulés au sommet. Le *Safran épuisé* ne se colorera pas en bleu par l'acide sulfurique.

Il arrive que le Safran a été *mouillé* ou *imbibé d'huile*. Un excès d'humidité se reconnaît en faisant sécher le Safran à l'étuve à 100° et constatant la perte de poids ; la proportion d'eau trouvée ne doit pas dépasser 14 à 16 p. 100. Le Safran huilé, pressé dans une feuille de papier, donnera une tache huileuse, ce que ne fait pas le Safran pur.

On enrobe quelquefois le Safran de *miel* ou de *glucose* et on le roule dans du *sable*, du *plâtre* ou de la *craie* pour en augmenter le poids. Pour déceler et doser le glucose, on épuise par l'eau un poids connu de Safran, on précipite la liqueur par du sous-acétate de plomb, on filtre, on élimine l'excès de plomb par l'hydrogène sulfuré et on dose le sucre par les moyens ordinaires. Pour les matières minérales, on incinère une certaine quantité de Safran et on procède à l'analyse des cendres; un Safran de bonne qualité ne doit pas donner à l'incinération plus de 9 à 14 p. 100 de cendres.

Usages. — Le Safran possède des propriétés stimulantes assez marquées qu'il doit surtout à son huile essentielle ; c'est un emménagogue vulgaire dont les propriétés ne sont pas bien marquées. Il entre dans la préparation de la *Thériaque*, du *Laudanum de Sydenham*, du *Sirop de Delabarre*, etc. Dans les pays méridionaux, il est usité comme condiment. Il était jadis employé dans la teinture, mais il donnait une couleur peu solide, que l'on obtient aujourd'hui avec les couleurs d'aniline.

La *Racine de Garance*, fournie par le *Rubia tinctorium*, plante de la famille des Rubiacées, originaire d'Orient et cultivée autrefois abondamment dans le département de Vaucluse, en Alsace et en Hollande, renferme un glucoside, de couleur jaune, l'*acide rubérythrinique* $C^{26}H^{28}O^{14}$; ce glucoside se dédouble sous l'action d'un ferment azoté en glucose et en un certain nombre de principes colorants dont le plus important, au point de vue tinctorial, est l'*Alizarine*. Cette racine, peu employée en médecine, était surtout utilisée dans la teinture ; mais elle a été détrônée par l'alizarine artificielle, bien que celle-ci ne donne pas une teinte aussi solide que celle obtenue avec la racine de Garance.

FEUILLES DE BUSSEROLE

Origine. — Les *feuilles de Busserole* ou d'*Uva Ursi* sont fournies par l'*Arctostaphylos Uva Ursi* (fig. 147), petit arbrisseau vivace de la famille des Éricacées, qui croît dans les régions montagneuses des deux mondes, en Italie, en Espagne, dans le midi de la France, en Russie, aux États-Unis, etc.

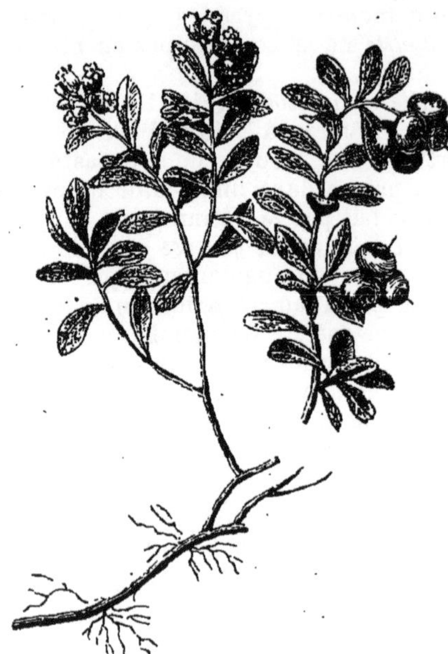

Fig. 147. — Busserole.

Caractères extérieurs. — Ces feuilles sont obovées-oblongues, arrondies au sommet, atténuées à la base jusqu'au pétiole. Leur limbe est entier, coriace, glabre, à bords très légèrement réfléchis en dessous; il mesure de 1 à 2 centimètres de long sur 5 à 15 millimètres de large. Elles sont luisantes, d'un brun verdâtre ou rougeâtre en dessus, un peu plus pâles en dessous. La nervation est pennée ; les deux faces et surtout l'inférieure sont couvertes d'un réseau très délicat de petites nervures qui donnent à la surface de la feuille un aspect chagriné tout à fait caractéristique. L'odeur est faible ; la saveur est astringente et légèrement amère.

Caractères microscopiques. — Le parenchyme de la feuille (fig. 148) est hétérogène asymétrique, formé à la face supérieure de 3 à 4 rangées de cellules disposées en palissade (*pa. p*) et à la face inférieure d'un parenchyme lacuneux (*pa. l*). La nervure médiane, formée de bois (*b*) et de liber (*l*), est recouverte, à sa partie inférieure, par un péricycle scléreux (*p. f*) et est séparée des deux épidermes par un hypoderme collenchymateux (*co*, *co*).

Composition chimique. — Les feuilles de Busserole renferment de la gomme, du tanin, de l'acide gallique, de l'*Ursone* $C^{20}H^{32}O^{2}$ et trois glucosides : 1° l'*Éricoline* $C^{34}H^{56}O^{21}$, qui se dédouble sous l'action de l'acide sulfurique étendu, en glucose et en *Éricinol* $C^{10}H^{16}O$,

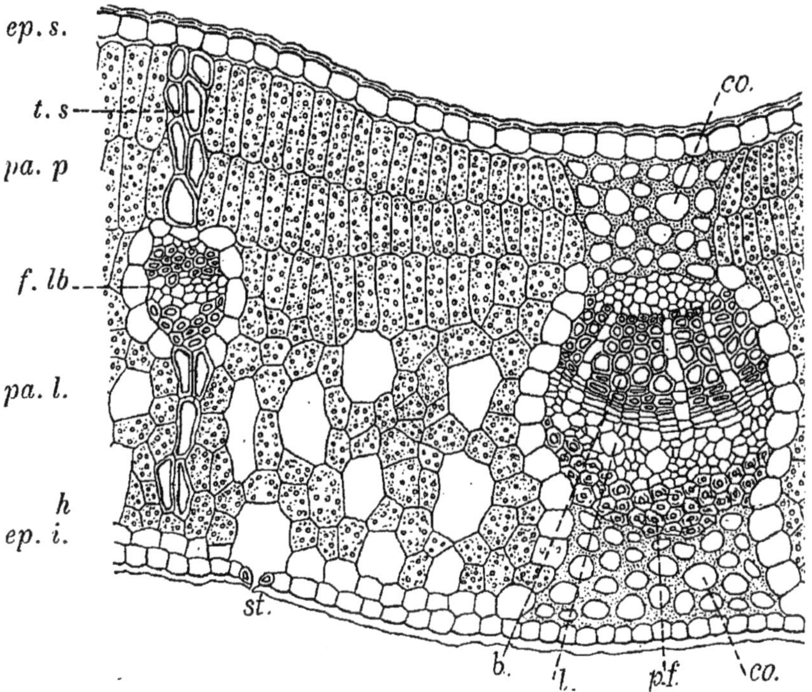

Fig. 148. — Coupe de la feuille de Busserole.

isomère du Camphre ordinaire ; 2° l'*Arbutine* $C^{12}H^{16}O^{7}$, soluble dans l'alcool, l'éther et l'eau, et se dédoublant sous l'influence de l'émulsine, des acides étendus ou d'un ferment particulier qui existe dans la feuille, en glucose et en *Hydroquinone* :

$$\underset{\text{Arbutine.}}{C^{12}H^{16}O^{7}} + H^{2}O = \underset{\text{Hydroquinone.}}{C^{6}H^{6}O^{2}} + \underset{\text{Glucose.}}{C^{6}H^{12}O^{6}}$$

3° La *Méthylarbutine* $C^{13}H^{18}O^{7}$.

Falsifications. — Les feuilles de Busserole sont souvent falsifiées avec celles de l'Airelle ponctuée (*Vaccinium Vitis-Idæa*), arbrisseau très commun dans les Vosges. Elles s'en distinguent à leur consistance moins coriace, à leurs bords réfléchis en dessous et un peu crénelés ; elles ne présentent pas l'aspect chagriné des feuilles de Busserole, et la face inférieure est parsemée de points bruns assez rapprochés.

Usages. — Les feuilles de Busserole possèdent des propriétés toniques et astringentes qu'elles doivent au tanin et à l'acide gallique qu'elles renferment ; d'autre part, l'Arbutine leur donne une action remarquable sur les organes urinaires, d'où leur emploi efficace dans le catarrhe chronique de la vessie, la cystite et l'incontinence d'urine. On emploie surtout l'infusion (15 à 40 gr. pour 1000), plus rarement l'extrait aqueux (1 à 4 gr.).

L'Arbutine se donne à la dose de 2 à 5 grammes par vingt-quatre heures.

A la suite des médicaments à glucosides importants que nous venons d'étudier, nous dirons simplement quelques mots d'un certain nombre d'entre eux peu usités actuellement, les uns parce qu'ils ont été détrônés par des médicaments plus actifs et d'effet plus certain; les autres parce qu'ils sont nouveaux venus dans notre thérapeutique et encore peu connus.

La *Racine du Danais fragrans*, liane de la famille des Rubiacées, qui croît à la Réunion et à Madagascar, où elle est connue sous le nom de *Liane de Bœuf*, *Liane de bois jaune*, renferme un glucoside, la *Danaïdine* $C^{14}H^{14}O^{5}$, qui, en outre de ses propriétés physiologiques, colore en rouge la laine et la soie. Cette racine est usitée en décoction (10 grammes pour 1000) comme tonique et fébrifuge. Le bois de cette plante est employé contre les dartres, et le suc frais pour activer la cicatrisation des plaies.

L'*Écorce de Panbotano* fournie par le *Calliandra Houstoni*, petit arbuste de la famille des Légumineuses des terres chaudes du Mexique, du Sénégal et du Gabon, renferme du tanin, des matières grasses, une résine et un glucoside, la *Calliandrine*. C'est un amer de premier ordre qui a été, en outre, employé avec succès contre les fièvres paludéennes. Le Dr Crespin (d'Alger) l'emploie en décoction à la dose de 80 grammes pour les adultes et de 40 grammes pour les enfants. On peut aussi en faire usage comme préventif.

La *Racine de l'Eryngium aquaticum*, plante de la famille des Ombellifères, qui croît à la Guyane et aux Antilles, renferme, entre autres éléments, un glucoside, l'*Éryngine*. Elle est usitée comme fébrifuge, emménagogue et hydragogue; elle est encore sudorifique, sialagogue et diurétique.

L'*Écorce d'Hymenodyction excelsum*, Rubiacée de l'Inde, renferme de l'*Hyménodyctine*, de l'*Esculine* et de l'*Esculétine*. Elle est astringente et amère; on l'emploie comme tonique et fébrifuge.

La *Graine de l'Entada gigalobium*, plante de la famille des Légumineuses, qui habite la Martinique et Madagascar, renferme un glucoside qui est un poison assez violent, de la saponine, de l'huile, une résine, de l'acide gallique, etc. C'est un vomitif puissant et aussi un médicament tonique et fébrifuge.

L'*Écorce* et les *Feuilles de Frêne* sont fournies par le Frêne commun (*Fraxinus excelsior*) ou Quinquina d'Europe, arbre de la famille des Oléacées, qui croît dans les endroits humides de l'Europe et de l'Asie septentrionale. Elles renferment un glucoside, la *Fraxine* $C^{16}H^{18}O^{10}$, qui, par les acides étendus, se dédouble en glucose et *Fraxétine*; l'écorce renferme en outre une certaine proportion de tanin.

L'écorce était autrefois usitée comme fébrifuge, mais elle n'est plus guère employée depuis l'introduction du Quinquina. On utilise plus souvent les feuilles comme purgatives (8 à 15 grammes pour 250 grammes d'eau) et comme antigoutteuses et antirhumatismales.

La *Tige de Pichi* est fournie par le *Fabiana imbricata*, arbuste de la famille des Solanacées, qui pousse sur les frontières du Chili et de l'Araucanie. Le bois et l'écorce renferment une substance résineuse en assez grande proportion et deux glucosides. Ce médicament serait efficace dans la gravelle, les cystites purulentes, le catarrhe aigu et chronique de la vessie. C'est aussi un stimulant du foie, employé contre l'ictère et toutes les affections causées par sécrétion insuffisante de la bile. On administre la décoction (30 grammes pour 1000) ou l'extrait fluide (8 grammes dans un verre d'eau trois fois par jour).

La *Graine* et l'*Écorce du Cerbera Thevetia*, Apocynée des Indes et des Antilles, contiennent un glucoside, la *Thévétine* $C^{54}H^{84}O^{24}$. Elles sont éméto-cathartiques; la Thévétine est un poison cardiaque; l'écorce est réputée antipériodique dans les fièvres intermittentes; on emploie la poudre, la décoction, l'extrait (0gr,25).

L'*Écorce de Saule* est fournie en France par le *Salix alba*, arbuste de la famille des Salicinées, très commun en Europe sur les routes, aux bords des ruisseaux et des rivières. Elle renferme du tanin, mais en outre un glucoside, la *Salicine*, qui, par les acides étendus, se dédouble en glucose et en *Saligénine* ou *Alcool salicylique* (Voy. p. 228); traitée par l'acide azotique, elle donne de l'*Aldéhyde salicylique* $C^6H^4.CHO.OH$, et chauffée avec de la potasse elle se transforme en *Acide salicylique* $C^6H^4.CO^2H.OH$.

De temps immémorial, l'Écorce de Saule a été employée dans la pratique populaire pour combattre les fièvres intermittentes; elle serait réellement fébrifuge, mais n'agirait qu'à la longue. On en avait obtenu de bons effets dans le traitement du rhumatisme.

La Salicine possède des propriétés toniques analogues à la quinine; elle est fébrifuge à la dose de 1 à 3 grammes. La Saligénine agit très efficacement dans le rhumatisme et la goutte aigus, ainsi que dans certaines maladies infectieuses, telles que fièvre typhoïde, dysenterie, influenza, etc.

La *Racine de l'Ipomæa pandurata*, plante de la famille des Convolvulacées, qui habite l'Amérique, renferme un glucoside, l'*Ipomæine* $C^{78}H^{132}O^{36}$, insoluble dans l'éther et le chloroforme, insoluble dans l'alcool et l'acide acétique, qui, par l'action des acides étendus, donne du glucose, de l'*Acide ipomæolique* $C^{16}H^{32}O^3$ et un *acide volatil* $C^5H^8O^2$. Cette racine est très employée en Amérique, où elle est vantée comme le meilleur remède connu contre la pierre et la gravelle.

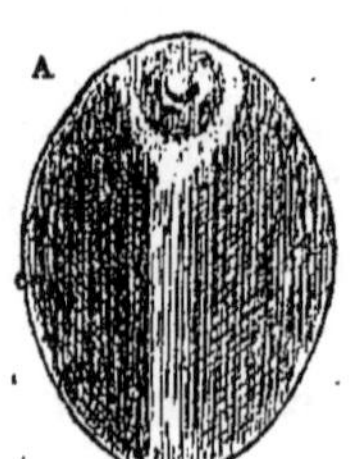

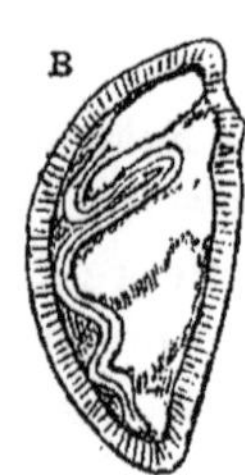

Fig. 149. — Graine de Kaladana. A, entière; B, coupée en long.

Les *Semences de Kaladana* sont les graines de l'*Ipomæa Nil*, Convolvulacée annuelle des montagnes de l'Inde; elles renferment 15 p. 100 d'une huile brunâtre et épaisse, du mucilage et environ 8 p. 100 d'une résine, la *Pharbitisine*, qui aurait une grande analogie avec la Convolvuline du Jalap. Elles possèdent les propriétés drastiques de cette dernière drogue et s'emploient à la dose de 2 à 3 grammes.

La *Gratiole* (*Gratiola officinalis*), herbe vivace de la famille des Scrofulariacées qui vient dans nos marais et qui se rencontre aussi au sud de la Sibérie et de l'Amérique du Nord, doit ses propriétés éméto-cathartiques et drastiques très prononcées à un glucoside, la *Gratioline*. A haute dose, cette plante peut être toxique; dans la classe pauvre, elle est employée comme succédané des purgatifs drastiques.

Le *Rhizome d'Hellébore noir*, fourni par l'*Helleborus niger*, plante vivace de la famille des Renonculacées qui croît dans les Alpes, dans les Pyrénées, en Autriche et en Silésie, renferme surtout de l'*Acide aconitique* et deux glucosides, l'*Helléborine* et l'*Helléboréine*. Ce médicament, qui a joui autrefois d'une grande réputation pour guérir la folie, est à peu près abandonné aujourd'hui. Cependant, il ne doit pas être sans action, car l'Helléborine est un poison cardiaque agissant comme la digitoxine.

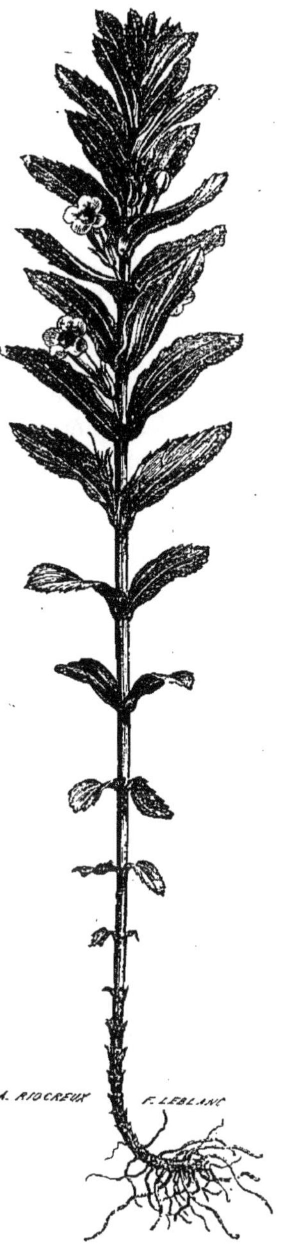

Fig. 150. — Gratiole.

ARTICLE II. — GLUCOSIDES AZOTÉS

Les glucosides azotés peuvent être divisés en deux groupes, suivant qu'ils renferment seulement du carbone, de l'hydrogène, de l'oxygène et de l'azote, ou bien qu'à ces quatre éléments fondamentaux vient s'ajouter du soufre. On a donc les *Glucosides azotés* proprement dits et les *Glucosides sulfo-azotés*.

1. — Glucosides azotés proprement dits.

AMANDES

Origine. — Les *Amandes* sont les fruits privés de la portion charnue du péricarpe de l'Amandier commun (*Amygdalus communis*). On en connaît deux sortes nettement différenciées par leur composition chimique et surtout par leur saveur : les *Amandes douces*, produites par l'*A. communis*, var. *dulcis*, et les *Amandes amères*, fournies par l'*A. communis*, var. *amara*.

Caractères. — La coque de l'Amande constitue un noyau osseux, ovale-oblong, acuminé au sommet et perforé de petits trous inégaux. La graine, que l'on trouve souvent dans le commerce, débarrassée de sa coque, est recouverte d'une enveloppe rugueuse, d'une teinte brun-cannelle. Les Amandes amères sont plus petites que les Amandes douces; elles possèdent une saveur amère et laissent dégager, quand on les triture avec l'eau, une forte odeur d'acide cyanhydrique.

Composition chimique. — Les Amandes renferment 45 à 55 p. 100 d'huile fixe qui est connue sous le nom d'*Huile d'amandes douces*, bien qu'elle soit retirée le plus souvent des Amandes amères (Voy. p. 187), du sucre de canne, du mucilage et environ 25 p. 100 d'un ferment de nature albuminoïde, l'*Émulsine* ou *Synaptase*. Les Amandes amères renferment en outre 23 p. 100 d'un glucoside, l'*Amygdaline* $C^{20}H^{27}AzO^{11}$, qui cristallise en belles aiguilles lévogyres, amères, neutres, non vénéneuses; sous l'influence des acides étendus ou de l'émulsine et en présence de l'eau, elle se détriple en glucose, essence d'amandes amères ou aldéhyde benzoïque et acide cyanhydrique.

$$\underset{\text{Amygdaline.}}{C^{20}H^{27}AzO^{11}} + 2H^2O = \underset{\text{Glucose.}}{2C^6H^{12}O^6} + \underset{\text{Acide cyanhydrique.}}{CAzH} + \underset{\text{Aldéhyde benzoïque.}}{C^6H^5.COH}$$

M. Guignard a montré que l'émulsine était localisée dans le péricycle des faisceaux du cotylédon et qu'elle se trouvait aussi, mais en petite quantité, dans l'endoderme; quant à l'Amygdaline, elle se trouve répartie dans le tissu des cotylédons des *Amandes amères seules*; on n'en trouve point dans les cotylédons des Amandes douces.

Usages. — Les Amandes douces sont employées pour la préparation du looch blanc et du sirop d'orgeat. Fraîches ou sèches, elles sont alimentaires; la confiserie en fait une grande consommation pour la préparation des dragées. Le praticien ne doit pourtant pas oublier que les dragées provoquent souvent des indigestions sérieuses et que, de plus, le sucre qu'elles renferment agit sur l'émail des dents en se transformant en acide lactique qui l'attaque; il doit donc conseiller de supprimer ces bonbons de l'alimentation des enfants.

Les Amandes amères sont peu employées en thérapeutique; on les associe aux précédentes pour la préparation du looch blanc. Le tourteau que l'on obtient comme résidu de la préparation de l'huile sert à préparer la pâte d'Amandes, l'eau distillée d'Amandes amères et surtout l'essence d'Amandes amères. Il suffit pour cela de le faire macérer dans l'eau pendant vingt-quatre heures et de distiller. L'essence d'Amandes amères ainsi obtenue renferme de l'acide cyanhydrique qui la rend toxique; on l'en débarrasse en la distillant sur de l'oxyde de mercure.

FEUILLES DE LAURIER-CERISE

Origine. — Les *Feuilles de Laurier-Cerise* proviennent du *Prunus Lauro-Cerasus* (fig. 151), arbuste à feuilles persistantes de la famille

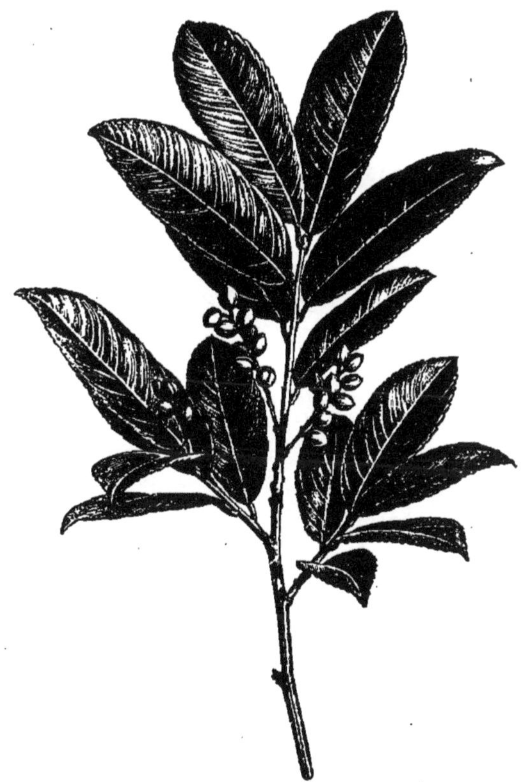

Fig. 151. — Laurier-Cerise.

des Rosacées, originaire des provinces caucasiennes de la Russie et du nord de la Perse, et fréquemment cultivé aujourd'hui dans toute l'Europe tempérée ou chaude.

Caractères extérieurs. — Ces feuilles sont simples, courtement pétiolées, coriaces, épaisses, d'un vert brillant, cassantes et d'une grande rigidité à l'état sec ; elles sont ovales, acuminées au sommet, légèrement denticulées sur les bords ; elles mesurent de 8 à 12 centimètres de longueur, sur 4 à 6 dans leur plus grande largeur. Le pétiole est brun, de 1 centimètre au plus de longueur, irrégulièrement prismatique et tordu sur lui-même. Il se continue par la nervure médiane, d'où se détachent huit à douze nervures secondaires, sous un angle ouvert de plus de 45° ; elles se recourbent en arc vers le bord de la feuille pour s'anastomoser entre elles. Vers la base et contre la nervure médiane, se voient, à la face inférieure, deux à quatre nectaires, aplatis, de couleur brune sur les feuilles sèches. Saveur astringente et amère ; odeur nulle, mais quand elles sont fraîches, ces feuilles laissent dégager, quand on les froisse entre les doigts, une odeur bien marquée d'essences d'Amandes amères.

Caractères microscopiques. — Les deux épidermes (*ep. s*, *ep. i*,

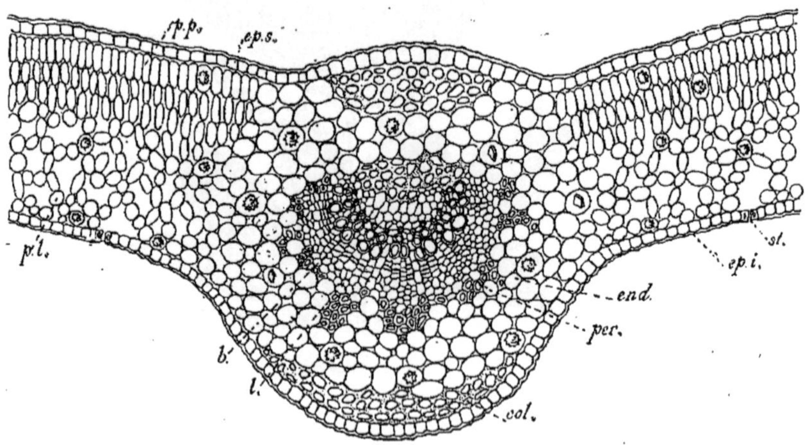

Fig. 152. — Coupe de la feuille de Laurier-Cerise.

fig. 152) sont complètement dépourvus de poils ; parenchyme hétérogène asymétrique, formé à la partie supérieure de deux à trois rangées de cellules disposées en palissade (*p.p*) et à la partie inférieure d'un plus grand nombre de rangées de cellules irrégulièrement disposées (*p.l*). La nervure médiane présente : un bois (*b*) assez développé, séparé par la zone cambiale d'un liber (*l*) réduit à quelques assises cellulaires. En dehors de ce dernier, se trouve un arc brillant de fibres scléreuses appartenant au péricycle (*per*); on remarque en outre un certain nombre de cellules isolées ou groupées qui sont restées parenchymateuses au milieu des fibres. Autour de ce faisceau libéro-ligneux se voit une gaine très distincte (*end*) composée de cellules relativement grandes et formant une assise simple sur les côtés, mais plus ou moins régulièrement dédoublée sur les faces supérieure et inférieure du faisceau; cette gaine représente l'endoderme.

A l'aide de réactions microchimiques fort délicates, M. L. Guignard a montré que le ferment qui produit l'hydratation et le développement du glucoside que renferment les feuilles de Laurier-Cerise avait exclusivement son siège dans la gaine endodermique qui entoure les faisceaux libéro-ligneux, ainsi que dans quelques cellules non sclérifiées du péricycle, qu'on trouve isolées ou plus souvent reliées à la gaine endodermique.

Composition chimique. — Les feuilles de Laurier-Cerise renferment un peu de tanin, du sucre, de la matière grasse, un ferment spécial, l'*Émulsine* ou *Synaptase*, et un glucoside amorphe, la *Laurocérasine*, qui se comporte comme l'Amygdaline, et donne, par les acides étendus ou sous l'action de l'émulsine en présence de l'eau, du glucose, de l'acide cyanhydrique et de l'aldéhyde benzoïque ou essence d'Amandes amères.

Usages. — Les feuilles fraîches sont souvent employées, non sans danger, comme condiment. En pharmacie, elles ne sont guère employées qu'à la préparation de l'eau distillée de Laurier-Cerise qui est prescrite comme sédative dans tous les états nerveux (gastralgie, vomissements, coqueluche, asthme, etc.); elle calme la toux. La dose est de 10 à 30 grammes.

L'*Écorce de Prunier de Virginie*, fournie par le *Prunus serotina*, arbre de l'Amérique du Nord, renferme un principe voisin de l'Amygdaline, mais amorphe, qui, en présence de l'émulsine des Amandes amères, développe une forte odeur d'acide cyanhydrique. Cette écorce s'emploie comme tonique et en outre comme sédative du système nerveux.

TIGES DE DOUCE-AMÈRE

Origine. — Elles proviennent de la Morelle Douce-Amère (*Solanum Dulcamara*) (fig. 153), plante vivace, sarmenteuse, de la famille des Solanacées, que l'on trouve dans toute l'Europe, sauf dans l'extrême nord, en Asie, dans le nord de l'Afrique; elle se naturalise dans l'Amérique du Nord.

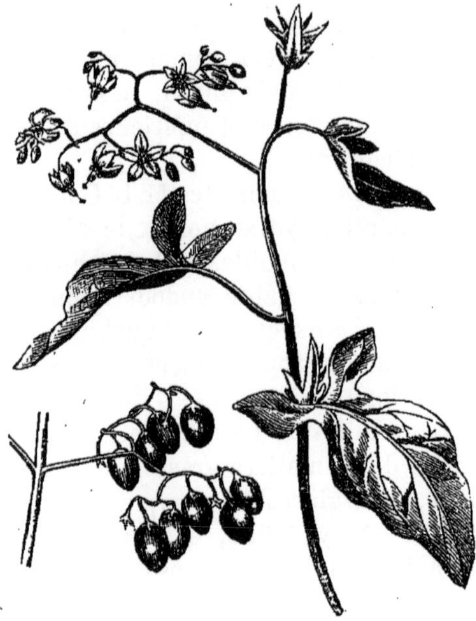

Fig. 153. — Douce-Amère.

Caractères extérieurs. — Les tiges de cette plante se trouvent en pharmacie coupées en tronçons cylindriques de la grosseur d'une plume d'Oie et de 2 à 4 centimètres de longueur. Les plus jeunes sont d'une couleur verdâtre, encore recouverts d'épiderme ; les plus âgés sont colorés en jaune brun. La couche externe, de nature subéreuse, est mince et s'exfolie facilement, en mettant à découvert une couche verdâtre ; la portion centrale est souvent résorbée. Odeur légèrement vireuse ; saveur amère d'abord, puis légèrement douceâtre.

Caractères microscopiques. — L'épiderme ayant le plus souvent disparu, on trouve tout d'abord un suber plus ou moins épais (*s*, fig. 154), puis une ou deux assises de collenchyme (*col*) et un parenchyme cortical (*p.c*) dont les cellules les plus externes renferment de l'amidon et de la chlorophylle et dont l'assise la plus interne, l'endoderme (*end*), est formée d'une seule assise de cellules plissées sur les parois latérales. Le péricycle (*per*) comprend aussi une seule assise de cellules sclérifiées de loin en loin ; le liber externe (l^1, l^2) renferme un grand nombre de cellules cristalligènes contenant des cristaux d'oxalate de chaux pulvérulents. Un cambium très apparent (*c*) précède la zone ligneuse (b^2, b^1) très développée et sillonnée par un grand nombre de rayons médullaires (*r. m*) formés d'une seule rangée de cellules. A la périphérie de la moelle, tout contre le bois, on voit un liber périmédullaire très développé (*l.i*), renfermant des cellules cristalligènes et des fibres (*f*) semblables à celles du péricycle.

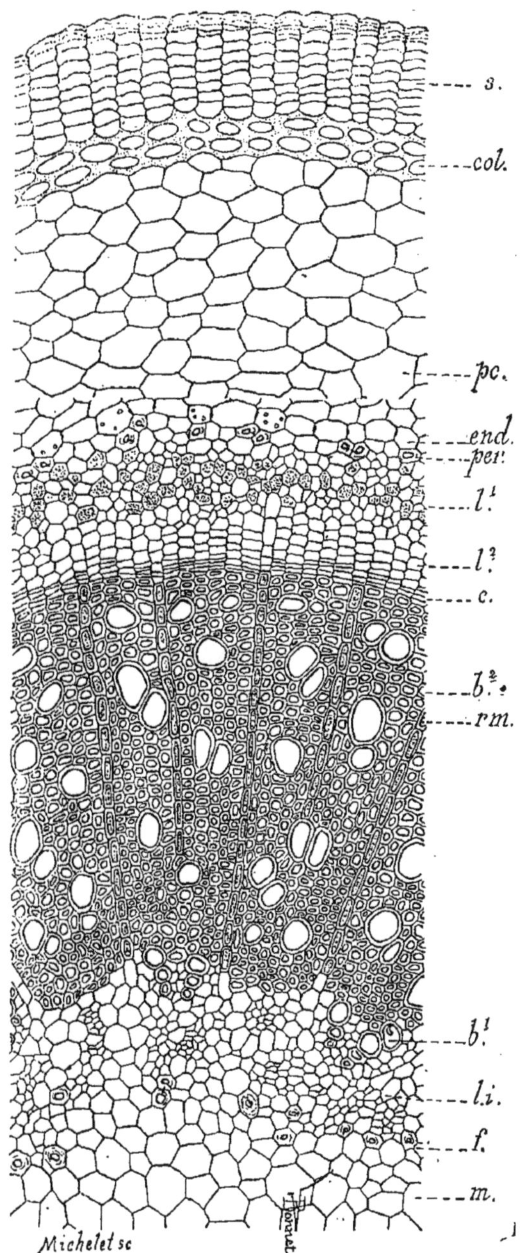

Fig. 154. — Coupe de la tige de Douce-Amère.

Composition chimique. — La Douce-Amère renferme : 1° un principe qui a pendant longtemps été considéré comme un alcaloïde ; c'est la *Solanine* $C^{41}H^{75}AzO^{15}$, qui joue en effet le rôle d'une base faible et que les acides étendus dédoublent à chaud en glucose et en *Solanidine* $C^{40}H^{61}AzO^{2}$; 2° un autre glucoside, la *Dulcamarine* $C^{22}H^{34}O^{10}$ qui se dédouble en glucose et en *Dulcamarétine* $C^{16}H^{26}O^{6}$; 3° la *Picroglucine*, de saveur douce et amère, qui donne à la tige sa saveur spéciale.

Usages. — La Douce-Amère participe d'une partie des propriétés des Solanacées vireuses; elle provoque, à hautes doses, des nausées, des vomissements, des vertiges, de l'hypersécrétion rénale et cutanée. Elle a surtout été utilisée comme dépurative et antirhumatismale, en infusion (8 à 40 grammes par litre), en extrait, en sirop, etc.

La Solanine est encore peu employée en thérapeutique en raison du désaccord qui règne entre les auteurs qui en ont étudié les propriétés physiologiques. Les uns la préconisent comme mydriatique; les autres la proposent comme succédané de la morphine. C'est en somme un médicament à étudier.

MORELLE NOIRE

Origine. — La *Morelle noire* (*Solanum nigrum*) (fig. 155), dont on récolte, pour l'usage pharmaceutique, les feuilles et les tiges au moment de la floraison, est une plante annuelle de la famille des Solanacées, très commune en Europe, dans les terrains incultes, sur le bord des chemins.

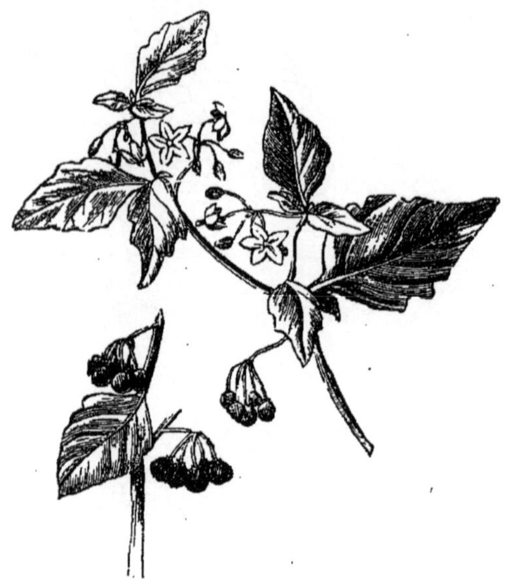

Fig. 155. — Morelle noire

Caractères extérieurs. — Les feuilles sont alternes en bas, géminées à la partie supérieure, pourvues d'un pétiole et dentées sur les bords. Les fleurs, disposées en ombelles, sont rotacées et blanches ; les fruits sont noirs à complète maturité. Odeur vireuse s'atténuant par la dessiccation ; saveur amère et désagréable.

Composition chimique. — Les feuilles renferment une petite quantité de Solanine; les fruits en contiennent une bien plus grande proportion.

Usages. — La Morelle noire est narcotique, antispasmodique et mydriatique. Elle est peu employée à l'intérieur; les feuilles fraîches entrent dans la composition du Baume tranquille et de l'Onguent populéum; à l'état sec, elles sont fréquemment employées, sous forme de décoction, en injections vaginales et en fomentations narcotiques. Dans certains pays, les feuilles jeunes sont mangées communément, à la manière des Épinards.

2. — Glucosides sulfo-azotés.

Les glucosides sulfo-azotés ont été rencontrés jusqu'ici dans un petit nombre de groupes végétaux : les Crucifères, les Capparidées, les Tropéolées, les Limnanthées et les Papayacées. A part l'*Acide myronique* et la *Sinalbine*, leur constitution chimique est assez mal connue ; on sait seulement que sous l'action d'un ferment spécial, la *Myrosine*, ils donnent tous du glucose et une essence sulfurée dont la composition chimique varie suivant les espèces.

GRAINES DE MOUTARDE NOIRE

Origine. — Les *Graines de Moutarde noire* sont fournies par le *Brassica nigra* (*Sinapis nigra*), plante annuelle de la famille des Crucifères, cultivée dans une grande partie de l'Europe, surtout en Alsace, en Bohême, en Hollande, en Angleterre et en Italie. Elle se trouve à l'état sauvage dans toute l'Europe, sauf l'extrême nord, dans la région méditerranéenne, ainsi que dans le Caucase, l'Inde orientale et la Sibérie méridionale.

Caractères extérieurs. — Ces graines sont sphériques ou ovoïdes, ombiliquées, de couleur brune plus ou moins foncée, recouvertes parfois d'un enduit blanc grisâtre ; l'enveloppe extérieure est creusée de petites fossettes visibles à la loupe qui leur donnent un aspect chagriné ; leur dimension est environ de 1 millimètre de diamètre. Sous l'enveloppe, on trouve une amande exclusivement constituée par un embryon jaunâtre, charnu. Leur odeur est nulle tant que les graines sont sèches, mais devient très piquante lorsqu'elles sont broyées avec de l'eau ; la saveur de la graine broyée est piquante et amère.

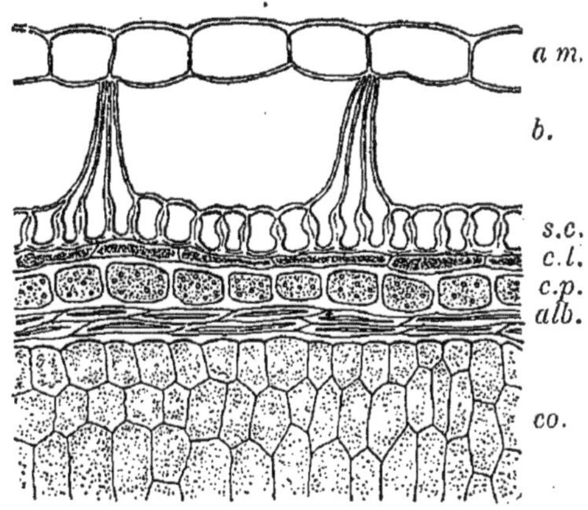

Fig. 156. — Coupe de la graine de Moutarde noire.

On trouve, à l'extérieur, une assise mucilagineuse (*a.m*, fig. 156) ; puis une deuxième assise de cellules plus larges (*b*) entre lesquelles s'insinuent un certain nombre de cellules de l'assise sous-jacente qui de loin en loin s'allongent en tubes ; au-dessous, se trouve une assise de cellules scléreuses (*s.c*) épaissies en fer à cheval. Ces trois rangées de cellules représentent le tégument externe de l'ovule. Le tégument interne est représenté par une couche de cellules tangentielles fortement aplaties (*c.t*). Vient ensuite la couche protéique (*c.p*) doublée en dedans par une lame nacrée assez épaisse (*alb*) constituée par des cellules fortement aplaties; cette enveloppe, ainsi que l'assise protéique, proviennent exclusivement de l'albumen. Au-dessous, on trouve le tissu des cotylédons (*co*).

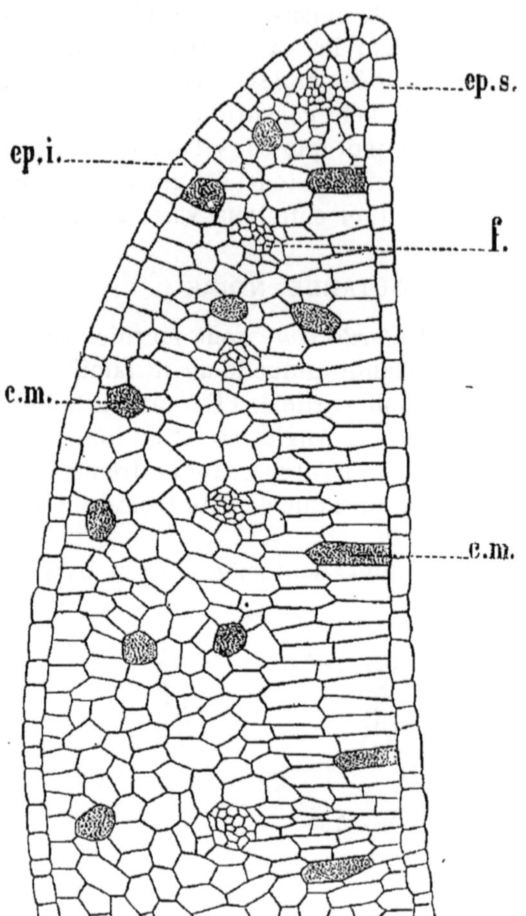

Fig. 157. — Portion de coupe transversale d'un cotylédon de *Brassica nigra*.

Ceux-ci (fig. 157) sont formés de cellules polygonales, disposées en palissade sous l'épiderme de la face supérieure (*ep.s.*), et renfermant de l'aleurone et de l'huile fixe. On observe en outre, disséminées dans tout le parenchyme cotylédonaire, un certain nombre de cellules (*c.m*) qui ne contiennent ni huile, ni aleurone, qui se colorent en rouge intense par le réactif de Millon et qui prennent, avec l'acide chlorhydrique pur et à chaud, une teinte rose, puis violette, à l'exclusion du reste de la coupe : ce sont des *Cellules à myrosine*.

Composition chimique. — Les graines de Moutarde renferment : 1° environ 20 p. 100 de mucilage provenant du tégument ; 2° 23 à 33 p. 100 d'huile grasse dont on a retiré par saponification les acides *érucique*, *bénostéarique* et *sinapoléique* ; 3° un alcaloïde, la *Sinapine*, existant à l'état de sulfate acide ; 4° un ferment albuminoïde soluble, la *Myrosine* ; 5° un glucoside, l'*Acide myronique* $C^{10}H^{19}AzS^2O^{10}$, qui se présente dans la plante sous la forme d'un composé potassique qui est du *Myronate de potassium*, composé auquel on donne fréquemment le nom de *Sinigrine*. Sous l'influence de la myrosine, le myronate de potassium donne du glucose, de l'essence de Moutarde ou isosulfocyanate d'allyle et du sulfate acide de potassium.

$C^{10}H^{18}AzKS^2O^{10}$	=	$C^6H^{12}O^6$	+	$C^3H^5.Az:CS$	+	SO^4KH
Myronate de potassium.		Glucose.		Isosulfocyanate d'allyle.		Sulfate acide de potassium.

Comme produits secondaires prennent naissance du sulfure et du cyanure d'allyle, ainsi que du sulfure de carbone ; tous ces corps résultent de l'action de l'eau sur l'essence de Moutarde.

Au-dessus de 60°, la réaction n'a pas lieu, car alors la solution aqueuse de myrosine est coagulée et est devenue inactive ; l'action de ce ferment est également annihilée par toutes les substances qui coagulent l'albumine : alcool, acides minéraux, tanin, etc.

Usages. — Réduites en poudre, ces graines constituent la farine de Moutarde, que l'on emploie comme révulsif énergique sous forme de cataplasmes rubéfiants ou *Sinapismes* ; la peau devient rouge ; puis, si on laisse l'action se continuer, il se produit une véritable vésication. Comme l'huile a l'inconvénient de faire rancir la farine, on a conseillé de la déshuiler en la traitant par un mélange de sulfure de carbone et de benzine ; c'est avec une farine ainsi traitée que sont préparés les *Sinapismes Rigollot*.

A l'intérieur, la graine de Moutarde constitue un médicament antiscorbutique, comme du reste les autres Crucifères. Elle sert à préparer la Moutarde comestible, qu'on emploie si fréquemment comme condiment.

L'essence de Moutarde constitue un antiseptique des plus énergiques que l'on n'a pas su encore utiliser.

RACINE DE RAIFORT

Origine. — La *Racine de Raifort* est la racine du *Raifort sauvage* ou *Cranson* (*Cochlearia Armoracia*) (fig. 158), plante vivace de la famille des Crucifères, qui végète dans les montagnes humides de l'Europe, et que l'on cultive communément en Angleterre et en Bretagne; elle s'emploie surtout à l'état frais.

Caractères extérieurs. — Cette racine peut atteindre 75 à 80 centimètres de longueur et 2 à 3 centimètres de diamètre; elle est gris jaunâtre ou brun jaunâtre, charnue, verticale, brièvement ramifiée au sommet, chacune des ramifications étant couronnée par un bouquet de feuilles dentelées représentant les traces des feuilles tombées. Au-dessous de cette tête élargie, la racine est cylindrique sur une assez grande longueur et porte de longues radicelles très grêles. Cette racine est naturellement inodore, mais si on la brise ou si on la pèle, elle exhale une odeur très forte et caractéristique qui provoque le larmoiement.

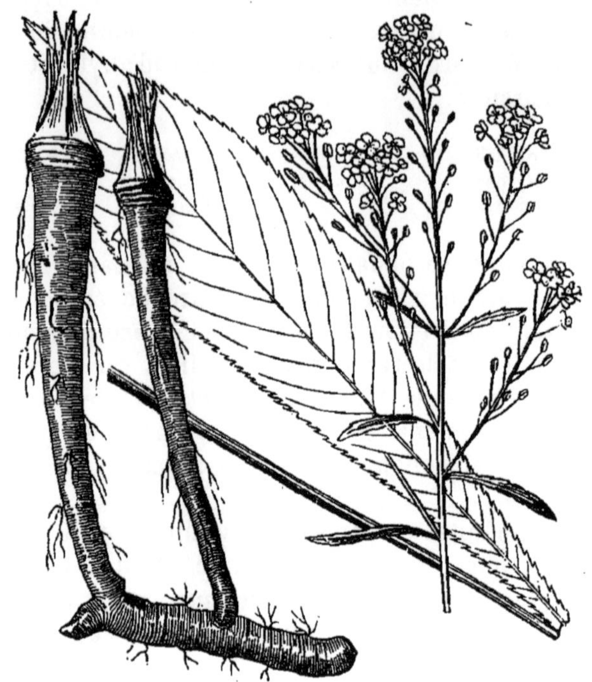

Fig. 158. — Raifort sauvage.

Caractères microscopiques. — La structure anatomique ne présente rien de particulier; elle est celle d'une racine de Dicotylédone à la période secondaire. Mais dans l'écorce, dans les parenchymes libérien et ligneux et dans les rayons médullaires, on trouve un assez grand nombre de *cellules à myrosine* (*c.m*, fig. 159), qui, en dehors des réactifs déjà indiqués (réactif de Millon, acide chlorhydrique) pour les caractériser, se reconnaissent à leur contenu finement

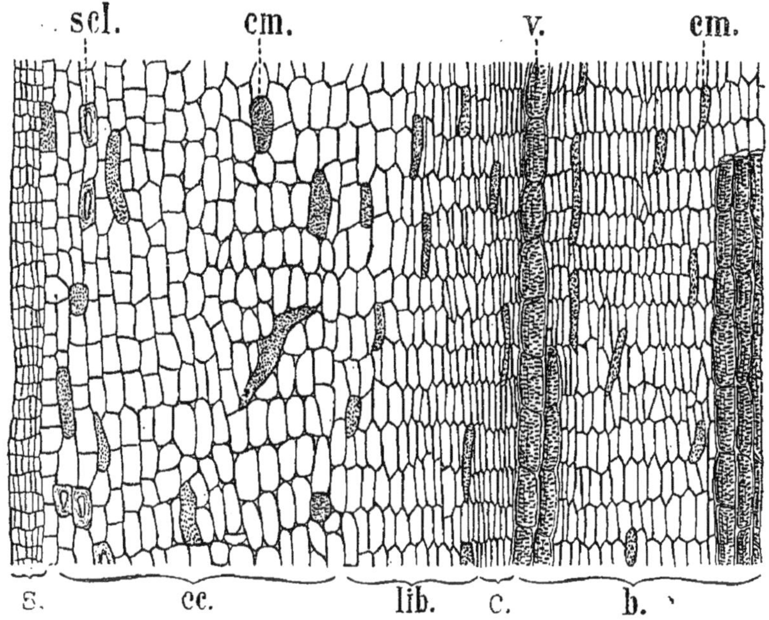

Fig. 159. — Coupe longitudinale de la racine de Raifort

granuleux, réfringent et d'aspect homogène; d'autre part, elles sont totalement dépourvues d'amidon, tandis que le parenchyme de l'écorce et celui du bois en contiennent de nombreux grains.

Composition chimique. — La racine de Raifort renferme du sucre, une certaine quantité de matière grasse, de la *Myrosine* et du *Myronate de potassium*, qui, par leur réaction réciproque en présence de l'eau, donnent une essence identique à celle de la Moutarde noire.

Usages. — La racine de Raifort râpée est usitée comme condiment, surtout en Allemagne et en Angleterre; appliquée sur la peau, elle produit une rubéfaction intense et analogue à celle qu'on obtient avec la farine de graine de Moutarde noire. C'est un antiscorbutique puissant et, à ce titre, elle est employée à l'état frais pour préparer l'alcoolat de Cochléaria, le sirop de Portal, le vin et le sirop antiscorbutiques.

Parmi les plantes médicinales qui renferment un glucoside sulfoazoté et qui doivent leurs propriétés à l'huile essentielle provenant du dédoublement de ce glucoside, nous signalerons les suivantes appartenant toutes à la famille des Crucifères :

1° Le *Cresson de fontaine* (*Nasturtium officinale*) qui croît dans les eaux de fontaine et les ruisseaux, et qui renferme de l'iode ainsi qu'une essence qui est ici le *Nitrile de l'acide phényl-propionique* $Az.C^9H^9$. Il est diurétique, dépuratif et antiscorbutique, et est employé à l'état frais pour la préparation du vin et du sirop antiscorbutiques, du sirop de Portal et de l'alcoolat de Cochléaria.

2° La *Roquette sauvage* (*Nasturtium sylvestre*) qui peut être substituée à l'espèce précédente dont elle a les propriétés.

3° Le *Cresson des prés* (*Cardamine pratensis*) qui se rapproche du Cresson ordinaire par sa saveur et ses propriétés.

4° L'*Arabette* (*Arabis sagittata*), qui est commune au printemps dans les bois sablonneux, les coteaux arides, et qui partage les propriétés stomachiques et stimulantes des autres Cressons.

5° Le *Cochléaria officinal* (*Cochlearia officinalis*), plante bisannuelle qui croît sur le bord de la mer et le long des ruisseaux dans l'Europe tempérée, et que l'on cultive en raison de ses propriétés médicinales. Le principe actif réside dans les feuilles, surtout au moment de la floraison ; elles donnent, quand on les écrase, une essence sulfurée qui est l'*isosulfocyanate du butyle secondaire* $C^4H^9.AzCS$. C'est un antiscorbutique à l'égard du Raifort ; il rentre dans la préparation des mêmes médicaments que ce dernier.

6° L'*Alliaire* (*Sisymbrium Alliaria*) qui croît en France dans les chemins ombragés, sur les murailles, et qui exhale, quand on la froisse entre les mains, une odeur alliacée très caractéristique. Celle-ci est due à la formation d'une essence qui est un mélange de *Sulfure d'allyle* $(C^3H^5)^2S$ et d'*Isosulfocyanate d'allyle* $C^3H^5.AzCS$. Les graines ont été employées à préparer des sinapismes.

7° La *Roquette cultivée* (*Eruca sativa*) qui croît spontanément dans le midi de la France, en Espagne, en Suisse, en Autriche, dans les moissons et les décombres. Les feuilles ont des propriétés antiscorbutiques ; les graines sont rubéfiantes.

8° Le *Cresson alénois* (*Lepidium sativum*), plante originaire du Levant, cultivée dans les jardins, qui possède les mêmes propriétés que le Cresson de fontaine; il les doit à une essence qui est le *Nitrile de l'acide α-toluique* $Az.C^8H^7$.

9° La *Bourse à Pasteur* (*Capsella bursa-pastoris*), qui est une plante des plus communes en Europe, au bord des chemins et des rivières, et dont on a préconisé l'extrait fluide, à la dose de 10 à 30 grammes par jour, comme hémostatique.

CHAPITRE VI

MÉDICAMENTS A TANNOÏDES (ASTRINGENTS)

Caractères généraux. — Le groupe des *Tanins*, loin d'être constitué par un principe et certaines variétés de ce principe, renferme un très grand nombre de composés différents. En effet, on a réuni sous le nom de *Tanins* des principes immédiats des végétaux très différents au point de vue chimique, mais ayant comme caractères communs d'être amorphes, solubles dans l'eau, d'avoir une saveur astringente, de précipiter la gélatine, l'émétique et la plupart des alcaloïdes de leurs solutions, de donner avec les sels ferriques des précipités ou des colorations variant du noir bleuâtre au vert, et de se décomposer par la chaleur en pyrogallol ou en pyrocatéchine. Sous le nom plus général de *Tannoïdes*, nous comprenons non seulement les tanins, mais aussi un certain nombre d'autres principes immédiats des végétaux avec lesquels les premiers offrent des relations chimiques ou physiologiques, et que M. Bræmer désigne sous le nom de *congénères des tanins* : tels sont l'acide gallique, l'acide ellagique, l'acide protocatéchique, la phloroglucine, la pyrocatéchine, etc.

Caractères chimiques. — Au point de vue chimique, quelques tanins donnent naissance, sous l'influence des acides étendus, à une ou plusieurs molécules de glucose et à des acides à fonction phénolique ou à des polyphénols : ce sont de véritables glucosides (acide cafétannique, acide kolatannique, etc.); d'autres se dédoublent en deux molécules d'acides à fonctions phénoliques : tel est le tanin de la Noix de Galles ou tanin proprement dit. En s'appuyant sur l'ensemble de leurs réactions, M. Bræmer distingue six groupes dans les tannoïdes :

1° *Tanins à noyau gallique, non phlobaphéniques.* — Ils dérivent de l'acide gallique par déshydratation et régénèrent cet acide par les hydratants : ce sont les acides gallo-tanniques.

2° *Tanins à noyau gallique, phlobaphéniques.* — Ce sont des produits méthylés de l'acide gallique; par hydratation, ils ne régénèrent pas l'acide gallique; par oxydation, ils fournissent des phlobaphènes : ce sont les acides quercitanniques. Les tanins de ces deux groupes donnent du pyrogallol à la distillation sèche.

3° *Tanins à noyau protocatéchique.* — Ils dérivent par déshydratation de phénols (catéchines, québrachoïne, etc.), qu'ils ne régénèrent pas en s'hydratant. Comme les précédents, ils donnent, par oxydation, des produits phlobaphéniques ; à la distillation pyrogénée, ils donnent de la pyrocatéchine. Tels sont les acides cachoutannique, kinotannique, québrachotannique.

4° *Tanins à noyau ellagique.* — Ils dérivent de l'acide ellagique par hydratation et régénèrent cet acide par oxydation : acides ellago-tanniques du Dividivi, des Myrobolans, etc.

5° *Tanins glucosidiques.* — Ces tanins donnent par hydratation du glucose et un acide phénolique (acide caféique). Les acides cafétannique, kolatannique, cocatannique, sont les seuls dont la nature glucosidique paraît démontrée.

6° *Tanins phloroglucosidiques.* — Ce sixième groupe comprend les tanins qui ne peuvent pas encore être classés chimiquement ; on sait seulement que par la potasse fondante, ils se dédoublent en phloroglucine et en acide protocatéchique, sans que l'on sache si ce dernier constitue un éther avec le phénol, ou s'il est simplement le résultat de l'oxydation pendant le dédoublement de ce phénol phloroglucique.

Il est important de signaler avec M. Bræmer, relativement aux relations qu'ont entre eux les noyaux de ces différents tanins, qu'ils dérivent tous de l'acide protocatéchique $C^7H^6O^4$: l'acide gallique $C^7H^6O^5$ est le premier terme de l'oxydation ; l'acide ellagique $C^{14}H^6O^8$ dérive de l'acide gallique par oxydation, avec déshydratation :

$$\underset{\text{Acide gallique.}}{2C^7H^6O^5} + O - 3H^2O = \underset{\text{Acide ellagique.}}{C^{14}H^6O^8}$$

Enfin, l'acide caféique $C^9H^8O^4$ est un dérivé acétylé de l'acide protocatéchique et a été obtenu synthétiquement de celui-ci.

Réactions microchimiques. — Les tannoïdes peuvent être localisés par les réactions suivantes :

1° Les sels de fer donnent un précipité bleu ou vert : celui que l'on emploie le plus communément en raison de ses nombreux avantages est le chlorure ferrique en solution aqueuse. Il ne faut pas perdre de vue que les sels de fer précipitent aussi d'autres principes immédiats des végétaux (Arbutine, Rutine, Fraxine, Fustine, etc.).

2° Le bichromate de potassium en solution aqueuse donne un précipité brun clair ou foncé dans les cellules qui renferment des tanins.

3° L'acéto-tungstate de sodium ou *Réactif de Braemer* (tungstate de sodium, 1 p.; acétate de sodium, 2 p.; eau distillée, q. s. pour 10 c.c.), précipite les tanins en jaune-fauve; ce précipité est insoluble dans les acides, sauf dans les acides citrique et tartrique en solution *concentrée*. Ce réactif ne donne pas de précipité avec l'acide gallique, l'acide protocatéchique, la catéchine, la pyrocatéchine et le quercitrin.

4° Le cyanure de potassium en solution aqueuse donne, avec l'acide gallique, une belle coloration rouge qui disparaît au bout d'un certain temps; dans les mêmes conditions, le tanin précipite en jaune.

5° L'hypochlorite de sodium (liqueur de Labarraque) donne avec l'acide ellagique une coloration orangée persistante.

6° L'acétate de cuivre précipite l'acide protocatéchique en rouge.

7° Le chlorure de platine produit un précipité bleu foncé avec la pyrocatéchine; celle-ci donne aussi une coloration verte avec l'acéto-tungstate de sodium.

Dosage du tanin. — Les substances qui renferment du tanin étant fréquemment employées dans l'industrie pour le tannage des peaux et ayant une valeur en rapport avec la proportion de tanin qu'elles renferment, il est important de pouvoir doser cet élément dans les parties de plantes ou dans les extraits qui le contiennent. Quel que soit le procédé auquel on s'adresse, les écorces, feuilles, fruits ou matières diverses solides dans lesquelles on se propose de doser le tanin doivent être réduites en poudre fine. Pour cela, après les avoir grossièrement divisées, on les pulvérise dans un moulin à café et la poudre obtenue est tamisée; les parties grossières sont broyées à nouveau jusqu'à ce que la totalité du produit ait passé à travers le tamis.

Les procédés de dosage du tanin sont très nombreux; mais la plupart manquent de précision, ce qui n'a rien d'étonnant étant donnée la variabilité dans la composition chimique des différents tannoïdes. Au surplus, les résultats approximatifs que l'on obtient sont suffisants dans la plupart des cas. De tous ces procédés, nous en retiendrons seulement quelques-uns, qui, malgré leur simplicité et leur rapidité, donnent des résultats suffisants.

Le *procédé Harry Snyder* est basé sur la précipitation du tanin par l'acétate de zinc ammoniacal. On fait une décoction de la substance à examiner et on l'amène à un volume tel qu'elle renferme environ 3 grammes de tanin par litre; on prélève 50 c.c. de cette solution et on ajoute 5 c.c. d'une solution d'acétate de zinc ammoniacal. Celle-ci est préparée en faisant bouillir jusqu'à dissolution 40 gr. d'oxyde de zinc avec 50 c.c. d'eau et 65 c.c. d'acide acétique, laissant refroidir et complétant le volume de 500 c.c. avec de l'ammoniaque. On recueille sur un filtre le précipité de tannate de zinc formé, qu'on lave avec de l'eau ammoniacale à 3 p. 100 jusqu'à ce que l'eau de lavage passe incolore, ce qui a lieu lorsque tout l'acide gallique et les produits non tanniques sont éliminés. Le lavage terminé, on étend le filtre sur une plaque de verre, et avec une fiole à jet on fait tomber le précipité dans un matras jaugé de 1 litre. On acidule la liqueur avec 50 c.c. d'acide sulfurique au cinquième ayant servi à rincer le vase où on a opéré la précipitation, puis on complète avec de l'eau le volume de 1000 c.c. On transvase le tout dans une capsule, on ajoute 50 c.c. d'une solution de sulfate d'indigo à 20 gr. de carmin d'indigo en pâte par litre, et on titre la liqueur par la méthode de Löwenthal avec une solution de permanganate de potassium à 3gr,162 par litre, jusqu'à apparition de la teinte sensible jaune sale. On retranche du nombre de centimètres cubes employés, celui qui est nécessaire pour décolorer les 50 c.c. de la solution d'indigo (soit 20 à 25 c.c.), et la différence en centimètres cubes, multipliée par 0,004157, donne le tanin contenu dans les 50 c.c. de la solution tannique soumise à l'analyse.

Au lieu de doser le tanin par précipitation à l'aide de certains réactifs, on peut utiliser la propriété qu'ont les substances animales de fixer le tanin. Cette méthode donne les meilleurs résultats au point de vue industriel, puisqu'elle permet de déterminer précisément les substances absorbables par la peau. On prépare, comme précédemment, une décoction de la substance tannante à analyser, puis on en prend un volume déterminé, soit 100 à 200 c.c., que l'on met à digérer dans un matras avec de la poudre de peau préalablement humectée d'eau, ou avec du tissu osseux préalablement décalcifié. On doit employer une quantité de poudre de peau ou de tissu osseux égale à environ quatre fois la quantité de tanin contenu dans la solution, en ayant soin de l'ajouter peu à peu dans l'espace de deux ou trois heures. Après vingt-quatre heures de macération, on filtre et on détermine le poids d'extrait sec d'un certain volume de la liqueur obtenue; on détermine de même le poids d'extrait sec d'un égal volume de la liqueur primitive. La différence entre les deux poids donne la proportion de matières astringentes fixées par la peau. On peut aussi prendre la densité de la liqueur primitive et de cette même liqueur après traitement par la poudre de peau. De la différence observée, on en déduit, à l'aide d'une table dressée à cet effet, la quantité de tanin absorbée.

Le *titrage par l'iode* indiqué par M. F. Jean peut être avantageusement utilisé; ce procédé est basé sur ce fait, qu'en présence d'un carbonate alcalin, les matières astringentes absorbent l'iode avec une grande facilité et proportionnellement au tanin qu'elles renferment. On dissout 4 gr. d'iode pur à l'aide de 8 gr. d'iodure de potassium, dans quantité suffisante d'eau pour faire à 15° un litre de liqueur. On prend ensuite 10 c.c. d'une solution de tanin pur au 1/1000e (soit 0gr,01 de tanin), qu'on additionne de 2 c.c. de solution de carbonate de soude à 25 p. 100; puis on fait tomber goutte à goutte dans ce mélange la liqueur titrée d'iode, jusqu'à ce qu'une goutte excédante de celle-ci bleuisse légèrement un papier amidonné, ce qui annonce la fin de l'opération. On peut aussi remplacer l'amidon par le sulfure de carbone comme indicateur (Mouillade). On répète l'expérience sur 10 c.c. d'eau distillée contenant 2 c.c. de la solution alcaline, afin d'apprécier la dépense d'iode faite en pure perte avant d'obtenir la coloration du papier amidonné, dépense qu'on retranche de la première; on a ainsi exactement la quantité d'iode absorbée par le tanin lui-même. Cette correction faite, on titre la matière astringente à essayer, en employant le même procédé et en opérant sur 10 c.c. de sa solution qui devra contenir environ 0,01 de principe astringent. Comme l'acide gallique absorbe de l'iode pour son propre compte, on peut en déterminer la proportion par un deuxième titrage, après avoir absorbé le tanin de la liqueur par de la peau fraiche.

On peut encore opérer le dosage du tanin à l'aide du *tannomètre de Terreil*, appareil destiné à mesurer le volume d'oxygène de l'air absorbé par le tanin en présence d'une solution concentrée de potasse, sachant que 0gr,10 de tanin absorbent 20 c.c. d'oxygène. L'appareil est constitué par un tube de verre gradué, de large diamètre, portant un robinet à la partie inférieure et terminé à sa partie supérieure par un renflement fermé à l'aide d'un bouchon en verre. Le volume de l'appareil, d'environ 200 c.c., est gravé sur la portion renflée. On prépare une solution concentrée de potasse (potasse, 1 p.; eau, 2 p.) et on en aspire un volume de 20 c.c., jusqu'au 0 de la graduation que porte l'appareil. Par la partie supérieure, on introduit de 0gr,20 à 1 gr. de la substance à doser finement pulvérisée, et on ferme à l'aide du bouchon de verre. Cela fait, on note la pression barométrique et la température, ce qui permet de calculer le volume de l'air primitif V. On mélange alors la poudre avec la solution potassique qui ne tarde pas à prendre une teinte brune; de temps en temps, on ouvre sous l'eau le robinet inférieur, et une certaine quantité d'eau monte dans l'appareil. Quand l'absorption ne se fait plus, ce qui demande parfois un temps assez long, on note le volume, la pression et la température, ce qui permet de calculer le volume de l'air restant v. La différence $V - v$ indique le volume d'oxygène absorbé; sachant que 20 c.c. d'oxygène sont absorbés par 0gr,10 de tanin, on connait immédiatement la quantité de tanin contenue dans le produit essayé.

NOIX DE GALLES

Origine. — Les *Noix de Galles* ou *Galles de Chêne* sont des productions morbides ou *Galles* qui se développent sur les jeunes bourgeons du Chêne à Galles (*Quercus infectoria*, *Q. infectoria* var.

Lusitanica) (fig. 160), petit arbre de l'Asie Mineure, de la Syrie, de la Grèce, de l'île de Chypre, à la suite de la piqûre d'un insecte Hyménoptère du groupe des Cynipidés ou Gallicoles, le *Diplolepis* (*Cynips*) *Gallæ tinctoriæ*.

Caractères extérieurs. — On peut diviser les Noix de Galles en deux groupes : les *Galles vertes* ou *noires*, qui sont noirâtres, non perforées, lourdes, très astringentes; les *Galles blanches*, qui sont légères, blanchâtres, peu astringentes, et présentent un trou cor-

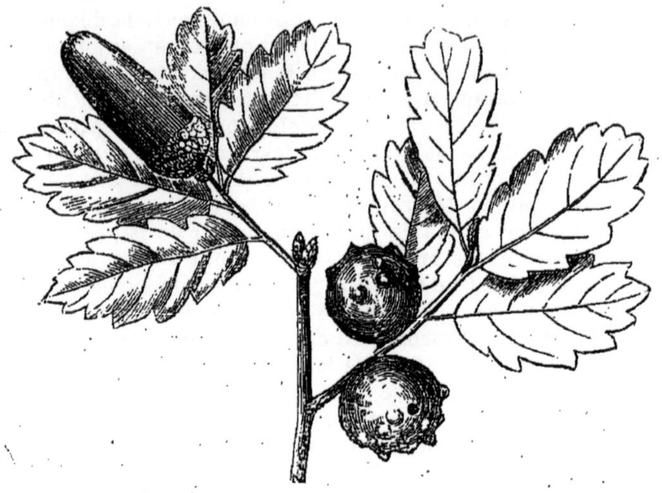

Fig. 160. — Rameau du *Quercus infectoria* portant deux Galles.

respondant à un canal intérieur; elles ont été récoltées après la sortie de l'Insecte et sont moins estimées que les premières.

Parmi les Galles noires, la sorte la plus estimée est la *Noix de Galles d'Alep*, qui vient des environs d'Alep en Syrie. Elle se présente sous forme de masses arrondies ou piriformes, de la grosseur d'une noisette (fig. 161); la portion inférieure, lisse, se prolonge en un court pédoncule; la portion supérieure est couverte de petits tubercules plus ou moins saillants. La surface extérieure est terne, lisse, vert foncé. Les Galles d'Alep sont dures, très résistantes, ne se brisant que sous le marteau; on trouve la portion centrale occupée par une logette, limitée par une portion dure ressemblant à un noyau. Saveur acide très astringente, accompagnée d'une certaine douceur; odeur à peu près nulle.

Les *Noix de Galles de Smyrne* (fig. 162) sont plus grosses, moins lourdes que les précédentes, et mêlées de beaucoup de Galles blanches ; aussi sont-elles moins estimées que les Galles d'Alep.

La *Petite Galle couronnée d'Alep* (fig. 163) est produite par la piqûre du *Cynips polycera* ; elle est grosse comme un Pois, pédiculée, et porte à sa partie supérieure une couronne de petits tubercules. Elle ne se trouve pas dans le commerce comme sorte distincte ; elle arrive simplement mêlée aux Galles d'Alep.

Caractères microscopiques. — La Noix de Galles

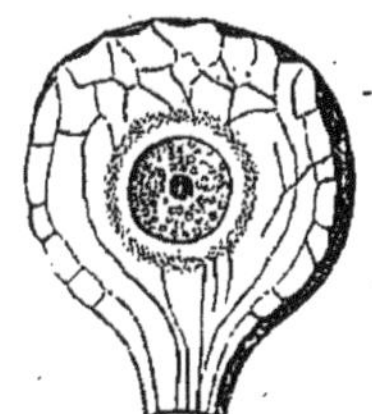

Fig. 161. — Coupe d'une Galle, de grandeur naturelle.

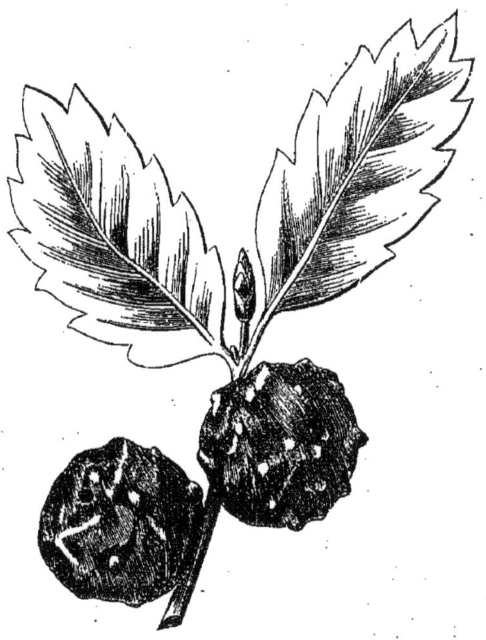

Fig. 162. — Galle de Smyrne.

présente sous l'épiderme un tissu parenchymateux dans sa portion externe (*p.c*, fig. 164), devenant progressivement scléreux dans sa portion interne (*p.i*) jusqu'à atteindre, dans les couches

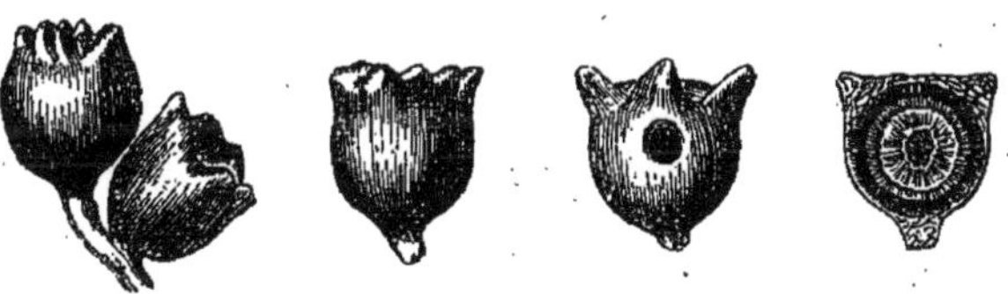

Fig. 163. — Petite Galle couronnée d'Alep.

les plus profondes, la consistance d'un sclérenchyme et former une sorte de noyau qui limite la cavité centrale (*scl*). Celle-ci présente à sa périphérie une couche plus ou moins épaisse de cellules à parois minces, remplies d'amidon (*p.a*).

Composition chimique. — La Noix de Galles renferme de la gomme, de l'amidon, du sucre, de l'acide gallique, et environ 65 p. 100 d'un tanin, désigné sous le nom d'*acide gallo-tannique* $C^{14}H^{10}O^{9}$: c'est le *Tanin* des pharmacies. Par hydratation, au moyen des acides étendus et de certains Champignons (*Aspergillus niger*, *Sterigmatocystis nigra*), l'acide gallo-tannique se transforme en acide gallique :

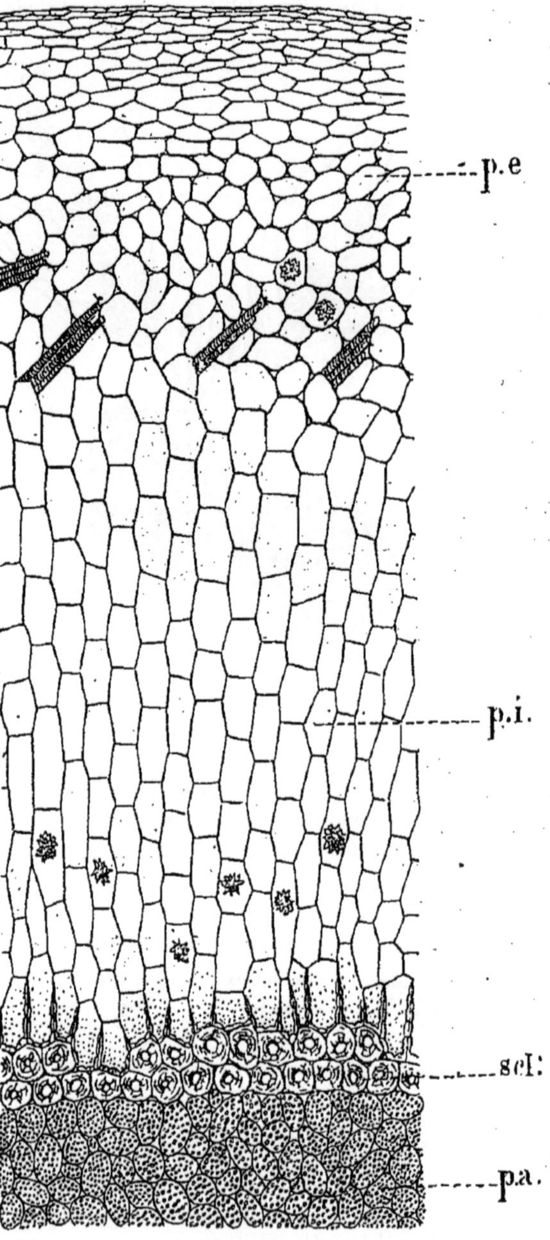

Fig. 164. — Coupe longitudinale de la Noix de Galles.

$$C^{14}H^{10}O^{9} + H^{2}O = 2C^{7}H^{6}O^{5}$$

Ac. gallo-tannique. Ac. gallique.

C'est du reste un des modes de préparation de l'acide gallique. Inversement, en déshydratant l'acide gallique par l'oxychlorure de phosphore, on obtient l'acide gallo-tannique. Le tanin de la Noix de Galles doit donc être considéré comme un anhydride digallique.

Ce tanin est très soluble dans l'eau, peu soluble dans l'alcool et complètement insoluble dans l'éther, la benzine et le chloroforme. Chauffé, il fond vers 210° et se décompose en donnant de l'acide carbonique, du pyrogallol et de l'acide métagallique. Il précipite les sels ferriques en bleu noir, les sels cupriques en brun, les sels plombiques en blanc, l'émétique en blanc; il produit encore la précipitation des sels d'alcaloïdes et la coagulation de l'albumine et de la gélatine.

Falsifications. — Les Galles d'Alep sont falsifiées de plusieurs manières :

1° On les mélange avec des sortes inférieures;

2° On bouche, avec de la cire, les trous des Galles piquées;

3° On colore des Galles légères, en les arrosant avec une solution de sulfate de fer;

4° On fabrique des Galles avec de la terre glaise, que l'on colore ensuite avec du sulfate de fer;

Les *sortes inférieures* et les *Galles piquées* sont reconnues par un triage attentif.

Les *Galles piquées, réparées à la cire*, étant plongées dans l'eau chaude, la cire fond et les trous réapparaissent.

Les *Galles colorées au sulfate de fer* sont généralement plus légères, et souvent piquées. Le sulfate de fer y est décelé en faisant macérer ces Galles dans de l'eau distillée et traitant la liqueur par les réactifs des proto-sels de fer.

Les *Galles artificielles* se délitent quand on les met dans l'eau.

Usages. — La Noix de Galles est un astringent puissant peu employé comme médicament, parce qu'on lui préfère le tanin qui est d'un usage plus commode. On l'utilise dans l'industrie pour l'extraction du tanin, pour la préparation de l'acide gallique et des encres noires et pour la teinture en noir.

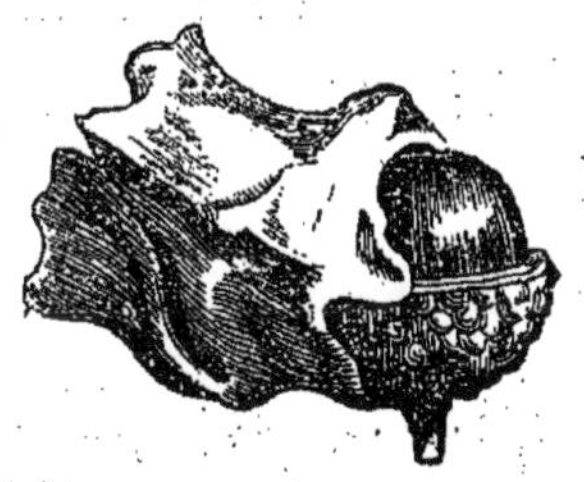

Fig. 165. — Galle de Hongrie.

On trouve encore sur les divers organes des Chênes un certain nombre de Galles dues à la piqûre de divers Cynipidés.

Sur le Chêne Rouvre (*Quercus Robur*) on rencontre :

1° La *Galle* ou *Gallon de Hongrie* (fig. 165), produite par la piqûre du *Cynips calicis* sur la cupule du gland; elle est très usitée pour le tannage des peaux;

2° La *Galle en Artichaut* (fig. 166), ressemblant à un cône de Houblon, et déterminée par l'*Andricus pilosus*;

3° La *Pomme de Chêne*, galle très grosse portant des aspérités

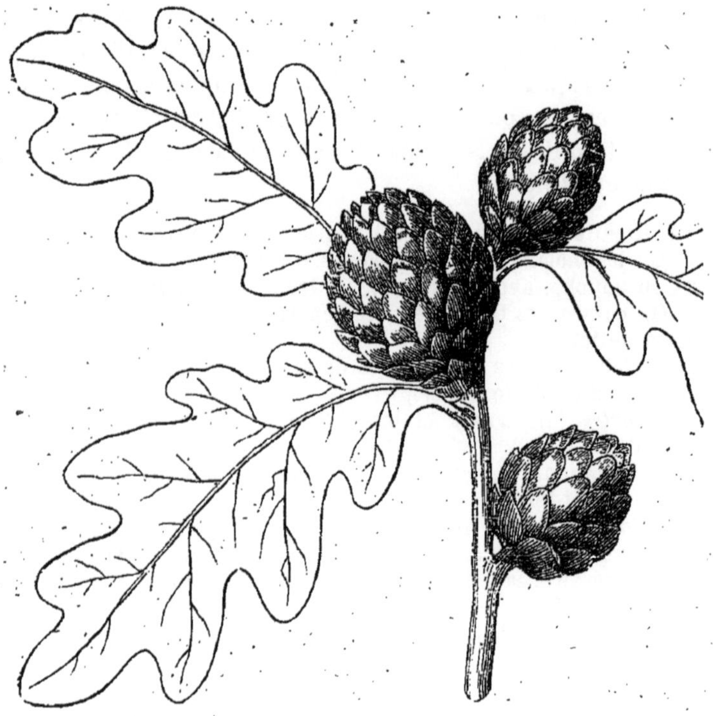

Fig. 166. — Galle en Artichaut.

disposées en couronne équatoriale, provenant de la piqûre du *Cynips argentea*.

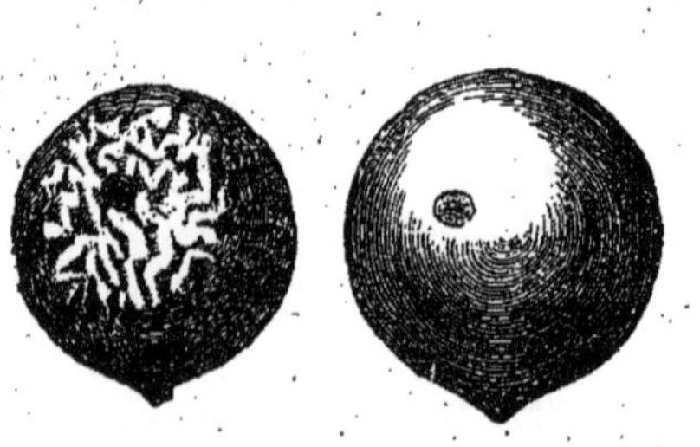

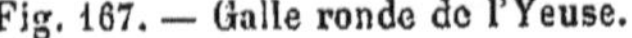

Fig. 167. — Galle ronde de l'Yeuse.

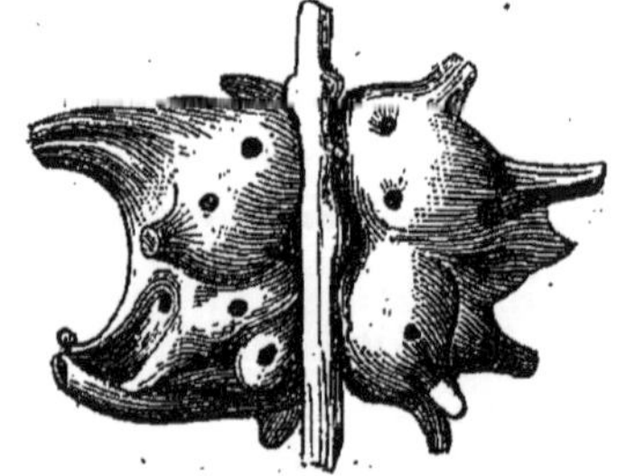

Fig. 168. — Galle corniculée.

Sur le Chêne Yeuse (*Quercus Ilex*), on trouve la *Galle ronde de l'Yeuse* ou *Galle de France* (fig. 167), produite par le *Cynips Hungarica*.

Sur le *Quercus pubescens*, le *Cynips coronata* produit une Galle à plusieurs loges, connue sous le nom de *Galle corniculée* (fig. 168).

GALLES DE CHINE

Origine. — Ces Galles, appelées aussi *Galles du Japon*, sont produites par la piqûre de l'*Aphis Chinensis*, Insecte Hémiptère du groupe des Aphidés, sur les feuilles du *Rhus semialata*, petit arbre de la Chine, du Japon et du nord de l'Inde, appartenant à la famille des Anacardiacées.

Caractères extérieurs. — Cette Galle (fig. 169) se présente sous

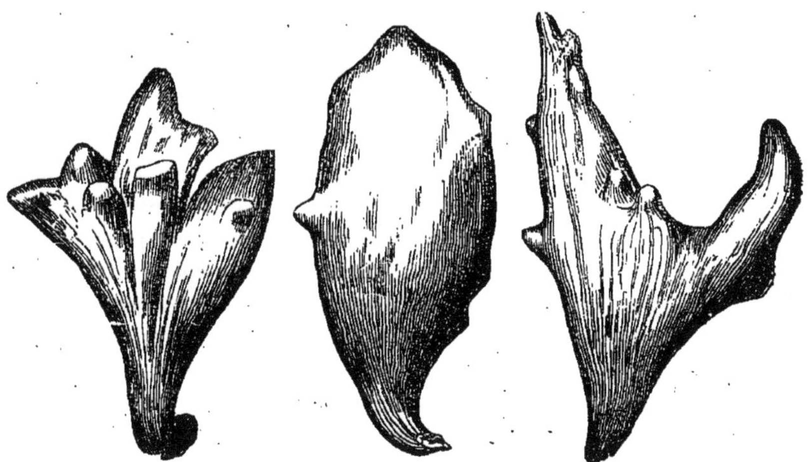

Fig. 169. — Galles de Chine.

forme de coques, tantôt arrondies ou oblongues, tantôt et plus souvent très irrégulières, simples ou lobées, et munies de protubérances de grandeur et d'aspect variables, parfois presque rameuses. Elles sont longues de 3 à 6 centimètres, larges de 1 à 3, rétrécies et striées à la base, et couvertes d'un duvet serré, court, velouté, grisâtre, qui manque seulement sur les saillies ou protubérances de la coque. En ces points, celle-ci présente une coloration brun rougeâtre. Leur cavité, très grande, contient une matière laineuse, blanche, avec des débris de Pucerons; la paroi de la coque est mince, ferme, dure, cassante, à section demi-translucide, d'aspect résineux.

Caractères microscopiques. — L'assise externe (*ep*, fig. 170) porte un grand nombre de poils protecteurs unicellulaires, de forme

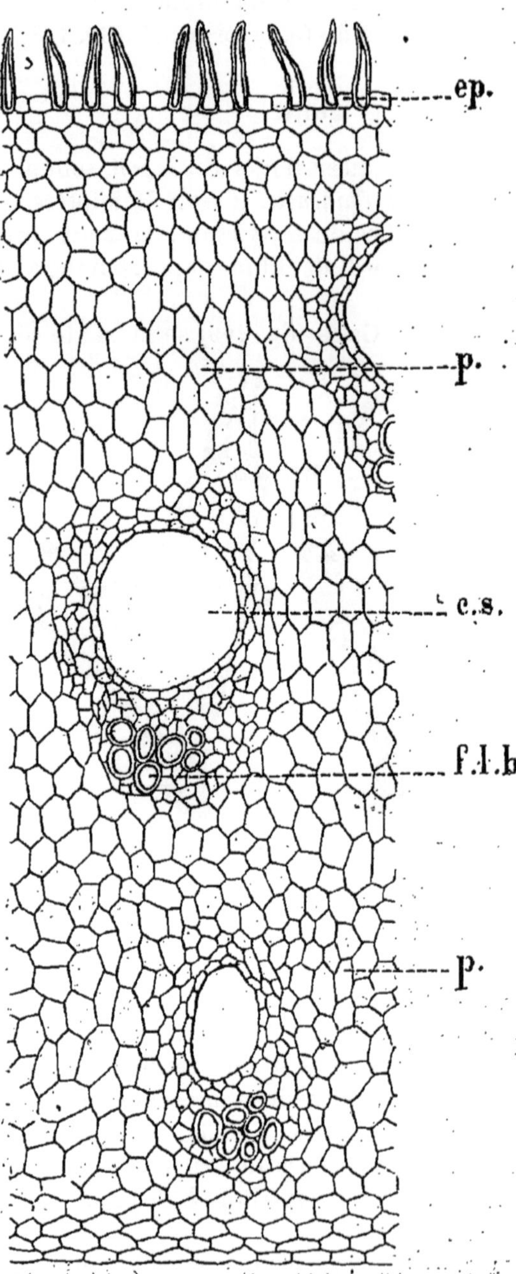

Fig. 170. — Coupe transversale de la Galle de Chine.

conique et à parois assez épaissies. Au-dessous, se trouve un parenchyme très développé (*p*) dont les cellules les plus extérieures et les plus internes renferment de petits grains d'amidon ; dans l'épaisseur de ce parenchyme sont disséminés de nombreux faisceaux libéro-ligneux (*f. l. b*) dans le liber desquels se trouve localisé un large canal sécréteur, contenant de la matière résineuse (*c. s*).

Composition chimique. — Les Galles de Chine renferment de 65 à 95 p. 100 d'un tanin qui est, comme l'acide gallo-tannique ordinaire, dont il partage les propriétés, un anhydride de l'acide gallique. Il en diffère cependant en ce qu'il dérive non de deux, mais de trois molécules de cet acide avec élimination de trois molécules d'eau : c'est donc un anhydride trigallique répondant à la formule $C^{21}H^{14}O^{13}$.

Usages. — Les Chinois emploient depuis longtemps ces Galles en médecine et dans la teinture; elles sont devenues depuis le milieu du siècle l'objet d'un important commerce européen, surtout en Allemagne, où on les utilise pour la préparation de l'acide gallique et du tanin.

Des Galles de même structure que celles que nous venons de décrire se rencontrent sur les feuilles et les jeunes branches de certaines espèces de Pistachiers : Pistachier commun (*Pistacia vera*), Lentisque (*P. Lentiscus*), Térébinthe (*P. Terebinthus*), arbustes de la famille des Anacardiacées. Les unes et les autres sont dues à la piqûre d'Aphidiens, appartenant aux genres *Tetraneura* et *Pemphigus*. Elles ont des formes très variées; la plus commune est la *Galle en corne* ou *siliquiforme*, qui offre l'aspect d'une énorme gousse pouvant atteindre 15 centimètres de longueur, parfois droite, le plus souvent recourbée en anse à la base (fig. 171); elle offre alors l'aspect d'une corne, d'où le nom de *Caroube de Judée*, qu'on a donné aux Galles de cette forme (de l'hébreu *Kerub*, qui signifie *corne*).

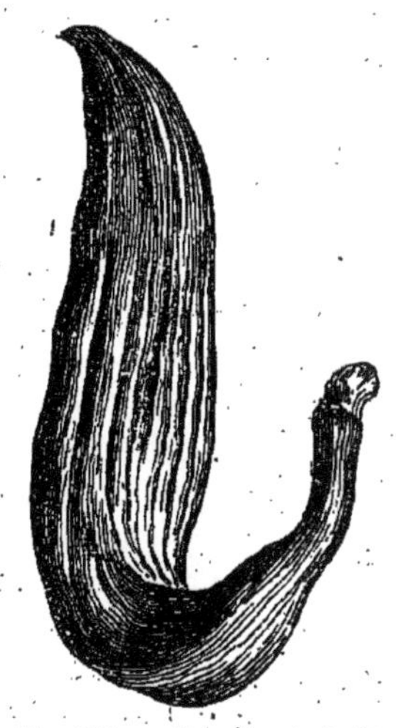

Fig. 171. — Caroube de Judée.

Elles renferment 60 p. 100 d'un tanin qui est sans doute voisin du tanin de la Noix de Galles, et 15 p. 100 d'acide gallique; aussi sont-elles employées pour la teinture et le tannage des peaux.

ÉCORCE DE CHÊNE

Origine. — L'*Écorce de Chêne* est fournie par le Chêne Rouvre (*Quercus Robur*), arbre de la famille des Cupulifères, très commun dans les forêts de l'Europe moyenne, dont il existe deux formes considérées par quelques botanistes comme deux espèces distinctes : le *Quercus pedunculata* Ehr. à fruits portés par un long pédoncule, et le *Q. sessiliflora* Sm. à fruits sessiles.

Caractères extérieurs. — L'Écorce de Chêne destinée à l'usage pharmaceutique est récoltée au printemps sur de jeunes rameaux; elle se présente en morceaux de longueur variable, plus ou moins

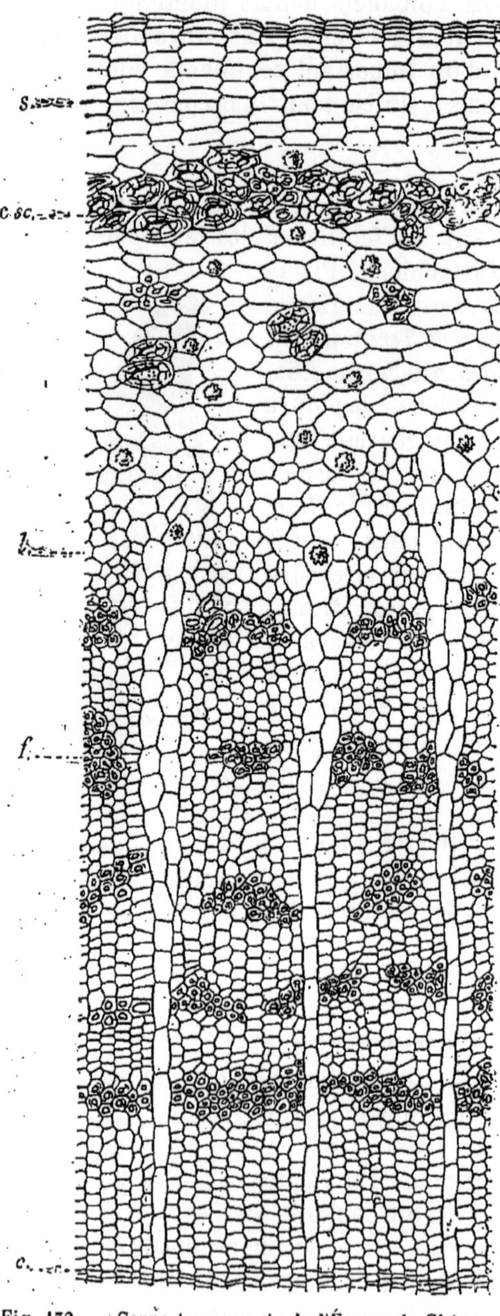

Fig. 172. — Coupe transversale de l'Écorce de Chêne.

cintrés, épais de 2 à 4 millimètres, à cassure courte et fibreuse. La surface externe est lisse, luisante, d'un gris blanc, tachée de brun par places; la face interne est brun-cannelle, nettement fibreuse et parcourue par de grosses côtes longitudinales, très saillantes et très dures, tout à fait caractéristiques. Odeur de tan prononcée, quand on la mouille ; saveur astringente et légèrement amère.

Caractères microscopiques. — Le suber (*s*, fig. 172) est assez épais ; le parenchyme cortical qui lui fait suite renferme un grand nombre d'éléments scléreux, réunis en amas plus ou moins épais, mais formant, dans la partie moyenne, une couche à peu près continue (*c. sc*). Le liber (*l*) présente des couches fibreuses (*f*) alternant avec des bandes de parenchyme un peu plus larges ; les rayons médullaires sont formés d'un rang de cellules dans la portion interne, mais ils vont en s'élargissant vers l'écorce et deviennent ainsi cunéiformes. On trouve dans les différentes parties de cette écorce de nombreux cristaux d'oxalate de chaux prismatiques ou en macles.

Composition chimique. — L'Écorce de Chêne renferme de la gomme, un principe amer voisin de la Salicine, la *Quercine*, une matière sucrée, la *Quercite* $C^6H^{12}O^5$, qui est un cyclohexanepentol, et un tanin particulier appelé *acide quercitannique* $C^{19}H^{16}O^{10}$, qui diffère par certains caractères du tanin de la Noix de Galles. On le considère comme un dérivé triméthylé de l'acide gallique à fonction cétonique; par hydratation, il n'est pas transformé en acide gallique; par déshydratation, il fournit un phlobaphène, le *Rouge de Chêne* :

$$\underset{\text{Ac. quercitannique.}}{2C^{19}H^{16}O^{10}} - 3H^2O = \underset{\text{Rouge de Chêne.}}{C^{38}H^{26}O^{17}}$$

Usages. — L'Écorce de Chêne est un de ces médicaments qui a été trop vanté autrefois et qui est trop délaissé aujourd'hui; elle est en effet astringente, tonique et antiseptique. On ne l'emploie plus guère qu'à l'extérieur sous forme de décoction (30 à 60 gr. p. 1000) en injections vaginales. Elle peut être avantageusement utilisée comme antidote dans les cas d'empoisonnement par les alcaloïdes, ainsi que par les sels de plomb, de cuivre ou d'antimoine. Elle est surtout employée, sous le nom de *Tan*, dans l'industrie de la tannerie pour rendre les peaux imputrescibles.

KINOS

Origine. — On désigne sous le nom de *Kinos* des produits astringents obtenus le plus souvent par dessiccation du suc qui s'écoule à la suite d'incisions pratiquées sur le tronc des arbres qui les produisent, plus rarement par décoction de leur bois. Ils sont essentiellement caractérisés par la présence d'un tanin à noyau protocatéchique et d'une matière colorante qui leur communique la propriété de teindre la salive en rouge. On en connaît plusieurs sortes commerciales : 1° le *Kino d'Amboine, de Malabar* ou *de l'Inde*, retiré du *Pterocarpus Marsupium*, Légumineuse de 15 à 20 mètres de haut, très abondante dans l'Inde centrale et méridionale et qui croît également à Ceylan et dans l'Indo-Chine; 2° le *Kino du Bengale*, fourni par le *Butea frondosa* (fig. 173), autre Légumineuse des Indes orientales; 3° le *Kino d'Australie*, qui découle naturellement ou par incision du tronc de plusieurs espèces d'*Eucalyptus* (*E. rostrata*, *E. corymbosa*, *E. resinifera*, *E. citriodora*, *E. gigantea*, etc.), arbres australiens de la famille des Myrtacées; 4° le *Kino de la Jamaïque*, obtenu par décoction du bois du *Coccoloba uvifera*, grand arbre des Antilles qui appartient à la famille des Polygonacées; 5° le *Kino de la Colombie*, fourni par le *Rhizophora Mangle*, arbre de la famille des Rhizophorées.

Le plus estimé, celui qui est officinal dans la plupart des pharmacopées, est le *Kino de Malabar*. Pour l'obtenir, on fait au tronc une incision longitudinale à laquelle aboutissent plusieurs incisions transversales. On reçoit le suc rouge-groseille qui s'écoule dans des vases, puis on l'expose au soleil jusqu'à ce qu'il se dessèche et se fendille; après quoi on l'enferme, pour l'exportation, dans des caisses de bois.

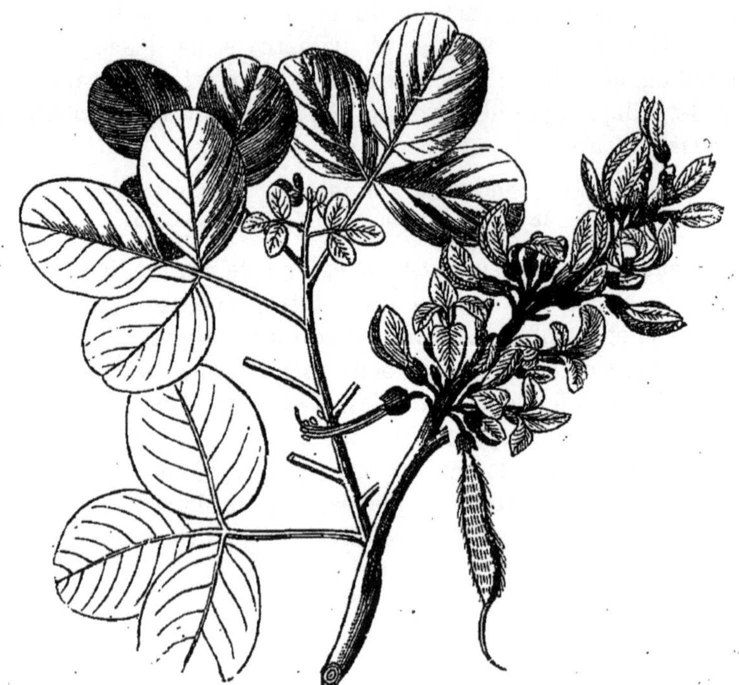

Fig. 173. — *Butea frondosa.*

Caractères extérieurs. — Ce Kino se présente en petits fragments anguleux et marqués de stries parallèles sur une face, d'un noir brillant lorsqu'ils sont un peu épais, mais d'un rouge-rubis quand ils sont minces. Les fragments sont friables, inodores, de saveur très astringente; quand on les mâche, ils se ramollissent dans la bouche, s'attachent aux dents et colorent la salive en rouge. Ils se dissolvent également dans l'eau froide et dans l'alcool en donnant des solutions rougeâtres. La solution aqueuse laisse un résidu floconneux qui disparait par la chaleur, mais qui se reforme par refroidissement de la liqueur.

Composition chimique. — Le Kino de Malabar est en majeure partie constitué par un tanin, l'*acide kinotannique* $C^{28}H^{22}O^{11}$. Soumis à la distillation sèche, il donne de la pyrocatéchine; traité par l'acide chlorhydrique en tube scellé, il fournit de l'éther méthylchlorhydrique, de l'acide gallique et de la pyrocatéchine. La coexistence dans l'acide kinotannique de la pyrocatéchine et de l'acide gallique font de ce tanin un intermédiaire entre les tanins galliques et les tanins à noyau protocatéchique.

Usages. — Le Kino peut être employé comme astringent, à l'intérieur, dans les diarrhées chroniques, les hémorragies, etc.

CACHOUS

Origine. — On appelle ainsi des extraits astringents obtenus par décoction des fruits de l'*Areca Catechu* (Palmiers), du bois de l'*Acacia Catechu* (fig. 174) et de l'*A. Suma*, Légumineuses de l'Inde, et des feuilles de l'*Uncaria gambir*, Rubiacée du détroit de Malacca. Le premier, qui ne se trouve plus dans le commerce, était connu sous le nom de *Cachou de l'Arec*; le second est connu sous celui de *Cachou de l'Acacia* ou *Cachou véritable*; le troisième est le plus souvent appelé *Gambir*.

Le Cachou proprement dit est préparé avec le cœur du bois de l'arbre, qui est la partie la plus riche en principes astringents; on le réduit en copeaux que l'on fait bouillir dans des vases en terre jusqu'à réduction de moitié de l'eau employée. Le décocté est ensuite mis dans un vase plat et on l'évapore jusqu'à consistance suffisante. La masse est versée dans des moules ou sur une natte et on achève la dessiccation au soleil. Ce Cachou est retiré de Malabar, de Surate, du Pégu et de Bahar.

Le *Gambir* est surtout préparé dans l'archipel Rhio-Lingga, qui se trouve au sud-ouest de Singapore. Les feuilles, que l'on récolte trois ou quatre fois par an, sont mises à bouillir avec de l'eau, dans une chaudière en fonte, pendant une heure environ. Au bout de ce temps, le décocté est versé dans une chaudière et évaporé en consistance sirupeuse; on le fait alors écouler dans des vases où on le remue jusqu'à ce qu'il soit pris en une masse solide; on coupe celle-ci en petits morceaux que l'on fait sécher à l'ombre.

Caractères extérieurs. — Le *Cachou de Pégu*, qui est la seule sorte de Cachou d'Acacia existant actuellement dans le commerce, se présente en masses aplaties, volumineuses, recouvertes de grandes feuilles attribuées au *Dipterocarpus tuberculatus*. Ce Cachou a l'aspect d'un extrait brun rougeâtre, compact quand il est récent, creusé de petites cavités quand il est ancien. Il est fragile; sa cassure est brillante, conchoïdale; sa saveur est amère, très franchement astringente, avec un arrière-goût sucré faible, mais persistant.

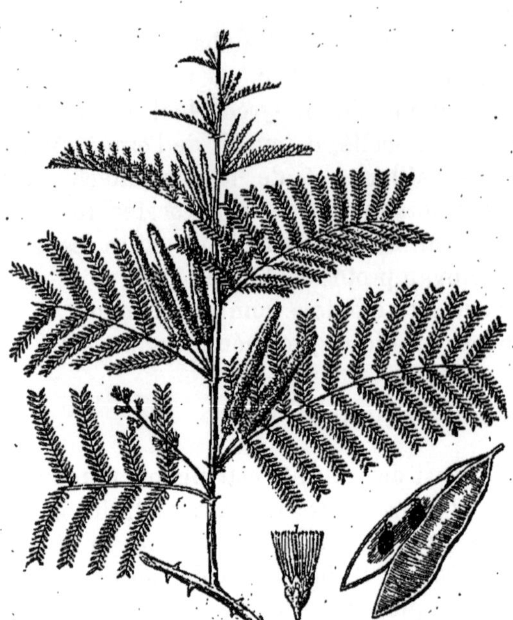

Fig. 174. — *Acacia Catechu.*

Le *Gambir* se présente le plus souvent sous forme de cubes de 2 à 3 centimètres de côté, à surface brune, d'aspect résineux, assez durs et difficilement rayés par l'ongle; au-dessous de la couche extérieure, qui est très mince, la pâte est jaune-cannelle, légère, spongieuse, mate, très friable et finement grenue. Leur odeur est à peu près nulle; leur saveur est amère, astringente, avec un arrière-goût sucré, agréable.

Caractères microscopiques. — L'examen microscopique permet d'établir sûrement une distinction entre le Cachou et le Gambir, ce que les caractères extérieurs, parfois trompeurs, ne permettent pas toujours de faire d'une façon positive. A cet effet, on dissout l'extrait soit par un alcali, soit par l'acide acétique à 30 p. 100, et on examine au microscope le résidu insoluble.

Les Cachous, étant préparés avec la partie centrale du tronc d'un arbre, sont caractérisés par la présence de débris de fibres ligneuses, de grands vaisseaux à ponctuations aréolées ; on n'y observe jamais de cellules parenchymateuses dissociées. Les Gambirs, qui sont préparés avec de jeunes tiges portant des feuilles et des fleurs, sont caractérisés par la présence de cellules parenchymateuses dissociées et de poils à base plus ou moins recourbée et munis de nombreuses ponctuations bien distinctes ; ces poils proviennent du calice et de la corolle.

Composition chimique. — Les Cachous et les Gambirs renferment de la *Catéchine* $C^{19}H^{18}O^{8}$, phloroglucoside protocatéchique, et un tanin particulier, l'*acide cachoutannique* ou *catéchutannique* $C^{38}H^{34}O^{15}$, qui est un anhydride de la catéchine. Soumis à la distillation sèche, ils donnent de la pyrocatéchine ; leur solution aqueuse donne, avec le perchlorure de fer, un précipité vert foncé, qui prend une couleur pourpre au contact d'une faible trace d'alcali. La matière colorante jaune serait due à la *Quercétine*.

Falsifications et essai. — Le Cachou est souvent adultéré par addition de matières minérales, d'amidon, de matières astringentes, de sang, etc.

Les matières minérales étrangères se reconnaissent par l'incinération ; si le Cachou est pur, il donne 4 à 5 p. 100 de cendres ; un chiffre supérieur indiquera la fraude que l'on déterminera ensuite par l'analyse du résidu de la calcination.

Pour rechercher l'amidon, on épuise le Cachou par l'alcool et on reprend le résidu insoluble par l'eau bouillante ; après repos et refroidissement, on décante la liqueur surnageante et on ajoute un peu d'eau iodée qui, dans le cas de la présence de l'amidon, donnera une coloration bleue. On peut aussi procéder à l'examen microscopique du résidu qu'a laissé le traitement par l'alcool.

Dans le cas d'addition de matières astringentes, on traite une certaine quantité de Cachou pulvérisé par l'eau froide; on filtre et on ajoute quelques gouttes de chlorure ferrique qui donneront une teinte noire au lieu de la teinte verte que donne le Cachou pur.

Pour reconnaître le sang, on traite le Cachou par de l'alcool à chaud ; on filtre et on chauffe le résidu dans un tube ; si le produit renferme du sang, il se dégage des vapeurs ammoniacales.

Pour déterminer la valeur d'un Cachou, on doit y doser l'acide cachoutannique et la catéchine. On prend 1 gr. de Cachou, on le dissout dans une grande quantité d'eau chaude, on filtre, on ajoute au filtratum une solution de chlorhydrate d'ammoniaque, puis, à l'aide d'une burette graduée, on y verse une solution de 1 gr. de gélatine dans 100 c.c. d'une solution saturée à froid de chlorhydrate d'ammoniaque ; on arrête l'affusion, lorsqu'une goutte de cette solution ne donne plus de précipité avec quelques centimètres cubes du liquide filtré. Chaque centimètre cube de la solution de gélatine correspond à 0gr,0130 d'acide cachoutannique.

Pour doser la catéchine, on filtre le liquide pour le séparer du précipité d'acide cachoutannique et de gélatine et on l'épuise par l'éther, en même temps qu'on épuise aussi par ce dissolvant le résidu résultant du traitement du Cachou par l'eau ; on réunit les liqueurs éthérées, on les évapore à sec et on reprend le résidu par de l'eau chaude en assez grande quantité pour dissoudre toute la catéchine. A cette liqueur, on ajoute un nombre de gouttes déterminé de sulfate d'indigo, et on titre avec une solution de permanganate de potassium jusqu'à coloration verte. Du titre obtenu, on retranche la quantité de permanganate reconnue nécessaire pour faire virer le sulfate d'indigo au vert, et on calcule la proportion de catéchine en admettant qu'à 16 parties d'oxygène fournies par le permanganate correspondent 5gr,32 de catéchine.

Usages. — Le Cachou est un astringent puissant que l'on utilise dans les diarrhées, dans les urétrites, etc.

On emploie la poudre (1 à 2 grammes), la teinture alcoolique (30 grammes), le sirop (20 à 100 grammes), l'extrait sec (1 à 4 grammes), etc. Dans l'industrie, on l'emploie au tannage des peaux et pour donner aux vins destinés à imiter les vins de Bordeaux l'astringence de ces derniers.

RACINE DE RATANHIA

On trouve actuellement, sous ce nom, dans le commerce, plusieurs sortes de racines de provenance différente : 1° le *Ratanhia du Pérou* ou *Ratanhia officinal*, fourni par le *Krameria triandra* (fig. 175), petit arbuste de la famille des Polygalées, qui croît à une altitude de 900 à 2 500 mètres, sur les pentes sablonneuses des Cordillères du Pérou et de la Bolivie. On récolte sa racine au nord et à l'est de Lima, à Caxatambo, Huanuco, etc.; on l'exporte assez souvent de Callao et de Payta ; 2° le *Ratanhia de la Nouvelle-Grenade* ou de *Savanille*, produit par le *Krameria Ixina*, var. *Granatensis*, arbuste de 1m,20 à 1m,80 de haut, qui croît dans les parties arides de la vallée de Jiron (Nouvelle-Grenade), dans la Guyane anglaise, ainsi que dans les provinces de Pernambuco et de Goyaz (Brésil) ; 3° le *Ratanhia du Brésil* ou *du Para*, qui paraît provenir du *Krameria argentea*, et qui est très commun dans le commerce ; 4° le *Ratanhia du Texas* attribué au *Krameria secundiflora*, qui se trouve accidentellement dans le commerce et provient du Mexique, du Texas et de l'Arkansas.

Caractères extérieurs. — Quand elle est intacte, la Racine de Ratanhia du Pérou est constituée par un corps court, épais, plus ou moins noueux, d'où partent de nombreuses ramifications longues de plusieurs pieds, assez grêles ; ce sont ces ramifications qui sont le plus fréquemment employées. Ces tronçons, de 15 à 20 centimètres de long sur 1 centimètre de diamètre, sont rarement droits, le plus souvent tortueux et ondulés. L'écorce assez épaisse, de couleur brun rouge foncé, est rugueuse, avec des fentes transversales très superficielles ; elle se détache très facilement et manque par places, en laissant voir le bois dense, dur, de couleur blanc rougeâtre. La saveur de l'écorce est astringente, un peu amère ; celle du bois est à peu près nulle.

Le Ratanhia de la Nouvelle-Grenade ou de Savanille se distingue du précédent par ses morceaux plus courts, par sa coloration extérieure d'un gris violacé mat, par ses fissures transversales très profondes et par une plus grande épaisseur de l'écorce, qui est en outre très adhérente au bois.

Le Ratanhia du Para ou du Brésil se distingue des deux sortes précédentes par sa couleur noirâtre, ses fentes transversales profondes, coupées de rides longitudinales très nettes, et par l'épaisseur plus considérable encore de sa portion corticale.

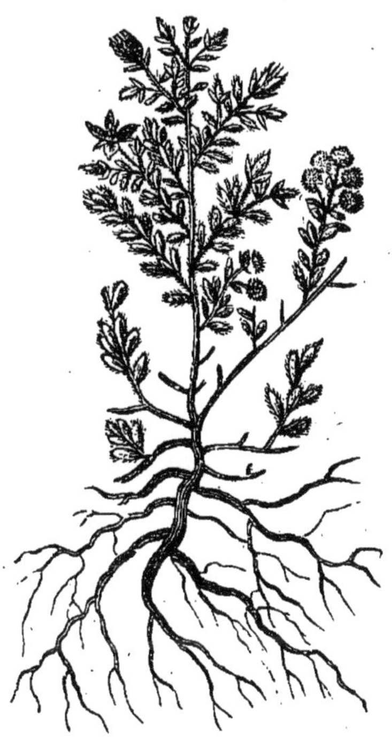

Fig. 175. — *Krameria triandra.*

Caractères microscopiques. — Sous un suber plus ou moins épais, on trouve un parenchyme cortical secondaire dont les cellules renferment de la matière colorante et des grains d'amidon *assez petits* ; le liber secondaire renferme un très grand nombre de fibres à parois très épaisses et réunies en faisceaux étroits allongés dans la direction radiale ; la zone ligneuse, formée de fibres au milieu desquelles sont dispersés de nombreux vaisseaux, est divisée en un certain nombre de faisceaux par des rayons médullaires formés d'un seul rang de cellules.

Composition chimique. — La Racine de Ratanhia renferme du mucilage, du glucose, un corps odorant volatil, la *Ratanhine*, et 20 p. 100 d'un tanin particulier, l'*acide ratanhiatannique* $C^{20}H^{20}O^{9}$. Ce tanin a été pris pendant longtemps pour un glucoside qui, sous l'influence des acides étendus, se dédoublait en glucose et en *Rouge de Ratanhia*. On a montré dans ces dernières années que l'acide ratanhiatannique pur fournissait, par déshydratation, deux rouges anhydriques dont l'un préexiste dans la racine; à la distillation sèche, il donne de la pyrocatéchine. Ce tanin se colore en vert par les sels de fer et *ne précipite pas l'émétique*.

Usages. — La Racine de Ratanhia est un astringent des plus énergiques qui possède une action hémostatique réelle; on l'emploie à l'intérieur contre les hémorragies et les diarrhées chroniques, et comme tonique (sirop iodotannique); à l'extérieur, en injections contre la vaginite et la blennorrhagie, en suppositoires contre les fissures de l'anus. On emploie la décoction (50 p. 1000), l'extrait (2 à 5 grammes), le sirop (20 à 100 grammes), etc.

ÉCORCE DE MONÉSIA

Origine. — L'*Écorce de Monésia* ou *de Guaranhem* provient du *Chrysophyllum glycyphlæum* (*Lucuma glycyphlæa*), grand arbre de la famille des Sapotées, qui habite surtout les forêts de la province de Rio de Janeiro.

Caractères extérieurs. — Cette écorce se présente en plaques de la dimension de la main, épaisses de 3 à 6 millimètres, très lourdes, dures et compactes. La face externe est rugueuse, brune, présentant de larges dépressions irrégulières, à fond lisse, à bords bien saillants, quoique mousses. La face interne est brun-fauve ou rougeâtre, finement striée dans le sens de la longueur. La section transversale humectée montre sur un fond brunâtre une série de lignes plus pâles, très régulièrement parallèles, qui strient ainsi toute l'épaisseur de l'écorce. Odeur nulle; saveur d'abord sucrée, rappelant celle de la Réglisse avec un arrière-goût d'âcreté et d'amertume.

Caractères microscopiques. — A l'extérieur, on trouve un liège assez épais, scléreux dans les assises externes, à parois minces dans les assises internes; parenchyme cortical très réduit formé de cellules polygonales irrégulières. Le liber, qui constitue à peu près à lui seul toute l'épaisseur de l'écorce, est formé de couches régulièrement alternantes d'éléments scléreux et d'éléments parenchymateux, entrecoupés par des rayons médullaires formés de deux ou trois rangées de cellules. Dans les portions parenchymateuses, on trouve des vaisseaux à latex, à section arrondie et à diamètre assez considérable.

Composition chimique. — L'Écorce de Monésia renferme 7 à 8 p. 100 d'un tanin, l'*acide monésitannique*, à noyau protocatéchique, une matière colorante rouge (*acide rubinique*), de la glycyrrhizine (1 à 2 p. 100) et une substance du groupe des Saponines, la *Monésine*.

Usages. — Cette écorce est employée comme tonique et astringente.

FEUILLES DE NOYER

Origine. — Les *Feuilles de Noyer* proviennent du Noyer commun ou Noyer royal (*Juglans regia*) (fig. 176), arbre de grande taille de la famille des Juglandées, originaire de la Perse, mais cultivé depuis longtemps dans presque toute l'Europe; pour l'usage pharmaceutique, on les récolte généralement au mois de juin, alors qu'elles sont encore incomplètement développées.

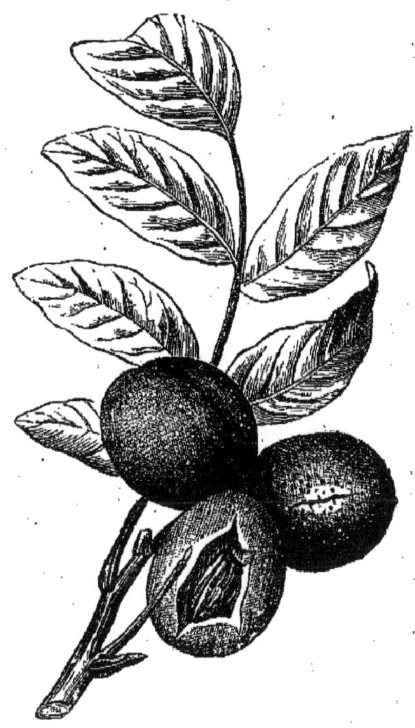

Fig. 176. — Noyer commun; rameau avec fruits.

Caractères extérieurs. — Ces feuilles sont composées-imparipennées, formées de 7 ou 9 folioles, que l'on trouve dans les pharmacies détachées du pétiole commun. Ces folioles sont sessiles, de 6 à 10 centimètres de long, ovales ou oblongues, acuminées, le plus souvent entières sur les bords; elles sont colorées en vert sombre ou noirâtre à la face supérieure, en vert plus clair à la face inférieure, et sont très fragiles. Chacune d'elles porte une forte nervure médiane, d'où se détachent des nervures secondaires bien parallèles, recourbées en arc vers le bord de la feuille; elles donnent naissance à des nervures de troisième ordre qui forment entre elles un réseau très marqué surtout à la face inférieure. Odeur aromatique très forte et assez caractéristique ; saveur amère et légèrement astringente.

Caractères microscopiques. — Les deux épidermes (*ep.s*, *ep.i*, fig. 177) portent quelques poils protecteurs et des glandes (*gl.*), la plupart du temps sessiles ou brièvement pédicellées, formées de quatre ou huit cellules; l'épiderme inférieur seul porte des stomates. Le parenchyme est hétérogène asymétrique ; le parenchyme en palissade (*p.p*), formé de deux rangées de cellules, présente de grandes cellules remplies par un énorme cristal maclé d'oxalate de chaux ; le parenchyme lacuneux (*p. l*), d'égale épaisseur, ne contient pas de cellules cristalligènes.

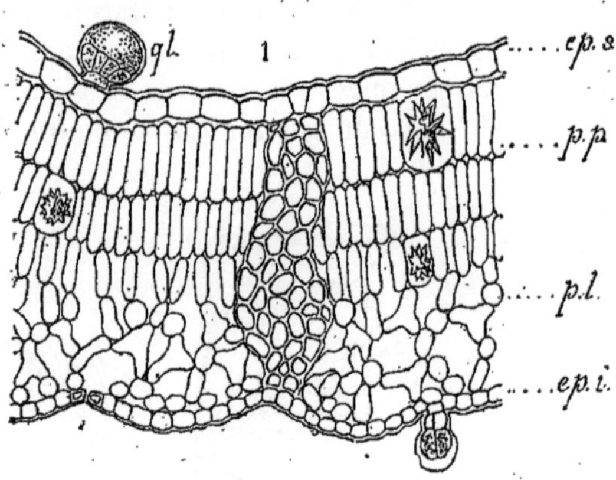

Fig. 177. — Coupe transversale de la feuille de Noyer.

Composition chimique. — La Feuille de Noyer renferme une forte proportion d'un tanin à noyau ellagique, une huile essentielle, une résine amère appelée *Juglandine*, et 3 p. 100 environ d'une matière sucrée, l'*Inosite* $C^6H^{12}O^6$, qui est un cyclohexanehexol.

Usages. — Les Feuilles de Noyer ont été préconisées pour combattre les affections scrofuleuses et même la tuberculose pulmonaire au début, sous forme d'extrait alcoolique (2 à 5 grammes) ou d'infusion (10 à 20 grammes pour 1000). A l'extérieur, le décocté (30 à 50 grammes pour 1000) est journellement prescrit comme astringent en gargarismes, en lotions, et surtout en injections vaginales contre la leucorrhée et la vaginite.

On utilise souvent l'enveloppe verte des fruits connue sous le nom de *Brou de Noix*, qui possède les mêmes propriétés que les feuilles de Noyer et peut s'employer aux mêmes usages et aux mêmes doses. Le Brou de Noix sert aussi à préparer une liqueur à laquelle le vulgaire attribue des propriétés stomachiques.

RHIZOME DE BISTORTE

Origine botanique. — Ce rhizome (fig. 178), improprement appelé *Racine de Bistorte*, est fourni par le *Polygonum Bistorta*, plante de la famille des Polygonacées commune dans les pâturages humides des régions tempérées de l'hémisphère boréal.

Caractères extérieurs. — Le rhizome sec se présente en fragments aplatis de 3 à 8 centimètres de long, repliés sur eux-mêmes en forme d'S, ce qui a valu à la plante le nom qu'elle porte; ils sont fortement ridés en travers et présentent de fines stries longitudinales. La surface est brun rougeâtre; la section est rouge et offre, parallèlement à la face externe, une zone pointillée, formée de très petits faisceaux libéro-ligneux, ovoïdes; cette zone est à 1 millimètre environ de la circonférence extérieure. Odeur à peu près nulle; saveur astringente.

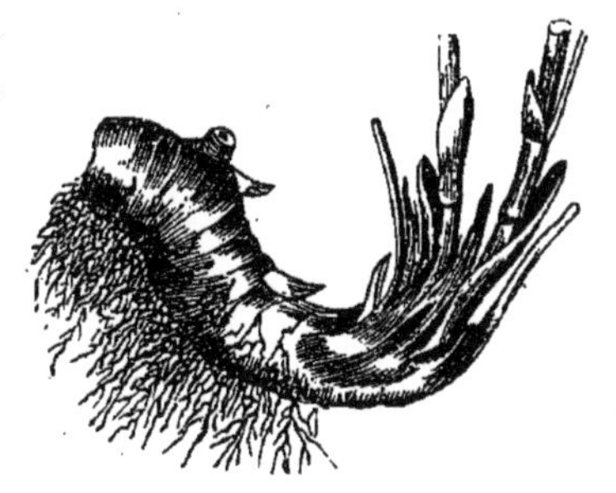

Fig. 178. — Rhizome de Bistorte

Caractères microscopiques. — Suber (*s*, fig. 179) formé de cellules aplaties remplies de matière colorante brune; parenchyme cortical (*p. c*) formé de cellules polyédriques contenant de l'amidon et des cristaux étoilés d'oxalate de chaux ou une matière brune. Faisceaux libéro-ligneux (*l*, *b*) séparés les uns des autres par des rayons médullaires très larges; moelle de même structure que le parenchyme cortical.

Composition chimique. — Ce rhizome renferme de l'amidon, une assez forte proportion de tanin et de l'acide gallique.

Usages. — Le rhizome de Bistorte est un astringent énergique dont la place est marquée à côté du Ratanhia et du Cachou. A l'intérieur, on l'emploie contre les diarrhées; à l'extérieur, en injections, contre la leucorrhée. Il entre dans la préparation du Diascordium. L'industrie l'emploie au tannage des peaux.

Un grand nombre d'autres substances végétales renferment du tanin; nous dirons quelques mots de celles qui méritent d'être mentionnées.

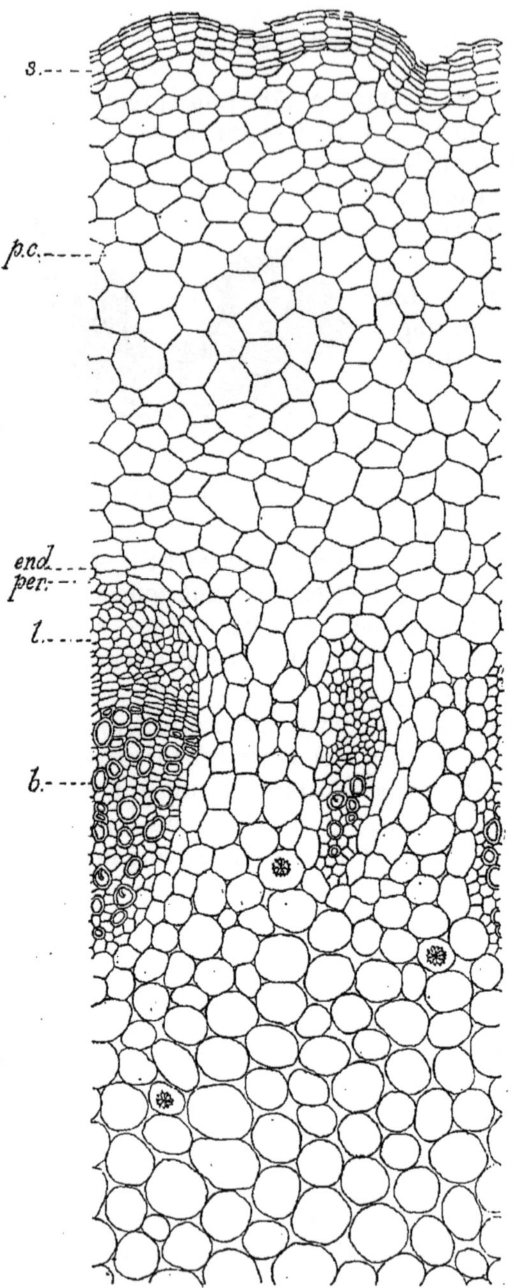

Fig. 179. — Coupe transversale du rhizome de Bistorte.

Le *Rhizome de Fraisier*, fourni par le Fraisier commun (*Fragaria vesca*) (Rosacée) (fig. 180) renferme une grande quantité de tanin qui en fait un des meilleurs astringents de nos pays. Il est employé en décoction dans les diarrhées légères, surtout chez les enfants.

Le *Rhizome de Tormentille*, provenant du *Potentilla Tormentilla* (Rosacée), contient environ 20 p. 100 d'un tanin à noyau catéchique, l'*acide tormentillotannique* $C^{26}H^{22}O^{11}$, qui fournit par les acides un rouge analogue au rouge de Ratanhia. C'est un excellent médicament astringent qu'on peut utiliser en décoction (5 à 20 p. 1000) contre la diarrhée. Il est employé dans l'industrie pour le tannage des peaux.

Le *Rhizome de Quintefeuille* (*Potentilla reptans*) et les *Feuilles d'Ansérine* ou *d'Argentine* (*P. Anserina*) ont les mêmes propriétés.

Le *Rhizome de Benoite*, fourni par la Benoite officinale (*Geum urbanum*) (Rosacée) contient du tanin, une matière amère mal connue et de l'huile essentielle qui lui communique une légère odeur de Girofle; il est employé comme stimulant et astringent, en poudre (1 à 3 grammes) ou en décoction.

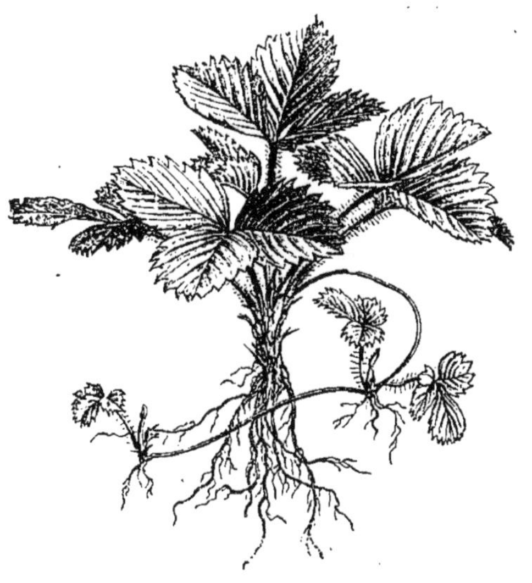

Fig. 180. — Fraisier commun.

Le *Rhizome de Filipendule*, provenant du *Spiræa Filipendula* (Rosacée), possède des propriétés astringentes dues au tanin et à l'acide gallique qu'il contient; il passe aussi pour diurétique.

Les *Feuilles de Ronces*, fournies par la Ronce sauvage (*Rubus fruticosus*) (Rosacée), sont facilement reconnaissables aux aiguillons que l'on observe sur le pétiole et au-dessous des nervures principales; elles sont astringentes et sont communément employées en décoction (20 p. 1000) additionnée de miel rosat, comme gargarisme, dans les cas d'angine, de stomatite, etc.

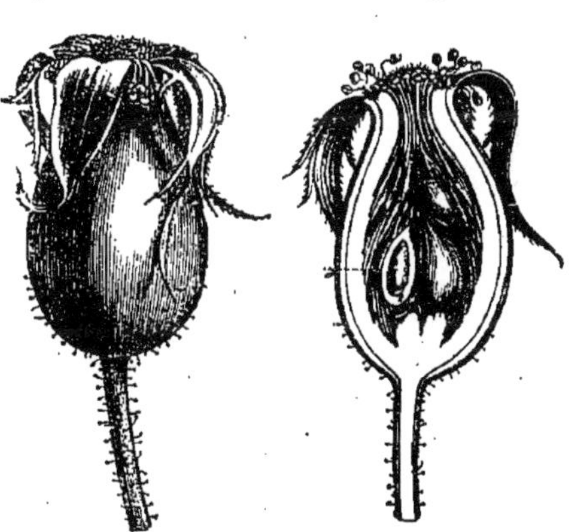

Fig. 181. — Cynorrhodons.

Les *Feuilles de Framboisier* (*Rubus Idæus*) et d'Aigremoine (*Agrimonia Eupatoria*) (Rosacées) ont les mêmes propriétés que les précédentes et peuvent leur être substituées.

Les *Cynorrhodons* (fig. 181) qui sont les fruits du Rosier sauvage ou Églantier (*Rosa canin*- (Rosacée), renferment, en outre du tanin, des acides organiq du glucose et des traces d'huile essentielle. Ils ne sont guère employés que pour la préparation de la *Conserve de Cynorrhodons*, très usitée pour la confection des pilules.

Les *Pétales de Roses rouges* sont les pétales desséchés de la Rose de Provins, qui est une des variétés du *Rosa gallica*; ils sont récoltés avant l'épanouissement du bouton floral. Ils possèdent des propriétés astringentes qu'ils doivent au tanin et à l'acide gallique. Ils servent à préparer la *Conserve de Roses*, le *Miel rosat*, etc.

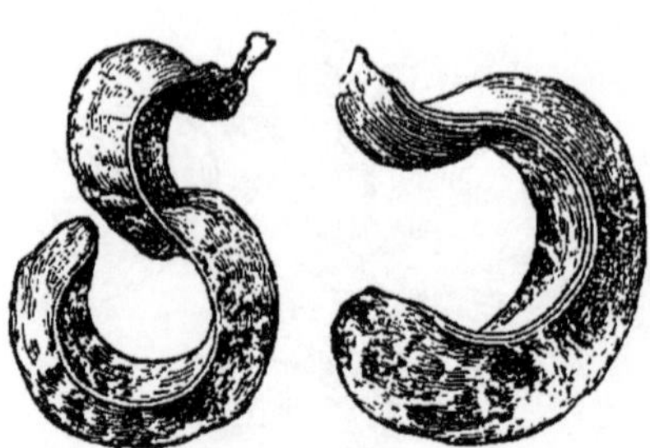

Fig. 182. — Gousses de Dividivi.

Les *Pétales de Roses pâles* fournis par le *Rosa centifolia* renferment les mêmes principes que les précédents, mais une plus forte proportion d'essence. Ils servent surtout à préparer l'*eau distillée de roses* que l'on emploie souvent comme véhicule pour les collyres; ils rentrent aussi dans la préparation du sirop de Salsepareille composé.

Les *Gousses de Dividivi* (fig. 182), qui sont les fruits du *Cæsalpinia coriaria*, Légumineuse arborescente du Mexique et des Antilles, renferment un tanin qui a les propriétés de l'acide gallo-tannique; mais traité en tubes scellés par les acides étendus, il fournit exclusivement de l'acide ellagique : aussi lui a-t-on donné le nom d'*acide ellagotannique* $C^{14}H^{10}O^{10}$.

Ces gousses constituent une des substances tannifères les plus usitées dans l'industrie.

Le *Bois* et l'*Écorce de Quebracho colorado*, qui sont fournis par le *Loxopterygium Lorentzii*, Légumineuse arborescente de la République Argentine, renferment un tanin spécial, appelé *acide quebrachotannique* $C^{26}H^{27}O^{10}$; c'est un tanin à noyau protocatéchique, voisin par ses caractères des acides cachoutannique et kinotannique. Ces deux produits sont usités dans le tannage et dans la teinture; leur importation en Europe augmente

Fig. 183. — Bablah de l'Inde.

ée en année.

ablahs (fig. 183) sont les gousses articulées de l'*Acacia arabica* neuse). Ils renferment 12 p. 100 de tanin qui, par les acides étendus, se dédouble en acides gallique et ellagique. Usités en tannerie et teinturerie.

Les *Feuilles de Sumac*, qui proviennent surtout du *Rhus coriaria*, arbuste du midi de la France, de la famille des Anacardiacées, renferment un tanin qui se comporte vis-à-vis des réactifs comme celui de la Noix de Galles; il n'en diffère que par quelques caractères secondaires. Ces feuilles, dont les plus estimées sont connues commercialement sous le nom de *Sumac de Sicile*, sont couramment utilisées dans le tannage et dans la teinture en noir.

On utilise aussi celles du *Rhus typhina* et du *R. cotinus*.

Le *Bois de Fustet* (*Rhus Cotinus*) (Anacardiacée) renferme un glucoside, la *Fustine*, qui ne s'y trouve pas à l'état libre, mais combiné à un tanin, l'*acide sumactannique*, pour constituer une substance cristallisable de couleur jaune pâle, soluble dans les dissolvants neutres. On a proposé pour ces combinaisons tannico-glucosidiques le terme générique de *Tannide*. Ce bois est usité dans la teinture des cuirs. L'écorce a été vantée comme fébrifuge.

L'*Écorce de Grenade* est l'enveloppe coriace du fruit du Grenadier, Myrtacée originaire de l'Asie occidentale et fréquemment cultivée dans la région méditerranéenne. Elle renferme une forte proportion d'un tanin à noyau ellagique, ce qui en fait un astringent excellent, qu'on emploie en teinture ou mieux en décoction contre la diarrhée. On l'a aussi employée comme tænifuge, mais elle n'a pas, à ce point de vue, la valeur de l'écorce de la racine qu'on lui préfère le plus souvent.

Les *Fleurs de Grenadier*, connues autrefois sous le nom de *Balaustes*, ont aussi des propriétés astringentes.

Sous le nom d'*Algarobille*, on confond dans le commerce différents fruits fournis par certaines plantes de la famille des Légumineuses; mais on donne surtout ce nom au fruit du *Cæsalpinia melanocarpa*, grand arbre de l'Amérique méridionale. Ce fruit, qui ressemble à une gousse de Fève, renferme dans son péricarpe une matière colorante jaune, une gomme-résine et une sorte de tanin, l'*acide algarabo-tannique*, qui se rapproche par ses caractères de l'acide gallo-tannique. Ces fruits sont jusqu'ici usités seulement dans l'industrie du tannage et de la teinture.

Le *Rhizome du Geranium maculatum*, Géraniacée du Canada et de l'Amérique du Nord, contient une matière colorante brun rougeâtre, du sucre, des acides organiques et 13 à 17 p. 100 de tanin. Il est considéré comme un des meilleurs astringents que possède l'Amérique du Nord. La teinture est employée aux États-Unis, à la dose de 2 à 5 gouttes toutes les deux heures, comme hémostatique et contre la diarrhée et la dysenterie. On l'emploie aussi à l'extérieur, contre les ulcérations de la bouche et de la gorge.

Les *Fleurs de Lamier blanc*, plus connues en pharmacie sous le nom de *Fleurs d'Ortie blanche*, sont fournies par le *Lamium album*, plante de la famille des Labiées très commune en Europe. Elles renferment du tanin et de l'acide gallique, ainsi que du nitrate de potasse. Ces fleurs sont toniques et astringentes; on les a vantées contre les diarrhées, les hémorragies et surtout contre la leucorrhée. On les prescrit à l'intérieur en infusion (15 gr. pour 1000), à l'extérieur en injections (30 gr. pour 1000).

On a signalé une falsification de ce produit par les fleurs de Chèvrefeuille; les cinq étamines de même longueur que renferment ces fleurs, permettront de les distinguer des fleurs de Lamier blanc, qui n'ont que quatre étamines didynames.

Les *Feuilles de Redoul* (*Coriaria myrtifolia*) (fig. 184), Géraniacée commune dans la région méditerranéenne, renferment une grande quantité de tanin et en outre un glucoside toxique, la *Coriamyrtine*. Les feuilles, quoique vénéneuses, servent quelquefois, au dire des auteurs, à falsifier le Séné; cette falsification n'est évidemment pas sans danger. Inusitées en médecine, l'industrie de la teinture et de la tannerie en tire quelque parti.

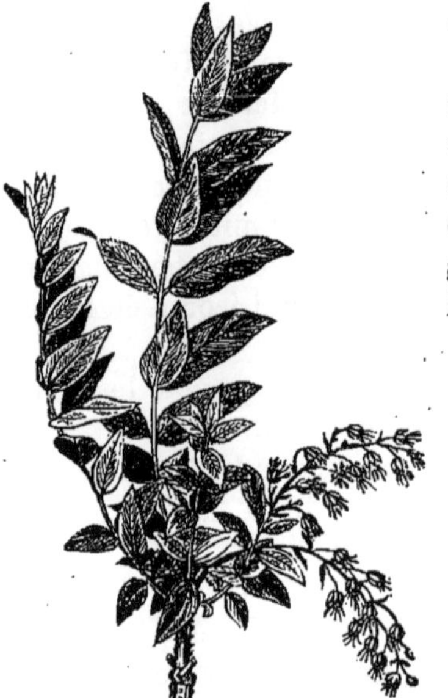

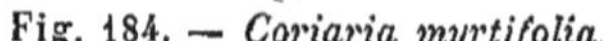
Fig. 184. — *Coriaria myrtifolia*.

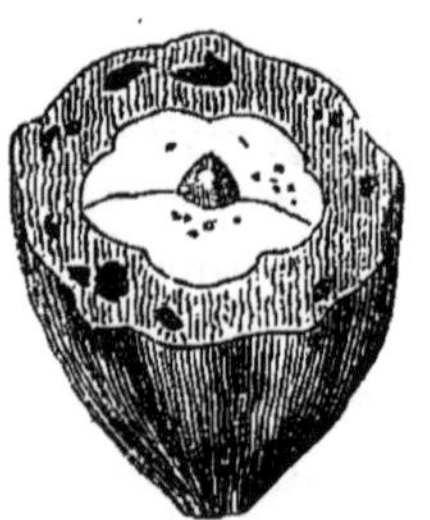

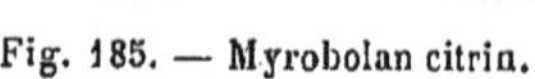
Fig. 185. — Myrobolan citrin.

Les *Myrobolans* (fig. 185) sont les drupes de certaines espèces de

Terminalia, arbres de la famille des Combrétacées; elles renferment un tanin analogue à celui du Dividivi (acide ellago-tannique). Usages industriels.

Du *Combretum Raimbaultii*, plante de la famille des Combrétacées qui croît dans le Rio Nunez et à Sierra-Leone, on utilise les feuilles qui renferment un tanin et un rouge phlobaphénique. Elles sont toniques, diurétiques, émétiques et cholagogues, et elles ont, paraît-il, donné des résultats remarquables dans la fièvre bilieuse hématurique des pays chauds. On les emploie en décoction (16 grammes pour 1000) à la dose de 250 grammes toutes les dix minutes.

CHAPITRE VII

MÉDICAMENTS A ALCALOÏDES

Caractères généraux. — Les *Alcaloïdes* sont des corps azotés à fonction basique, analogues à l'ammoniaque et aux amines, pouvant neutraliser les acides et donner naissance à des sels, à des chloroaurates et à des chloroplatinates bien définis.

La plupart des alcaloïdes renferment du carbone, de l'hydrogène, de l'oxygène et de l'azote; l'oxygène cependant manque dans quelques-uns, qui sont alors liquides et volatils; telles sont la nicotine, la conicine, la spartéine, etc. Tous les autres sont fixes, à l'exception des pelletiérines qui sont volatiles, et presque tous solides, à l'exception de la pilocarpine qui est liquide.

Caractères chimiques. — Les alcaloïdes fixes sont insolubles ou peu solubles dans l'eau; leur meilleur dissolvant est l'alcool; ils se dissolvent aussi plus ou moins bien dans l'éther, le chloroforme, le benzène, l'alcool amylique et l'éther de pétrole. Leurs sels à acides minéraux sont solubles dans l'eau, mais non dans les dissolvants indiqués, si ce n'est dans l'alcool. Ils ont ordinairement une saveur fortement amère et sont le plus souvent actifs sur la lumière polarisée qu'ils dévient à gauche; seules la quinine et la morphine la dévient à droite.

L'action des iodures alcooliques sur les alcaloïdes naturels a montré que la plupart sont des bases tertiaires; par exception, la bétaïne et la trigonelline possèdent une fonction sel d'ammonium quaternaire interne. Les alcaloïdes liquides sont des bases secondaires, sauf la pilocarpine qui est un sel d'ammonium quaternaire.

Quelques alcaloïdes ont une constitution connue et ont été même reproduits par synthèse ; telles sont la bétaïne, la caféine, la conicine, etc. Pour la plupart des autres, on sait seulement qu'ils renferment un noyau pyridique, quinoléique, isoquinoléique, qu'ils dérivent de l'acide urique ou qu'ils ont une fonction bétaïne. Quelques alcaloïdes possèdent à la fois dans leur molécule deux noyaux différents ; ainsi la nicotine renferme un noyau pyridique et pyrrolique. Enfin il en existe un certain nombre dont on ignore complètement la constitution.

Caractères microchimiques. — Certains réactifs donnent avec les alcaloïdes des sels doubles insolubles, des précipités ou des colorations caractéristiques qui permettent de les reconnaitre ou de les séparer. On les emploie dans les recherches microchimiques pour déterminer la localisation des alcaloïdes dans les divers organes de la plante.

L'*iodure de potassium ioduré* en solution aqueuse précipite la plupart des alcaloïdes en rouge brun ; le précipité est soluble dans l'hyposulfite de soude.

L'*acide phosphomolybdique* en solution aqueuse donne un précipité jaune pâle.

L'*iodure double de mercure et de potassium* en solution aqueuse donne un précipité jaunâtre.

L'*iodure double de bismuth et de potassium* : précipité rougeâtre.

Le *chlorure de platine* et le *chlorure d'or* précipitent en jaune la plupart des alcaloïdes naturels.

Le *bichlorure de mercure* en solution aqueuse donne un précipité blanc.

L'*acide picrique* en solution aqueuse saturée : précipité jaune.

Les *tanins* donnent un précipité blanchâtre.

Le *phosphomolybdate de sodium* en solution nitrique : précipité jaune.

A côté de ces réactifs produisant des précipités, on en emploie un certain nombre qui révèlent la présence des alcaloïdes par des colorations variables suivant les alcaloïdes. On se sert généralement de plusieurs sels dissous dans l'acide sulfurique. C'est ainsi qu'on fait usage du *réactif de Frœhde* (molybdate de sodium et acide sulfurique), du *réactif de Mandelin* (vanadate d'ammonium et acide sulfurique), etc.

La plupart des réactifs que nous venons d'énumérer agissant, non seulement sur les alcaloïdes, mais encore sur les protéides que renferment les cellules végétales, il est important d'indiquer la marche à suivre pour localiser les alcaloïdes, ainsi que les moyens qui permettent de tourner cette difficulté.

Les recherches devront être faites de préférence sur les plantes fraîches ; dans les plantes sèches, en effet, la localisation est assez incertaine, car les substances dissoutes dans le suc cellulaire diffusent après la mort des cellules et se répandent dans les régions voisines. Les coupes devront être assez épaisses, afin d'avoir une ou deux couches de cellules intactes, dans lesquelles le précipité se localisera plus nettement ; on devra agir sur des coupes transversales et sur des coupes longitudinales.

Lorsque les diverses réactions essayées ont toujours eu lieu dans les mêmes cellules, il y a lieu de penser qu'elles sont dues à la présence d'un alcaloïde dans ces cellules ; mais il faut, avant de conclure, s'assurer que toutes les réactions sont dues à des alcaloïdes et non à des protéides.

Pour s'assurer de ce fait, de nouvelles coupes sont portées soit dans l'alcool absolu, soit dans un mélange d'alcool et d'acide chlorhydrique, soit dans une dissolution alcoolique d'acide tartrique à 5 p. 100. On laisse les coupes séjourner dans l'un de ces liquides alcooliques, pendant un temps qui varie depuis une heure jusqu'à vingt-quatre heures, en ayant le soin de renouveler de temps à autre le liquide alcoolique. Cette macération a pour but de dissoudre les alcaloïdes, en laissant, au contraire, dans les cellules, presque toutes les matières protéiques insolubles dans l'alcool. Si, après cette macération, les réactions précédemment observées ne se produisent plus, on peut conclure à la présence de l'alcaloïde dans les cellules ; si elles ont encore lieu, on devra les rapporter à la présence de matières protéiques.

Les médicaments dont l'activité est due à un ou plusieurs alcaloïdes étant très nombreux, on pourrait en faire plusieurs groupes en tenant compte de la constitution chimique des alcaloïdes qu'ils renferment : alcaloïdes à noyau pyridique, alcaloïdes à noyau quinoléique, alcaloïdes à noyau isoquinoléique, etc. ; mais, à cause de l'incertitude qui règne sur la constitution d'un grand nombre d'entre eux, il n'y a pas lieu d'adopter cette classification. On pourrait aussi les ranger suivant les familles végétales qui les produisent, mais ce mode de groupement a l'inconvénient de placer côte à côte des médicaments dont les propriétés thérapeutiques sont parfois bien éloignées ; c'est ainsi qu'on serait amené à étudier les Quinquinas à côté des Ipécas. Nous avons préféré les grouper, comme nous l'avons fait pour les glucosides, d'après leurs propriétés thérapeutiques.

CAFÉ

Origine. — Le *Café* est la graine du Caféier d'Arabie (*Coffea arabica*), arbrisseau toujours vert, originaire de l'Abyssinie, d'où il n'a été transporté en Arabie que vers le milieu du xve siècle ; il n'a été connu en Europe que vers 1645 et ne fut importé aux Antilles que vers 1720. Il est actuellement cultivé dans la plupart des régions tropicales de toutes les parties du monde, surtout au Brésil.

Cette espèce n'est pas la seule aujourd'hui qui fournisse le Café que l'on trouve dans le commerce ; celui-ci est encore produit par le Caféier de Maurice (*Coffea mauritiana*), arbrisseau des forêts supérieures de la Réunion, où on l'appelle *Café marron*, et surtout par le Caféier de Libéria (*Coffea liberica*), qui croît à l'état sauvage sur les côtes de Guinée, principalement à Sierra-Leone, Monrovia, Libéria, Golungo, etc., et que l'on cultive avec succès dans les Indes anglaises, à Java et au Brésil. Sa qualité, sa croissance vigoureuse, la facilité avec laquelle il résiste aux attaques de l'*Hemileia* qui décime les plantations du *Coffea arabica*, rendent cette plante très précieuse pour l'avenir de nos colonies; aussi, c'est à peu près la seule espèce que l'on propage aujourd'hui.

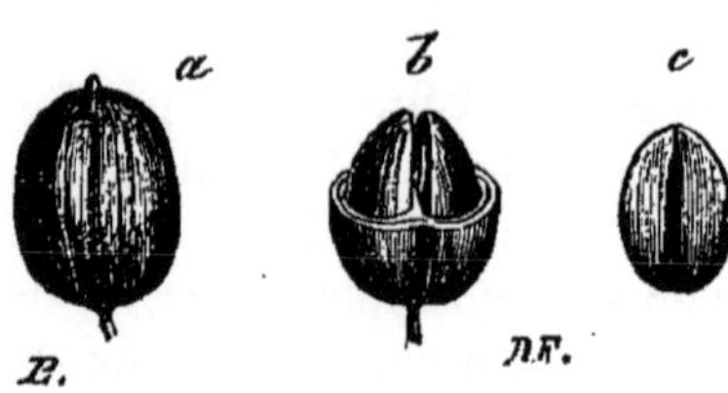

Fig. 186. — Café: *a*, fruit entier; *b*, fruit dont la partie supérieure du péricarpe est enlevée ; *c*, graine isolée.

Les graines de Café sont contenues dans une baie rouge du volume d'une cerise (*a*, fig. 186), dont la pulpe enveloppe deux noyaux parcheminés accolés par leur face interne qui est plane (*b*). Chaque noyau renferme une graine de même forme enveloppée d'un mince tégument et présentant un sillon longitudinal sur la face plane (*c*).

La récolte du Café se fait de plusieurs façons. Aux Antilles, en Arabie, en Égypte, on laisse sécher le fruit sur l'arbre, puis on le fait tomber en imprimant de légères secousses aux branches. Après dessiccation complète du fruit, on sépare les graines de leurs enveloppes au moyen de cylindres en bois, on les vanne et on les sèche à nouveau.

Dans d'autres contrées, on récolte les fruits mûrs, mais non desséchés; ils sont étendus sur le sol, au soleil, en couches de 15 à 20 centimètres et souvent pelletés; on soumet ensuite les fruits à une trituration pour en retirer les graines.

A la Martinique, on écrase les fruits mûrs, non desséchés, entre deux cylindres, nommés *grageurs*; on les fait macérer dans l'eau pendant vingt-quatre heures et alors on sépare facilement la pulpe des grains qui sont mis à sécher.

Caractères extérieurs. — Le Café arrive en Europe sous trois états bien différents. Tantôt il est constitué par le fruit entier et sec du Caféier : c'est le *Café en Cerises*; tantôt il a été débarrassé de la partie charnue du péricarpe et il n'est plus recouvert que par l'endocarpe parcheminé : c'est le *Café en parche*; plus généralement, il arrive complètement débarrassé du péricarpe : c'est le *Café décortiqué*.

En cet état, le Café est constitué par une amande recouverte par un tégument qui se présente sous la forme d'une pellicule mince, friable, transparente, qui disparaît souvent par suite du frottement des grains les uns contre les autres, mais qui persiste toujours à l'intérieur du sillon qui se trouve sur une des faces de l'amande. Cette amande est constituée par un embryon très petit et par un albumen volumineux.

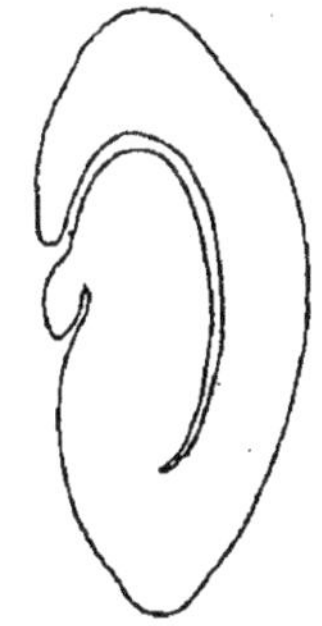
Fig. 187. — Coupe transversale d'un grain de Café.

Cet albumen, qui donne au grain de Café sa forme caractéristique, mesure 8 à 12 millimètres de long et 6 à 8 millimètres de large; son épaisseur est au milieu de 3 à 4 millimètres. Il est ovale ou un peu ovoïde, convexe sur la face dorsale, aplati ou faiblement bombé sur la face ventrale. Celle-ci porte en son milieu un sillon longitudinal, ouvert vers le haut, fermé vers le bas; ce sillon s'enfonce perpendiculairement ou en décrivant une sorte de sinus dans l'intérieur de l'albumen (fig. 187). A la partie inférieure de la face convexe, on distingue souvent un léger renflement placé excentriquement et indiquant la place de l'embryon au sein de l'albumen. A la surface, la graine est colorée en jaune ou en vert jaunâtre.

Le Café non torréfié a une odeur particulière qui rappelle un peu celle du foin et une saveur à la fois douce et un peu âpre; il acquiert par la torréfaction l'arome agréable et tout particulier qui le fait tant rechercher.

Les sortes commerciales de Café, le plus souvent dénommées d'après le lieu de provenance, sont très nombreuses; leur connaissance ne présente aucun intérêt, car la plupart du temps la provenance ne donne aucune indication certaine relative à la qualité du produit, qui est facteur d'un certain nombre de conditions, telles que : la nature du sol, l'époque de la récolte, le mode d'extraction et de conservation de la graine, etc. En France, presque tout le Café importé vient du Brésil, d'Haïti, du Vénézuéla, de l'Amérique centrale et de nos colonies.

Caractères microscopiques. — Le tégument du grain de Café comprend deux couches : l'une formée de petites cellules aplaties, simulant une membrane cornée; l'autre constituée par des fibres à parois épaisses, creusées de canalicules obliques. En arrachant un lambeau de ce tégument et en l'examinant à plat, il montrera une membrane sur laquelle reposent les fibres ponctuées réunies en plaques (fig. 188).

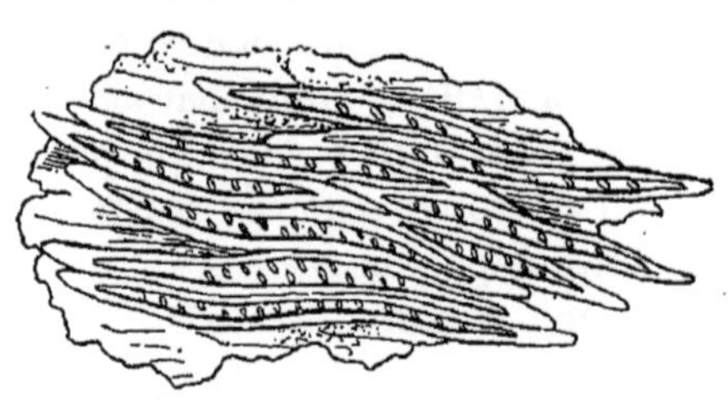

Fig. 188. — Fragment de tégument du Café.

L'albumen (fig. 189) est formé d'un tissu corné constitué par des cellules polyédriques, à membranes épaissies et bosselées, limitant une grande cavité qui contient des gouttelettes huileuses et des matières protéiques granuleuses.

Ces divers éléments n'étant altérés ni par la torréfaction, ni par la mouture, se retrouvent avec leurs caractères si particuliers dans le Café torréfié et dans la poudre. Celle-ci, examinée au microscope (fig. 190) montrera : 1° des fragments de tégument avec sa membrane cornée jaune et ses fibres à canalicules obliques (*f. s*); 2° des fragments de l'albumen (*a*) reconnaissables à l'épaisseur des membranes cellulaires colorées en brun et aux gouttelettes huileuses qui se trouvent à l'intérieur des cellules et que l'on rencontre également éparses dans la préparation (*h*).

Composition chimique. — Le Café vert, c'est-à-dire non torréfié, renferme : 12 à 13 p. 100 de *matières grasses*; 1 à 1,25 p. 100 de

Caféine $C^8H^{10}Az^4O^2$, composé azoté découvert par Robiquet et

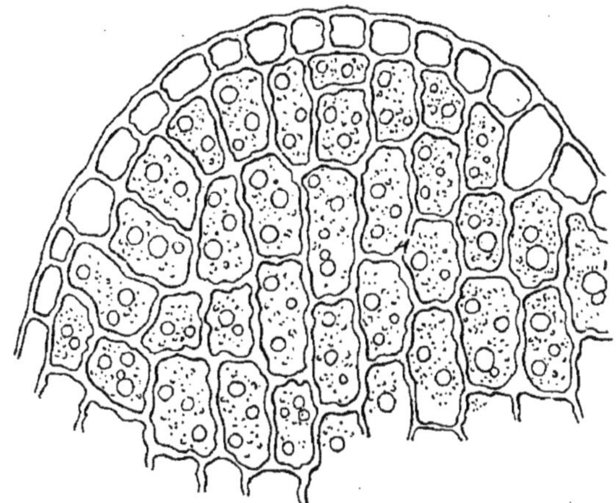

Fig. 189. — Coupe de l'albumen du Café.

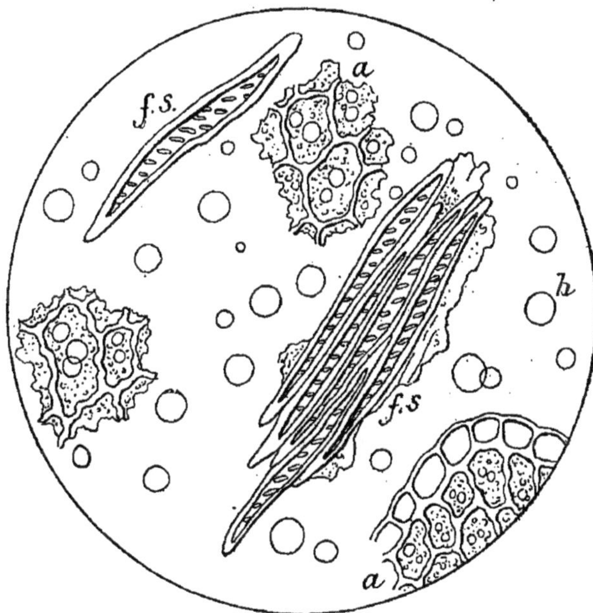

Fig. 190. — Éléments de la poudre de Café.

Boutron; 12 à 13 p. 100 de *matières azotées*, et une certaine proportion d'un principe astringent spécial, l'*acide cafétannique*.

MM. Forster et Reichelmann avaient signalé dans le Café torréfié la présence d'un deuxième alcaloïde. Mais, celui-ci n'ayant pas été retrouvé dans le Café vert, il y a lieu de penser que ce prétendu alcaloïde n'est autre chose que de la pyridine, ou une base analogue produite pendant la torréfaction.

La Caféine, le plus intéressant de ces principes, est habituellement considérée comme un alcaloïde, bien qu'elle fasse en réalité partie de la série uréique. On sait en effet aujourd'hui, grâce à la synthèse qui en a été faite, que c'est un dérivé méthylé de la xanthine, une triméthylxanthine, pour laquelle M. E. Fischer a proposé tout récemment la formule de constitution suivante :

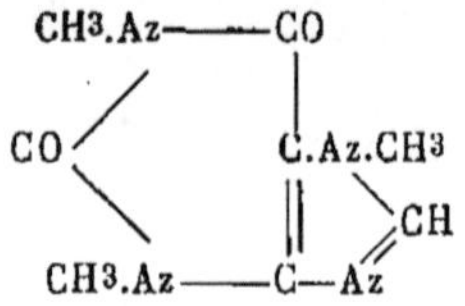

```
CH3.Az——CO
    /     |
CO <      C.Az.CH3
    \     ||   >CH
CH3.Az——C—Az
```

La Caféine est incolore, inodore, un peu amère ; elle fond à 225° et se sublime dans le vide ; elle est assez soluble dans l'eau et l'alcool, peu soluble dans l'éther, très soluble dans le chloroforme, l'alcool amylique, le benzène. Elle se dissout dans les acides en donnant des sels peu stables, dont quelques-uns sont décomposés par l'eau. Par hydratation, elle se dédouble en acide carbonique et *Caféidine* $C^7H^{12}Az^4O$. La Caféine donne avec l'acide azotique et l'ammoniaque la réaction de la murexide comme l'acide urique lui-même. Ce principe communique au Café ses propriétés physiologiques, mais non la saveur que l'on recherche dans son infusion.

L'acide cafétannique $C^{21}H^{28}O^{14}$ est un des rares tanins dont la nature glucosidique soit démontrée. On a cru pendant longtemps que, sous l'influence des acides étendus, il se dédoublait en acide caféique et en mannitane ; mais les recherches de MM. Cazeneuve et Haddon ont montré qu'il se dédoublait en acide caféique et en deux molécules d'un sucre nouveau qui ne peut être confondu, ni avec la mannitane, ni avec aucun sucre connu :

$$\underset{\text{Acide cafétannique.}}{C^{21}H^{28}O^{14}} + 2H^2O = \underset{\text{Acide caféique.}}{C^9H^8O^4} + \underset{\text{Hexose.}}{2C^6H^{12}O^6}$$

Le Café torréfié renferme les mêmes principes, mais il contient en plus une huile essentielle très aromatique, produite pendant la torréfaction aux dépens de l'acide cafétannique : c'est la *Caféone*, qui communique à l'infusion de Café son arome et sa saveur si recherchés. C'est une huile pesante, brune, très odorante, dont il ne faut que des traces pour aromatiser quelques litres d'eau.

Falsifications et essai. — Les falsifications du Café en grains sont assez rares ; elles sont au contraire très fréquentes pour les Cafés moulus.

Certains auteurs ont signalé des Cafés en grains fabriqués de toute pièce avec un mélange de diverses matières (feuilles et débris végétaux) agglutinées avec de la gomme et moulées dans des appareils spéciaux ; mais cette fraude grossière, toujours facile à reconnaître par l'action de l'eau qui délitera le produit, est très rare. On se contente de vendre des *Cafés avariés* par l'eau de mer et des *Cafés mouillés* après torréfaction, le Café torréfié pouvant absorber jusqu'à 20 p. 100 d'eau sans qu'il paraisse humide. Pour les premiers, l'incinération montrera dans les cendres une forte proportion de chlorure de sodium ; pour les seconds, il suffira de doser l'eau par dessiccation à l'étuve à 110°. Les Cafés torréfiés ne perdent dans ces conditions que 1 à 2 p. 100, tandis que les Cafés mouillés perdent en plus la quantité d'eau ajoutée.

Les Cafés moulus sont additionnés d'un grand nombre de substances, dont les plus courantes sont les matières minérales, la Chicorée, les Glands grillés, les Figues, les Haricots, les Pois et les Céréales torréfiés, un certain nombre de *graines à albumen corné*, des sucres ou mélasses, du caramel, etc.

Les matières minérales sont facilement décelées par le dosage des cendres ; le Café pur donnant de 3,5 à 5 p. 100 au plus de cendres, une proportion plus forte démontrerait la présence de matières minérales ajoutées frauduleusement.

Pour reconnaître la présence des matières sucrées, on traite 20 grammes de Café torréfié par 500 c.c. d'eau chaude ; on agite fortement pendant cinq minutes et on filtre. On prélève 50 c.c. de liquide filtré que l'on évapore dans une capsule de platine ; on sèche le résidu à l'étuve, on pèse, on calcine, on pèse de nouveau, et la différence donne l'extrait organique. La proportion de celui-ci pour le Café pur est de 0,44 à 0,72 p. 100 ; pour les Cafés additionnés de matières sucrées, elle varie de 1,81 à 8,31 p. 100.

Quant aux autres substances adultérantes, le meilleur moyen pour en déceler la présence consiste dans l'examen microscopique du produit, et subsidiairement dans le dosage de la Caféine.

1° *Examen microscopique.* — Pour procéder à cet examen, on étalera la substance sur une feuille de papier et on procédera à un triage à la loupe. On mettra de côté tous les fragments suspects, dont les plus gros serviront à faire des coupes. Enfin on broiera quelques-uns de ces fragments pour obtenir une poudre plus ténue, avec laquelle on montera plusieurs préparations.

La *Chicorée* se reconnaîtra à la présence des gros vaisseaux rayés et ponctués du bois (*v.p*, fig. 191), aux cellules allongées à parois relativement minces des fibres ligneuses (*f*) et aux grandes cellules parenchymateuses de la région corticale.

Les *Glands grillés* (Café de Glands) seront décelés par leurs cellules remplies de grains d'amidon (*a*, fig. 192) arrondis ou réniformes, munis

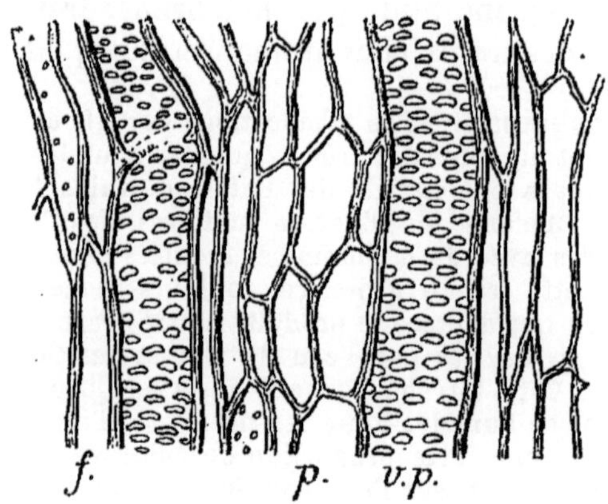

Fig. 191. — Coupe longitudinale d'un grain de Chicorée.

d'un hile allongé. Ces grains ressemblent un peu à ceux des Légumineuses, mais ils sont moins longs. On apercevra aussi des massifs paren-

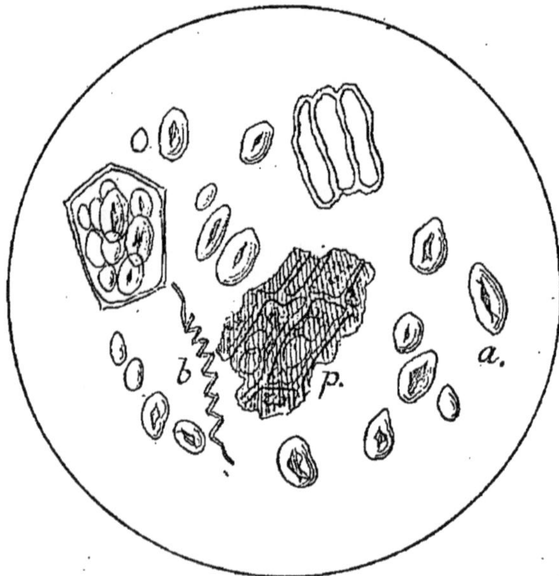

Fig. 192. — Café de Glands.

chymateux (*p*) et parfois des vaisseaux spiralés (*b*). Le perchlorure de fer étendu colore la poudre de Glands en bleu foncé.

Les *Figues grillées*, réduites en poudre grossière (Café de Figues), présentent des massifs parenchymateux renfermant des macles d'oxalate de chaux et des laticifères rameux (*l*, fig. 193). On y trouve également des poils

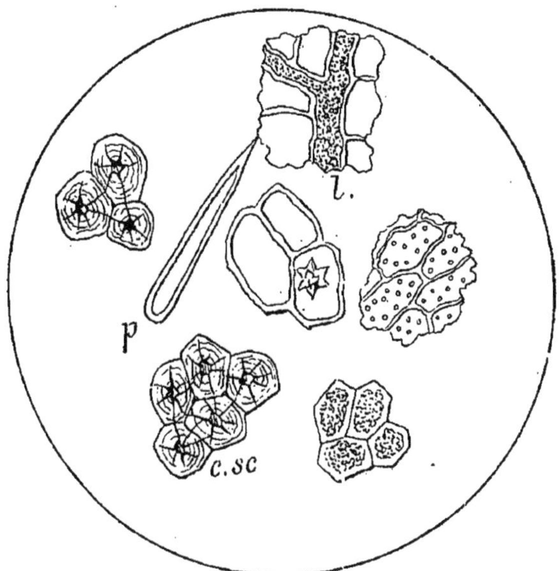

Fig. 193. — Café de Figues.

scléreux de longueur variable (*p*) et des cellules scléreuses (*c.sc*) à parois canaliculées de couleur jaune appartenant aux éléments de la graine.

On reconnaîtra la présence des Céréales (*Blé*, *Seigle*, *Orge*) à la forme des grains d'amidon, aux débris du péricarpe et aux cellules de l'assise protéique. Dans l'Orge, qui sert souvent à cette falsification (*Café d'Orge*), on retrouvera : des fibres provenant des débris du péricarpe (*c.f*, fig. 194), de grandes cellules gorgées d'amidon appartenant au parenchyme de l'albumen (*c.a*), des grains d'amidon isolés (*a*), des cellules de l'assise protéique (*c.g*), des poils (*p*) et de grandes cellules ondulées (*e*) provenant de l'épiderme.

Les graines de *Légumineuses torréfiées* (Haricot, Pois, Pois-Chiche, etc.) se rencontrent très souvent dans le Café moulu. On reconnaîtra leur présence aux grains d'amidon, dont la forme si caractéristique n'est pas sensiblement altérée par l'action de la chaleur.

Un certain nombre de graines *à albumen corné*, grillées et convenablement moulues, sont parfois mélangées au Café, en raison des produits empyreumatiques qu'elles développent pendant la torréfaction. De toutes ces graines, la plus employée est celle du Dattier. La forme caractéristique des cellules de l'albumen permettra de déterminer sa présence. Ces cellules (fig. 195) ont une paroi très épaisse et réfringente, à laquelle les canalicules des ponctuations donnent un aspect particulier.

2° *Dosage de la Caféine.* — Les procédés de dosage de la Caféine son extrêmement nombreux et il serait fort long de les passer tous succes-

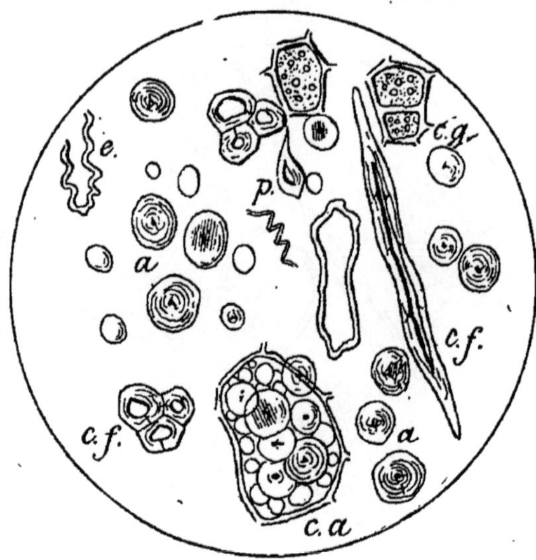

Fig. 194. — Café d'Orge.

sivement en revue. Au surplus, ils sont loin de présenter tous la même précision, ainsi que le prouvent les différences considérables que l'on obtient en dosant la Caféine d'un même produit par divers procédés. Nous nous contenterons donc d'en signaler quelques-uns qui nous ont paru joindre la précision à la simplicité.

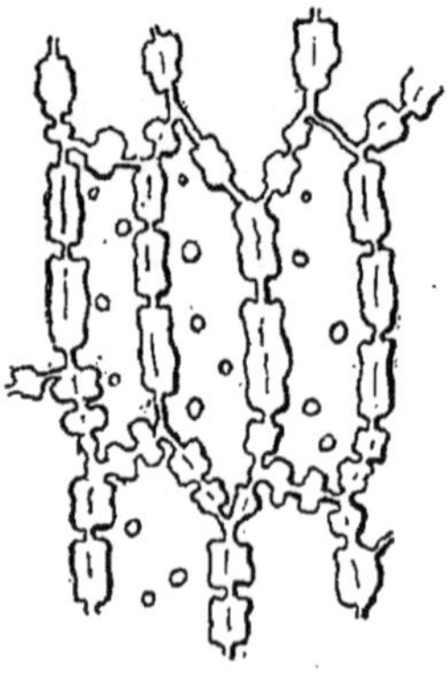

Fig. 195. — Cellules de l'albumen du Dattier.

Dans le *procédé Grandval et Lajoux*, on prend 5 grammes de la drogue pulvérisée sans résidu et assez finement, et on les arrose dans une capsule de porcelaine avec le mélange suivant : éther à 66°, 5 grammes ; ammoniaque officinale, 1 gramme. On agite vivement ce mélange dans un tube à essai et on le verse immédiatement sur la poudre que l'on triture rapidement avec un pilon de verre ou l'extrémité fermée d'un tube à essai. On introduit cette poudre, en la tassant fortement, dans un digesteur à épuisement continu placé sur un ballon, et dont la partie supérieure communique avec un réfrigérant à reflux ; on pratique l'épuisement avec 50 c.c. de chloroforme. Quand l'opération est terminée, ce que l'on reconnaît à ce qu'une goutte puisée à l'orifice du digesteur ne laisse plus de résidu par évaporation, on distille la solution de manière à enlever tout le chloroforme ; le résidu ne doit plus dégager l'odeur du chloroforme et doit du reste être parfaitement sec. A ce résidu, on ajoute 1 c.c. d'acide sulfurique au 1/10e que l'on promène sur les parois du ballon et on laisse en contact quelques minutes. On épuise le résidu ainsi acidulé par de l'eau bouillante, employée par petites quantités à la fois. Chaque portion de liquide est versée sur un petit filtre non plissé, préalablement humecté d'eau; l'entonnoir devra être fermé avec une plaque de verre, pour empêcher la Caféine de cristalliser sur les bords du filtre. Le liquide filtré est sursaturé d'ammoniaque et évaporé à siccité au bain-marie. Le résidu est repris par le chloroforme et la solution est filtrée. On lave la capsule et le filtre jusqu'à ce qu'une goutte du liquide filtré ne laisse plus de résidu par évaporation. La solution chloroformique évaporée lentement et sans ébullition au bain-marie, dans une capsule tarée, donne la Caféine incolore ou fort peu colorée, dont on prend le poids.

Lorsqu'on opère sur le Café torréfié, il faut apporter une légère modification au procédé que je viens d'indiquer, car le chloroforme dissout des huiles essentielles et des matières colorantes brunes dont une grande partie est soluble dans l'eau. Dès lors, au lieu de sursaturer par l'ammoniaque la liqueur provenant du traitement par l'eau bouillante du résidu acidulé par l'acide sulfurique, on l'alcalinise avec un peu de soude dans une boule à décantation et on l'agite vivement avec du chloroforme. On reprend le liquide par une nouvelle quantité de chloroforme, puis par une troisième s'il est nécessaire. Quand l'épuisement est complet, on évapore les solutions chloroformiques dans une capsule tarée; on obtient une Caféine suffisamment pure pour être pesée.

Dans le *procédé Georges*, on utilise l'action dissolvante des solutions aqueuses de benzoate ou de salicylate de sodium. On pèse 5 grammes de poudre de Café et on les lixivie dans une allonge avec une solution de salicylate de soude au 1/100e jusqu'à complet épuisement, c'est-à-dire jusqu'à ce que le liquide passe incolore. On réduit le liquide écoulé à 50 c.c. environ, par évaporation au bain-marie, et on filtre dans une boule à décantation. On lave le filtre avec la solution salicylée et on extrait la Caféine par le chloroforme employé à trois ou quatre reprises; puis on distille le chloroforme ou on le laisse évaporer spontanément. On pèse le résidu qui est de la Caféine sensiblement pure. Ce procédé n'a que le défaut d'être assez long.

Le *procédé Delacour* peut être qualifié de procédé rapide. Dans un ballon de 100 c.c., on fait bouillir pendant dix minutes 2 grammes de matière suffisamment divisée avec 80 à 90 c.c. d'eau distillée; on laisse refroidir, on ajoute 4 c.c. de sous-acétate de plomb, on parfait le volume de 100 c.c., on agite et on filtre; 50 c.c. du filtrat sont introduits dans une boule à décantation, additionnés de 10 à 15 gouttes d'acide acétique et agités doucement, à quatre reprises, avec, chaque fois, 20 à 25 c.c. de chloroforme. Les liquides chloroformiques sont recueillis dans un ballon taré, puis distillés; le résidu, séché et pesé, donne la quantité de Caféine pour 1 gramme de matière.

MM. *Trillich* et *Göckel*, qui ont essayé la plupart des méthodes de dosage de la Caféine connues, préconisent la suivante. On pèse 10 grammes de Café finement moulu, qu'on humecte avec de l'ammoniaque et qu'on introduit dans une ampoule à décantation dont on ferme le tube d'écoulement par un tampon de coton de verre. Après une demi-heure, on ajoute 200 c.c. d'éther acétique, et on laisse en contact pendant douze heures, en agitant fréquemment. On fait alors écouler le liquide, puis on lave le résidu à trois reprises différentes avec, chaque fois, 50 c. c. d'éther acétique. On réunit les liquides, on distille, on traite le résidu à l'ébullition par un lait de magnésie, on filtre et on évapore à sec. On reprend la Caféine par l'éther acétique, on filtre dans un ballon de Kjeldahl, on élimine le dissolvant par distillation, et on dose l'azote dans le résidu; on calcule, à l'aide du poids de l'azote trouvé, la proportion de Caféine que renferme ce résidu.

On pourra aussi avoir recours au *procédé Petit et Legrip*, d'une grande simplicité, qui a été seulement indiqué par les auteurs pour le dosage de la Caféine dans le Thé (Voy. p. 355), mais qui doit vraisemblablement s'appliquer au dosage de la Caféine dans toutes les plantes qui renferment ce principe.

Quel que soit le procédé employé, il conviendrait, croyons-nous, de lui faire subir la modification suivante : au lieu de peser le résidu de Caféine obtenu par évaporation des dissolvants, doser l'azote par la méthode de Kjeldahl ou toute autre, et calculer par le résultat trouvé la quantité de Caféine que renfermait le résidu. On évite ainsi les causes d'erreur provenant des impuretés que peut renfermer la Caféine, même après plusieurs cristallisations dans l'eau bouillante.

Usages. — Au point de vue thérapeutique, les propriétés du Café varient suivant qu'il est torréfié ou non. Le Café vert doit ses propriétés à la Caféine; son infusion a été vantée contre la goutte et aussi pour combattre l'hypertrophie cardiaque.

L'infusion du Café torréfié doit ses effets à la température à laquelle on le prend, à la Caféone et à la Caféine. A doses modérées, elle stimule la digestion, la circulation et les *fonctions cérébrales* : elle mérite bien le nom de *boisson intellectuelle* qu'on lui a donné. Elle détermine de l'insomnie chez les personnes qui n'en font pas un usage ordinaire, mais l'accoutumance se fait rapidement.

A doses élevées, le Café produit des phénomènes d'intoxication qui se traduisent par de la céphalalgie, un tremblement nerveux généralisé, des fourmillements des extrémités, des troubles de la vue, de l'ouïe, etc. Tous ces phénomènes n'ont d'ailleurs qu'une action fugitive en raison de la facilité avec laquelle le principe toxique s'élimine.

Le Café étendu d'eau est une excellente boisson pendant les chaleurs de l'été; c'est une boisson hygiénique extrêmement précieuse par ses effets stimulants et ses propriétés antiseptiques. Par contre, il doit être interdit aux enfants, aux sujets névropathiques, chez les personnes atteintes de certaines affections cardiaques, etc.

On prescrit le Café dans la céphalalgie et la migraine, dans l'empoisonnement par l'Opium et la Belladone, dans la dyspepsie, dans les états d'adynamie, notamment ceux qui accompagnent la fièvre typhoïde et la pneumonie ; il sert souvent de véhicule à certains médicaments : huile de ricin, iodure de potassium, etc., et surtout aux sels de quinine.

En poudre, le Café grillé présente des propriétés désodorantes et désinfectantes assez marquées; on l'a proposé pour masquer la saveur et l'odeur de l'iodoforme.

Quant à la Caféine, c'est un succédané de la Digitale utile dans certaines affections cardiaques; on la prescrit dans le but d'augmenter l'énergie du myocarde chez les cardiaques avancés dont le cœur résiste à l'action de la Digitale. Elle trouve encore son indication dans les intervalles d'administration de la Digitale, car c'est aussi un excellent diurétique. La Caféine s'administre à la dose de 1 à 2 gr. par jour, associée au benzoate ou au salicylate de soude, soit en potions, soit en injections hypodermiques.

THÉ

Origine. — On nomme ainsi les feuilles du Thé de la Chine (*Thea sinensis, Camellia Thea*), arbrisseau de la famille des Ternstrémiacées (fig. 196) originaire de l'Assam supérieur et cultivé aujourd'hui en Chine, au Japon, dans l'Inde, à Java, et même aux États-Unis et au Brésil. Il supporte fort bien le climat du midi de la France et du bassin méditerranéen. Cet arbre très robuste, dont on cultive trois variétés (*Thea Bohea, T. viridis, T. stricta*), croît aussi bien au bord de la mer que dans les lieux élevés, pourvu qu'il trouve la chaleur nécessaire; on le propage à l'aide de graines que l'on place au nombre de six à huit dans des trous creusés à une certaine distance les uns des autres. En Chine, on le plante dans des champs entiers; au Japon, au bord des rizières et des champs de Blé.

Récolte et préparation. — La récolte des feuilles de Thé se fait plusieurs fois par an, en février, en juin et en août; ce sont des femmes qui se livrent à ce travail. Sitôt récoltées, les feuilles sont séchées rapidement sur des plaques de fer modérément chauffées et elles sont remuées jusqu'à ce qu'elles se recroquevillent, puis on les roule encore chaudes entre les doigts; on les crible ensuite à des tamis de différents calibres pour enlever les impuretés et pour les séparer d'après leur grosseur, et on les enferme dans des caisses ou dans des boites pour les mettre à l'abri de l'air et de la lumière. Les Thés ainsi préparés sont les *Thés verts*.

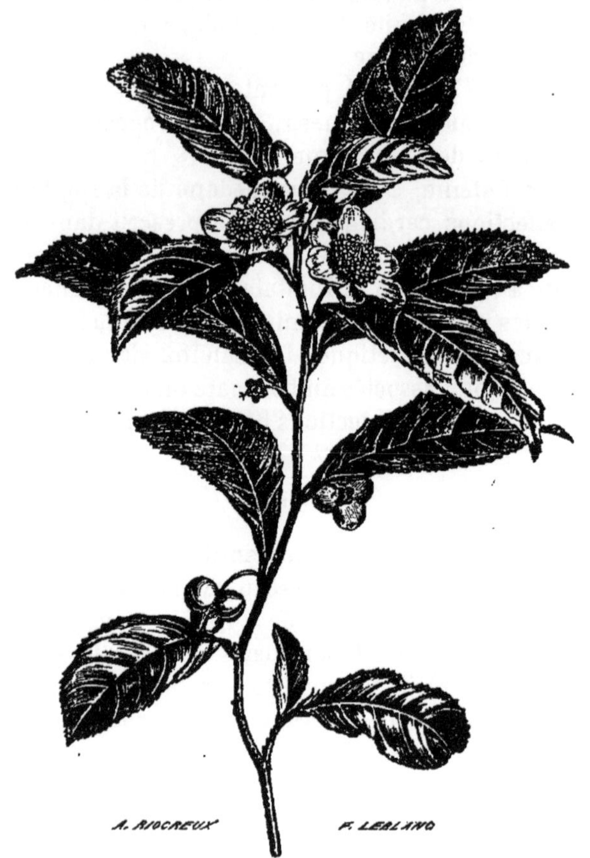

Fig. 196. — Thé de la Chine.

Les *Thés noirs* sont obtenus en grillant les feuilles lorsqu'elles ont subi une certaine fermentation qui leur donne une couleur noirâtre.

A Ceylan, où la culture du Thé est aujourd'hui très étendue, la main d'homme est remplacée par des machines qui roulent, chauffent et mélangent les Thés.

L'arome du Thé ne préexiste pas dans la feuille; il prend naissance sous l'influence de la torréfaction. Les qualités supérieures sont vendues telles qu'elles ont été récoltées, tandis que les qualités inférieures sont souvent aromatisées artificiellement avec des fleurs d'*Olea fragrans*, de *Jasminum Sambac*, de *Chloranthus inconspicuus*, etc. Il faut noter que la qualité d'un Thé est d'autant plus grande que les feuilles qui ont servi à le préparer sont plus jeunes, en raison de ce fait physiologique que la proportion des constituants azotés, y compris la Caféine, diminue régulièrement en même temps que celle des substances solubles, tandis que les matières grasses s'accumulent rapidement.

Caractères extérieurs. — Les feuilles de Thé se présentent dans le commerce sous des formes assez variables, provenant de la façon dont elles ont été préparées et enroulées ; ces formes constituent autant de sortes distinctes.

Les Thés verts sont caractérisés par leur couleur vert foncé, quelquefois presque noire ; leur infusé est de couleur jaune verdâtre. Odeur légèrement aromatique ; saveur astringente, un peu âcre et d'une amertume agréable. La couleur verte de ces Thés n'est pas toujours naturelle ; souvent les feuilles sont colorées par un mélange de Curcuma et d'indigo, fixé à l'aide du sulfate de calcium. Cette pratique n'est pas considérée comme une falsification, à moins que l'indigo ne soit remplacé par du bleu de Prusse.

Les principales sortes commerciales de Thés verts sont : le *Thé Hyson* ou *Thé Hayswen*, le *Thé Schoulang*, le *Thé perlé*, le *Thé poudre à canon*, etc.

Les *Thés noirs* se distinguent par leur coloration noire ou brun foncé ; leur infusé est de couleur brune. Odeur aromatique, mais différente de celle des Thés verts ; saveur astringente. Les principales sortes commerciales sont : le *Thé Souchong*, le *Thé Pékoé à pointes blanches*, le *Thé Congo*, etc.

Les feuilles de Thé, déroulées par une macération préalable dans l'eau, présentent les caractères suivants : elles sont ovales-oblongues, un peu acuminées au sommet, mesurant de 2 à 5 centimètres de longueur sur 1 à 1 centimètre 1/2 de large au milieu, entières sur les bords à la partie inférieure, dentées plus ou moins finement à la partie supérieure (fig. 196). De la nervure médiane très forte et très saillante, se détachent très obliquement des nervures secondaires, plus fines, mais très nettes, qui, arrivées auprès du bord, se recourbent pour s'anastomoser en arc.

Caractères microscopiques. — Entre les deux épidermes, on trouve un parenchyme hétérogène asymétrique ; il est formé dans sa partie supérieure d'une ou plus rarement de deux rangées de

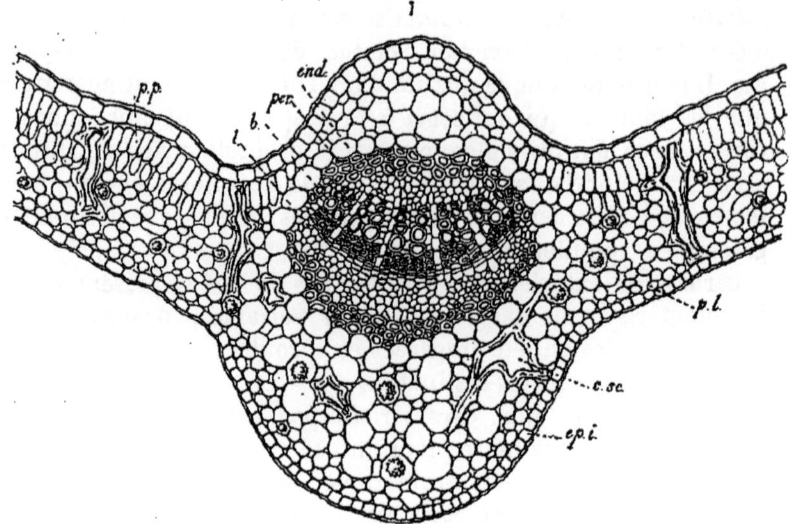

Fig. 197. — Coupe transversale de la feuille de Thé.

cellules en palissade (*p. p*, fig. 197) et dans sa partie inférieure, plus épaisse, de cellules irrégulières, ovales ou elliptiques (*p. l*); ces cellules renferment de la chlorophylle et des gouttelettes huileuses, et certaines des macles d'oxalate de chaux. Dans ce parenchyme se trouvent des cellules scléreuses, s'étendant généralement d'un épiderme à l'autre et présentant des diverticules latéraux terminés en pointe (fig. 198); on les rencontre aussi assez nombreuses dans le parenchyme qui se trouve à la face inférieure du faisceau de la nervure médiane (*c. sc*, fig. 197).

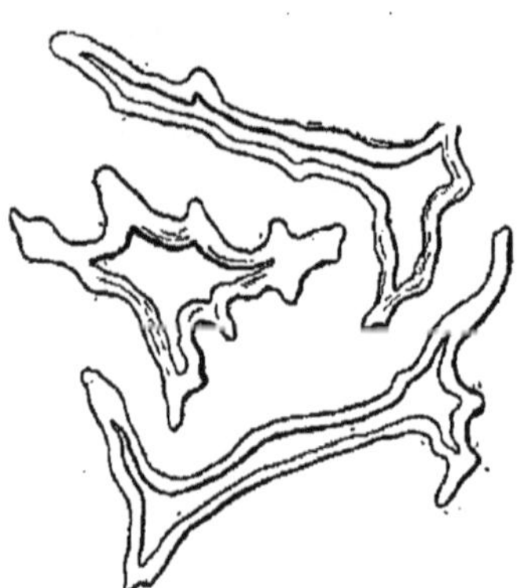

Fig. 198. — Cellules scléreuses isolées.

Composition chimique. — Le Thé renferme 0,50 à 1 p. 100 d'une *huile essentielle* très parfumée, 2 à 3 p. 100 de *Caséine*, 2 à 4 p. 100 de *Caféine*, de la *Théophylline* $C^7H^8Az^4O^2$, alcaloïde isomère de la Théobromine, et 12 à 15 p. 100 d'un mélange de tanin et d'acide gallique.

Falsifications et essai. — Le Thé est l'objet de nombreuses falsifications. Les plus fréquentes consistent dans l'emploi de feuilles ayant déjà servi et en partie épuisées, ou encore de feuilles étrangères ayant l'astringence et quelques caractères extérieurs de la feuille de Thé ; il est aussi quelquefois additionné de matières minérales ou, comme nous l'avons déjà dit, de matières colorantes destinées à lui donner une plus belle apparence.

Lorsque le Thé est simplement mélangé de feuilles ayant déjà servi, ce qui constitue la falsification la plus ordinaire, on ne peut avoir recours à l'examen microscopique pour déceler la fraude, puisque les éléments anatomiques ne sont en aucune façon modifiés. Il faudra avoir recours au dosage de la Caféine et de l'extrait.

Le *dosage de la Caféine* pourra être fait à l'aide des procédés que nous avons déjà indiqués pour le Café; on pourra aussi employer l'une ou l'autre des deux méthodes suivantes, plus spécialement appliquées au dosage de la Caféine dans le Thé.

Le *procédé de Petit et Legrip*, très simple, est basé sur ce fait que l'eau est suffisante pour dissocier la Caféine de ses combinaisons et permettre au chloroforme de s'en emparer. On prend 25 grammes de Thé pulvérisé; on le traite par trois fois son poids d'eau bouillante, on laisse le tout en contact pendant un quart d'heure et on évapore le mélange ainsi obtenu au bain-marie jusqu'à ce que le Thé, pressé entre les doigts, laisse encore suinter un peu d'eau. On introduit ce Thé très humide dans une allonge, on tasse assez fortement et on épuise par le chloroforme jusqu'à ce que le résidu laissé par le chloroforme, repris par l'eau bouillante et filtré, ne donne plus de précipité ni de louche par l'addition d'une solution de tanin. On distille le chloroforme, on reprend le résidu par l'eau, on filtre sur un papier mouillé, on lave avec soin et on évapore la solution au bain-marie. La Caféine ainsi obtenue est en général assez pure pour pouvoir être pesée directement. Si on veut la purifier, on la dissout à froid dans 15 c.c. d'acide sulfurique à 1/10e; on filtre à nouveau, on neutralise l'acide sulfurique par l'ammoniaque et on évapore jusqu'à dessiccation complète. On reprend le résidu par le chloroforme, on évapore la solution chloroformique à une très basse température et on pèse la Caféine obtenue.

Dans le *procédé Keller*, on introduit dans une ampoule à décantation 6 grammes de feuilles de Thé desséché, non pulvérisé, puis 120 grammes de chloroforme. Au bout de quelques minutes, on ajoute 6 c.c. d'ammoniaque à 10 p. 100 et on agite vivement et fréquemment le mélange pendant une demi-heure. On laisse reposer jusqu'à ce que le liquide soit devenu complètement clair; on jette alors la solution chloroformique sur un filtre préalablement humecté de chloroforme, et on en recueille 100 grammes dans un petit ballon taré; ces 100 grammes de solution correspondent à 5 grammes de Thé. On distille au bain-marie, puis on ajoute au résidu 3 à 4 c.c. d'alcool absolu et l'on achève la dessiccation au bain-marie. Pour purifier la Caféine ainsi obtenue, on fait tomber sur le résidu, alors qu'il est encore chaud, un mélange de 7 c.c. d'eau et de 3 c.c. d'alcool. La Caféine se dissout presque instantanément, et on ajoute aussitôt encore 20 c.c. d'eau; on bouche le ballon, on agite vivement et on filtre sur un petit filtre mouillé avec de l'eau et place au-dessus d'une capsule de verre tarée. On lave le ballon et le filtre avec 10 c.c. d'eau; on évapore les liquides aqueux et on pèse. Le poids trouvé multiplié par 20 donne la proportion de Caféine contenue dans 100 gr. de Thé.

Pour le *dosage de l'extrait*, on fait bouillir 2 grammes de Thé avec de l'eau, on jette le tout sur un filtre taré, on épuise le résidu avec de l'eau bouillante, on sèche le filtre et on le pèse. La différence avec le poids primitif donne le poids de l'extrait dont la proportion varie de 40 à 50 p. 100 (minimum 30 p. 100). Les Thés épuisés donneront une quantité d'extrait beaucoup plus faible, ce qui permettra de les reconnaître.

Au lieu de peser l'extrait, on peut en prendre l'indice de réfraction (*méthode Hanauser*). On met 2 grammes de Thé à infuser dans 100 c.c. d'eau distillée bouillante et on filtre; on détermine l'indice de réfraction à 25° C. Voici quelques-uns des chiffres obtenus :

Souchong de Chine	1,33370
— de l'Inde	1,33313
— de Chine épuisé	1,33280
— de l'Inde épuisé	1,33264

Si l'on considère les trois dernières décimales comme des nombres entiers, et qu'on compare ces nombres entre eux, on voit que les nombres 370, 313, 280, 264 sont suffisamment écartés pour constituer une diagnose de quelque valeur, et d'autant plus frappante que l'eau distillée a pour indice de réfraction à 25°, 1,33240.

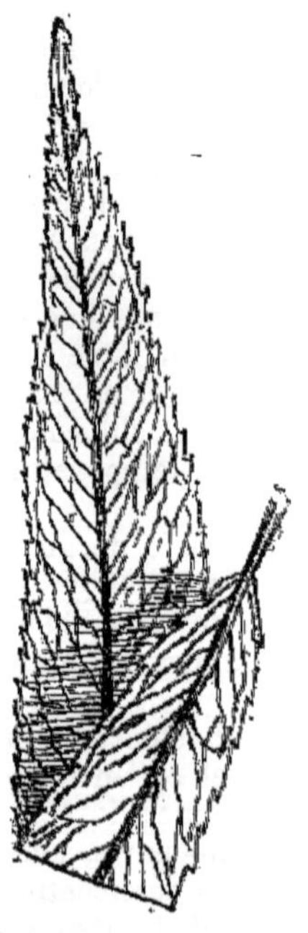

Fig. 199. — Feuille de *Salix capræa*.

La présence des feuilles étrangères dans le Thé sera surtout décelée au moyen du microscope. Les feuilles les plus employées à cette falsification sont les feuilles de Saule (*Salix capræa*), qui sont celles dont l'emploi est le plus général, de *Camellia japonica*, de Sureau, d'Églantier, d'Orme, de Frêne, de Hêtre, de Pommier, de Peuplier, de Mûrier, de Rosier, etc.

Les feuilles de *Salix capræa* (fig. 199) sont beaucoup plus longues que les feuilles de Thé; elles sont très aiguës au sommet; les bords en sont crénelés, les nervures, beaucoup plus nombreuses, s'anastomosent en tous sens. La coupe transversale (fig. 200) montre : un épiderme supérieur (*E. sp*) formé de grosses cellules carrées, assez régulières; deux assises de cellules en palissade (*P.m*) renfermant de grandes cellules cristalligènes à macles d'oxalate de chaux (c.c); un tissu lacuneux (*P.l*) très peu développé et un épiderme inférieur (*E.if*) formé de petites cellules carrées et portant des poils unicellulaires très aigus.

La feuille de *Camellia japonica* est très voisine de celle du Thé par ses caractères extérieurs; elle est cependant plus épaisse et plus coriace que la feuille du Thé de Chine. Quant à la structure histologique (fig. 201), elle est à peu près identique; elle ne s'en distingue guère que par la moindre longueur des cellules scléreuses (*c.sc*) qui ne traversent jamais toute l'étendue du parenchyme lacuneux.

Quant aux autres feuilles, beaucoup plus rarement employées que les

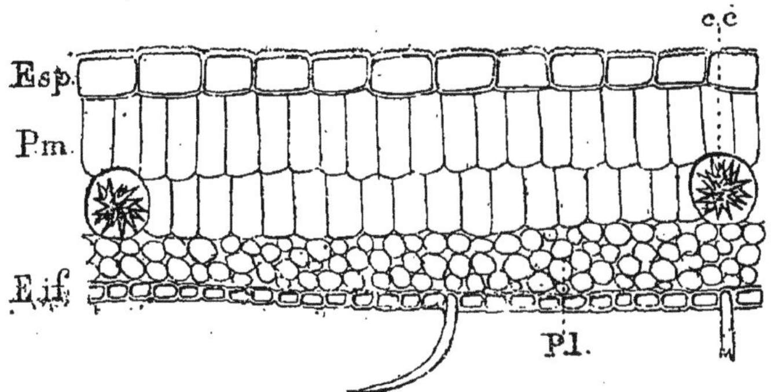

Fig. 200. — Coupe de la feuille de *Salix capræa*.

précédentes, elles présentent une structure histologique (fig. 202 et 203) qui ne ressemble en rien à celle de la feuille de Thé, et elles en seront, par cela même, facilement distinguées. Au surplus, en cas d'hésitation, le dosage de la Caféine suffirait à lever tous les doutes.

Les matières minérales ajoutées au Thé seront reconnues par le *dosage*

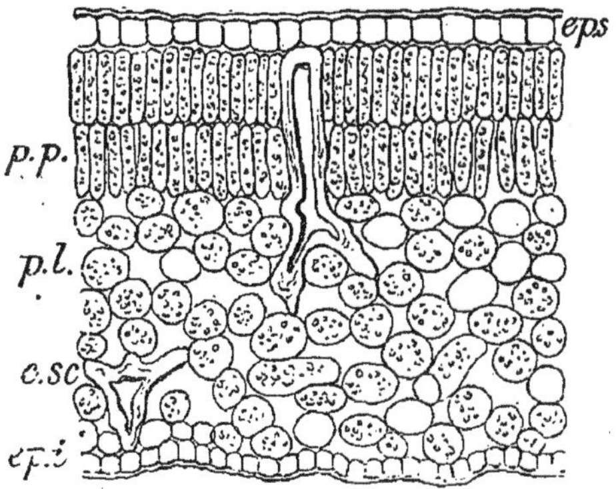

Fig. 201. — Coupe de la feuille de *Camellia japonica*.

des cendres. On incinère 5 grammes de Thé dans une capsule de platine à une assez basse température et on pèse le résidu qui ne doit pas dépasser 7 p. 100. Si l'on soupçonne que le Thé a été mouillé par l'eau de mer, on fera un dosage de chlore; dans le Thé pur, la proportion de chlorure de sodium ne dépasse pas 0,108 p. 100; elle peut atteindre jusqu'à 3 p. 100, s'il a subi un mouillage par l'eau de mer.

Pour la *recherche des matières colorantes*, on fait macérer le Thé dans l'eau et on recueille le précipité dense qui se forme. Le Curcuma communiquera une coloration orangée à l'alcool; l'indigo se décolore sous

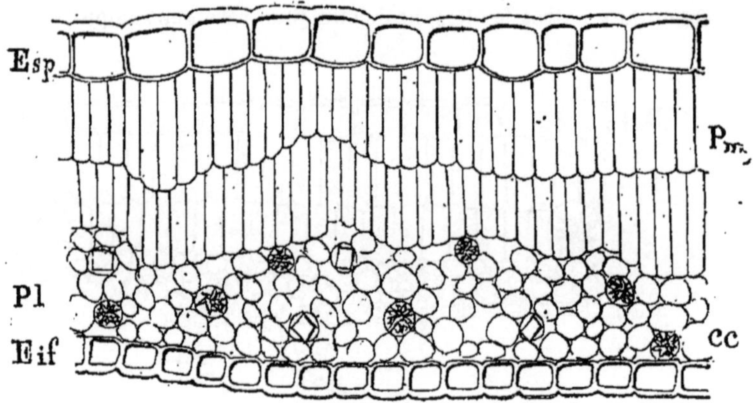

Fig. 202. — Coupe de la feuille d'Églantier.

l'influence de l'acide azotique. Pour rechercher le bleu de Prusse, on traite le précipité par la lessive de soude, on filtre, on acidule la liqueur

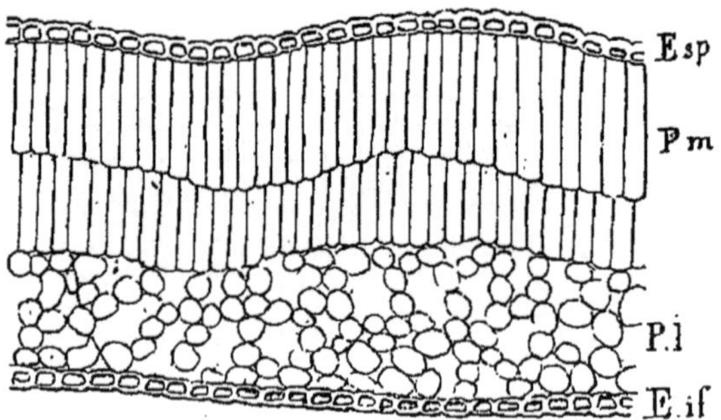

Fig. 203. — Coupe de la feuille de Frêne.

avec l'acide chlorhydrique et on recherche la présence du ferrocyanure avec une solution de perchlorure de fer qui détermine un précipité bleu.

Usages. — Le Thé est connu et employé depuis un temps immémorial en Chine où il constitue la boisson ordinaire. Il a été importé en Europe vers le milieu du XVIIe siècle par les Hollandais et son usage s'est rapidement répandu. L'importance économique de cette plante est aujourd'hui considérable, ainsi qu'on peut s'en rendre compte par les chiffres de production et de consommation ci-après. Dans le monde entier, en 1895, la production du Thé a pu être évaluée à 1 050 millions de livres, dont 750 millions pour la Chine, 130 millions pour les Indes anglaises, 10 millions pour Java, 1 million pour l'Amérique et 159 millions pour le Japon. Quant à la consommation, elle a été de 134 millions de livres pour l'Angleterre, 78 millions pour la Russie, 1 million et quart pour la France, 160 millions pour l'Amérique, le restant, c'est-à-dire deux fois autant que les autres pays réunis, pour la Chine.

Grâce au tanin qu'il contient, le Thé est un médicament tonique et astringent; par la Caféine, il est stimulant et diurétique comme le Café vert. On emploie l'infusion à l'extérieur comme collyre astringent. A l'intérieur, cette infusion (4 à 10 grammes p. 1000) est fréquemment employée comme tonique et digestive dans les embarras gastriques ou intestinaux, comme diurétique léger chez les goutteux, très souvent comme stimulante. L'infusion doit être préparée en versant de l'eau bouillante sur les feuilles pour précipiter la caséine.

L'abus du Thé amène divers accidents que l'on a fréquemment observés en Russie, en Angleterre et surtout en Chine : constipation opiniâtre, dyspepsie, amaigrissement, insomnie, prédisposition aux crises nerveuses, etc.

MATÉ

Origine. — Le *Maté* ou *Thé du Paraguay* est une poudre assez grossière, préparée avec les feuilles et les jeunes sommités grillées de l'*Ilex paraguayensis*, arbuste de la famille des Ilicinées, qui croît spontanément dans les forêts d'une partie du Paraguay, des provinces brésiliennes de Matto-Grosso, Parana, Santa-Catharina, et du territoire argentin des Missiones. On l'a acclimaté avec succès en Espagne, en Portugal et au Cap.

Le meilleur moment pour la récolte du Maté est celui où le fruit est presque mûr; on abat les branches, on les dépouille de leurs rameaux et ceux-ci sont passés légèrement à travers un feu flambant. On les réunit ensuite en paquets et on les suspend pendant deux jours environ au-dessus d'un torréfacteur des plus primitifs, consistant en un tronc d'arbre dans lequel on entretient un petit feu de bois sec. Quand la dessiccation est complète, on bat les paquets, au-dessus d'une peau de bœuf, pour en faire tomber les feuilles ; celles-ci sont réduites en poudre grossière et emballées dans des peaux de bœuf encore fraîches.

Dans certaines régions, on emploie des torréfacteurs en métal, semblables à ceux dont on se sert en Chine pour la préparation du Thé ; en outre, les feuilles sont concassées avec des moulins.

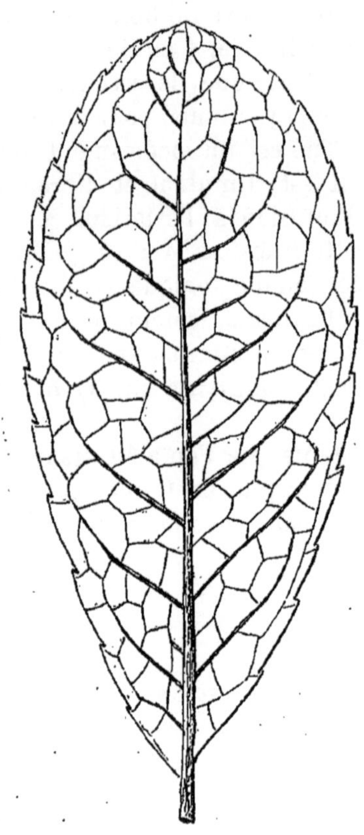

Fig. 204. — Feuille de Maté, grandeur naturelle (face inférieure).

Le Maté brésilien est fourni par d'autres espèces d'*Ilex : I. theezans*, *I. amara*, *I. crepitans*, *I. Humboldtiana*, *I. ovalifolia*.

Caractères extérieurs. — Le Maté, tel qu'on le trouve dans le commerce, est constitué par une poudre grossière vert brunâtre, dans laquelle on trouve des fragments plus gros, provenant des nervures des feuilles ou des rameaux. Il possède une odeur de tan.

La feuille de Maté (fig. 204) est oblongue-lancéolée, cunéiforme à la base, légèrement obtuse au sommet ; elle mesure de 7 à 10 centimètres de long sur 5 à 6 centimètres de large. Elle est glabre, lisse, coriace, de couleur vert brunâtre quand elle est sèche, dentelée peu profondément sur les bords. La nervure médiane est très proéminente à la face inférieure ; il en part, sous un angle de 45°, des nervures secondaires qui se rejoignent vers les bords de la feuille et donnent naissance à des nervures tertiaires qui s'anastomosent en un réseau à larges mailles.

Caractères microscopiques. — Entre les deux épidermes dépourvus de poils se trouve un parenchyme hétérogène asymétrique comprenant deux rangées de cellules en palissade à la face supérieure et un tissu lacuneux très lâche à la face inférieure ; plusieurs de ces cellules renferment des macles d'oxalate de chaux. La nervure médiane comprend un seul cordon ligneux arqué dont les deux extrémités sont très rapprochées; il est entouré d'un liber parenchymateux et d'un péricycle constitué par un grand nombre d'îlots fibreux.

Composition chimique. — Le Maté contient de 0,5 à 1,5 p. 100 de *Caféine*, une faible quantité d'essence, 4 p. 100 d'un tanin auquel on a donné le nom d'*Acide matétannique* et que certains auteurs considèrent comme identique à l'acide cafétannique, 4 à 5 p. 100 de matières albuminoïdes et une résine qui est purgative, mais qui ne se dissout pas dans l'infusion.

Usages. — L'infusion de Maté constitue une boisson stimulante d'un usage journalier et devenu indispensable au Paraguay, dans la République Argentine, au Chili, au Pérou, en Bolivie et dans les provinces brésiliennes du Sud; on évalue à 100 millions de kilogrammes la quantité de Maté qui est consommée annuellement dans ces contrées de l'Amérique du Sud. L'infusion (30 à 40 gr. p. 1000) se fait dans des calebasses et le liquide est aspiré à l'aide d'un tube percé de trous qui empêchent les feuilles de passer; elle possède une légère amertume qui n'a rien de désagréable, et un arome persistant, rappelant à la fois ceux du Thé, de la feuille d'Oranger et de la fleur de Tilleul.

Le Maté peut être utilisé comme dynamophore, stimulant l'activité cérébrale au même titre que le Café et le Thé, qu'il peut remplacer avec une grande économie et en présentant en outre cet avantage, qu'il provoque l'insomnie moins facilement qu'eux.

GUARANA

Origine. — Le *Guarana* est une pâte desséchée préparée par les Indiens Guaranis avec les graines du *Paullinia sorbilis*, liane grimpante et volubile de la famille des Sapindacées qui croît dans l'Uruguay et au nord du Brésil, dans le voisinage du fleuve des Amazones.

Les graines, lavées et séchées, sont légèrement grillées, puis dépouillées de leur tégument; elles sont ensuite broyées sur une pierre chaude et réduites avec de l'eau en une pâte grossière à laquelle on ajoute souvent de la poudre de Cacao et de la fécule de Manioc. On fait avec cette pâte des rouleaux cylindriques que l'on sèche au soleil ou sous un feu de cheminée.

Caractères extérieurs. — Tel qu'il se rencontre dans le commerce européen, le Guarana se présente en cylindres ressemblant à des saucissons, du poids de 100 à 200 grammes, de couleur brun foncé; sa cassure est rouge, inégale, d'aspect amygdaloïde et présente de petites cavités provenant du retrait de la matière. Odeur peu marquée; saveur légèrement amère et astringente, laissant dans la bouche un parfum qui rappelle celui du Cacao.

Composition chimique. — Le Guarana renferme de 3 à 5 p. 100 de Caféine combinée à un tanin particulier; on y trouve encore une essence, de l'huile fixe, de l'amidon et de la gomme.

Usages. — On utilise au Brésil ses propriétés astringentes contre la diarrhée, la dysenterie, la blennorrhée; on en prépare aussi une boisson rafraîchissante. En Europe, le Guarana a surtout été employé contre la migraine sous forme de poudre (0gr,20 à 2 gr.) ou de teinture (10 à 20 gr.); il paraît bien réussir quand cette affection provient de troubles gastriques.

CACAOS

Origine. — Sous le nom de *Cacaos*, on désigne les graines fournies principalement par le Cacaoyer commun (*Theobroma Cacao*), grand arbre de la famille des Malvacées, originaire du Mexique, du Brésil et des Antilles, et qui s'est répandu par la culture dans la Colombie et dans la plupart des pays tropicaux d'Afrique et d'Asie. D'autres espèces de Cacaoyers exclusivement sauvages, telles que les *Theobroma guianense*, *T. bicolor*, *T. sylvestre*, *T. ovalifolium*, et un certain nombre de variétés de ces espèces fournissent aussi des Cacaos, mais moins estimés que ceux du Cacaoyer commun.

Le fruit de cette dernière espèce est une sorte de baie (fig. 205), de 15 à 25 centimètres de long sur 8 à 12 de large, vulgairement appelée *Cabosse*, à péricarpe épais, dur, coriace, recouvrant une pulpe jaunâtre, dans laquelle sont nichées de quinze à quarante graines empilées les unes sur les autres. On fait la récolte de ce fruit à toute époque de l'année, au fur et à mesure qu'il mûrit, et on en sépare les graines par deux procédés différents.

Dans certaines régions, et plus particulièrement aux Antilles et au Brésil, on ouvre les fruits, on en retire la pulpe et les graines, on entasse le tout dans un vase en terre et on laisse fermenter pour détruire la pulpe. Lorsque les graines se sont séparées de la pulpe devenue liquide, on les recueille et on les expose au soleil jusqu'à dessiccation. Les Cacaos ainsi obtenus portent le nom de *Cacaos non terrés*.

Au Mexique, dans l'Amérique centrale et dans la Colombie, on procède autrement. Les graines sont mises en terre dans des ton-

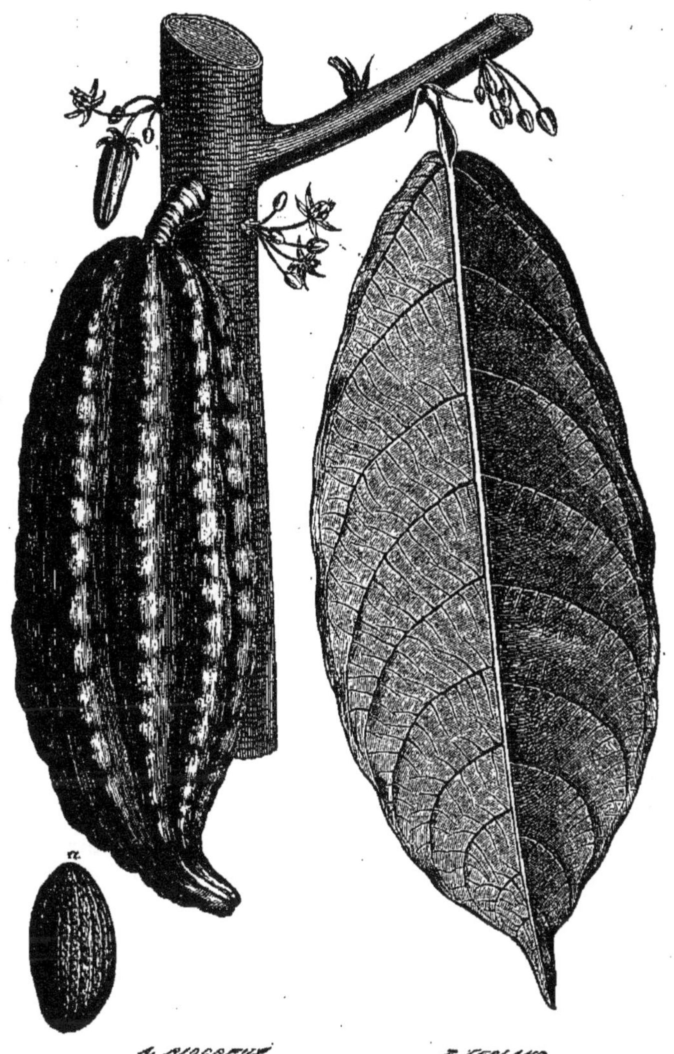

Fig. 205. — Cacaoyer commun ; *a*, une graine isolée.

neaux de bois ; elles subissent une fermentation qui enlève à l'amande la saveur âpre qu'elle possède. Quand la fermentation est terminée, on retire les graines et on les fait sécher : ce sont les

Cacaos terrés, plus estimés que les précédents pour la préparation du *Chocolat*.

On connaît un grand nombre de sortes commerciales dénommées d'après leur provenance. Aux Cacaos terrés se rapportent les *Cacaos Caraque*, *Soconusco*, *Trinitad*, *Maracaïbo*, *Guayaquil*, *Martinique*, *Guatemala*, etc.; parmi les Cacaos non terrés, il faut citer les *Cacaos Maragnan*, *Para*, *Bahia*, *Cuba*, *Haïti*, *Jamaïque*, etc.

Caractères extérieurs. — Les graines de *Cacao* ont une forme ovoïde aplatie et mesurent de 2 à 2,5 centimètres de longueur sur 1 à 1,5 centimètre de largeur. La surface est tantôt lisse, luisante et colorée en brun rougeâtre (Cacaos non terrés), tantôt au contraire elle est rugueuse, terne et colorée en gris terreux (Cacaos terrés). La base de la graine, c'est-à-dire la partie la plus large, porte une cicatrice ovale et rugueuse qui correspond au hile. Il en part un raphé qui remonte le long d'un des bords de la graine, aboutit à l'extrémité opposée et s'y épanouit en faisceaux qui se répandent sur les deux faces. Le tégument est cassant et adhère plus ou moins intimement à l'amande; celle-ci est constituée par un embryon entouré d'une mince couche d'albumen. Elle se compose de deux cotylédons de couleur brune, noirâtre ou violacée, dont la surface externe est ruminée et parcourue par plusieurs sillons sinueux dans lesquels s'introduit l'albumen; la face interne de chaque cotylédon est couverte de crêtes saillantes séparées par des sillons irréguliers, s'engrenant avec les sillons et les anfractuosités correspondantes de la face interne de l'autre cotylédon. Odeur peu prononcée; saveur légèrement amère et faiblement aromatique.

Caractères microscopiques. — Le tégument de la graine comprend de dehors en dedans : 1° une enveloppe externe (*ep*) composée d'un rang de cellules recouvertes par une cuticule assez épaisse; 2° une couche moyenne (*t. m*) comprenant plusieurs assises de cellules polyédriques, à membrane brunâtre, et renfermant vers l'extérieur de grosses glandes à mucilage (*c. m*), formées généralement par la fusion de plusieurs cellules, souvent encore séparées par une paroi très mince; on trouve aussi dans cette enveloppe les faisceaux libéro-ligneux du tégument *f. l. b*; 3° une couche scléreuse (*scl*) formée d'un seul rang de cellules épaissies en fer à cheval; 4° une couche interne (*t. i*) formée de plusieurs rangées de cellules, à parois minces, très aplaties et allongées tangentiellement. Sous le tégument ainsi constitué, on trouve l'albumen (*alb*) constitué par deux ou trois rangées de cellules, sauf dans les points où il pénètre dans les anfractuosités des cotylédons sous forme

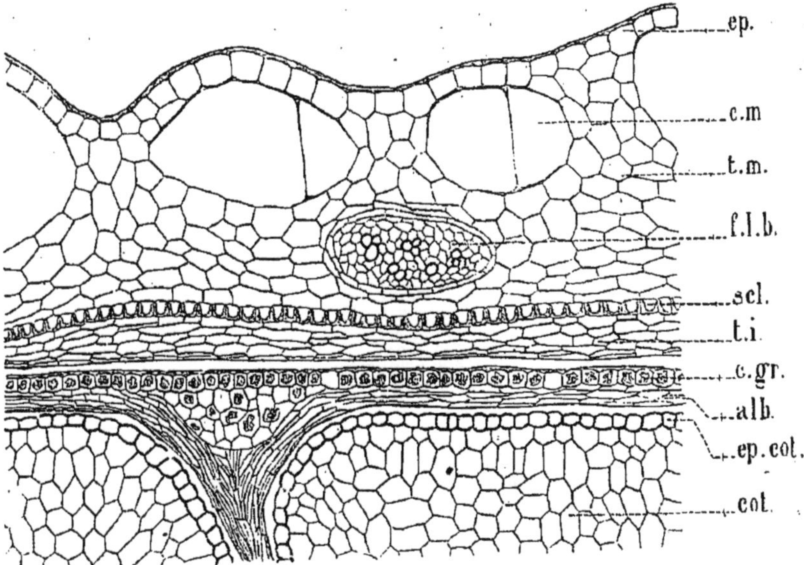

Fig. 206. — Coupe de la graine de Cacao.

d'une masse triangulaire qui va diminuant d'épaisseur et finit par constituer une membrane très mince, composée de cellules très irrégulières. La première assise de l'albumen (*c.gr*) renferme des cristaux de matière grasse dans presque toutes ses cellules; on en rencontre aussi dans les

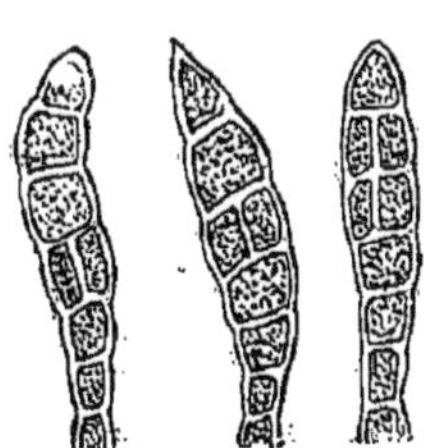

Fig. 207. — Poils de l'épiderme cotylédonaire du Cacao.

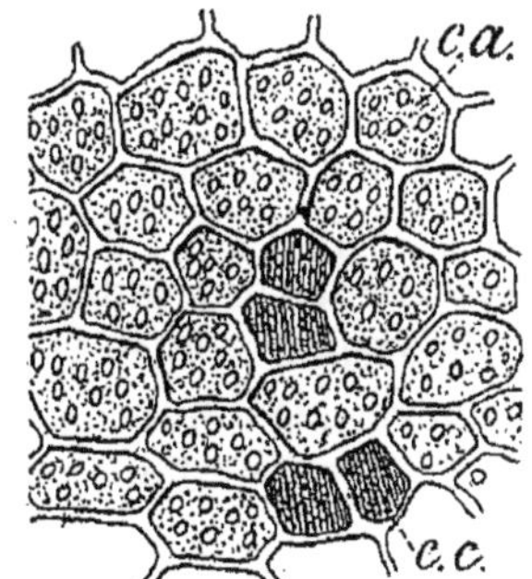

Fig. 208. — Fragment de la coupe d'un cotylédon de Cacao.

masses triangulaires, en même temps d'ailleurs que des cristaux de théobromine.

Les cotylédons (*cot*) sont recouverts par un épiderme très mince (*ep. cot*) formé d'un seul rang de cellules polygonales et portant de loin en loin des poils glanduleux massifs, pluricellulaires (fig. 207), renfermant une matière brunâtre, que l'on a souvent désignés sous le nom de *Corpuscules* ou *Corps de Mitscherlich*. Ces cotylédons offrent des cellules polygonales à parois minces, dont un certain nombre (*c.c*, fig. 208) se distinguent par leur coloration brune due à un pigment particulier connu sous le nom de *Rouge de Cacao*, tandis que les autres (*c.a*) renferment du *Beurre de Cacao* à l'état d'émulsion, des granules de substance protéique et des grains d'amidon. Celui-ci se présente en grains très petits (4 à 8 millièmes de millimètre), arrondis ou irrégulièrement ovoïdes, rarement isolés, le plus souvent groupés par deux ou par trois.

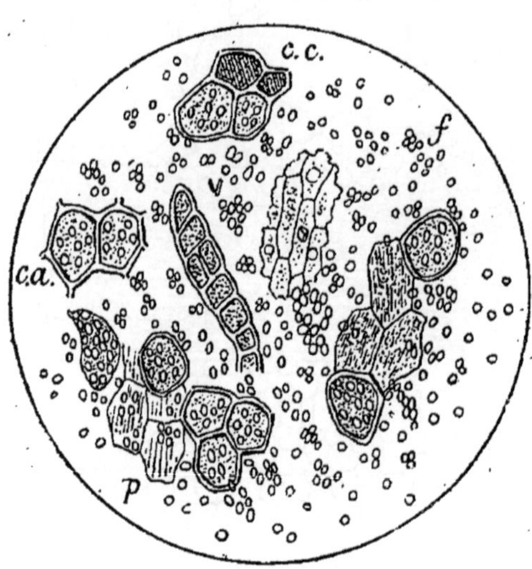

Fig. 209. — Éléments de la poudre de Cacao.

Les poudres commerciales de Cacao ne doivent renfermer que les éléments de l'amande et quelques fragments du tégument (fig. 209).

Composition chimique. — Le Cacao renferme de la matière grasse (44 p. 100), de l'amidon (19 à 26 p. 100), des matières azotées (12 à 14 p. 100), du *Rouge de Cacao*, de la *Théobromine* (1,20 à 1,60 p. 100) et une faible proportion de *Caféine* (0,16 p. 100).

La Théobromine $C^7H^8Az^4O^2$ est une substance blanche cristalline, neutre, légèrement amère, très peu soluble dans l'eau, l'alcool et l'éther, soluble dans l'ammoniaque. Elle se sublime sans fondre vers 290°; vers 240°, l'acide chlorhydrique étendu la transforme en acide carbonique, ammoniaque, méthylamine, acide formique et sarcosine. E. Fischer en a fait la synthèse en traitant la xanthine plombique par l'iodure de méthyle :

$$\underset{\text{Xanthine plombique.}}{C^5H^2PbAz^4O^2} + 2CH^3I = \underset{\text{Théobromine.}}{C^5H^2(CH^3)^2Az^4O^2} + PbI^2$$

La Théobromine est donc une diméthylxanthine, et par conséquent l'homologue inférieur de la Caféine; en effet, en traitant la Théobromine argentique par l'iodure de méthyle, Strecker a pu obtenir la Caféine. D'après M. E. Fischer, la formule de constitution de la Théobromine est la suivante :

$$\begin{array}{ccccc} & HAz & — & CO & \\ \diagup & & & | & \\ CO & & & C.Az.CH^3 & \\ \diagdown & & & \| & \rangle CH \\ & CH^3.Az & — & C—Az & \end{array}$$

Falsifications et essai. — Les falsifications portent sur les poudres de Cacao du commerce et sur le Chocolat, qui est un mélange de Cacao broyé et de sucre, le tout additionné d'aromates (Vanille ou Cannelle). Elles consistent dans l'addition de *matière amylacée*, dans la *suppression totale du beurre* et dans l'addition *de coques de Cacao*, de *tourteau d'Amandes*, de *sciure de bois*, etc. L'examen microscopique et chimique permettra de déceler ces diverses falsifications.

Examen microscopique. — Pour faire l'étude microscopique du Cacao en poudre, on montera avec cette poudre des préparations dans l'eau,

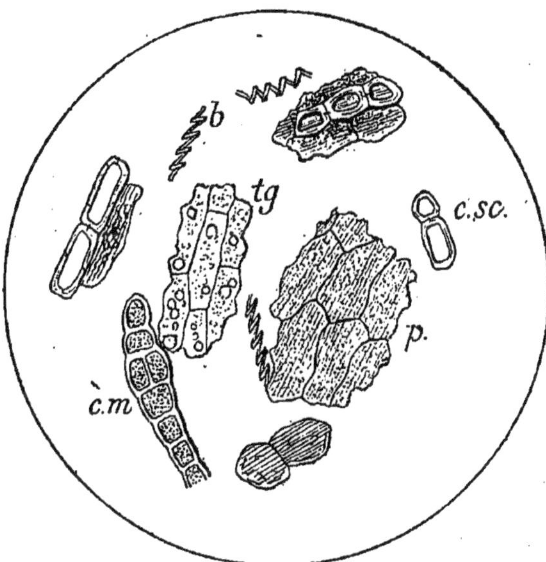

Fig. 210. — Éléments de la poudre de coques de Cacao.

dans l'eau iodée et dans la glycérine acétique. Pour le Chocolat, on en réduira une certaine quantité en poudre que l'on lavera à l'éther pour la débarrasser de la matière grasse et à l'eau qui enlèvera le sucre; le résidu sera examiné dans l'eau.

Les fécules ajoutées à la poudre de Cacao ou au Chocolat seront facilement reconnues, car toutes sont plus volumineuses que la fécule de Cacao, sauf l'amidon de Riz qui se distinguera facilement à la forme polyédrique de ses grains.

L'addition des coques de *Cacao* sera dévoilée par la présence des cellules brunes polyédriques de la portion moyenne du tégument (*p*, fig. 210), par les cellules à parois minces de la portion interne (*tg*), par les trachées (*b*) et par les cellules scléreuses allongées (*c.sc*).

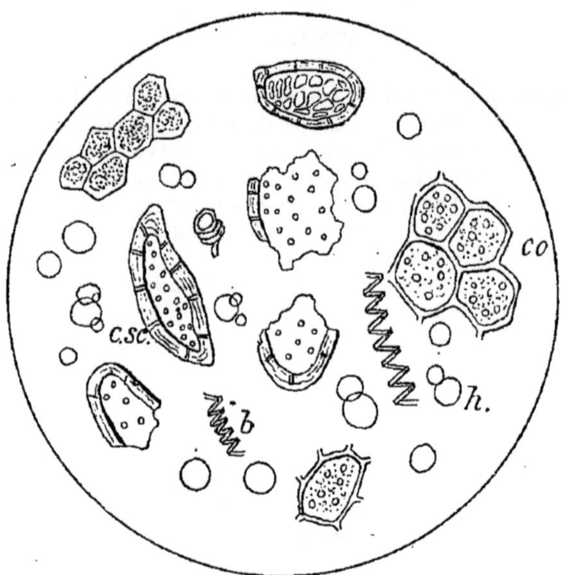

Fig. 211. — Éléments de la poudre de tourteau d'Amandes.

Les cellules des cotylédons de l'Amande (*co*, fig. 211) ressemblent à celle des cotylédons du Cacao, mais elles renferment des grains d'aleurone, et non des grains d'amidon; elles ne se coloreront donc pas en violet par l'eau iodée. De plus, les cellules scléreuses ponctuées du tégument de l'Amande (*c.sc*) sont caractéristiques de cette fraude.

Dans le Chocolat, on rencontrera, en plus des éléments de la poudre de Cacao, quelques fragments colorés en brun, provenant de la Vanille qui a servi à l'aromatiser.

Dosage de l'eau. — On sèche à l'étuve, à 100°, 5 grammes de l'échantillon : la perte de poids indique la proportion d'eau; elle est de 6 à 7 p. 100 pour le Cacao et de 1 à 1,25 p. 100 pour le Chocolat.

Dosage des cendres. — On incinère 5 grammes de produit et on pèse le résidu. Il est de 1,50 à 1,75 p. 100 pour le Chocolat et de 3,5 à 4 p. 100 au plus pour le Cacao. Si la poudre de Cacao a été additionnée de carbonates alcalins, pour éviter que le Cacao, lorsqu'on le délaie dans l'eau chaude, ne laisse remonter des gouttelettes huileuses, la proportion de cendres sera plus élevée. On les reprend alors par l'eau et on titre la liqueur par un acide décinormal. Dans les Cacaos purs, la proportion de potasse est de 0,5 à 0,6 p. 100; elle peut, dans le cas contraire, atteindre 3 et 4 p. 100.

Dosage du beurre. — On épuise 10 grammes de l'échantillon par l'éther, on évapore celui-ci, on sèche à l'étuve à 100° et on pèse. Pour révéler la présence des huiles ou des graisses ajoutées au Chocolat pour remplacer le beurre de Cacao préalablement retiré, on prend le point de fusion de la matière grasse obtenue, mais seulement trois jours après l'extraction, car ce n'est qu'au bout de ce temps que le point de fusion est constant. Le beurre de Cacao pur fond à 32°; additionné de graisses animales ou d'huiles végétales, il aura un point de fusion notablement plus bas; celui-ci sera plus élevé dans le cas d'addition de Suif.

On peut aussi examiner la matière grasse obtenue à l'oléoréfractomètre de MM. Jean et Amagat. La déviation du beurre de Cacao étant de —19°, on obtiendra un écart plus ou moins considérable dans le cas de la présence d'une matière grasse étrangère.

Dosage du sucre. — 15 grammes de produit réduits en poudre sont mis dans un petit ballon avec 90 c.c. d'eau distillée; on porte à 40° de façon que la matière grasse soit fondue et que la masse puisse s'émulsionner; on agite pendant un instant.

On ajoute alors 15 c.c. d'une solution de sous-acétate de plomb à 10 p. 100, ce qui porte le volume du liquide à 105 c.c., et on filtre dans une éprouvette graduée. On recueille 70 c.c., c'est-à-dire le volume correspondant à 10 grammes de Chocolat, et on ajoute pour précipiter le plomb 30 c.c. d'une liqueur préparée par le mélange de 20 c.c. de sulfate de soude à 20 p. 100 avec 10 c.c. d'acide acétique cristallisable. Le liquide filtré contient le glucose et le sucre.

On prélève quelques centimètres cubes de cette liqueur représentant 100 grammes de Chocolat par litre et on y dose directement le glucose. D'autre part, on prélève 50 c.c. de ce liquide, que l'on chauffe au bain-marie pendant trois heures. On étend à 500 c.c. et on dose le sucre, par la liqueur de Fehling, dans cette solution qui correspond à 10 grammes de Chocolat par litre. On retranche du chiffre trouvé le glucose obtenu directement, et la différence multipliée par 0,95 donne le sucre cristallisable contenu dans le Chocolat. La proportion devrait être de 35 p. 100, mais elle atteint le plus souvent 56 p. 100 et plus; elle sert alors le plus souvent à masquer l'infériorité des Cacaos employés, tout en abaissant le prix de revient.

Dosage de l'amidon. — On épuise 5 ou 10 grammes de matière par de l'alcool faible pour enlever le sucre, puis on transforme l'amidon en glucose par ébullition du résidu dans 50 c.c. d'eau additionnés de 1 c.c. d'acide chlorhydrique. On dose le glucose, et de la quantité trouvée on déduit la quantité d'amidon.

Dosage de la Théobromine. — On commence par doser les alcaloïdes totaux de la façon suivante. On traite à l'ébullition, pendant vingt minutes, 10 grammes de Cacao pulvérisé par 150 c.c. d'acide sulfurique étendu à 5 p. 100; on filtre et on lave le résidu avec de l'eau bouillante. On précipite les liquides réunis et chauds par un grand excès d'acide phosphomolybdique ; au bout de vingt-quatre heures, on jette le précipité sur un filtre et on lave avec de l'acide sulfurique à 5 p. 100. On met le filtre et le précipité dans un vase de Bohême, on alcalinise avec de l'eau de baryte et on précipite l'excès de baryte par l'acide carbonique. On évapore à sec au bain-marie, on met le résidu dans un petit ballon, et on l'épuise par du chloroforme bouillant ; on filtre la solution chloroformique dans une capsule tarée ; on évapore à sec et on pèse les alcaloïdes obtenus.

Pour séparer la Caféine de la Théobromine, on peut utiliser l'insolubilité complète de celle-ci dans le tétrachlorure de carbone. On lave donc le résidu avec 100 grammes au plus de tétrachlorure de carbone, en le laissant en contact pendant une heure et en agitant fréquemment. On jette sur un filtre, et la Théobromine restant dans la capsule est reprise par l'eau à l'ébullition, en même temps que le filtre dont on s'est servi pour séparer le tétrachlorure de carbone. On filtre, on lave le filtre, on évapore et on pèse la Théobromine.

Le *procédé Maupy* est d'une exécution très simple tout en étant très exact. On introduit dans un flacon 5 grammes de Cacao finement broyé avec 50 grammes d'éther de pétrole ou de ligroïne ; on bouche et on laisse en contact pendant vingt-quatre heures en agitant de temps en temps. On jette le tout sur un filtre et on sèche la poudre. Ainsi débarrassé de la matière grasse, le Cacao est trituré avec 2 grammes d'eau distillée, puis introduit encore humide dans un petit matras avec 20 grammes du mélange suivant : phénol pur cristallisé, 15 grammes ; chloroforme, 85 grammes. On adapte à un réfrigérant à reflux, et le chloroforme est maintenu à l'ébullition au bain-marie pendant une heure. Après refroidissement, on filtre. Le résidu extrait du filtre est soumis à deux décoctions successives d'une demi-heure avec 15 grammes de chloroforme pur chaque fois. On réunit les liqueurs chloroformiques et on les distille ; la distillation achevée, on maintient le récipient dans l'eau bouillante, pendant au moins une demi-heure pour se débarrasser des dernières traces de chloroforme énergiquement retenues par le phénol. Après refroidissement, on ajoute 40 grammes d'éther à 65° B. ; on agite et on laisse au repos pendant six heures. La Théobromine se précipite, tandis que la Caféine, les matières colorantes et les dernières traces de matière grasse restent en solution. On décante l'éther, on recueille le précipité de Théobromine sur un filtre, et on le lave avec quelques centimètres cubes d'éther pour le débarrasser complètement du phénol ; on sèche le filtre et on pèse.

Pour doser la Théobromine dans le Chocolat, on râpe ou l'on broie 10 grammes de ce produit, et on les traite par 60 grammes d'éther de pétrole pour enlever la matière grasse. La poudre, ainsi dégraissée, est délayée avec 4 grammes d'alcool à 70° et le dosage est continué comme s'il s'agissait de 5 grammes de Cacao.

Usages. — Le Cacao est un analeptique puissant ; il entre dans la composition de certains vins toniques et fait la base de certaines liqueurs.

Le Cacao est surtout consommé sous forme de *Chocolat* ; celui-ci constitue un excellent aliment réparateur par la matière grasse et le sucre qu'il renferme. Il sert en médecine à masquer la saveur de certains médicaments et est employé comme excipient dans la préparation de certaines pastilles médicinales.

La Théobromine, très peu toxique pour l'homme comme pour les animaux, est indiquée comme diurétique dans les hydropisies cardiaques et dans les scléroses cardiaques avec sclérose rénale. En raison de son insolubilité, on l'administre sous forme de cachets de $0^{gr},50$, à la dose de 2 à 4 grammes par jour. Quand le médicament est mal toléré par l'estomac, on ajoute $0^{gr},25$ de phosphate de soude dans chaque cachet.

GRAINE DE KOLA

Origine. — La *Graine* ou *Noix de Kola* est fournie par le *Sterculia acuminata* (*Cola acuminata* Rob. Br.)(fig. 212), bel arbre de la famille des Malvacées, ayant le port et l'aspect du Châtaignier, dont il dépasse de beaucoup la taille; il existe à l'état spontané ou cultivé sur toute la côte occidentale d'Afrique comprise entre le 10e degré de latitude nord et le 5e degré de latitude sud, autrement dit sur toute la côte comprise entre le Rio-Nunez et le Congo. Cet arbre recherche les terrains humides et ne s'élève pas à plus de 300 mètres au-dessus du niveau de la mer. Au Gabon, on rencontre une variété de cette espèce, le *Cola Ballayi*.

Récolte et commerce. — Le *Sterculia acuminata* commence à donner une récolte vers l'âge de quatre ou cinq ans, mais c'est seulement vers dix ans qu'il est en plein rapport; un seul pied peut alors donner une moyenne de 90 kilogrammes de graines par an. La récolte de la noix de Kola se fait en deux fois chaque année; elle est faite par des femmes qui enlèvent les graines de leurs follicules et les débarrassent de leur tégument. Pour les conserver fraîches, ce qui a une très grande importance auprès des nègres africains, on les place dans de grands paniers spéciaux au pays, faits d'écorces d'arbres et tapissés à l'intérieur avec des feuilles de *Bal* (*Sterculia cordifolia*); on fait déborder les Kolas en un dôme au-dessus du panier et on recouvre le tout de la même feuille de Bal qui, par son épaisseur, préserve les graines d'une évaporation rapide. Dans cet état, elles peuvent se conserver pendant un mois. Quand le Kola doit être conservé plus longtemps, il faut, tous les trente jours au moins, laver les graines dans l'eau fraîche et remplacer les premières feuilles de Bal par des nouvelles.

Ainsi emballées, les Noix de Kola sont expédiées en Gambie et

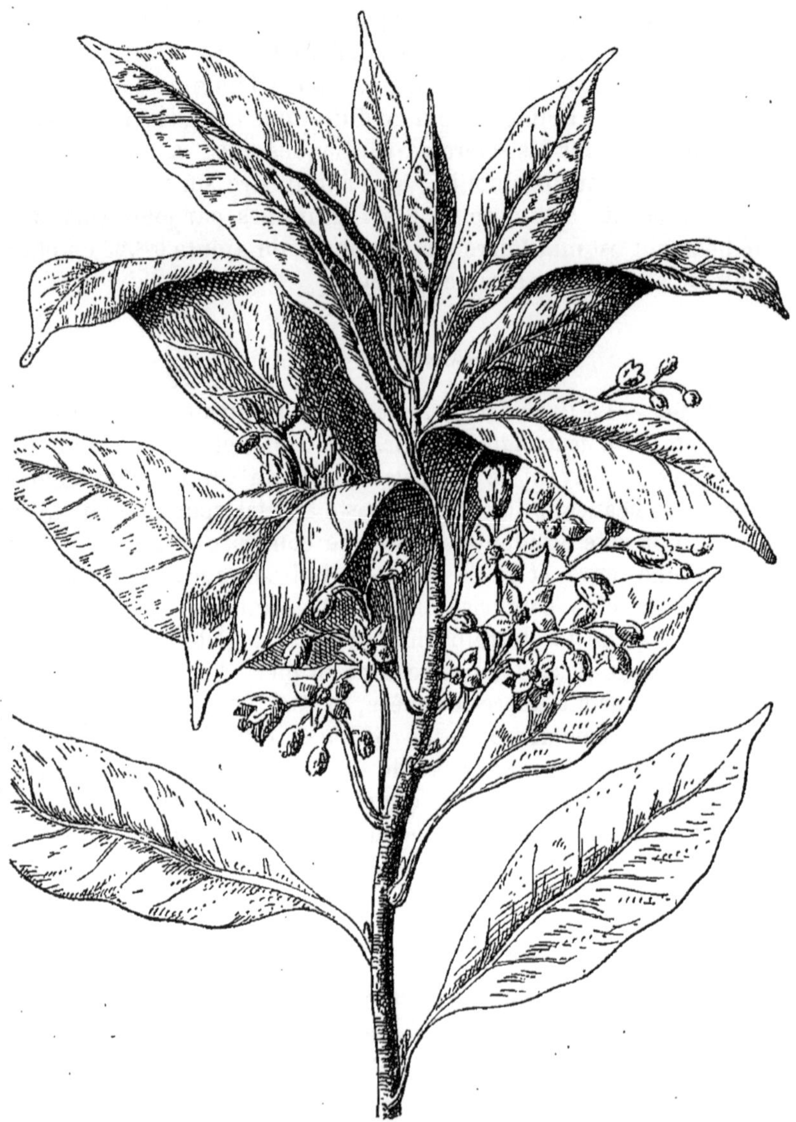

Fig. 212. — Rameau florifère de *Sterculia acuminata*.

en Gorée, où se fait le commerce principal de ces graines. Autant que possible, elles se vendent à l'état frais, mais dès qu'elles commencent à se rider et à se dessécher, les marchands en achèvent

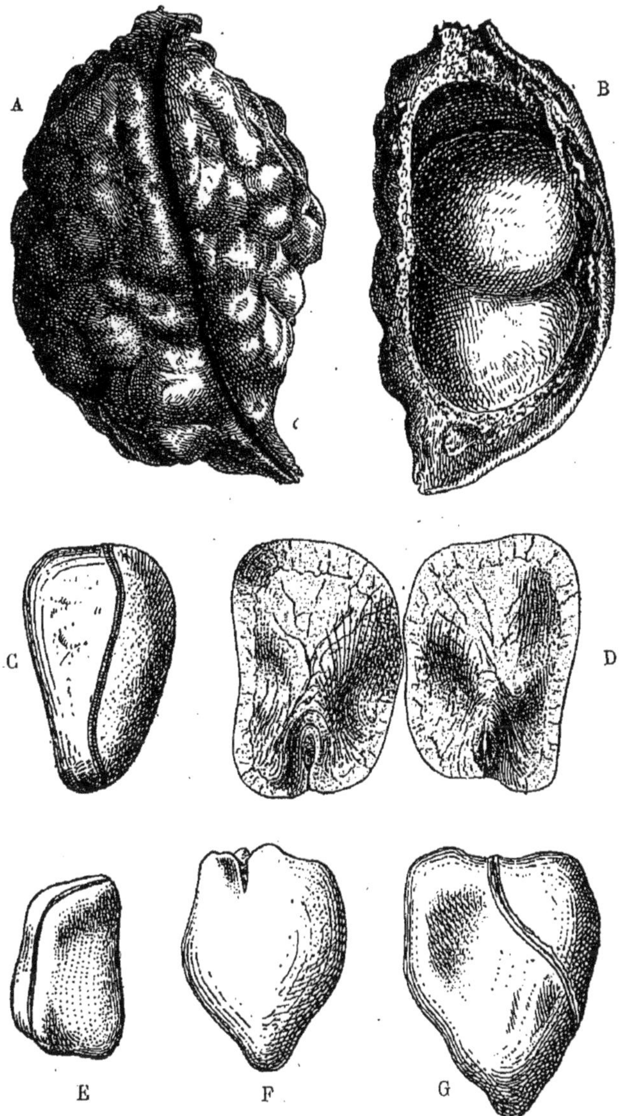

Fig. 213. — Fruit (A et B) et graines de *Sterculia acuminata.*

la dessiccation au soleil et les réduisent par mouture en une poudre fine qui est encore très recherchée par les peuplades de l'intérieur. C'est en cet état que la noix de Kola continue généralement son voyage au cœur de l'Afrique.

La valeur de cette graine augmente au fur et à mesure qu'on s'éloigne de Sierra-Leone, un de ses marchés principaux; ainsi une seule graine, qui vaut à Gorée de 0 fr. 30 à 0 fr. 50 selon la saison, se vend sur les bords du Niger jusqu'à 5 francs pièce, et dès qu'elle y devient un peu rare, par manque d'arrivage des caravanes, la même graine y est estimée la valeur d'un esclave. En dehors de la consommation sur place, qui est considérable, il se fait depuis quelques années un important commerce d'exportation pour l'Europe, le Brésil et les Indes Hollandaises.

A l'origine, les Noix de Kola du commerce arrivaient exclusivement de l'Afrique occidentale; on en importe aujourd'hui une grande quantité de la Jamaïque. Elles sont plus grosses et plus belles que celles d'Afrique, mais moins riches en Caféine.

Caractères extérieurs. — Les graines de Kola sont renfermées, au nombre de cinq à seize environ, dans un follicule oblong (A, B, fig. 213), coriace, bosselé à l'extérieur; elles ont une forme très variable (C, E, F, G) suivant la situation qu'elles occupent dans le follicule. Elles sont recouvertes d'un tégument dont la couleur varie, dans le même follicule, depuis le jaune clair jusqu'au rouge rosé; leurs dimensions sont en moyenne de 3 à 3,5 centimètres de longueur sur 2 centimètres de largeur. Chacune d'elles est uniquement constituée par deux cotylédons charnus (D) divisés en cinq à huit lobes irréguliers. Quand les graines de Kola se dessèchent, elles prennent uniformément la même couleur rouge-rouille, quelle que soit leur couleur primitive. A l'état frais, elles ont une saveur astringente et légèrement amère qui s'atténue beaucoup par la dessiccation.

Caractères microscopiques. — Le tégument de la graine est caractérisé par la présence de grosses glandes à mucilage et de macles d'oxalate de chaux; il renferme dans sa partie interne des faisceaux libéro-ligneux. Les cotylédons sont constitués par des cellules polygonales, à parois assez épaisses, gorgées de grains d'amidon volumineux rappelant, sauf la position et la forme du hile, les grains d'amidon de la Pomme de terre.

Composition chimique. — D'après les analyses de MM. Heckel et Schlagdenhauffen, la Noix de Kola desséchée renferme pour 100: *Caféine*, 2,348; *Théobromine*, 0,023; *Tanin*, 1,618; *matière grasse*, 0,585; *Rouge de Kola*, 1,290; *glucose*, 2,875; *amidon*, 33,754; *gomme*, 3,040; *matières protéiques*, 6,761, etc.

Le produit désigné par MM. Heckel et Schlagdenhauffen sous le nom de *Rouge de Kola* et par M. Knebel sous celui de *Kolanine* $C^{14}H^{13}(OH)^5$, peut être considéré comme formé par la combinaison d'un tanin de nature glucosidique, l'*Acide kolatannique*, avec la Caféine, combinaison qui en l'état est insoluble. Ce produit n'existe pas dans la graine fraîche; il se forme aux dépens de l'oxygène de l'air sous l'action d'une oxydase qui s'y rencontre en certaine proportion. Sous l'influence de l'eau, de la salive, des acides étendus, du suc gastrique et d'un ferment spécial dont M. Knebel a reconnu l'existence dans la Noix de Kola et qu'il a isolé, le Rouge de Kola se dédouble en glucose, en Caféine et en un Rouge phlobaphénique. La proportion de Caféine ainsi mise en liberté varie de 35 à 60 p. 100 de la Caféine contenue à l'état libre dans la graine, ce qui représente un total de 3gr,80 à 4 grammes de Caféine pour 100 de Noix de Kola.

Substitutions et essai. — On substitue à la vraie Noix de Kola et on importe comme telle, un certain nombre de graines fournies par des plantes différentes du *Sterculia acuminata* et appartenant soit au groupe des Sterculiées, soit à d'autres familles. Au nombre de ces graines figurent : le *Kola male* ou *Kola amer*, graine du *Garcinia Kola*, plante de la famille des Guttifères qui croît aussi sur la côte occidentale d'Afrique; les graines de l'*Heritiera littoralis,* grand arbre appartenant au groupe des Sterculiacées; les graines du *Pentadesma butyracea*, arbre de la famille des Guttifères; celles du *Dimorphandra excelsa*, Césalpiniée de la Guyane et du *Lucuma mammosa*, plante de la famille des Sapotées, etc.

Toutes ces graines étant dépourvues d'alcaloïdes et de Kolanine, il suffira de faire un dosage de ces deux éléments pour reconnaître la substitution.

Le dosage des alcaloïdes pourra se faire par l'une quelconque des méthodes que nous avons indiquées à propos de la graine de Cacao (Voy. p. 369). Quant au dosage de la Kolanine, il pourra se faire de la façon suivante. On épuise d'abord le produit par l'eau distillée froide et on continue ensuite avec de l'alcool à 70°. L'extrait alcoolique, lavé à l'eau froide et desséché à 100°, donne la Kolanine brute.

On peut encore employer le procédé suivant. On sépare par un traitement approprié la Caféine et la Théobromine de la Noix de Kola, et on épuise le résidu avec de l'alcool à 90° dans un appareil de Soxhlet; on distille l'alcool, et le produit restant est constitué par la Kolanine, le tanin et les matières colorantes. Le résidu est traité par l'eau qui ne dissout pas la Kolanine; on lave à l'eau chaude, on sèche et on pèse.

Dans certains cas, l'examen microscopique peut fournir d'utiles renseignements. Ainsi l'embryon de la graine du *Garcinia Kola* présentera de grosses glandes sécrétrices gorgées de résine. Dans la graine du *Pentadesma butyracea*, les cellules renferment exclusivement de la matière grasse sous forme de corpuscules plus ou moins volumineux; elles sont complètement dépourvues d'amidon. La graine de l'*Heritiera littoralis* renferme, comme la Noix de Kola, des grains d'amidon dans les cellules des cotylédons, mais tandis que les grains d'amidon de la Noix de Kola sont franchement ovoïdes avec un hile cruciforme et sont assez volumineux (16 à 24 μ), ceux de la graine de l'*Heritiera littoralis* sont polygonaux, pourvus d'un hile rayonné et sont de très petite dimension (8 μ).

Usages. — La Noix de Kola est l'excitant par excellence chez les peuplades africaines, et à ce titre, comme le Café chez les Orientaux, elle est servie à tout propos et hors de propos ; elle apaiserait la faim et permettrait de supporter de grandes fatigues. On l'emploie surtout comme masticatoire, à l'état frais.

A la suite des communications de M. Heckel à l'Académie de médecine, ce produit a pris une place importante dans notre thérapeutique, et il est aujourd'hui couramment employé.

Par la Caféine et la Théobromine, la Noix de Kola agit sur le cœur comme un tonique puissant et régularise le pouls ; elle agit surtout par la Kolanine qui est attaquée lentement par les sucs gastriques acides, un peu plus rapidement par les sucs intestinaux alcalins, d'où il résulte que son action n'est jamais aussi massive que celle de la Caféine pure.

C'est en même temps un aliment d'épargne ; elle exerce son action modératrice sur la fatigue et l'essoufflement déterminés par de longues marches et des travaux pénibles ; aussi est-elle utilisée par les alpinistes et les bicyclistes.

Elle favorise la digestion en tonifiant les fibres lisses de l'estomac ; enfin, eu égard à sa richesse en tanin, elle donne de bons résultats dans le traitement de la diarrhée.

On administre la Noix de Kola, soit torréfiée, soit sous forme d'infusion préparée comme celle du Café ; on l'administre encore sous forme de teinture, d'extrait fluide, d'élixir et de vin.

A côté des principaux médicaments du groupe des Caféiques que nous venons d'étudier, il convient de citer les *feuilles* du *Khât* (*Catha edulis*), petit arbuste de la famille des Célastracées, qui croît abondamment dans la région du Caféier, dans les montagnes du sud de l'Yemen, en Abyssinie et dans le Shoa. Les vertus excitantes, analogues à celle du Café et du Thé, que possèdent ces feuilles, avaient fait supposer qu'elles renfermaient de la Caféine ; mais on n'y a pas rencontré cet alcaloïde. On en a cependant retiré un alcaloïde, la *Katine*, dont les propriétés physiologiques sont encore fort mal connues.

CAPSULES DE PAVOT

Origine. — Les *Capsules* ou *Têtes de Pavot* sont fournies par le *Papaver somniferum*, plante de la famille des Papavéracées originaire d'Orient, mais dont on cultive en grand un certain nombre de variétés en Perse, en Égypte, dans l'Asie Mineure, en Corse, etc. ; c'est de ces régions que viennent les capsules globuleuses de nos drogueries.

Caractères extérieurs. — Celles-ci (fig. 214) ont une forme générale ovoïde ou globuleuse, mesurent 7 à 12 centimètres de hauteur sur 6 à 8 centimètres de diamètre, et sont surmontées par un stigmate pelté, en forme de disque radié, à lobes courts et obtus ou un peu aigus. Elles sont portées par un pédoncule court qui se continue avec l'axe dont elles sont séparées par un bourrelet annulaire. La surface est de couleur gris jaunâtre, souvent piquetée de brun ; elle est coriace, cassante, d'aspect parcheminé.

Une seule loge existe dans le fruit du Pavot (fig. 215), mais il se détache de sa paroi autant de lames verticales saillantes qu'il y a de rayons au disque stigmatique; ces lames sont minces, légèrement grisâtres, faciles à rompre et couvertes d'un grand nombre de petites graines réniformes, réticulées à la surface (*a*, *b*, fig. 214). L'odeur narcotique qu'exhalent ces capsules à l'état frais disparaît par la dessiccation ; leur saveur est mucilagineuse.

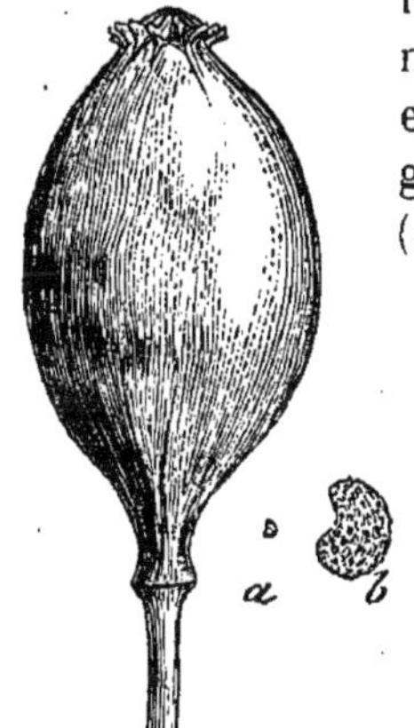

Fig. 214. — Capsule de Pavot. — *a*, graine ; *b*, la même grossie.

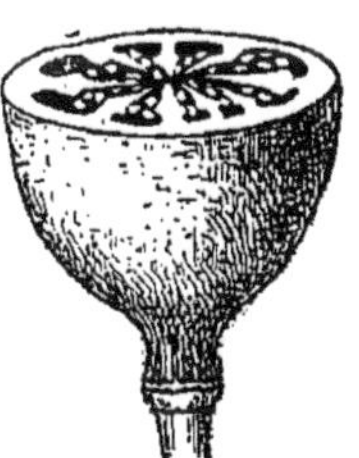

Fig. 215. — Capsule de Pavot coupée transversalement.

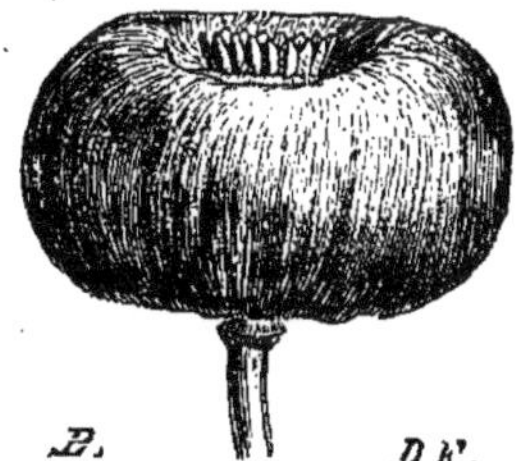

Fig. 216. — Capsule de Pavot forme déprimée.

Outre la forme de capsule que nous venons de décrire et qui est la plus répandue, on trouve assez souvent dans le commerce des capsules fortement aplaties sur leur partie supérieure et inférieure (fig. 216) ; elles proviennent d'une forme particulière (var. *depressa*) cultivée en France, surtout dans les environs de Paris.

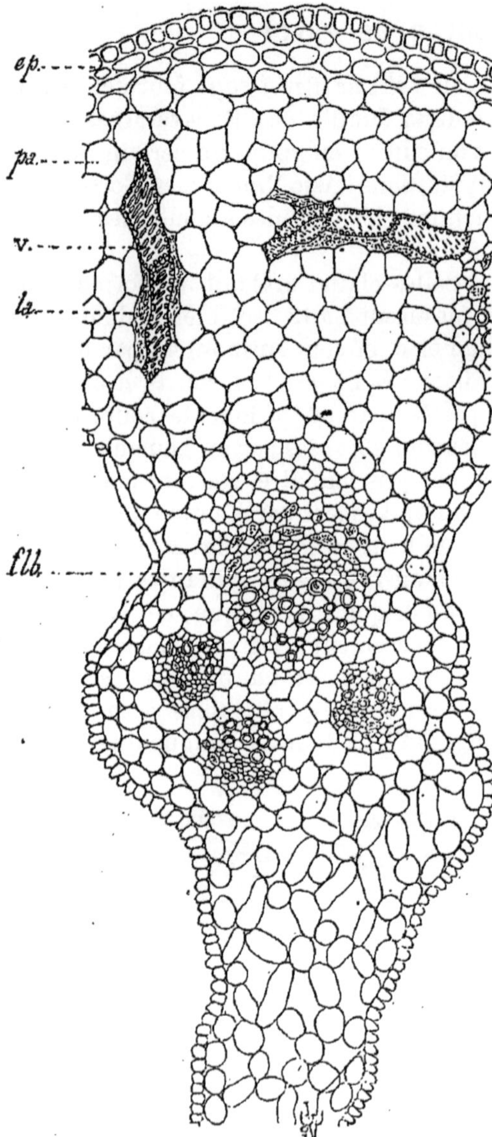

Fig. 217. — Coupe transversale de capsule de Pavot passant par une cloison placentaire.

Caractères microscopiques. — Le tissu compris entre l'épiderme externe (*ep*, fig. 217) et l'épiderme interne est constitué par un parenchyme (*pa*) qui renferme de la chlorophylle avant la maturité de la capsule. En face de chaque lame placentaire, on trouve toujours un faisceau libéro-ligneux volumineux (*f. lb*) accompagné de deux ou trois faisceaux plus petits, renfermant les uns et les autres de gros vaisseaux à latex libériens. Ces faisceaux vont directement de la base au sommet sans présenter d'anastomose directe avec les faisceaux des lames placentaires voisines ; mais de distance en distance, il en part, en direction perpendiculaire, des faisceaux secondaires qui se ramifient à l'infini, et s'anastomosent entre eux et avec les branches des faisceaux secondaires partant des faisceaux primaires voisins (*v*); ces ramifications renferment aussi dans leur liber des vaisseaux laticifères (*la*).

Les réactions microchimiques ont permis de démontrer que les alcaloïdes que l'on trouvait dans la Capsule de Pavot étaient localisés dans les laticifères, dans l'épiderme externe de la capsule et du pédoncule et dans les cellules externes des stigmates.

Composition chimique. — Les Capsules de Pavot renferment un certain nombre d'alcaloïdes, dont la proportion, pour quelques-uns tout au moins, diminue au fur et à mesure que la maturité progresse. On a signalé la présence de la *Morphine*, de la *Narcotine*, de la *Narcéine*, de la *Papavérine*, de la *Papavéramine*, de la *Rhœadine* et peut-être de la *Codéine*.

Usages. — Les Capsules de Pavot sont journellement usitées, dans la médecine populaire, comme sédatives; on les emploie surtout en décoction. Leur usage n'est pas sans danger, en raison de ce fait que leur teneur en alcaloïdes est des plus variables et qu'on administre leur décoction surtout aux enfants en bas âge.

OPIUM

Origine. — L'*Opium* est le suc concrété qui s'écoule à la suite d'incisions des capsules encore vertes du Pavot somnifère (*Papaver somniferum*), plante de la famille des Papavéracées, originaire d'Orient, mais cultivée dans un certain nombre de régions chaudes et tempérées.

On en cultive surtout trois variétés : le *Papaver somniferum* var. *album* est cultivé en Perse et dans l'Inde; le *P. somniferum* var. *glabrum* est surtout cultivé en Asie Mineure et en Égypte; enfin, dans le Péloponèse, en Corse et aux îles d'Hyères, on cultive le *P. somniferum* var. *setigerum*.

La culture du Pavot à Opium a été pendant longtemps réservée à l'Asie Mineure; mais comme cette plante produit partout du suc laiteux, la récolte de l'Opium est possible dans tous les pays où peut venir le *Papaver somniferum*. C'est ainsi qu'on en récolte en Europe, en Algérie, dans l'Amérique du Sud, en Australie, etc.; mais la main-d'œuvre trop élevée dans ces pays empêche la concurrence avec les Opiums d'Asie.

On connaît un certain nombre de variétés commerciales de ce produit, mais il sera ici surtout question de l'Opium d'Asie Mineure, qui est le plus communément répandu dans le commerce européen. Cet

Opium provient d'un grand nombre de localités situées les unes vers la mer Noire, les autres au centre de la péninsule; les premières l'exportent par Constantinople, les secondes par Smyrne. Il est exclusivement fourni par le *Papaver somniferum* var. *album*.

La plante fleurit de mai à juillet; l'extraction de l'Opium commence quelques jours après la chute des pétales, quand les fruits ont environ 3 centimètres et demi de diamètre. Dans ce but, on fait sur les capsules de Pavot des incisions spiralées ou transversales très superficielles, au moyen d'un couteau à trois ou quatre lames. Ces incisions sont faites le soir; le suc se concrète pendant la nuit et forme des larmes que l'on recueille le lendemain matin avec un couteau préalablement mouillé pour prévenir l'adhérence de l'Opium à la lame. Ces larmes sont réunies en masses plus ou moins volumineuses que l'on enveloppe dans des feuilles de Pavot et que l'on envoie aux marchés de Smyrne et de Constantinople roulées dans des fruits de *Rumex*. La quantité annuellement exportée est de 300 000 kilogrammes environ.

Caractères extérieurs. — L'*Opium de Smyrne* arrive dans le commerce en masses ovoïdes assez irrégulières, généralement aplaties et mesurant 8 à 10 centimètres dans leur plus grande largeur. Leur surface, qui porte les restes plus ou moins volumineux de feuilles de Pavot, est recouverte d'un grand nombre de petits grains roux, polyédriques, qui ne sont autres que des fruits de *Rumex* dont on a saupoudré les pains pour les empêcher d'adhérer les uns aux autres.

La masse se laisse fendre au couteau comme de la cire; la section est de couleur d'un brun foncé marbré de veines plus claires, d'aspect cireux et se laissant facilement rayer par l'ongle, surtout dans la portion centrale. Si on fait une rupture des pains à la main, on obtient une cassure irrégulière, granuleuse, d'aspect spongieux, couverte d'anfractuosités et d'aspérités. Odeur forte et vireuse, mais non désagréable; saveur amère, nauséeuse, très persistante.

L'*Opium de Constantinople* se présente en pains semblables à ceux de l'Opium de Smyrne; seulement les pains sont très propres, entièrement recouverts par une feuille de Pavot qui est restée intacte, et présentent rarement des fruits de *Rumex*.

Les autres sortes commerciales, que nous signalerons seulement à titre de documents, car elles arrivent très rarement en Europe, sont : l'*Opium d'Égypte*, que l'on rencontre quelquefois dans le commerce européen et qui se présente en pains arrondis ou aplatis, très propres, de 8 à 10 centimètres de diamètre, recouverts de débris de feuilles ou le plus souvent portant l'impression des nervures de la feuille de Pavot qui les enveloppait, dépourvus de fruits de *Rumex* à la surface; l'*Opium de Perse*; l'*Opium de l'Inde*, dont la plus grande quantité (6 à 8 millions de kilogrammes annuellement) est envoyée en Chine; l'*Opium de Chine*, qui est entièrement consommé sur place.

Caractères microscopiques. — Quand on examine au microscope un fragment d'Opium desséché, puis trituré dans la benzine, on aperçoit une certaine quantité de cristaux de forme variable. On y rencontre aussi de nombreux débris des capsules de Pavot, et surtout des fragments de l'épiderme du fruit caractérisés par la présence et la disposition des stomates.

Composition chimique. — L'Opium est en grande partie soluble dans l'eau, encore plus dans l'alcool qui en dissout les quatre cinquièmes. C'est un produit des plus complexes renfermant du mucilage, du sucre, du caoutchouc, de la graisse, des matières pectiques et albuminoïdes, des sels minéraux, des *acides acétique, thébolactique, méconique* et *sulfurique*, avec lesquels sont combinés un grand nombre d'alcaloïdes plus ou moins bien déterminés. Ces alcaloïdes peuvent être divisés en deux groupes; le premier renferme des bases fortes, très toxiques, contenant trois ou quatre atomes d'oxygène, savoir : la *Morphine* $C^{17}H^{19}AzO^{3}$, la *Codéine* $C^{18}H^{21}AzO^{3}$, la *Pseudomorphine* $2(C^{17}H^{18}AzO^{3})$, la *Thébaïne* $C^{19}H^{21}AzO^{3}$, la *Codamine* $C^{20}H^{25}AzO^{4}$, la *Laudanine* $C^{20}H^{25}AzO^{4}$, la *Laudanidine* $C^{20}H^{25}AzO^{4}$ et la *Laudanosine* $C^{21}H^{27}AzO^{4}$; le second comprend des bases faibles, ayant dans leur molécule de trois à onze atomes d'oxygène, et donnant pour la plupart, à l'oxydation, de l'acide hémipinique, savoir : l'*Hydrocotarnine* $C^{12}H^{15}AzO^{3}$, la *Papavérine* $C^{20}H^{21}AzO^{4}$, la *Méconidine* $C^{21}H^{23}AzO^{4}$, la *Lanthopine* $C^{23}H^{25}AzO^{4}$, la *Cryptopine* $C^{21}H^{23}AzO^{5}$, la *Protopine* $C^{20}H^{19}AzO^{5}$, la *Papavéramine* $C^{21}H^{21}AzO^{6}$, la *Rhœadine* $C^{21}H^{21}AzO^{6}$, la *Narcotine* $C^{22}H^{23}AzO^{7}$, l'*Oxynarcotine* $C^{22}H^{23}Azo^{8}$, la *Narcéine* $C^{23}H^{27}AzO^{8}$, la *Gnoscopine* $C^{34}H^{36}Az^{2}O^{11}$, la *Tritopine* $C^{42}H^{54}Az^{2}O^{7}$, la *Xanthaline jaune* $C^{37}H^{36}Az^{2}O^{9}$. Il est à remarquer que parmi les corps de même teneur en oxygène, un certain nombre d'entre eux sont des homologues l'un de l'autre.

De tous ces alcaloïdes, six se trouvent seulement en proportion un peu considérable dans l'Opium et ont pu par conséquent être bien étudiés; ce sont : la Morphine (3 à 23 p. 100), la Codéine (0,25 à

0,85 p. 100), la Narcotine (1 à 10 p. 100), la Narcéine (0,02 à 0,30 p. 100), la Thébaïne et la Papavérine.

La *Morphine* $C^{17}H^{19}AzO^3$ a été retirée de l'Opium par Derosne et Seguin (1804), mais c'est à Serturner (1816) que revient l'honneur d'avoir reconnu la véritable nature de ce composé et de l'avoir nettement caractérisé comme base alcaline. C'était la découverte du premier terme de la série des alcaloïdes organiques, depuis devenue si riche.

La Morphine cristallise en prismes orthorhombiques hémièdres contenant une molécule d'eau de cristallisation qu'ils perdent au-dessus de 100°; ils fondent à 120°, et au delà de 200° ils se décomposent en dégageant de la propylamine.

La Morphine est inodore, et présente une saveur amère persistante ; très peu soluble dans l'eau, l'éther et le chloroforme, elle se dissout assez facilement dans l'alcool, l'eau de chaux, la potasse, mais non dans l'ammoniaque ; ses solutions sont lévogyres. C'est une base tertiaire qui paraît renfermer un noyau phénanthrénique ; en outre, sur les trois atomes d'oxygène, deux sont hydroxylés et les deux hydroxyles sont différents, l'un phénolique, l'autre alcoolique, probablement secondaire. M. Causse a montré tout récemment que la Morphine contient le troisième atome d'oxygène sous forme de carbonyle CO.

La Morphine est très oxydable, ce qui lui confère un pouvoir réducteur énergique. Elle réduit à froid les sels d'or, d'argent et de platine, l'acide iodique et periodique; avec les persels de fer, qui passent à son contact à l'état de protosels, elle prend une coloration bleue ou verte.

Chauffée avec les acides oxalique, sulfurique, chlorhydrique, phosphorique, iodhydrique, etc., tantôt la Morphine se transforme en produits de condensation (trimorphine, tétramorphine), tantôt elle perd une molécule d'eau en donnant l'*Apomorphine* :

$$\underset{\text{Morphine.}}{C^{17}H^{19}AzO^3} = H^2O + \underset{\text{Apomorphine.}}{C^{17}H^{17}AzO^2}$$

Si on fait agir sur la Morphine un iodure alcoolique, l'iodure de méthyle par exemple, en présence de la potasse, on obtient la *Méthylmorphine* qui n'est autre chose que la *Codéine* :

$$\underset{\text{Morphine.}}{C^{17}H^{19}AzO^3} + KOH + CH^3I = KI + H^2O + \underset{\text{Codéine.}}{C^{17}H^{18}(CH^3)AzO^3}$$

La *Codéine* $C^{18}H^{21}AzO^{3}$ est, ainsi qu'on vient de le voir, l'éther méthylique de la Morphine; elle a été isolée par Robiquet (1832). Elle cristallise en prismes ou en octaèdres orthorhombiques. Elle fond à 150°; toutefois, elle fond dans l'eau bouillante. Peu soluble dans l'eau et les alcalis, elle est soluble dans l'alcool, l'éther et le chloroforme; beaucoup moins dans le benzène. Elle ne réduit ni l'acide iodique, ni les persels de fer.

L'acide chlorhydrique à chaud forme d'abord avec la Codéine une sorte d'éther $C^{18}H^{20}ClAzO^{2}$, désigné sous le nom de *Chlorocodide*, qui, chauffé avec de l'eau à 130°, régénère la *Codéine*; mais un excès d'acide donne, à 150°, de l'Apomorphine avec dégagement de chlorure de méthyle :

$$\underset{\text{Codéine.}}{C^{17}H^{18}(CH^{3})AzO^{3}} + HCl = H^{2}O + \underset{\text{Chlorure de méthyle.}}{CH^{3}Cl} + \underset{\text{Apomorphine.}}{C^{17}H^{17}AzO^{2}}$$

La *Narcéine* $C^{23}H^{27}AzO^{8}+3H^{2}O$, découverte par Pelletier (1832), cristallise en longues aiguilles soyeuses et fond, anhydre, à 145°, en perdant une molécule d'eau de constitution. La Narcéine est peu soluble dans l'eau froide, soluble dans l'alcool, insoluble dans l'éther. Oxydée par le permanganate de potasse, elle donne un acide tribasique, l'*acide narcéique* $C^{15}H^{15}AzO^{8}$. Traitée par une solution d'iode à 2 p. 100, elle prend une coloration bleue. On l'obtient synthétiquement en traitant l'iodométhylate de Narcotine par la potasse.

La *Narcotine* $C^{22}H^{23}AzO^{7}$ a été isolée, en 1803, par Derosne. Elle forme des prismes orthorhombiques fusibles à 176° et se solidifiant à 130°. Elle est insoluble à froid dans l'eau et les alcalis, mais elle s'y dissout à chaud; elle est soluble dans l'alcool et dans l'éther. C'est une base faible, peu toxique, lévogyre en solution neutre, dextrogyre en solution acide. Les agents oxydants la transforment en *acide opianique* $C^{10}H^{10}O^{5}$ et *cotarnine* $C^{12}H^{13}AzO^{3}$; par hydratation, elle se dédouble en acide opianique et *hydrocotarnine* $C^{12}H^{15}AzO^{3}$.

La *Thébaïne* ou *Paramorphine* $C^{19}H^{21}AzO^{3}$, découverte par Thiboumẻry (1835), forme des tables quadratiques nacrées, fusibles à 193°, insolubles dans l'eau et les alcalis, facilement solubles dans l'alcool, l'éther, la benzine et le chloroforme. Elle est lévogyre. Au point de vue de sa constitution, la Thébaïne présente une étroite parenté avec la Morphine et la Codéine. C'est un poison très violent.

La *Papavérine* $C^{20}H^{21}AzO^{4}$, découverte par Merck (1848), cristallise en prismes fusibles à 147°, insolubles dans l'eau et les alcalis,

solubles dans l'alcool bouillant. Fondue avec les alcalis, elle donne naissance à de l'*acide vératrique* et à de la *diméthoxyisoquinoléine*. D'après les réactions qu'elle fournit, la Papavérine serait la tétraméthoxybenzoylisoquinoléine.

Falsifications et essai. — L'Opium est très souvent adultéré. On le falsifie avec du sable, de l'argile, de l'amidon, du glucose, de la gomme, du Cachou, des pulpes de fruits divers, tels que Figues, Raisins, Abricots, etc.

Les *matières minérales*, comme le sable et l'argile, seront décelées par le dosage des cendres. On incinère dans une capsule de platine 2 à 5 gr. du produit et on pèse le résidu dont le poids ne doit pas dépasser 8 p. 100.

L'*amidon* sera reconnu en traitant l'Opium par l'eau froide et faisant bouillir le résidu insoluble dans l'eau. La solution ainsi obtenue ne devra pas se colorer en bleu par l'iode, l'Opium naturel ne contenant pas d'amidon.

Pour en faire le dosage, on épuise 10 grammes d'Opium par l'eau froide ; le résidu est introduit dans un ballon et on ajoute 200 c.c. d'alcool contenant 5 p. 100 de potasse caustique; on fait bouillir vivement au bain-marie pendant 15 minutes; on filtre chaud et on lave le résidu à l'alcool chaud jusqu'à ce que le filtrat soit incolore. On chasse l'alcool et on introduit le résidu dans un ballon renfermant 200 c.c. d'eau et 16 c.c. d'acide chlorhydrique ($D = 1,16$). On met en communication avec un réfrigérant à reflux et on fait bouillir pendant trois heures. On refroidit le contenu du flacon, on neutralise par le carbonate de soude, on filtre et on porte à un volume connu. On dose les sucres réducteurs par la liqueur de Fehling, et la quantité de sucre obtenue, multipliée par 0,9, donne la quantité d'amidon existant dans 10 gr. d'Opium.

Pour rechercher le *Cachou* et les *matières astringentes*, on traite la solution aqueuse d'Opium par le chlorure ferrique; si le produit renferme des matières riches en tanin, on obtient un précipité noir ou bleu noir, tandis que s'il est pur il se produit simplement une coloration rouge.

Pour la recherche du *glucose*, on fait bouillir l'Opium dans une certaine quantité d'eau, on filtre la liqueur et on la précipite par du tanin en excès; on filtre de nouveau, on élimine l'excès de tanin par de l'albumine dont l'excès est ensuite précipité par la chaleur; on filtre, et dans la liqueur filtrée on dose le glucose par les moyens connus.

L'addition de *pulpe de fruits* est reconnue par le dosage de l'extrait. On épuise par l'eau froide un poids connu d'Opium, on sèche le résidu insoluble et on le pèse. Du poids du résidu, on calcule par différence le poids de l'extrait; celui-ci est d'environ 55 p. 100, si l'Opium est pur.

L'*examen microscopique* du résidu provenant du traitement de l'Opium par l'eau peut fournir d'utiles renseignements. Il permettra, en effet, de constater la présence de l'amidon et des débris de capsules que l'on incorpore parfois en assez grande quantité à la drogue.

Le Dr Mjoën a montré qu'on pouvait facilement, à l'aide du microscope, s'assurer de l'origine d'un Opium et déterminer s'il provient d'Asie

Mineure, de la Perse ou de l'Inde. L'Opium d'Asie Mineure présente des *débris cellulaires de l'épiderme de la capsule* ; *pas d'amidon*. L'Opium de Perse renferme *beaucoup d'amidon*; *absence complète de débris cellulaires de l'épiderme de la capsule*. Dans l'Opium de l'Inde, *absence de débris de l'épiderme*; *absence d'amidon*. Pour l'examen, on place un fragment

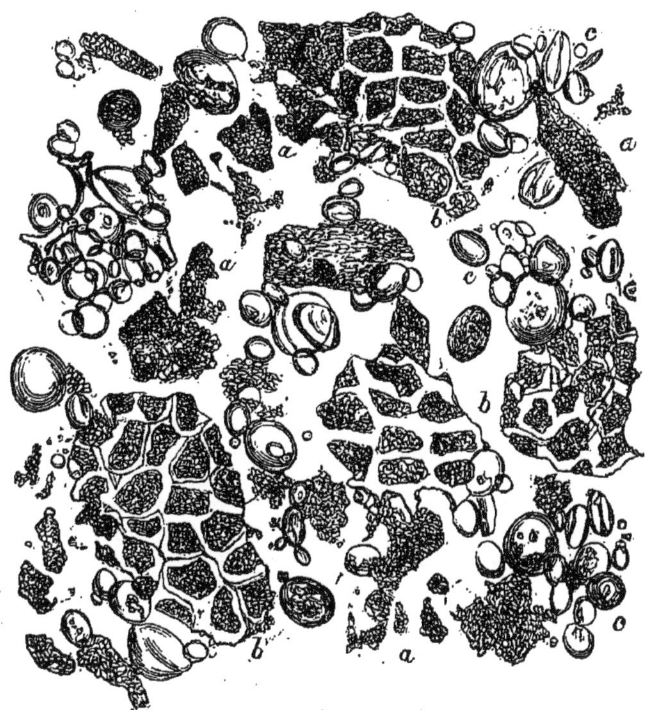

Fig. 218. — Opium falsifié avec des débris de capsules de Pavot (*b*) et de la farine de Blé (*c*).

d'Opium directement sur le porte-objet et on le traite avec une solution de chloral hydraté ; au besoin, on chauffe légèrement.

Quoi qu'il en soit, étant donné que l'Opium naturel renferme des quantités variables de Morphine, et que, d'après le Codex, il doit en renfermer au minimum 10 p. 100, il est absolument nécessaire de doser cet alcaloïde.

Le *dosage de la Morphine* pourra être fait à l'aide de plusieurs procédés.

Dans le *procédé Regnauld*, qui n'est en somme qu'une modification heureuse des procédés Guillermond et Fordos, on divise finement 50 grammes d'Opium et on les met à macérer pendant douze heures, à une température de 35 à 40°, avec 150 c.c. d'alcool à 70° ; on filtre et le résidu est lavé par décantation avec 150 c.c. de même alcool. On prélève un tiers de la liqueur alcoolique tenant les alcaloïdes en dissolution et, à l'aide d'une burette graduée, on y verse goutte à goutte de l'ammoniaque jusqu'à ce que la solution en renferme un léger excès appréciable à l'odorat. On ajoute alors les deux autres tiers de la liqueur dans lesquels on verse immédiatement le double du volume d'ammoniaque employé la première fois. On agite vivement le mélange et on laisse au repos pendant douze ou quinze heures. On recueille sur un filtre le précipité constitué par la Morphine et la Narcotine, on le lave avec de l'alcool à 40° et on le fait sécher. On détache le précipité du filtre avec soin, on le broie dans un petit mortier avec 25 grammes de chloroforme et on jette le tout sur le filtre taré qui a déjà servi; on lave le résidu au chloroforme, on sèche à 100° et on pèse. L'excès de poids du filtre donne la proportion de Morphine.

Le *procédé de MM. Grandval et Lajoux* est précis, rapide et d'une grande simplicité d'exécution; à tous ces avantages, il joint celui d'être d'une application générale à toutes les préparations opiacées. On prend 10 grammes d'Opium et on les triture dans un mortier de verre avec 40 grammes d'eau distillée, jusqu'à ce qu'ils soient bien divisés; on verse le tout sur un petit filtre à plis; on lave le mortier avec 40 grammes d'eau distillée que l'on verse encore sur le filtre et on laisse bien égoutter ce dernier. On retire le filtre et son contenu de l'entonnoir et on le broie avec une nouvelle dose de 40 grammes d'eau employée en plusieurs fois; on jette sur un filtre sans plis et on lave avec de l'eau distillée, jusqu'à ce que les dernières gouttes de lavage n'aient plus ni saveur, ni coloration.

La liqueur filtrée primitivement et les eaux de lavage sont évaporées au bain-marie jusqu'à 13 grammes. On ajoute 13 grammes d'alcool à 95°; on laisse déposer une demi-heure pour donner au sulfate et au méconate de chaux le temps de se séparer. On filtre sur un petit filtre sans plis mouillé avec de l'alcool à 60°. Le dépôt est lavé avec de l'alcool à 60° qu'on instille goutte à goutte sur les bords du filtre qu'on couvre d'un disque de verre pour éviter la dessiccation de la partie supérieure du filtre. Si l'opération a été bien conduite, résidu et filtre sont décolorés quand on a employé 10 c.c. d'alcool.

Au liquide filtré, on ajoute goutte à goutte et en agitant de l'ammoniaque jusqu'à légère odeur ammoniacale; on agite pendant quelques minutes jusqu'à ce que le précipité se forme. On laisse déposer douze heures dans un endroit frais et on jette le tout sur un filtre sans plis taré et humecté d'alcool à 60°. Quand tout le liquide est écoulé, on lave le filtre avec de l'alcool à 40° que l'on verse goutte à goutte jusqu'à ce que le liquide qui filtre soit incolore et que le filtre soit aussi décoloré. On sèche à 100° et on pèse. On a ainsi le poids total de la Morphine et de la Narcotine.

On remet le filtre sur l'entonnoir; on en lave le contenu avec 5 grammes d'éther pour permettre à la Morphine d'être mouillée par le chloroforme, puis avec 10 grammes de chloroforme qui enlève la Narcotine. On sèche à nouveau le filtre à 100° et on pèse. On obtient ainsi le poids de la Morphine hydratée, car elle ne perd son eau de cristallisation qu'à 120°.

Le *procédé de M. G. Loof* mérite aussi d'être pris en considération; il est basé sur la propriété que possède le salicylate de soude de précipiter les matières résineuses qui viennent troubler la séparation de la Morphine. Six grammes d'Opium finement pulvérisés sont triturés avec 6 grammes d'eau. On verse le mélange dans un ballon taré ; on rince le mortier, et on étend avec de l'eau distillée de façon à avoir 54 grammes de liquide ; on bouche, on agite pendant un quart d'heure, et on filtre sur un filtre sans plis. On prend 42 grammes du filtrat, on y ajoute 1 gramme de salicylate de soude et 1 gramme d'eau, et on agite jusqu'à ce que le précipité soit rassemblé en une boule compacte. On filtre ; 36 grammes de filtrat sont additionnés de 4 grammes d'éther et de 1 gramme d'ammoniaque et le mélange est agité fortement pendant dix minutes. La Morphine est précipitée ; on filtre sur un filtre sans plis et on rince à deux reprises le ballon avec 5 grammes d'eau, qui servent pour le lavage de la Morphine ; après dessiccation, on lave avec le benzol et finalement on dessèche.

Usages. — L'Opium est considéré comme le sédatif par excellence du système nerveux, ce qui n'est pas toujours exact, car les effets de ce médicament sont la résultante des principes qu'il renferme ; or si, comme nous le verrons plus loin, les uns sont manifestement hypnotiques (Morphine, Narcéine), les autres sont convulsivants (Thébaïne, Narcotine). Par suite, à petites doses, l'Opium détermine une légère surexcitation ; à doses plus élevées, il y a d'abord de la surexcitation que domine ensuite l'action somnifère.

L'Opium est encore très employé comme sédatif de l'élément douleur dans une foule d'affections (névralgies, rhumatismes, cancer, etc.), bien que la Morphine tende à le remplacer.

Dans les fièvres intermittentes, c'est un précieux auxiliaire de la quinine, de même qu'il est un excellent adjuvant des sels de bismuth dans la diarrhée.

Ce médicament s'emploie sous forme d'extrait, de sirop, de teinture d'extrait, etc. Il rentre dans la composition d'un grand nombre de médicaments composés : Laudanum de Sydenham, Laudanum de Rousseau, élixir parégorique, sirop diacode, poudre de Dower, pilules de Cynoglosse, diascordium, thériaque, gouttes noires anglaises, pâte de Lichen, etc.

Quant aux alcaloïdes de l'Opium, ils ont des propriétés physiologiques très différentes les unes des autres, ainsi que cela résulte des travaux de Claude Bernard. Si on les considère au point de vue de leur *action soporifique*, on peut les classer en ordre décroissant de la façon suivante : 1° *Narcéine* ; 2° *Morphine* ; 3° *Codéine* ; les autres ne sont pas soporifiques. Au point de vue de leur *action tétanique*, on peut les classer dans l'ordre décroissant suivant : 1° *Thébaïne* ;

2° *Papavérine*; 3° *Narcotine*; 4° *Codéine*; 5° *Morphine*; 6° *Narcéine*. Très énergique pour les trois premiers, cette action est insignifiante pour les trois autres. Enfin, au point de vue de l'*action toxique*, on peut les ranger comme suit : 1° *Morphine*; 2° *Codéine*; 3° *Thébaïne*; 4° *Papavérine*; 5° *Narcéine*; 6° *Narcotine*.

La Morphine est de tous les alcaloïdes de l'Opium celui qui rend le plus de services à la thérapeutique. Elle provoque un sommeil plus profond que l'Opium. C'est un des meilleurs médicaments agissant contre l'élément douleur; aussi se substitue-t-elle de plus en plus à l'Opium. On l'emploie le plus ordinairement à l'état de chlorhydrate, que l'on administre en ingestion à la dose de 1 à 3 centigrammes, en potion, sirop ou granules, ou encore, et très fréquemment, en injections hypodermiques.

La Codéine produit des effets qui rappellent ceux de la Morphine, mais elle est bien moins soporifique que celle-ci. La dose active est de 10 centigrammes par jour, en pilules, potion ou sirop.

La Narcéine est le plus somnifère des alcaloïdes de l'Opium; elle procure un sommeil tranquille, sans agitation, sans rêves pénibles; elle est aussi analgésique. La dose est de 5 à 15 centigrammes par jour, en pilules ou en sirop.

L'Apomorphine est un des plus sûrs vomitifs que nous connaissions; ce médicament trouve son indication dans tous les cas où il faut agir vite, ou bien lorsque l'administration d'un vomitif par la voie buccale est impossible. On indique habituellement la dose de 1 centigramme de chlorhydrate d'Apomorphine pour l'adulte; pour l'enfant, autant de milligrammes que d'années d'âge. On l'administre surtout en injections hypodermiques.

Les autres alcaloïdes ne sont pas usités.

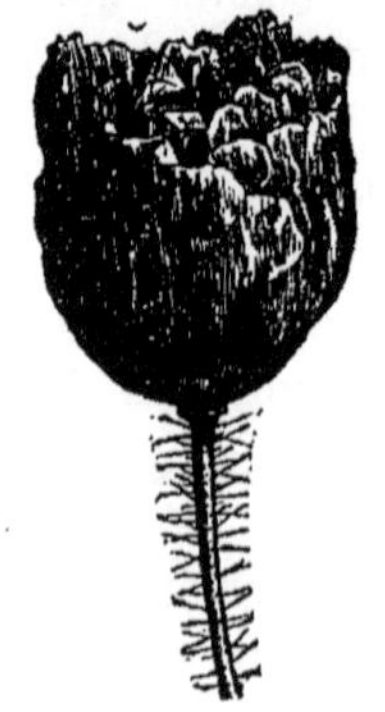

Fig. 219. — Fleur de Coquelicot non épanouie.

A côté de l'Opium, que l'on peut considérer comme le type et en même temps le plus important des médicaments *somnifères indirects*, on peut en signaler quelques autres.

Le *Coquelicot* (*Papaver Rhœas*), plante de la famille des Papavéracées, très commune dans les moissons de presque toute l'Europe, et que l'on retrouve en Asie Mineure, fournit à la matière médicale ses pétales (fig. 219), qui renferment du mucilage, de la gomme, une matière colorante composée de deux acides, l'*Acide rhœadique* et l'*Acide papavérique*, et une faible proportion d'un alcaloïde, la *Rhœadine*.

On attribue aux pétales de Coquelicot des propriétés légèrement narcotiques. Ils servent à préparer une infusion (5 à 10 p. 1000) et un sirop, que l'on emploie dans la coqueluche, la bronchite et l'asthme. Ils font partie des espèces pectorales et servent dans les pharmacies à colorer l'eau de Rabel.

L'*Eschholtzia californica*, plante de la même famille que la précédente, originaire de l'Amérique du Nord, très commune dans la Californie et cultivée très souvent dans nos jardins, contient dans sa racine de la *Sanguinarine*, de la *Chélérythrine*, un alcaloïde, auquel MM. Adrian et Bardet ont trouvé tous les caractères de la Morphine, et un glucoside encore mal connu.

Étudiée au point de vue thérapeutique, la racine d'*Eschholtzia* s'est montrée un médicament soporifique et analgésique très utile dans certains cas, car il ne présente pas les inconvénients de la Morphine. On peut l'administrer sous forme d'extrait aqueux ou alcoolique, à la dose de 2 à 12 grammes par jour, en potions, en pilules ou en sirop.

Certaines espèces de *Laitues* (*Lactuca*) donnent aussi des médicaments somnifères ; ce sont : la Laitue officinale (*Lactuca sativa*), la Laitue vireuse (*Lactuca virosa*) et la Laitue gigantesque (*Lactuca altissima*). Elles fournissent : 1° la *Thridace*, qui est le suc résultant de l'expression des tiges amené à consistance d'extrait sec ; 2° le *Lactucarium* ou suc épaissi qui s'écoule d'incisions pratiquées à la tige de la Laitue gigantesque ; 3° l'*eau distillée de Laitue*, qui sert de véhicule à plusieurs potions calmantes.

La Thridace, telle qu'elle est préparée actuellement, est très peu active, car le suc qui se trouve en dehors des laticifères est complètement inerte. Elle figure cependant dans la formule des pilules de Ricord.

Le Lactucarium contient de l'*Asparagine*, de la *Mannite*, de la *Lactucine*, de la *Lactucone*, de l'*Acide lactucique* et de la *Lactopicrine*; la Lactucine en serait le principe actif.

Les avis sont très partagés relativement à la valeur thérapeutique de ce médicament; ce serait un somnifère léger, susceptible de remplacer l'Opium quand on désire obtenir une sédation légère, et particulièrement utilisable dans la médecine infantile. Il peut se prescrire sans crainte à des doses variant de 0gr,10 à 0gr,50, et on peut même aller jusqu'à 2 grammes.

La tige et les feuilles de l'Argémone du Mexique (*Argemone mexicana*), plante de la famille des Papavéracées qui croît aux Antilles et au Sénégal, renferment de la Morphine en proportion telle qu'on pourrait songer à en extraire industriellement ce principe. Aussi la tige et la racine de cette plante, ainsi que leurs extraits, sont-ils employés comme sédatifs et hypnotiques aux lieu et place de l'Opium et de son extrait. On peut aussi faire, avec les feuilles fraîches d'Argémone, une huile analogue au Baume tranquille.

FEUILLES ET RACINE DE BELLADONE

Origine. — Les *Feuilles* et la *Racine de Belladone* sont produites par la Belladone officinale (*Atropa Belladona*) (fig. 220), plante vivace de la famille des Solanacées que l'on trouve à l'état sauvage dans les bois de l'Europe tempérée et de l'Asie moyenne et occidentale. On la cultive dans certaines régions pour l'usage médical.

Caractères extérieurs. — Les *Feuilles*, à l'état frais, sont visqueuses au toucher, ovales, courtement acuminées au sommet, à bords entiers; elles mesurent de 6 à 10 centimètres de long sur 5 à 8 de large, au niveau du tiers inférieur. Le pétiole, long de 1 à 6 centimètres, est cannelé dans toute sa longueur; il est continué par la nervure médiane qui s'atténue graduellement en pointe jusqu'au sommet; les nervures secondaires, au nombre de sept à dix de chaque côté, sont à peu près alternes et s'étendent jusqu'aux bords du limbe; elles sont très saillantes et finement pubescentes à la face inférieure. Quand elles sont sèches, les feuilles sont ordinairement chiffonnées et froissées; elles sont minces et friables, d'une teinte brun verdâtre

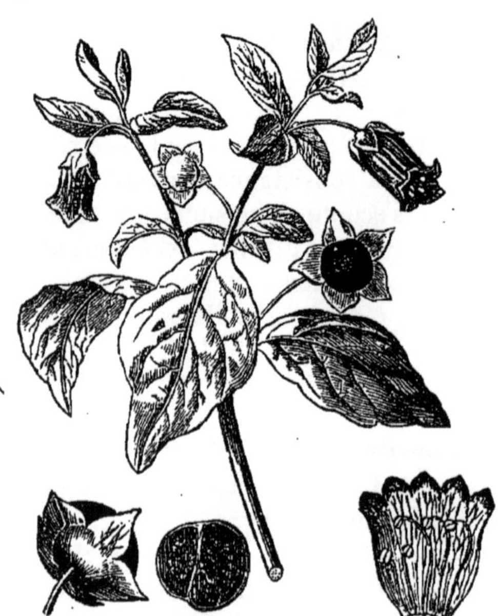

Fig. 220. — Belladone.

sur leur face supérieure, et d'une teinte plus franchement verte sur leur face inférieure. Odeur vireuse; saveur amère et âcre, s'atténuant l'une et l'autre par la dessiccation.

La *Racine*, ou plus exactement le rhizome accompagné de ses racines adventives, est très difficile à caractériser, car elle se présente dans le commerce sous les aspects les plus variables, soit entière, soit coupée en fragments le plus souvent divisés à leur tour par une section longitudinale. Le rhizome est recouvert d'une écorce brun pâle, parfois jaunâtre, qui se détache facilement sur les échantillons âgés, tandis qu'elle se détache avec beaucoup de peine sur les jeunes rhizomes; elle présente au dehors un grand nombre de plis longitudinaux. Les racines offrent le même aspect extérieur, mais elles ont un moindre diamètre, sont moins résistantes, souvent même presque molles, et sont souvent accompagnées de fines radicelles. La cassure est courte et produit, sur les échantillons bien secs, une fine poussière blanche. La section transversale, examinée à la loupe, montre dans les rhizomes une moelle centrale entourée par une zone ligneuse, striée radialement, tandis que dans les racines la portion centrale est occupée par le bois primaire, autour duquel sont disposés les faisceaux qui forment le bois secondaire. Odeur à peu près nulle; saveur douceâtre.

Caractères microscopiques. — Dans la Feuille (fig. 221), l'épiderme supérieur (*ep.s*) est glabre, tandis que l'épiderme inférieur (*ep.i*) porte des poils protecteurs coniques (*p.p*), formés de trois à cinq cellules allongées, à parois peu épaisses, et des glandes unicellulaires arrondies ou pluricellulaires ovoïdes (*gl*), portées par un pédicelle unicellulaire ou à trois cellules. Le parenchyme est formé d'une rangée de cellules en palissades (*par.p*) et de trois à quatre rangs de cellules rameuses (*par.l*) au milieu desquelles on observe de grosses cellules remplies de cristaux d'oxalate de chaux pulvérulents (*cr*).

Le Rhizome et la Racine présentent la structure générale de ces organes; il suffit donc de signaler les quelques particularités qu'ils offrent ici. Dans le parenchyme cortical, on retrouve les cellules cristalligènes que nous venons de signaler dans la feuille; dans les portions parenchymateuses de la zone ligneuse secondaire (fig. 222), parenchyme ligneux (*p.l*) et rayons médullaires (*r.m*), on trouve enclavés des îlots de liber (*l*); enfin, à la périphérie de la moelle du rhizome, on trouve des îlots libériens plus ou moins volumineux.

Un certain nombre de réactions microchimiques permettent de localiser le siège du principe actif, l'Atropine. En faisant agir sur les coupes l'iodure de potassium ioduré en solution aqueuse, on obtient un précipité brun qui cristallise en forme d'étoiles à aspect métallique; on peut hâter la formation des cristaux en chauffant la préparation. L'acide phosphomolybdique donne aussi un précipité jaunâtre assez net.

On a pu ainsi constater que dans les racines jeunes, les tiges jeunes et le pétiole, l'Atropine se rencontrait dans l'épiderme et les premières assises sous-épidermiques, dans les cellules parenchy-

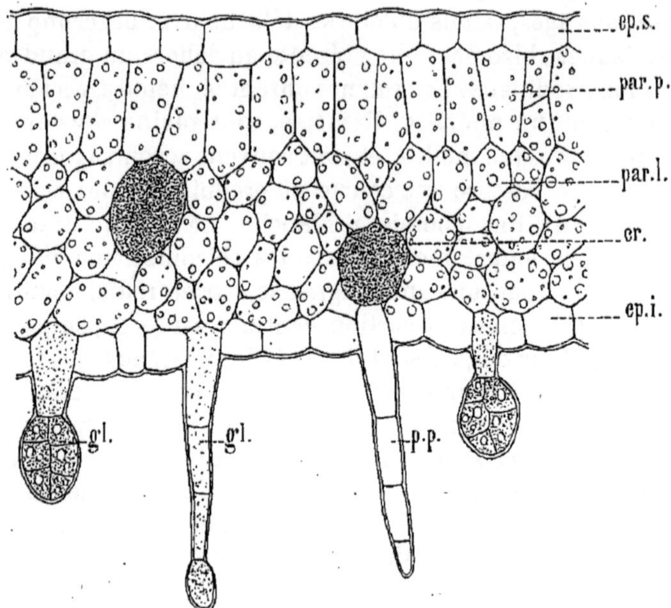

Fig. 221. — Coupe de la feuille de Belladone.

mateuses entourant le liber externe et dans quelques cellules de la moelle voisines du liber interne. Dans les racines et les tiges âgées, on ne trouve plus d'alcaloïde dans les portions centrales; il se localise dans l'épiderme. Dans la feuille, on en trouve dans toutes les cellules, mais surtout dans l'épiderme supérieur.

Composition chimique. — Les Feuilles et la Racine de Belladone renferment deux alcaloïdes, l'*Atropine* $C^{17}H^{23}AzO^{3}$ et l'*Hyoscyamine*, qui est un isomère actif de l'Atropine. En outre, on trouve encore dans les Feuilles de l'*Asparagine* en petite quantité, et dans la Racine de l'amidon et du mucilage.

La proportion d'Atropine varie suivant la partie de la plante considérée, suivant l'époque de sa récolte, et suivant que la plante se trouve à l'état sauvage ou cultivé. La Racine de la plante sauvage renferme 0gr,45 p. 100 d'Atropine et la Racine de la plante cultivée, 0gr,35; les Feuilles de la plante sauvage 0gr,58 p. 100, et les Feuilles de la plante cultivée 0gr,40 p. 100. On sait, en outre,

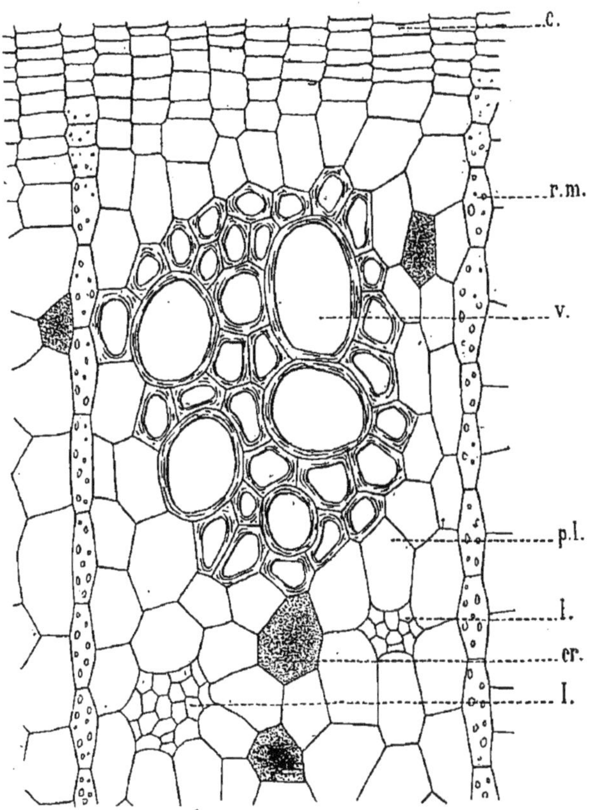

Fig. 222. — Coupe transversale d'une portion du bois de la racine de Belladone.

que la proportion maximum d'alcaloïde se trouve dans les Racines et les Feuilles à l'époque de la floraison. C'est donc à ce moment là que doit se faire leur récolte.

L'Atropine est un alcaloïde incolore, cristallisé en fines aiguilles ou en prismes, fusibles à 114°, de saveur âcre et amère. Elle est soluble dans 300 parties d'eau froide, extrêmement soluble dans l'alcool et dans le chloroforme, moins dans l'éther. Sous l'influence des agents oxydants, l'Atropine donne de l'aldéhyde benzylique et de l'acide benzoïque. Chauffée avec de l'acide chlorhydrique concentré ou avec de l'eau de baryte, elle s'hydrate et se dédouble en *acide tropique* et une base nouvelle, la *Tropine.*

$$\underset{\text{Atropine.}}{C^{17}H^{23}AzO^{3}} + H^{2}O = \underset{\text{Acide tropique.}}{C^{9}H^{10}O^{3}} + \underset{\text{Tropine.}}{C^{8}H^{15}AzO}$$

L'Atropine est donc une tropéine, la *Tropyltropéine*, c'est-à-dire un éther qui dérive de l'action de l'acide tropique sur la Tropine; et comme l'acide tropique n'est autre que l'acide phénylhydracrylique, l'Atropine peut aussi être considérée comme l'éther phénylhydracrylique de la Tropine.

L'Atropine, en dehors de ses propriétés physiologiques, est difficile à caractériser. On a donné comme typique l'*odeur de Fleur d'Oranger* qu'elle répand quand on la brûle; mais suivant d'autres auteurs, cette odeur rappellerait plutôt celle des fleurs d'Ulmaire ou d'Aubépine. La réaction suivante servirait à caractériser cet alcaloïde, car elle ne se produirait avec aucun autre alcaloïde organique. Si on dissout 1 milligramme d'Atropine dans 1 c.c. d'alcool et qu'on ajoute 1 c.c. d'une solution au dixième de bichlorure de mercure, on obtient un précipité jaune d'oxychlorure de mercure; au bout d'une heure ou deux, ce précipité devient rouge.

Dosage des alcaloïdes. — Vingt grammes de produit (feuilles ou racine) sont réduits en poudre fine et traités dans un appareil à déplacement par 60 centimètres cubes d'un mélange à parties égales d'alcool absolu et de chloroforme. La liqueur est agitée à deux reprises avec chaque fois 25 centimètres cubes d'eau légèrement acidulée. Le chloroforme se sépare, entraînant avec lui les matières colorantes, tandis que les alcaloïdes restent en solution dans l'eau alcoolisée. Celle-ci est encore agitée avec du chloroforme pour bien éliminer les matières étrangères, puis rendue alcaline avec de l'ammoniaque et agitée à deux reprises avec chaque fois 25 centimètres cubes de chloroforme. Le chloroforme dissout les alcaloïdes, on l'agite avec de l'eau pour le débarrasser de l'ammoniaque qu'il a pu dissoudre et on le fait évaporer; les alcaloïdes restent comme résidu; on les fait sécher à 100° et on pèse.

Usages. — La Belladone agissant par l'Atropine qu'elle renferme, son action se confond avec celle du principe actif.

On fait un grand usage de ce dernier en thérapeutique oculaire; l'Atropine, agissant comme mydriatique, est employée toutes les fois qu'il y a lieu de dilater la pupille : opération de la cataracte, examen du fond de l'œil, etc. On emploie encore la Belladone ou l'Atropine contre les névralgies, la chorée, l'asthme, l'épilepsie, la coqueluche, l'incontinence nocturne d'urine, les sueurs nocturnes des phtisiques, la sialorrhée, la constipation opiniâtre, les coliques de plomb, etc.

Pour l'usage interne, on prescrit l'extrait de la Racine (0gr,01 à 0gr,05), la poudre de Feuilles (0gr,01 à 0gr,05), la teinture (5 à 30 gouttes), le sirop (5 à 20 grammes). A l'extérieur, on fait usage de l'extrait en pommades ou en suppositoires, et de la décoction en lotions, fomentations ou injections vaginales.

L'Atropine s'emploie sous forme de sulfate à la dose de 1/2 à 2 milligrammes en granules ou en injections hypodermiques ; à l'extérieur, on en fait un grand usage en collyres.

Les Feuilles de Belladone entrent dans la préparation du Baume tranquille et de l'Onguent populeum.

FEUILLES ET GRAINES DE JUSQUIAME

Origine. — Les Feuilles et les Graines de Jusquiame sont fournies par la Jusquiame noire (*Hyoscyamus niger*) (fig. 223), plante de la famille des Solanacées qui croît en Europe, dans l'Asie Mineure, en Perse, en Sibérie ; on l'a importée dans l'Amérique du Nord et au Brésil. On en connaît deux variétés, l'une annuelle, l'autre bisannuelle ; c'est cette dernière qui est officinale.

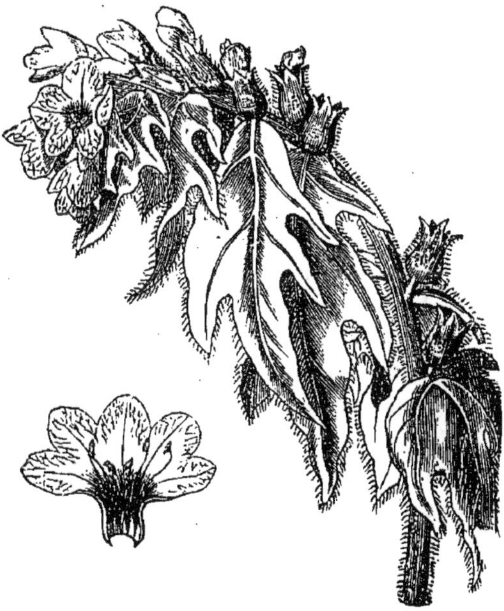

Fig. 223. — Jusquiame noire.

Caractères extérieurs. — Les *Feuilles* à l'état frais sont d'un vert glauque et couvertes de poils fins glanduleux ; les inférieures sont pétiolées, les supérieures sont sessiles et parfois amplexicaules. Elles sont elliptiques ou triangulaires dans leur forme générale, acuminées, molles, à bords découpés en lobes aigus. A l'état sec, ces feuilles sont colorées en vert grisâtre sur leurs deux faces, fortement chiffonnées, et recouvertes d'une pulvérulence blanche et un peu visqueuse. La drogue du commerce renferme presque toujours des fleurs et des fruits caractéristiques : ce sont des capsules s'ouvrant par une déhiscence transversale à la façon d'une boîte à savonnette (pyxide). L'odeur est vireuse, désagréable ; la saveur fade, amère et âcre.

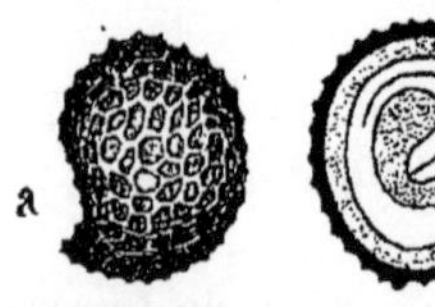

Fig. 224. — Graines de Jusquiame grossies : *a*, entière ; *b*, coupée longitudinalement.

Les *Graines* (*a*, fig. 224) sont très petites (1 à 2 millimètres de longueur), comprimées, ovoïdes ou réniformes, finement réticulées à la surface. Leur couleur générale est gris brunâtre ou gris cendré. Elles s'écrasent avec difficulté et produisent alors une tache huileuse sur le papier. Sous le tégument peu épais, se trouve un albumen huileux renfermant un embryon très arqué, presque enroulé (*b*). Odeur nulle ; saveur huileuse, désagréable, amère et âcre.

Caractères microscopiques. — La coupe de la feuille (fig. 225) montre comme caractères particuliers des poils tecteurs pluricellulaires et de longs poils glanduleux, à pédicelle toujours formé par une seule série de cellules et portant à son extrémité une glande unicellulaire ou pluricellulaire (*gl*). Certaines cellules du parenchyme, dépourvues de chlorophylle, renferment des cristaux prismatiques d'oxalate de chaux (*cr*).

Quant à la graine, son tégument est constitué par trois assises, dont l'extérieure est formée de cellules, dont les parois interne et latérales sont fort épaissies, tandis que la paroi externe est très mince : il en résulte que sur la coupe transversale, la cavité de la cellule a la forme d'un U. L'albumen et l'embryon sont constitués par un tissu de cellules polyédriques, plus ou moins régulières, qui renferment de l'aleurone et des gouttelettes d'huile.

Composition chimique. — Les Feuilles et les Graines de Jusquiame contiennent de l'*Hyoscyamine* $C^{17}H^{23}AzO^{3}$, alcaloïde isomérique de l'Atropine, de l'*Hyoscine* $C^{17}H^{21}AzO^{4}$ et une petite quantité d'*Atropine*.

L'Hyoscyamine forme des aiguilles soyeuses, légères, fondant à 108°,5. Les réactifs la dédoublent, comme l'Atropine, en acide tropique et en Tropine. Elle est lévogyre et se transforme facilement en Atropine, sous l'action des alcalis et des carbonates alcalins, même à froid. L'Hyoscine se présente en masses dures, fusibles à 55°. Elle se dédouble à chaud, par l'acide chlorhydrique étendu ou l'eau de baryte, en acide tropique et en *Oscine* $C^8H^{13}AzO^2$.

$$\underset{\text{Hyoscine.}}{C^{17}H^{21}AzO^4} + H^2O = \underset{\text{Acide tropique.}}{C^9H^{10}O^3} + \underset{\text{Oscine.}}{C^8H^{13}AzO^2}$$

Les Graines de Jusquiame renferment, en outre des alcaloïdes,

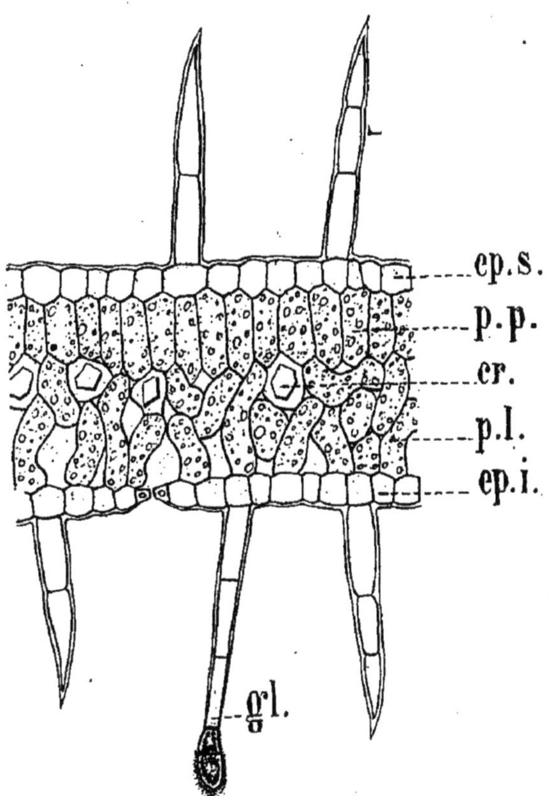

Fig. 225. — Coupe de la feuille de Jusquiame.

20 à 30 p. 100 d'une huile fixe, épaisse, jaune verdâtre, de saveur douce, dont la densité est à +15° de 0,9291. Elle est peu soluble dans l'alcool, surtout dans l'alcool dilué, très soluble dans l'éther. On en retire par saponification surtout de l'acide oléique et de petites quantités d'acide palmitique.

Usages. — Les usages de la Jusquiame et de l'Hyoscyamine sont les mêmes que ceux de la Belladone et de l'Atropine. On substitue quelquefois la Jusquiame à l'Opium chez les enfants et chez les sujets constipés. L'Hyoscyamine a été administrée avec succès dans la chorée, dans la paralysie agitante, dans la manie avec agitation des épileptiques, dans les vomissements incoercibles de la grossesse.

On prescrit l'infusion de feuilles (1 gramme pour 100 d'eau), l'extrait aqueux, l'extrait alcoolique préparé avec les graines (0gr,05 à 0gr,30), la teinture de semences (1 à 4 grammes). L'extrait entre dans la composition des *pilules de Méglin*, des *pilules de Cynoglosse*, etc. A l'extérieur, les feuilles sont employées en décocté ou en cataplasmes calmants; elles entrent dans la composition de l'*Onguent populeum*, de l'*Huile de Jusquiame*, du *Baume tranquille*, etc. L'Hyoscyamine se prescrit à la dose de 1 à 3 milligrammes par jour, en pilules ou en injections hypodermiques; on peut l'employer en collyres comme l'Atropine (0gr,03 pour 20 grammes d'eau).

La *Jusquiame blanche* (*Hyoscyamus albus*), très répandue dans la région méditerranéenne, est souvent substituée à la précédente, sans aucun inconvénient, car elle a les mêmes propriétés.

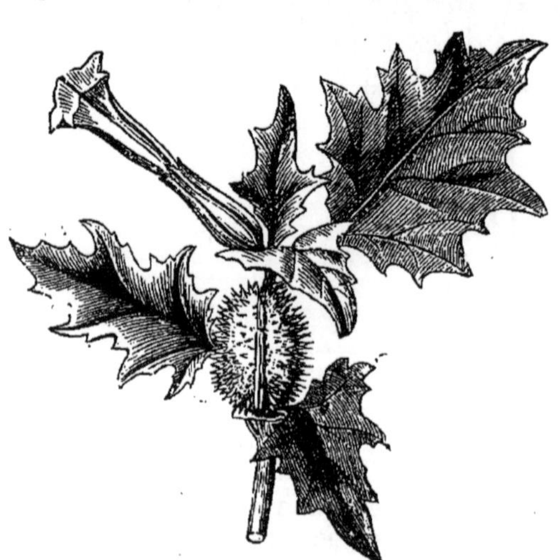

Fig. 226. — *Datura Stramonium*.

FEUILLES ET GRAINES DE STRAMOINE

Origine. — Les Feuilles et les Graines de Stramoine sont fournies par le Datura Stramoine (*Datura Stramonium*) (fig. 226), plante herbacée annuelle de la famille des Solanacées, originaire d'Orient, mais répandue aujourd'hui dans presque toutes les parties du monde, sur le bord des chemins, dans les décombres et les champs incultes. Elle est fréquemment cultivée dans les jardins.

Caractères extérieurs. — Les Feuilles de Stramoine (fig. 226), que l'on doit récolter au moment de la floraison, sont pétiolées, ovales, acuminées au sommet, longues de 10 à 12 centimètres, larges de 7 à 8 centimètres, divisées de chaque côté en cinq à sept lobes très aigus, dont les inférieurs sont souvent dentés à leur tour. Les Feuilles âgées sont glabres sur les deux faces, ce qui les distingue des feuilles de Jusquiame, auxquelles elles ressemblent beaucoup. Dans le commerce, on trouve les feuilles mêlées de fleurs et de fruits qui sont tout à fait caractéristiques. Les fleurs sont blanches, grandes, infundibuliformes; le fruit (fig. 227) est une capsule épineuse s'ouvrant en quatre valves. Odeur nauséeuse à l'état frais, à peu près nulle à l'état sec; saveur âcre et amère.

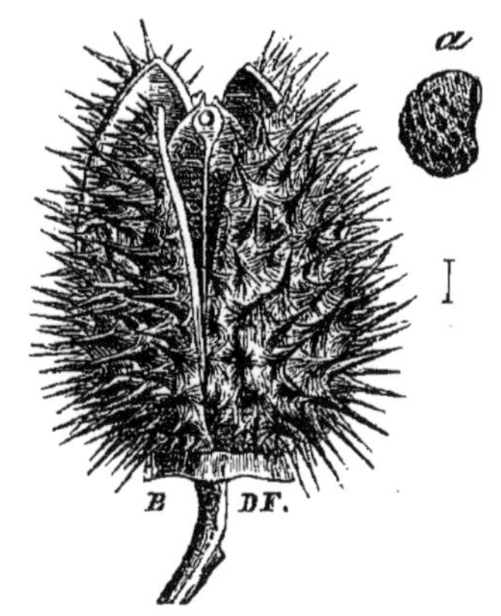

Fig. 227.— Fruit et graine grossie (a) du *Datura Stramonium*.

Les Graines de Stramoine (*a*, fig. 227) sont noires et ternes, petites, aplaties, réniformes et marquées d'un réseau peu saillant. Le tégument recouvre un albumen huileux, dans lequel se trouve plongé un embryon très arqué. Leur saveur est huileuse, âcre et nauséeuse.

Caractères microscopiques. — La coupe de la feuille (fig. 228) montre quelques poils tecteurs pluricellulaires (*p*), constitués par trois ou cinq cellules assez allongées et des glandes externes (*p. gl*), unicellulaires ou pluricellulaires, portées par un pédicelle très court, unicellulaire. Le parenchyme lacuneux (*p.l*) renferme un assez grand nombre de cristaux étoilés d'oxalate de chaux. Le faisceau de la nervure médiane possède du liber de chaque côté du bois.

La Graine de Stramoine présente, dans son ensemble, la même structure que celle de Jusquiame. Le seul caractère différentiel se rencontre dans les cellules de la première assise du tégument qui sont cubiques et qui présentent des parois également épaissies sur tout le pourtour.

Composition chimique. — Les Feuilles et les Graines de Stramoine renferment de l'*Atropine* et de l'*Hyoscyamine*; c'est au mélange de ces deux alcaloïdes que l'on avait donné le nom de *Daturine*. La proportion de ces alcaloïdes est de 1 p. 1000 dans les graines, tandis qu'elle n'est que de 0,20 à 0,30 p. 1000 dans les feuilles. Les graines contiennent en outre de l'acide malique et 25 p. 100 d'huile fixe.

Usages. — Les Feuilles de Stramoine sont employées en poudre

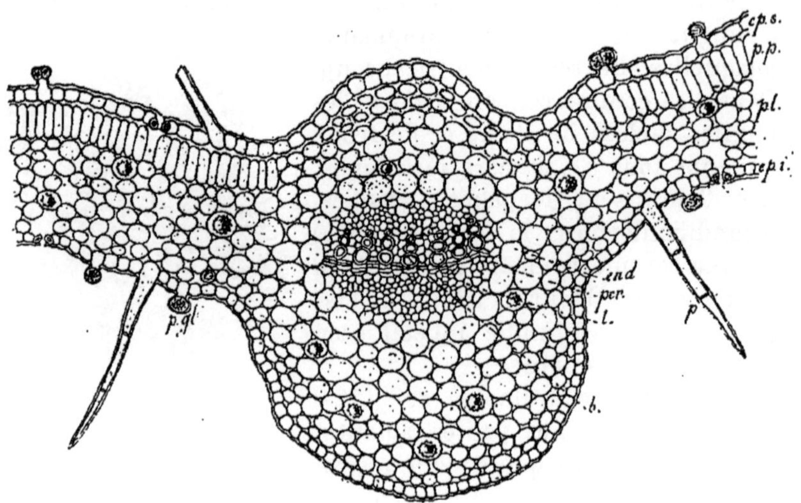

Fig. 228. — Coupe de la feuille de Stramoine.

($0^{gr},05$ à $0^{gr},25$) ou en infusion ($0^{gr},05$ à $0^{gr},50$ pour 150 grammes d'eau), comme narcotiques et pour combattre les hallucinations dans les maladies mentales. Mais l'usage le plus fréquent de ces feuilles est d'en faire des cigarettes contre l'asthme nerveux; on fait fumer les feuilles, soit seules, soit mêlées à du Tabac, et on en cesse l'usage dès qu'on ressent un malaise ou des vertiges. On peut encore imprégner le tabac ou le papier à cigarettes avec l'extrait alcoolique. Ce médicament, ainsi employé, agit surtout par une *Pyridine*, qui prend naissance, pendant la combustion, aux dépens des alcaloïdes. Les feuilles en nature servent encore à la confection de cataplasmes calmants et à la préparation du *Baume tranquille*.

Les Graines de Stramoine servent à préparer l'extrait alcoolique et la teinture.

Le *Datura Tatula*, originaire d'Amérique, facilement reconnaissable à sa tige et à ses fleurs violettes, est parfois substitué au précédent; il serait même plus efficace que lui dans le traitement des crises d'asthme. On peut encore employer aux mêmes usages les *Datura lævis*, *alba*, *ferox*, *arborea*, etc.

Autour des importants modérateurs réflexes que nous venons d'étudier : Belladone, Jusquiame, Stramoine, nous pouvons en grouper quelques autres de moindre importance.

La *Racine de Mandragore* fournie par l'*Atropa Mandragora* (*Mandragora officinarum*), plante de la famille des Solanacées, commune sur les rivages de la Calabre, de la Sicile, de l'Espagne, passe pour avoir les mêmes propriétés que la Racine de Belladone, bien qu'étant moins active. Elle renferme un alcaloïde auquel on a donné le nom de *Mandragorine*; mais, d'après les recherches de Thoms (1898), cet alcaloïde n'est autre chose que de l'*Hyoscyamine*.

La *Racine* et les *Feuilles du Withania somnifera*, plante de la famille des Solanacées, originaire de l'Inde et abondamment répandue dans toute la région méditerranéenne, renferment un alcaloïde encore peu connu, qui leur donne des propriétés narcotiques. Elles étaient estimées par les anciens à l'égal de l'Opium.

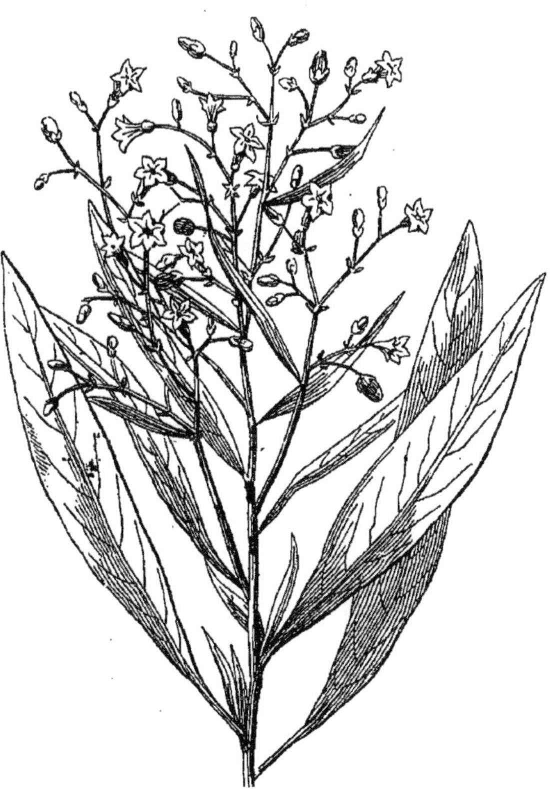

Fig. 229. — *Duboisia myoporoides.*

Les *Feuilles du Duboisia myoporoides*, petit arbre de 4 à 5 mètres de haut (fig. 229), de la famille des Solanacées, qui croît en Australie, aux environs de Sydney, dans la Nouvelle-Calédonie et dans la Nouvelle-Guinée, renferment de l'*Hyoscyamine*, de l'*Hyoscine*, de la *Pseudo-Hyoscyamine* $C^{17}H^{23}AzO^{3}$, isomère de l'Atropine et de nombreuses bases amorphes. C'est à l'ensemble de ces alcaloïdes que l'on avait donné le nom de *Duboisine*.

La Pseudo-Hyoscyamine cristallise dans le chloroforme éthéré en aiguilles jaunes fusibles à 133°-134°; elle est peu soluble dans l'eau et dans l'éther, plus soluble dans l'alcool et le chloroforme; elle est lévogyre. Elle se dédouble sous l'influence de la soude ou de l'eau de baryte en acide tropique et en une base isomère de la Tropine.

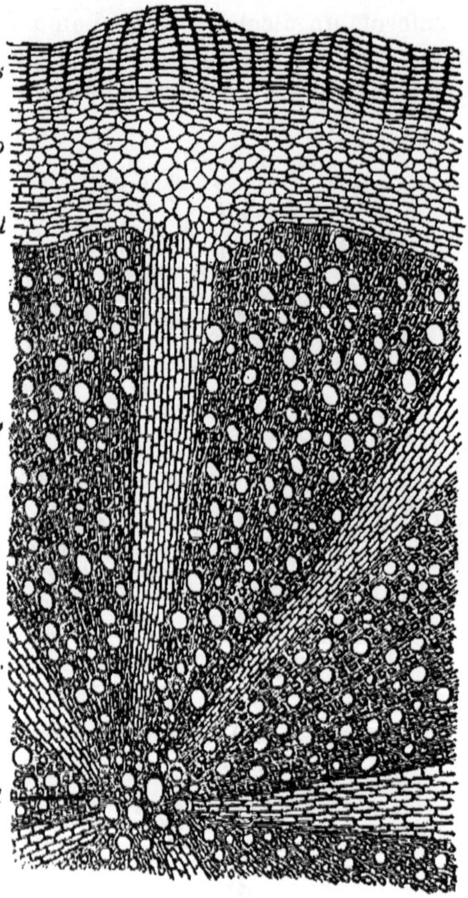

Fig. 230. — Coupe transversale de la racine du *Gelsemium sempervirens*.

Le produit désigné sous le nom de Duboisine détermine une dilatation très rapide de la pupille sans irriter la conjonctive ; il a été préconisé dans la thérapeutique oculaire comme succédané de l'Atropine.

Le *Rhizome du Scopolia Japonica*, plante de la famille des Solanacées qui croît en Chine et au Japon, renferme de l'*Atropine*, de l'*Hyoscyamine* et de l'*Hyoscine*. Il est employé comme succédané de la Belladone dans la thérapeutique des affections oculaires.

Le *Rhizome du Scopolia Carniolica*, plante de la Hongrie, possède les mêmes propriétés que le précédent.

La *Racine de Gelsemium*, qui est un mélange de racines et de rhizomes dans lequel on trouve aussi des portions de tiges, est fournie par le *Gelsemium sempervirens* ou *Jasmin de Virginie*, arbuste grimpant de la famille des Loganiées, qui croît dans la Virginie, la Caroline, la Géorgie, la Floride, et même au Mexique. Sur une coupe transversale (fig. 230), la racine présente un suber (*s*), un parenchyme cortical (*p*), des faisceaux secondaires composés de liber (*l*) et de bois (*b*), séparés par de larges rayons médullaires (*r*) qui pénètrent jusqu'au bois primaire (*t*). La structure du rhizome ne diffère de la précédente que par une moelle centrale.

Cette drogue renferme 0,15 à 0,20 p. 100 d'un alcaloïde, la *Gelsémine*, 0,30 à 0,35 p. 100 d'*Acide gelsémique* qui serait identique à l'Esculine et 2 à 4 p. 100 d'une résine. On l'a préconisée comme analgésique contre les névralgies faciales et dentaires, sous forme de teinture à la dose de $0^{gr},60$ ou d'extrait fluide à la dose de $0^{gr},15$ par jour. C'est un médicament que l'on doit manier avec précaution et dont il convient de surveiller attentivement l'action.

L'*Écorce de Piscidie* est fournie par la racine du *Piscidia Erythrina*, arbuste de la famille des Légumineuses qui croît aux Indes et aux Antilles. Elle contient un alcaloïde auquel on a donné le nom de *Piscidine*; on y a aussi trouvé, mais pas d'une façon constante, de la Picrotoxine. Cette écorce posséderait des propriétés hypnotiques et sédatives; elle serait aussi analgésique. On l'administre sous forme d'extrait fluide (3 à 6 grammes), de teinture (40 à 50 gouttes), de sirop contenant 1 gramme d'extrait par cuillerée.

L'*Écorce de Québracho* ou *Québracho blanc* est fournie par l'*Aspidosperma Quebracho*, arbre de la famille des Apocynées qui croît au Chili; cette drogue est d'un usage populaire dans l'Amérique du Sud. Elle contient du tanin en grande quantité, un certain nombre d'alcaloïdes, dont le plus important est l'*Aspidospermine* $C^{22}H^{28}Az^{2}O^{2}$ et deux sucres, la *Québrachite* ou β-*Inosite* $C^{7}H^{14}O^{6}$ et l'*Inosite* lévogyre. Dans les pays d'origine, le Québracho blanc est administré comme fébrifuge et tonique au même titre que le Quinquina. En France, on l'a surtout vanté comme antidyspnéique dans les dyspnées d'origine fonctionnelle, dans l'asthme et dans l'emphysème. On emploie la teinture (2 à 4 grammes), l'extrait fluide (4 grammes). On peut aussi administrer l'Aspidospermine *pure* à la dose de 5 à 10 centigrammes par voie hypodermique, en solution de $0^{gr},30$ ou $0^{gr},40$ de chlorhydrate pour 10 grammes d'eau distillée.

NOIX VOMIQUE

Origine. — La *Noix vomique* est la graine du *Strychnos Nux vomica*, arbre de la famille des Loganiées qui croît dans l'Inde tropicale, la Cochinchine, les Indes Néerlandaises et l'Australie septentrionale. Le fruit est une baie indéhiscente, du volume d'une petite Orange, remplie d'une pulpe blanche, gélatineuse, amère, dans laquelle sont plongées de 1 à 8 graines très aplaties.

Caractères extérieurs. — Ces graines (fig. 231) sont discoïdes ou elliptiques, fortement aplaties, parfois légèrement tordues ; leur diamètre est de 15 à 20 millimètres et leur épaisseur d'un demi-centimètre ; elles sont bordées par un bourrelet plus ou moins marqué qui porte en un point une légère proéminence indiquant la place de l'embryon.

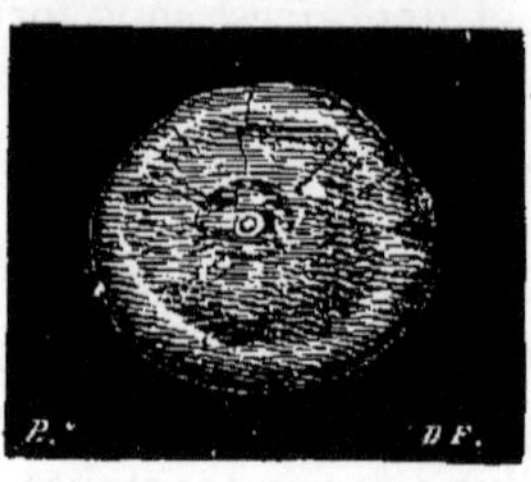

Fig. 231. — Noix vomique.

L'une des faces est convexe, l'autre plane ou un peu concave ; toutes les deux ont une coloration grisâtre et possèdent un éclat de satin dû à la présence de poils soyeux, très nombreux et inclinés. Au centre de la face convexe, on aperçoit une légère protubérance, creusée elle-même d'une petite dépression ; c'est le hile, d'où part un raphé qui, sous forme d'un cordon peu saillant, aboutit au tubercule du bord de la graine. Intérieurement, cette graine est constituée en grande partie par un albumen corné, translucide, adhérant fortement au tégument et présentant au centre une cavité aplatie. Odeur nulle ; saveur extrêmement amère.

Caractères microscopiques. — On trouve à l'extérieur des poils unicellulaires (*p*, fig. 232), renflés à leur base en une sorte d'ampoule et coudés presque aussitôt ; leur paroi est couverte d'épaississements linéaires, dirigés suivant la longueur ; au-dessous de ces poils, existe une couche de cellules scléreuses (*teg*), peu visibles sur une coupe transversale, mais plus nettes quand on observe les téguments de face ; elles présentent alors un contour sinueux, des parois très épaisses et canaliculées et un lumen très rétréci (fig. 233). Au-dessous, on trouve l'albumen (*alb*, fig. 232), formé de cellules polygonales plus ou moins régulières dont les parois vont en s'épaississant au fur et à mesure qu'on s'approche de centre ; elles renferment, pour la plupart, des gouttelettes huileuses et des granules de matières albuminoïdes, mais sont dépourvues d'amidon.

La Strychnine et la Brucine se rencontrent dans toutes les cellules de l'albumen et de l'embryon. Dans l'albumen, les premières assises, et surtout la première, sont très riches en Brucine, moins riches en Strychnine ; celle-ci est plus abondante que la Brucine dans les parties internes de l'albumen. Les téguments sont complètement privés d'alcaloïdes.

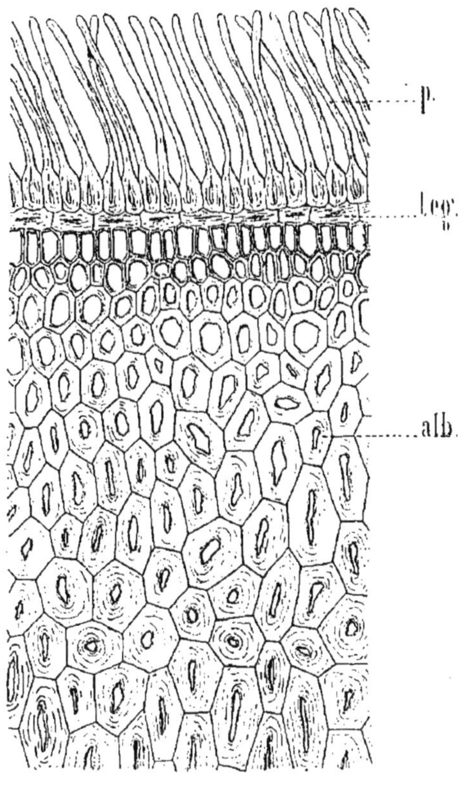

Fig. 232. — Coupe de la Noix vomique.

Composition chimique. — La Noix vomique renfermé deux alcaloïdes : la *Strychnine* et la *Brucine*, dont la proportion totale varie de 2,73 à 3,13 p. 100; la proportion de Strychnine par rapport au poids total des deux alcaloïdes varie de 43,9 à 45,6 p. 100. On y a aussi trouvé un glucoside, la *Loganine*, qui serait voisin de l'Arbutine. Les alcaloïdes y existent à l'état de combinaison avec un acide particulier, auquel on a donné le nom d'*Acide igasurique* et qui, d'après les recherches récentes de M. Sandor, serait identique avec l'acide cafétannique.

La *Strychnine* $C^{21}H^{22}Az^{2}O^{2}$, découverte en 1818 par Pelletier et Caventou dans la Fève de Saint-Ignace, et immédiatement après dans la Noix vomique, est un alcaloïde d'une amertume extraordinaire, à tel point qu'on peut encore la percevoir dans une solution renfermant un milligramme d'alcaloïde par litre. Elle cristallise en octaèdres très peu solubles dans l'eau, plus solubles dans l'alcool et l'éther, assez solubles dans le chloroforme. Elle fond à 284° et bout vers 270° dans le vide. C'est une base tertiaire monoacide, un de ses atomes d'azote n'étant pas basique. L'eau oxygénée, l'acide chromique ou le permanganate de potassium l'oxydent en donnant un acide monobasique, l'*Acide strychnique* $C^{11}H^{11}AzO^3+H^2O$. Traitée par une trace de bichromate de potasse et une goutte d'acide sulfurique, on obtient une coloration bleue remarquable.

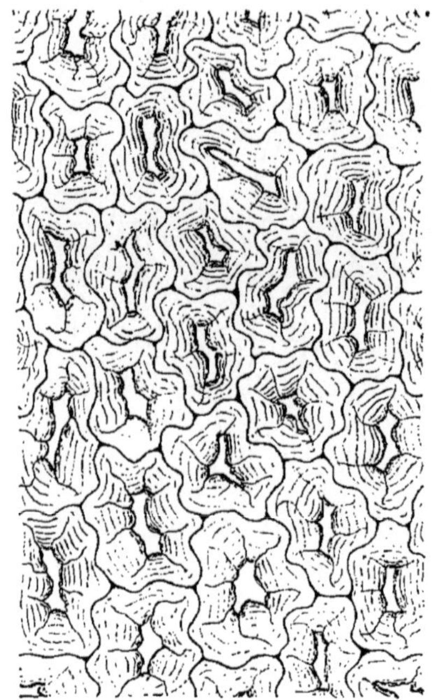

Fig. 233. — Fragment de tégument vu de face.

La *Brucine* $C^{23}H^{26}Az^2O^4+4H^2O$, découverte aussi par Pelletier et Caventou en 1818, cristallise en prismes rhomboïdaux obliques, s'effleurissant facilement, fondant à 100° dans leur eau de cristallisation ; quand elle est anhydre, son point de fusion est situé à 178°. Elle est peu soluble dans l'eau froide, soluble dans l'alcool et le chloroforme, insoluble dans l'éther, l'éther de pétrole et les alcalis. Chauffée avec l'acide chlorhydrique à 140°, elle dégage deux molécules de chlorure de méthyle, ce qui indique la présence de deux groupes méthoxyle et permet de la considérer comme une Strychnine diméthoxylée.

La Brucine se colore en rouge-sang sous l'influence de l'acide azotique concentré; cette coloration disparaît par la chaleur et devient d'un beau violet par addition de chlorure d'étain. Cette réaction est tellement sensible qu'elle permet de reconnaître 2 centièmes de milligramme de Brucine dans un litre d'eau.

Dosage et séparation des alcaloïdes. — Dans le *procédé Sandor*, on met dans un ballon de 250 c.c. 10 grammes de poudre de Noix vomique à laquelle on ajoute directement un mélange formé avec 60 grammes d'éther et 40 grammes de chloroforme, puis 10 grammes d'ammoniaque à 10 p. 100; on agite fréquemment pendant une demi-heure. La solution éthéro-chloroformique est évaporée au bain-marie, et le résidu est traité au bain-marie pendant une demi-heure par 40 grammes d'eau acidulée avec 10 grammes d'acide sulfurique à 5 p. 100. Le liquide filtré est agité d'abord avec le mélange éthéro-chloroformique qui enlève les matières grasses et résineuses : puis, après addition d'ammoniaque, agitée de nouveau à plusieurs reprises avec le mélange éthéro-chloroformique, qui dissout les alcaloïdes mis en liberté. On évapore et les alcaloïdes restent sous forme d'un vernis, presque incolore ; mais comme ce vernis retient énergiquement les dernières traces de chloroforme, on ajoute, à la fin de l'évaporation, à deux ou trois reprises, de petites quantités d'alcool absolu, qu'on fait ensuite évaporer au bain-marie. On chauffe jusqu'à poids constant et on pèse. On trouve de 2,74 à 3,90 p. 100 d'alcaloïdes, soit une moyenne de 3,29 p. 100.

Pour séparer la Strychnine de la Brucine, M. Sandor donne un nouveau procédé, basé sur le principe de la destruction de la Brucine par le permanganate de potassium.

On chauffe 0gr,20 du mélange alcaloïdique avec une quantité d'acide sulfurique à 10 p. 100, suffisante pour en déterminer la complète dissolution. On place dans l'eau froide et on voit les sulfates se séparer sous forme d'une bouillie. On ajoute alors goutte à goutte une solution récemment préparée de 2 grammes de permanganate de potassium dans 100 grammes d'acide sulfurique à 10 p. 100, jusqu'à ce que la décoloration presque complète se produise, en d'autres termes jusqu'à ce que, par l'addition d'une trace de Brucine, se produise de nouveau une coloration jaune. On verse le mélange dans un flacon de 150 c.c., on alcalinise avec de l'ammoniaque, puis on ajoute un mélange de 30 grammes d'éther et de 20 grammes de chloroforme, et on agite pendant 10 minutes. On laisse reposer, on filtre le liquide éthéro-chloroformique ; on évapore au bain-marie et on pèse le résidu qui est de la Strychnine pure. La proportion de Strychnine, par rapport au poids total des deux alcaloïdes, varie de 43,9 à 45,6 p. 100. Ces chiffres correspondent à un mélange à poids moléculaires égaux de Strychnine et de Brucine.

On peut encore doser volumétriquement la totalité des alcaloïdes en employant le *procédé de Squibb*. Dix grammes de poudre de Noix vomique sont épuisés à froid dans un appareil à déplacement avec de l'acide acétique à 10 p. 100. La liqueur est évaporée dans une capsule au bain-marie et l'on verse sur l'extrait sec obtenu 10 c.c. d'un mélange de 2 volumes d'alcool et 2 volumes d'ammoniaque à 20 p. 100. Le liquide est promené pendant un quart d'heure sur l'extrait sec, puis versé dans une boule à décantation de 150 c.c.; on rince la capsule avec 10 c.c. du mélange d'alcool et d'ammoniaque, et ce liquide est réuni au précédent. On verse alors dans la boule à décantation 40 c.c. d'un mélange à volumes égaux de chloroforme et d'éther, on agite vigoureusement pendant 5 minutes et on laisse reposer. Quand le liquide éthéro-chloroformique est complètement séparé, on le reçoit dans un flacon taré de 100 c.c. On lave le résidu à deux reprises avec chaque fois 40 c.c. du mélange de chloroforme et d'éther, en opérant comme la première fois ; les liqueurs éthéro-chloroformiques obtenues sont réunies à la première. Le flacon qui les renferme est plongé dans un bain-marie et chauffé jusqu'à ce que le chloroforme et l'éther soient complètement évaporés. On verse alors dans le flacon 10 c.c. d'acide sulfurique décinormal que l'on promène sur les parois du récipient, et on chauffe au bain-marie pour faciliter la dissolution des alcaloïdes. On ajoute 20 c.c. d'eau chaude, quelques gouttes de phénol-phtaléine et l'on titre l'excès d'acide par une solution décinormale de potasse ; on a ainsi le nombre de centimètres cubes d'acide saturé par les alcaloïdes, et ce nombre multiplié par 0,0364, qui représente la moyenne du poids moléculaire des deux alcaloïdes, donne la quantité d'alcaloïdes que contiennent les 10 grammes de Noix vomique mis en expérience.

Usages. — La Noix vomique et la Strychnine ont été employées dans un certain nombre de maladies, mais les indications de ces deux médicaments sont en somme très limitées. On en obtient de bons effets dans la paralysie diphtéritique, dans la paralysie vésicale ou intestinale, lorsque la tonicité des muscles d'où dépend le fonctionnement de ces organes est affaiblie par une lésion des centres nerveux, dans l'impuissance et la spermatorrhée, dans certaines dyspepsies. Associée à la Rhubarbe et à l'Aloès, la Noix vomique est un bon adjuvant pour combattre la constipation ; elle agit bien aussi dans certaines diarrhées chroniques.

La Noix vomique s'administre sous forme de poudre (0gr,025 à 0gr,20), de teinture (1 à 2 grammes), d'extrait alcoolique (0gr,05 à 0gr,15). Pour l'administration de la Strychnine, on emploie surtout le sulfate de Strychnine, qui se donne de préférence en granules de 1 milligramme en augmentant progressivement la dose jusqu'à 1 centigramme par jour.

FÈVE DE SAINT-IGNACE

Origine. — La *Fève de Saint-Ignace* est la graine du *Strychnos Ignatii*, arbuste grimpant de la famille des Loganiées, qui croît à Bohol, à Sumar, à Çébu et dans les îles Bisaya des Philippines ; il croît aussi en Cochinchine où il a été transporté.

Le fruit est une baie uniloculaire, de 10 à 15 centimètres de longueur, recouverte d'une écorce sèche et cassante et renfermant à l'intérieur une pulpe charnue de couleur verdâtre dans laquelle sont immergées de 10 à 12 graines.

Caractères extérieurs. — La Fève de Saint-Ignace, mesurant de 2 à 3 centimètres de long et de 15 à 20 millimètres de large, est ovoïde, mais irrégulièrement déformée par pression réciproque. Elle présente de trois à cinq faces anguleuses et elle est ordinairement plus large et plus épaisse à une de ses extrémités. A l'état frais, la graine est recouverte d'une pubescence grise constituée par des poils déprimés et argentés ; dans le commerce, ceux-ci n'existent que par places, formant des taches plus claires qui se détachent nettement sur la surface gris foncé ou brun mat, répondant à la partie externe de l'albumen. A une des extrémités, se trouve le micropyle dans une légère dépression. L'albumen est compact, dur, translucide, coloré en brun et très adhérent au tégument; il est creusé, au centre, d'une cavité assez étroite qui renferme un embryon beaucoup plus petit qu'elle. Odeur nulle; saveur très amère.

Caractères microscopiques. — Les poils de l'épiderme ont une structure analogue à ceux de la Noix vomique, mais au lieu d'être renflés à la base, ils sont très élargis; au-dessous se trouve une rangée de cellules prismatiques dont la paroi extérieure est fortement épaissie. Au-dessous se trouve l'albumen qui présente aussi une structure cornée et qui est formé de cellules irrégulières, polygonales, à parois épaisses, entourant une cavité de forme très variable, qui contient des granules de matières albuminoïdes et des gouttelettes d'huile.

La Strychnine et la Brucine sont, comme dans la Noix vomique, localisées dans les cellules de l'albumen et de l'embryon.

Composition chimique. — La Fève de Saint-Ignace renferme de la *Strychnine* et de la *Brucine* unies à l'acide igasurique; leur proportion totale est de 3,11 à 3,22 p. 100 et la proportion de Strychnine, par rapport au poids total des deux alcaloïdes, varie de 60,7 à 62,8 p. 100. Cette graine renferme donc plus de Strychnine que la Noix vomique et par conséquent elle ne doit en aucune façon être substituée à celle-ci dans les diverses préparations pharmaceutiques.

Substitutions. — S'il est aisé de distinguer les deux graines quand elles sont entières, il n'en est pas de même quand elles sont râpées ou en poudre; elles ont alors une apparence tellement semblable, qu'il est impossible de ne pas les confondre. Et comme le praticien ne pulvérise ou ne râpe jamais ces deux drogues en raison de la difficulté que présente cette opération, il est intéressant de lui indiquer un moyen pratique de distinguer rapidement ces deux produits l'un de l'autre.

A l'examen microscopique, la poudre de Noix vomique est remarquable par l'abondance des débris de poils qu'elle renferme et qu'on n'observe jamais dans une autre poudre ; ils sont très rares dans la poudre de Fève de Saint-Ignace.

Dans la Noix vomique, on trouve des débris de l'enveloppe sclérenchymateuse qui recouvre l'albumen (fig. 233); ils sont constitués par des cellules scléreuses très épaissies, à parois ondulées, canaliculées, fortement adhérentes entre elles; ces débris manquent dans la Fève de Saint-Ignace. Les caractères anatomiques distinctifs des deux poudres sont surtout bien appréciables après ébullition dans une solution de soude caustique. Outre que cette ébullition rend plus apparents les éléments constitutifs de ces poudres, elle donne encore naissance, avec la poudre de Fève de Saint-Ignace, à des cristaux particuliers très nets et très apparents. Ceux-ci sont formés tantôt par un noyau présentant quatre pointes anguleuses, hérissées elles-mêmes de fines aiguilles parallèles, tantôt par une colonne centrale d'où se détachent des paquets de cristaux aciculaires semblables à des raphides. La présence ou l'absence de ces cristaux permet la diagnose certaine de ces poudres.

Usages. — La Fève de Saint-Ignace peut être employée aux mêmes usages que la Noix vomique, mais à dose plus faible en raison de sa plus grande teneur en Strychnine. Elle n'est guère usitée que sous forme de *Gouttes amères de Baumé*; elle sert surtout dans l'industrie à la fabrication de la Strychnine.

Un certain nombre d'autres drogues à Strychnine méritent une simple mention.

L'*Écorce de Vomiquier*, fréquemment désignée sous le nom d'*Écorce de Fausse Angusture*, est fournie par le *Strychnos Nux vomica*; elle renferme peu de Strychnine et contient au contraire une notable proportion de Brucine (2,4 p. 100). Elle est douée des mêmes propriétés que la Noix vomique et la Fève de Saint-Ignace, mais avec une énergie beaucoup moindre. Elle est employée dans l'Inde comme fébrifuge; en France, elle n'est utilisée que pour la préparation de la Brucine.

L'*Écorce du Tieuté* (*Strychnos Tieuté*), grande liane des régions montagneuses des Moluques et des îles de la Sonde, particulièrement de Java, fournit par décoction un extrait aqueux, connu sous le nom d'*Upas tieute*, dont les Javanais se servent pour empoisonner leurs flèches. Cet extrait aqueux renferme de la Strychnine et pas de Brucine; il a été employé comme excitant de la moelle épinière.

L'*Écorce de Hoang-Nan* est fournie par le *Strychnos Gautheriana*, plante grimpante qui croît dans les montagnes qui séparent l'Annam du Laos. Cette écorce, qui contient de la Brucine et de la Strychnine, est réputée au Tonkin comme curative de la lèpre et de la rage. Expérimentée par Hillairet au sujet de son action sur la lèpre, la valeur de ce médicament a paru exagérée. Quant à son efficacité contre la rage, je ne puis qu'enregistrer, *sous toutes réserves*, les résultats obtenus par le Dr Barthélemy (de Nantes), qui a essayé ce médicament à ce point de vue, et prétend avoir obtenu la guérison d'un certain nombre de cas de rage. On administre la poudre à la dose de 75 centigrammes et l'extrait hydro-alcoolique à la dose de 30 centigrammes, dans les vingt-quatre heures. Surveiller l'action du médicament et fractionner les doses élevées.

L'*Écorce de M'Boundou* provenant de la racine du *Strychnos Icaja*, arbuste du Gabon, contient de la Strychnine et pas de Brucine. Elle possède des propriétés convulsivantes, mais elle n'a eu jusqu'ici d'autre usage que celui de *poison d'épreuve* au Gabon.

COQUE DU LEVANT

Origine. — La *Coque du Levant* est le fruit de l'*Anamirta Cocculus*, liane vigoureuse de la famille des Ménispermées qui croît dans la partie orientale de l'Inde, à Ceylan et dans les îles de la Malaisie; son nom lui vient de ce que autrefois elle arrivait par la voie de l'Égypte.

Caractères extérieurs. — Ces fruits (fig. 234) sont constitués par une petite drupe desséchée, globuleuse ou subréniforme, un peu plus grosse qu'un Pois, à surface brun noirâtre, chagrinée.

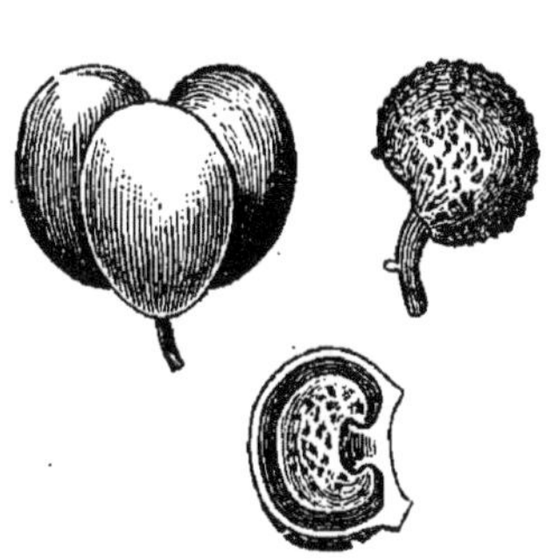
Fig. 234. — Coque du Levant.

Le péricarpe est formé d'une portion charnue, très mince, que l'on peut isoler facilement et qui recouvre un endocarpe ligneux; celui-ci fait hernie dans la cavité du fruit. La graine se moule sur la concavité du fruit et elle est par suite disposée en fer à cheval; elle est constituée par un petit embryon, à cotylédons foliacés, plongé dans un volumineux albumen huileux, d'un jaune sale, rappelant l'aspect de la Noix rance. Le péricarpe est insipide; la graine est nauséabonde, âcre et amère.

Composition chimique. — La Coque du Levant renferme un principe cristallisable, très vénéneux, la *Picrotoxine*, dont la découverte est due à Boulley (1812); d'après de nouvelles recherches, la Picrotoxine commerciale ne serait pas une espèce chimique définie, mais un mélange de plusieurs principes, la *Picrotoxinine*, la *Picrotine* et l'*Anamirtine*. Le péricarpe renfermerait en outre de la *Ménispermine* et de la *Paraménispermine*.

Usages. — La Coque du Levant est quelquefois employée comme parasiticide. Elle n'est guère utilisée que pour empoisonner les cours d'eau tranquille, mode de pêche très employé dans l'Inde et dans la Malaisie et malheureusement beaucoup trop répandu en Europe. La Picrotoxine a été essayée dans l'épilepsie et dans la chorée, à la dose de 1 à 3 milligrammes, en granules ou en solution. On s'en est parfois servi pour communiquer frauduleusement de l'amertume à la bière.

FEUILLES DE TABAC

Origine. — Les *Feuilles de Tabac* des pharmacies sont fournies par le *Nicotiana Tabacum* et par le *N. rustica*, bien que celles provenant de la première espèce soient seules réellement officinales, sans que l'on sache exactement pourquoi. Ces deux espèces fournissent aussi les feuilles du commerce avec un certain nombre de leurs congénères : *Nicotiana quadrivalvis*, *N. multivalvis*, *N. repanda*, *N. persica*. Toutes ces espèces appartiennent à la famille des Solanacées.

Le Tabac commun (*Nicotiana tabacum*) est originaire de l'Amérique tropicale où cependant on ne le rencontre plus à l'état sauvage. Les Espagnols le trouvèrent pour la première fois dans l'île de Tabago (Antilles) en 1492 et l'introduisirent en Europe ; les premiers pieds furent cultivés à Lisbonne, d'où notre ambassadeur, Jean Nicot, envoya des graines et de la poudre à Marie de Médicis. Aussi cette plante porta-t-elle pendant quelque temps le nom d'*Herbe à la reine*, avant de porter celui de *Tabac* et de *Nicotiane*.

Le Tabac rustique (*Nicotiana rustica*) est une plante d'origine américaine que l'on cultive au moins autant que l'espèce précédente. Ces deux espèces sont cultivées aujourd'hui dans toutes les contrées chaudes et tempérées des deux mondes.

Caractères extérieurs. — Les feuilles de Tabac commun (fig. 235) sont ovales-aiguës ou lancéolées, acuminées au sommet, longues de 20 à 75 centimètres, larges de 6 à 10 centimètres. Elles sont dépourvues de pétiole, mais celles qui proviennent de la base de la plante sont légèrement atténuées à leur naissance. Les bords de la feuille sont entiers. Les deux faces sont couvertes de poils glanduleux qui les rendent gluantes au toucher. Odeur nauséeuse, saveur amère et âcre. Les feuilles sèches ont perdu leur couleur primitive et ont pris une teinte jaune brunâtre ; elles sont froissées et assez cassantes.

Les feuilles du Tabac rustique se distinguent des précédentes par leur pétiole long et grêle atteignant parfois 6 et 10 centimètres.

Le limbe est entier, ovale, arrondi à la base et parfois même au sommet. Elles sont de moindre dimension et leurs nervures s'insèrent sous un angle moins aigu que celles du Tabac commun. Les poils glanduleux sont moins abondants et ne se rencontrent

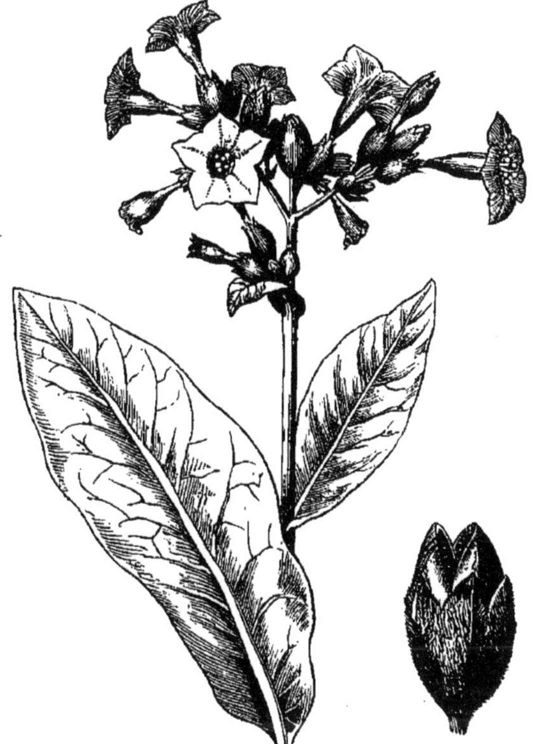

Fig. 235. — Tabac commun.

parfois que sur le pétiole et les nervures. Ces feuilles, une fois sèches, sont mieux conservées, plus souples, moins cassantes que celles du *Nicotiana Tabacum*; elles sont colorées sur leurs deux faces en vert glauque, mêlé de brun à la face supérieure. La pubescence du pétiole est très caractéristique.

Caractères microscopiques. — Les deux épidermes (*ep.s*, *ep.i*, fig. 236) portent des poils tecteurs unisériés (*p*) assez longs, ainsi que des poils glanduleux (*p.gl*) formés de 3 à 5 cellules à parois minces et terminés par une glande ovoïde, le plus souvent pluricellulaire par cloisonnements transversaux et verticaux. Le parenchyme en palissade (*p.p*) comprend un seul rang de cellules; les faisceaux libéro-ligneux des grosses nervures ont du liber sur les deux faces du bois. Cristaux en oursin ou pulvérulents dans les parenchymes.

Composition chimique. — Les feuilles de Tabac renferment de la gomme, un sucre réducteur, des sels potassiques en assez

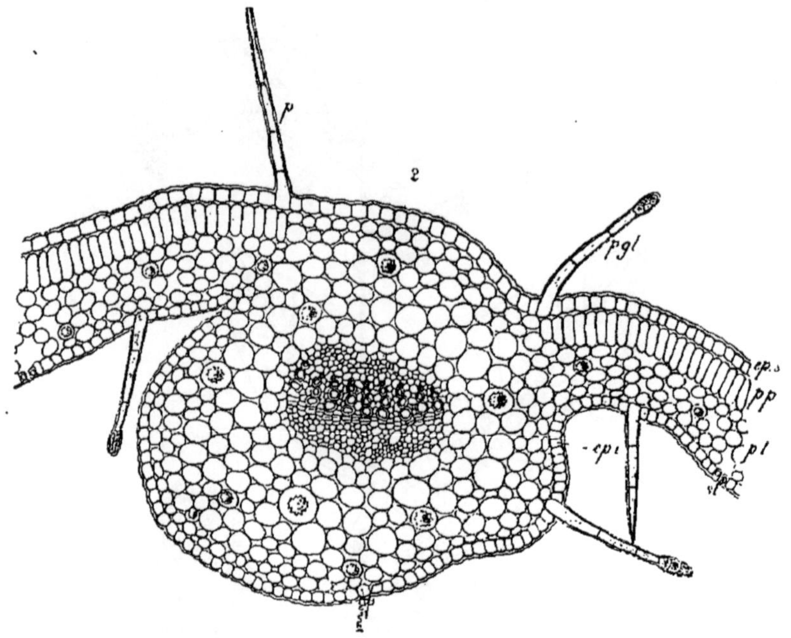

Fig. 236. — Coupe de la feuille de Tabac commun.

grande proportion (5 à 10 p. 100), de l'*Acide nicotianique* $C^6H^6O^2Az$, une essence concrète (camphre de Tabac), la *Nicotianine*, une sorte de tanin, l'*Acide tabaco-tannique*, et un alcaloïde, la *Nicotine* $C^{10}H^{14}Az^2$, en proportion très variable (1 à 8 p. 100).

La *Nicotine* se trouve combinée à l'acide malique et à l'acide citrique dans les différentes sortes de Tabac utilisées par les fumeurs; elle a été isolée par Posselt et Reimann en 1828 et surtout étudiée par Stas à la suite d'une affaire d'empoisonnement par cet alcaloïde. C'est un liquide oléagineux, plus lourd que l'eau, incolore, mais devenant rapidement jaune et poisseux au contact de l'air; il est soluble dans l'eau, l'alcool et l'éther et bout à 247°; cet alcaloïde possède une odeur suffocante et une saveur extrêmement âcre, même quand il est très dilué; il émet des vapeurs blanches quand on en approche une baguette de verre mouillée d'acide chlorhydrique. La Nicotine est lévogyre, tandis que ses sels sont dextrogyres, et elle constitue un poison des plus violents : 1 à 3 milligrammes suffisent pour occasionner des accidents graves. C'est une base biacide qui précipite toutes les solutions des sels métalliques, sauf celles des sels alcalins et alcalino-terreux.

Sous l'action de la chaleur, un peu avant le rouge, la Nicotine se détruit en donnant une collidine, une picoline, de la pyridine, de l'acide cyanhydrique et de l'ammoniaque. Les oxydants énergiques la transforment en *acide nicotianique*; hydrogénée par le sodium en présence de l'alcool absolu, elle fournit une *hexahydronicotine*. Au point de vue de sa constitution chimique, la Nicotine renferme un noyau pyridique et un noyau pyrrolique; c'est du *Pyridilméthyltétrahydropyrrol*.

La *Nicotianine* est une huile essentielle concrète que l'on obtient par distillation des feuilles dans l'eau; elle est volatile, insoluble dans l'alcool et dans l'éther; distillée en présence de la potasse, elle donne de la Nicotine.

L'*Acide nicotianique*, ou *Acide pyrido-carbonique*, paraît être un résultat de l'oxydation naturelle de la Nicotine; c'est en effet en oxydant cette dernière qu'on l'obtient dans les laboratoires.

Les produits de la combustion des feuilles de Tabac renferment : 1° une huile, dont l'odeur intolérable rappelle celle du Tabac brûlé; 2° une petite quantité de Nicotine; 3° des acides (acides carbonique, cyanhydrique, acétique, propionique, valérique, butyrique); 4° du phénol et de la créosote; 5° une série de bases pyridiques (pyridine, picoline, collidine, etc.).

Dosage de la Nicotine. — Toutes les méthodes employées consistent à mettre la Nicotine en liberté et à saturer celle-ci par de l'acide sulfurique; de la quantité d'acide employée, on déduit la quantité de Nicotine.

Dix grammes de Tabac réduit en poudre fine sont alcalinisés par de l'ammoniaque et épuisés par l'éther dans un appareil à déplacement pendant quatre à six heures. L'éther chargé de Nicotine et d'ammoniaque est distillé au bain-marie jusqu'à ce que toute l'ammoniaque soit chassée et que le produit distillé ne présente plus de réaction alcaline. Le résidu, dont le volume est d'environ 10 c.c., est transvasé dans une capsule et le ballon est rincé à deux reprises avec de l'éther. On évapore le tout à l'évaporation spontanée à l'air et on obtient un résidu poisseux formé de Nicotine, de résines et de corps gras, dans lequel on dose volumétriquement la Nicotine avec une liqueur décinormale d'acide sulfurique.

Pour effectuer ce titrage, on verse l'acide goutte à goutte en malaxant de façon à faciliter la séparation des résines; on continue l'addition d'acide jusqu'à ce qu'il soit en excès, ce que l'on reconnaît en prenant un peu de liquide avec un fil de platine et touchant avec ce fil le papier de tournesol qui doit rougir franchement. On filtre, on lave la capsule et le filtre jusqu'à ce que les eaux de lavage n'aient plus de réaction acide, et dans le liquide filtré, on dose l'excès d'acide par une liqueur décinormale de soude en présence de méthyl-orange ou de phénol-phtaléine sur lesquels la Nicotine n'a pas d'action. On obtient alors par différence le poids de l'acide qui a saturé la Nicotine, d'où l'on déduit le poids de la base, sachant que chaque centimètre cube d'acide sulfurique décinormal correspond à $0^{gr},0612$ de Nicotine.

On peut encore mettre la Nicotine en liberté de la façon suivante. 50 à 100 grammes de Tabac en poudre sont épuisés avec de l'eau acidulée d'acide sulfurique; l'extrait est évaporé à consistance sirupeuse, et le résidu est agité avec de l'alcool, filtré, lavé à l'alcool et les liqueurs filtrées soumises à l'évaporation. Le produit obtenu est introduit dans une cornue avec de la potasse caustique et soumis à la distillation jusqu'à 260°. Dans le produit distillé qui renferme la Nicotine, on verse de l'acide sulfurique titré dont l'excès est ensuite déterminé avec la solution titrée de soude.

Usages. — L'étude de l'usage du Tabac appartient plutôt à l'hygiène qu'à la thérapeutique; comme médicament, en effet, il est peu employé. Les feuilles fraîches entrent dans la composition du Baume tranquille. Leur infusion est employée à l'extérieur comme un parasiticide précieux; on l'a conseillée contre le lumbago, les névralgies, etc., en frictions ou en fomentations. La poudre de Tabac dite *à priser* a été indiquée pour calmer les névralgies sus-orbitaires.

A l'intérieur, on a employé les lavements de Tabac (4 grammes pour 250 grammes d'eau) dans les cas d'iléus, d'étranglement herniaire ou d'occlusion intestinale. La fumée du Tabac a été employée dans le même but. Les Arabes ont recours à l'insufflation de fumée de Tabac pour faire détacher les Sangsues qui se fixent parfois dans l'arrière-gorge.

Les feuilles de Tabac sont utilisées pour la fabrication du Tabac *à fumer*, *à priser*, des *cigares*, du Tabac *à chiquer* et de l'extrait de Tabac. L'action de fumer produit chez ceux qui en ont l'habitude, tantôt une influence calmante sur le système nerveux, tantôt au contraire une stimulation des fonctions intellectuelles. L'usage du Tabac a paru favoriser la digestion chez certaines personnes par augmentation réflexe des fonctions digestives; mais il n'y a là qu'une action momentanée.

Chez les sujets non accoutumés, la fumée de Tabac provoque un état de malaise, dont l'intensité est variable et peut atteindre celle d'un véritable *nicotisme aigu* ; mais l'accoutumance se fait très vite, ainsi qu'on le constate journellement, en raison de la rapidité avec laquelle le poison s'élimine. Chez les personnes qui font un abus du Tabac à fumer, on observe souvent un empoisonnement chronique ou *nicotisme chronique* qui se traduit par des troubles digestifs et circulatoires et par des phénomènes nerveux.

A côté du Tabac, on doit signaler quelques produits qui ont avec lui une grande analogie de propriétés physiologiques.

Les *Feuilles de Pituri* proviennent du *Duboisia Pituri* (*D. Hopwoodii*), arbuste de l'Australie occidentale et de la Nouvelle-Galles du Sud ; elles sont fumées et *chiquées* par les habitants de ces régions et l'effet produit est analogue à celui du Tabac. Elles contiennent un alcaloïde liquide, appelé *Piturine*, mais qui n'est peut-être autre chose que de la Nicotine.

Les *Feuilles de Lobélie enflée* ou *Tabac indien* sont fournies par le *Lobelia inflata*, petite plante de la famille des Campanulacées qui habite l'Amérique du Nord depuis le Mississipi jusqu'à la baie d'Hudson. Elles arrivent mêlées de fragments de tiges en paquets rectangulaires fortement comprimés, portant cachets et signature sur le papier d'enveloppe. Leur odeur est herbacée et leur saveur âcre et brûlante, rappelant celle du Tabac.

La Lobélie enflée renferme une huile essentielle et un alcaloïde analogue à la Nicotine, la Lobéline, qui est un des plus puissants vomitifs que nous connaissions.

Ce médicament présente avec le Tabac une certaine analogie de propriétés. A petites doses, il donne lieu, comme tous les vomitifs, à un état nauséeux qui favorise la sécrétion des liquides bronchiques et par conséquent l'expectoration ; aussi l'a-t-on préconisé dans le traitement de l'asthme et de la dyspnée. On peut employer l'infusion à la dose de 1 gramme de feuilles pour 1000 grammes d'eau ou la teinture à la dose de 2 grammes. A doses élevées, la Lobélie est énergiquement vomitive et toxique. Le sulfate de Lobéline en injections hypodermiques agit comme l'Apomorphine.

La Lobélie brûlante (*Lobelia urens*) possède les mêmes propriétés que l'espèce précédente ; cependant, elle n'est pas employée.

RACINE ET FEUILLES D'ACONIT

Origine. — La *Racine* et les *Feuilles d'Aconit* sont fournies par l'Aconit Napel (*Aconitum Napellus*, fig. 237), plante vivace de la famille des Renonculacées qui croit dans les lieux ombragés et humides des montagnes de l'Europe ; on la rencontre aussi dans l'Asie centrale et dans l'Amérique du Nord. On la cultive parfois dans nos jardins comme plante ornementale ; mais on ne saurait trop s'élever contre une telle imprudence.

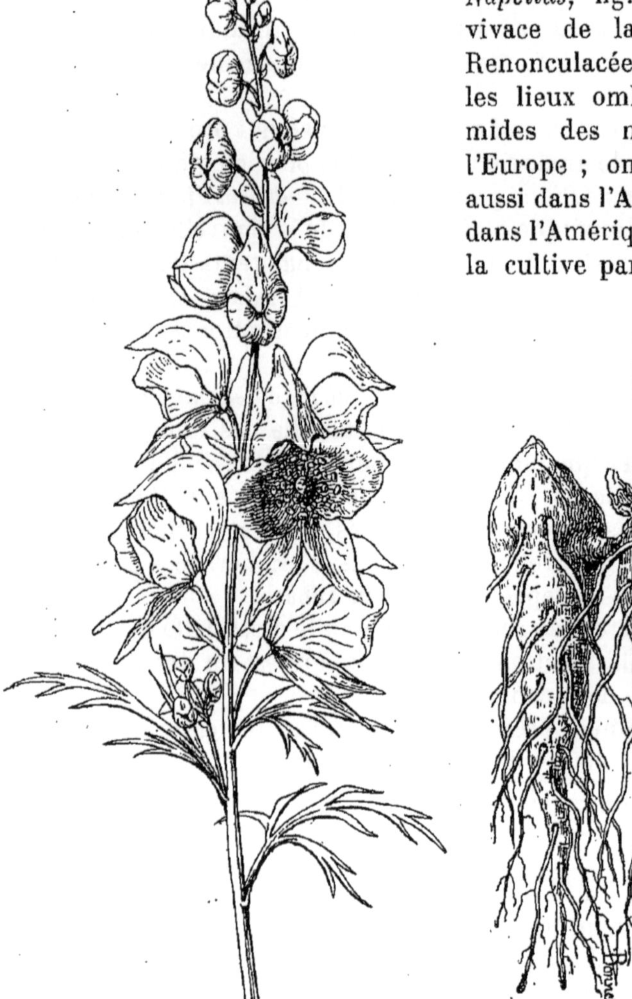

Fig. 237. — Inflorescence d'Aconit Napel.

Fig. 238. — Racines d'Aconit Napel.

Les Racines d'Aconit perdent beaucoup par la culture et doivent être récoltées à l'état sauvage ; en outre, la richesse en principes actifs varie suivant l'époque de la récolte. Le moment le plus favorable pour leur récolte est après la floraison. Les feuilles doivent être récoltées au mois de juin.

Caractères extérieurs. — La *Racine* se présente sous forme de tubercules (fig. 238) que l'on a depuis longtemps comparés à de petits Navets (*Napus*, *Napellus*), appointis en bas, longs de 6 à 10 centimètres. Le sommet porte la trace des tiges aériennes et quelques stries annulaires, traces des feuilles du bourgeon primitif. La surface est brun noirâtre, finement granuleuse, très ridée longitudinalement. Ces tubercules portent de nombreuses radicelles qui tantôt ont persisté, mais sont brisées le plus souvent, tantôt sont tombées et ont laissé à leur place de petites cicatrices. Ces tubercules sont le plus souvent accompagnés d'une deuxième racine napiforme, qui lui est soudée près de la base par un pédicule grêle. Cette seconde racine, née à la base de bourgeons inférieurs de la tige, a la même forme que la première, mais son sommet porte un bourgeon recouvert d'écailles qui produira une tige aérienne à la saison suivante.

La cassure est franche et rugueuse, amylacée, d'un blanc grisâtre. La section (fig. 239) comprend une zone blanche centrale (moelle) entourée d'un cercle gris sale (parenchyme cortical et liber) ; les deux zones sont séparées par une ligne brisée formant une étoile à sept ou huit angles inégaux (cambium) et renfermant les faisceaux

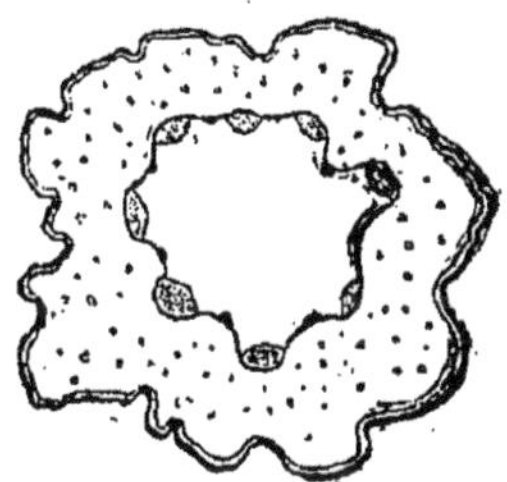

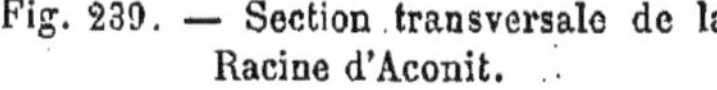

Fig. 239. — Section transversale de la Racine d'Aconit.

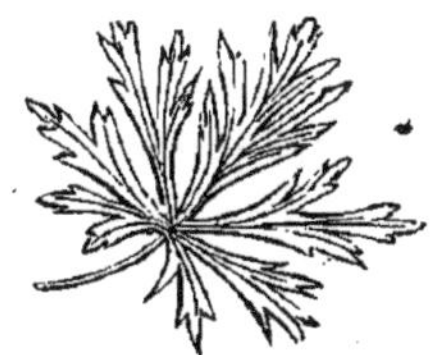

Fig. 240. — Feuille d'Aconit Napel.

ligneux ; la périphérie de la section est bordée d'un mince liséré brun représentant l'épiderme.

Odeur peu caractéristique ; saveur faible au début, puis âcre et provoquant alors des picotements tout spéciaux et comparables à ceux que donne le passage d'un courant électrique.

Les *Feuilles* fraîches ont un limbe découpé par de profondes échancrures en six ou sept lobes palmés, tous profonds, rétrécis à la base (fig. 240); chaque lobe est divisé à son tour en un certain nombre de segments, trois généralement, profondément dentés sur les bords.

A l'état sec, ces feuilles sont le plus souvent brisées en fragments dont la forme varie suivant le point d'où ils proviennent; ce sont principalement de minces lanières, recroquevillées et comme cannelées par la dessiccation. L'odeur et la saveur n'ont rien de particulier.

Caractères microscopiques. — Sous l'épiderme de la Racine, on trouve un parenchyme cortical formé de cellules polygonales et renfermant çà et là des cellules scléreuses à parois relativement peu épaisses. Ce parenchyme cortical est limité en dedans par un endoderme très visible, à parois peu épaissies. En dedans de l'endoderme, existe un péricycle assez large, parenchymateux avec quelques cellules scléreuses; le liber très développé présente des éléments disposés en files radiales et des îlots de tubes criblés assez régulièrement disposés en séries concentriques. L'assise génératrice est très sinueuse et les angles saillants ou rentrants sont occupés par des faisceaux ligneux. Dans chacun des angles qui font saillie dans le liber, on observe un gros faisceau ligneux disposé en V entre les branches duquel se trouve un faisceau unique plus petit. Dans les parties qui font saillie dans le bois, les faisceaux sont simples. Toutes les cellules sont gorgées d'amidon.

La structure de la Feuille ne présente rien de particulier à signaler.

Les méthodes microchimiques ont permis de localiser le principe actif, l'Aconitine, qui a été rencontrée dans toutes les parties de la plante et toujours dans le contenu de la cellule. Dans la partie axiale de la Racine, l'alcaloïde est localisé dans toutes les cellules qui entourent le faisceau et y forme une zone continue; dans la portion charnue du même organe, l'Aconitine est accumulée dans tout le tissu. Dans la Feuille, on trouve de l'Aconitine dans tout le parenchyme avec accumulation autour du faisceau et dans les cellules stomatiques.

Composition chimique. — L'Aconit Napel contient de la mannite, du sucre, des résines et cinq alcaloïdes: l'*Aconitine*, l'*Isaconitine* ou *Benzoylaconine*, l'*Aconine*, la *Napelline* et l'*Homonapelline*, qui seraient combinés dans la plante, au moins en partie, à l'*Acide aconitique* $C^6H^6O^6$.

Le plus important et le plus abondant est sans contredit l'Aconitine, puisque 0gr,282 d'alcaloïdes bruts ont donné 0gr,239 de cet alcaloïde. La Racine en renferme de 0,87 à 1,23 p. 100, tandis que les Feuilles n'en contiennent que 0,20 p. 100.

L'*Aconitine* $C^{33}H^{45}AzO^{12}$ a été découverte en 1833; elle a été obtenue cristallisée par Groves, puis par Duquesnel en 1871; elle cristallise en prismes orthorhombiques incolores, de saveur âcre, cuisante, non amère. Elle fond à 188°-189°. Elle est très soluble dans le benzène et le chloroforme; moins soluble dans l'éther et dans l'alcool; presque insoluble dans l'eau. Elle est très toxique et dilate la pupille comme l'Atropine. Elle est dextrogyre, tandis que ses sels cristallisés sont lévogyres.

L'Aconitine présente peu de réactions caractéristiques; cependant, quand on ajoute à une solution d'Aconitine un léger excès de solution de permanganate de potassium, on obtient un précipité cristallin; la sensibilité de cette réaction est telle qu'on peut déceler la présence de 0gr,000025 d'Aconitine.

Lorsqu'on hydrate l'Aconitine en la chauffant avec de l'eau dans des tubes scellés à 140°-150°, ou en la traitant à chaud par la soude alcoolique ou les acides étendus, elle se dédouble en acide acétique, acide benzoïque et *Aconine*.

$$\underset{\text{Aconitine.}}{C^{33}H^{45}AzO^{12}} + 2H^2O = \underset{\text{Acide acétique.}}{C^2H^4O^2} + \underset{\text{Acide benzoïque.}}{C^7H^6O^2} + \underset{\text{Aconine.}}{C^{24}H^{39}AzO^{10}}$$

Il résulte de cette réaction que l'Aconitine est de l'acétylbenzoylaconine, c'est-à-dire un éther acétylbenzoïque de l'Aconine.

Dosage des alcaloïdes. — Vingt grammes de la plante sont réduits en poudre fine et épuisés à froid par environ 100 c.c. d'alcool à 90° acidulé d'acide tartrique dans la proportion de 3 p. 100. La solution obtenue est évaporée au bain-marie pour chasser l'alcool; le résidu est lavé avec de l'eau acidulée par l'acide tartrique ou par l'acide sulfurique, et la liqueur filtrée est agitée avec du chloroforme qui dissout les matières colorantes. On soutire le chloroforme qu'on agite avec un peu d'eau acidulée pour le débarrasser des traces d'alcaloïdes qu'il a pu dissoudre, on réunit cette eau de lavage à la solution acide des alcaloïdes qu'on alcalinise avec un léger excès de soude ou de carbonate de sodium; on la traite ensuite à deux reprises par 30 à 40 cc. de chloroforme pour dissoudre les alcaloïdes mis en liberté. On sépare la solution chloroformique, on la lave avec un peu d'eau distillée et on l'évapore au bain marie. Le résidu constitué par le mélange d'alcaloïdes est séché à 100° et pesé.

On peut, à la rigueur, se contenter de cette opération et en déduire approximativement le poids de l'Aconitine pure sachant, d'après Keller, que 100 d'alcaloïdes bruts renferment environ 82 d'Aconitine. Mais on peut isoler l'Aconitine et la titrer par de l'acide sulfurique décinormal. A cet effet, on traite le mélange d'alcaloïdes par de petites quantités d'éther froid qui dissout les bases amorphes, tandis que l'Aconitine reste à l'état de poudre cristalline; on évapore à sec le liquide éthéré et on reprend le résidu par de nouvel éther froid; il reste encore du produit cristallisé qu'on ajoute au précédent. Pour l'avoir complètement pur, on le dissout dans 10 c.c. d'alcool environ, on ajoute de l'eau jusqu'à ce qu'il se forme un trouble; on fait disparaître celui-ci par addition d'un peu d'alcool et on abandonne à l'évaporation spontanée. L'Aconitine cristallise en aiguilles prismatiques complètement incolores. Il suffit alors de dissoudre la quantité obtenue dans de l'acide sulfurique décinormal, d'ajouter à la solution quelques gouttes de phénol-phtaléine et de titrer l'excès d'acide par une solution décinormale de soude; du nombre de centimètres cubes d'acide employés, on déduit le poids d'Aconitine, sachant que 1 cc. d'acide sulfurique décinormal correspond à 0gr,0646 d'Aconitine.

Un procédé très élégant consiste à saponifier les alcaloïdes bruts avec de la potasse alcoolique et à faire un dosage de l'acide acétique résultant de la décomposition de l'Aconitine. Cet alcaloïde étant le seul, parmi ceux que renferme l'Aconit, qui contienne le radical acétyle, on pourra déduire très exactement, du poids de l'acide acétique trouvé, celui de l'Aconitine pure.

Usages. — La Racine et les Feuilles d'Aconit doivent leurs propriétés à l'Aconitine cristallisée qu'elles renferment ; elles sont donc d'autant plus actives qu'elles renferment plus de cet alcaloïde, et on doit préférer la Racine aux Feuilles qui sont assez pauvres en principe actif.

Les préparations d'Aconit sont *analgésiques* ; elles agissent presque exclusivement, au point de vue douloureux, sur le nerf trijumeau, et sont employées efficacement dans la névralgie de ce nerf; on les prescrit aussi dans les autres névralgies. Elles sont aussi *anticongestives* et sont utiles dans les congestions pulmonaires accompagnées de toux, dans l'asthme, la coqueluche. L'Aconit est un remède populaire de l'enrouement des chanteurs.

La meilleure préparation est l'*Alcoolature de Racines* à la dose de 5 à 20 et 30 gouttes dans une potion, en augmentant progressivement la dose; on peut aussi employer l'*extrait de Racines* (1 à 3 centigrammes) en pilules ou en potion, ou bien l'*Aconitine cristallisée* en granules de 1/10e de milligramme ou sous la forme de poudre au 1/100e du Codex. L'*Alcoolature de Feuilles*, bien moins énergique, peut être donnée à la dose de 1 à 5 grammes par jour. Dans tous les cas, on doit toujours surveiller l'action du médicament et en cesser l'usage dès que le malade éprouve des picotements de la langue et des vertiges. Il importe de ne pas perdre de vue que l'Aconitine est un des plus violents toxiques connus.

La *Racine d'Aconit de l'Inde* ou *Bish* est fournie par l'*Aconitum ferox* et quelques autres espèces qui croissent dans les parties tempérées de l'Himalaya, dans le Népaul, etc. Elle sert depuis longtemps, en Angleterre, à l'extraction de son alcaloïde, connu dans le commerce sous le nom d'*Aconitine anglaise* et qui est de la *Pseudaconitine* $C^{36}H^{49}AzO^{12}$. Cet alcaloïde diffère seulement de l'Aconitine en ce que le groupe benzoyl est remplacé par le groupe vératryl. En effet, chauffée avec de la potasse à 100°, elle donne de l'acide acétique, de l'acide vératrique et de la *Pseudaconine*; c'est donc de l'acétylvératrylpseudaconine. Cet alcaloïde est un peu moins toxique que l'Aconitine.

FEUILLES ET FRUITS DE CIGUË

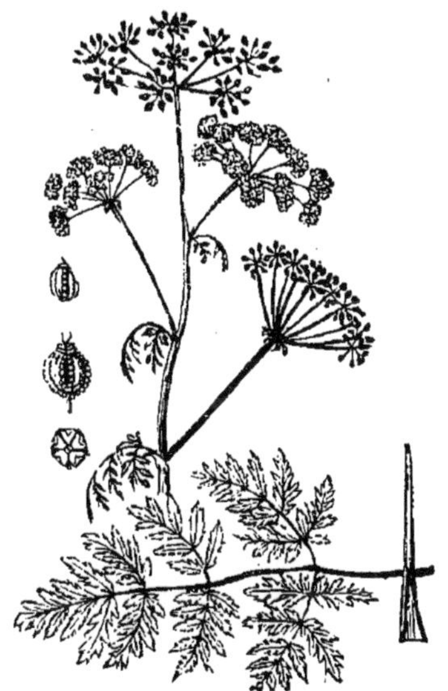

Fig. 241. — Ciguë officinale.

Origine. — Les *Feuilles* et les *Fruits de Ciguë* sont fournis par la Ciguë officinale ou Grande Ciguë (*Conium maculatum*) (fig. 241), plante de la famille des Ombellifères commune dans l'hémisphère nord de l'Ancien Continent et que l'on rencontre surtout dans les décombres aux environs des habitations.

Caractères extérieurs. — Les *Feuilles* ont une consistance molle; elles mesurent de 8 à 20 centimètres de long, suivant qu'elles viennent de la base ou du sommet de la plante; les inférieures sont très longuement pétiolées, tandis que les supérieures sont presque sessiles. Le pétiole est cylindrique, fistuleux, verdâtre, engainant à la base et marqué de taches violacées visibles sur les feuilles fraiches. Le limbe a une forme d'ensemble triangulaire;

il est tripennatiséqué, à segments découpés plus ou moins profondément en dents irrégulières terminés par une pointe blanchâtre. Desséchées, ces feuilles ont une couleur vert terne et les folioles recroquevillées donnent aux segments un aspect frisé. L'odeur vireuse, assez particulière, rappelle celle de la Souris. Elles doivent être récoltées à l'époque de la floraison.

Les *Fruits* (fig. 242) sont globuleux, légèrement comprimés par

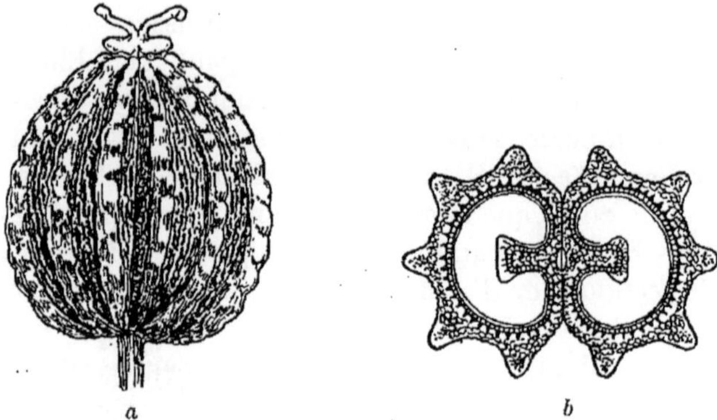

Fig. 242. — Fruit de Ciguë : *a*, entier ; *b*, coupé transversalement.

le côté, longs de 3 à 4 millimètres sur autant de large, d'une couleur brun verdâtre. Le sommet porte une petite couronne formée par les restes du calice et par les deux styles marcescents. Chaque méricarpe porte cinq côtes saillantes, égales, crénelées ou tuberculeuses; la face interne de chaque méricarpe présente un sillon très profond. Odeur un peu nauséeuse; saveur nulle. Chauffés avec un alcali, ces fruits dégagent aussitôt une odeur vive et désagréable. Ils doivent être récoltés un peu avant leur complète maturité.

Caractères microscopiques. — Sur la coupe (fig. 243), la Feuille de Ciguë présente deux épidermes complètement glabres; le parenchyme est formé d'une seule assise en palissade (*p. p.*,) à la face supérieure et de 2 à 3 assises de cellules rameuses (*p. l*) dans sa portion inférieure; pas de cristaux. A la partie inférieure et de chaque côté du faisceau libéro-ligneux de la nervure médiane, on observe un petit canal sécréteur (*c. r*). Les stomates, que l'on peut rencontrer sur les deux faces, se trouvent surtout à la face inférieure (*st*).

La coupe transversale du Fruit (fig. 244) montre à l'intérieur de chaque péricarpe une graine qui est réniforme en raison de la pénétration d'une crête issue de la partie interne du péricarpe; tout autour se trouve le péricarpe dont la structure est un peu

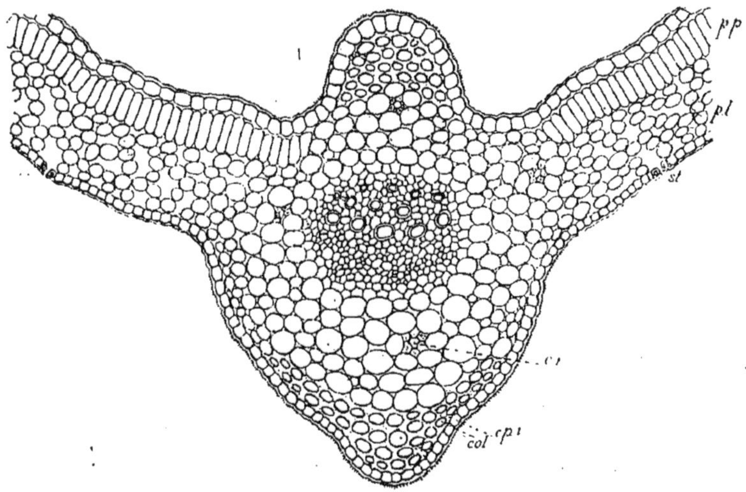

Fig. 243. — Coupe de la feuille de Ciguë.

spéciale. Sous l'épiderme, se trouve le parenchyme formé de cellules polyédriques, aplaties, à parois minces et parcouru par cinq faisceaux libéro-ligneux faisant face aux côtes; la couche la plus interne du péricarpe est constituée par une assise de cellules cubiques, à peu près également épaissies sur tout leur pourtour, et fortement colorées en brun. En dedans de cette assise, on trouve le tégument de la graine formé d'un rang de petites cellules rectangulaires. Les canaux sécréteurs font complètement défaut dans les fruits mûrs, c'est-à-dire dans les fruits que l'on trouve dans les pharmacies; ils existent cependant dans les fruits verts, mais ils s'oblitèrent au fur et à mesure que le fruit mûrit, de sorte qu'ils ne sont plus visibles quand celui-ci est arrivé à maturité.

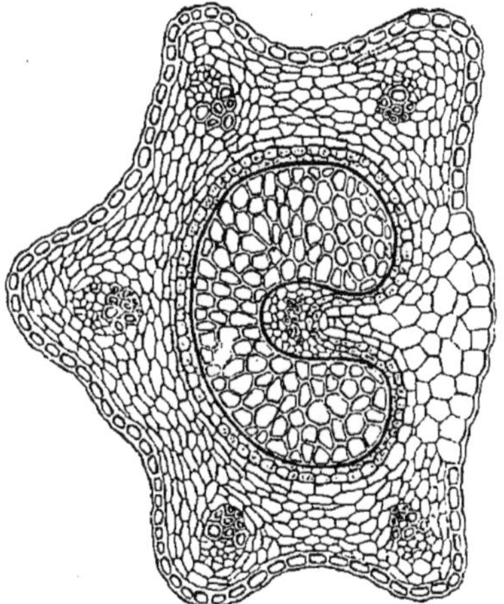

Fig. 244. — Coupe transversale d'un fruit de Ciguë.

Les réactions microchimiques ont montré que dans les Fruits récoltés un peu avant la maturité, la Conicine était abondante dans les cellules de l'assise interne du péricarpe; elle existe aussi, mais en plus petite quantité, dans le péricarpe, surtout au voisinage des faisceaux et dans les cellules épidermiques.

Composition chimique. — Les Fruits de Ciguë renferment : 1° une petite quantité d'*huile essentielle*; 2° de la *Conicine*; 3° de la *Méthylconicine*; 4° de la *Conhydrine*; 5° de la γ-*Conicéine*; 6° de la *Pseudoconhydrine*; 7° du *Conylène*.

La *Conicine*, *Coniine* ou *Cicutine* $C^8H^{17}Az$ est un alcaloïde volatil, liquide, non oxygéné, à odeur vireuse et étourdissante. Elle bout à 167°, mais à la température ordinaire, elle émet des vapeurs qui se transforment en fumées blanches, si on en approche une baguette imprégnée d'acide chlorhydrique. Elle est soluble dans 100 p. d'eau ; elle est miscible à l'éther et à l'alcool ; elle est dextrogyre $[\alpha]_D = 13°,8$. Sa densité est de 0,85. Exposée à l'air, elle se résinifie rapidement. Dans les Fruits incomplètement mûrs, sa proportion est de 1,5 p. 100; à complète maturité, la Conicine est transformée en Conhydrine. Au point de vue de sa constitution chimique, c'est une base secondaire dérivée de la pyridine ; c'est une propylpipéridine-2, dont Ladenburg a pu réaliser la synthèse.

La *Méthylconicine* $C^8H^{16}Az.CH^3$ est une base tertiaire que l'on peut obtenir en faisant agir l'iodure de méthyle sur la Conicine.

La *Conhydrine* $C^8H^{17}AzO$ est un alcaloïde solide, volatil ; il fond à 126° et bout à 226°; il est assez soluble dans l'eau. Cet alcaloïde est bien moins toxique que la Conicine. Traité par l'anhydride phosphorique, il perd une molécule d'eau et donne trois *Conicéines*, α, β, γ.

La γ-*Conicéine* $C^8H^{15}Az$ a été retirée par Wolfenstein de la Conicine naturelle; cette découverte a une grande importance au point de vue pharmacologique, car la Conicéine est 18 fois plus toxique que la Conicine, et la Conicine naturelle peut en contenir jusqu'à 75 p. 100.

Le *Conylène* C^8H^{14} est un hydrocarbure non toxique.

Les Feuilles de Ciguë renferment les mêmes alcaloïdes, mais en proportion moindre; quand elles sont sèches, elles ne renferment même plus de Conicine.

Dosage des alcaloïdes. — On réduit 5 grammes de fruits en poudre fine que l'on mélange avec 5 grammes de sable et que l'on épuise par un mélange de 25 c.c. d'alcool absolu, 15 c.c. de chloroforme et 10 c.c. d'une solution saturée de gaz chlorhydrique dans le chloroforme. Le liquide, séparé du résidu, est agité deux fois avec 25 c.c. d'eau. La liqueur aqueuse qui a dissout le chlorhydrate de Conicine est alcalinisée avec une solution de soude caustique et épuisée, à trois reprises, par agitation avec du chloroforme ; ce dernier est lavé avec de l'eau alcaline, puis additionné d'éther saturé de gaz chlorhydrique. La solution est évaporée dans un courant d'air et le résidu est séché à une température n'excédant pas 90°. Le chlorhydrate de Conicine ainsi obtenu à un état de grande pureté est pesé, et de son poids on déduit la proportion de Conicine, sachant que 163,5 de chlorhydrate correspondent à 128 de Conicine libre.

Usages. — La Ciguë a été prescrite dans une foule de maladies, mais rien ne prouve qu'elle ait été efficace. C'est surtout contre les symptômes réflexes, qui ont pour point de départ le pneumogastrique, que la Ciguë et les sels de Conicine agissent ; ils sont donc efficaces pour diminuer la dyspnée cardiaque. On emploie surtout le bromhydrate de Conicine en injections hypodermiques à la dose de 1 à 3 milligrammes en potion, en granules et surtout en injections hypodermiques.

La *Ciguë vireuse* ou *Cicutaire aquatique* (*Cicuta virosa*), plante aquatique qui croît dans les marais et les fossés du nord de l'Europe et dans l'Amérique du Nord, renfermerait de la Conicine et serait encore plus active que la Grande Ciguë. Elle n'a reçu aucune application thérapeutique.

La *Petite Ciguë* ou *Faux Persil* (*Æthusa Cynapium*), qui croît abondamment dans les terrains incultes de toute l'Europe et de l'Asie méridionale, serait inerte pour les uns, très vénéneuse pour les autres. Malgré l'analogie de ses propriétés avec celles de la Grande Ciguë, elle n'est pas utilisée en thérapeutique.

CURARE

Origine. — Le *Curare* est le poison dont les Indiens des bords de l'Orénoque, de l'Amazone et des affluents de ces deux fleuves se servent pour empoisonner leurs flèches. Il est préparé avec la décoction aqueuse ou le suc d'une espèce de *Strychnos* qui varie suivant le pays ; on amène la décoction ou le suc de la plante à consistance d'extrait, auquel on incorpore ensuite des plantes pulvérisées pour le rendre solide. La masse obtenue est introduite dans des tuyaux de bambou, des calebasses ou des petits pots d'argile.

Caractères extérieurs. — On en décrit trois sortes commerciales : 1° le *Curare en tuyaux de Bambou*, ou *Tubocurare*, *Paracurare*, qui

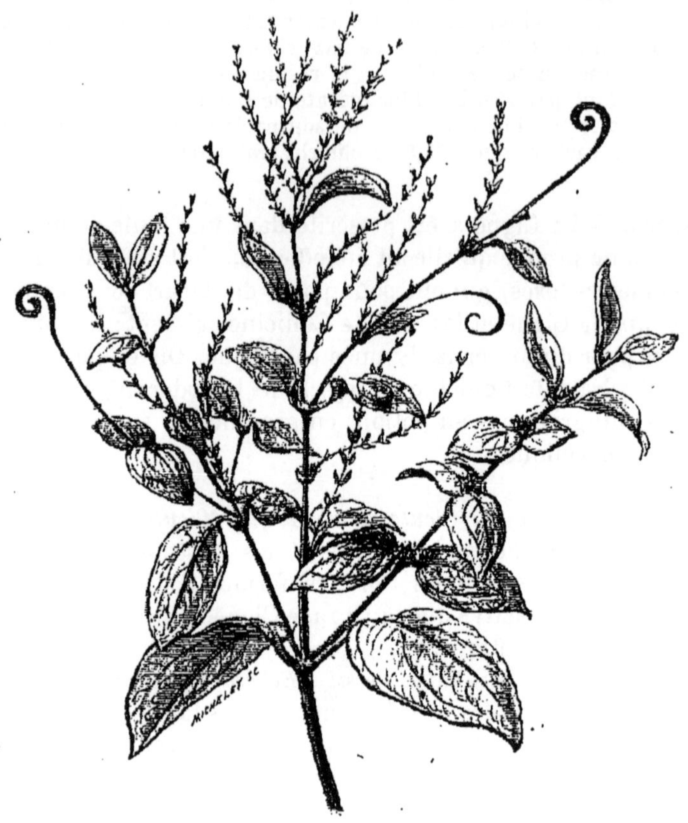

Fig. 245. — *Strychnos Crevauxii.*

vient des régions inférieures de l'Amazone, préparé avec le *Strychnos Crevauxii* (fig. 245) ; il forme une masse brun foncé, amère, contenant de longs cristaux; il se dissout dans l'eau et l'alcool dilué et donne une solution acide ; 2° le *Curare en calebasses* ou de l'Orénoque, préparé avec le *Strychnos toxifera*; il forme une masse brun noir, est soluble dans l'eau et donne une solution acide; 3° le *Curare en pots* ou *Protocurare*, venant des régions supérieures de l'Amazone et fourni par le *Strychnos Castelnæana*, auquel on ajoute toujours des tiges d'une Ménispermacée, le *Cocculus toxi-*

ferus; son odeur est souvent aromatique; sa solubilité est variable.

Composition chimique. — Les Curares du commerce fournissent deux séries d'alcaloïdes : 1° les *Curines*, amorphes ou cristallines, ne possédant pas, ou n'offrant que très faiblement l'action physiologique curarisante; 2° les *Curarines*, amorphes, possédant l'action curarisante à un degré élevé, mais variable suivant les Curares.

Le Curare en tuyaux renferme 9 à 11,8 p. 100 de *Tubocurarine* $C^{10}H^{15}Az$, de la *Tubocurine* et de la *Quercite* qui constitue les cristaux qui le caractérisent. La dose mortelle varie entre 0gr,006 et 0gr,012 par kilogramme de Chien. Le Curare en calebasses contient une *Curarine* et un alcaloïde soluble dans l'éther, qui serait une base tertiaire. La dose mortelle varie entre 0gr,0015 et 0gr,003 par kilogramme de Chien. Le Curare en pots contient trois bases : la *Protocurarine*, la *Protocurine* $C^{20}H^{23}AzO^3$ ayant une faible action curarisante, et la *Protocuridine* $C^{19}H^{21}AzO^3$, cristallisable, mais inactive.

Usages. — Le Curare est un paralyso-moteur qui localise son action sur les terminaisons des nerfs moteurs; il n'atteint ni les nerfs sensitifs, ni les troncs nerveux. Il a été essayé pour combattre le tétanos, l'épilepsie, la chorée et la rage, mais sans grands résultats. Ce n'est, jusqu'à présent, qu'un agent des plus utiles en physiologie, mais peu utile en thérapeutique.

TUBERCULES ET GRAINES DE COLCHIQUE

Origine. — Les *Tubercules* et les *Graines de Colchique* proviennent du Colchique d'automne (*Colchicum autumnale*) (fig. 246), plante vivace de la famille des Liliacées qui croît dans les prairies de l'Europe moyenne et méridionale ; il est très commun en France, en Suisse, en Angleterre, etc. La récolte des Tubercules se fait en juillet ou en août, au moment de la disparition des feuilles ; ces Tubercules seraient plus actifs en automne, un peu avant la floraison, mais à ce moment aucun organe extérieur n'indique leur présence. De plus, le principe actif s'altérant par la dessiccation, il est nécessaire de les utiliser peu de temps après leur récolte, pour les préparations pharmaceutiques.

Caractères extérieurs. — Les *Tubercules* ou *Bulbes* (fig. 247) entiers ont la grosseur d'une Châtaigne ; ils sont colorés en brun à la surface qui est couverte de plis longitudinaux assez réguliers. Le côté aplati est parcouru dans sa longueur par un large sillon, du diamètre d'une plume d'Oie, portant à sa partie inférieure une cicatrice arrondie. Ces Tubercules sont comme érodés à leur base, au point où s'insèrent les racines adventives; à leur sommet, ils présentent une large cicatrice cratériforme au fond de laquelle on aperçoit la base desséchée de l'ancienne tige, et, auprès de cette cicatrice, une tache arrondie plus petite.

Souvent, dans les pharmacies, ces Tubercules se présentent en rondelles de 2 à 3 millimètres d'épaisseur, que caractérise une échancrure plus ou moins prononcée due à la coupe du sillon qui se trouve sur le côté aplati. Odeur nulle; saveur âcre et amère.

Les *Graines* sont globuleuses, un peu aplaties, de couleur brun foncé, et ne mesurant pas plus de 2 à 3 millimètres de diamètre. Leur surface est finement rugueuse, un peu gluante au toucher; elle présente, sur un des côtés, un hile très petit, d'où part une

Fig. 246. — Colchique d'automne.

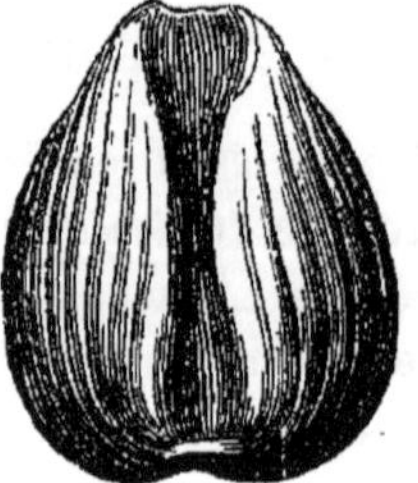

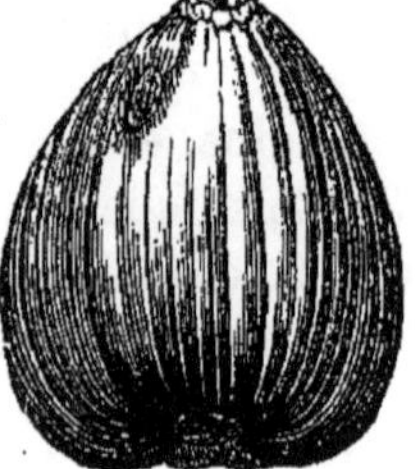

Fig. 247. — Tubercules de Colchique.

sorte de crête ou strophiole occupant environ un tiers de la circonférence de la graine. Sous le tégument, qui est très dur, on trouve un volumineux albumen gris, corné, renfermant un embryon linéaire très petit, dressé vers le hile. Saveur amère; odeur nulle.

Caractères microscopiques. — La coupe transversale du Tubercule montre un tissu parenchymateux formé de larges cellules polygonales remplies d'amidon, dans lequel sont disséminés, sans ordre, de nombreux faisceaux libéro-ligneux présentant la structure générale des faisceaux de Monocotylédones. Les grains d'amidon, assez volumineux (100 à 150 μ), sont arrondis, à hile central étoilé et très prononcé, sans stries concentriques bien nettes; ils sont isolés ou réunis par trois ou quatre.

Le tégument de la Graine est constitué par une couche de cellules épidermiques allongées radialement, à membranes peu épaissies et de couleur brune, par cinq ou six assises de cellules plus petites, allongées tangentiellement et par une assise interne de cellules aplaties et rectangulaires. L'albumen est constitué par des cellules à parois très épaisses, ponctuées canaliculées, renfermant des gouttes d'huile, mais point d'amidon.

La Colchicine est localisée dans le suc des cellules épidermiques du Tubercule et des cellules qui entourent immédiatement les faisceaux conducteurs. Pour la Graine, elle est localisée dans les cellules de l'albumen.

Composition chimique. — Les Tubercules renferment de l'amidon, du sucre, du tanin, du mucilage, des résines et 0,08 p. 100 de *Colchicine* qui en est le principe actif. Les Graines renferment une plus forte proportion de Colchicine (0,20 p. 100) et en outre du sucre, de l'acide gallique et de l'huile qui renferme de la Colchicine en dissolution. On y trouverait aussi une petite quantité de *Colchiceine.*

La Colchicine $C^{22}H^{25}AzO^{6}$, découverte en 1823 par Geiger et Hesse, est un alcaloïde, certains disent un glucoside, à réaction légèrement alcaline, soluble dans l'alcool et le chloroforme, insoluble dans l'éther et dans l'eau. Avec le chloroforme, elle forme une combinaison que l'eau bouillante décompose. Elle est inodore, très amère, lévogyre, fusible à 145°. Les acides minéraux étendus et l'eau de baryte la décomposent en alcool méthylique et en *Conicéine* $C^{21}H^{23}AzO^{6}$; inversement, en méthylant la Conicéine, on obtient la Colchicine; cette dernière est donc l'éther méthylique de la Colchicéine.

Dosage de la Colchicine. — On épuise, par de l'alcool à 90°, 20 grammes de semences. Après deux heures d'ébullition, on ajoute à la liqueur alcoolique 25 c.c. d'eau et on l'évapore au bain-marie. Le résidu, d'un volume de 10 à 15 c.c., est filtré et la liqueur filtrée est épuisée par du chloroforme qui dissout la Colchicine. On traite l'extrait chloroformique par quelques centimètres cubes d'eau, on évapore à sec et on pèse la Colchicine obtenue.

Usages. — Le Colchique a été préconisé contre la goutte, et beaucoup de médecins le considèrent comme un spécifique de cette maladie ; mais c'est en tout cas un spécifique empirique, car ses effets sont encore inexpliqués. Il doit être administré seulement pendant les périodes d'accès et supprimé pendant les périodes intercalaires. Le Colchique et la Colchicine ont une action particulière sur le tube digestif et déterminent de la purgation à faible dose ; on doit donc éviter de les administrer aux sujets dont l'intestin est en mauvais état.

Les préparations de Colchique employées aujourd'hui sont obtenues avec les graines ; on prescrit surtout la teinture, le vin, l'oxymel. La Colchicine cristallisée peut se donner à la dose de 4 à 5 milligrammes, en granules de 1 milligramme ; c'est un médicament difficile à manier.

FÈVE DE CALABAR

Origine. — La *Fève de Calabar* est la graine du *Physostigma venesonum*, liane vivace de la famille des Légumineuses qui vient dans le golfe de Guinée, près de l'embouchure du Niger et de la rivière du Vieux Calabar, où on l'appelle *Éséré*.

Caractères extérieurs. — Cette graine a l'apparence d'un Haricot de grande taille, de couleur brun-chocolat, très faiblement arqué, réniforme, mesurant 25 à 35 millimètres de longueur et 15 millimètres de largeur et d'épaisseur. L'enveloppe est dure et cassante, brillante, finement chagrinée à la surface. Le bord convexe de la graine est parcouru par un sillon très prononcé, à fond lisse, de couleur noirâtre, bordé de chaque côté par une saillie rougeâtre ; ce sillon, qui n'est autre que le hile, est en outre divisé en deux moitiés symétriques par une ligne longitudinale de couleur claire. Vers l'extrémité la plus grosse de la graine, on voit une petite cavité qui correspond au micropyle. Au-dessous de l'enveloppe, on trouve un gros embryon formé de deux gros cotylédons charnus, convexes sur leur face dorsale, laissant entre eux, au milieu, une cavité assez large ; ils sont blancs, charnus et remplis de fécule, mais très compacts. Odeur nulle ; saveur peu marquée.

Caractères microscopiques. — L'enveloppe de la graine comprend trois couches nettement différenciées : une couche extérieure (*tg.e*, fig. 248), formée d'une rangée de cellules allongées tangentiellement, disposées en palissade et épaissies sur leurs faces latérales ; une couche moyenne (*tg.m*), composée de cellules scléreuses, rameuses, ajustées par leurs bras et remplies d'une matière brunâtre ; une couche interne (*tg.i*) formée de petites cellules étroitement serrées les unes contre les autres et dans laquelle cheminent les faisceaux du tégument. Les cotylédons sont formés par des cellules polyédriques renfermant de petits grains d'aleurone et de gros grains d'amidon ayant la forme générale de ceux des Légumineuses.

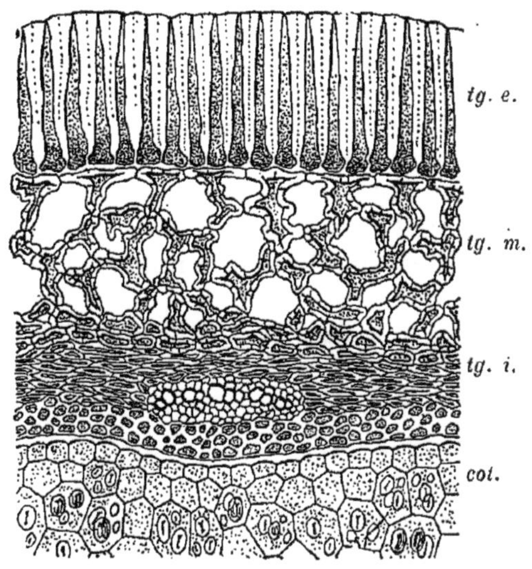

Fig. 248. — Coupe de la Fève de Calabar.

Composition chimique. — La Fève de Calabar renferme 48 p. 100 d'amidon, 23 p. 100 d'aleurone, 0,5 p. 100 d'huile et en outre quatre alcaloïdes : l'*Ésérine* ou *Physostigmine* $C^{15}H^{21}Az^3O^2$, l'*Éséridine* $C^{15}H^{23}Az^3O^3$, l'*Éséramine* $C^{16}H^{25}Az^4O^3$ et la *Calabarine* qui, d'après certains auteurs, n'existerait pas toute formée dans la graine.

L'*Ésérine* cristallise en tables rhombiques, fusibles à 105-106°, un peu solubles dans l'eau, solubles dans l'alcool, l'éther, le benzène, le chloroforme et le sulfure de carbone. Elle possède une forte réaction alcaline et est monacide ; elle forme, avec les acides, des sels solubles. Traitée par la potasse, une solution incolore d'Ésérine prend une teinte rouge qui passe rapidement au bleu (*bleu d'Ésérine*).

L'*Éséramine* forme des aiguilles fusibles à 238°. Elle est physiologiquement inactive.

Usages. — A faibles doses, l'extrait alcoolique de Fève de Calabar, et surtout l'Ésérine, déterminent une contraction de la pupille ; aussi l'Ésérine occupe-t-elle une place importante dans la thérapeutique oculaire. On l'emploie surtout pour rompre les synéchies postérieures ou antérieures, en alternant alors avec l'Atropine ; on a aussi prescrit l'Ésérine contre la paralysie de l'accommodation, après les opérations de la cataracte pour empêcher l'iris de s'engager dans la plaie, et dans un très grand nombre d'affections de la cornée. On a essayé, sans grand succès d'ailleurs, les préparations de Fève de Calabar dans l'épilepsie, la chorée et le tétanos; on aurait été plus heureux en employant ce médicament contre la constipation.

A l'extérieur, on emploie surtout le sulfate ou le salicylate d'Ésérine à la dose de 0gr,10 de sel actif pour 10 ou 20 grammes d'eau distillée. On peut aussi employer l'extrait alcoolique de la graine dilué dans 5 parties de glycérine neutre. A l'intérieur, on donne l'extrait alcoolique à la dose de 5 milligrammes à 3 centigrammes au plus, en pilules de 5 milligrammes.

Les *Graines de Staphysaigre* sont fournies par le *Delphinium Staphysagria*, plante de la famille des Renonculacées qui croît spontanément en Italie, en Grèce, en Asie Mineure, et que l'on cultive fréquemment comme plante ornementale. Elles renferment 27 p. 100 d'huile grasse et quatre alcaloïdes : la *Delphine* ou *Delphinine*, la *Delphinoïdine*, la *Delphisine* et la *Staphysagrine*, qui n'est peut-être qu'un mélange amorphe des trois autres. La Delphinine est surtout abondante dans l'albumen.

Les graines ne sont plus employées que comme parasiticides. La Delphinine possède des propriétés analogues à l'Aconitine et a été employée en pilules ou en pommades contre les névralgies faciales, l'odontalgie, les rhumatismes aigus.

CÉVADILLE

Origine. — Sous le nom de *Cévadille*, tiré de l'espagnol *Cebada* (Orge), on désigne les fruits du *Schœnocaulon officinale* (*Asagræa officinalis, Sabadilla officinarum*) (fig. 249), plante bulbeuse qui croît au Mexique et dans l'Amérique centrale, dans les prairies montagneuses et au bord de la mer. On la cultive à la Véra-Cruz.

Caractères extérieurs. — Le fruit est une capsule grisâtre, papyracée, formée de trois carpelles, portant à sa base les pièces du périanthe desséchées; chacun des carpelles s'ouvre par la suture ventrale dans sa moitié supérieure, et renferme de deux à cinq graines.

Celles-ci, qui sont seules actives, arrivent fréquemment séparées de leurs enveloppes. Elles sont luisantes, brun noirâtre, en forme de sabre et mesurent de 9 à 12 millimètres de long sur 2 à 3 millimètres de large. Sous le tégument épais et très adhérent, on trouve un albumen corné et huileux, à la base duquel se trouve un petit embryon. Odeur nulle ; saveur d'abord simplement amère, puis d'une âcreté extraordinaire, dont la sensation peut durer une ou deux heures. La poudre produit de violents éternuements.

Caractères microscopiques. — Le tégument comprend une assise externe de cellules cubiques recouvrant quatre à cinq rangées de cellules aplaties tangentiellement. Les cellules de l'albumen à parois très épaisses et ponctuées-canaliculées renferment des granulations protéiques et des gouttelettes huileuses, mais pas d'amidon.

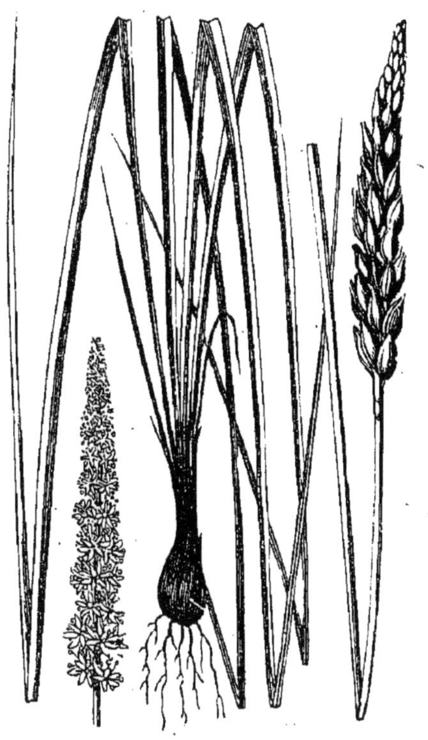

Fig. 240. — *Schœnocaulon officinale.*

Composition chimique. — Meissner a retiré de la Cévadille un alcaloïde auquel il a donné le nom de *Vératrine* et qui est au moins composé de quatre alcaloïdes que l'on peut séparer par distillation fractionnée. Ce sont : 1° la *Vératrine* α ou *Cévadine* $C^{32}H^{49}AzO^{9}$; 2° la *Vératrine* β ou *Asagréiné* $C^{37}H^{53}AzO^{11}$; 3° la *Vératrine* γ ou *Cévine* $C^{27}H^{43}AzO^{8}$; 4° la *Vératrine* δ. De plus, M. Merck a isolé encore deux autres alcaloïdes cristallisés : la *Sabadine* et la *Sabadinine*. Ces alcaloïdes sont unis en majeure partie à deux acides : l'*Acide sabadillique* ou *cévadique* et l'*Acide vératrique* ou *diméthoxybenzoïque* $C^{9}H^{10}O^{4}$.

La *Cévadine* ou *Vératrine* α, ou *Vératrine cristallisée*, cristallise dans l'alcool fort avec une molécule de ce dissolvant. Dans l'alcool faible, l'éther, le benzène, elle donne des cristaux fusibles à 204°-205°. Elle est lévogyre. Traitée par la soude à froid, ou par l'eau à 160°, la Cévadine se dédouble en acide angélique et en Cévine.

$$\underset{\text{Cévadine.}}{C^{32}H^{49}AzO^{9}} + H^{2}O = \underset{\text{Acide angélique.}}{C^{5}H^{8}O^{2}} + \underset{\text{Cévine.}}{C^{27}H^{43}AzO^{8}}$$

L'*Asagréine*, *Vératrine* β, *Vératridine*, *Vératrine amorphe* donne un sulfate soluble dans l'eau et dans l'alcool; c'est à l'état de sulfate qu'on l'isole. Elle fond à 180°. Sous l'influence des agents hydratants, elle se dédouble en acide vératrique et en *Cévine*.

La *Cévine* ou *Vératrine* γ s'obtient en dédoublant la Vératrine α ou β; elle est à peu près insoluble dans l'eau et dans l'alcool; elle cristallise dans l'éther.

La *Vératrine* δ est probablement un isomère de la Cévadine dans lequel l'acide angélique est remplacé par son isomère l'acide crotonique.

Usages. — Au début, la Cévadille était employée en teinture ou en extrait; aujourd'hui, la poudre est encore employée pour détruire la vermine, sous le nom de *Poudre des Capucins*. Elle sert surtout pour la préparation de la Vératrine.

La Vératrine a été préconisée à l'intérieur dans la pneumonie et le rhumatisme articulaire aigu. Mais c'est un médicament très toxique dont l'usage interne est dangereux et peut être peu utile. On peut en donner de 1 à 10 milligrammes en fractionnant, sans jamais dépasser 5 milligrammes par dose. A l'extérieur, elle a donné de bons résultats dans le rhumatisme et surtout dans les névralgies; on l'emploie en applications à la dose de 0gr,05 pour 10 grammes d'excipient.

Le *Rhizome de Vératre blanc*, fourni par le *Veratrum album*, plante de la famille des Liliacées-Colchicées qui habite les régions montagneuses de l'Europe centrale et méridionale, renferme plusieurs alcaloïdes dont les mieux connus sont : la *Jervine* $C^{25}H^{27}AzO^3$, la *Rubijervine* $C^{26}H^{43}AzO^2$ et la *Pseudo-jervine* $C^{29}H^{13}AzO^7$. C'est un médicament qui agit comme éméto-cathartique très violent, contre-stimulant et analgésique. On l'emploie surtout dans la goutte.

Le *Rhizome de Vératre vert* est fourni par le *Veratrum viride*, espèce américaine qui croît dans le nord des États-Unis et au Canada. Il renferme surtout de la *Jervine* et de la *Cévadine* et possède les mêmes propriétés que le précédent.

QUINQUINAS

Origine. — Sous le nom de *Quinquinas*, on désigne un grand nombre d'écorces fournies par de nombreuses espèces du genre *Cinchona*, de la famille des Rubiacées. Toutes ces espèces sont disséminées dans les Cordillères des Andes comprises entre le 10° lati-

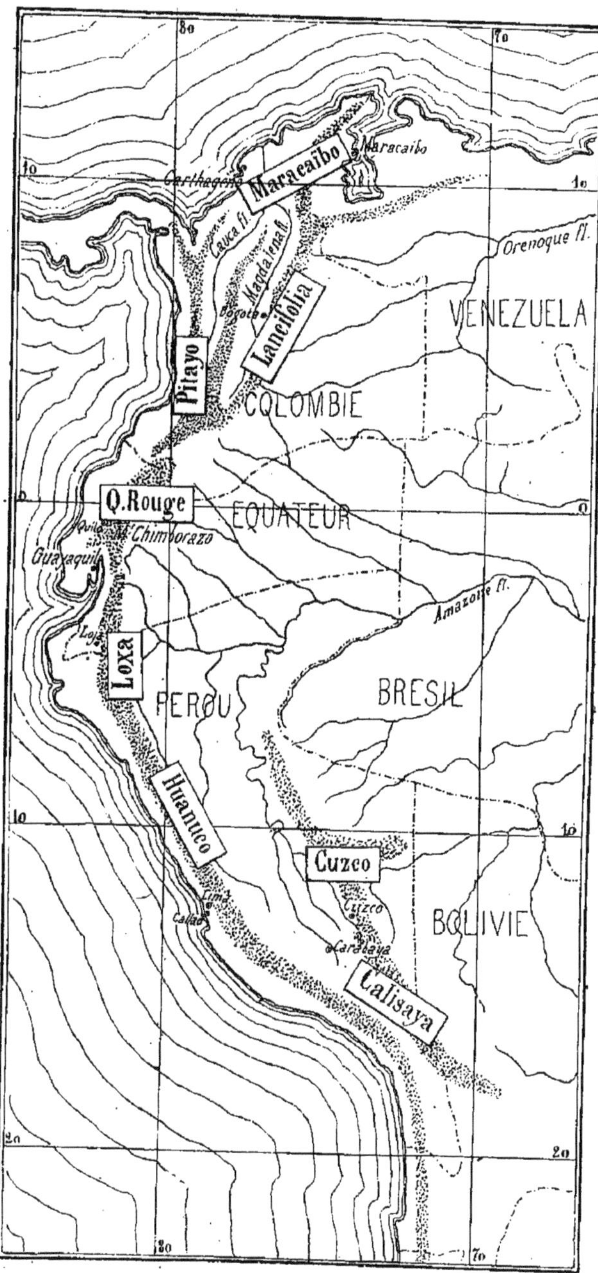

Fig. 250. — Distribution géographique des Quinquinas.

tude nord et le 19° latitude sud, depuis le nord de la Colombie jusque dans la Bolivie, en traversant la République de l'Équateur et le Pérou (fig. 250). Cette bande, qui mesure 800 lieues de longueur sur 15 à 20 seulement de largeur, se subdivise en trois tronçons longitudinaux ; le premier, le plus long, est formé par les deux chaînes qui traversent parallèlement la Bolivie et tout le Pérou ; le second comprend la chaîne unique qui traverse la République de l'Équateur ; le troisième comprend trois chaînes parallèles qui occupent la Colombie et le Vénézuéla. En ce qui concerne l'altitude, les arbres à Quinquinas ne descendent pas au-dessous de 1 200 mètres et peuvent s'élever jusqu'à 3 000 ou 3 200 mètres.

Le Quinquina fit sa première apparition en Europe en 1639. Il fut apporté en Espagne par la comtesse de Chinchon, femme du vice-roi du Pérou, qui n'avait eu qu'à se louer de l'usage de ce médicament, et l'emploi en fut vulgarisé par les Jésuites; de là les noms

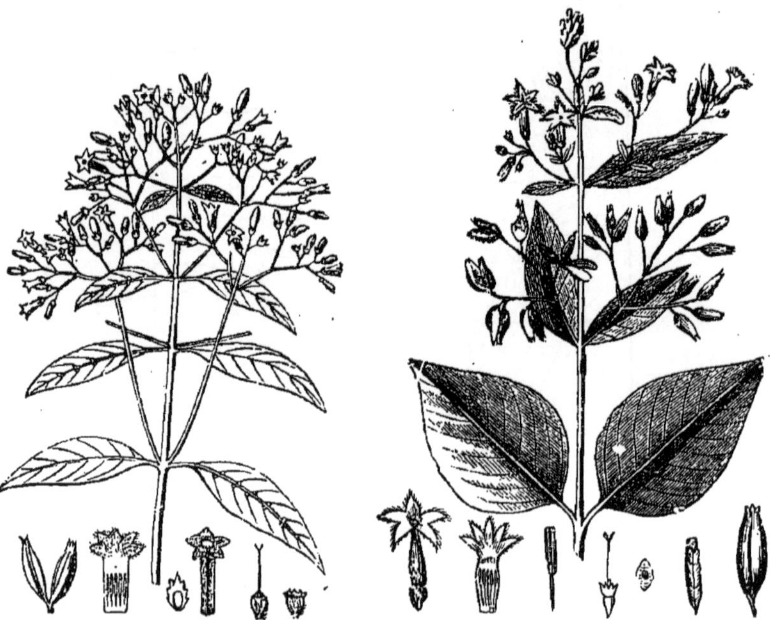

Fig. 251. — *Cinchona Uritusinga*. Fig. 252. — *Cinchona Chahuarguera*.

de *Poudre de la Comtesse*, *Poudre des Jésuites*, sous lesquels ce médicament fut d'abord connu. Le Quinquina fut introduit en France en 1679 par Louis XIV qui acheta le secret de son origine à un charlatan anglais du nom de Talbot. Mais l'origine botanique de cette écorce ne fut connue qu'en 1737, époque à laquelle La Condamine et J. de Jussieu décrivirent d'une façon vraiment scientifique l'arbre à Quinquina qu'ils avaient trouvé dans la République de l'Équateur ; deux ans plus tard, Linné s'occupa de décrire le genre *Cinchona* et donna le nom de *C. officinalis* à l'espèce découverte par La Condamine que l'on croyait et que l'on crut pendant longtemps être la seule. Les explorations et les publications de Mutis, Ruiz et Pavon, Humboldt et Bompland, Weddell, Karsten, Delondre, Spruce, Howard, Otto Berg, Vogl, G. Planchon, etc., nous ont fait connaître les espèces de *Cinchona* qui produisent les écorces commerciales des Quinquinas américains. Ces écorces commerciales sont assez nombreuses ; il nous suffira de citer les plus importantes.

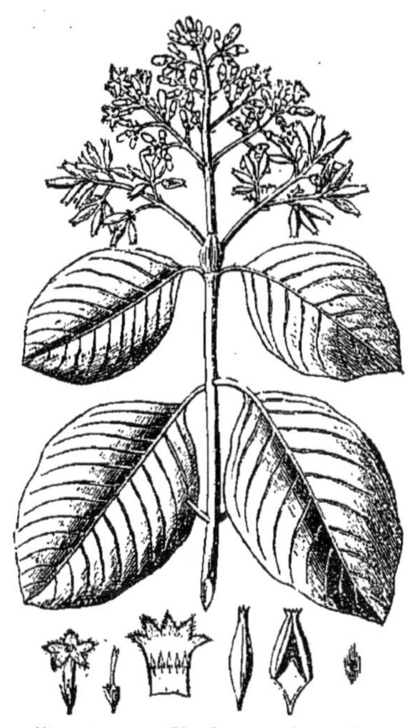
Fig. 253. — *Cinchona micrantha.*

Les *Quinquinas de Loxa* proviennent d'un certain nombre de variétés du *Cinchona officinalis* [*C. Uritusinga* (fig. 251), *C. Chahuarguera* (fig. 252), etc.] et de quelques espèces voisines, *C. crispa* et *C. Palton*, qui croissent dans la République de l'Équateur aux environs de Loxa et dans la partie septentrionale du Pérou. Ils sont expédiés par Guayaquil et Payta.

Les *Quinquinas Huanuco* sont fournis par les *Cinchona nitida*, *C. micrantha* (fig. 253) et *C. Peruviana* ; ces trois espèces viennent dans la province de Huanuco, au Pérou, et les écorces qu'elles produisent sont embarquées à Callao, port de Lima.

Le *Quinquina Calisaya vrai* est fourni par le *Cinchona Calisaya* (fig. 254), qui vient au Pérou, dans la province de Carabaya, et dans le nord de la Bolivie.

Le *Quinquina rouge* est constitué par l'écorce du *Cinchona succirubra*, qui croît dans la province de Quito, aux environs du Chimborazo.

Le *Quinquina Pitayo* provient du *Cinchona Pitayensis*, qui est abondant dans la province de Cauca, principalement aux environs du village de Pitayo.

Le *Quinquina Maracaïbo* est aujourd'hui attribué au *Cinchona Tucujensis*, qui n'est très vraisemblablement qu'une variété du *C. cordifolia* et qui est surtout répandu dans la Colombie et le Vénézuéla

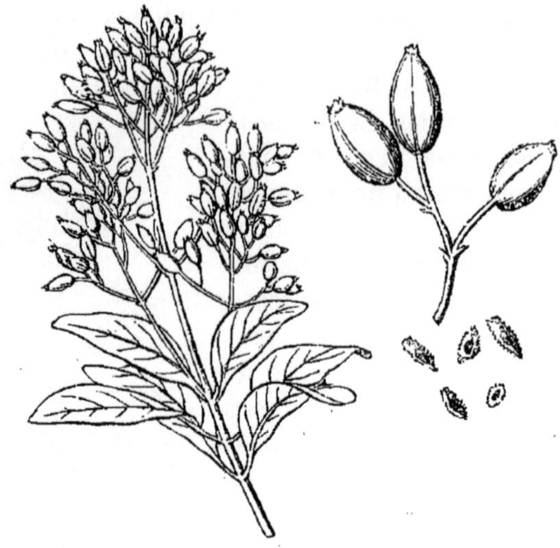

Fig. 254. — *Cinchona Calisaya.*

au sud-ouest de Bogota, sur le versant occidental de la chaîne orientale. Cette sorte commerciale arrive par le port de Maracaïbo; mais elle est assez rarement vendue sous ce nom et est le plus souvent substituée au Quinquina Calisaya.

Le *Quinquina lancifolia* est constitué par des écorces provenant du *Cinchona lancifolia* et d'un certain nombre de ses variétés; ces arbres sont abondants dans la Colombie, dans les mêmes parages que le *C. Tucujensis*.

Le *Quinquina de Cuzco* ou *d'Arica* est fourni par le *Cinchona purpurascens*, qui croît dans les forêts de Santa-Anna, près de Cuzco.

Mais aujourd'hui les Quinquinas d'Amérique arrivent assez rarement sur nos marchés; ils y sont remplacés par des écorces provenant des cultures aménagées dans les Indes anglaises et néerlandaises. A la suite du cri d'alarme lancé par Weddell et sur ses instances pressantes, le gouvernement hollandais tenta le premier en 1862 d'acclimater dans ses possessions d'Asie, à Java, les Quinquinas, qu'une exploitation aussi immodérée que barbare menaçait de faire disparaître rapidement des régions américaines. Les efforts de Harskarl, Junghuhn, Van Gorckom furent, après bien des déboires, couronnés de succès, et les écorces de Quinquinas cultivés firent leur première apparition sur le marché d'Amsterdam en 1869.

De leur côté, les Anglais, encouragés par les efforts des Hollandais, tentaient la même entreprise dans leurs possessions de l'Inde; elle fut confiée à Mac Ivor, qui eut pour mission de planter et de faire prospérer dans les Neilgherries les graines et les plants rapportés d'Amérique, à la suite de quatre expéditions faites, sous la direction de M. Markham, dans la région des Quinquinas. Les plantations des Neilgherries ne tardèrent pas à être en pleine prospérité, et, dès 1868, on trouvait sur le marché de Londres des écorces de Quinquinas des cultures des Neilgherries. Les plantations ne tardèrent pas à s'organiser en d'autres régions des Indes anglaises, dans le Travancore, dans la présidence de Bombay, dans l'île de Ceylan. De telle sorte qu'à l'heure actuelle les colonies asiatiques des Hollandais et des Anglais expédient en Europe environ dix millions de kilogrammes d'écorces de Quinquinas cultivés. Les espèces que l'on cultive principalement sont les *Cinchona officinalis*, *C. Calisaya*, *C. succirubra* et le *C. Ledgeriana*, hybride du *C. Calisaya* et du *C. micrantha*.

Les tentatives d'acclimatation faites à l'île Maurice, à la Trinité, en Australie, au Brésil, au Mexique, n'ont pas réussi jusqu'ici. En ce qui concerne les colonies françaises, nous n'avons pas été plus heureux; seuls les essais faits à la Réunion ont montré que c'est celle de nos colonies où la culture des Quinquinas avait le plus de chances de succès.

Il convient d'ajouter que dans certaines régions américaines, notamment dans la Bolivie et dans la région de Huanuco, on propage depuis quelques années la culture des Quinquinas; on trouve même dans le commerce européen une certaine quantité d'écorces de Quinquinas américains cultivés.

Récolte. — La récolte des Quinquinas est loin de ressembler à l'exploitation de nos forêts d'Europe. Les arbres à Quinquinas sont isolés dans des forêts sans routes, ni sentiers, et placés au milieu d'un fouillis inextricable de lianes et d'autres végétaux; aussi charge-t-on du soin de les rechercher des gens habitués à ce métier, les *Cascarilleros*. Dès qu'un arbre a été découvert, il est abattu et l'on pratique sur le tronc des incisions longitudinales qui permettent de détacher l'écorce sous forme de lanières que l'on coupe ensuite aussi longues que possible. La même opération est répétée sur les branches et sur les rameaux. Les écorces des branches ne sont soumises à aucun traitement ; on se contente de les exposer au soleil pour les dessécher ; elles s'enroulent alors sous forme de petits cylindres creux et constituent les *Quinquinas roulés*. Les écorces provenant du tronc sont empilées en tas et chargées de poids jusqu'à dessiccation complète ; elles demeurent alors aplaties et constituent les *écorces plates* de Quinquina. Ces écorces sont apportées dans les villes de commerce où elles subissent un triage ; après quoi, on les met en paquets de 60 à 80 kilogrammes que l'on enferme dans des peaux de bœuf fraîches ; ces ballots, à emballage tout à fait caractéristique, portaient le nom de *surons* ; ils sont maintenant remplacés par la vulgaire caisse de bois.

Dans les cultures des Indes, la récolte des Écorces de Quinquina se fait de toute autre façon et par trois procédés : on abat l'arbre en le coupant à une petite distance du pied, on l'arrache en totalité, ou bien on se contente de détacher l'écorce du tronc après lui avoir fait subir l'opération du *moussage*.

L'abatage fournit deux sortes d'écorces : écorce du tronc et écorce des branches. Par l'arrachage, on recueille trois sortes d'écorces : écorces du tronc, des branches et des racines. La pratique du moussage donne des écorces plus épaisses, plus pesantes et plus riches en alcaloïdes que les écorces naturelles ; en outre, le renouvellement des écorces se fait beaucoup plus rapidement.

Pour *mousser* un Quinquina, on détache, sur un arbre de huit ans environ, un certain nombre de bandes longitudinales, en laissant sur le tronc autant de bandes adhérant au bois et ayant la même largeur que les intervalles dénudés ; puis on entoure toute la circonférence du tronc d'une couche épaisse de mousse qui soustrait à l'action de l'air et de la lumière le tronc tout entier. Au bout d'un certain temps, on enlève les bandes qui étaient restées intactes et l'on recouvre de nouveau le tout de mousse ; l'écorce ainsi obtenue est l'*écorce moussée*. Plusieurs mois après, on enlève l'écorce qui s'est formée à la place des premières bandes enlevées, et on mousse la nouvelle plaie ainsi produite ; douze mois plus tard, on enlève les bandes voisines, et ainsi de suite ; l'écorce ainsi obtenue est l'*écorce renouvelée*.

Caractères extérieurs. — Les *Quinquinas de Loxa* sont formés d'écorces enroulées en tubes cylindriques réguliers, doubles ou simples, dont la dimension varie de celle d'une plume d'Oie à celle du pouce. La surface externe, dépouillée des Lichens qui la recouvrent presque en entier, présente une teinte gris foncé ou presque noirâtre, et des fissures transversales plus ou moins circulaires, régulièrement espacées. La surface interne est brun-cannelle, lisse et très finement striée; au-dessous du liège, se trouve un cercle résineux brun bien marqué. La cassure est courte et nette, compacte au niveau du parenchyme cortical, fibreuse dans la zone libérienne. Odeur aromatique particulière très agréable; saveur astringente et légèrement amère.

Les *Quinquinas de Huanuco*, et plus particulièrement celui qui provient du *Cinchona Peruviana*, se présentent en écorces généralement roulées en tubes plus ou moins gros, de 5 à 20 millimètres de diamètre, dépassant d'ordinaire en volume ceux des Quinquinas de Loxa. La surface externe a une couleur grisâtre, mêlée de brun, un peu lustrée, avec des plaques blanches à reflets bleuâtres, et souvent recouvertes de Lichens, gris en dessus, noirs en dessous; cette surface est ridée longitudinalement et porte rarement des fissures transversales; on trouve cependant ces dernières dans les grosses et vieilles écorces, mais elles sont peu profondes, très espacées et sans aucune régularité. La cassure est en général plus fibreuse que dans les écorces de Loxa. La face interne est lisse, et d'un jaune plus ou moins ocracé. Odeur aromatique moins agréable que celle du Loxa ; saveur peu amère, nettement astringente.

Le *Quinquina Calisaya* se présente sous deux formes, le Quinquina Calisaya *plat* et le Quinquina Calisaya *roulé*.

Le Calisaya plat se présente en morceaux pesants, irréguliers, et réduits par le grattage au liber presque exclusivement, à texture compacte et uniforme, de 10 à 40 centimètres de long, et de 10 à 15 millimètres d'épaisseur. La face externe est d'un jaune pâle ou brunâtre, avec quelques taches plus foncées. Cette face présente de nombreux sillons longitudinaux séparés par des crêtes arrondies, peu saillantes, rappelant un peu l'empreinte que font les doigts sur l'argile détrempée (*sillons digitaux*). La face interne est fibreuse, serrée, à grain souvent ondulé, et de couleur fauve. La cassure transversale, uniformément fibreuse, laisse échapper par le frottement une poussière de fibres très ténues qui s'implantent dans la peau et y causent de vives démangeaisons. Saveur franchement amère; odeur rappelant celle du tan.

Les écorces de Calisaya roulé ressemblent assez à celles des

Quinquinas Huanuco; mais elles s'en distinguent par la profondeur des fissures du périderme, et par leur liber beaucoup plus fibreux.

Le *Quinquina rouge vrai* se présente aussi en écorces plates et en écorces enroulées.

Les écorces plates constituent des morceaux aplatis, souvent irréguliers, épais de 5 à 15 millimètres; les bords longitudinaux sont taillés en biseau ou coupés net. La surface externe, de couleur rouge foncé ou brun noirâtre, est couverte de grosses verrues très dures, entre lesquelles on observe quelques sillons longitudinaux un peu sinueux. Sous le suber, qui existe toujours, mais qui peut s'enlever facilement, on aperçoit le parenchyme cortical, rouge, lisse et homogène. La face interne, de couleur rouge vif, est finement striée et fibreuse. Sur la section transversale, on aperçoit, au-dessous du suber, un cercle résineux très épais reconnaissable à sa couleur brun noirâtre. Odeur faible; saveur à la fois amère et astringente.

Les écorces roulées sont en fragments moins épais que les précédents, roulés en tubes ou en gouttière. La surface externe est recouverte d'un liège grisâtre qui s'exfolie facilement et sous lequel apparaît le parenchyme cortical de couleur rouge sombre; les fissures transversales sont assez nombreuses, très profondes, à bords nets. La face interne et la cassure sont semblables à celles des écorces plates.

Le *Quinquina Maracaïbo* se présente en morceaux très plats, très irréguliers, plus ou moins tordus, d'une couleur jaune pâle, à surface externe ridée en long et présentant des taches blanches plus ou moins étendues. La section transversale montre une structure grossière, ligneuse, et l'écorce semble formée de lames aplaties accolées les unes aux autres.

Le *Quinquina Pitayo* est formé d'écorces généralement lourdes, dures, compactes, à fibres très serrées, de couleur variant du jaune au rouge brun, à surface marquée de taches micacées et de sillons longitudinaux très profonds. La plupart du temps, le parenchyme cortical est très réduit et l'écorce est surtout formée par le liber.

Les *Quinquinas lancifolia*, quoique d'aspect assez varié, présentent cependant un certain nombre de caractères communs qui permettent de les caractériser nettement. Leurs dimensions sont des plus variables; leur couleur va du jaune foncé à l'orangé; leur surface externe est plus ou moins rugueuse et elle présente presque toujours des plaques blanches micacées, nettement circonscrites et variables dans leurs dimensions. Leur cassure tantôt ressemble à celle du Quinquina Calisaya, tantôt est nettement esquilleuse en raison de la longueur des fibres.

Quant aux *Quinquinas de culture*, il n'y a pas à faire grand fond sur les caractères extérieurs pour distinguer entre elles les diverses espèces commerciales, l'écorce d'une même espèce pouvant arriver en Europe sous des états très différents : longs tuyaux bien formés et d'un très bel aspect, fragments légèrement cintrés, plaques plus ou moins larges, menus débris, écailles très irrégulières ou raclures provenant surtout des racines, petites paillettes ou râpures réunies en un gros bloc. Ce qui augmente encore la difficulté, c'est qu'à part quelques sortes commerciales désignées sous les noms de *succirubra*, *Calisaya* et *Ledgeriana*, toutes ont des noms de fantaisie.

Caractères microscopiques. — Bien que chaque sorte de Quinquina américain présente une structure anatomique particulière lui appartenant en propre et permettant souvent d'en déterminer l'origine en dehors des caractères extérieurs, il n'en est pas moins vrai que toutes les Écorces de Quinquinas offrent un ensemble de caractères communs, *génériques* pour ainsi parler, qu'il convient de signaler tout d'abord.

D'une façon générale, une Écorce de Quinquina présente : 1° un *suber* d'épaisseur variable suivant l'âge de l'Écorce ; 2° un *parenchyme cortical secondaire* constitué par des cellules allongées tangentiellement et présentant souvent deux à trois cloisons radiales. Ce parenchyme renferme des *lacunes à résine* plus ou moins volumineuses, des *cellules à cristaux pulvérulents*, et parfois, mais pas d'une façon constante, des *cellules scléreuses* régulièrement épaissies sur tout leur pourtour ; 3° un *liber*, constitué tantôt par des faisceaux cunéiformes séparés par des rayons médullaires qui s'élargissent brusquement et se confondent avec le parenchyme cortical, tantôt par des faisceaux coupés carrément et séparés par des rayons médullaires conservant la même largeur dans tout leur parcours. Ce liber est surtout caractérisé par la présence de fibres libériennes, à section polygonale, dont la quantité, la disposition et les dimensions varient dans les différentes sortes de Quinquinas.

Quelques mots suffiront maintenant pour caractériser anatomiquement les Écorces dont nous avons déjà fait l'étude descriptive.

Dans les Quinquinas de Loxa (fig. 255), le parenchyme cortical est *dépourvu de cellules scléreuses*, et les lacunes à résine, qui ne font pas défaut, comme on l'a dit souvent, sont assez étroites ; elles se distinguent

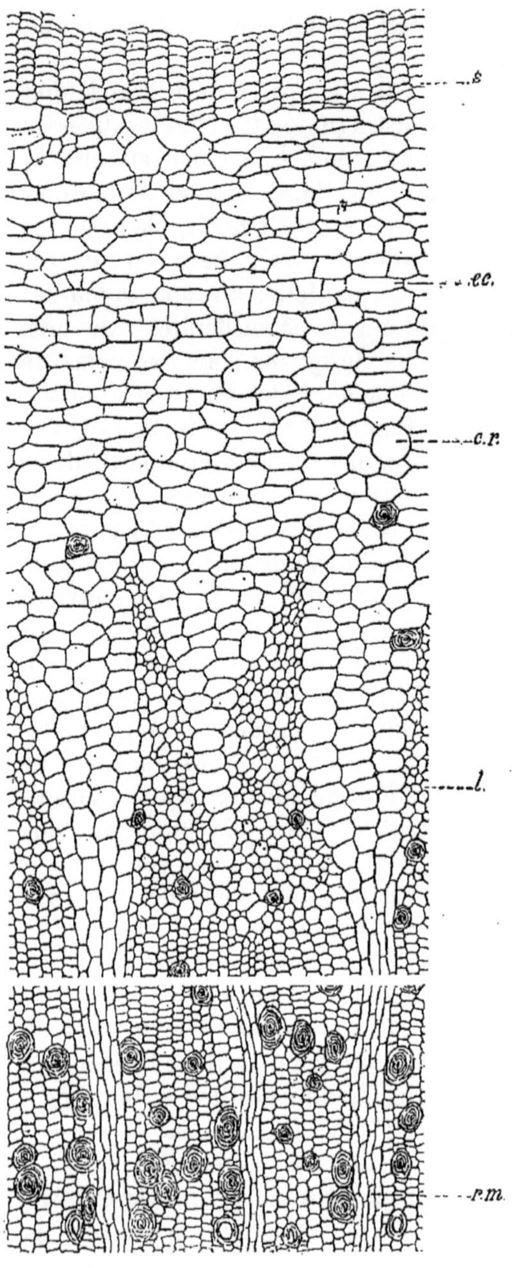

Fig. 255. — Coupe transversale de l'Écorce de *Cinchona Uritusinga*.

par leur contour nettement arrondi (*c. r*), tandis que les cellules voisines sont plus ou moins polygonales et *toujours* allongées dans le sens tangentiel ; beaucoup d'entre elles sont pourvues de deux à trois cloisons radiales. Le liber est divisé en faisceaux cunéiformes par des rayons médullaires très nets (*r. m*), formés de trois à quatre rangées de cellules ; il renferme des fibres libériennes de petit calibre, très rares et très espacées dans la région externe, plus nombreuses dans la région interne. Ces caractères, qui sont ceux du *Cinchona Uritusinga*, varient un peu dans les autres espèces. Le *C. Chahuarguera* ne présenterait pas de lacunes à résine; le *C. crispa* contient *beaucoup de cellules scléreuses* dans son parenchyme cortical.

Dans les Quinquinas de Huanuco (fig. 256), le parenchyme cortical (*ec*) renferme des cellules scléreuses (*c. sc*) isolées ou réunies en groupes de deux ou trois, et des lacunes à résine beaucoup plus nettes que celles du Loxa; rayons médullaires formés de trois à quatre rangs de cellules; fibres libériennes plus abondantes dans la région interne que dans la portion externe, parfois agrégées en groupes de deux ou trois. Dans les *Cinchona nitida* et *micrantha*, absence de cellules scléreuses et de lacunes dans le parenchyme cortical.

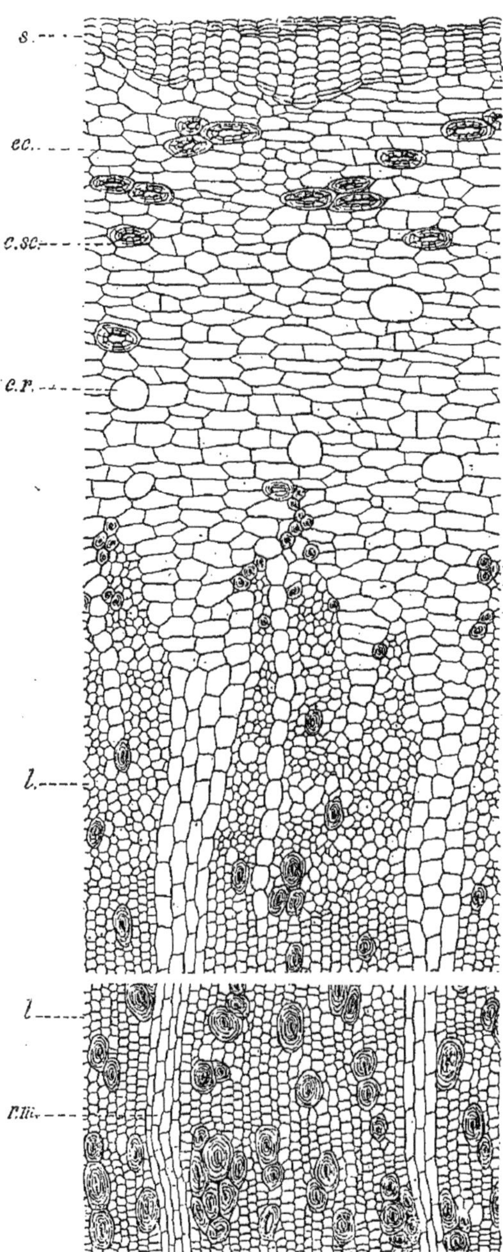

Fig. 256. — Coupe transversale de l'Écorce de *Cinchona Peruviana*.

Le Quinquina Calisaya plat (fig. 257) étant privé de ses couches extérieures, est presque entièrement constitué par le liber. Celui-ci renferme une grande quantité de fibres ordinairement isolées, quelquefois réunies par groupes de deux au plus, mais dans tous les cas disposées en files radiales assez régulières; les rayons médullaires conservent la même largeur dans toute leur longueur et comprennent trois à quatre séries de cellules renfermant une matière rougeâtre. Le Quinquina Calisaya roulé présente un liber de même structure, mais en outre un suber peu

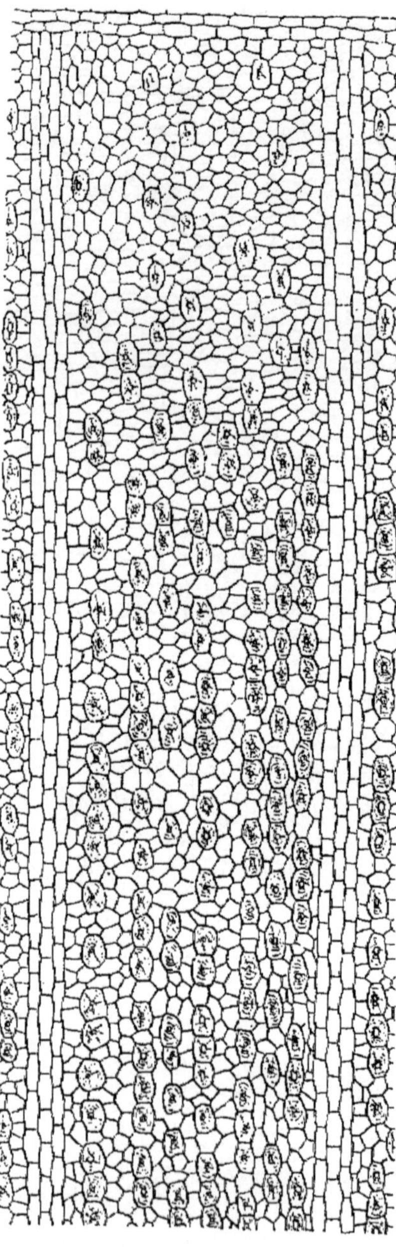

Fig. 257. — Coupe transversale de l'Écorce de *Cinchona Calisaya*.

épais et un parenchyme cortical, avec des lacunes à résine, mais dépourvu de cellules scléreuses.

Le Quinquina rouge vrai (fig. 258) montre : un suber plus ou moins épais (*s*) ; un parenchyme cortical (*ec*) dépourvu d'éléments scléreux, mais renfermant de grosses glandes résineuses à contour ovale (*c.r*) ; un liber (*l*) découpé en faisceaux par des rayons médullaires très nets et assez larges, avec des fibres, isolées vers la portion externe, mais souvent groupées par deux ou par trois (*f*) dans la portion interne.

Dans l'Écorce de Quinquina Pitayo (fig. 259), le suber existe rarement et le parenchyme cortical lui-même peut manquer. Quand il existe (*ec*), il renferme des cellules scléreuses fortement épaissies et très rapprochées (*c. sc*). Le liber (*l*) est constitué par des faisceaux se terminant en pointe dans le parenchyme cortical, et séparés par des rayons médullaires (*r. m*), larges, ayant ordinairement de trois à quatre séries de cellules quadrilatères. Les fibres libériennes sont moins nombreuses que dans le Quinquina Calisaya, ordinairement isolées et le plus souvent disposées en files radiales *onduleuses*.

L'Écorce de Quinquina Maracaïbo présente un liège peu épais, un parenchyme cortical très réduit avec cellules scléreuses et dépourvu de lacunes, un liber très développé renfermant des fibres généralement isolées, les unes très grosses, les autres beaucoup plus petites. Les rayons médullaires sont étroits, assez éloignés les uns des autres et de même largeur sur tout leur parcours.

Enfin les Quinquinas lancifolia présentent une structure un peu différente dans les nombreuses variétés de cette sorte, mais tous offrent ce caractère général, d'avoir un parenchyme cortical dépourvu de lacunes et renfermant un très grand nombre de cellules scléreuses, la plupart du temps réunies en groupes assez volumineux ; ces cellules scléreuses envahissent même la zone libérienne jusque dans ses assises les plus pro-

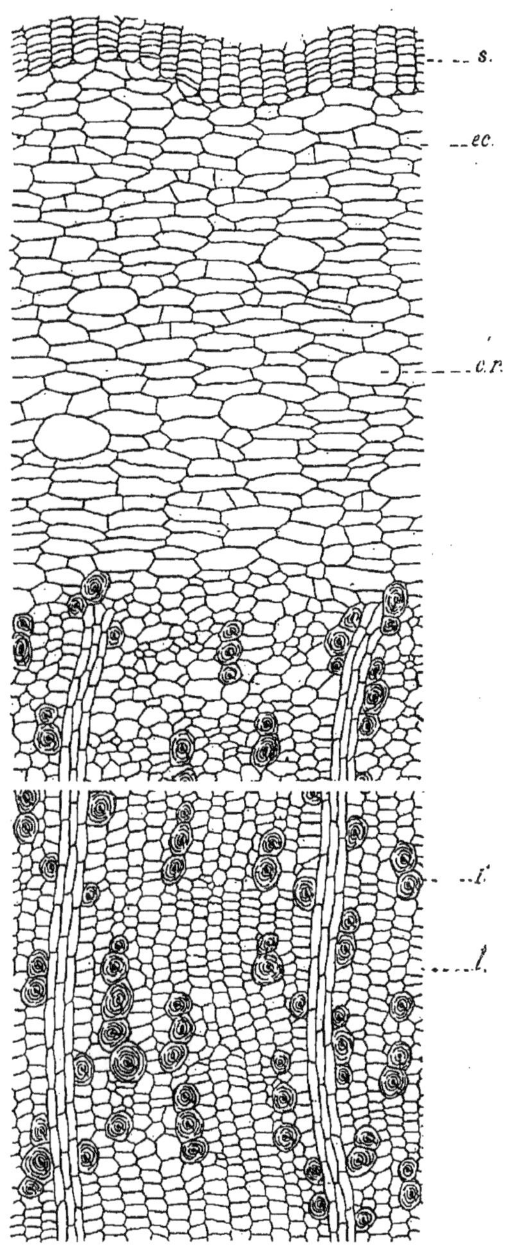

Fig. 258. — Coupe transversale de l'Écorce de *Cinchona succirubra*.

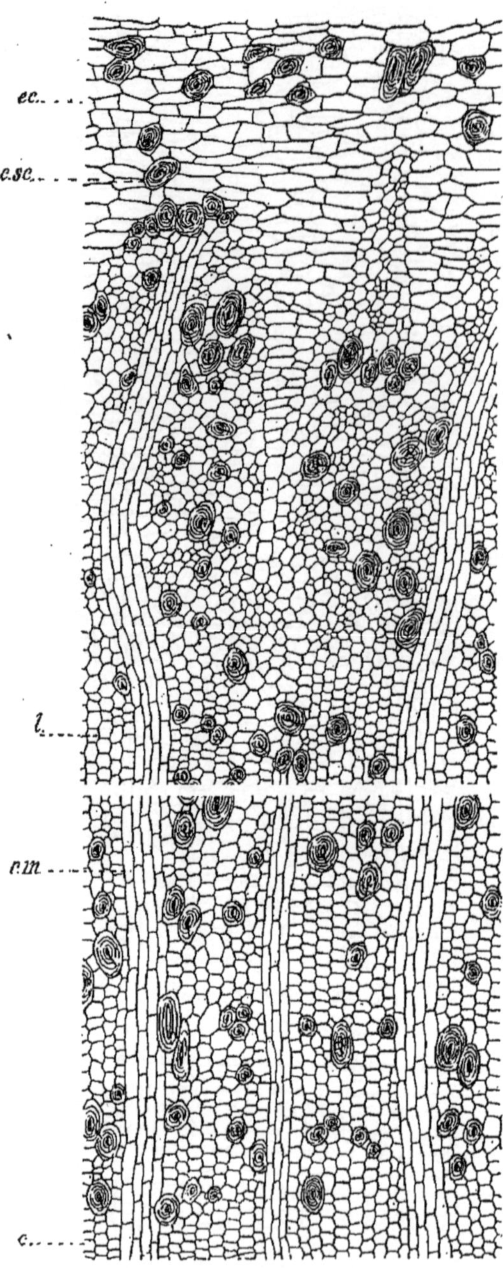

Fig. 259. — Coupe transversale de l'Écorce de *Cinchona Pitayensis.*

fondes, mélangées aux fibres du liber.

En ce qui concerne les Quinquinas de culture, la structure anatomique n'a guère plus de valeur que la méthode descriptive au point de vue de leur différenciation, car des Écorces d'espèces différentes présentent souvent une structure complètement identique. De plus, la structure d'une écorce est singulièrement modifiée par le moussage, surtout pour les écorces complètement renouvelées sous cette couverture protectrice. Les Écorces de *Quinquina Calisaya* renouvelées présentent audessous du liège (*s*, fig. 260), un parenchyme cortical très développé (*p. c.*) dont les éléments, au lieu d'être allongés tangentiellement, sont presque carrés ou arrondis et disposés très régulièrement en files radiales très longues; la zone libérienne (*l*) présente un grand nombre de fibres, très rapprochées les unes des autres et disposées aussi en files radiales.

En ce qui concerne la localisation des alcaloïdes, elle n'a pas été déterminée par la méthode rigoureuse des réactions microchimiques. On peut cependant conclure des essais analytiques faits dans ce but que le siège des alcaloïdes est dans le parenchyme cellulaire et surtout dans les couches extérieures les moins riches en fibres libériennes.

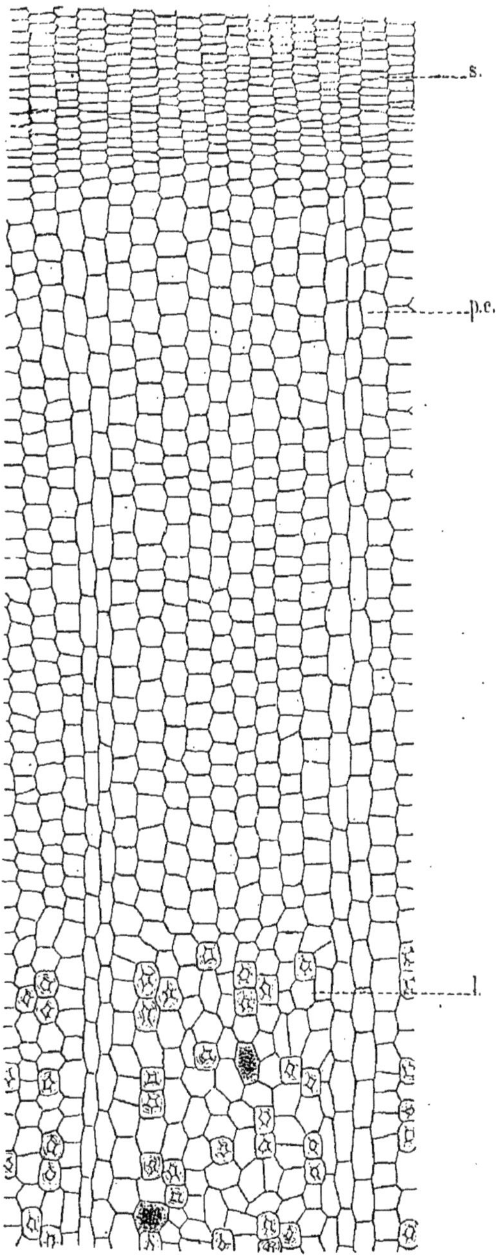

Fig. 260. — Coupe transversale d'une Écorce de Calisaya renouvelée.

Composition chimique. — Les Écorces de Quinquina renferment : 1° un tanin soluble, l'*Acide quinotannique* et un dérivé insoluble de ce tanin désigné sous le nom de *Rouge de Quinquina* ; 2° une petite quantité d'*Essence* qui communique une odeur particulière à certaines écorces ; 3° de l'*Acide quinique* et de l'*Acide quinovique*; 4° un grand nombre d'alcaloïdes unis à ces acides et à l'acide quinotannique. Voici la liste des principaux : *Cinchonine* $C^{19}H^{22}Az^{2}O$, *Cinchonidine* $C^{19}H^{22}Az^{2}O$, *Dicin-*

chonine $C^{38}A^{44}Az^4O^2$, *Hydrocinchonine* $C^{19}H^{24}Az^2O$, *Hydrocinchonidine* $C^{19}H^{24}Az^2O$, *Quinamine* $C^{19}H^{24}Az^2O^2$, *Conquinamine* $C^{19}H^{24}Az^2O^2$, *Quinine* $C^{20}H^{24}Az^2O^2$, *Quinidine* $C^{20}H^{24}Az^2O^2$, *Hydroquinine* $C^{20}H^{26}Az^2O^2$, *Hydroquinidine* $C^{20}H^{26}Az^2O^2$, *Diconquinine* $C^{40}H^{46}Az^4O^3$, *Paricine* $C^{16}H^{18}Az^2O$.

De tous ces alcaloïdes, les plus importants sont : la *Quinine*, son isomère la *Quinidine*, la *Cinchonine* et son isomère la *Cinchonidine*. La Quinine et la Cinchonine ne diffèrent que par un groupement méthoxy-OCH^3 ; la Quinine est donc la *Méthoxycinchonine*.

Il est intéressant d'examiner la répartition de ces quatre alcaloïdes dans les différentes Écorces du commerce. Les Quinquinas de Loxa et de Huanuco contiennent presque exclusivement de la Cinchonine, parfois un peu de Quinine ; ils fournissent en moyenne de 12 à 18 grammes de sulfate de Cinchonine par kilogramme. Le Quinquina *Calisaya* renferme surtout de la Quinine et très peu de Cinchonine ; il donne en moyenne 25 p. 1000 de sulfate de Quinine. Le Quinquina rouge contient à peu près autant de Quinine (12 p. 1000) que de Cinchonine (8 p. 1000). Le Quinquina Maracaïbo ne renferme presque pas de Quinine ni de Cinchonine, mais 2 à 3 p. 1000 de Cinchonidine. Le Quinquina Pitayo, très riche en Quinine (25 à 40 gr. de sulfate pour 1000), renferme une notable proportion de Quinidine. Dans le Quinquina de Cuzco, la Quinine est remplacée par l'*Aricine* $C^{23}H^{26}Az^2O^4$; on y trouve encore de la *Cusconine* et de la *Concusconine*, isomères de l'Aricine.

La composition chimique des Quinquinas de culture présente une différence profonde avec les Quinquinas sauvages d'Amérique. Aucun ne contient un seul des quatre alcaloïdes, à l'exclusion des autres; la Cinchonidine, rare dans les Quinquinas américains, s'y trouve en abondance ; dans les Écorces de *Cinchona officinalis*, la quantité de Quinine a considérablement augmenté ; dans le *Quinquina Calisaya*, elle a diminué en même temps que la proportion de Cinchonine et de Cinchonidine a augmenté ; dans le Quinquina rouge, la Cinchonine est remplacée par la Cinchonidine ; la Quinidine, rare dans les Quinquinas américains, se retrouve dans tous les Quinquinas de culture. Enfin, les Quinquinas de l'Inde renferment une proportion totale d'alcaloïdes bien plus considérable que les Écorces américaines ; elle peut s'élever jusqu'à 130 p. 1000.

La *Quinine* a été découverte en 1820 par Pelletier et Caventou. Obtenue par précipitation à l'aide de l'ammoniaque, elle forme un précipité caséeux qui devient friable par la dessiccation. L'évaporation de ses solutions éthérées ou chloroformiques donne une masse résineuse, amorphe. Elle se dissout dans 2024 parties d'eau à $+15^\circ$, dans 700 parties d'eau à 100°, dans 1,13 partie d'alcool absolu et 22,6 parties d'éther à $+15^\circ$. Elle est aussi soluble dans le chloroforme, l'alcool amylique, les essences, la benzine, le pétrole, etc. C'est un alcali tertiaire qui renferme un noyau quinoléique. La Quinine est biacide et s'unit aux acides en deux proportions : elle forme des *sels basiques* (sulfate basique ou ordinaire de Quinine) et des *sels neutres* souvent nommés à tort *sels acides* (sulfate neutre de Quinine).

Traitée par de l'eau chlorée et par un léger excès d'ammoniaque, la solution alcoolique de Quinine ou la solution aqueuse de son sulfate prend une belle couleur *vert-émeraude*. Le sulfate neutre de Quinine, en solution alcoolique, additionné à chaud d'un léger excès de teinture d'iode, laisse déposer par refroidissement des cristaux mordorés d'iodo-sulfate de Quinine ou d'*Hérapatite*.

La *Quinidine* a été découverte par Henry et Delondre dans les eaux mères de la préparation de la Quinine. Elle forme des prismes rhomboïdaux droits, brillants, à 5 molécules de cristallisation. Elle est soluble dans 2 000 parties d'eau à 15° ; ses solutions sont dextrogyres. Elle est peu soluble dans l'éther. Elle donne avec le chlore et l'ammoniaque la même réaction que la Quinine ; mais son sulfate ne donne pas les cristaux d'Hérapatite.

La *Cinchonine* a été aussi découverte par Pelletier et Caventou en 1820 ; elle forme des cristaux quadratiques anhydres, à peu près insolubles dans l'eau, très peu solubles dans le chloroforme et peu solubles dans l'alcool absolu et dans l'éther ; elle se dissout dans 50 parties de benzène. Elle fond à 268°,8 et se sublime dans le vide sans altération ; elle est dextrogyre. Les solutions de Cinchonine ne se colorent pas en vert par addition de chlore et d'ammoniaque ; cet alcaloïde ne donne pas non plus de cristaux d'Hérapatite.

La *Cinchonidine*, découverte par Winckler, est soluble dans l'alcool et dans l'éther ; elle fond à 210°,5 et se sublime dans le vide ; elle est lévogyre.

Essai et dosage des alcaloïdes. — Étant donné ce que nous avons dit de la composition chimique des Quinquinas de culture, il ne saurait plus être question pour le pharmacien que du dosage en bloc des alcaloïdes totaux, la teneur en Quinine n'intéressant que les fabricants de sels d cet alcaloïde. Il est toujours facile du reste de séparer la Quinine de la masse totale des alcaloïdes, si cela est nécessaire.

De tous les moyens de titrer les alcaloïdes totaux des Quinquinas, le plus exact et le plus constant dans ses résultats est le traitement par l'ammoniaque et l'éther alcoolisé : c'est le *procédé de Prollius*, modifié par Petit. On prend 12gr,50 de Quinquina en poudre demi-fine, on les humecte dans un mortier avec 22,5 c.c. d'ammoniaque et on introduit la pâte obtenue dans un flacon à large ouverture. On verse dans le flacon, d'abord 57,5 c.c. d'alcool à 90°, puis 235,5 c.c. d'éther à 65°. On laisse en contact pendant quelques heures en brassant de temps en temps le mélange. On jette le tout sur un filtre placé au-dessus d'une éprouvette graduée et on retire 250 c.c. de liquide correspondant à 10 grammes de Quinquina. Le liquide éthéro-alcoolique est versé dans une capsule et évaporé au bain-marie, en évitant qu'il y ait du feu sous le bain-marie au moins au début de l'évaporation. Quand celle-ci est complète, on dissout le résidu dans 100 c.c. d'acide sulfurique au 1/10e ; on jette sur un filtre et on lave filtre et capsule avec de l'eau acidulée. Les liqueurs acides étant réunies, on y verse goutte à goutte une solution de soude caustique au 1/10e jusqu'à ce que le liquide ait une réaction nettement alcaline. On jette le précipité sur un filtre taré, on le lave, on le sèche et on le pèse avec les précautions d'usage. Le poids obtenu multiplié par 100 donne la quantité d'alcaloïdes par kilogramme d'écorce.

Ce procédé est excellent, mais il est dispendieux et il présente les inconvénients du maniement de liquides inflammables. Aussi les pharmaciens préféreront-ils sans nul doute le *procédé de Perrens* qui est d'une grande simplicité, très économique et aussi exact que les procédés réputés les meilleurs. On prend 10 grammes de Quinquina en poudre demi-fine, 18 grammes d'ammoniaque ordinaire, et on fait au mortier une pâte bien homogène qu'on introduit dans un flacon bouché à l'émeri et à large ouverture, de 500 c.c. de capacité. On laisse en contact une heure et on ajoute 100 grammes de chloroforme ; on agite et on laisse en contact cinq à six heures en ayant soin de brasser vivement le mélange de temps en temps. Au bout de ce temps, on jette tout le contenu du flacon dans un entonnoir à robinet ou dans un entonnoir ordinaire obturé par un petit tampon de coton. On laisse écouler tout le chloroforme dans un récipient taré d'avance et, lorsqu'il ne passe plus rien, on presse doucement la masse restée sur l'entonnoir de façon à exprimer le plus de chloroforme possible. On porte le flacon sur une balance et l'on note la quantité de chloroforme obtenue qui varie de 75 à 80 grammes. Le chloroforme recueilli est traité par de l'eau aiguisée d'acide sulfurique qui dissout les alcaloïdes, et la solution est précipitée par de la soude au 1/10e ; on jette le tout sur un filtre taré, on lave, on sèche et on pèse. Le chiffre obtenu ne représente pas la teneur du Quinquina essayé, puisqu'il est resté dans le marc une certaine quantité de chloroforme qui tient en dissolution sa part d'alcaloïdes. Mais, sachant combien d'alcaloïdes renferme la quantité de chloroforme retirée, il sera facile de calculer combien d'alcaloïdes auront enlevé au Quinquina les 100 c.c. de chloroforme mis en expérience. Le chiffre obtenu multiplié par 100 donne le titre par kilogramme.

On peut aussi titrer volumétriquement les alcaloïdes des Quinquinas, en faisant usage du *procédé Azéma* qui est une modification heureuse du procédé indiqué par M. Carles. On fait un échantillon moyen que l'on pulvérise en passant au tamis de soie (m/70). On prélève 2gr,50 de poudre; on y ajoute 1,25 de chaux récemment délitée et avec de l'eau on fait une pâte homogène, que l'on dessèche complètement à l'étuve à 100°. On introduit le mélange quino-calcaire dans un percolateur de Soxhlet, entre deux gros tampons de coton hydrophile. Dans le ballon inférieur, on met de 20 à 30 c.c. de chloroforme très pur et on chauffe au bain-marie. On lessive jusqu'à épuisement complet, ce qui demande une heure environ, puis on sépare le ballon et on le chauffe au bain-marie jusqu'à volatilisation du chloroforme.

Dans le ballon qui renferme les alcaloïdes unis à une substance résinoïde, on verse 1 c.c. de liqueur titrée normale d'acide sulfurique (49/1000) et un peu d'eau distillée pour diluer; on agite, on filtre, on lave le ballon et le filtre avec un peu d'eau et on réunit les liqueurs qui renferment les sulfates d'alcaloïdes avec un excès d'acide sulfurique. Au moyen de la liqueur normale de potasse (56/1000), on titre l'excès d'acide. Soit A le nombre de centimètres cubes de potasse absorbés par l'acide libre et B le nombre qu'absorberait l'acide total, la différence $B-A=\alpha$ représente le poids de potasse correspondant aux alcaloïdes. Si à B de potasse correspond t d'acide sulfurique, à 1 de potasse correspond $\frac{t}{B}$ d'acide et à α de potasse correspondra $\frac{t\times\alpha}{B}$ d'acide. Or, 10 grammes d'alcaloïdes absorbent 1,512 d'acide; donc 1 gramme d'acide sulfurique se combinera à $\frac{10}{1,512}$ et $\frac{t\times\alpha}{B}$ d'acide se combineront à $\frac{10\times t\times\alpha}{1,512\times B}$ d'alcaloïdes. Cette formule donne la quantité d'alcaloïdes totaux contenue dans 2,5 d'écorce. On multiplie par 100 pour avoir la teneur d'un kilogramme.

Pour doser la Quinine, on peut soit procéder avec la solution précédente, soit recommencer l'opération à l'aide du même poids de mélange quino-calcaire qu'on épuise dans ce cas par de l'éther très pur, au lieu de chloroforme.

Si l'on opère sur la solution qui a déjà servi, on l'évapore en grande partie, on acidifie le liquide concentré et on filtre en lavant le filtre avec très peu d'eau. On précipite les alcaloïdes par un léger excès d'ammoniaque, on jette sur un filtre, on lave le précipité à l'eau ammoniacale et on laisse sécher à l'air libre ou sur l'acide sulfurique. On traite le précipité par l'éther pur qui dissout la quinine seule; on filtre, on évapore l'éther sur l'eau chaude et on dissout le résidu dans 1 c.c. de liqueur normale d'acide sulfurique. On titre l'excès d'acide et on applique la formule précédente qui donne la quantité de quinine par 2gr,5 d'écorce. Cette quantité $\times 0,743 \times 400$ donne la teneur d'un kilogramme d'écorce en *sulfate de Quinine basique*.

Usages. — En dehors des indications de la Quinine qu'on pourrait demander au Quinquina, celui-ci est surtout prescrit comme amer, tonique et stomachique; on l'emploie aussi dans la cachexie palustre comme adjuvant de la Quinine. On l'administre sous forme de décoction (30 p. 1000), de vin, de teinture, d'extrait et de sirop; ces deux derniers modes d'administration sont excellents. A l'extérieur, on employait autrefois la poudre de Quinquina dans le pansement des plaies atoniques ou fétides; on l'emploie encore comme dentifrice.

La Quinine est surtout employée comme fébrifuge; son action est tellement efficace dans les manifestations fébriles de la malaria qu'on peut la regarder comme spécifique de cette infection parasitaire. On la donne dans les accès intermittents ou rémittents, et quelquefois aussi comme préventif. Les sels de Quinine sont nombreux, mais les plus usités sont : le sulfate, le chlorhydrate, le bromhydrate et le chlorhydro-sulfate qu'on administre en pilules, en potions, en lavements ou en injections hypodermiques.

Autour du Quinquina, que l'on peut considérer comme le type des amers toniques et fébrifuges, nous grouperons un certain nombre de médicaments de moindre importance et dont les propriétés fébrifuges, tout au moins, sont d'une valeur contestable pour la plupart.

L'*Écorce de Cupréa vrai* fournie par le *Remijia pedunculata*, Rubiacée de l'Amérique du Sud que l'on rencontre surtout aux environs de Bucaramanga (État de Santander), renferme 29,8 p. 1000 d'alcaloïdes dont 14,8 de Quinine et en outre un alcaloïde découvert par MM. Paul et Cownley, la *Cupréine* $C^{19}H^{22}Az^{2}O$. Cette base est un alcaloïde phénol qui, chauffé à 100° en tube scellé avec un atome de sodium en solution dans l'alcool méthylique et une molécule de chlorure de méthyle, donne la *Méthylcupréine* $C^{19}H^{21}Az^{2}.OCH^{3}$, qui n'est autre chose que la Quinine. C'est ainsi que MM. Grimaux et Arnaud ont réalisé la synthèse partielle de la Quinine. En traitant la Cupréine par les homologues du chlorure de méthyle, on a pu préparer d'autres éthers de la Cupréine, de sorte qu'on a obtenu la série suivante :

$C^{19}H^{21}Az^{2}.OH$	Cupréine.
$C^{19}H^{21}Az^{2}.OCH^{3}$	Méthylcupréine (Quinine).
$C^{19}H^{21}Az^{2}.OC^{2}H^{5}$	Ethylcupréine (Quinéthyline).
$C^{19}H^{21}Az^{2}.OC^{3}H^{7}$	Propylcupréine (Quinopropyline).
$C^{19}H^{21}Az^{2}.OC^{5}H^{11}$	Amylcupréine (Quinamyline).

L'expérimentation physiologique et thérapeutique a montré que la Cupréine est moins toxique et moins fébrifuge que la Quinine, et que les autres corps sont d'autant plus toxiques et d'autant plus fébrifuges qu'ils renferment un radical alcoolique plus élevé.

L'*Écorce de Cupréa* fut d'abord mélangée à l'Écorce de Quinquina, mais elle fut employée comme succédané de celle-ci, quand on sut que la proportion d'alcaloïdes qu'elle renferme était supérieure à celle que renferment bien des Quinquinas vrais.

L'*Écorce de Bébéru* ou de *Nectandra* fournie par le *Nectandra Rodiœi*, grand arbre de la famille des Lauracées qui croît dans les Guyanes anglaise et française, contient deux alcaloïdes, la *Buxine* ou *Bébérine* $C^{18}H^{21}AzO^{3}$ et la *Nectandrine* $C^{20}H^{13}AzO^{4}$. On a surtout employé le sulfate de Bébérine comme succédané des sels de Quinine, mais sans grand succès. En revanche, l'Écorce est un excellent tonique amer.

La *Noix de Cédron*, constituée par les cotylédons isolés de la graine du *Simaba Cédron*, arbre de la famille des Simarubacées qui croît au Vénézuéla, au Brésil et dans la Colombie, contient un alcaloïde, la *Cédrine*. C'est un médicament tonique et fébrifuge, à propriétés antipériodiques parfaitement démontrées. On administre l'extrait fluide à la dose de 0gr,25 à 1 gramme ou l'amande râpée à la dose de 0gr,50.

L'*Écorce de Cail-Cedra* ou *Quinquina du Sénégal* provenant du *Swietenia* (*Kaya*) *senegalensis*, arbre de la famille des Méliacées, contient un alcaloïde, la *Cailcédrine*. Elle possède des propriétés toniques et fébrifuges; on administre la teinture à la dose de 4 grammes par jour.

L'*Écorce de Tulipier de Virginie* est fournie par le *Liriodendron tulipifera*, grand arbre de la famille des Magnoliacées originaire des États-Unis et qui est cultivé dans un grand nombre de nos jardins. Cette écorce, officinale aux États-Unis, renferme un alcaloïde, la *Tulipiférine*; elle est employée comme tonique et fébrifuge à la dose de 4 à 8 grammes en infusion ou sous forme d'extrait fluide.

L'*Écorce de Doundaké* fournie par le *Sarcocephalus esculentus*, plante de la famille des Rubiacées qui croît sur la côte occidentale d'Afrique, du Sénégal au Gabon, contient une résine et un alcaloïde, la *Doundakine* $C^{28}H^{19}AzO^{13}$. C'est un médicament astringent tonique et fébrifuge, capable de remplacer le Quinquina, et son alcaloïde, le sulfate de Quinine; il est fort utile dans les troubles gastriques et l'anémie consécutifs aux fièvres paludéennes. On emploie le vin (30 p. 1000), l'extrait, la poudre (2 à 4 grammes); on peut aussi faire usage de la Doundakine (0gr,20 à 0gr,25).

L'*Écorce de Dita* ou d'*Alstonia* produite par l'*Alstonia scholaris*, bel arbre de la famille des Apocynées, très commun dans l'Inde, à Java, en Australie et dans l'Afrique tropicale, contient deux alcaloïdes, la *Ditamine* et l'*Échitamine*. Elle possède des propriétés toniques et fébrifuges et a été préconisée pour être substituée au Quinquina. On administre la poudre (0gr,20 à 0gr,30), la teinture (4 à 8 grammes) et l'infusion (15 p. 300) à la dose de 30 à 60 grammes par jour.

RACINE D'IPÉCACUANHA

Origine. — La *Racine d'Ipécacuanha*, et par abréviation d'*Ipéca*, est fournie par le *Céphalis Ipecacuanha* (*Uragoga Ipecacuanha*, *Psychotria Ipecacuanha*, *Cephælis emetica*) et par le *Cephælis Granatensis* (*Uragoga Granatensis*), plantes ligneuses de la famille des Rubiacées, de 10 à 40 centimètres de hauteur, dont le rhizome noueux s'étend horizontalement dans le sol et donne naissance à des racines peu ramifiées. Le *Cephælis Ipecacuanha* (fig. 261) habite les parties humides et les forêts boisées du Brésil, notamment les provinces de Fernambouc, de Para, de Bahia, de Rio de Janeiro, et surtout de Matto-Grosso; la racine qu'il fournit est connue dans le commerce sous le nom d'*Ipéca de Rio* ou *du Brésil* et correspond à la drogue que l'on appelait autrefois *Ipéca annelé mineur*; c'est jusqu'à présent la seule sorte officinale. Le *Cephælis Granatensis*, qui n'est peut-être qu'une simple variété de l'espèce précédente, croît dans la Nouvelle-Grenade; sa racine porte le nom d'*Ipéca de Carthagène*: c'est l'*Ipéca annelé majeur* de jadis.

La récolte de la racine a lieu à l'époque de la floraison de la plante, de novembre à janvier. Pour arracher les racines, l'individu préposé à cette opération, nommé *Poayero*, saisit la touffe d'un buisson d'une main, et de l'autre enfonce au-dessous d'elle un bâton terminé par une pointe de fer; puis, par un mouvement de bascule, il soulève la motte de terre avec les racines intactes. On débarrasse celles-ci de la terre qui les entoure, puis on les coupe en morceaux que l'on met en ballots de 30 à 50 kilogrammes.

La vogue dont jouissait l'Ipéca au siècle dernier et le peu de soin mis à la récolte de la racine avaient fait diminuer considérablement la production et donné des inquiétudes pour l'avenir.

Aussi a-t-on introduit depuis un certain temps la culture du *Cephœlis Ipecacuanha* dans les Indes anglaises, à Ceylan, dans les

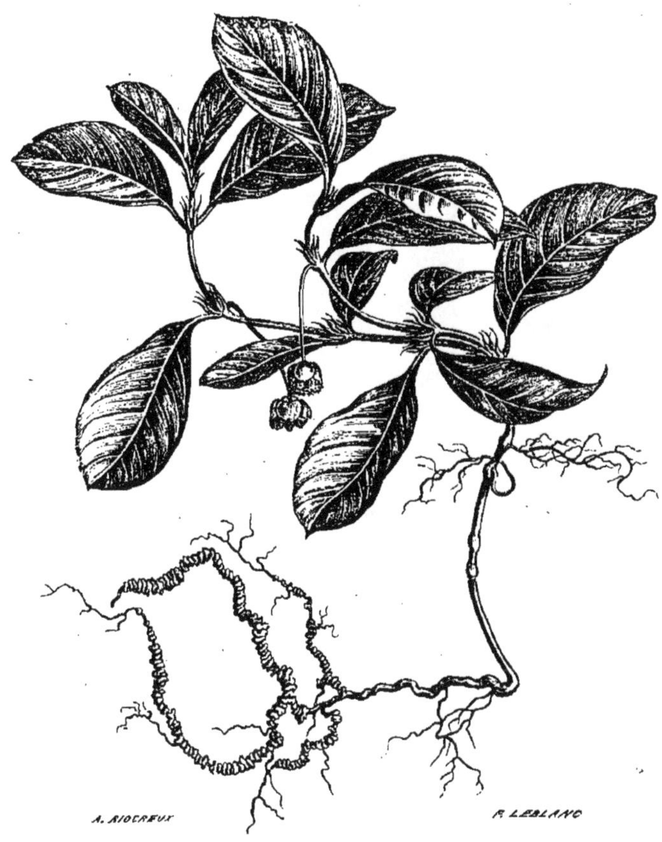

Fig. 261. — *Cephœlis Ipecacuanha.*

Neilgherries à une altitude de 1 000 mètres environ; elle y a pleinement réussi et les racines d'Ipéca cultivé approvisionnent aujourd'hui le marché anglais pour une grande partie.

Caractéres extérieurs. — L'*Ipéca du Brésil* (fig. 262) est composé de racines allongées, de la grosseur d'une plume d'Oie, de couleur gris noirâtre ou gris rougeâtre, irrégulièrement contournées, simples ou rameuses; elles sont pourvues d'anneaux saillants, complets, inégaux et rapprochés, que séparent des étranglements plus étroits. La partie corticale, de consistance amylacée, est très épaisse, compacte et peu adhérente au cylindre ligneux ; celui-ci est blanc jaunâtre, finement radié et dépourvu de moelle. Odeur forte, irritante et nauséeuse ; saveur âcre et amère.

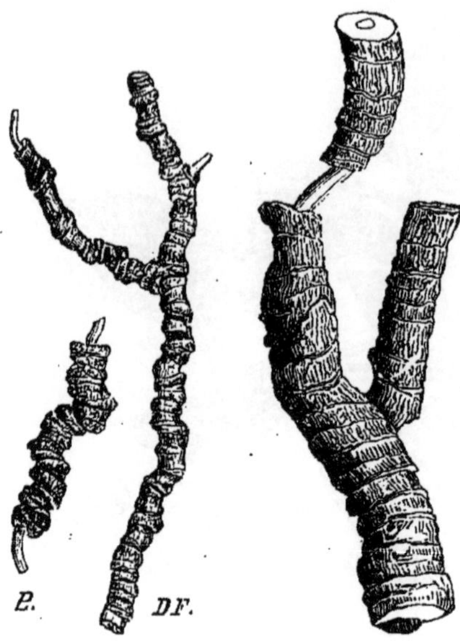

Fig. 262. — Racine d'Ipéca du Brésil.

Fig. 263. — Racine d'Ipéca de Carthagène.

L'*Ipéca de Carthagène* (fig. 263) se présente en fragments peu allongés, de 5 à 8 millimètres de diamètre, cylindriques et marqués d'anneaux peu saillants ou parfois presque nuls. La surface est d'un gris jaunâtre ou parfois légèrement rougeâtre. La partie corticale est très épaisse, dure, cornée, un peu translucide, d'un gris brunâtre ou noirâtre ; le cylindre ligneux est relativement très petit et de couleur jaune. En somme, cette sorte se différencie surtout de la précédente par sa grosseur plus considérable et la faiblesse de son annulation.

Caractères microscopiques. — Ces deux sortes de racines présentent la structure suivante (fig. 264) : un *suber* (*s*) peu développé, jaune brunâtre ; un parenchyme cortical (*p.c*) formé de cellules polygonales, gorgées d'amidon, avec çà et là quelques rares cellules à raphides ; un liber (*l*) très réduit, formé de petits faisceaux s'avançant en cônes dans le parenchyme cortical ; un cylindre ligneux (*b*), non divisé par des rayons médullaires, presque exclusivement formé d'éléments fibreux disposés en files radiales, au milieu desquels se trouvent des vaisseaux en petit nombre et de même calibre que celui des fibres, de sorte qu'on ne peut distinguer celles-ci de ceux-là. Entre le liber et le bois se trouve la zone génératrice (*c*) fort peu distincte sur les échantillons desséchés.

Composition chimique. — Les Racines d'Ipéca renferment des matières grasses, de l'amidon, du sucre, un tanin appelé *Acide ipécacuanhique* et des alcaloïdes : l'*Émétine*, la *Céphéline*, et une troisième base encore innomée. Ces trois corps ont été isolés par

MM. Paul et Cownley qui ont établi que le produit découvert en 1817 par Pelletier et Magendie, et appelé par eux Émétine, n'était pas un corps défini, mais un mélange en proportions variables de ces trois alcaloïdes qu'ils ont obtenus à l'état de pureté.

L'*Émétine* $C^{15}H^{22}AzO^2$ est une base amorphe presque incolore, aisément soluble dans l'alcool, l'éther, le chloroforme, le benzène, très peu soluble dans l'éther de pétrole ; elle est *insoluble dans la soude caustique*. Elle forme avec les acides des sels qui sont cristallisables, bien que très solubles. Elle fond à 68°.

La *Céphéline* $C^{14}H^{20}AzO^2$ est très soluble dans l'alcool et le chloroforme, moins soluble dans l'éther que l'Émétine : beaucoup plus soluble que celle-ci dans l'éther de pétrole; elle est *soluble dans la soude caustique* ; ces sels sont incristallisables. Elle fond à 102°.

L'*Alcaloïde innomé*

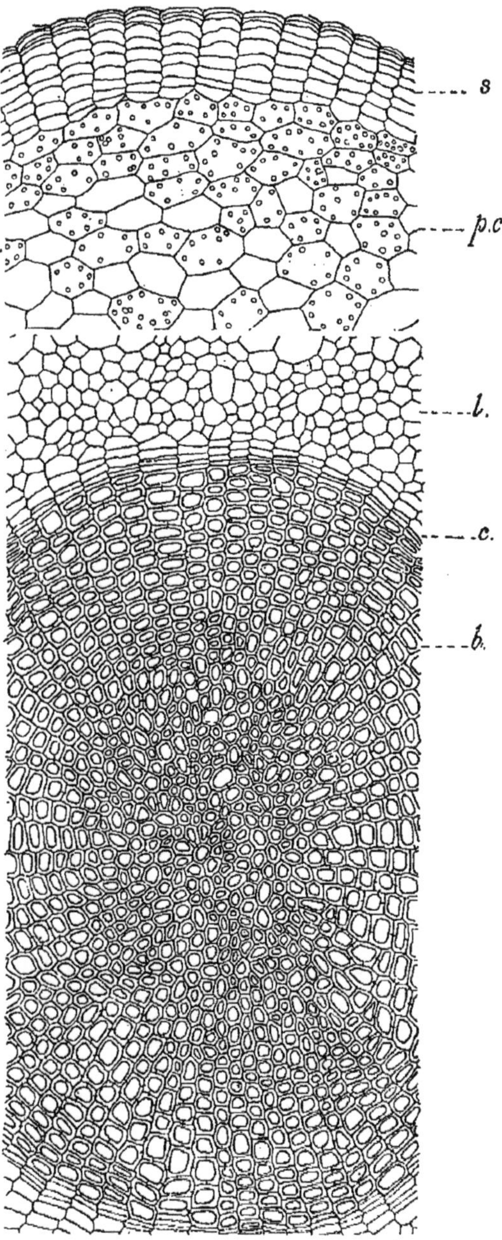

Fig. 264. — Coupe transversale de la Racine d'Ipéca du Brésil.

est soluble dans le chloroforme, l'alcool et la soude caustique; il est très peu soluble dans l'éther. Il fond à 138°.

La teneur en alcaloïdes est en moyenne de 2 p. 100 dans les bonnes qualités d'Ipécas, et ils se répartissent de la façon suivante dans les deux sortes commerciales.

	Ipéca du Brésil.	Ipéca de Carthagène.
Émétine	1.45	0.89
Céphéline	0.54	1.25
3e base	0.04	0.06
	2.03	2.20

Falsifications et essai. — La Racine d'Ipéca officinale peut être falsifiée soit avec les autres sortes d'Ipécas que l'on trouve quelquefois dans le commerce, soit avec d'autres racines ou même avec des rhizomes dont l'aspect extérieur se rapproche plus ou moins de celui de la drogue officinale. Ces falsifications sont devenues assez fréquentes depuis qu'il arrive sur les marchés européens des Racines d'Ipéca cultivé dont l'aspect extérieur est assez variable et s'éloigne plus ou moins de l'aspec typique. Mais comme la culture, pour tant qu'elle fasse varier la morphologie externe, ne fait pas varier la structure anatomique, l'examen microscopique permettra toujours de reconnaître la falsification. Il importe d'indiquer les caractères anatomiques qui permettront tout au moins de reconnaître les sortes d'Ipécas non officinales.

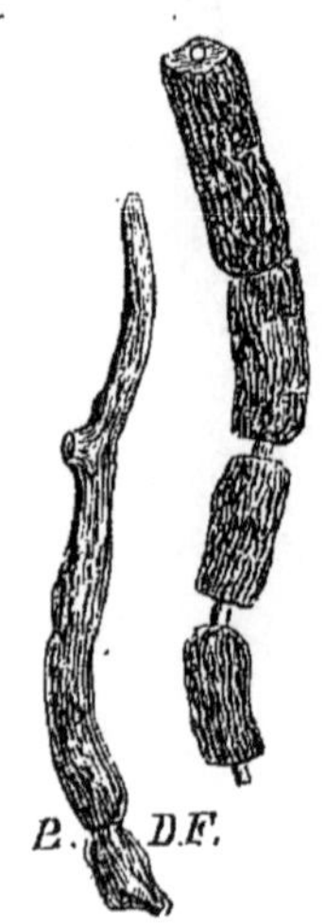

Fig. 265. — Racine d'Ipéca strié violet.

La *Racine d'Ipéca strié violet* (fig. 265) fournie par le *Psychotria emetica*, Rubiacée de la Colombie, est caractérisée par des stries longitudinales, par la couleur violette de sa surface et par l'étroite adhérence du cylindre ligneux à l'écorce. La structure histologique est celle de l'Ipéca du Brésil, avec cette différence que les cellules du parenchyme cortical ne renferment pas d'amidon, tandis qu'un très grand nombre renferment des raphides.

La *Racine d'Ipéca strié noir* ou *Ipecacuanha des mines d'or*, dont l'origine botanique n'est pas connue, présente des stries longitudinales et sa surface a une couleur noirâtre. L'examen microscopique montre, sous un liber peu épais (*a*, fig. 266), un parenchyme cortical amylifère (*b*) avec quelques cellules à raphides, un liber (*c*) et un cylindre ligneux (*d*) avec de nombreux vaisseaux à large ouverture, irrégulièrement répartis au milieu des fibres ligneuses. Des rayons médullaires étroits, à une seule rangée de cellules, fort mal délimités, divisent la masse ligneuse en un certain nombre de faisceaux.

La *Racine d'Ipéca ondulé* (fig. 267) fournie par le *Richardsonia scabra* (*R. brasiliensis*), autre Rubiacée du Brésil, est de la grosseur de l'Ipéca du Brésil, de couleur blanchâtre et irrégulièrement ondulée, c'est-à-dire se courbant çà et là pour former des anses plus ou moins convexes, anses qui sont tantôt très larges et très espacées, tantôt rapprochées de façon à simuler des anneaux incomplets. La structure histologique ressemble beaucoup à celle de l'Ipéca strié noir, mais les rayons médullaires (rm, fig. 268) qui traversent la masse ligneuse sont très larges, et formés de deux ou trois rangées de cellules. Il faut encore noter ce fait, c'est que si la coupe est faite dans une région de la racine située près du collet, les raphides sont remplacées par des cristaux en macles.

Pour ce qui est des racines ou rhizomes d'autres plantes que l'on peut mélanger à l'Ipéca du Brésil, leur structure est tellement différente de la structure de celui-ci, que le simple examen microscopique permettra de reconnaître la falsification.

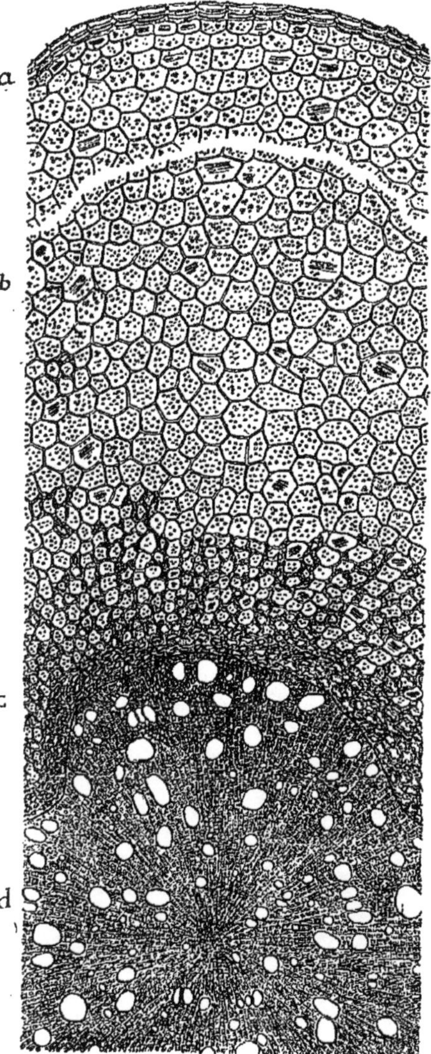

Fig. 266. — Coupe transversale de la racine d'Ipéca strié noir.

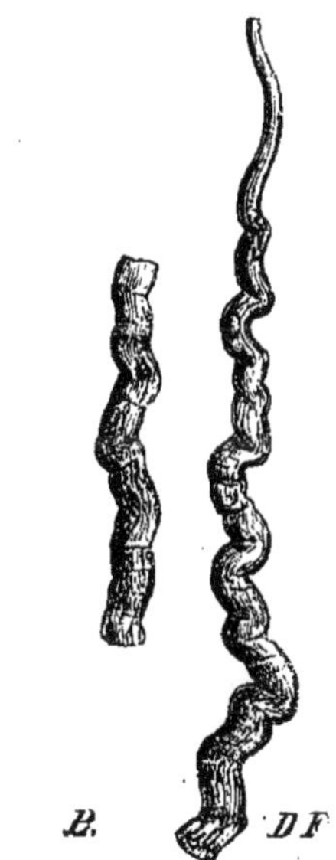

Fig. 267. — Racine d'Ipéca ondulé.

Quant à la poudre d'Ipéca, elle est falsifiée de bien des manières et

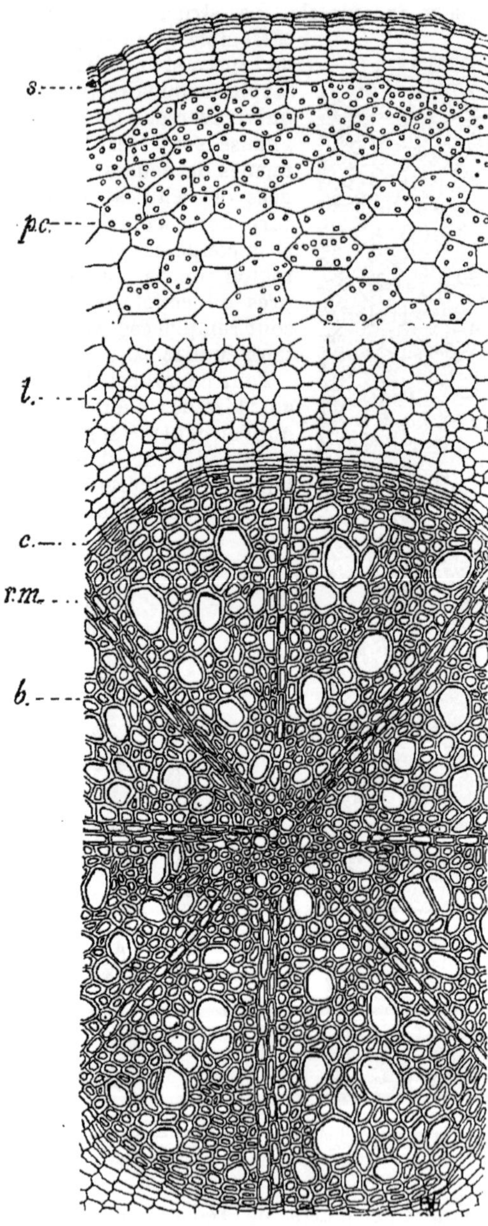

Fig. 268. — Coupe transversale de la Racine d'Ipéca ondulé.

l'examen au microscope ne permet pas toujours de déceler la falsification, surtout lorsque celle-ci est opérée avec des poudres d'autres sortes d'Ipécas. La poudre d'Ipéca du Brésil (fig. 269) montre un grand nombre de grains d'amidon assez petits, rarement libres, plus souvent agrégés par deux ou par trois ; on y trouve aussi quelques raphides. La poudre d'Ipéca strié violet (fig. 270) ne contient pas de fécule, mais beaucoup de raphides ; son mélange à la poudre d'Ipéca du Brésil diminuera la proportion d'amidon et augmentera la quantité de raphides. Quant à la poudre d'Ipéca ondulé, elle se distingue par son amidon très volumineux.

Une des falsifications les plus fréquentes est certainement l'introduction de farines de céréales, de Pomme de terre et quelquefois de Légumineuses. Il est excessivement facile de distinguer ces falsifications au microscope.

Au surplus, le dosage des alcaloïdes permettra de lever tous les doutes toutes les fois que l'examen microscopique sera jugé insuffisant. Les procédés usuels de titrage de l'Ipéca ont perdu de leur rigueur en raison des découvertes nouvelles relatives à la composition chimique de cette racine ; ceux dans lesquels notamment on emploie la soude pour précipiter les alcaloïdes, perdent la Céphéline.

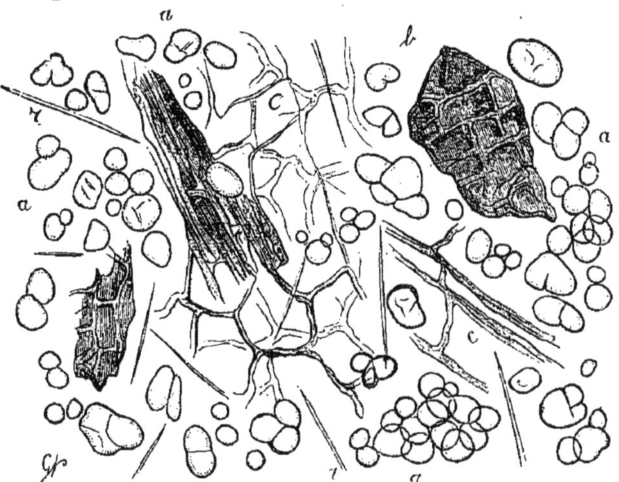

Fig. 269. — Poudre d'Ipéca du Brésil.

Le titrage peut être effectué par le *procédé de MM. Paul et Cownley*,

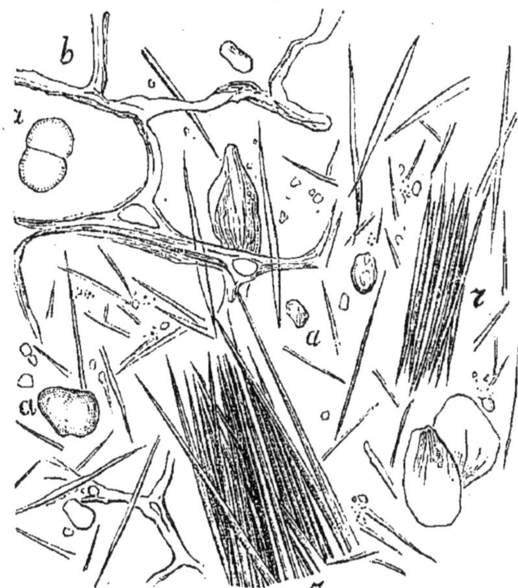

Fig. 270. — Poudre d'Ipéca strié violet.

en négligeant le troisième alcaloïde dont l'importance est moindre. Dix grammes de poudre d'Ipéca sont épuisés par l'alcool amylique dans un percolateur à reflux. La colature est agitée avec de l'acide sulfurique dilué jusqu'à épuisement complet, et le soluté acide d'alcaloïdes est saturé avec de l'ammoniaque; on agite ensuite avec de l'éther pour dissoudre les bases, on évapore l'éther et on pèse le résidu constitué par les bases mixtes. On peut ensuite séparer les deux alcaloïdes; mais pour un examen rapide, on peut s'arrêter au titrage volumétrique global des bases mixtes, en admettant que dans l'Ipéca du Brésil, la Céphéline et l'Émétine sont dans le rapport de 1 à 3, tandis que dans l'Ipéca de Carthagène, l'Émétine et la Céphaline sont inversement dans le rapport de 1 à 1,5.

On peut encore employer le *procédé de Grandval et Lajoux* en remplaçant, pour précipiter les alcaloïdes, la soude par l'ammoniaque. On introduit dans un tube à essai 8 c.c. d'éther à 66°, 3 c.c. d'alcool à 95° et 2 c.c. d'ammoniaque; on agite fortement et on verse tout le contenu du tube et d'un seul coup dans une capsule de porcelaine contenant 10 grammes d'Ipéca pulvérisé. On triture le mélange pour obtenir une masse homogène qu'on tasse dans un appareil à déplacement ou dans un percolateur à reflux et qu'on épuise complètement par l'éther. L'épuisement terminé, on introduit l'éther dans une boule à décantation et on l'agite avec 2 c.c. d'acide sulfurique au 1/10e et 3 c.c. d'eau. Après repos, on fait écouler la liqueur acide qui s'est emparée des alcaloïdes; on lave l'éther avec 4 c.c. d'eau qu'on fait écouler après séparation et on renouvelle les lavages avec 4 c.c. d'eau jusqu'à ce qu'une goutte ne donne plus de précipité avec le réactif de Valser. Les liquides acides sont réunis dans une boule à décantation, additionnés d'ammoniaque et épuisés à plusieurs reprises par l'éther. Celui-ci évaporé dans une capsule tarée abandonne les alcaloïdes purs à peine teintés de jaune. Si l'on veut séparer les deux alcaloïdes, on dissout le résidu constitué par les bases mixtes dans de l'acide sulfurique au 1/10e, et on précipite en ajoutant un excès de soude. Le précipité ainsi obtenu est composé presque entièrement d'Émétine insoluble dans la soude caustique, tandis que la Céphéline y est soluble; pour le débarrasser complètement de cette dernière base, on le dissout dans l'acide sulfurique dilué et on agite avec de la soude caustique en présence de l'éther et l'on répète plusieurs fois cette opération. On prépare enfin le chlorhydrate d'Émétine qu'on fait recristalliser deux ou trois fois et, finalement, on précipite la base pure par l'ammoniaque. Quant à la Céphéline, on l'obtient en acidulant la solution sodique, en agitant la liqueur acide avec de l'éther et de l'ammoniaque et en évaporant l'éther.

Usages. — L'Ipéca constitue un excellent vomitif auquel on doit avoir recours pour les enfants et les vieillards de préférence à l'émétique, car il ne déprime pas. On l'administre en poudre à la dose de 0gr,50 à 2 grammes, en deux ou trois doses, à dix minutes d'intervalle; pour les enfants, on mélange la poudre avec le sirop d'Ipéca.

L'Ipéca est aussi employé comme nauséeux et expectorant incisif, dans le catarrhe bronchique, l'asthme, la coqueluche, l'hémoptysie, les vomissements incoercibles de la grossesse. On le prescrit alors sous forme de sirop, de pastilles, d'infusé ou de poudre à doses fractionnées (0gr,10 toutes les dix minutes ou tous les quarts d'heure).

Ce médicament est encore considéré comme un remède héroïque dans la dysenterie aiguë et chronique. On l'administrait autrefois *à la brésilienne* ; mais comme dans ces cas-là il agit surtout par l'acide ipécacuanhique qu'il renferme, on emploie aujourd'hui la poudre d'Ipéca *désémétinisée*, c'est-à-dire privée de ses alcaloïdes; l'action vomitive est ainsi complètement supprimée et on peut alors employer de hautes doses (8 à 10 grammes dans 125 grammes d'eau) sans aucun inconvénient. L'Ipéca rentre dans la préparation de la *poudre de Dower*, du *sirop de Désessartz*, des *pilules de Segond*, etc.

Un grand nombre de médicaments ont été préconisés comme succédanés de l'Ipéca, les uns en tant que vomitifs, les autres en tant qu'expectorants. Nous en signalerons seulement quelques-uns.

La *Racine du Tylophora asthmatica*, plante vivace et sarmenteuse de la famille des Asclépiadées, originaire de l'Inde, mais naturalisée à la Réunion où on l'appelle *Ipéca sauvage*, *Ipéca du pays*, est employée comme émétique et expectorant à peu près aux mêmes doses que l'Ipéca: 1gr,50 à 2 grammes comme vomitif et 0gr,15 à 0gr,30 comme expectorant.

La *Racine du Phytolacca decandra*, plante de la famille des Phytolaccacées qui croît aux Antilles, à la Guyane, à la Réunion, possède les mêmes propriétés. Elle est vomitive, purgative et narcotique; les vomissements sont sans douleurs, ni spasmes. On donne la poudre de racine à la dose de 0gr,60 à 2 grammes comme émétique et de 0gr,05 à 0gr,30 comme altérant. On peut aussi administrer l'extrait fluide, 10 à 30 gouttes toutes les trois ou quatre heures.

Le *Thé des Apalaches*, constitué par les feuilles de l'*Ilex vomitoria*, Ilicinée arborescente de la Caroline, de la Floride et de la Virginie, constitue le vomitif habituel des Indiens de l'Amérique du Nord.

La *Racine du Naregamia alata*, plante de la famille des Méliacées, originaire de l'Inde où elle porte le nom d'*Ipécacuanha de Goa*, contient un alcaloïde, la *Narégamine*. A la dose de 1gr,20, c'est un émétique; à petites doses, c'est un expectorant utile dans les affections catarrhales et la bronchite des enfants.

La *Racine de l'Asaret d'Europe* (*Asarum europæum*), plante vivace de la famille des Aristolochiacées qui croit dans les lieux ombragés et les bois montagneux de la Sibérie et d'une grande partie de l'Europe, a joui autrefois d'une grande réputation comme vomitif et n'a été détrônée que par l'Ipécacuanha.

ERGOT DE SEIGLE

Origine. — L'*Ergot de Seigle* ou *Seigle ergoté* est le sclérote du *Claviceps purpurea*, Champignon de la famille des Pyrénomycètes, qui se développe sur les Graminées (fig. 271) et sur les Cypéracées. On peut donc récolter ce sclérote sur un grand nombre de plantes appartenant à ces deux familles, mais le plus usité est celui qui se développe sur le Seigle. On a cependant employé quelquefois, en dehors de l'Ergot de Seigle, l'*Ergot de Blé* en France, l'*Ergot de Diss* (*Ampelodesmos tenax*) en Algérie, et l'*Ergot de Riz* dans l'Inde.

Caractères extérieurs. — L'Ergot de Seigle (fig. 272) est constitué

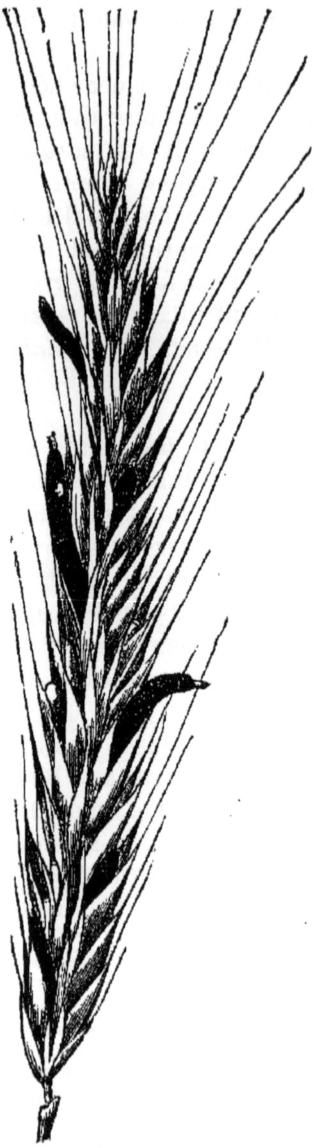

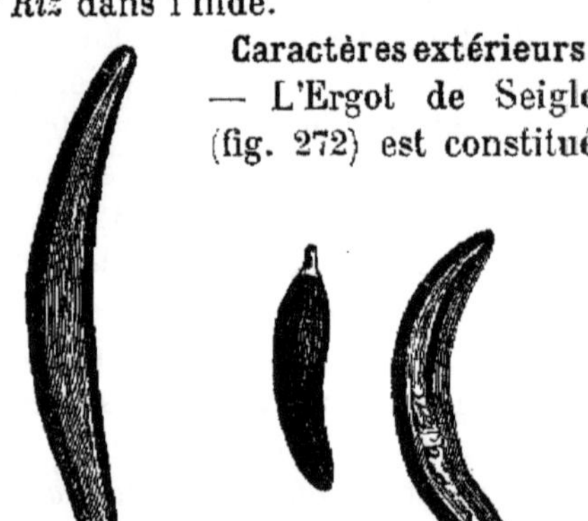

Fig. 271. — Épi de Seigle portant des Ergots.

Fig. 272. — Ergot de Seigle.

par un corps cylindrique noir violacé, lisse, oblong, obscurément triangulaire, arqué, de 1 à 4 centimètres de long et atténué en pointe aux deux extrémités; il a assez bien l'aspect d'un *ergot* de Coq, d'où le nom qui lui a été donné. Sa surface est marquée, en général, d'une fente longitudinale et parfois de petites crevasses transversales. Sa consistance est cornée; quand on le ploie, il cède d'abord, puis casse net; il montre alors un contenu compact, homogène, blanc au centre, prenant une teinte vineuse sur les bords. Odeur et saveur très désagréables.

L'*Ergot de Blé* (fig. 273) est plus gros, plus dur et plus profondément sillonné, mais moins allongé que celui de Seigle.

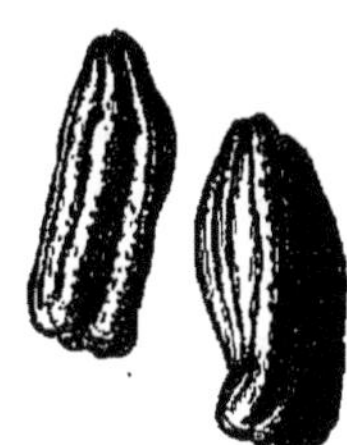

Fig. 273. — Ergot de Blé.

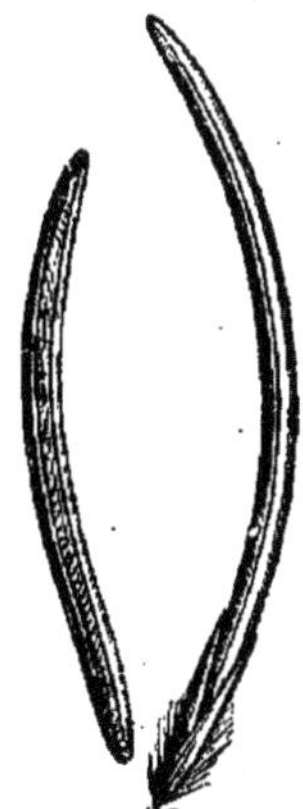

Fig. 274. — Ergot de Diss.

L'*Ergot de Diss* (fig. 274), très abondant en Algérie dans les années pluvieuses, est beaucoup plus long que celui de Seigle; il mesure de 3 à 9 centimètres de long. Les petits échantillons sont légèrement courbés, mais quand ils sont très longs, ils décrivent une courbe spirale. L'une de ses extrémités est appointie, l'autre est mousse.

L'Ergot de Seigle, s'altérant très facilement sous l'influence de l'humidité, doit être conservé dans des récipients très secs ; on reconnait son altération à l'odeur de poisson pourri qu'il exhale. On a proposé plusieurs moyens pour conserver ce produit, notamment l'enlèvement de la matière grasse par un dissolvant approprié, mais celui-ci entraîne toujours une certaine quantité du principe actif. Le meilleur moyen consisterait à l'enduire de teinture de Tolu, de façon à l'enrober dans une mince couche de baume qui constitue un enduit protecteur.

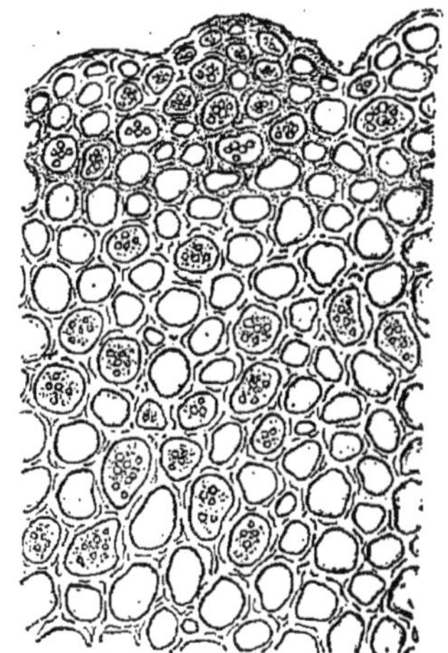

Fig. 275. — Coupe transversale de l'Ergot de Seigle.

Caractères microscopiques. — Une coupe transversale de l'Ergot de Seigle (fig. 275) montre que toute la masse de ce sclérote est formée de petites cellules, serrées les unes contre les autres, sans méats, et remplies de granulations protéiques et de gouttelettes d'huile; on n'y observe jamais d'amidon. Les cellules de la zone périphérique ont leur membrane colorée en brun violacé, mais présentent les mêmes caractères histologiques que les autres.

Composition chimique. — L'Ergot de Seigle renferme : 1° une notable proportion de sels surtout constitués par des phosphates terreux; 2° du glucose et du *Tréhalose* (*Mycose* de certains auteurs); 3° 30 p. 100 d'une huile épaisse, brune, d'une densité de 0,925, donnant par saponification de la glycérine, de la cholestérine, de l'acide palmitique, de l'acide oléique et un autre acide qui serait un oxyacide; 4° un corps analogue à la cholestérine, l'*Ergostérine*, nettement défini par Tanret; 5° des acides dont le plus important est l'*Acide sclérotique*; 6° des matières colorantes; 7° un alcaloïde, auquel M. Tanret a donné le nom d'*Ergotinine* (*Picrosclérotine* de Dragendorff et Podwyssotzki; *Cornutine* de Kobert) et dont la proportion dans l'Ergot de Seigle du commerce varie de 0,130 à 0,245 p. 100. L'Ergotinine $C^{35}H^{40}Az^{4}O^{6}$ forme de petites aiguilles prismatiques et se colore à la lumière, notamment en solution alcoolique. Elle est insoluble dans l'eau, soluble dans 200 p. d'alcool à 95° à la température de 20°. Ses solutions alcooliques possèdent une forte fluorescence violette; elle est dextrogyre. C'est une base faible sans réaction alcaline; les sels ont une réaction acide.

Essai et dosage de l'alcaloïde. — On pèse 25 grammes de poudre d'Ergot desséchée et on l'épuise dans un percolateur avec de l'éther de pétrole pour la débarrasser des matières grasses. L'opération terminée, on fait sécher la poudre et on l'introduit dans un flacon taré de 250 c.c., on ajoute 100 grammes d'éther, puis, au bout de dix minutes, un lait de magnésie préparé en agitant 1 gramme de magnésie calcinée avec 20 c.c. d'eau. On secoue le mélange fortement et on l'agite à plusieurs reprises pendant une demi-heure. On décante alors 80 grammes de solution éthérée qu'on introduit dans une boule à décantation. On agite cette solution à quatre reprises avec de l'acide chlorhydrique étendu à 0,5 p. 100, en employant successivement 25, 15, 10 et 10 c.c. d'acide. Après la quatrième opération, on s'assure que le liquide acide ne se trouble plus par le réactif de Mayer; s'il en était autrement, on agiterait avec de nouvelles quantités d'acide. On rassemble les solutions acides, après filtration si elles sont troubles, on les mélange avec un égal volume d'éther, on ajoute de l'ammoniaque en excès et on secoue fortement; on répète l'opération une seconde, puis une troisième fois, avec des quantités un peu plus faibles d'éther, on filtre les liqueurs éthérées et on distille au bain-marie dans un ballon exactement taré. On rassemble le résidu dans le ballon avec un peu d'éther, on laisse évaporer celui-ci, on dessèche jusqu'à poids constant et on pèse.

Usages. — L'Ergot de Seigle est un médicament névro-musculaire agissant sur les fibres lisses dont il détermine la contraction. On l'a employé : 1° pour déterminer les contractions de l'utérus gravide, quand le travail se ralentissait; 2° pour rappeler la contractilité des fibres lisses de la vessie et du sphincter anal dans la paralysie ou l'inertie de ces organes; 3° pour arrêter les hémorragies en diminuant le calibre des vaisseaux; c'est surtout dans les hémorragies utérines (métrorragies) qu'il trouve sa principale application. On a préconisé l'usage du Seigle ergoté associé à la Caféine dans l'embryocardie.

On administre l'Ergot de Seigle sous deux formes :

1° En poudre, que l'on ne doit préparer qu'au moment du besoin, en raison de son altération rapide. Dose : 2 à 4 grammes en potion ou en cachets;

2° Sous forme d'extraits auxquels on a donné très improprement le nom d'*Ergotines*; les plus employées pour la voie stomacale sont l'*Ergotine Bonjean* et l'*Ergotine du Codex* que l'on administre, en potion, à la dose de 0gr,50 à 4 grammes. Pour les injections hypodermiques, dont on fait usage quand on veut éviter l'action de l'Ergot sur l'estomac et surtout quand on veut avoir un effet plus rapide, on donne la préférence à l'*Ergotine Yvon* qui se conserve bien grâce à l'acide salicylique qu'elle renferme et qui représente son poids de la substance.

On pourrait encore faire usage de l'Ergotinine de Tanret (1/4 de milligramme à 1 milligramme) en sirop ou en injections hypodermiques.

Le *Charbon du Maïs* (*Ustilago maidis*), Champignon de la famille des Ustilaginées assez fréquent sur les épis et les tiges du Maïs où il forme des sortes de tumeurs noirâtres, possède une action analogue à celle de l'Ergot de Seigle. Il est inscrit dans la pharmacopée des États-Unis. On l'administre à la dose de 1 à 4 grammes.

RHIZOME D'HYDRASTIS

Origine. — Le *Rhizome d'Hydrastis* est fourni par l'*Hydrastis canadensis* (fig. 270), plante de la famille des Renonculacées qui croît dans les terrains du Canada, de la Caroline, de la Géorgie, etc.

Caractères extérieurs. — Ce Rhizome se présente en fragments très irréguliers, de la grosseur d'une plume d'Oie jusqu'à celle du petit doigt, noueux, tordus ou repliés sur eux-mêmes. La surface externe est rugueuse, de couleur gris foncé, ridée dans tous les sens, couverte de cicatrices arrondies présentant une dépression centrale. Sa section transversale montre une écorce brun jaunâtre et des faisceaux libéro-ligneux séparés par de larges rayons médullaires, disposés en cercle autour d'une moelle volumineuse de couleur jaune clair. Odeur fortement aromatique et nauséeuse; saveur très amère; lorsqu'on le mâche, ce rhizome colore la salive en jaune.

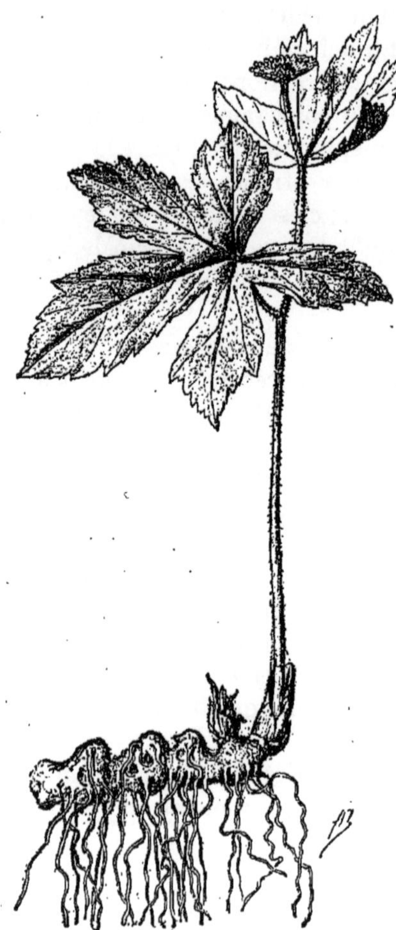

Fig. 276. — *Hydrastis canadensis.*

Composition chimique. — Cette drogue renferme plusieurs alcaloïdes (*Berbérine*, *Hydrastine*, *Canadine*), une résine, un acide particulier, de l'amidon, et une petite quantité d'essence.

L'*Hydrastine* $C^{21}H^{21}AzO^{6}$ se présente en cristaux prismatiques obliques, blancs, brillants, insolubles dans l'eau, peu solubles dans l'éther et dans l'alcool froid, solubles dans le chloroforme et dans l'alcool bouillant. Oxydée par le bioxyde de manganèse et l'acide sulfurique, il y a formation d'*Acide opianique* et d'*Hydrastinine*.

$$\underset{\text{Hydrastine.}}{C^{21}H^{21}AzO^{6}} + O = \underset{\text{Acide opianique.}}{C^{10}H^{10}O^{5}} + \underset{\text{Hydrastinine.}}{C^{11}H^{11}AzO^{2}}$$

Dans les mêmes conditions, la Narcotine donne de l'Acide opianique et de la Cotarnine; or la Narcotine renfermant trois groupes méthoxyle, tandis que l'Hydrastine n'en renferme que deux, on doit en conclure que la Narcotine est de la Méthoxyhydrastine.

La *Canadine* $C^{20}H^{21}AzO^4$ se présente sous la forme de cristaux en aiguilles, blancs, fusibles à 132°,5. Elle est insoluble dans l'eau, assez soluble dans l'alcool, surtout à chaud. Elle possède quelques propriétés rappelant celles de la Morphine; ainsi elle réduit lentement l'acide iodique en mettant l'iode en liberté.

Usages. — Le Rhizome d'Hydrastis agit très heureusement dans certaines dyspepsies et a aussi été employé comme antipériodique à l'égal du Quinquina. On l'utilise surtout actuellement dans le traitement des hémorragies utérines: métrorragies, ménorragies, hémorragies de la ménopause. Il donne les meilleurs résultats lorsque les règles sont trop abondantes ou trop prolongées, en l'absence de lésion de l'utérus. On en a aussi obtenu de bons effets dans les hémoptysies d'origine tuberculeuse. Le meilleur mode d'administration est l'extrait fluide dont on peut donner 60 à 80 gouttes par jour. On a aussi préconisé l'Hydrastine (0gr,10 à 0gr,30 par jour) et le chlorhydrate d'Hydrastinine (0gr,05 à 0gr,10 en injections sous-cutanées).

ÉCORCE ET FEUILLES D'HAMAMELIS

Origine. — L'*Écorce* et les *Feuilles d'Hamamelis* sont fournies par l'*Hamamelis virginica* (fig. 277), arbuste de la famille des Saxifragacées qui croît dans les forêts humides de presque tous les États-Unis, principalement dans la Pensylvanie et la Virginie, où il est connu sous le nom de *Noisetier de Sorcière* (*Witch Hazel*).

Caractères extérieurs. — L'*Écorce* se présente en fragments de longueur variable, ayant une couleur générale, fauve rougeâtre ou cannelle rougeâtre. Le suber est tantôt présent, tantôt absent. La cassure est fibreuse; on trouve presque constamment une mince couche de bois, de couleur blanchâtre, adhérant à la face interne. Odeur faible rappelant celle du tan ou du Quinquina; saveur douceâtre et un peu astringente.

Les *Feuilles* ressemblent assez bien à des feuilles de Noisetier; elles sont alternes, très courtement pétiolées, minces, très fragiles sur le sec. Leur base est asymétrique; leur forme est ovale, arrondie, et les bords sont grossièrement dentés. Elles sont de couleur vert mat, mais très souvent rougeâtres et même rouges; la nervation est pennée. Très souvent elles portent à leur surface des galles en forme de cornicule.

Caractères microscopiques. — Dans la feuille, les deux épidermes sont dépourvus de poils; ceux-ci sont localisés sur le pétiole et sur la nervure médiane, où ils sont disposés en bou-

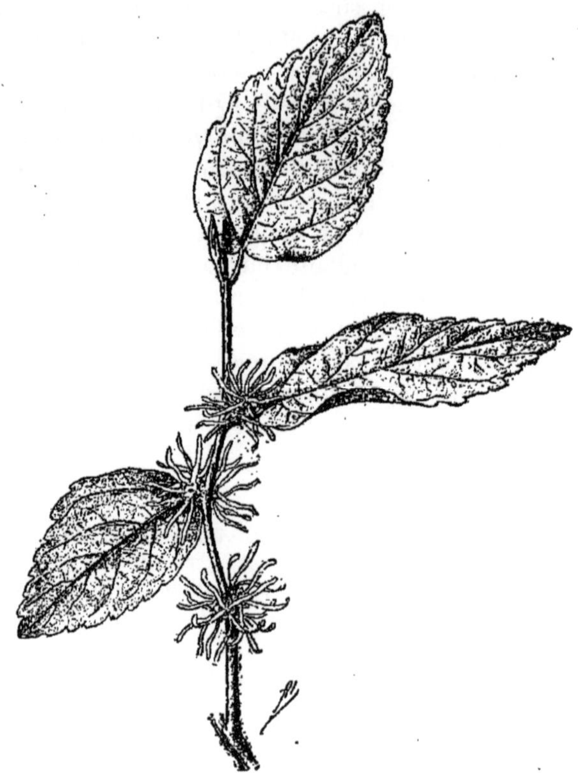

Fig. 277. — *Hamamelis virginica.*

quets; ils sont unicellulaires. Le parenchyme est asymétrique et comprend une seule assise de cellules en palissade; il renferme des macles et des prismes rhombiques d'oxalate de chaux, ainsi que des cellules scléreuses plus ou moins ramifiées, allant d'un épiderme à l'autre, et rappelant singulièrement par leurs caractères celles que l'on rencontre dans les Ternstrémiacées et plus particulièrement dans le Thé.

L'écorce comprend, au-dessous du liège, un parenchyme cortical renfermant une grande quantité de prismes rhomboédriques d'oxalate de chaux et des cellules scléreuses groupées en amas plus ou moins volumineux et formant même un anneau continu dans la partie moyenne du parenchyme cortical. Le liber contient de nombreuses fibres réunies en groupes assez volumineux.

Composition chimique. — Les Feuilles et l'Écorce d'Hamamelis contiennent une huile essentielle, une résine et de l'*Hamaméline*, qui serait un produit résineux mélangé à un alcaloïde.

Usages. — Ce médicament possède une action décongestive, sédative, régularisant la circulation en agissant sur le système vaso-moteur, dilatateur et constricteur ; ce qui explique son action dans les hémorragies et dans les dilatations variqueuses profondes ou superficielles. Il a un effet utile dans le traitement des hémorroïdes dont il diminue le volume en même temps qu'il fait disparaître la sensation de pesanteur douloureuse qui les accompagne. Ses effets sont moins certains en ce qui concerne le traitement des varices et, comme hémostatique, son action a paru démontrée dans quelques cas.

On emploie l'extrait fluide (4 à 8 gouttes, 3 fois par jour), la teinture de feuilles (5 à 20 gouttes par jour), la décoction (80 grammes pour 500 grammes, un verre par jour).

Signalons encore, comme constricteurs vasculaires, les produits suivants :

L'*Écorce de Viburnum prunifolium* fournie par les racines du *Viburnum prunifolium*, arbuste de la famille des Caprifoliacées qui croît aux États-Unis, est usitée contre la dysménorrhée, les maladies nerveuses de la grossesse et surtout pour prévenir l'avortement. A ce dernier point de vue, elle est préférable à l'Opium, parce qu'elle localise davantage son action sur le système utérin et de plus n'est toxique qu'à des doses très élevées. Elle contient de la *Viburnine*, de l'*Acide valérianique* et du tanin.

On emploie l'extrait fluide (2 à 6 grammes par jour) ou l'extrait mou (0gr,10 à 0gr,20).

L'*Écorce de Cotonnier* provenant de la racine des *Gossypium herbaceum* et *arboreum*, plantes de la famille des Malvacées, possède une action analogue au Seigle ergoté ; elle en diffère toutefois en ce que ses effets sont moins rapides et en ce qu'elle pourrait être employée sans inconvénient pendant le travail. Elle est surtout utile dans les hémorragies profuses et dans celles qui sont liées à l'existence de fibromes utérins. Aux États-Unis, l'Écorce de racine de Cotonnier est surtout usitée comme abortive. On peut administrer ce médicament sous forme d'infusion ou d'extrait fluide (1 à 2 cuillerées à thé, renouvelées deux à quatre fois).

L'*Erodium cicutarium*, plante herbacée de la famille des Géraniacées, a été préconisé par le Dr Komorovitch, comme un hémostatique très efficace pour combattre les métrorragies et les ménorragies, surtout celles qui sont dues à l'endométrite. Ce médicament, dont l'action est d'ailleurs très rapide, a réussi là où l'Ergot de Seigle et l'Hydrastis avaient échoué. On administre l'infusion (15 grammes pour 180 grammes d'eau) par cuillerées à bouche toutes les deux heures ; on pourrait aussi faire usage de l'extrait fluide.

FEUILLES DE COCA

Origine. — Les *Feuilles de Coca* sont produites par l'*Erythroxylon Coca*, arbrisseau de la famille des Linacées qui croît au Pérou, dans la Bolivie, au Mexique, et que l'on cultive dans toutes ces contrées, principalement dans la province bolivienne de La Paz. La culture de cette plante a été introduite dans les Indes hollandaises.

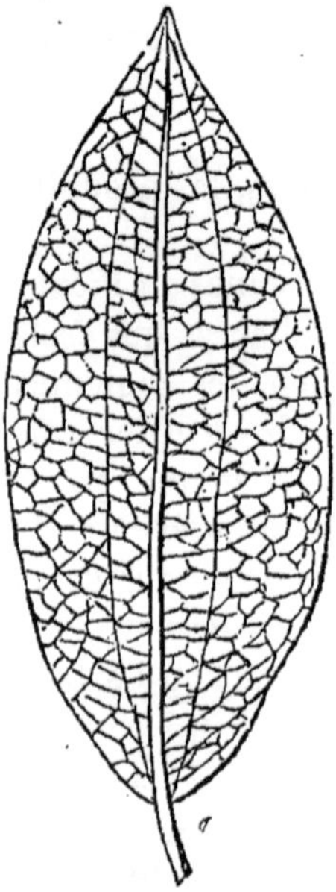

La récolte des feuilles a lieu trois fois par an, en mars, juillet et octobre, du moment que la plante a atteint l'âge de deux ans et que les feuilles ont acquis 4 centimètres de long ; après les avoir séchées, on en fait des ballots du poids de 30 kilogrammes environ.

Fig. 278. — Feuille de Coca.

Caractères extérieurs. — Les Feuilles de Coca (fig. 278) sont minces, coriaces, assez flexibles, ayant assez exactement conservé leur forme pendant la dessiccation. Elles sont courtement pétiolées, entières, longues de 4 centimètres environ, larges de 2 à 3 centimètres, elliptiques, courtement acuminées au sommet. Les deux faces ont une couleur vert brun, un peu plus claire cependant à la face inférieure ; elles présentent une nervure médiane saillante des deux côtés, d'où naissent de nombreuses nervures secondaires très délicates, anastomosées en un très fin réseau. Ce qui caractérise absolument ces feuilles, c'est la présence à la face inférieure, de chaque côté de la nervure médiane et à un demi-centimètre environ de cette nervure, d'une ligne fine, recourbée en arc, partant de la base et aboutissant au sommet, et traversée par les nervures secondaires ; l'ensemble de ces deux lignes forme un fuseau coupé en son milieu par la nervure médiane. Odeur faiblement aromatique; saveur amère, astringente, laissant sur la langue une sensation d'engourdissement assez persistante.

Caractères microscopiques. — L'épiderme supérieur (*ep. s*, g. 279) présente une cuticule lisse assez épaisse; l'épiderme infé-

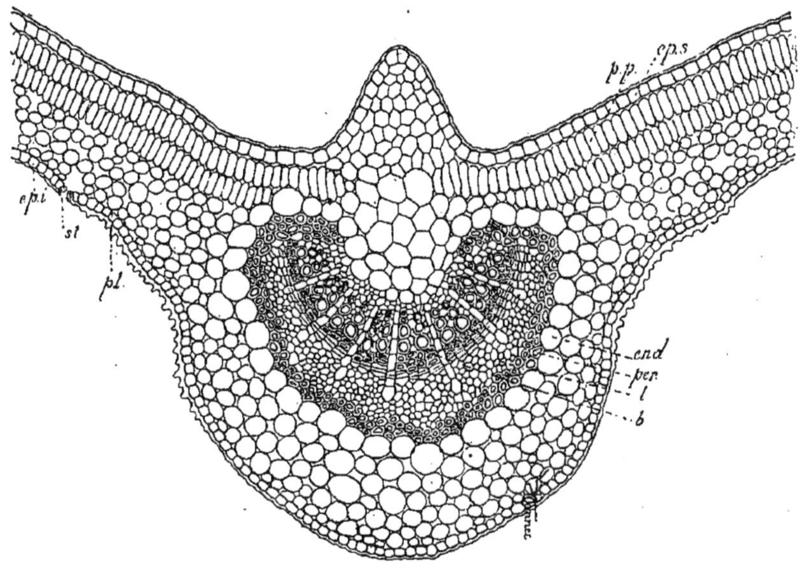

Fig. 279. — Coupe de la feuille de Coca.

rieur (*ep. i*) est garni de protubérances qui, sur une coupe transversale, lui donnent un aspect dentelé. Le parenchyme comprend deux rangs de cellules en palissade à la face supérieure (*p. p*) et des cellules rameuses, irrégulières (*p. l*) à la face inférieure ; quelques-unes de ces cellules renferment des cristaux rhomboédriques d'oxalate de chaux.

Composition chimique. — Les Feuilles de Coca renferment un tanin, l'acide *Cocatannique*, et un grand nombre d'alcaloïdes dont le plus abondant est la *Cocaïne* (0^{gr},15 à 0^{gr},80 p. 100). En mettant de côté la *Benzoylpseudotropéine*, qui est un dérivé immédiat de la Tropine, et l'*Hygrine*, tous les autres alcaloïdes sont des dérivés de l'*Ecgonine*. Quand on traite le mélange brut de ces alcaloïdes par l'acide chlorhydrique, il y a mise en liberté d'alcool méthylique, d'Ecgonine et de plusieurs acides aromatiques dont voici les principaux : *Acides benzoïque, cinnamique, isocinnamique, cocaïque, homococaïque, homoisococaïque*, èt plusieurs autres polymères de l'acide cinnamique auxquels M. Liebermann a donné le nom d'*Acides truxilliques*. Tous ces corps sont donc des éthers de l'Ecgonine, la fonction acide de celle-ci étant dans tous les cas éthérifiée par l'alcool méthylique et la fonction alcool étant éthérifiée par l'un des acides aromatiques que nous venons d'énumérer. Un grand nombre de ces diverses combinaisons ont pu être isolées à l'état de pureté et ont reçu les noms de *Cocaïne, Isococaïne* ou *Cocaïne droite, Cynnamylcocaïne, Cocamine, Isococamine, Homococamine, Homoisococamine, Truxilline*, etc.

La *Cocaïne* $C^{17}H^{21}AzO^4$ cristallise en prismes incolores, fusibles à 98°, faiblement solubles dans l'eau, solubles dans l'alcool, l'éther, le chloroforme, le sulfure de carbone. A l'exception du chlorhydrate, ses sels sont difficilement cristallisables. La Cocaïne est lévogyre, mais elle est le plus souvent mélangée d'un peu de Cocaïne droite.

La Cocaïne même en très petite quantité, traitée par l'acide nitrique fumant, évaporée et reprise par une solution alcoolique de potasse, exhale une odeur de Menthe poivrée caractéristique. Une solution aqueuse placée dans un verre de montre et additionnée d'une goutte de perchlorure de fer prend une coloration jaune, qui à l'ébullition devient rouge.

Chauffée en solution aqueuse avec de l'acide chlorhydrique ou sulfurique, la Cocaïne se dédouble en alcool méthylique, acide benzoïque et Ecgonine :

$$\underset{\text{Cocaïne.}}{C^{17}H^{21}AzO^4} + 2H^2O = \underset{\text{Alcool méthylique.}}{CH^3.OH} + \underset{\text{Acide benzoïque.}}{C^7H^6O^2} + \underset{\text{Ecgonine.}}{C^9H^{15}AzO^3}$$

La cocaïne est donc l'éther méthylbenzoïque de l'Ecgonine.

De fait, on a pu faire la synthèse partielle de la Cocaïne en chauffant l'Ecgonine avec de l'anhydride benzoïque et de l'iodure de méthyle. L'industrie la prépare de cette façon en utilisant toute l'Ecgonine fournie par les divers alcaloïdes qui accompagnent la Cocaïne dans la Feuille de Coca. On prépare ainsi avec un poids donné de Feuilles de Coca plus de Cocaïne qu'il n'en renferme naturellement. L'Ecgonine provenant du dédoublement du mélange brut des alcaloïdes est chauffée en solution méthylique dans un courant d'acide chlorhydrique sec en présence d'acide benzoïque. Il se forme d'abord de la méthylecgonine :

$$\underset{\text{Ecgonine.}}{C^8H^{13}Az(OH)(CO^2H)} + \underset{\text{Alcool méthylique.}}{CH^3.OH} = \underset{\text{Méthylecgonine.}}{C^8H^{13}Az(OH)(CO^2.CH^3)} + H^2O$$

et cette méthylecgonine réagit à son tour sur le chlorure de benzoyle pour donner de la méthylbenzoylecgonine ou Cocaïne.

$$\underset{\text{Méthylecgonine.}}{C^8H^{13}Az(OH)(CO^2.CH^3)} + \underset{\text{Chlorure de benzoyle.}}{C^6H^5.COCl} = HCl + \underset{\text{Cocaïne.}}{C^8H^{13}Az(O.CO.C^6H^5)(CO^2.CH^3)}$$

L'*Hygrine* $C^8H^{15}AzO$ existe en petite quantité dans la feuille de Coca. C'est un composé bouillant à 195° qui fournit une oxime; il est volatil.

Dosage des alcaloïdes. — Ce dosage a une très grande importance, car on trouve fréquemment dans le commerce des feuilles qui ont été privées de leurs alcaloïdes et qui sont, par conséquent, sans valeur.

On peut employer à cet effet le procédé de MM. Grandval et Lajoux que nous avons indiqué pour le dosage des alcaloïdes de l'Ipéca (Voy. p. 466), avec une légère modification. La liqueur acide qui provient du lavage des liqueurs éthérées par l'acide sulfurique au dixième est agitée avec de l'éther neuf pour enlever toute la chlorophylle; lorsque la liqueur est complètement incolore, on la décompose par la soude ou l'ammoniaque, et les alcaloïdes mis en liberté sont enlevés par agitation avec de l'éther. La solution éthérée évaporée doucement, donne comme résidu des cristaux de Cocaïne noyés dans une masse amorphe constituée par les autres alcaloïdes.

On peut aussi employer avantageusement le *procédé de Gunn*. Cinq grammes de feuilles pulvérisées sont humectées avec une solution d'ammoniaque à 2 p. 100; au bout d'une heure de contact, on place le tout dans un percolateur et on épuise avec de l'éther ammoniacal. Celui-ci est agité à trois reprises, avec chaque fois 50 c.c. d'une solution d'acide chlorhydrique à 2 p. 100. Cette liqueur acide est d'abord agitée avec de l'éther, puis alcalinisée avec de l'ammoniaque. Les alcaloïdes mis en liberté sont enlevés avec de l'éther, les liqueurs éthérées sont mises dans une capsule tarée, évaporées, et le résidu desséché à 75° est pesé. On obtient environ 0gr,572 p. 100 d'alcaloïdes totaux.

Pour effectuer la séparation de la Cocaïne, on traite, dans les deux cas, le résidu total par de l'acide bromhydrique jusqu'à neutralité, on ajoute une petite quantité d'eau, puis le liquide chauffé au bain-marie est additionné de bromure de potassium jusqu'à saturation. Par refroidissement, il se dépose des cristaux de bromure double de Cocaïne et de potassium; on les lave avec une solution saturée de bromure de potassium, on les essore, on les dissout dans l'eau chaude, et on les décompose par une liqueur de soude. On dissout la Cocaïne dans l'éther et, par évaporation de celui-ci, on obtient la Cocaïne pure dont on n'a plus qu'à prendre le poids.

Usages. — Les Feuilles de Coca ont été au début regardées comme un aliment d'épargne à l'égal des Caféiques, en raison de ce fait que les Indiens de l'Amérique du Sud les mâchent pour faire disparaître les sensations de faim et de soif; mais il n'y a là qu'une simple anesthésie des parois buccales qui supprime ces sensations. On sait, au contraire, aujourd'hui, que la Coca augmente le travail de désassimilation et active la formation de l'urée. Ce médicament ne saurait donc, malgré les réclames exagérées dont il a été l'objet, être prescrit à titre de reconstituant. Il a paru utile dans la stomatite mercurielle, la gingivite, la gastralgie et les vomissements incoercibles. On prescrit la poudre, la teinture, le vin, ou l'extrait fluide de Coca.

Quant à la Cocaïne, son importance thérapeutique est tout autre; c'est le plus sûr anesthésique local des muqueuses et ce fait doit compter parmi les plus précieuses découvertes de notre époque. On s'en sert donc pour insensibiliser le pharynx, le larynx, le canal de l'urètre, la vessie, toutes les fois que l'on veut explorer, cautériser ou opérer l'un de ces organes; on l'emploie aussi dans le cas d'ulcérations douloureuses : gerçures du sein, engelures, brûlures, etc. Cet alcaloïde est encore utilisé dans les opérations de courte durée et il rend des services inappréciables dans la chirurgie oculaire pour toutes les opérations que l'on a à pratiquer sur le globe oculaire ou sur ses annexes. A l'intérieur, on emploie efficacement la Cocaïne contre la gastralgie et pour diminuer les douleurs du cancer et de l'ulcère de l'estomac.

FEUILLES DE JABORANDI

Origine. — Les *Feuilles de Jaborandi* sont produites par plusieurs espèces de *Pilocarpus*, arbustes de la famille des Rutacées, qui croissent au Brésil et au Paraguay. Les plus importantes de ces espèces sont : le *P. pennatifolius* qui vient dans le Paraguay et au Brésil dans la province de Matto Grosso, et qui fournit le *Jaborandi du Paraguay*, exporté par la voie de Rio de Janeiro et de Buenos-Ayres; le *P. Selloanus* du Brésil méridional, qui donne le *Jaborandi de Rio*; le *P. Jaborandi* du Brésil septentrional qui fournit le *Jabo-*

randi de Fernambouc. A côté de ces trois sortes commerciales qui sont les plus communément répandues, on a encore signalé : le *Jaborandi de Maranham* provenant du *Pilocarpus microphyllus*; le *Jaborandi de Ceara* fourni par le *P. trachylophus*, et le *Jaborandi d'Aracati* qui provient du *P. spicatus*.

Caractères extérieurs. — Les Feuilles de Jaborandi (fig. 280) sont composées imparipennées, à 7-9-11 folioles, sensiblement opposées. Ces folioles, ordinairement isolées dans les échantillons du commerce (fig. 281), sont coriaces, rigides, oblongues-acuminées, souvent un peu déprimées et échancrées au sommet, inégales à la base. Elles mesurent de 7 à 15 centimètres de long et 2,5 à 5 centimètres de large;

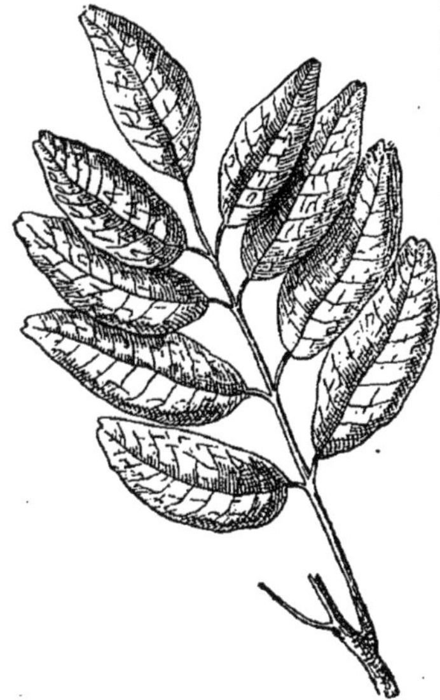

Fig. 280. — Feuille entière de *Pilocarpus pennatifolius*.

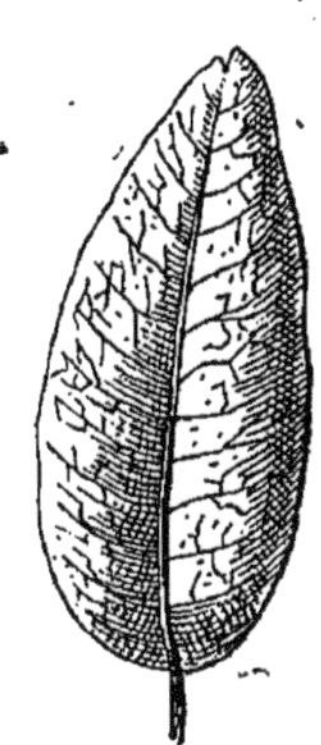

Fig. 281. — Une foliole isolée.

les bords du limbe sont entiers et légèrement récurvés en dessous. La face supérieure est glabre, luisante, colorée en vert clair ou en jaune; la face inférieure est terne, jaune verdâtre, et présente un grand nombre de taches uniformes, noirâtres. Par transparence, on aperçoit dans le limbe un grand nombre de ponctuations jaunes, pellucides. De la nervure médiane se détachent des nervures secondaires très saillantes, qui se dirigent vers les bords de la feuille; dans le *Pilocarpus pennatifolius*, ces nervures secondaires se divisent simplement à leur extrémité sans s'anastomoser avec les nervures voisines; dans le *P. Selloanus*, à 2 ou 3 millimètres du bord, ces nervures secondaires s'incurvent et rejoignent la nervure voisine, l'ensemble de ces portions incurvées constituant une ligne sinueuse parallèle aux bords de la feuille. Les ramifications de ces nervures secondaires forment entre elles un réseau assez fin.

L'odeur est aromatique et se perçoit surtout quand on brise les feuilles entre les doigts; la saveur est un peu âcre, chaude et légèrement aromatique.

Caractères microscopiques. — Entre les deux épidermes (*ep. s*, *ep. i*, fig. 282), on trouve un parenchyme hétérogène asymétrique, comprenant une rangée de cellules en palissade (*p. p*) à la face supérieure et cinq ou six rangs de cellules irrégulières (*p. l*) à la face inférieure; ce parenchyme renferme des cristaux étoilés d'oxalate de chaux et des nodules sécréteurs (*gl*) qui sont généralement disposés sous les deux épidermes.

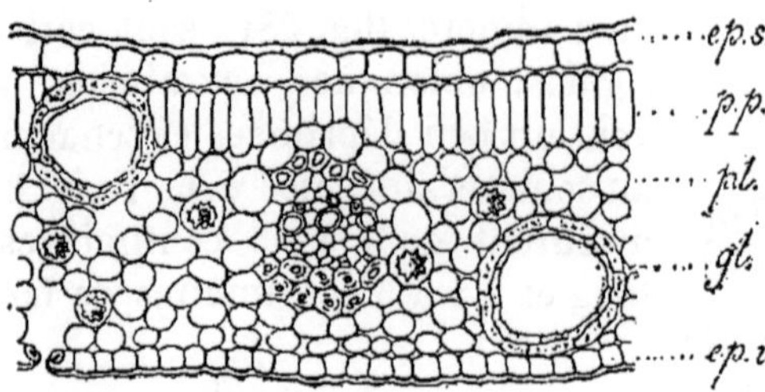

Fg. 282.i – Coupe d'une foliole de Jaborandi.

Ces caractères anatomiques s'appliquent aux feuilles des *Pilocarpus pennatifolius*, *Selloanus* et *Jaborandi*, qui ne diffèrent entre elles que par des caractères secondaires; les feuilles des autres espèces montrent des différences beaucoup plus profondes que l'on peut même reconnaître sur des échantillons pulvérisés.

Dans le *Pilocarpus spicatus*, les cellules de l'épiderme renferment des sphéro-cristaux et des substances résineuses. Le *P. trachylophus* est caractérisé par des cellules en palissade très allongées de nombreux poils falciformes sur l'épiderme inférieur, et quelques poils plus courts sur l'épiderme supérieur. Enfin, dans le *P. microphyllus*, les cellules stomatiques et les cellules compagnes sont remplies d'une matière granuleuse jaune.

Composition chimique. — Les feuilles de Jaborandi renferment : 1° une huile essentielle qui contient un hydrocarbure, le *Pilocarpène*, analogue à l'hydrocarbure de l'essence de Citron; 2° plusieurs alcaloïdes: la *Pilocarpine* (0,60 à 0,85 p. 100), la *Pilocarpidine* et la *Jaborine*; 3° un acide, l'*Acide jaborique* $C^{19}H^{25}Az^{3}O^{5}$.

La *Pilocarpine* $C^{11}H^{16}Az^{2}O^{2}$ est un alcaloïde liquide, visqueux, incolore, soluble dans l'eau, l'alcool et le chloroforme; elle forme avec les acides des sels cristallisables. Elle est dextrogyre. Au point de vue de sa constitution chimique, elle renferme un noyau pyridique.

Chauffée avec de l'acide chlorhydrique, elle se dédouble en alcool méthylique et Pilocarpidine.

$$\underset{\text{Pilocarpine.}}{C^{11}H^{16}Az^2O^2} + H^2O = \underset{\text{Alcool méthylique.}}{CH^3OH} + \underset{\text{Pilocarpidine.}}{C^{10}H^{14}Az^2O^2}$$

Traitée par l'eau bouillante, elle se dédouble en triméthylamine et acide pyridinolactique.

$$\underset{\text{Pilocarpine.}}{C^{11}H^{16}Az^2O^2} + H^2O = \underset{\text{Triméthylamine}}{(CH^3)^3Az} + \underset{\text{Acide pyridinolactique}}{C^5H^4Az.C(OH)\begin{smallmatrix}CH^3\\CO^2H\end{smallmatrix}}$$

On a pu réaliser la synthèse de la Pilocarpine en partant de l'acide pyridinolactique.

La *Jaborine* $C^{11}H^{16}Az^2O^2$ est un isomère encore mal connu de la Pilocarpine.

Usages. — Le Jaborandi est un sudorifique et un sialagogue des plus énergiques; pris en infusion théiforme à la dose de 4 à 6 grammes par tasse, il amène une transpiration abondante au bout de peu de temps et il excite en même temps une salivation abondante. A dose trop élevée, il produit des nausées, des vomissements, des vertiges, de la contraction de la pupille.

La Pilocarpine exerce une action identique, mais elle produit une salivation moins abondante et les vomissements sont plus rares. L'emploi du Jaborandi ou de la Pilocarpine semble donc indiqué dans les cas où l'on peut attendre quelque effet avantageux de la provocation d'une abondante sécrétion sudorale ou salivaire : œdème albuminurique avec lésions rénales peu avancées, hydropisies, affections *à frigore* au début, accès d'asthme, etc. Les sels de Pilocarpine sont employés dans la thérapeutique oculaire, pour contracter la pupille ou pour diminuer la tension oculaire.

ÉCORCE DE RACINE DE GRENADIER

Origine. — L'*Écorce de racine de Grenadier* est fournie par le Grenadier commun (*Punica granatum*) (fig. 283), arbuste originaire de l'Asie occidentale, et cultivé aujourd'hui dans toutes les parties chaudes de l'Europe, notamment dans la région méditerranéenne; il est surtout abondant dans le nord de l'Afrique et en Perse.

Caractères extérieurs. — Cette Écorce se trouve dans les pharmacies en morceaux enroulés en tubes ou simplement cintrés, de longueur variable, épais de 1 à 2 millimètres. La face externe convexe est plus ou moins rugueuse, d'une teinte gris blanchâtre ou brunâtre; la face interne est lisse ou marquée de fines stries, de couleur jaune-cannelle, offrant souvent des traînées blanchâtres produites par des fragments de bois encore adhérents. La cassure est courte, compacte, granuleuse; la section transversale montre, au-dessous du liège et du parenchyme cortical très réduit, une zone épaisse, jaune verdâtre, finement striée à la fois dans le sens radial et dans le sens tangentiel, d'où résulte un aspect quadrillé qui n'est bien visible qu'à la loupe. Odeur à peu près nulle; saveur astringente, styptique, sans amertume; mouillée avec de l'eau ou de la salive cette écorce laisse sur le papier une tache jaune qui bleuit par les persels de fer.

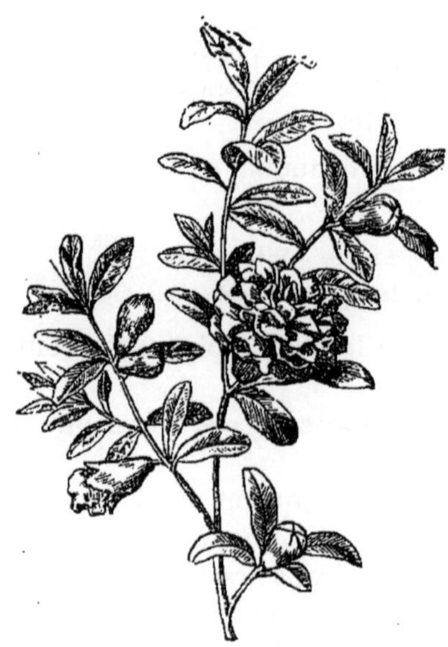

Fig. 283. — Grenadier.

Caractères microscopiques. — Sous un liège assez épais (*s*, fig. 284), on trouve un parenchyme cortical (*ec*) réduit à de faibles dimensions et renfermant dans quelques-unes de ses cellules des cristaux étoilés d'oxalate de chaux. Le liber (*l*), qui à lui seul forme au moins les quatre cinquièmes de l'épaisseur totale de l'Écorce, est constitué par des couches alternantes de cellules remplies d'amidon et de tanin, et de cellules à cristaux étoilés d'oxalate de chaux. Comme ces séries se correspondent habituellement dans tous les faisceaux libériens, elles constituent les stries concentriques que l'on aperçoit sur la section transversale. Les rayons médullaires (*r. m*), très étroits et assez nombreux, constituent de leur côté les stries radiales; au voisinage du cambium (*c*), ils sont constitués par une simple assise de cellules en files radiales, puis, en se rapprochant du parenchyme cortical, ils s'élargissent et comprennent alors deux, trois ou quatre rangs de cellules qui vont se confondre peu à peu avec le parenchyme cortical. A cet élargissement des rayons médullaires, correspond un amincissement des faisceaux libériens, qui s'effilent et se terminent en une pointe plus ou moins ondulée.

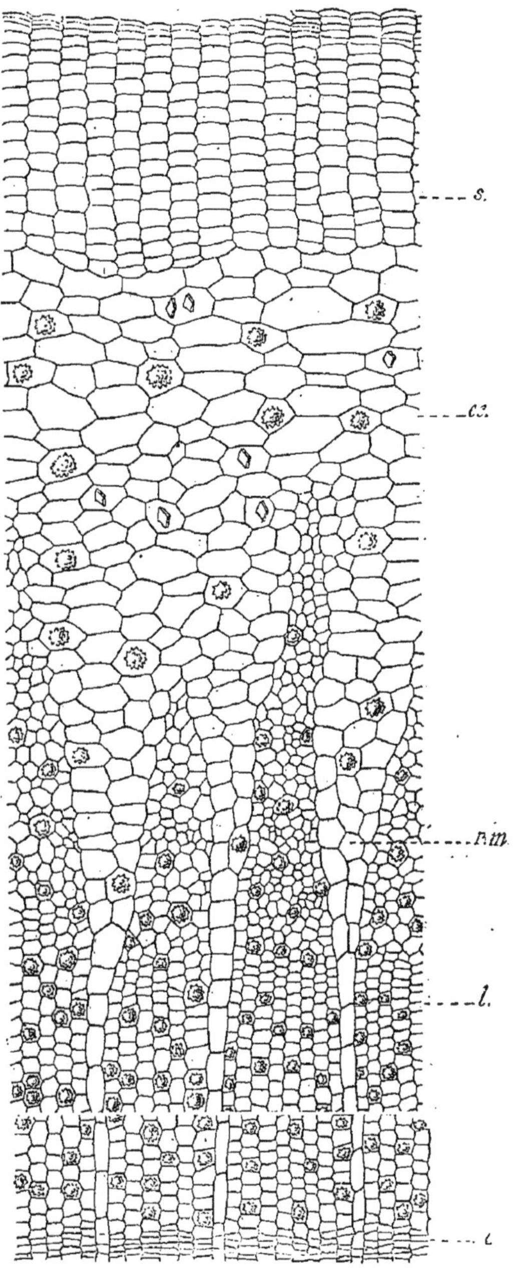

Fig. 284. — Coupe transversale de l'Écorce de racine de Grenadier.

Composition chimique. — M. Tanret a découvert quatre alcaloïdes dans l'Écorce de racine de Grenadier : le *Pelletiérine*, l'*Isopelletiérine*, la *Méthylpelletiérine* et la *Pseudopelletiérine*. Tous ces alcaloïdes ont pour caractère spécifique de prendre une coloration verte très intense en présence de l'acide sulfurique et du bichromate de potasse.

La *Pelletiérine* $C^8H^{15}AzO$ est un liquide incolore, assez soluble dans l'eau, distillant à 195°; elle est dextrogyre.

L'*Isopelletiérine* $C^8H^{15}AzO$ est une base liquide qui ressemble à la précédente, mais qui est inactive sur la lumière polarisée.

La *Méthylpelletiérine* $C^9H^{17}AzO$ est un liquide bouillant à 215°; il est dextrogyre.

La *Pseudopelletiérine*

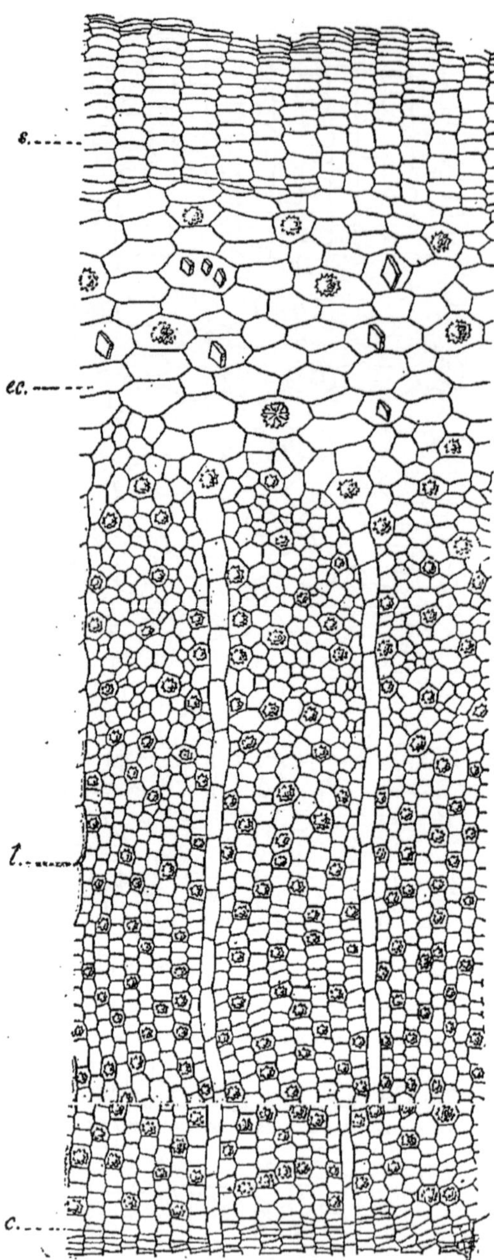

Fig. 285. — Coupe transversale de l'Écorce de tige de Grenadier.

$C^9H^{15}AzO$ est une base forte, très soluble dans l'eau; elle cristallise en prismes qui fondent à 46°; elle bout à 246°.

Substitutions et falsifications. — On falsifie quelquefois l'Écorce de racine de Grenadier avec les Écorces de Buis ou d'Épine-Vinette et on lui substitue très fréquemment l'Écorce de tige de Grenadier qui est loin d'avoir la même valeur thérapeutique.

Les caractères extérieurs de l'Écorce de tige de Grenadier diffèrent peu de ceux de l'Écorce de la racine. Sans doute le suber de la tige est souvent recouvert de Lichens que l'on ne rencontre jamais sur la racine; mais ce caractère différentiel n'est pas constant, car l'exfoliation du suber peut faire disparaître ces Lichens et ils font souvent défaut sur les tiges non encore exfoliées. La présence sur la face extérieure de lenticelles et de ponctuations arrondies, restes de bourgeons avortés, est un assez bon caractère distinctif. Mais c'est surtout la structure anatomique qui permettra de faire la différenciation des deux Écorces.

L'Écorce de la tige (fig. 285) se distingue de l'Écorce de la racine par un suber moins épais (*s*), et un parenchyme cortical (*ec*) un peu plus développé. La structure du liber (*l*) est la même dans les deux cas; seulement, les rayon médullaires sont formés d'un seul rang de cellules jusque dans le parenchyme cortical, de sorte que les faisceaux libériens ne se terminent pas en pointe, mais sont coupés carrément à leur extrémité.

L'Écorce de Buis et l'Écorce d'Épine-Vinette ont une saveur très amère et ne donnent pas de coloration par les persels de fer.

Usages. — L'Écorce de racine de Grenadier constitue un de nos meilleurs ténifuges indigènes, à condition d'être employée fraîche ou récemment récoltée; sèche et ancienne, elle donne de nombreux mécomptes. On l'administre en décoction, à la dose de 60 grammes pour 750 grammes d'eau, que l'on réduit par l'ébullition à 500 grammes.

Avec la Pelletiérine, il est nécessaire, pour éviter les insuccès, d'ajouter du tanin; on prescrit 0gr,30 à 0gr,40 de sulfate de Pelletiérine dans une solution contenant 0gr,50 de tanin; cette préparation porte improprement le nom de tannate de Pelletiérine. Il ne faut pas s'inquiéter des vertiges et des troubles de la vue qui peuvent survenir; dès qu'ils apparaissent, le malade doit se tenir couché les yeux fermés.

COUSSO

Origine. — Sous le nom de *Cousso* ou *Kousso*, les Abyssins désignent les inflorescences d'un bel arbre dioïque de la famille des Rosacées, le *Brayera anthelminthica* (*Hagenia abyssinica*), répandu dans toute la *Haute Dega* de l'Abyssinie, à une altitude de 900 à 2 000 mètres, et que l'on plante généralement près des villages dans cette contrée. Cet arbre n'a jamais été introduit en Europe, malgré l'intérêt qu'on aurait à avoir sous la main un médicament si puissant dont le transport doit altérer les propriétés.

Caractères extérieurs. — Les indigènes récoltent les grappes femelles avant la maturité des graines et les font sécher au soleil; puis ils les mettent en paquets entourés d'une liane, chacun d'eux renfermant deux à trois inflorescences, rarement une seule. C'est en cet état qu'on les trouve dans les pharmacies; plus rarement, le Cousso arrive sous forme de fleurs isolées.

Les paquets de Cousso peuvent être composés d'inflorescences mâles ou d'inflorescences femelles. Les inflorescences mâles sont constituées par des fleurs ayant une couleur verdâtre : c'est le *Cousso vert* ou *Cousso femelle* qui est très peu estimé. Les inflorescences femelles ont des fleurs de couleur rouge pourpre : c'est le *Cousso rouge* ou *Cousso mâle* ; il est beaucoup plus estimé que le précédent et est le seul inscrit dans la plupart des pharmacopées. Le Cousso a une odeur fade, balsamique; la saveur est un peu âcre et amère.

Caractères microscopiques. — Le calice et les bractées sont recouverts par un épiderme portant des poils tecteurs unicellulaires, coniques, légèrement renflés à la base, à parois épaisses, et des poils glanduleux; ceux-ci sont constitués par un pédicelle court, supportant, tantôt une petite glande pluricellulaire, tantôt une grosse glande unicellulaire; dans le tissu des pédoncules, on trouve des cristaux maclés d'oxalate de chaux.

Ces particularités anatomiques permettent de déterminer la pureté de la poudre de Cousso; celle-ci devra renfermer très peu de grains de pollen ; si elle en renferme beaucoup, cela indiquera qu'elle provient des inflorescences mâles ou bien d'addition frauduleuse de pollens étrangers. La poudre des fleurs mâles se reconnaîtra encore aux débris de l'assise fibreuse des anthères et aux débris des sépales qui sont recouverts d'un grand nombre de poils aigus.

Composition chimique. — Le Cousso renferme du sucre, du tanin (25 p. 100), une résine amère, un peu d'huile essentielle, des traces d'acides valérianique et acétique, de la *Cosine* $C^{22}H^{26}O^{7}$, de la *Protocosine* $C^{29}H^{38}O^{9}$ et de la *Cosotoxine* $C^{26}H^{34}O^{20}$. D'après Leichsenring, c'est à ce dernier principe que devraient être rapportées les propriétés ténifuges du Cousso; en se dédoublant sous certaines influences, il donnerait naissance à la Cosine.

Usages. — Le Cousso est réputé l'un des meilleurs ténifuges connus dont l'action s'exerce sur tous les parasites, et principalement sur les Ténias et sur le Bothriocéphale ; néanmoins, il est de moins en moins employé, sans doute à cause de sa saveur des plus désagréables.

On l'administre en poudre, à la dose de 20 à 30 grammes que l'on délaie dans 250 grammes d'eau tiède; au bout d'un quart d'heure, le malade avale cette sorte de barbotage sans rien laisser.

SEMEN-CONTRA

Origine. — Le *Semen-Contra* est constitué par les capitules floraux non épanouis de plusieurs espèces du genre *Artemisia*, de la famille des Composées. Bien qu'on en ait distingué plusieurs sortes dans le commerce de la droguerie, il n'y a à retenir à l'heure actuelle que le *Semen-Contra d'Alep* ou *du Levant*, le seul qui se trouve aujourd'hui chez les droguistes. Cette sorte provient vraisemblablement de l'*Artemisia Cina* (fig. 287) et de l'*A. pauciflora* (fig. 286), plantes qui couvrent d'immenses espaces dans les déserts de Kirghiz, autour du lac d'Aral et dans le Turkestan; elle nous arrive par la voie de la Russie (Moscou et Nijni-Novgorod). La récolte totale annuelle est évaluée à

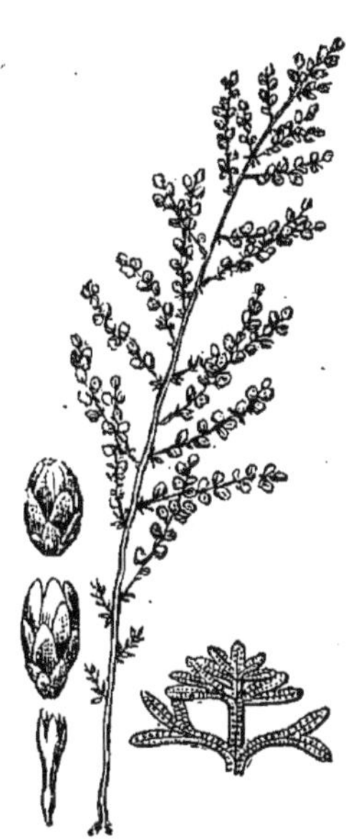

Fig. 286. — *Artemisia pauciflora.* Fig. 287. — *Artemisia Cina.*

2340000 kilos; la plus grande partie est traitée sur place par les industriels russes pour l'extraction de la Santonine, dont la production annuelle est évaluée à 25 tonnes; un seul de ces industriels traite annuellement 1 500 000 kilogrammes de plantes.

Caractères extérieurs. — Tel qu'il se trouve dans le commerce, le Semen-Contra est formé de petits capitules entiers, non épanouis, ovoïdes, de 3 millimètres de long sur 1 millimètre de large (1, 2, fig. 288) ; leur couleur est vert jaune brunâtre. Dans les échantillons moins purs, les capitules sont mélangés de petits pédoncules glabres de 2 à 3 millimètres de long. Chacun de ces capitules est formé par dix à vingt bractées oblongues, obtuses, saillantes au milieu de leur face dorsale, scarieuses sur les bords, étroitement imbriquées. La partie moyenne de chaque écaille est parsemée de petites glandes à essence, verruqueuses, jaunâtres, visibles seulement à la loupe; elles manquent sur les bords transparents. Le réceptacle porte seulement de trois à cinq boutons floraux. L'odeur est spéciale et devient très forte après écrasement de la substance entre les doigts; saveur amère et camphrée très développée.

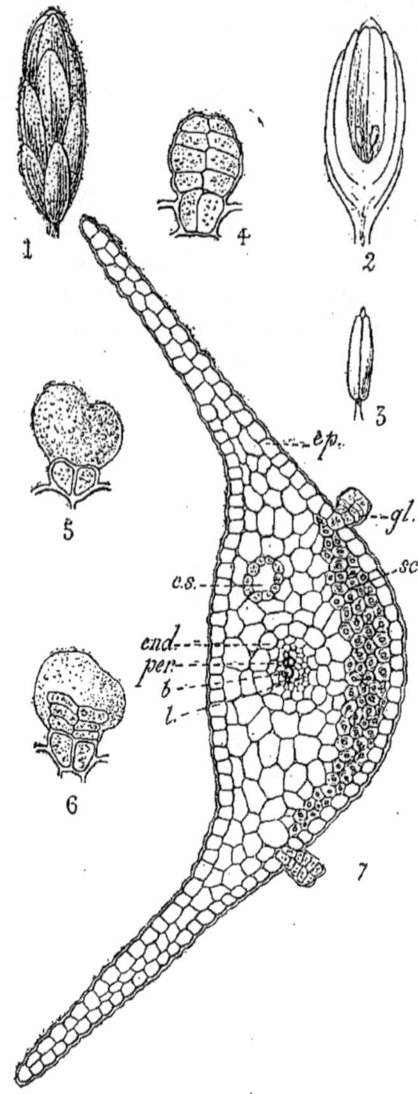

Fig. 288. — Éléments du Semen-Contra. — 1, capitule grossi; 2, capitule coupé longitudinalement; 3, bouton floral isolé; 4, 5, 6, glandes de la bractée; 7, coupe transversale d'une bractée du capitule.

Caractères microscopiques. — Sur la coupe transversale d'une bractée (7, fig. 288), on trouvera des glandes à essence (*gl*) qui se présentent à différents états (4, 5, 6); elles sont pluricellulaires par cloisonnements transversaux et longitudinaux. Le tissu compris entre les deux épidermes est épaissi et incolore au-dessous de la saillie dorsale (*sc*); il est parenchymateux et chlorophyllien dans le restant de l'épaisseur de la bractée. La portion centrale est occupée par un faisceau libéro-ligneux (*l, b*), entouré d'un péricycle (*per*) et d'un endoderme (*end*); çà et là on trouve de petits canaux sécréteurs (*c. s*).

Composition chimique. — Le Semen-Contra renferme plusieurs acides gras volatils, de l'*Acide angélique*, 1 p. 100 d'huile essentielle possédant l'odeur de la plante, une résine amère, et 1,5 à 2 p. 100 d'un principe particulier, la *Santonine*.

La *Santonine* $C^{15}H^{18}O^{3}$ est incolore, cristallisable, soluble dans l'éther, le chloroforme et l'alcool, peu soluble dans l'eau; elle fond à 170° et est lévogyre. Elle se dissout dans les alcalis en donnant naissance aux sels de l'*Acide santoninique* $C^{15}H^{22}O^{6}$; celui-ci perd de l'eau vers 100° pour régénérer la Santonine. Exposée au soleil, la Santonine en solution acétique se transforme en *Acide photosantonique*; en solution alcoolique, elle se transforme en *Photosantonate d'éthyle*. La Santonine contiendrait une fonction cétonique.

Dosage de la Santonine. — On prend 20 grammes de Semen-Contra que l'on traite par 200 c.c. d'eau de chaux et 400 c.c. d'eau; on laisse digérer au bain-marie pendant six heures, puis on fait bouillir pendant une demi-heure; on filtre et on procède à une nouvelle opération en employant 10 c.c. d'eau de chaux pour 200 c.c. d'eau. On évapore le liquide à 30 c.c., on sursature par l'acide chlorhydrique, on filtre, on lave le précipité avec une solution de soude à 8 p. 100 et on abandonne la liqueur dans un endroit frais. Au bout de cinq à six jours, on recueille les cristaux de Santonine. Comme les eaux mères retiennent toujours une certaine quantité de Santonine, on les épuise avec du chloroforme et l'on ajoute le poids du résidu provenant de l'évaporation de la solution chloroformique, au poids de Santonine déjà obtenu.

Usages. — Le Semen-Contra et la Santonine sont les meilleurs et à peu près les seuls usités des médicaments vermifuges; l'un et l'autre sont très efficaces pour expulser les Ascarides lombricoïdes, soit en les tuant, soit en les déplaçant et les amenant dans le gros intestin, d'où un purgatif les chasse au dehors. On les emploie aussi en lavements contre les Oxyures vermiculaires. Certains préfèrent le Semen-Contra à la Santonine; ils le croient plus efficace et moins dangereux.

Le Semen-Contra est administré soit en poudre (1 à 6 grammes dans du miel ou de la confiture), soit en infusion (6 à 12 grammes pour 500 grammes d'eau), soit enrobé dans du sucre. La Santonine se donne à la dose de 0gr,05 à 0gr,10 pour les enfants et de 0gr,10 à

$0^{gr},30$ pour les adultes, en dragées, en tablettes, ou simplement incorporée à du miel.

Nous signalerons encore comme médicaments anthelminthiques les drogues suivantes.

L'*Écorce de Moussenna* produite par l'*Albizzia anthelminthica*, Légumineuse abondamment répandue dans les Kollas abyssiniennes, est communément employée en Abyssinie comme ténifuge; elle passe pour être plus active que le Cousso et expulserait le parasite à l'état de bouillie.

Le *Rhizome de Spigélie*, fourni par la Spigélie anthelminthique (*Spigelia anthelminthica*), Loganiée des États-Unis, est efficace contre les Ascarides; on donne la poudre à la dose de $0^{gr},60$ à $1^{gr},50$ ou l'infusion (8 grammes pour 500 grammes d'eau).

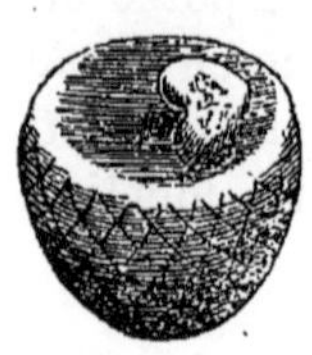
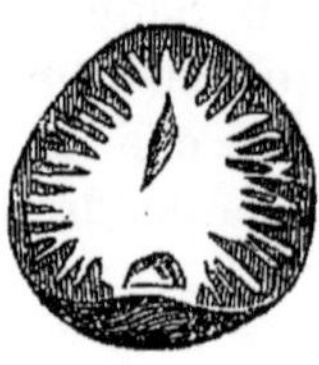

Fig. 289. — Noix d'Arec entière et coupée longitudinalement.

La *Noix d'Arec* (fig. 289), qui est la graine de l'*Areca Catechu*, Palmier de l'Indo-Chine et de Ceylan, surtout employée comme masticatoire par les peuples de l'Inde, de l'Indo-Chine et de la Malaisie, en raison du tanin et de l'acide gallique qu'elle contient, est aussi un médicament anthelminthique. Elle renferme, en effet, cinq alcaloïdes: l'*Arécoline*, l'*Arécaïdine*, l'*Arécaïne*, la *Guvacine* et la *Choline*, dont quelques-uns, notamment l'*Arécoline*, ont des propriétés vermifuges. A la dose de 16 à 20 grammes, la Noix d'Arec serait efficace contre les Ténias, mais surtout contre les Ascarides.

SOMMITÉS DE GENÊT

Origine. — Les *Sommités de Genêt* proviennent du Genêt à balais (*Genista scoparia, Sarothamnus vulgaris*), arbrisseau de 50 centimètres à $1^{m},50$, vivant dans les bois et dans les landes sablonneuses de beaucoup de contrées de l'Europe.

Caractères extérieurs. — Le Genêt à balais porte de nombreux rameaux dressés, effilés, flexibles, glabres, verts, anguleux, non épineux. Les feuilles inférieures sont pétiolées, à trois folioles; les supérieures sont simples, sessiles, toutes petites, pubescentes sur les deux faces, oblongues ou ovales. Les fleurs sont grandes, jaunes, à pédicelle grêle, solitaires ou géminées, en grappes allongées, munies à la base de leur pédicelle de deux ou trois folioles sessiles. Le fruit est une gousse de 30 à 40 millimètres de longueur, noirâtre à la maturité, velue sur les bords seulement. Graines de couleur verdâtre, luisantes. On utilise en pharmacie les jeunes branches herbacées.

Composition chimique. — Ces jeunes branches renferment deux principes : 1° un principe âcre et amer, la *Scoparine*; 2° un alcaloïde toxique, la *Spartéine*.

La *Scoparine* $C^{21}H^{22}O^{10}$ est un corps neutre ou légèrement acide, cristallisant en houppes jaunâtres ou en cristaux jaunes étoilés, peu solubles dans l'eau froide, plus solubles dans l'eau bouillante et dans l'alcool. La Scoparine serait un corps analogue à la Quercétine; fondue avec la potasse, elle se dédouble, en effet, en Phloroglucine et en Acide pyrocatéchique, en même temps qu'il se forme de l'acide carbonique et de l'eau.

La *Spartéine* $C^{15}H^{26}Az^{2}$ est un alcaloïde non oxygéné, liquide, incolore, épais, amer, plus dense que l'eau, à odeur d'aniline; il bout à 311°. La Spartéine est très peu soluble dans l'eau, soluble dans l'alcool et dans l'éther. Elle se combine avec les acides en se comportant comme une base biacide; elle donne des sels qui cristallisent mal et qui sont très amers. Au point de vue de sa constitution, la Spartéine renferme un noyau pyridique hydrogéné et alcoylé. Traitée par les agents oxydants, elle se transforme en monoxy, dioxy et trioxyspartéine. MM. Grandval et Valser ont donné la réaction suivante comme caractéristique de la Spartéine. Dans un verre de montre, on verse une goutte de sulfhydrate d'ammoniaque sulfuré, puis on ajoute une goutte de Spartéine ou une parcelle d'un de ses sels; au bout d'un instant, on observe une coloration rouge orangé persistante.

Usages. — La décoction des sommités ou des jeunes pousses de cette plante (15 à 30 grammes pour 1000) est employée comme diurétique dans l'hydropisie avec albuminurie.

La Scoparine a été préconisée comme diurétique à la dose de $0^{gr},25$ à $0^{gr},30$.

Mais on fait surtout usage de la Spartéine, ou mieux de son sulfate, dans les affections du cœur. On a surtout préconisé cet alcaloïde : 1° chaque fois que le myocarde a fléchi; 2° pour régulariser le rythme de ses contractions; 3° dans l'atonie cardiaque des maladies infectieuses; 4° dans l'adynamie cardiaque de la fièvre typhoïde. Son action est plus prompte que celle de la Digitale et du Muguet; elle se produit au bout d'une heure ou deux, et persiste trois ou quatre jours après qu'on a cessé de l'administrer.

Le sulfate de Spartéine en badigeonnages abaisse la température.

On donne de 0gr,05 à 0gr,20 de sulfate de Spartéine en solution, en pilules ou en sirop; la dose moyenne de 0gr,10 suffit dans la plupart des cas.

Nous avons peu de médicaments à alcaloïdes cardiaques à signaler.

L'*Écorce de Sassy* ou de *Mançone* provient d'une Légumineuse, l'*Erythrophlœum guineense*, qui croît sur la côte occidentale d'Afrique, surtout au Congo, à Rio-Nunez. Elle contiendrait un alcaloïde qui a été désigné sous le nom d'*Erythrophléine*. Cette Écorce a les mêmes propriétés que la Digitale, tonique du cœur et diurétique; l'alcaloïde partage ces propriétés au plus haut degré. Il a été préconisé comme pouvant remplacer la Cocaïne dans la thérapeutique oculaire; mais il est moins actif et plus irritant que cette dernière. On emploie la teinture au 10e, à la dose de 5 à 40 gouttes, ou les granules d'Érythrophléine à 1/10e de milligramme, de 1 à 2 par jour.

Les *Fleurs de Cactus grandiflorus* (*Cereus grandiflorus*), Cactée des Antilles et du Mexique, renferment un alcaloïde actif, la *Cactine*; elles ont été employées dans les affections organiques du cœur, et ont rendu des services quand la Digitale, le Strophanthus et les autres médicaments cardiaques n'avaient pas réussi. Ce médicament est surtout utile dans les palpitations du cœur hypertrophié, dans les régurgitations aortiques non compliquées, etc. Le grand avantage du Cactus, c'est qu'on n'a jamais observé d'effets d'accumulation, ni d'action nuisible à l'estomac. La Cactine possède les mêmes effets et les mêmes avantages; mais en même temps qu'elle agit sur le cœur, elle agit aussi sur la substance grise de la moelle, dont elle exagère l'excitabilité réflexe. Elle convient donc pour combattre l'atonie cardiaque d'origine nerveuse, non compliquée de lésions valvulaires.

On donne la teinture (10 à 40 gouttes, 3 fois par jour), l'extrait fluide (5 à 20 gouttes), la Cactine (dose maxima : 5 milligrammes).

Il nous reste, pour terminer l'étude du groupe important des médicaments à alcaloïdes, à dire quelques mots seulement des drogues suivantes :

L'*Écorce d'Erythrina*, fournie par l'*Erythrina Corallodendron*, arbre de la famille des Légumineuses qui croît au Mexique, aux Antilles et au Brésil, renferme un alcaloïde, l'*Érythrocoralloïdine*. Elle est employée comme hypnotique et sédatif du système nerveux. L'extrait, à la dose de 0gr,50, procure dans la folie avec agitation et insomnie quelques heures de sommeil ; en répétant cette dose deux ou trois fois dans la nuit, on obtient un sommeil des plus calmes.

La *Grande Chélidoine* ou *Grande Éclaire* (*Chelidonium majus*), plante herbacée de la famille des Papavéracées, très commune dans toute l'Europe, renferme deux alcaloïdes ; la *Chélidonine* $C^{20}H^{19}AzO^{5}$ et la *Chélérythrine* $C^{21}H^{15}AzO^{4} + H^{2}O$, de l'*Acide chélidonique* $C^{7}H^{4}O^{6}$ et une matière colorante jaune, la *Chélidoxanthine*. L'extrait aqueux mou de *Chélidoine* et les sels de *Chélidonine* (phosphate, sulfate, tannate) ont été recommandés en raison de leur action faiblement narcotique dans les douleurs de l'estomac et de l'intestin : ulcère de l'estomac, carcinome gastrique, entéralgie, etc. Un des avantages de ce médicament sur les autres opiacés, c'est qu'il ne laisse aucune trace d'étourdissement, de somnolence, de constipation, etc., ni d'autres phénomènes concomitants. C'est surtout dans la thérapeutique infantile que la Chélidoine et ses sels paraissent devoir être préférés à l'Opium, en raison de leur innocuité. L'extrait se donne à la dose de 1 à 2 grammes par jour pour les adultes ; les sels de Chélidonine, à la dose de 0gr,10 à 0gr,20 par jour.

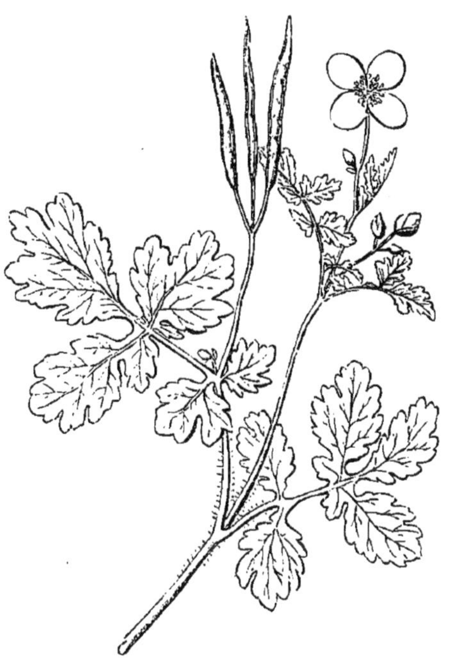

Fig. 290. — Grande Chélidoine.

L'*Anhalonium Vaillantii*, plante mexicaine de la famille des Cactées, renferme 0,8 p. 100 d'un alcaloïde découvert par Heffter, la *Pellotine* $C^{13}H^{19}AzO^{3}$, qui possède des propriétés narcotiques marquées. Une injection sous-cutanée de 4 à 5 centigrammes de chlorhydrate de Pellotine provoque, au bout de 15 à 30 minutes, un sommeil paisible qui dure plusieurs heures. D'une façon générale, 0gr,06 de Pellotine peuvent être comparés à 1 gramme de trional ou à 2 grammes de chloral.

L'*Anhalonium Lewinii* (*Mezcal-Buttons*), Cactée mexicaine originaire de la vallée du Rio Grande, renferme quatre alcaloïdes : la *Mezcaline* $C^{11}H^{17}AzO^3$, l'*Anhalonine* $C^{12}H^{15}AzO^3$, l'*Anhalonidine* $C^{12}H^{15}AzO^3$ et la *Lophophorine* $C^{13}H^{17}AzO^3$. La Mezcaline possède une action remarquable sur le système nerveux; il faut surtout signaler les hallucinations visuelles qui ne se produisent que lorsque les yeux sont clos et qui consistent en visions colorées mouvantes dans tous les sens (tapisseries, travaux d'architecture, paysages, etc.). L'intelligence et l'état de conscience restent normaux, mais quelquefois on observe un sentiment indéfinissable de dédoublement de la personnalité. Il est probable qu'il s'agit, dans ce cas, d'une action sur le système nerveux central, en même temps que d'une excitation de l'appareil optique. Les recherches faites à ce dernier point de vue n'ont révélé de rétrécissements du champ visuel, ni d'une façon générale, ni pour les couleurs.

Il est à craindre que cette drogue ne se répande sans tarder chez les peuples civilisés qui en rechercheront l'ivresse. Quoi qu'il en soit, l'étude approfondie de ces phénomènes, qui varient beaucoup avec les individus, est susceptible d'intéresser les thérapeutes et les physiologistes, et pourrait aussi donner des résultats fort intéressants aux psychologues expérimentateurs.

L'*Elaterium* est le suc desséché du fruit du Concombre sauvage (*Ecballium Elaterium*), plante de la famille des Cucurbitacées, qui croît spontanément dans la région méditerranéenne, et que l'on cultive dans le nord de la France et en Angleterre. On en a retiré de 20 à 25 p. 100 d'une substance particulière, l'*Élatérine*, qui serait un alcaloïde. Ce produit est un purgatif hydragogue, employé surtout en Angleterre dans l'anasarque et l'hydropisie, à la dose de 0gr,005 à 0gr,015 ; la dose maximum est de 0gr,03.

La *Racine de Manaca* fournie par le *Franciscea uniflora*, arbre de la famille des Scrofulariacées qui habite les Antilles et la Réunion, contient un alcaloïde, la *Manacine* $C^{14}H^{23}Az^4O^5$. Elle est employée contre le rhumatisme aigu et surtout chronique, sous forme de poudre (0gr,60, 3 ou 4 fois par jour), de décoction (10 à 15 p. 100) ou d'extrait fluide (0gr,50 à 2 grammes).

L'*Écorce de Clavalier jaune* provient du *Zanthoxylum Caribœum*, arbuste de la famille des Rutacées qui croît à la Guyane et aux Antilles. Elle renferme de l'huile fixe, une essence, une résine, du tanin et un alcaloïde, la *Zanthoxyline*. C'est un médicament sudorifique, diurétique et antirhumatismal ; on administre la poudre ($0^{gr},50$ à 2 grammes), l'extrait fluide (10 à 20 gouttes), la décoction (30 grammes p. 500).

L'*Écorce de Honduras* ou *Cascara Amarga*, fournie par le *Picramnia antidesma*, Simarubacée de l'Amérique centrale, contient un alcaloïde, la *Picramnine* ; elle a été préconisée comme médicament altérant dans la tuberculose syphilitique. On emploie l'extrait fluide (40 à 50 gouttes).

L'*Écorce d'Alangium Lamarkii*, plante de la famille des Cornées qui renferme un alcaloïde, l'*Alangine*, est employée comme vomitive à la dose de 3 grammes ; elle remplace l'Ipéca contre la dysenterie. A petites doses, elle agit comme fébrifuge.

La tige de l'*Ephedra vulgaris*, plante de la famille des Gnétacées, contient un alcaloïde, l'*Éphédrine*, qui possède la propriété de dilater la pupille, mais d'une façon éphémère. Cet alcaloïde peut avantageusement se substituer à l'Atropine, qui a l'inconvénient de provoquer une mydriase qui persiste assez longtemps et met le malade dans l'impossibilité de se servir de ses yeux pendant une durée assez notable. Avec l'Éphédrine, la mydriase est maximum au bout d'une demi-heure, et après quatre à six heures la pupille a recouvré son diamètre normal.

L'*Écorce de Coto*, fournie par une plante encore mal connue, probablement une Magnoliacée, qui habite la Bolivie, renferme deux alcaloïdes solides, la *Cotoïne* et la *Paracotoïne*, et un alcaloïde volatil. Cette écorce a été préconisée contre le rhumatisme, la goutte, les sueurs nocturnes des phtisiques et surtout les diarrhées rebelles. La Cotoïne jouit des mêmes propriétés ; il en est de même de la Paracotoïne, qui est seulement moins énergique. On emploie la poudre ($0^{gr},25$), la teinture (5 à 30 gouttes), la Cotoïne (de $0^{gr},30$ à $0^{gr},40$ dans 120 grammes de véhicule additionné de 1 gramme de bicarbonate de soude), la Paracotoïne ($0^{gr},10$ à $0^{gr},30$).

Le *Séneçon commun* (*Senecio vulgaris*), plante annuelle de la famille des Composées, contient dans sa portion souterraine deux alcaloïdes, la *Sénécine* et la *Sénécionine* $C^{18}H^{25}AzO^{6}$. L'extrait fluide, à la dose de 2 à 4 grammes par jour, est un excellent emménagogue qui réussit bien dans certains cas d'aménorrhée ; il possède en outre la propriété de calmer les douleurs qui précèdent, accompagnent ou suivent la venue des règles.

Le *Senecio Jacobæa*, le *S. aureus*, le *S. teucanthemifolius* et sans doute d'autres espèces du même genre, possèdent les mêmes propriétés que le *S. vulgaris*.

Les Feuilles du *Justicia Adhatoda* (*Adhatoda Vasica*), plante ornementale originaire de l'Inde, renferment un alcaloïde, la *Vasicine* ; elles sont employées comme expectorantes et antispasmodiques, et elles sont surtout fumées par les asthmatiques de l'Inde pour calmer les crises d'asthme.

CHAPITRE VIII

PRODUITS ANTHRACÉNIQUES

Dans ce chapitre, nous étudions tous les médicaments végétaux qui doivent leur activité à des dérivés de l'anthracène, à des Oxyméthylanthraquinones, qui sont caractérisées par la réaction de Bornträger (1). Les principales Oxyméthylanthraquinones que l'on a trouvées jusqu'ici dans les drogues végétales sont :

L'*Acide chrysophanique* $C^{14}H^{5}O^{2}(CH^{3})(OH)^{2}$, *Dioxyméthylanthraquinone*, jaune, homologue du groupe de l'alizarine ;

L'*Émodine* $C^{14}H^{4}O^{2}(CH^{3})(OH)^{3}$, *Trioxyméthyanthraquinone*, orangée, homologue du groupe de la purpurine ;

Le *Morindon*, isomère du corps précédent ;

L'*Aloexanthine* $C^{14}H^{3}O^{2}(CH^{3})(OH)^{4}$, *Tetraoxyméthylanthraquinone*, jaune orangé, homologue du groupe de la quinalizarine.

On obtient également la réaction de Bornträger avec les substances susceptibles de fournir ces divers corps par dédoublement ou oxydation : tels sont la *Franguline*, dédoublable en Émodine et en Rhamnine ; le *Chrysophane* et la *Chrysarobine*, transformables par oxydation en Acide chrysophanique ; la *Barbaloïne* en présence d'ammoniaque concentrée, car il y a alors transformation partielle en Émodine.

Cette réaction a permis de constater la présence des Oxyméthyl-

(1) Pour effectuer cette réaction, on traite la drogue par le benzol ; ce dissolvant devient jaune, et, si on l'agite avec une solution ammoniacale, cette dernière devient rouge-cerise.

anthraquinones dans les drogues suivantes : Aloès (socotrin, des Barbades, de Curaçao, du Cap, de Zanzibar), Rhubarbes, Racinede Patience, Écorce de Bourdaine, Écorce de Cascara Sagrada, Fruits de Nerprun, Feuilles de Sené, Bois et Écorce du *Morinda citrifolia* et du *Morinda tinctoria*, *Parmelia parietina*, toutes drogues ayant une action purgative manifeste. Certaines d'entre elles, Rhubarbes, Senés, Aloès, contiennent en outre des corps de nature glucosidique qui sont susceptibles de donner des Oxyméthylanthraquinones par hydrolyse. Ainsi la Rhubarbe épuisée par l'éther jusqu'à ce que celui-ci ne donne plus de coloration par l'ammoniaque, et traitée ensuite à l'ébullition par l'acide sulfurique étendu, peut de nouveau fournir à l'éther de notables quantités d'Oxyméthylanthraquinones.

Si on envisage l'action physiologique des divers médicaments purgatifs mentionnés, on en arrive à cette conclusion que les principes réellement actifs à ce point de vue sont les Oxyméthylanthraquinones : l'Aloès de Natal, qui ne contient pas d'Oxyméthylanthraquinones et ne peut en produire par dédoublement, n'a pas d'action purgative et doit en conséquence être rejeté de l'arsenal thérapeutique. L'alcalinité du suc intestinal doit évidemment aider l'action de ces purgatifs en favorisant par exemple la transformation des Aloïnes en Émodine et en provoquant le dédoublement des glucosides pouvant donner des Oxyméthylanthraquinones.

ALOÈS

Origine. — L'*Aloès* est le suc épaissi qu'on retire des feuilles de plusieurs Liliacées du genre *Aloe*, originaires pour la plupart des parties chaudes et arides de l'Afrique méridionale et orientale ; un certain nombre de ces espèces ont été introduites dans d'autres pays : c'est ainsi qu'on les rencontre en Espagne, dans les Indes Anglaises et Hollandaises, en Amérique et aux Antilles où elles fournissent des produits assez estimés. Les plantes dont on extrait l'Aloès sont assez nombreuses. Nous les ferons connaître en décrivant les diverses sortes commerciales de cette substance.

Préparation. — Les procédés que l'on emploie pour préparer l'Aloès sont très variables suivant les pays ; mais ils consistent toujours en deux opérations successives ayant pour but : 1° d'obtenir une liqueur ; 2° de l'amener à consistance voulue.

La préparation de la liqueur s'opère de quatre façons différentes avec des variantes nombreuses, mais peu importantes.

1° On coupe les feuilles près de leur point d'insertion sur la tige et on les place debout les unes à côté des autres, la section en bas. Le récipient dans lequel on dispose les feuilles et destiné à recevoir le suc peut être un tonneau, une auge ou une simple cavité creusée dans le ol et recouverte d'une peau de Chèvre; le suc est, dans ce mode de préparation, obtenu par *écoulement libre*.

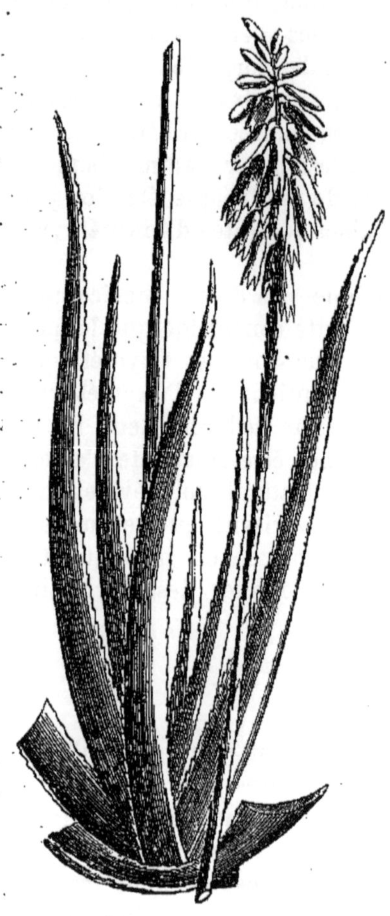

Fig. 291. — *Aloe socotrina*.

2° Les feuilles sont hachées, pilées et exprimées; on laisse reposer pendant 24 heures le jus qui s'écoule et on recueille la liqueur par simple décantation; c'est le suc obtenu par *expression*. Il est mélangé à d'autres éléments de la feuille qui en diminuent l'activité.

3° On hache les feuilles et on les pile, puis on ajoute de l'eau froide et on fait macérer. On recueille le produit de la macération et on fait bouillir le résidu dans une nouvelle quantité d'eau; on passe et on réunit ce liquide au précédent. La liqueur est obtenue par *macération* et *décoction*.

4° Les feuilles sont coupées en morceaux et placées dans un panier de fil de fer que l'on plonge dans une chaudière remplie d'eau bouillante. Au bout de 10 minutes, on retire le panier, on enlève les feuilles épuisées et on les remplace par d'autres, et ainsi de suite jusqu'à ce que l'eau soit noire et épaisse; on laisse déposer et décanter. Cette liqueur est obtenue par *décoction*.

La concentration de la liqueur s'opère de deux façons différentes : par *évaporation spontanée* et par la *chaleur artificielle*. Quand la liqueur est obtenue par écoulement libre ou par expression, c'est-à-dire sans intervention de l'eau, il suffit de la faire évaporer dans des vases plats exposés au soleil. Mais avec les produits aqueux provenant de la macération ou de la décoction, il faut employer l'évaporation par le feu. La liqueur est versée dans une marmite en fer ou dans un récipient en cuivre; on chauffe en remuant de temps en temps avec une cuiller en fer qui sert aussi à rejeter les impuretés. Quand la liqueur est suffisamment concentrée, on la verse dans des calebasses ou dans des caisses.

Caractères extérieurs. — Les caractères de l'Aloès varient suivant les sortes commerciales; mais, quelle que soit la sorte considérée et le mode de préparation employé, tout Aloès est susceptible de se présenter sous deux états différents : il peut être *translucide* ou *opaque*. Dans le premier cas, il est en masses dont la transparence peut être facilement appréciée sur une lame mince détachée du bloc total; dans le second cas, il est complètement opaque, toujours foncé, rappelant plus ou moins la couleur du foie : en cet état, il constitue ce qu'on a appelé l'Aloès *hépatique*.

Quelquefois on trouve les deux formes associées dans la même masse; on a alors une substance translucide parsemée de parcelles opaques. Il est à retenir que ces deux états n'influent en rien sur la qualité du produit : les Aloès translucides et les Aloès opaques ont absolument la même valeur au point de vue thérapeutique.

Il existe dans le commerce un certain nombre de sortes d'Aloès ; les plus répandues, autour desquelles on peut grouper les autres, sont l'*Aloès socotrin*, l'*A. des Barbades* et l'*A. du Cap*.

L'*Aloès socotrin* est fourni par l'*Aloe socotrina* (fig. 291) qui croît sur les rivages méridionaux de la mer Rouge et dans quelques îles de l'océan Indien, notamment à Socotora, par l'*A. officinalis*, qui n'est qu'une variété de l'espèce précédente, et par l'*A. Perryi* de l'île de Socotora. Cette sorte d'Aloès est préparée dans l'île de Socotora, en Arabie et sur les côtes d'Adel, d'Ajan et de Zanguebar; elle est apportée à Bombay et de là expédiée en Europe dans des peaux de gazelles, renfermées elles-mêmes dans des tonneaux ou dans des caisses.

L'Aloès socotrin est tantôt translucide, tantôt opaque. Dans le premier cas, il possède une couleur rouge-hyacinthe; sa cassure est conchoïdale et brillante; sa poudre est jaune d'or, sans mélange de vert ou de brun; son odeur est douce et agréable, rappelant celle de la Myrrhe et du Safran. Dans le second cas, la masse a une couleur de foie pourprée, rougeâtre ou jaunâtre ; sa cassure est lustrée, mate ou cireuse ; la poudre est jaune doré ; l'odeur est la même que celle de l'Aloès translucide.

L'*Aloès des Barbades* est préparé à la Jamaïque et à l'île de la Barbade avec les feuilles de l'*Aloe vulgaris* ; il arrive par l'Angleterre dans des gourdes ou calebasses qui en contiennent de 10 à 40 livres ou davantage. La substance qui constitue cette sorte est sèche et dure, colorée en brun-chocolat, à cassure terne et comme un peu grenue ; en petits fragments, elle est faiblement translucide et colorée en brun-orange ; elle donne une poudre d'un rouge sale, brunissant à la lumière ; elle exhale une odeur rappelant à la fois la Myrrhe et l'iode. Cette sorte est très estimée ; c'est la meilleure après l'Aloès socotrin.

L'*Aloès du Cap*, que l'on prépare au Cap de Bonne-Espérance, est obtenu avec les feuilles des *Aloe ferox, africana, spicata, perfoliata, arborescens, Commelyni, mitræformis, linguæformis*, etc. ; il arrive dans de grandes caisses par la voie de l'Angleterre. Il se présente en masses brun noirâtre avec reflets verdâtres caractéristiques ; sa transparence est parfaite en lames minces qui ont une couleur rouge foncé ; la cassure brillante est vitreuse ; la poudre a une couleur jaune verdâtre très caractéristique ; l'odeur est forte, tenace, peu agréable, rappelant un peu l'odeur de la Souris. Cette sorte, quoique de beaucoup la plus répandue dans le commerce, est moins bonne que les deux précédentes.

L'*Aloès de Curaçao* est préparé dans les îles de Curaçao, Bonaire et Aruba, avec l'*Aloe vulgaris*. Il est introduit en Europe par la Hollande dans des caisses de 15 à 30 kilogrammes. Il ressemble beaucoup à l'Aloès des Barbades, dont il n'est en somme qu'une simple variété ; il s'en distinguerait par son odeur, qui, au dire des auteurs, rappelle celle de la sueur de nègre.

L'*Aloès de Natal* provient des districts supérieurs de Natal entre Petermaritzburgh et les montagnes de Quathlamba, à une altitude de 600 à 1 200 mètres ; il est préparé avec une espèce d'*Aloe* encore indéterminée. Il arrive dans des caisses de bois, par l'Angleterre. L'Aloès de Natal affecte surtout la forme hépatique ; il est brun grisâtre, très opaque, peu odorant. Pour les raisons déjà indiquées, ce produit n'a aucune action et doit être définitivement rejeté.

Caractères microscopiques. — Il est intéressant de connaître la localisation du suc actif dans la feuille des Aloès ; il est indispensable, pour cela, d'étudier la structure anatomique de cet organe (fig. 292). L'épiderme (*ep*) est formé de cellules à paroi externe fortement cutinisée, et muni de nombreux stomates (*st*). Au-dessous, on trouve une zone formée par quatre ou cinq rangs de cellules irrégulièrement polygonales (*p.c*), toutes riches en chlorophylle et en grains d'amidon ; plusieurs d'entre elles, de taille plus grande,

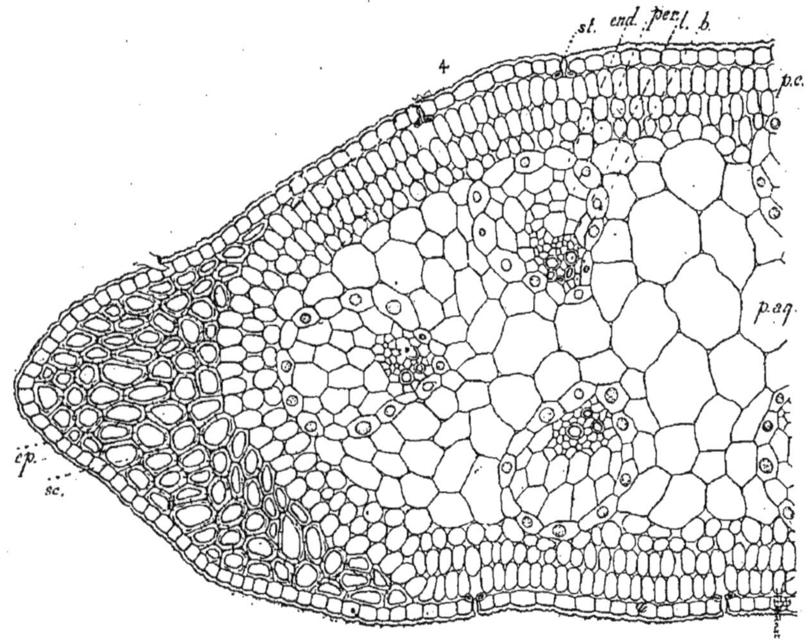

Fig. 292. — Coupe transversale de la feuille d'*Aloe socotrina*.

renferment des raphides ou des cristaux prismatiques d'oxalate de chaux. Cette couche chlorophyllienne est continue tout autour de la feuille et enveloppe un parenchyme incolore *(p. aq)* qui occupe toute la partie centrale. Ce parenchyme, représentant, à lui seul, plus des trois cinquièmes de l'épaisseur de la feuille, se compose de grandes cellules, à parois très minces, qui contiennent un mucilage incolore et insipide. Les angles de la feuille sont occupés par du tissu scléreux (*sc*) qui forme une sorte de croissant disposé entre l'épiderme et la zone à chlorophylle.

La ligne de démarcation entre les deux parenchymes est très nette, et c'est le long de cette ligne que sont disposés les faisceaux libéro-ligneux, qui s'enfoncent un peu dans le parenchyme chlorophyllien, mais surtout dans le parenchyme central incolore. Ils sont disposés de distance en distance en une série simple et continue, sur tout le pourtour de la feuille. Chacun de ces faisceaux comprend, tout d'abord, à la périphérie, une gaine endodermique (*end*) formée par un seul rang de cellules, allongées tangentiellement, de forme hexagonale, pourvues chacune, en dehors de leur noyau, d'un gros globule jaune, réfringent, surtout composé de tanin. En dedans de cette gaine, on trouve quelques éléments libériens (*l*) et quelques éléments ligneux (*b*) qui n'occupent qu'une faible portion de l'espace qu'elle limite; le restant est rempli par un groupe de grandes cellules (*per*) irrégulières, et quatre ou cinq fois plus longues que larges, pourvues de membranes minces. C'est dans ce tissu, d'origine péricyclique, auquel M. Macqruet a donné le nom de *Tissu aloïfère*, que se trouve localisé le suc propre de l'Aloès.

Caractères et composition chimiques. — L'Aloès desséché a une densité d'environ 1,300. Il se dissout à peu près complètement dans l'alcool à 80° et est moins soluble dans l'alcool à 90°; il est insoluble dans l'éther, le sulfure de carbone, le chloroforme. Il se dissout complètement dans l'eau chaude ou dans l'eau froide additionnée de carbonate de soude; avec l'eau froide pure, il laisse un résidu; la solution aqueuse présente une réaction acide. En oxydant l'Aloès par le bichromate de potasse et l'acide sulfurique, on obtient une tétraoxyméthylanthraquinone, l'*Aloexanthine* $C^{14}H^{3}O^{2}(CH^{3})(OH)^{4}$.

L'Aloès renferme une *Résine* (12 à 13 p. 100), un principe particulier, désigné sous le nom d'*Aloïne* (12 à 25 p. 100), de l'*Émodine* (0,15 à 0,25 p. 100) et 60 à 65 p. 100 d'une substance amorphe, soluble dans l'eau froide.

La partie soluble dans l'eau froide renferme du glucose, de l'*Acide aloérésique* soluble dans l'éther et dans l'alcool, et de l'*Aloérétine* insoluble dans l'éther et soluble dans l'alcool.

La Résine que renferme l'Aloès a la constitution d'un éther dont les éléments varient avec la sorte commerciale. La Résine de l'Aloès des Barbades est formée par la combinaison de l'*Acide cinnamique* avec un alcool spécial rentrant dans la classe des Résitannols de Tschirch, l'*Alorésitannol*; cette Résine est donc l'*Éther cinnamique de l'Alorésitannol*. Dans la Résine de l'Aloès du Cap, l'acide cinnamique est remplacé par l'*Acide paracoumarique*; elle est donc constituée par un *Éther paracoumarique de l'Alorésitannol*.

L'*Aloïne* a été isolée pour la première fois en 1851 de l'Aloès des Barbades, par Th. et H. Smith (d'Édimbourg); plus tard, en 1856, Groves retira de l'Aloès socotrin une Aloïne qu'il considéra comme étant différente de celle qui avait été déjà trouvée dans l'Aloès des Barbades; il la nomma *Socaloïne* pour la distinguer de la première, qui reçut le nom de *Barbaloïne*. Des divers Aloès du commerce, on retira des Aloïnes auxquelles on donna des noms rappelant leur origine : *Curaçaloïne* (Aloès de Curaçao), *Zanaloïne* (Aloès de Zanzibar), *Nataloïne* (Aloès de Natal).

Tous ces corps peuvent se diviser en deux groupes : le premier comprend la Barbaloïne, la Socaloïne, la Zanaloïne et la Curaçaloïne; le second ne renferme que la Nataloïne qui diffère complètement des autres Aloïnes par plusieurs caractères. Par contre, l'identité des quatre corps du premier groupe ne paraît pas douteuse, ainsi que cela résulte des récents travaux de M. Léger sur les Aloïnes, de sorte qu'il n'y a plus en somme que deux composés à considérer : la Barbaloïne et la Nataloïne.

La *Barbaloïne* $C^{16}H^{16}O^7$ est soluble dans l'eau, dans l'alcool ordinaire, dans l'alcool méthylique, moins facilement soluble dans l'éther. Elle fond à 147°. Elle est neutre au papier de tournesol. Dans l'eau, elle cristallise avec *trois molécules d'eau* en petites aiguilles prismatiques, de couleur jaune-soufre, ordinairement réunies en étoiles, à saveur douceâtre, devenant ensuite très amère; dans l'alcool méthylique, elle cristallise avec *une seule molécule d'eau*. D'après M. Léger, il est infiniment probable que la Socaloïne et la Zanaloïne ne sont que des mélanges en proportions variables de ces deux Aloïnes différemment hydratées.

Il existe des relations étroites entre la Barbaloïne et les Oxyméthylanthraquinones. En faisant agir l'oxygène de l'air en milieu alcalin sur la Barbaloïne, on obtient de l'Émodine. Oxydée au moyen de l'acide azotique, la Barbaloïne fournit de l'*Acide chrysammique* $C^{14}H^2O^2(AzO^2)^4(OH)^2$, qui n'est autre chose que la Dioxytétranitroanthraquinone, produit nitré d'une Dioxyanthraquinone, la *Chrysazine* $C^{14}H^8O^4$. Traitée par l'acide sulfurique dilué à l'ébullition, ou mieux sous pression, dans un autoclave, elle se transforme en un corps de couleur noire, désigné sous le nom d'*Alonigrine* $C^{22}H^{18}O^8$; celle-ci, traitée à son tour par l'acide azotique, donne de l'Acide chrysammique. Lorsqu'on chauffe la Barbaloïne avec de l'anhydride acétique ou avec de l'anhydride benzoïque, on obtient un dérivé diacétylé ou un dérivé dibenzoylé.

La *Nataloïne* $C^{16}H^{18}O^7$ diffère de la Barbaloïne par son insolubilité dans l'eau, même à chaud, et sa solubilité très faible dans l'alcool. En outre, au contact de l'air en milieu alcalin, elle ne donne pas de l'Émodine, et lorsqu'on l'oxyde par l'acide azotique, on obtient seulement des acides picrique et oxalique et nullement des dérivés d'une Oxyméthylanthraquinone. A côté de la Nataloïne, M. Léger a trouvé dans l'Aloès de Natal une autre Aloïne, l'*Homonataloïne* $C^{15}H^{16}O^7$ qui diffère de la première par un groupement CH^2 en moins.

Falsifications et essai. — L'Aloès est surtout falsifié avec l'extrait de Réglisse, la Gomme arabique, les os calcinés, l'ocre, la Poix-résine et la Colophane.

L'extrait de Réglisse et la Gomme arabique ne se rencontreront que dans les Aloès de première qualité, en raison de leur prix de revient élevé; ces deux substances se reconnaîtront par leur insolubilité dans l'alcool. L'ocre, les os calcinés, la Poix-résine et la Colophane sont insolubles dans l'eau additionnée de carbonate de soude.

Le *dosage de l'Aloïne* pourra se faire d'après le *procédé Schäfer*, qui repose sur la propriété que possède l'Aloïne de donner, en solution ammoniacale, des combinaisons peu solubles avec les terres alcalines; ces combinaisons, décomposées par les acides, fournissent l'Aloïne. On dissout 50 grammes d'Aloès dans 300 c.c. d'eau chaude, en ayant soin d'ajouter quelques gouttes d'acide chlorhydrique. Après refroidissement, on sépare le liquide de la résine; on l'additionne de 50 c.c. d'ammoniaque à 20 p. 100, puis d'une solution de 15 grammes de chlorure de calcium dans 30 c.c. d'eau et on agite vivement. Au bout d'un quart d'heure, on exprime le précipité d'Aloïne et de chaux, et on l'essore à la turbine. On le triture ensuite dans un mortier avec un petit excès d'acide chlorhydrique, qui met l'Aloïne en liberté en donnant en même temps du chlorure de calcium. On dissout l'Aloïne et le chlorure dans le moins d'eau bouillante possible, on jette sur un filtre, on lave celui-ci avec un peu d'eau bouillante; par refroidissement, l'Aloïne cristallise. L'auteur de ce procédé aurait obtenu, pour les diverses sortes d'Aloès du commerce, un rendement en Aloïne cristallisée de 12 à 25 p. 100.

Usages. — A petites doses (de $0^{gr},05$ à $0^{gr},25$), l'Aloès agit comme stomachique, et à ce titre fait partie de nombreuses préparations utiles dans les dyspepsies atoniques, les digestions lentes, la constipation. A doses plus élevées ($0^{gr},50$ à 2 grammes), il agit comme purgatif et est fréquemment employé comme tel; c'est un dérivatif très utile dans les affections cérébrales, dans les céphalées rebelles, dans la congestion pulmonaire, etc.; c'est le purgatif de choix pour rappeler le flux hémorroïdal, et il est aussi souvent employé dans le but de favoriser le flux menstruel. Comme l'action irritante qu'exerce l'Aloès sur le gros intestin se transmet à tous les organes voisins : reins, vessie et utérus chez la femme, son emploi est contre-indiqué dans la grossesse et dans les maladies inflammatoires des organes génito-urinaires.

On administre ce médicament en poudre, en teinture, en pilules, mais rarement seul; il entre dans une foule de médicaments composés dont les plus importants sont : l'Élixir de longue vie, les pilules d'Anderson, de Bontius, de Rufus, de Belloste, ante-cibum, l'Alcoolat et l'Élixir de Garus, etc.

RHUBARBE DE CHINE

Origine. — La *Rhubarbe de Chine*, la seule officinale dans la pharmacopée française, est constituée par les rhizomes et peut-être même par les tiges aériennes de plusieurs espèces de *Rheum*, de la famille des Polygonacées, dont les plus certaines sont : 1° le *Rheum officinale* (fig. 293) qui croît dans le sud-est du Thibet et dans diverses régions à l'ouest et au nord-ouest de la Chine, et qui est aujourd'hui couramment cultivé dans les jardins de l'Europe comme plante ornementale; 2° le *Rheum palmatum* var. *Tanguticum* qui croit en Chine, dans le pays de Tangut.

La récolte se fait quand la plante a atteint la sixième année; les rhizomes sont arrachés à l'automne et dans l'hiver, nettoyés, pelés au couteau et coupés en fragments; ceux-ci sont séchés au soleil ou à la chaleur, puis souvent enfilés à une corde pour achever la dessiccation. Actuellement la Rhubarbe destinée au marché européen arrive directement de Canton et de Shang-Haï; autrefois elle passait en grande partie par la Russie qui avait monopolisé le commerce de la Rhubarbe et avait installé sur divers points des commissaires chargés de vérifier tous les échantillons apportés par les marchands Buchares. Cette Rhubarbe, désignée sous le nom de *Rhubarbe de Moscovie* et qui constituait alors la meilleure des sortes commerciales, n'est plus à l'heure actuelle qu'un objet de Musée; le monopole du gouvernement russe ayant cessé depuis 1863, cette Rhubarbe n'est autre chose que de la Rhubarbe de Chine ordinaire.

Caractères extérieurs. — La Rhubarbe de Chine se présente en fragments de forme variable dépendant de la façon dont ils ont été divisés; les uns sont cylindriques ou coniques (*Rhubarbes rondes*), les autres, et c'est le cas le plus fréquent, sont allongés et plans-convexes (*Rhubarbes plates*). Avant leur division, les rhizomes ont été pelés plus ou moins profondément au couteau et débarrassés de la couche subéreuse. La plupart des fragments sont percés

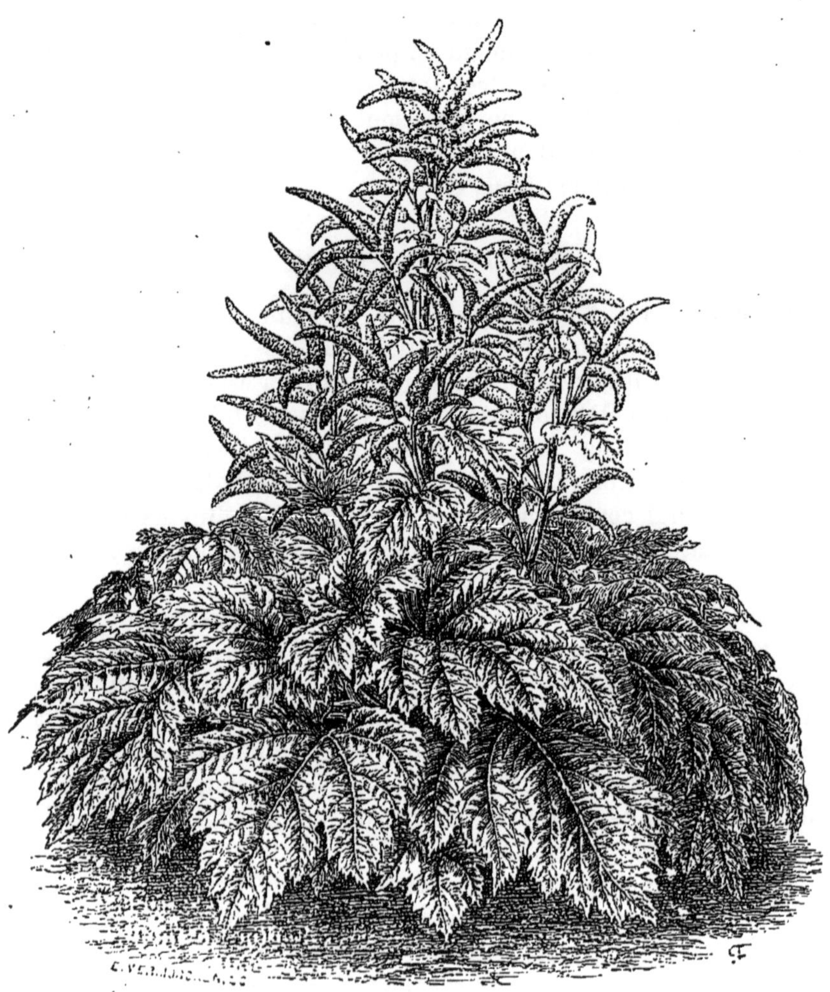

Fig. 293. — *Rheum officinale.*

d'un trou qui renferme des débris de corde; ils sont le plus souvent saupoudrés de poudre de Rhubarbe. La surface extérieure, débarrassée de la poudre qui la recouvre, montre un tissu brun-orange, rayé de lignes blanches très fines disposées obliquement, les unes de droite à gauche, les autres de gauche à droite, circonscrivant ainsi des losanges disposés en réseau régulier (fig. 294).

La coupe transversale (fig. 295), très caractéristique, montre, à une faible distance de la périphérie, une ligne cambiale plus ou moins sinueuse qui sépare l'écorce de la portion ligneuse.

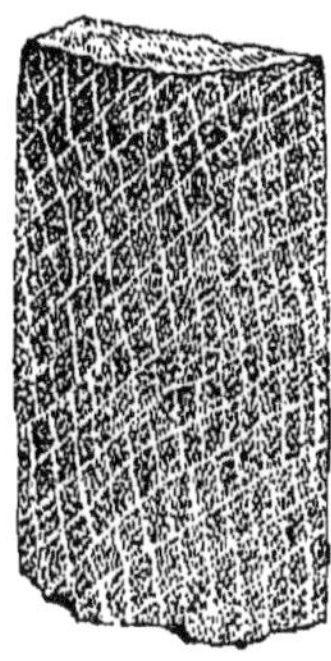

Fig. 294. — Fragment cylindrique de Rhubarbe de Chine vu par sa face externe.

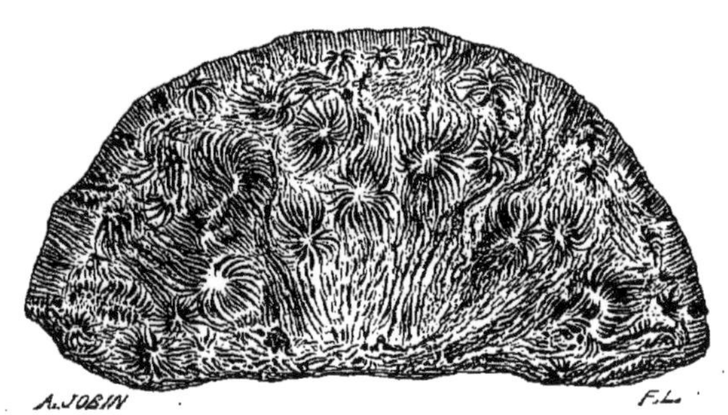

Fig. 295. — Fragment de Rhubarbe de Chine vu par sa section transversale.

Le cylindre ligneux, très développé, offre une structure spongieuse et renferme au centre une moelle plus ou moins volumineuse. Le reste de son épaisseur est constitué par un tissu blanchâtre, parcouru par des rayons médullaires colorés en jaune, qui décrivent des lignes très flexueuses, extrêmement intriquées et dont la direction est très difficile à suivre. Au milieu de ces rayons médullaires ainsi entre-croisés en tous sens, on observe un grand nombre de taches étoilées très irrégulières, qui paraissent disposées sans ordre aucun; ces étoiles se montrent aussi en très grand nombre sur la face plane, lorsque le fragment a été profondément mondé.

La Rhubarbe de Chine a une odeur spéciale, et une saveur amère accompagnée d'une âcreté particulière; mâchée, elle croque sous la dent et colore rapidement la salive en jaune.

Caractères microscopiques. — Extérieurement au cambium, on trouve un parenchyme cortical très réduit constitué par des cellules à amidon ou à oxalate de chaux en grosses macles, et un liber très peu développé et dépourvu de fibres. En dedans du cambium, le bois est constitué par des vaisseaux peu nombreux plongés dans un parenchyme de cellules polygonales, irrégulières, à amidon et à oxalate de chaux. Il est traversé par des rayons médullaires composés de deux ou trois rangées de cellules remplies par une matière jaune.

La structure des systèmes étoilés est toute particulière et mérite

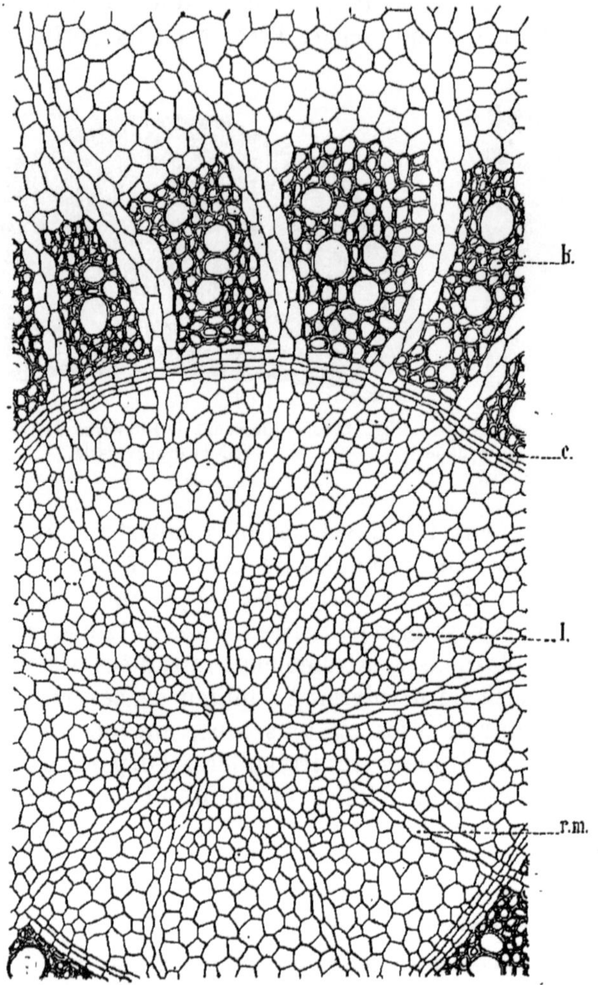

Fig. 296. — Coupe transversale d'un système étoilé de la Rhubarbe de Chine.

d'être spécialement mentionnée. Chacun d'eux (fig. 296) est constitué par un certain nombre de faisceaux libéro-ligneux, entourant une sorte de moelle centrale et séparés les uns des autres par des rayons médullaires (*r. m*) qui partent de la région centrale et vont en s'élargissant se confondre avec le tissu ambiant ou avec les rayons médullaires des étoiles voisines. Mais il faut surtout noter cette particularité, c'est que dans chaque faisceau le liber et le bois ont une orientation inverse, le liber (*l*) se trouvant au centre, autour de la moelle, et le bois (*b*) étant disposé à la périphérie du système; entre les deux éléments existe une zone génératrice libéro-ligneuse (*c*) qui permet à ces formations anormales d'accroître leurs éléments constitutifs.

La coupe tangentielle de la Rhubarbe de Chine présente aussi des caractères anatomiques intéressants qui permettent de distinguer nettement ce produit des autres Rhubarbes commerciales. Cette section montre, en effet, des groupes de cellules arrondies, à contenu jaune, disposées au nombre de 7 à 8 dans le sens de la hauteur et de 1 à 3 dans le sens de la largeur. Ces petits groupes sont entourés de cellules polygonales contenant de l'amidon ou de l'oxalate de chaux.

Examinée au microscope, la poudre de Rhubarbe montre des fragments de parenchyme cortical constitués par des cellules polyédriques renfermant des petits grains d'amidon, des débris de vaisseaux rayés ou ponctués, des grains d'amidon isolés, de grosses macles d'oxalate de chaux et de nombreux débris de ces macles, et enfin des fragments d'un tissu très dense formé de cellules très allongées et aplaties.

Composition chimique. — La Rhubarbe renferme de l'*Acide chrysophanique* $C^{14}H^{5}O^{2}(CH^{3})(OH)^{2}$, de l'*Émodine* $C^{14}H^{4}O^{2}(CH^{3})(OH)^{3}$, un tanin particulier, l'*Acide rhéotannique*, et une certaine proportion de glucosides de deux sortes, les uns facilement solubles dans l'eau, les autres difficilement solubles. Par hydrolyse au moyen de l'acide chlorhydrique ou de l'acide sulfurique, tous ces glucosides donnent de l'Acide chrysophanique, de l'Émodine et un corps semblable à la Rhamnétine. Ces Oxyméthylanthraquinones de dédoublement, ainsi que celles qui se trouvent naturellement dans la Rhubarbe, doivent être considérées comme les principes actifs de cette drogue.

Falsifications et essai. — Pour la Rhubarbe entière, la falsification la plus commune qu'on lui fait subir consiste à lui substituer les Rhubarbes européennes. On les reconnaîtra à leurs caractères extérieurs et anatomiques que nous allons indiquer.

Ces Rhubarbes d'Europe sont produites par trois ou quatre espèces de *Rheum* : *R. Rhaponticum*, *R. undulatum*, *R. Emodi*, *R. compactum*, qui sont des espèces asiatiques importées en Europe et cultivées en Angleterre, en Autriche, en Russie et en France, dans le Morbihan. Les échantillons sont de forme assez variable, mais tous se distinguent à première vue des Rhubarbes asiatiques par l'absence de réseau losangique à la face externe, qui présente surtout des stries longitudinales, et par une section transversale presque toujours nettement radiée; ils sont constitués par les tiges souterraines ou par les racines. Il y a lieu de distinguer surtout, parmi ces Rhubarbes européennes, la *Rhubarbe de France* et la *Rhubarbe anglaise*.

La *Rhubarbe de France* ou *Rhapontic* se présente en fragments cylindriques, plus ou moins réguliers et plus ou moins gros, de couleur jaunâtre ou gris rougeâtre. La face externe est marquée de stries fines, qui se montrent comme des points jaunes disséminés sans ordre sur un fond blanc (fig. 297). La section transversale offre un aspect radié caractéristique (fig. 298); les rayons, alternativement blancs et rouges, s'en-

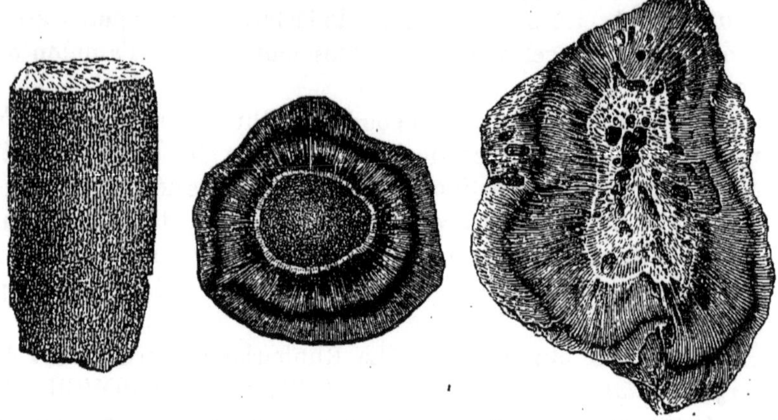

Fig. 297. — Fragment de Rhubarbe de France vu de face.

Fig. 298. — Section transversale d'une Rhubarbe de France.

Fig. 299. — Section transversale d'une Rhubarbe anglaise.

foncent plus ou moins profondément, suivant que l'on observe un rhizome ou une racine. On n'observe jamais de systèmes étoilés, ni sur la section transversale, ni sur la face externe.

Au point de vue anatomique, il y a surtout à signaler les caractères que peut fournir la coupe tangentielle. On y remarque des groupes de cellules arrondies à contenu jaune, constitués chacun par 8 à 10 cellules disposées en *une seule rangée*, et se distinguant nettement des cellules amylifères et cristalligènes environnantes.

La *Rhubarbe anglaise* se présente en fragments plans-convexes, assez volumineux, rappelant beaucoup, par leur forme, les fragments de la Rhubarbe de Chine; ils sont presque toujours recouverts d'une poussière jaune. Après frottement, on voit que la face externe est marquée de longues lignes brun rougeâtre, assez larges, et nettement parallèles. La face plane a, d'après Collin, une couleur *rose-œillet* tout à fait caractéristique, et elle présente çà et là quelques petites étoiles semblables à celles de la Rhubarbe de Chine. Sur la section transversale (fig. 299), on observe, non loin de la périphérie, l'assise génératrice, représentée par une ligne brunâtre ondulée, en dedans de laquelle est situé l'anneau ligneux traversé de stries assez larges et parallèles. Cette zone ligneuse entoure une moelle volumineuse de consistance très molle, dans laquelle se trouvent quelques étoiles assez espacées. Odeur moins vive que celle de la Rhubarbe de Chine; saveur astringente et acidulée ; cette Rhubarbe ne croque pas sous la dent.

Sur la coupe tangentielle, on trouvera des groupes volumineux de cellules arrondies à contenu jaune, constitués chacun par 50 à 60 rangées de cellules dans la hauteur et 5 à 6 rangées dans la largeur.

La poudre de Rhubarbe de Chine devra présenter, à l'examen microscopique, les éléments que nous avons déjà signalés; la présence d'éléments étrangers indiquera une falsification. Celle-ci est très difficile à reconnaître si elle a été faite avec la poudre d'une autre Rhubarbe, les éléments anatomiques étant les mêmes que dans la Rhubarbe officinale. Cependant, si la substitution est totale, on pourra s'en apercevoir à l'absence des fragments de tissu dense signalés dans la Rhubarbe chinoise. En outre, la poudre de *Rheum officinale* humectée d'ammoniaque devient rouge-brique foncé, tandis que celle des autres *Rheum* devient rouge-saumon.

Si la falsification a été faite avec la poudre de racine de Canaigre (*Rumex hymenosepalus*), l'ammoniaque donnera une coloration brunâtre; en outre, on constatera au microscope la présence de grains d'amidon allongés.

Enfin, l'addition de poudre de Curcuma se reconnaîtra de la façon suivante. On agite 1 gramme de poudre pendant quelques minutes avec 10 c.c. de chloroforme, on filtre, et on ajoute à la liqueur chloroformique 15 fois son volume d'éther de pétrole. Si la poudre de Rhubarbe est pure, la liqueur chloroformique possède une belle couleur jaune-paille, qui disparaît par l'addition de l'éther de pétrole; s'il y a du Curcuma, la liqueur chloroformique est colorée en jaune brun avec une fluorescence verdâtre, et l'addition d'éther de pétrole produit un précipité floconneux jaunâtre. Ces constatations faites, on divise en deux parts le mélange de chloroforme et d'éther de pétrole; à l'une, on ajoute 2 à 3 c.c. d'acide sulfurique, à l'autre 1 à 1,5 c.c. de solution saturée de borax. Avec la Rhubarbe pure, l'agitation avec l'acide sulfurique colore celui-ci en brun, tandis que la liqueur surnageante reste incolore; s'il y a du Curcuma, l'acide sulfurique se colore en rouge-fuchsine, en rouge brun et en jaune brun, et la liqueur se colore en violet. L'agitation de la deuxième portion avec la solution de borax ne donne aucune coloration si la poudre est pure, tandis qu'avec du Curcuma la solution est colorée en violet sans changement pour le mélange de chloroforme et d'éther de pétrole.

Usages. — A petite dose ($0^{gr},05$ à $0^{gr},50$), la Rhubarbe est souvent prescrite comme stomachique et tonique; elle répond aux indications générales des amers astringents et se donne surtout dans les états d'atonie gastrique. A dose élevée ($0^{gr},50$ à 4 grammes), on l'emploie comme purgatif doux dans les cas où l'on veut obtenir une simple évacuation alvine chez les malades dont on doit ménager les voies digestives ou chez les convalescents de maladies aiguës, les anémiques, les cachectiques, etc. Son emploi est le plus souvent suivi de constipation; aussi doit-on éviter de la prescrire chez les sujets habituellement constipés.

On administre ce médicament sous forme de poudre aux doses déjà indiquées, de macération (10 p. 1000), de sirop simple (15 à 20 grammes), d'extrait (0gr,10 à 0gr,50), de granulés. Il fait la base du sirop de Rhubarbe composé, souvent appelé sirop de Chicorée, très employé comme purgatif chez les enfants, à la dose de 2 à 3 cuillerées à café par jour.

On peut rapprocher des Rhubarbes, la *Racine de Patience*, fournie par les *Rumex obtusifolius* (Codex), *R. crispus*, *R. nemorosus*, *R. alpinus*, *R. Patientia*, qui est légèrement purgative, grâce à une certaine proportion d'*Acide chrysophanique* qu'elle contient. Elle était autrefois préconisée comme tonique, dépurative et antiscorbutique; mais elle est peu usitée aujourd'hui. L'industrie en tire quelque parti pour la teinture en jaune.

SENÉS

Origine. — Sous le nom générique de *Sené*, on désigne les folioles et les fruits de plusieurs espèces du genre *Cassia* (section *Senna*) plantes de la famille des Légumineuses. Ces espèces, pour chacune desquelles on a décrit un certain nombre de variétés dont il n'y a plus lieu de tenir compte, sont au nombre de trois : 1° le *Cassia acutifolia* Del. (*C. lenitiva* Bisch.) (fig. 300), qui croît dans la haute Égypte, la Nubie et le Kordofan; 2° le *Cassia angustifolia* Vahl. (*C. medicinalis* Bisch.) (fig. 302), qui se rencontre dans l'Arabie Heureuse, surtout dans le territoire d'Abu-Arisch et dans le Mozambique; on le cultive dans l'Inde; 3° le *Cassia obovata* Coll. (fig. 303) qui croît dans l'Arabie, la haute Égypte, la Nubie, l'Abyssinie, le Kordofan; on le trouve aussi dans l'Inde, au Sénégal, et aux Antilles, où il est cultivé.

Caractères extérieurs. — Les sortes commerciales fournies par ces espèces étaient autrefois assez nombreuses ; à l'heure actuelle, on n'en trouve guère plus que deux dans le commerce : le *Sené d'Alexandrie* ou *de la Palthe* et le *Sené de l'Inde*.

Le *Sené d'Alexandrie* ou *de la Palthe* était autrefois formé par un mélange de 5 parties de folioles du *Cassia acutifolia*, de 3 parties de folioles de *C. obovata* et d'environ 2 parties de feuilles d'une Apocynée appelée *Arghel* (*Solenostemma Arghel*). On y trouvait aussi des bûchettes (fragments de pétiole), des follicules brisés et des débris de diverses sortes. Actuellement, il est beaucoup plus pur et ses folioles sont dans un bon état de conservation.

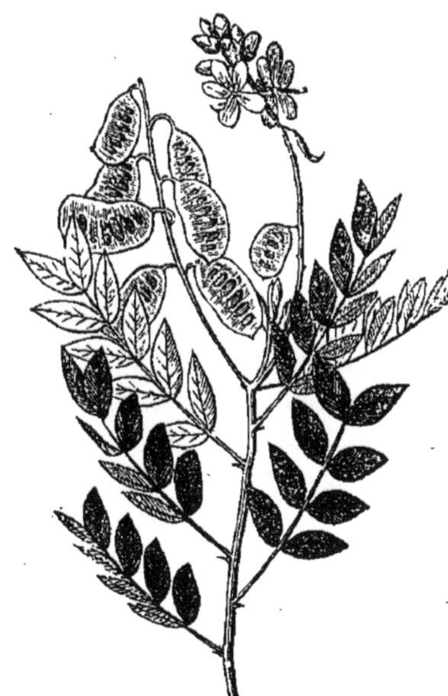

Fig. 300. — *Cassia acutifolia* Del.

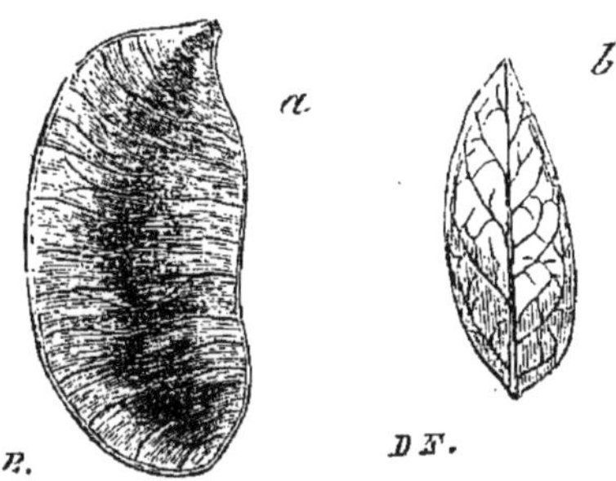

Fig. 301. — *Cassia acutifolia* Del., foliole et fruit.

La récolte de ce Sené, qui se fait surtout dans la haute Égypte et dans la Nubie, a lieu deux fois par an, en avril et en septembre.

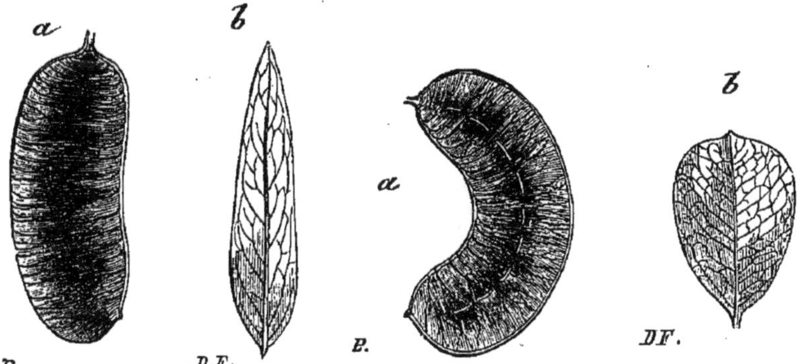

Fig. 302. — *Cassia angustifolia* Vahl., foliole et fruit.

Fig. 303. — *Cassia obovata* Coll., foliole et fruit.

Les paysans abattent les arbustes et les exposent sur des rochers pour les faire sécher ; lorsqu'ils sont secs, les folioles s'en détachent facilement ; elles sont alors enfermées dans des sacs faits avec des feuilles de Palmiers, puis apportées au Caire où se fait le mélange des divers éléments qui constituent cette sorte commerciale. Pour dissimuler la présence des feuilles d'Arghel, on concasse légèrement ces derniers en même temps que les folioles de Sené. Ce Sené est expédié en Europe par Alexandrie.

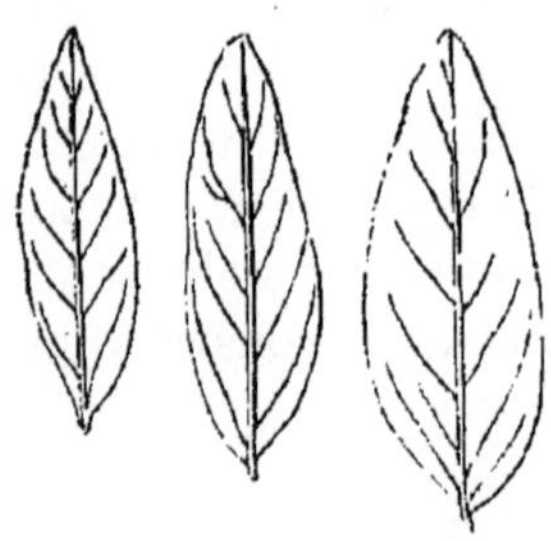

Fig. 304. — Sené d'Alexandrie.

Les folioles du *Cassia acutifolia*, qui forment la plus grande partie du Sené d'Alexandrie, sont ovales ou lancéolées (fig. 304), de consistance membraneuse, cassantes, colorées en vert jaunâtre clair, avec une fine pubescence visible à la loupe ; elles mesurent de 2 à 3 centimètres de long sur 7 à 12 millimètres de large. L'extrémité supérieure est en ogive très aiguë ; la base est inéquilatérale. On distinguera les folioles du *Cassia obovata* qui s'y trouvent en petite quantité à leur forme de raquette ou de cœur de carte à jouer (fig. 303), et les feuilles d'Arghel, à leur couleur blanchâtre, à leur consistance coriace, et à l'aspect chagriné que présentent les deux faces et surtout la face inférieure.

Le *Sené de Tripoli*, qui peut être considéré comme une variété de la sorte précédente, est à peu près exclusivement constitué par les folioles du *Cassia acutifolia* ; on n'y trouve pas d'Arghel et presque pas de *C. obovata*.

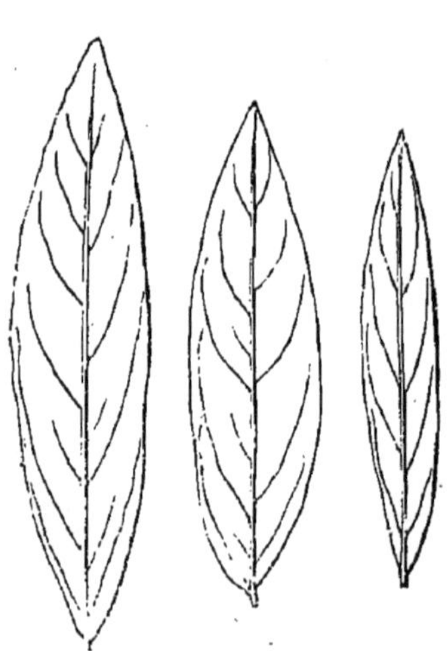

Fig. 305. — Sené de l'Inde.

Le *Sené de l'Inde* ou *de Tinnevelly* est fourni par le *Cassia angustifolia* ; il vient aujourd'hui abondamment sur les marchés européens et tend à se substituer aux autres sortes, ce qui est très avantageux, car ce produit est toujours très pur et les folioles en sont récoltées et desséchées avec beaucoup de soin. Ces folioles (fig. 305) sont lancéolées, de 3 à 6 centimètres de longueur sur 15 millimètres de largeur, membraneuses, moins raides que celles du Sené d'Alexandrie, d'une belle couleur vert jaunâtre, exhalant une légère odeur de Thé ;

elles sont glabres ou présentent un petit nombre de poils fins, courts et déprimés à la face inférieure.

Le *Sené Moka*, qui porte encore le nom de *Sené de la Pique*, à cause de la forme de ses folioles, provient aussi du *Cassia angustifolia*.

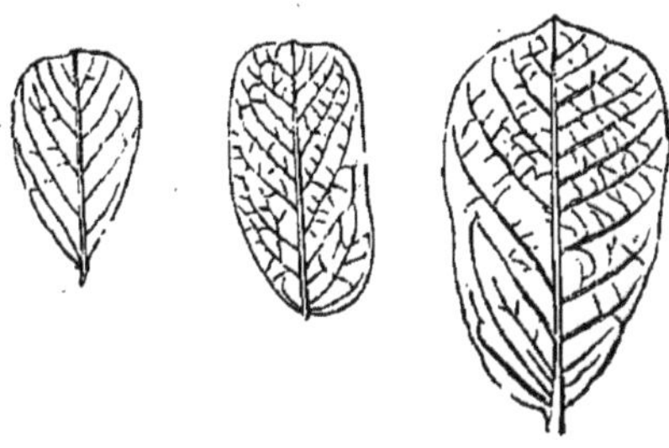

Fig. 306. — Sené d'Alep.

Le *Sené d'Alep* (fig. 306) était autrefois fourni par le *Cassia obovata*; il est très rare aujourd'hui dans le commerce et celui que l'on trouve sous ce nom n'est qu'un mélange de folioles très diverses.

Les fruits des espèces que nous avons signalées comme produisant les folioles de Sené sont des gousses *aplaties*, membraneuses, indéhiscentes et divisées en logettes transversales par des fausses cloisons: elles portent improprement le nom générique de

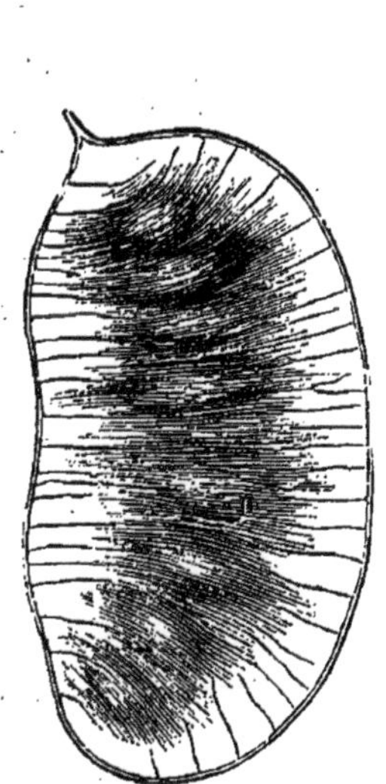

Fig. 307. — Follicule de la Palthe.

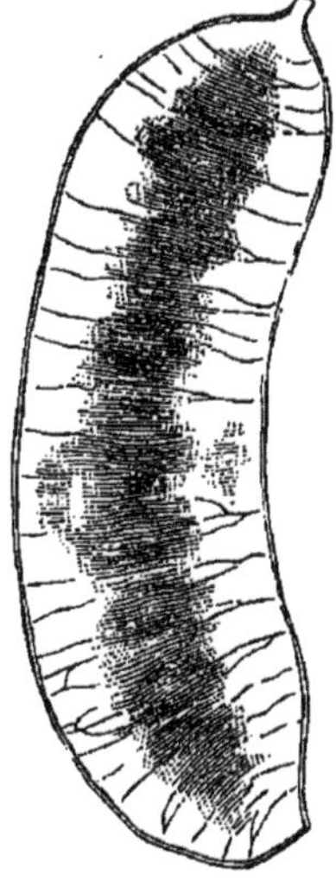

Fig. 308. — Follicule de Moka.

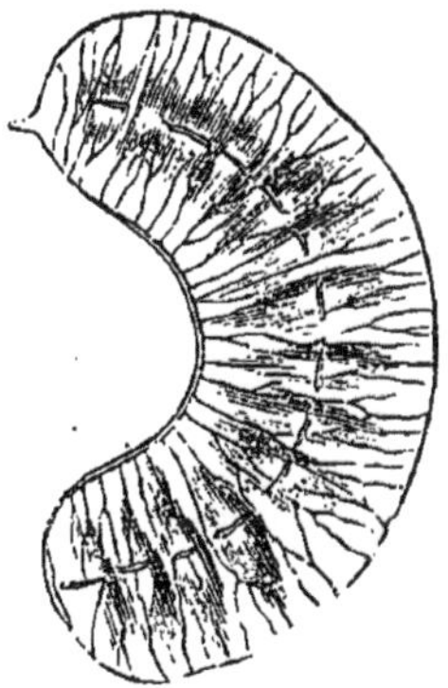

Fig. 309. — Follicule d'Alep.

Follicules. Les plus estimés sont ceux qui sont fournis par le *Cassia acutifolia* (*Follicules de la Palthe*) (fig. 307); ils sont grands, larges, à peine recourbés, ayant la forme d'un D majuscule, d'un vert sombre tirant sur le noir au-dessus des semences qui sont au nombre de 6 à 10. On rencontre aussi soit seuls, soit mélangés aux précédents, les fruits du *C. augustifolia* (*Follicules de Moka*) (fig. 308) qui ressemblent assez aux Follicules de la Palthe dont ils se distinguent surtout par leur grandeur et par la proéminence du style qui forme une pointe au sommet, et les fruits du *C. obovata* (*Follicules d'Alep*) (fig. 309) qui sont noirâtres, étroits, très arqués, et pourvus, sur leurs deux faces, d'un certain nombre de crêtes membraneuses, situées chacune au-dessus du point correspondant à chaque graine.

Caractères microscopiques. — Les folioles de Sené présentent deux épidermes (*ép. s.*, *ép. i*, fig. 310) absolument semblables, portant tous deux des stomates et des poils unicellulaires, coniques, à parois assez épaisses recouvertes de petits tubercules; çà et là quelques cellules épidermiques renferment du mucilage. Le parenchyme est hétérogène symétrique, avec une seule assise de cellules en palissade (*p. p.*) sur les deux faces, et un tissu intermédiaire peu épais (*p. l.*) formé de cellules arrondies renfermant de la chlorophylle et des macles d'oxalate de chaux. Toutes les nervures sont entourées d'un endoderme renfermant des cristaux prismatiques d'oxalate de chaux.

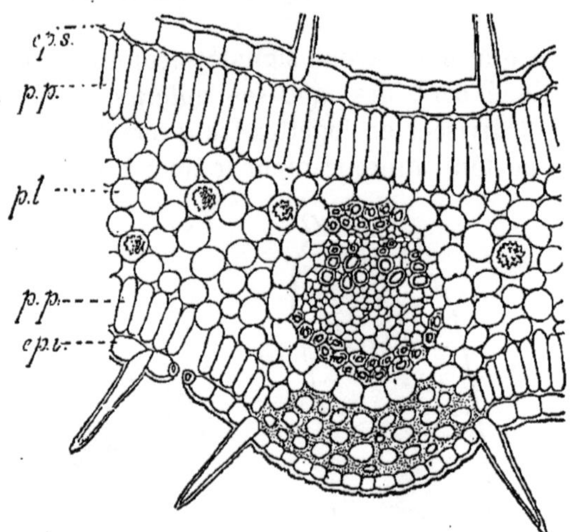

Fig. 310. — Coupe d'une foliole de *Cassia acutifolia.*

Cette structure est identique dans les folioles qui constituent les principales sortes de Sené, mais cependant quelques variations de détail permettent de les distinguer les unes des autres. Dans le *Cassia acutifolia*, les poils et les stomates sont très nombreux; ces derniers, vus de face, sont arrondis et ont un double contour. Dans le *C. angustifolia*, les poils sont bien moins nombreux; les stomates ont aussi un double contour, mais ils sont allongés; enfin, dans le *C. obovata*, les stomates vus de face ont un contour simple. Ces caractères microscopiques (proportion des poils tecteurs, forme des stomates) permettent de distinguer la poudre du Sené d'Alexandrie de celle du Sené de l'Inde, et même le mélange des deux poudres.

Composition chimique. — Le Sené doit ses propriétés purgatives à une forte proportion de glucosides oxyméthylanthraquinoniques semblables à ceux dont nous avons déjà signalé la présence dans la Rhubarbe; par hydrolyse de ces glucosides, on a obtenu jusqu'à 3 p. 100 d'un produit de dédoublement soluble en jaune dans les alcalis. Ce produit renferme une petite quantité d'Émodine, mais la plus grande partie consiste en un corps qui ressemble beaucoup à la Rhamnétine, sans être toutefois identique avec elle. Quant aux phénomènes douloureux que produisent certaines sortes de Senés, ils seraient dus à un ferment spécial.

Falsifications. — Les auteurs signalent un certain nombre de falsifications des folioles de Sené par addition ou substitution de feuilles appartenant à diverses espèces; nous indiquerons les principales.

Les *Feuilles d'Arghel* (*Solenostemma Arghel*) (fig. 311) dont nous avons déjà signalé la présence à peu près constante dans le Sené d'Alexandrie, sont équilatérales, épaisses, raides, cassantes, chagrinées à la surface d'un vert blanchâtre, amères. Au microscope, on observe des poils cloisonnés, des laticifères et des cellules renfermant des sphéro-cristaux.

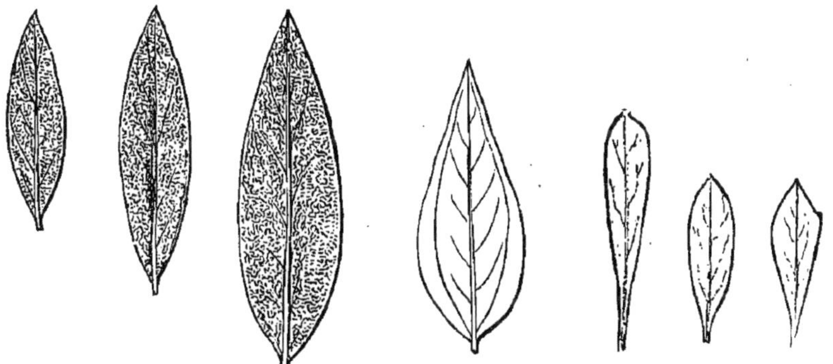

Fig. 311. — Feuilles d'Arghel. Fig. 312. — Feuille de Redoul. Fig. 313. — Feuilles de Globulaire Turbith.

Les *Feuilles de Redoul* (*Coriaria myrtifolia*) (fig. 312) sont ovales-lancéolées, glabres, pourvues d'une nervure médiane et de deux nervures latérales saillantes qui décrivent une courbure presque parallèle aux bords. Anatomiquement, on constate l'absence de poils épidermiques et celle de cristaux dans l'endoderme des nervures ; la poudre de ces feuilles noircit par le perchlorure de fer.

Les *Feuilles de Globulaire Turbith* (*Globularia Alypum*) (fig. 313) sont petites, spatulées, coriaces, entières ou munies d'une ou deux dents au sommet. L'examen microscopique montre dans les cellules épidermiques des cristaux en macles de 2 à 5 bras, et au milieu d'elles des glandes bicipitées et sessiles.

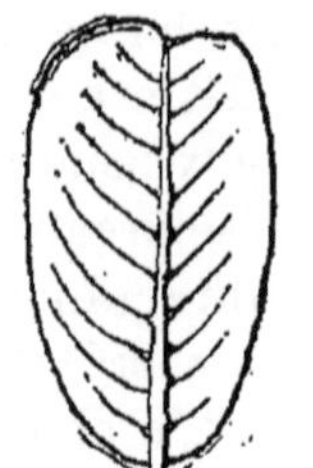

Fig. 314. — Feuille de *Tephrosia Apollinea*.

Les *Feuilles de Tephrosia Apollinea* (fig. 314) ont été signalées dans le Sené de la Palthe. Elles sont longuement ovalaires, équilatérales, épaisses, assez dures, entourées d'un bord cartilagineux, couvertes de poils moins nombreux à la face supérieure qu'à la face inférieure. Ces poils sont pluricellulaires, coniques et couverts de petits tubercules.

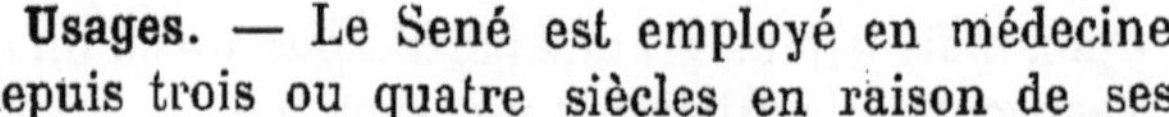

Usages. — Le Sené est employé en médecine depuis trois ou quatre siècles en raison de ses propriétés purgatives énergiques. Son meilleur mode d'administration pour l'usage interne est l'infusion de folioles à la dose de 5 à 15 grammes. Cette infusion a une saveur amère, désagréable, et procure souvent des nausées et des coliques. En traitant les folioles par de l'alcool, avant de les mettre à infuser, elles perdent leur saveur et leur odeur et ne donnent pas de coliques tout en conservant leurs propriétés purgatives.

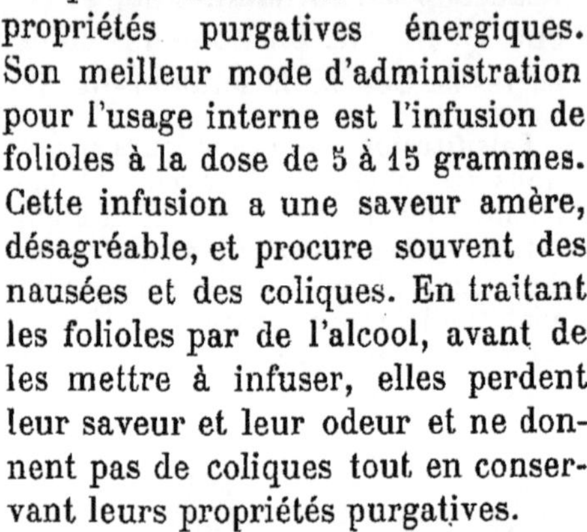

Le Sené fait partie de la Médecine noire du Codex, du petit-lait de Weiss, du Thé de Saint-Germain, du Sirop de Désessarts, du lavement purgatif du Codex, etc. On l'associe souvent à d'autres médicaments purgatifs (Rhubarbe, sulfate de soude ou de magnésie, Manne, Fleurs de Sureau, décoction de pruneaux, Jalap, etc.)

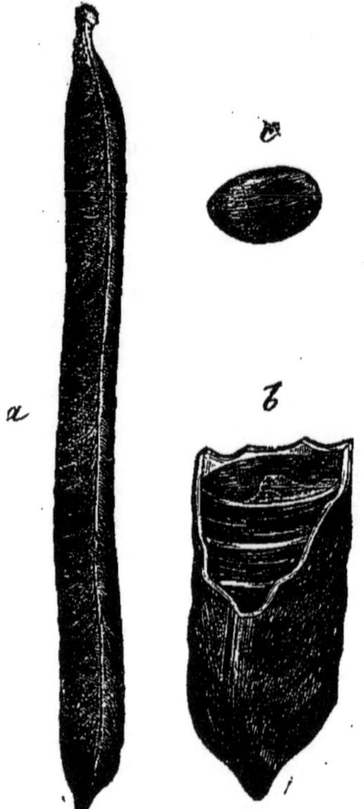

Fig. 315. — Fruit du *Cassia fistula*; *a*, fruit entier; *b*, fruit coupé pour montrer les logettes et la pulpe; *c*, graine.

Signalons à côté du Sené deux médicaments cathartiques à peu près oubliés aujourd'hui, la *Pulpe de Casse* et la *Pulpe de Tamarin*.

La *Pulpe de Casse* est constituée par la matière pulpeuse qui entoure les graines que renferme, dans des logettes séparées, la gousse cylindrique ligneuse et indéhiscente du Canéficier (*Cassia Fistula*) (fig. 315), plante Légumineuse originaire de l'Inde et cultivée aujourd'hui aux Antilles et au Brésil. La Pulpe de Casse est laxative à la dose de 15 à 60 grammes.

La *Pulpe de Tamarin* est la substance pulpeuse retirée du fruit du Tamarinier (*Tamarindus indica*), Légumineuse arborescente originaire de l'Afrique tropicale et cultivée dans l'Inde, à Java, au Mexique et aux Antilles. C'est une pâte noirâtre plus ou moins consistante, acidule-sucrée et contenant toujours des graines ainsi que des filaments ligneux provenant des nervures du fruit. Cette pulpe possède des propriétés laxatives marquées, à la dose de 50 grammes.

BAIES DE NERPRUN

Origine. — Les fruits ainsi improprement appelés sont les drupes du Nerprun cathartique, Noirprun ou Bourguépine (*Rhamnus catharticus*) (fig. 316), arbrisseau de la famille des Rhamnées qui habite la majeure partie de l'Europe, la Sibérie et le nord de l'Afrique.

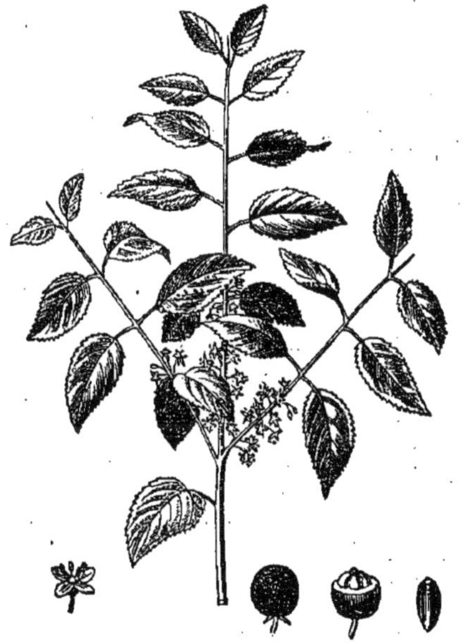

Fig. 316. — Nerprun cathartique.

Caractères extérieurs. — Ces drupes sont petites, d'abord vertes et quadrilobées, ensuite noires, sphériques, grosses comme un pois, luisantes, contenant 4 noyaux monospermes, plus rarement 3. Ces drupes sont surmontées par les restes du style et portées sur un pédicelle dilaté au sommet en un réceptacle discoïde, cupuliforme, qui enchâsse leur base. La pulpe contient un suc amer, âcre, nauséeux, d'abord verdâtre, puis pourpre à la maturité complète du fruit; les acides le font passer au rouge et les alcalis au vert.

Composition chimique. — Les Baies de Nerprun renferment plusieurs principes qui paraissent encore assez mal connus. Ce sont la *Rhamno-Cathartine* de Winckler, la *Chrysorhamnine* de Schützenberger et un ou plusieurs glucosides qui par hydrolyse donnent du glucose et de la *Rhamnétine*. C'est à ces glucosides qu'est due sans doute l'action cathartique de ces fruits, ainsi que la réaction caractéristique de Bornträger que l'on a constatée chez eux et qui démontre leur nature.

Usages. — Les Baies de Nerprun ne sont pas soumises à la dessiccation ; on se contente de les écraser tant qu'elles sont fraîches et d'en extraire le suc qu'elles renferment. Celui-ci est soumis à une fermentation de 3 à 4 heures, puis filtré. Ce suc sert à préparer le sirop de Nerprun qui est un excellent médicament cathartique, mais que ses propriétés organoleptiques ont fait rejeter dans la médecine vétérinaire. La dose purgative est de 20 à 40 grammes ; on l'associe souvent dans la médecine humaine à l'Eau-de-vie allemande, généralement à parties égales.

Dans l'industrie, le suc de Nerprun combiné à de la chaux ou à de l'alumine sert à préparer la matière colorante appelée *Vert de vessie* ou *Vert végétal* (*Sap green*, des Anglais).

Les fruits des *Rhamnus Alaternus*, *R. infectorius*, *R. Frangula* ont les mêmes propriétés que ceux du Nerprun cathartique et leur suc pourrait fort bien s'employer pour la préparation du sirop de Nerprun.

ÉCORCE DE BOURDAINE

Origine. — L'*Écorce de Bourdaine* provient du Nerprun Bourdaine, Bourdaine noir, Bourgène (*Rhamnus Frangula*), arbrisseau de la famille des Rhamnées qui croît dans la plupart des bois de la France. Elle doit être récoltée au printemps sur les jeunes troncs ou sur les branches et être desséchée avec soin.

Caractères extérieurs. — Cette Écorce se présente en fragments cintrés ou en tuyaux d'une longueur et d'une largeur variables, et d'une épaisseur de 1/4 à 1 millimètre. La face externe possède une teinte d'un gris noirâtre assez prononcé ; elle est marquée de stries longitudinales peu profondes et de quelques raies transversales, et elle est parsemée d'un très grand nombre de lenticelles grises assez saillantes ; la face interne, de coloration brune, est finement striée dans le sens de la longueur. La cassure est courte, grenue, peu fibreuse en dedans, de couleur rosée ou rougeâtre. Odeur à peu près nulle ; saveur d'abord mucilagineuse, puis faiblement amère, avec une légère astringence.

Caractères microscopiques. — La structure anatomique de l'Écorce de Bourdaine varie beaucoup avec l'âge. On trouve d'abord une couche de liège assez épaisse, à cellules tabulaires, brunâtres ; au dessous, le parenchyme cortical, très développé dans les jeunes écorces très réduit dans les écorces âgées, est constitué par des cellules polyédriques renfermant des cristaux étoilés d'oxalate de chaux; les écorces jeunes renferment en outre des glandes à mucilage qui font défaut dans les écorces âgées. Le liber, d'autant plus épais que l'écorce est plus ancienne, est composé de cellules disposées radialement, au milieu desquelles on trouve des amas de fibres à parois très épaissies réunies en faisceaux de volume variable. Il y a d'habitude des cristaux étoilés d'oxalate de chaux, mais ce caractère peut faire défaut. La masse libérienne est parcourue par de nombreux rayons médullaires, composés de une à deux rangées de cellules.

Composition chimique. — L'Écorce de Bourdaine renferme une petite quantité d'*Émodine* (0,10 p. 100), de *Chrysophane* et de *Franguline* (0,06 p. 100), glucoside qui par hydrolyse se dédouble en Rhamnose et en Émodine. Mais elle contient surtout en grande quantité plusieurs glucosides de nature anthracénique, les uns solubles dans l'eau (20 p. 100), les autres insolubles dans ce dissolvant (12 p. 100). Par hydrolyse, ces deux groupes de glucosides donnent les mêmes produits de dédoublement, à savoir : de l'*Acide chrysophanique*, de l'*Émodine*, un corps semblable à la Rhamnétine, la *Frangularhamnétine*, et un composé contenant du fer, soluble dans la lessive de soude qu'il colore en rouge et que l'on a désigné sous le nom d'*Émodine ferrique*.

Usages. — L'Écorce de Bourdaine est employée comme purgatif en décoction à la dose de 15 à 30 grammes pour 500 grammes d'eau. Cette action, provoquée par la totalité des glucosides dont nous avons parlé, est exempte de douleur. Les symptômes fâcheux produits par l'écorce fraiche doivent être attribués à la présence d'un ferment qui se détruit par la chaleur; l'écorce préalablement chauffée à 100° donne un infusé qui est exempt de phénomènes douloureux; il en est de même du décocté fait avec l'écorce non chauffée. La dessiccation altère ou détruit ce ferment, car les écorces séchées depuis longtemps ne produisent ni coliques, ni vomissements ; aussi la Pharmacopée norvégienne prescrit-elle de n'employer que l'écorce récoltée depuis un an au moins.

L'Écorce de Bourdaine serait à substituer à l'Écorce de Cascara Sagrada, parce qu'on peut s'en procurer en grande quantité, tandis que cette dernière, manquant souvent sur les marchés européens, est l'objet de nombreuses substitutions. Il en résulte que les effets obtenus avec ce produit sont très variables et sont loin d'avoir toujours la même intensité.

ÉCORCE DE CASCARA SAGRADA

Origine. — L'*Écorce de Cascara Sagrada* est fournie par le *Rhamnus Purshianus* (fig. 317), arbuste de la famille des Rhamnées qui habite l'Amérique du Nord, la région occidentale des États-Unis, et tout spécialement l'Orégon et la Californie, sur les côtes de l'océan Pacifique. Il est d'ailleurs à peu près certain aujourd'hui que, sous le nom de *Cascara Sagrada*, il arrive en Europe, provenant de la même région, des écorces fournies par des variétés du *Rh. Purshianus* ou même par des espèces voisines.

Caractères extérieurs. — Ils sont très variables, probablement en raison de la multiplicité d'origine du produit. En effet, l'Écorce de Cascara Sagrada se présente, tantôt en fragments cintrés, parfois enroulés en tuyaux comme la Cannelle de Chine, tantôt en fragments aplatis, courts et larges ou allongés ; dans tous les cas, les bords sont coupés obliquement. La face externe, rarement rugueuse, d'ordinaire lisse, a une couleur grisâtre, le plus souvent blanchâtre à cause des Lichens qui la recouvrent. Certains de ces Lichens seraient tout à fait caractéristiques de l'Écorce de Cascara Sagrada et en permettraient la détermination exacte ; Senft en a décrit trois espèces : le *Thelotrema Rhamni Purshiani*, l'*Ochrolechra Rhamni Purshiani* et l'*Arthronia complanata*. La face interne est lisse, comme satinée, striée en long, de couleur variant du jaune brun au brun rouge, très souvent violacée, dans tous les cas toujours plus foncée que la face externe. La cassure est courte dans les couches externes, fibreuse dans les couches internes. Odeur nulle ; saveur amère et mucilagineuse.

Caractères microscopiques. — L'Écorce de Cascara présente à l'extérieur un suber assez épais (s, fig. 318), formé de plusieurs rangs de cellules aplaties disposées en files radiales ; dans certaines écorces assez jeunes, on trouve au-dessous du liège un tissu collenchymateux (*col*), constitué par 4 ou 5 assises de cellules. Le parenchyme cortical, plus ou moins développé suivant les échantillons, renferme des amas de cellules scléreuses (*c. sc*), à parois fort épaisses, clairsemés ou très abondants, et des cristaux d'oxalate de chaux, les uns en macles, les autres en prismes

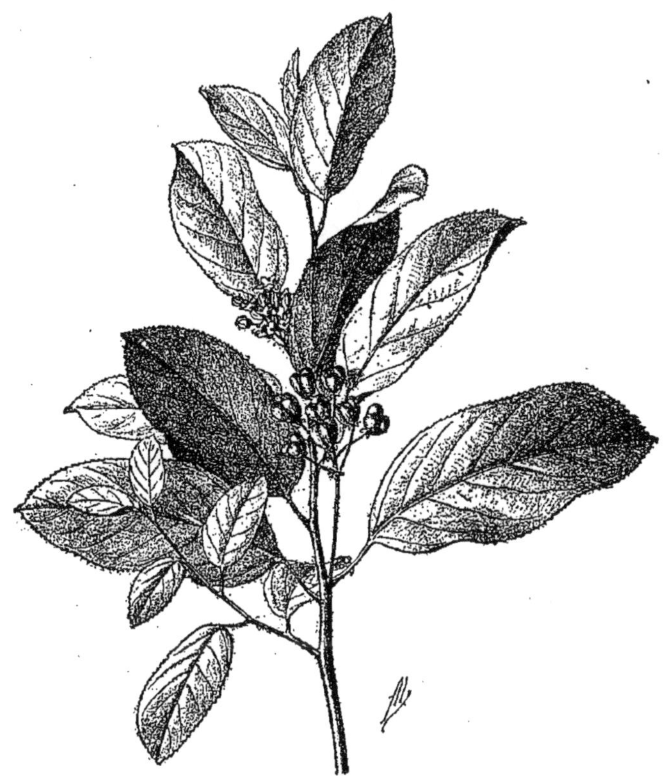

Fig. 317. — *Rhamnus Purshianus.*

rhomboédriques. Le liber (*l*) renferme une grande quantité de fibres libériennes (*f*) réunies en bandes tangentielles, ainsi que des cristaux en macles et des cristaux prismatiques, ces derniers se trouvant surtout disposés autour des amas fibreux; il est traversé par des rayons médullaires comprenant deux à trois files de cellules. Tout à fait en dedans, on trouve quelques assises de cambium.

L'action de la potasse en solution alcoolique sur les coupes de l'écorce, a montré, par la coloration rouge obtenue dans certaines

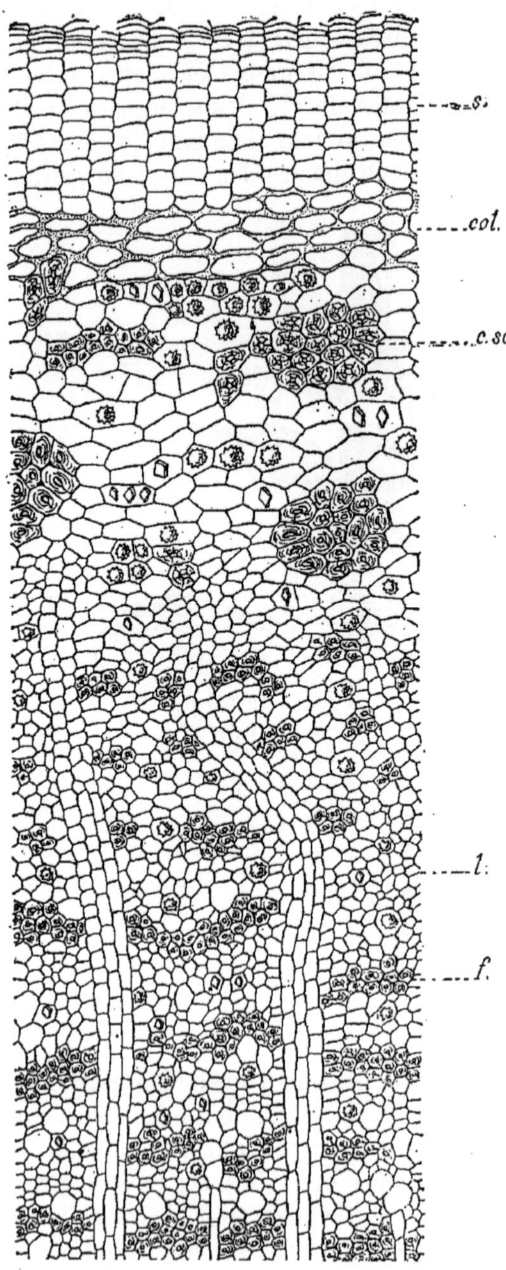

Fig. 318. — Coupe transversale de l'Écorce de Cascara Sagrada.

cellules, que les principes actifs, c'est-à-dire des dérivés de l'anthracène, étaient localisés dans les premières assises du liber avoisinant le cambium, dans les rayons médullaires et dans les deux assises les plus internes du parenchyme cortical.

La poudre de Cascara Sagrada est caractérisée par l'existence des deux sortes de cristaux, ainsi que par la présence des cellules scléreuses du parenchyme cortical et des fibres libériennes bordées de cellules à cristaux prismatiques. On la distinguera de celle de l'Écorce de Bourdaine en ce que dans celle-ci les cellules scléreuses manquent complètement. Pour la différencier de la poudre de l'Écorce du *Rhamnus californicus*, il faudra faire agir certains réactifs, les caractères anatomiques étant à peu de chose près identiques dans les deux écorces. La macération dans l'alcool dilué pendant plusieurs jours donne à la poudre de Cascara une coloration orangée, en même temps que les divers éléments sont éclaircis, tandis que la poudre de l'écorce du *Rhamnus californicus* devient purpurine et que les éléments sont obscurcis par une matière colorante noire. Avec la potasse, la première prend une coloration nettement rouge et la seconde une couleur orangée.

Composition chimique. — Jusqu'ici, la composition chimique de l'Écorce de Cascara Sagrada est assez mal connue; mais les diverses analyses qui en ont été faites y ont révélé la présence d'Oxyméthylanthraquinones, telles que l'*Émodine* et l'*Acide chrysophanique*, et de glucosides susceptibles d'en fournir par dédoublement. D'après Leprince, le principe actif serait un composé bien défini auquel il a donné le nom de *Cascarine*. L'action des divers réactifs, et particulièrement de la potasse, sur ce produit, et les connaissances que nous avons actuellement sur les dérivés anthracéniques, permettent de penser que la Cascarine ne serait autre chose que l'ensemble des glucosides oxyméthylanthraquinoniques que renferme l'Écorce de Cascara Sagrada. Cette dernière donne du reste, comme tous les produits que nous avons étudiés jusqu'ici, la réaction caractéristique de Bornträger.

Usages. — L'Écorce de Cascara Sagrada constitue un médicament laxatif que l'on emploie surtout pour combattre la constipation chronique; son usage prolongé ne présenterait aucun inconvénient. On prescrit la poudre ($0^{gr},25$ à $0^{gr},75$ en cachets de $0^{gr},25$, ou en pilules de $0^{gr},15$ à $0^{gr},20$), l'extrait fluide (30 à 40 gouttes par jour pour l'adulte) ou la teinture alcoolique du Codex qui se donne à la dose de 30 à 40 gouttes.

Le *Rhamnus californicus*, le *R. croceus* d'Amérique et le *R. Wightii* de l'Inde possèdent les mêmes propriétés que le *R. Purshianus*.

La *Poudre de Goa* ou d'*Araroba* se rencontre dans les fentes plus ou moins volumineuses qui existent dans le bois de l'*Andira Araroba*, grand arbre de la famille des Légumineuses qui croît au Brésil dans les lieux humides des forêts de Bahia. Cette poudre, de couleur jaune clair quand elle est récente, devient jaune rougeâtre au contact de l'air; elle renferme environ 80 p. 100 de *Chrysarobine*, que l'on en retire par épuisement avec le benzène. La Chrysarobine $C^{30}H^{26}O^{7}$ est un produit de réduction de l'Acide chrysophanique.

La poudre de Goa est employée avec succès pour combattre

certaines dermatoses : herpès circiné, herpès tonsurant, pytiriasis versicolor, psoriasis, etc. On lui substitue presque toujours la Chrysarobine en pommade, à la dose de 2 à 4 grammes pour 30 grammes de vaseline.

L'*Acide chrysophanique*, dont nous avons signalé la présence dans la plupart des drogues purgatives que nous venons d'étudier, et que l'on obtient surtout par oxydation de la Chrysarobine, possède les mêmes propriétés que ce dernier produit.

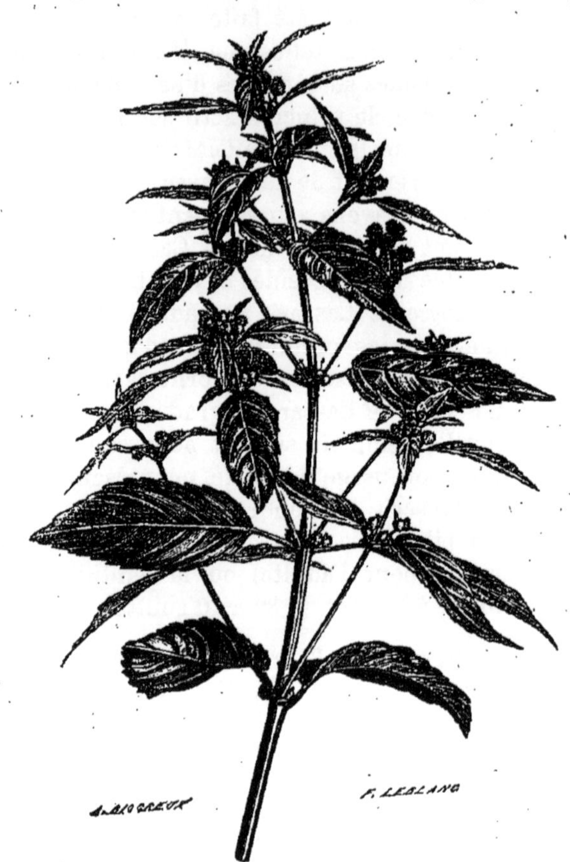

Fig. 319. — Mercuriale femelle.

La *Mercuriale annuelle* (*Mercurialis annua*) (fig. 319), plante herbacée dioïque de la famille des Euphorbiacées, constitue, à l'état frais, un purgatif populaire employé pour supprimer la sécrétion du lait; elle sert en pharmacie à préparer le Miel de Mercuriale.

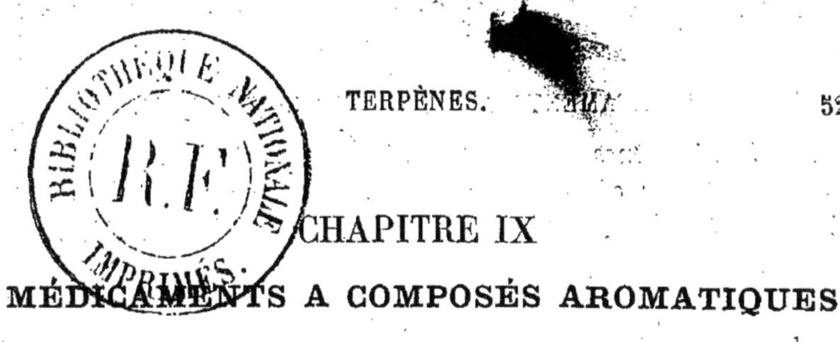

CHAPITRE IX

MÉDICAMENTS A COMPOSÉS AROMATIQUES

Les médicaments que nous réunissons sous ce titre peuvent être divisés en deux groupes : d'une part les produits terpéniques comprenant les Terpènes de formule générale $(C^5H^8)^n$ et les dérivés de ces Terpènes (alcools terpéniques, aldéhydes, cétones, phénols, etc.); d'autre part, les Résines dont la plupart sont des éthers d'acides aromatiques, et les produits résultant de l'association de ces Résines avec des huiles essentielles ou avec des matières gommeuses, c'est-à-dire les Oléo-résines et les Gommes-résines. Nous avons donc deux subdivisions bien nettes à faire dans ce chapitre, savoir : les composés non résineux ou *Produits terpéniques* et les *Matières résineuses*.

ARTICLE PREMIER. — PRODUITS TERPÉNIQUES.

La plupart des composés de ce groupe renferment des hydrocarbures terpéniques associés à un certain nombre de dérivés terpéniques oxygénés, tels que : alcools terpéniques et leurs éthers, aldéhydes, cétones, phénols, etc. Ces composés, classés d'après la fonction chimique du principe qui y domine, peuvent être répartis en un certain nombre de groupes de la façon suivante : 1° *Terpènes* ; 2° *Alcools terpéniques et leurs éthers* ; 3° *Alcools sesquiterpéniques*; 4° *Aldéhydes aromatiques*; 5° *Cétones aromatiques*; 6° *Lactones*; 7° *Phénols et dérivés phénoliques* ; 8° *Aldéhydes-phénols* ; 9° *Cinéol* ; 10° *Éthers d'alcool de la série grasse.*

1. — Terpènes.

Caractères généraux. — Dans les composés de ce groupe, les dérivés oxygénés ne jouent au point de vue de leur activité qu'un rôle de très peu d'importance. Les constituants principaux de ces composés sont surtout des corps hydrocarbonés appartenant à la série des *Terpènes*.

On désigne sous ce nom des carbures d'hydrogène répondant à la formule générale $(C^5H^8)^n$, n pouvant être égal à 1, 2, 3, 4, etc. D'après leur teneur en carbone, on les divise de la façon suivante :

1° Les *Hémiterpènes* ou *Pentènes* où $n=1$ (C^5H^8) ; 2° les *Terpènes* proprement dits où $n=2$ ($C^{10}H^{16}$) ; 3° les *Sesquiterpènes* où $n=3$ ($C^{15}H^{24}$) ; 4° les *Polyterpènes* où n a une valeur indéterminée $(C^5H^8)^n$.

a. Les *Hémiterpènes* ne comprennent encore qu'un petit nombre de représentants; le terme le plus intéressant de cette classe est l'*Isoprène* que l'on obtient dans la distillation du Caoutchouc. Il y a là un phénomène régressif qui conduit du terpène polymère $(C^5H^8)^n$ qu'est le Caoutchouc au carbure de formule simple (C^5H^8) qu'est l'Isoprène. Chauffé à 250°-270°, celui-ci se polymérise à son tour et donne naissance à du Dipentène ($C^{10}H^{16}$).

b. Les *Terpènes* proprement dits sont les corps les mieux connus du groupe; ils sont relativement nombreux et ont des représentants dans presque toutes les essences naturelles.

Si l'on excepte le Camphène qui est solide, les Terpènes constituent des liquides incolores, réfringents, à odeur forte, moins denses que l'eau, de consistance plus ou moins huileuse. Ils bouillent sans se décomposer entre 155° et 180° et peuvent être facilement entraînés par l'eau. Plusieurs possèdent une activité optique et peuvent dès lors se présenter sous trois formes : droite, gauche et racémique.

Les Terpènes se polymérisent facilement sous l'action de l'air et de la lumière, cette polymérisation étant le plus souvent accompagnée d'une fixation d'oxygène avec résinification. Quelques-uns donnent du Cymène sous l'influence de l'iode ; oxydés par l'acide azotique, ils fournissent de l'acide téréphtalique.

Le chlorure de nitrosyle réagit facilement sur la plupart des Terpènes pour donner des nitroso-chlorures bien définis, généralement cristallisés, le plus souvent bleus, résultant de la fixation de AzOCl sur une fonction éthylénique.

L'hypoazotide et l'anhydride azoteux se combinent généralement avec les Terpènes pour donner, le premier des *nitrosates* ($C^{10}H^{16}$(OAz)O.AzO^2 et le second des *nitrosites* ($C^{10}H^{16}$(AzO) O.AzO.

Les Terpènes fixent les éléments halogènes et les hydracides par voie d'addition. On peut d'après cela les diviser en trois catégories :

1° *Terpènes hexavalents*, fixant trois molécules d'hydracide ou six atomes d'élément halogène. On ne connaît jusqu'ici qu'un seul corps rentrant dans ce groupe, c'est le *Myrcène*, retiré de l'essence des feuilles du *Myrcia acris*, plante de la famille des Myrtacées.

2° *Terpènes quadrivalents*, fixant deux molécules d'hydracide ou quatre atomes d'élément halogène. Les Terpènes de ce groupe connus avec certitude sont au nombre de huit : 1° le *Sylvestrène* de l'Essence de Térébenthine de Suède qui bout à 176° et qui possède un pouvoir rotatoire dextrogyre $[\alpha]_D = +66°32'$; 2° le *Limonène* bouillant à 175°-176° et existant sous deux modifications actives de pouvoirs rotatoires égaux et de signes contraires $[\alpha]_D = \pm 106°$. Le Limonène gauche se rencontre dans les Essences de Citron, d'Orange et de Bergamote, et le Limonène droit dans l'Essence de Carvi ; 3° le *Dipentène*, modification racémique du Limonène, bouillant également à 175°-176°, que l'on rencontre dans l'Essence d'Élémi, dans les Essences de Térébenthine du Nord, dans l'Huile de Camphre, etc. ; 4° le *Terpinolène*, inactif, bouillant à 185° ; 5° le *Terpinène* de l'Essence de Cardamome bouillant à 180° ; 6° le *Carvestrène*, inactif, bouillant à 178° ; 7° le *Phellandrène*, possédant un pouvoir rotatoire et bouillant à 170°, que l'on rencontre dans les Essences de Phellandrie, de Fenouil, d'Élémi, etc. ; 8° le *Thuyène* qui bout à 60°-63° sous 14 millimètres.

3° *Terpènes bivalents*, fixant une molécule d'hydracide ou deux atomes d'élément halogène. Ce sont : 1° le *Pinène* ou *Térébenthène* qui forme la presque totalité des Essences de Térébenthine et qui se rencontre plus ou moins abondamment dans un grand nombre d'essences végétales ; on en connaît deux modifications qui ne diffèrent l'une de l'autre que par le sens de leur pouvoir rotatoire ; 2° le *Camphène*, hydrocarbure solide fondant à 50° et bouillant à 160°, existant sous deux modifications actives de pouvoirs rotatoires égaux et de signes contraires $[\alpha]_D = \pm 80°$; on le rencontre dans les Essences de Valériane, de Citronelle, etc. ; 3° le *Fénolène* de l'Essence de Fenouil, hydrocarbure liquide, inactif, bouillant à 158°-160°.

c. Les *Sesquiterpènes* constituent une série parallèle à celle des Terpènes, donnant comme eux des alcools et des camphres. On range dans ce groupe : 1° Le *Cadinène* qui existe dans l'Huile de Cade, dans les Essences de Patchouli, de Sabine, de Galbanum, etc. ; il bout à 274°-275° et son pouvoir rotatoire est $[\alpha]_D = +98°56'$; 2° le *Caryophyllène* des Essences de Girofle et de Copahu ; 3° le *Clovène*, obtenu par déshydratation de l'alcool caryophyllénique et bouillant à 261°-263° ; 4° l'*Humulène* de l'Essence de Houblon, qui bout à 263°-266° ; 5° le *Cédrène* de l'Essence du *Juniperus virginiana* ;

6° le *Patchoulène* de l'Essence de Patchouli ; 7° le *Cubébène* de l'Essence de Cubèbe ; 8° le *Lédène* de l'Essence de *Ledon palustre*.

d. Les carbures du groupe des *Polyterpènes* sont à peine connus ; mais il y a lieu de ranger à côté des produits de polymérisation des Terpènes, la Colophane, le Caoutchouc et la Gutta-Percha.

a. — Groupe des Terpènes et Sesquiterpènes.

ESSENCE DE TÉRÉBENTHINE

Origine et préparation. — L'*Essence de Térébenthine* est le produit volatil que l'on obtient par la distillation des différentes oléo-résines (Térébenthines) fournies par les Conifères.

La préparation industrielle de ce produit consiste à entraîner l'essence que renferment les Térébenthines au moyen de la vapeur d'eau. La Térébenthine est introduite dans de grands alambics en fonte, chauffés sur un bain de sable, et dans lesquels on dirige un courant de vapeur d'eau ; l'essence est recueillie dans des récipients, où on la sépare de l'eau par simple décantation. Il reste dans l'alambic une matière résinoïde jaune, qui est la *Colophane*.

Aujourd'hui, on a perfectionné le procédé en évitant le chauffage à feu nu, qui a pour effet de faire passer à la distillation des produits de décomposition de la Colophane. La Térébenthine, préalablement purifiée, est ensuite distillée dans des alambics spéciaux, chauffés à la vapeur à 4 ou 5 atmosphères ; en outre, la vapeur d'eau est injectée dans la masse résineuse pour entraîner rapidement l'essence. De la sorte, il n'y a pas de surchauffe et l'on obtient une essence de qualité supérieure en même temps qu'une Colophane à peine colorée.

Caractères physiques et chimiques. — L'Essence de Térébenthine est un liquide incolore, très mobile et très réfringent, d'une saveur âcre et brûlante, d'une odeur tenace et pénétrante. Elle est insoluble dans l'eau, soluble dans sept fois son poids d'alcool à 90° et en toutes proportions dans l'alcool absolu, l'éther et le chloroforme. Exposée à l'air, elle absorbe de l'oxygène et finit même par se résinifier complètement ; mais auparavant l'oxygène forme avec elle une combinaison instable dont les propriétés se rapprochent de celles de l'ozone ; aussi ce produit possède-t-il des propriétés oxydantes énergiques.

Pure et récente, cette essence ne se dissout pas dans une solution concentrée de salicylate de soude (Duyck). Oxydée, elle cède à ce dissolvant tous les produits à fonction aldéhydique qui ont pris naissance.

Dans le commerce, on distingue trois sortes d'Essences de Térébenthine qui, bien qu'ayant un certain nombre de caractères communs, notamment ceux que nous venons d'indiquer, présentent cependant quelques caractères différentiels, tels que le pouvoir rotatoire, la densité, le point d'ébullition et la composition chimique.

L'*Essence de Térébenthine française*, qui est l'essence officinale pour la pharmacopée française, provient de la distillation de la Térébenthine de Bordeaux, fournie par le *Pinus Pinaster* ; elle est lévogyre $[\alpha]_D = -60°$; sa densité est 0,864-0,866; son point d'ébullition est compris entre 156° et 163°; elle est surtout constituée par du *Térébenthène* ou *Pinène gauche.*

L'*Essence de Térébenthine anglaise*, d'origine américaine, provient de la distillation de la Térébenthine de Boston, fournie par le *Pinus australis*; elle est dextrogyre $[\alpha]_D = +14°55'$; sa densité est 0,864 à 20°; son point d'ébullition est compris entre 156° et 161°; elle est surtout constituée par de l'*Australène* ou *Pinène droit.*

L'*Essence de Térébenthine russe ou suédoise* provient de la distillation de la Térébenthine fournie par le *Pinus sylvestris*; elle est dextrogyre $[\alpha]_D = +32°$; sa densité est 0,860 à 20°; son point d'ébullition est compris entre 161° et 180°; elle est surtout composée de *Pinène droit* et de *Sylvestrène.*

Pour obtenir l'Essence de Térébenthine complètement pure, on distille l'essence industrielle dans un courant de vapeur d'eau en présence de carbonate de soude; on distille à une basse température, puis on rectifie le produit recueilli en le distillant une seconde fois et en recueillant ce qui passe à 155°-157°. L'essence ainsi purifiée est constituée en totalité par du Pinène pur, droit ou gauche, suivant le pouvoir rotatoire de l'essence industrielle employée; il convient d'en indiquer les principales propriétés.

Maintenu à une température de 250°-270° pendant quelques heures, le Pinène subit une diminution de pouvoir rotatoire, ce qui s'explique par sa transformation en Terpènes isomériques quadrivalents, principalement en Dipentène. Si l'on fait passer de la vapeur de Pinène dans un tube chauffé au rouge, on obtient de l'hydrogène et de nombreux hydrocarbures : isoprène, benzène, terpènes quadrivalents, toluène, cymène, métaxylène, naphtalène, anthracène, méthylanthracène et phénanthrène.

La densité du Pinène gauche est 0,858 et celle de l'Australène 0,860 à 20°; les pouvoirs rotatoires sont égaux et de signe contraire $[\alpha]_D = \pm 43°4$; l'indice de réfraction $n_D = 1,46553$ à 21°.

Le chlore et le brome se combinent avec le Pinène, molécule à molécule, pour donner des produits d'addition instables que la chaleur décompose en acides halogénés, cymène et produits de condensation. L'iode ne se fixe pas sur le Pinène ; mais il détermine une vive réaction en donnant des produits d'altération, surtout du cymène et du métaxylène.

L'acide chlorhydrique gazeux, sec, se fixe à froid, molécule à molécule, sur le Pinène, pour donner un monochlorhydrate ($C^{10}H^{16},HCl$) solide, cristallisé, à odeur de camphre, ce qui lui a valu le nom de *Camphre artificiel* sous lequel on l'a souvent désigné. Il se forme en même temps par isomérisation un terpène quadrivalent, le Dipentène, et l'on obtient du bichlorhydrate de Dipentène qui reste dans les eaux mères; le mélange des deux composés qui prennent ainsi naissance simultanément est liquide, et a été décrit sous le nom de monochlorhydrate liquide de Térébenthène. C'est également le bichlorhydrate de Dipentène qui a été décrit sous le nom de bichlorhydrate de Térébenthène.

L'acide azotique fumant réagit violemment sur le Pinène et l'enflamme. L'acide azotique concentré l'oxyde énergiquement, après l'avoir isomérisé, et on obtient un certain nombre d'acides provenant de l'oxydation des terpènes quadrivalents et du cymène, savoir : les acides acétique, oxalique, toluique, téréphtalique, terpénylique et térébique. L'acide azotique étendu, surtout en présence de l'alcool, agit comme hydratant et fournit de la Terpine.

L'acide sulfurique concentré agit très vivement sur le Pinène : une grande portion se polymérise, une autre se transforme en un mélange de Camphène et de Dipentène, une petite quantité donne du Cymène.

Lorsqu'on hydrate le Pinène, on obtient la *Terpine* et le *Terpinéol*; mais à cause d'une isomérisation préalable, on trouve dans ces composés, non plus le noyau du Pinène, mais celui du Limonène.

La *Terpine* $C^{10}H^{16},2H^2O$ se prépare en faisant agir l'acide azotique sur l'Essence de Térébenthine en présence de l'alcool. Au bout d'un temps plus ou moins long, il se dépose des cristaux de Terpine que l'on recueille et que l'on purifie. On peut remplacer l'acide nitrique par l'acide sulfurique et surtout par l'acide chlorhydrique, de même qu'on peut remplacer l'alcool par l'acétone.

On connait deux isomères stéréochimiques de ce corps; c'est la Terpine-*cis*, qui est la plus anciennement connue, et c'est celle que l'on emploie en thérapeutique.

Le *Terpinol* ou *Terpinéol* $C^{10}H^{16},H^2O$ est un monohydrate de Terpine qui se rencontre dans un grand nombre d'essences, souvent accompagné de Cinéol, et que l'on prépare par déshydratation de la Terpine. Ainsi obtenu, il est liquide; mais, amené à l'état de pureté, il est alors à peu près exclusivement constitué par un corps cristallisable, le Terpinéol fusible à 35°, possédant une odeur très intense et très agréable de Muguet ou de Lilas.

Falsifications et essai. — L'Essence de Térébenthine est très rarement falsifiée, tandis qu'au contraire les falsificateurs en usent largement pour la mélanger aux essences d'un prix élevé. On signale cependant des falsifications par le pétrole et l'huile de résine.

Falsifiée avec le pétrole, l'Essence de Térébenthine présente une fluorescence bleue. Pour déceler cette falsification, on utilise la propriété que possède l'acide azotique concentré de transformer l'Essence de Térébenthine, ainsi que nous l'avons déjà dit, en acides de la série grasse et de la série aromatique solubles dans l'eau, tandis que le pétrole n'est pas attaqué. Dans un ballon muni d'un réfrigérant ascendant, et contenant 300 centimètres cubes d'acide azotique fumant ($d = 1{,}40$), on fait tomber goutte à goutte, au moyen d'une boule à robinet, 100 c.c. d'essence à essayer. Quand l'opération est terminée, on agite avec de l'eau bouillante et l'on sépare le pétrole demeuré inattaqué; il ne reste plus qu'à en déterminer le volume.

Pour reconnaître la falsification par les huiles de résine, on soumettra l'essence à un essai polarimétrique, l'addition de ces huiles ayant pour effet de diminuer le pouvoir rotatoire de l'essence. Mais comme la proportion d'huile de résine ajoutée ne saurait dépasser 5 p. 100 sans rendre l'essence visqueuse et sans lui communiquer une odeur particulière, la diminution du pouvoir rotatoire ne saurait être bien considérable. Or, il est possible de rendre le procédé plus sensible, en soumettant au préalable l'essence à la distillation, ainsi que l'a conseillé M. Aignan, et en observant le pouvoir rotatoire du résidu, dans lequel s'est accumulée l'huile de résine qui a un point d'ébullition très élevé. On opère sur 250 c.c. que l'on distille jusqu'à ce qu'on ait obtenu un résidu de 70 c.c. environ. Dans ces conditions, l'essence pure fournit un résidu dont le pouvoir rotatoire est $[\alpha]_D = -51°50'$, tandis que le pouvoir rotatoire du résidu provenant d'une essence falsifiée est $[\alpha]_D = -24°40'$.

Usages. — A l'extérieur, l'Essence de Térébenthine est utilisée en raison de ses propriétés irritantes dans les névralgies, les rhumatismes, etc. Elle fait partie du *Savon de Starkey* et d'une foule de liniments.

A l'intérieur, on l'emploie, dans les catarrhes chroniques des bronches, dans la gangrène pulmonaire où elle est particulièrement indiquée, dans les catarrhes aigus ou chroniques de la vessie, dans les névralgies et particulièrement dans la sciatique, contre les vers intestinaux et dans l'empoisonnement par le phosphore.

La dose est de 1 à 4 grammes par jour, en capsules ou en potion émulsionnée. Dans les affections des voies respiratoires, on peut l'employer en fumigations.

On a aussi employé l'Essence de Térébenthine en injections sous-cutanées pour provoquer des abcès, dits *abcès de fixation* (Fochier), dans les pneumonies graves et dans l'infection puerpérale.

La *Terpine* est un modificateur des sécrétions bronchiques que l'on emploie dans la bronchite subaiguë ou chronique pour faciliter l'expectoration. Elle a aussi une action diurétique qui peut-être utilisée dans la néphrite chronique. Les doses sont de 0gr,20 à 1 gramme dans les bronchites et de 0gr,20 à 0gr,40 comme diurétique.

Le *Terpinol* a sur les sécrétions bronchiques les mêmes propriétés que la Terpine ; on l'administre en capsules à la dose de 0gr,50 à 1 gramme par jour.

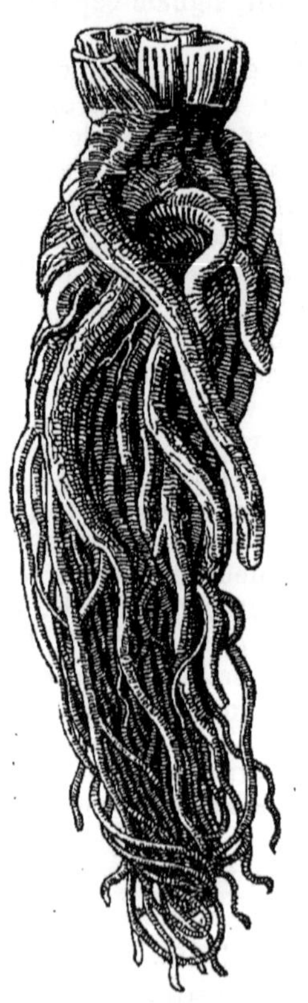

Fig. 320. — Racine d'Angélique.

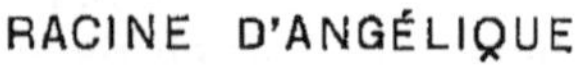

RACINE D'ANGÉLIQUE

Origine. — La *Racine d'Angélique* est fournie par l'*Angélique officinale*, *Angélique des jardins*, *Angélique de Bohême* (*Angelica Archangelica*), plante bi- ou trisannuelle de la famille des Ombellifères, originaire du nord de l'Europe, de la Bohême, de la Suisse et des Pyrénées, et cultivée dans les jardins pour l'arome agréable que dégagent toutes ses parties. Elle nous arrive principalement de la Bohême.

Caractères extérieurs. — La Racine d'Angélique (fig. 320) se compose d'une souche centrale de 2 à 3 centimètres de longueur, couronnée par les débris des feuilles radicales et portant un grand nombre de racines adventives, fortement sillonnées longitudinalement, plus ou moins longues, flexibles, souvent tressées ensemble; le tout a une couleur brun foncé. L'odeur est aromatique, un peu musquée ; la saveur d'abord aromatique est ensuite amère et piquante.

Caractères anatomiques. — Au microscope, cette racine présente à l'extérieur une couche de liège (*s*, fig. 321), en dedans de laquelle se trouve un cercle de petits canaux sécréteurs, d'origine péricyclique, constitués par une cavité quadrangulaire bordée de quatre cellules sécrétrices. Au-dessous se trouve le parenchyme cortical (*p. c*) qui renferme de gros canaux sécréteurs d'autant plus larges qu'ils sont plus rapprochés de la périphérie. Le liber (l^1, l^2), disposé en faisceaux cunéiformes à peu près rectilignes, contient aussi des canaux sécréteurs (*c. r.*) moins volumineux que ceux de l'écorce. La zone ligneuse (b^2) est divisée par de larges rayons médullaires (*r. m*) en faisceaux coniques pénétrant jusque dans la

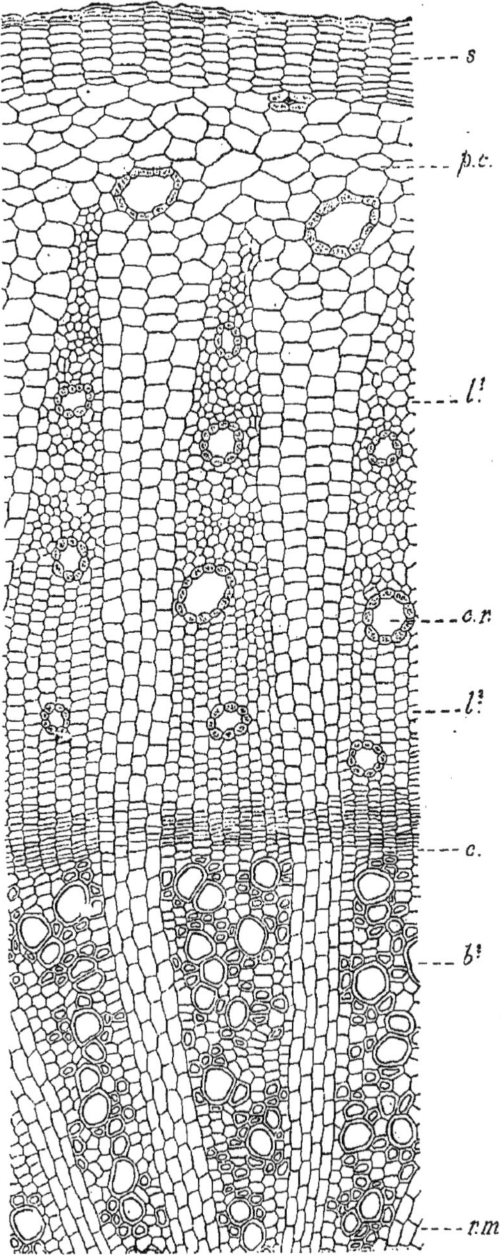

Fig. 321. — Coupe transversale de la Racine d'Angélique.

portion centrale de la racine qui est occupée par un groupe de vaisseaux représentant le bois primaire.

La souche centrale a la même structure, mais elle présente une moelle qui manque dans les racines adventives.

Composition chimique. — La *Racine d'Angélique* contient du *tanin*, de l'*Acide angélique*, de l'*Acide valérique*, une petite quantité de *gomme-résine* et de 0,25 à 1 p. 100 d'une *huile essentielle* qui lui communique une grande partie de ses propriétés.

L'*Essence de racines d'Angélique* est un liquide mobile, incolore ou légèrement jaune, à odeur d'Angélique ; obtenue avec les racines fraîches, elle a une densité qui varie entre 0,855 et 0,866 à 15° ; la densité de l'essence obtenue avec les racines sèches est plus élevée, de 0,876 à 0,905. Le pouvoir rotatoire oscille pour les deux sortes d'essence entre + 25° et + 31°. Elle renferme 75 p. 100 d'un terpène, appelé *Térébangélène*, qui ne serait autre chose que du Phellandrène droit; il a une grande tendance à se polymériser. On y a aussi trouvé de l'*Acide méthyléthylacétique* et un *Acide oxypentadécylique* $C^{15}H^{30}O^{3}$.

Substitutions. — Les herboristes substituent parfois, à la racine d'Angélique, celle de l'Angélique sauvage (*Angelica sylvestris*). Cette dernière s'en distingue par les caractères suivants : écorce très mince, spongieuse ; canaux sécréteurs en nombre restreint ; bois résistant, très épais et de couleur jaune pâle ; odeur faible et peu agréable.

Usages. — La Racine d'Angélique est employée comme tonique et stimulante. Elle entre dans la préparation de l'*Alcoolat de Mélisse composé*, du *Baume du Commandeur* et d'un grand nombre de liqueurs digestives.

Les *Fruits d'Angélique*, quoique doués de propriétés stimulantes et carminatives assez actives, sont inusités en thérapeutique ; on les emploie dans la préparation de certaines liqueurs.

FRUITS DE PHELLANDRIE

Les *Fruits de Phellandrie* sont fournis par la *Phellandrie aquatique* [*Phellandrium aquaticum* (fig. 322)], appelée aussi *Fenouil d'eau* et *Ciguë d'eau*, plante vivace de la famille des Ombellifères qui vit dans les marécages de presque toute l'Europe, ainsi que dans ceux du centre et du nord de l'Asie.

Caractères extérieurs. — Ces fruits sont brunâtres, un peu luisants, ovoïdes, glabres, régulièrement striés, longs de 3 à 5 millimètres, un peu atténués au sommet, qui est couronné par les cinq dents du calice dressées, petites, subulées (fig. 323, *a*). Les deux akènes qui constituent le fruit restent ordinairement adhérents l'un à l'autre, mais peuvent être séparés sans difficulté. Chaque akène présente sur sa face dorsale 5 côtes obtuses, un peu plus marquées sur les côtés ; ces côtes sont séparées par des val-

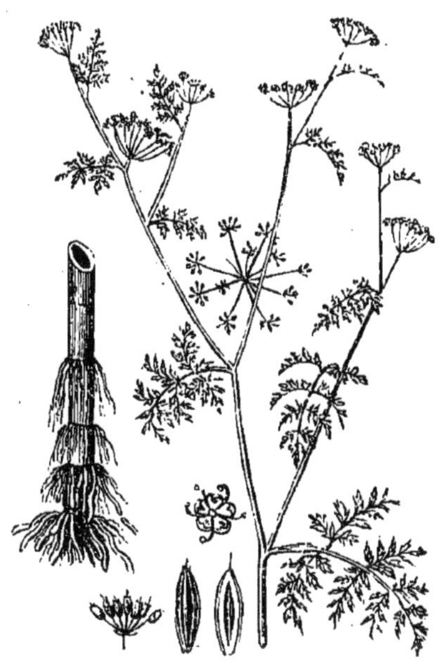

Fig. 322. — Phellandrie aquatique.

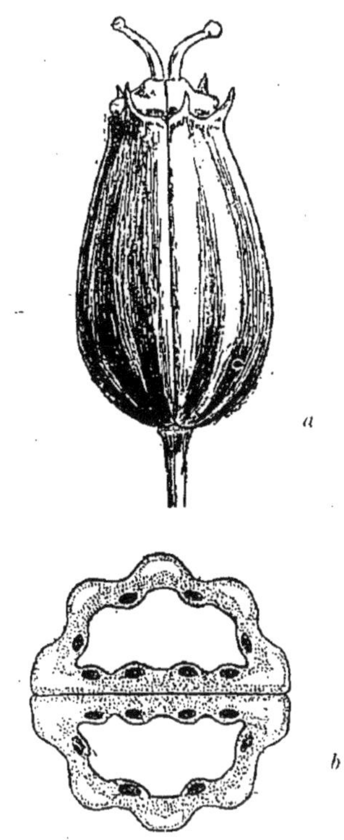

Fig. 323. — Fruit de Phellandrie : *a*, entier *b*, coupé transversalement (très grossi).

lécules peu profondes, vis-à-vis de chacune desquelles se voit un canal sécréteur. La section transversale (fig. 323, *b*) montre une amande franchement noire et un péricarpe jaune et relativement mince ; on voit en outre dans chaque akène six ou huit canaux sécréteurs, dont quatre sont disposés en face des vallécules, tandis que les autres (deux ou quatre) sont placés sur la face commissurale, de chaque côté du raphé.

Composition chimique. — Les Fruits de Phellandrie renferment 1 à 2 p. 100 d'*huile essentielle* jaune, mobile, ayant pour densité 0,8558 à 10° et bouillant à 171°-172°. Cette essence est surtout constituée par du *Phellandrène*, à côté duquel on trouve une petite quantité de *Pinène* et de *Dipentène*. On a trouvé aussi dans ces fruits un principe d'apparence huileuse, plus léger que l'eau, doué d'une odeur forte, nauséabonde, légèrement éthérée, auquel on a donné le nom de *Phellandrine*. Pour certains auteurs, ce principe, d'ailleurs assez mal connu jusqu'ici, ne serait que de la Conicine ou un alcaloïde s'en rapprochant beaucoup.

Usages. — Les Fruits de Phellandrie ont une action légèrement narcotique qui les a fait recommander dans les affections des voies respiratoires accompagnées de douleurs, de spasme, de toux fatigante : bronchite, asthme, phtisie pulmonaire. Ces fruits perdant la plus grande partie de leur activité par la dessiccation, les préparations pharmaceutiques doivent être faites avec des organes frais ; la meilleure est la teinture que l'on peut administrer à la dose de 2 à 5 grammes par jour.

CONES DE GENÉVRIER

Origine. — Les *Cônes de Genévrier*, plus connus sous le nom impropre de *Baies de genièvre*, sont les cônes femelles du *Genévrier commun* [*Juniperus communis* (fig. 324)], arbrisseau dioïque de la famille des Conifères qui croît dans les régions froides et tempérées de l'hémisphère boréal et sur les montagnes de l'Europe méridionale. Ces fruits, formés par les trois bractées constituant le cône qui sont devenus charnues et se sont soudées à peu près complètement, sont récoltés à leur maturité, c'est-à-dire à la fin de la seconde année, quand à la teinte verte qu'ils ont pendant longtemps a succédé une teinte bleu violacé noirâtre

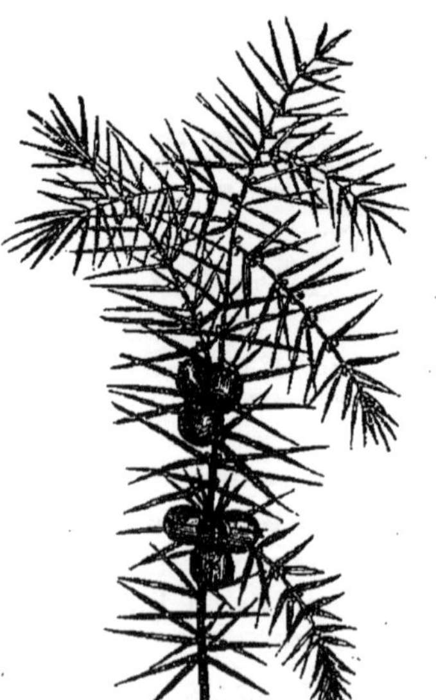

Fig. 324. — Genévrier commun ; rameau femelle.

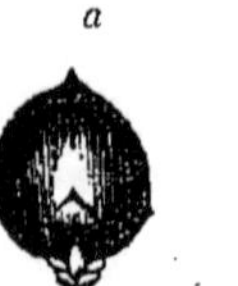

Fig. 325. — Fruit de Genévrier ; *a*, entier ; *b*, coupé transversalement.

Caractères extérieurs. — Ces fruits sont globuleux (fig. 325, *a*), de la grosseur d'un pois, brièvement pédicellés et couverts d'une poussière glauque ; la surface est un peu luisante, plus ou moins bosselée par la dessiccation et colorée en pourpre foncé. Au sommet ils présentent une petite dépression triangulaire, délimitée par les pointes des bractées qui ne se sont pas soudées en ce point. A l'intérieur, on trouve une pulpe charnue, desséchée, de couleur verdâtre, renfermant des faisceaux libéro-ligneux et des nodules sécréteurs. Au centre du fruit, on trouve trois graines triangulaires (fig. 325, *b*), adhérentes à la pulpe par leur moitié inférieure, libres en dessus. Ces graines portent à leur surface des bosselures brunes qui sont des nodules à essence ; elles renferment, sous une enveloppe ligneuse et épaisse, un embryon allongé, à deux cotylédons, entouré d'un albumen charnu. L'odeur est aromatique et résineuse ; la saveur est amère, faiblement sucrée.

Caractères microscopiques. — Sous l'épiderme (*ep*, fig. 326), on trouve deux assises de cellules, remplies d'une matière granuleuse brun foncé, produisant la coloration du fruit ; le parenchyme (*pa*), sous-jacent à ces cellules, est constitué par un tissu lâche, renfermant des nodules sécréteurs assez nombreux et assez régulièrement distribués. L'enveloppe extérieure de la graine est formée de plusieurs rangs de cellules scléreuses à parois épaisses (*sc*) ; elle présente en certains points des dépressions où se logent en partie de gros nodules sécréteurs (*gl*). L'enveloppe interne est formée par plusieurs rangs de cellules aplaties remplies de matière brune. Au centre, on voit l'albumen et la coupe transversale des deux cotylédons.

Composition chimique. — Les Cônes de Genévrier renferment 0,70 à 1,20 p. 100 d'*huile essentielle*, des acides végétaux, 8 à 10 p. 100 de *résine*, un principe amer et de 30 à 35 p. 100 de *sucre*.

L'*Essence de Genièvre*, qui est le principe le plus intéressant de ces fruits, est un liquide jaunâtre ou verdâtre qui devient incolore par la rectification, à réaction neutre, lévogyre, à odeur forte rappelant celle du fruit ; sa densité varie de 0,865 à 0,885. Elle est soluble dans 10 volumes d'alcool à 80° et en toutes proportions dans l'éther. La composition chimique de cette essence varie suivant qu'elle provient des fruits verts ou des fruits complètement mûrs. L'essence des cônes verts renferme un produit bouillant à 155°, de densité égale à 0,839, et un autre bouillant à 205° et ayant une densité de 0,878 ; le premier est du *Pinène gauche*, le second est du

Cadinène ; l'essence des fruits mûrs serait presque totalement constituée par ce dernier produit; aussi prépare-t-on l'essence du commerce avec les fruits verts. En outre de ces deux terpènes, cette essence renfermerait une petite quantité d'un éther terpénique qui lui donne son odeur propre.

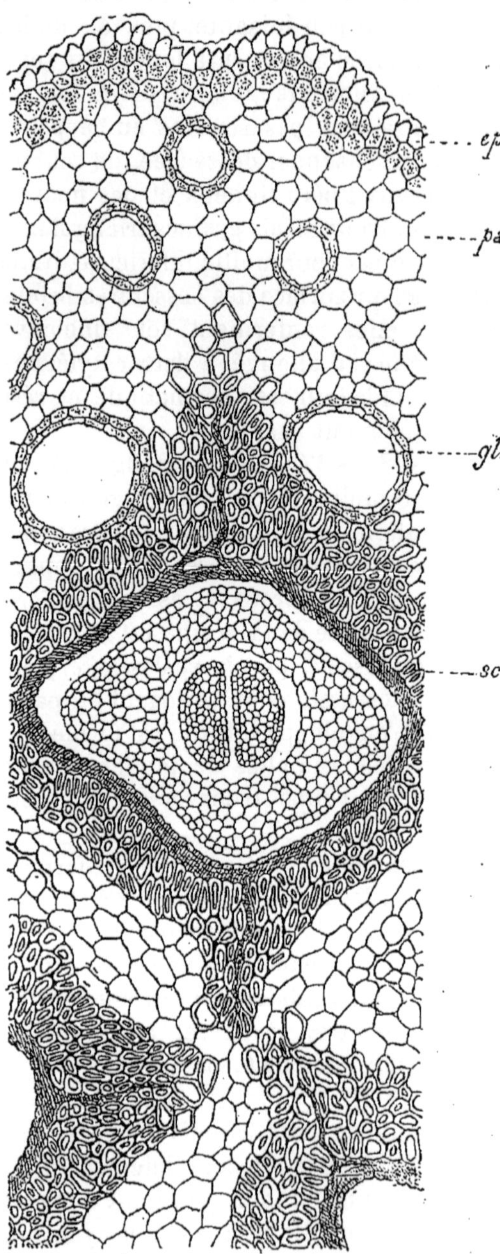

Fig. 326. — Coupe transversale du fruit de Genévrier.

L'Essence de Genièvre exposée à l'air absorbe de l'oxygène et laisse au bout d'un temps assez long déposer un composé plus lourd que l'eau, le *Camphre de Genièvre*, qui répondrait à la formule $C^{10}H^{16},H^2O$.

Usages. — Les fruits du Genévrier sont employés comme diurétiques et sudorifiques ; on peut prescrire l'infusion (4 à 8 grammes dans 500 grammes d'eau), l'extrait aqueux (4 à 8 grammes), l'huile essentielle à la dose de 2 à 6 gouttes en pilules ou dans de l'eau sucrée. Ils entrent dans la préparation du Vin diurétique de la Charité.

Fermentés et distillés, ces fruits donnent

une eau-de-vie qui, sous le nom de *Gin*, est fort usitée en Belgique, en Hollande, en Angleterre et dans le nord de la France.

FEUILLES DE SABINE

Origine. — Les *Feuilles de Sabine* sont fournies par la *Sabine* [*Juniperus Sabina* (fig. 327)], arbuste dioïque, toujours vert, de la famille des Conifères, qui se trouve çà et là sur les montagnes des Alpes, des Pyrénées, en Italie, en Espagne, ainsi que dans le Caucase ; on le trouve aussi en Asie et dans l'Amérique du Nord. Il est souvent cultivé dans les jardins et les cimetières.

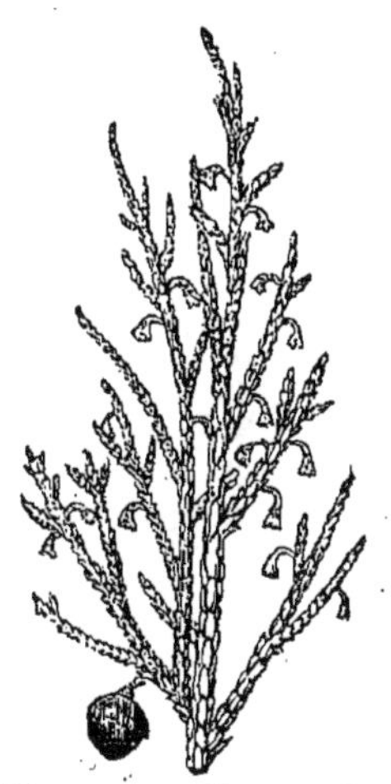

Fig 327. — Rameau femelle de Sabine.

Caractères extérieurs. — Dans les pharmacies et dans les droguiers, on trouve, non pas les feuilles isolées, mais les jeunes rameaux de la plante coupés en fragments de 1 à 3 centimètres de long, épais de 2 millimètres environ et colorés en vert sombre, un peu jaunâtre. Ces rameaux sont complètement recouverts par un grand nombre de feuilles, toutes petites, disposées par paires alternantes, par conséquent disposées sur quatre rangs, étroitement imbriquées, donnant ainsi au rameau qui les porte une forme quadrangulaire. Elles sont de deux formes : sur les tout jeunes rameaux, elles sont petites, rhomboïdales, étroitement appliquées contre le rameau jusqu'à leur extrémité, arrondies sur le dos; sur les rameaux plus âgés, les feuilles sont plus longues, déjetées en dehors dans la moitié supérieure qui se détache de l'axe qui les porte. Quelle que soit leur forme, ces feuilles sont toujours munies sur leur dos d'un nodule sécréteur, de forme allongée, dont la longueur varie avec celle de la feuille. Odeur forte et résineuse ; saveur âcre et amère.

Caractères microscopiques. — Si l'on fait une coupe d'un rameau jeune portant des feuilles étroitement appliquées contre lui jusqu'à leur extrémité, on trouve au centre un système libéro-ligneux commun à l'axe et à la paire de feuilles par laquelle passe la coupe. Dans chacune de celles-ci, on remarque sous l'épiderme (*ep*, fig. 328) une assise de cellules à chlorophylle disposées en palissade, le restant du parenchyme étant constitué par des cellules plus ou moins irrégulièrement disposées. Dans chaque feuille, on observe un gros nodule sécréteur (*gl*), immédiatement situé sous le parenchyme en palissade.

Si l'on fait une coupe dans la portion qui se détache du rameau, on observe la même structure, mais on trouve vers le centre de la feuille un faisceau libéro-ligneux qui lui est propre.

Composition chimique. — Les feuilles de Sabine renferment du *tanin*, du *sucre*, et surtout 1 à 2 p. 100 d'une *huile essentielle* auxquelles elles doivent leurs propriétés stimulantes; cette essence existe dans les fruits en proportion bien plus considérable, jusqu'à 10 p. 100.

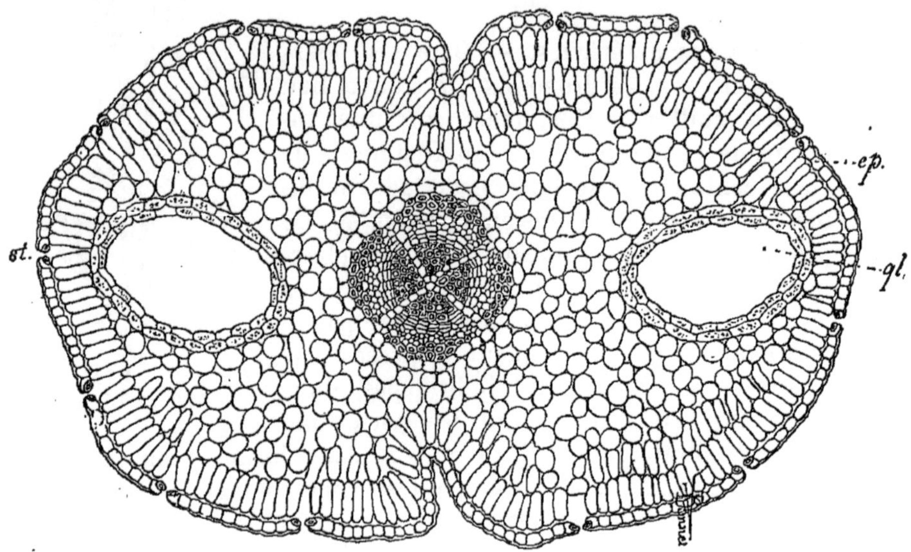

Fig. 328. — Coupe transversale de deux feuilles de Sabine.

L'*Essence de Sabine* est incolore quand elle est fraîche, mais le plus généralement elle a une teinte jaune pâle ou foncée. Sa densité varie de 0,910 à 0,940 ; elle distille entre 150° et 160° ; elle a une réaction neutre, une odeur forte et désagréable, une saveur âcre et amère ; elle se dissout dans son volume d'alcool à 90° et en toutes proportions dans l'alcool absolu ; son pouvoir rotatoire $[\alpha]_j = +40°$ à 50°. Cette essence est surtout composée de *Pinène droit* et de *Cadinène* ; elle contient en outre, mais en faible proportion, les éthers d'un alcool non saturé, le *Sabinol* $C^{10}H^{15}OH$, qui dans l'essence est combiné avec l'acide acétique et un autre acide d'un point d'ébullition plus élevé.

Substitutions. — On peut confondre plusieurs espèces de Genévrier avec la Sabine. Le *Genévrier de Virginie* (*Juniperus virginiana*), qui est souvent employé aux États-Unis et au Canada, comme succédané de la Sabine, présente des feuilles qui sont disposées sur trois rangs et ont un nodule sécréteur punctiforme. Les feuilles du *Genévrier de Phénécie* (*Juniperus phœnicea*) sont creusées d'un sillon sur le dos et sont dépourvues de nodule sécréteur; elles sont par suite dépourvues d'odeur. Les feuilles de *Cyprès* (*Cupressus sempervirens*) ont un nodule dorsal punctiforme et portent deux sillons latéraux.

Usages. — La Sabine est un stimulant énergique de l'utérus qui doit être employé avec précaution ; elle est réputée emménagogue et même abortive. On peut administrer la poudre (0gr,25 à 1 gr.), l'infusion (1 à 5 grammes p. 1000), l'huile essentielle (4 à 10 gouttes). A l'extérieur, la poudre est utilisée comme escarrotique, pour les végétations vénériennes, les chancres, les verrues ; on l'a aussi employée contre les Oxyures, sous forme de lavements (5 grammes p. 1000).

L'*Essence de Genévrier de Virginie* (*Juniperus virginiana*) qui est connue dans le commerce sous le nom impropre d'*Essence de Cèdre*, s'obtient en traitant par un courant de vapeur d'eau les copeaux de ce Genévrier. C'est un liquide jaunâtre de consistance épaisse, ayant une densité de 0,984 et bouillant vers 280°. Elle renferme un sesquiterpène, le *Cédrène*, à côté d'une proportion moins considérable (9 à 15 p. 100) d'un alcool sesquiterpénique, le *Camphre de Cèdre* ou *Cédrol* $C^{15}H^{26}O$. Ce corps fond à 74° et bout à 282° ; déshydraté par l'anhydride phosphorique, il fournit du Cédrène.

Cette essence est employée couramment, après épaississement à l'air, en microscopie; elle possède alors un indice de réfraction qui est de $n_D = 1,51682$ à 17°. Elle sert couramment à falsifier l'Essence de Santal ou même est complètement substituée à cette dernière. En Amérique, on l'emploie comme ténifuge et comme abortif.

b. — Groupe des Polyterpènes.

COLOPHANE

Origine. — La *Colophane* est le résidu de la distillation des oléo-résines (Térébenthines) des Conifères. Lorsqu'on a distillé ces oléo-résines et qu'on en a retiré toute l'essence, on coule les résidus sur des filtres à mailles métalliques très serrées et on laisse durcir le produit obtenu par refroidissement. La Colophane du commerce a été pendant longtemps fournie par la Térébenthine de Bordeaux; actuellement, il en arrive de grandes quantités d'Amérique, provenant de la Térébenthine de Boston.

Caractères extérieurs et propriétés. — La Colophane se présente en masses solides, cassantes, vitreuses, transparentes, friables, donnant une poudre blanche; sa couleur varie, suivant le procédé employé pour la distillation de l'oléo-résine, du jaune pâle au brun foncé.

Exposée à la chaleur, la Colophane se ramollit vers 80° et fond à 100° en donnant un liquide jaune clair; la température peut atteindre 150° sans perte de poids, le produit devenant seulement plus foncé.

Elle est insoluble dans l'eau, entièrement soluble dans l'alcool, l'éther, les huiles et les essences; dans l'alcool étendu, elle absorbe 3 à 4 p. 100 d'eau et il se forme dans sa masse un grand nombre de cristaux en aiguilles dont on attribue la formation à l'hydratation des acides que renfermerait ce produit.

Composition chimique. — La composition chimique de la Colophane ne paraît pas encore exactement connue; on la considère comme un produit d'oxydation du Pinène, renfermant plusieurs acides : *pinique*, *pimarique*, *sylvique* et *abiétique*. Quoi qu'il en soit, soumise à la distillation elle donne, entre autres produits, un diterpène, le *Colophène* $C^{20}H^{32}$, ce qui permet de ranger ce produit dans le groupe des polyterpènes.

Usages. — La Colophane est employée dans la préparation de plusieurs onguents et notamment dans celle de l'*Onguent de la mère*; en poudre, elle est parfois employée pour arrêter les hémorragies des piqûres de Sangsues.

CAOUTCHOUC

Origine. — Le *Caoutchouc*, appelé aussi *Gomme élastique*, est fourni par le latex d'un grand nombre de plantes qui rentrent toutes dans les quatre familles suivantes : Euphorbiacées, Urticacées, Apocynées et Asclépiadées. Dans la famille des Euphorbiacées, on trouve de nombreuses espèces de la Guyane et du Brésil appartenant au genre *Hevea* (*H. Guyanensis* [*Siphonia elastica*], *Spruceana*, *discolor*, *pauciflora*, *rigidifolia*, *Benthamiana*, *lutea*, *nitida*,

Brasiliensis), le *Manihot Glazovii*, originaire de la province de Céara et acclimaté aujourd'hui sur la côte occidentale de Madagascar, et l'*Excæcaria gigantea* de la Colombie. Dans la famille des Urticacées, il faut signaler le *Castilloa elastica*, qui croît dans la Colombie, le Nicaragua, au Mexique et qui est acclimaté aux Indes, et plusieurs espèces de *Ficus* (*F. elastica, religiosa, indica, glomerata, oppositifolia, annulata, laccifera, obtusifolia*, etc.) qui croissent aux Indes, dans l'Assam et à Java. La famille des Apocynées comprend l'*Urceola elastica* de l'archipel Indien, le *Kicksia africana* qui croît au Congo, au Gabon, dans le Cameroun, l'*Hancornia speciosa* du Brésil et du Pérou, les *Carpodinus Foretiana* et *Jumellei* du Congo français, et enfin un certain nombre d'espèces de *Landolphia* (*L. comoriensis, Petersiana, Madagascariensis* [*Vahea gummifera*], *lucida, Senegalensis, owariensis, tomentosa, Kirkii*, etc.), vivant exclusivement dans l'Afrique tropicale et méridionale. Enfin, dans la famille des Asclépiadées, il n'y a guère à signaler que le *Calotropis gigantea*, que l'on trouve dans l'Inde, à Java, à Bornéo et dans l'Afrique tropicale, et le *Cynanchum ovalifolium* qui est exploité à Penang.

Récolte et coagulation. — Les procédés de récolte sont extrêmement variables suivant les pays et suivant qu'on exploite des lianes de faible diamètre ou de gros arbres. Pendant longtemps, le procédé mis en pratique par les indigènes fut l'abatage des arbres ; ce procédé, nécessaire pour les lianes à tige grêle, est abandonné pour les grands arbres, dans tous les pays où une réglementation a pu être imposée par le gouvernement.

Dans l'Amazonie, d'où nous vient la meilleure sorte de Caoutchouc, les collecteurs font, avec une hachette spéciale, sur les gros troncs d'*Hevea*, une vingtaine d'incisions verticales peu profondes. Ces saignées sont répétées tous les deux ou trois jours et faites de grand-matin. Au-dessous de chaque incision, on fixe une valve de coquille ou un petit gobelet de fer-blanc. Avant de faire une nouvelle saignée, les gobelets remplis de latex sont vidés dans un seau ou dans une calebasse, et toute la récolte est réunie dans un seul récipient. Un arbre adulte peut supporter une vingtaine de saignées par an.

Quand toute la récolte de la journée est réunie, on procède à la coagulation. On creuse un trou dans la terre et on y allume un feu de branches. Le collecteur plonge alors une palette de bois dans le latex et la présente à la fumée et à la chaleur du foyer ; quand le latex est coagulé, il recommence l'opération et ainsi un grand nombre de fois jusqu'à ce qu'il ait obtenu un pain de 5 kilogrammes environ. La palette est ensuite dégagée à l'aide d'une incision pratiquée le long du bord de la palette, et le collecteur recommence la fabrication d'un autre pain. Les pains sont ensuite mis à sécher pendant quinze jours.

Ce procédé de préparation du Caoutchouc *par enfumage* tend à se généraliser, car c'est le procédé préférable entre tous; les Caoutchoucs enfumés contiennent peu d'eau et se conservent facilement, parce que les produits empyreumatiques de la fumée agissent comme antiseptiques et empêchent de la sorte toute fermentation ultérieure; ils n'ont jamais l'odeur putride particulière à certains Caoutchoucs d'Afrique.

Le procédé de coagulation par la chaleur humide est employé au Mexique, dans l'Amérique centrale et dans l'Assam. On fait bouillir le latex; le Caoutchouc se sépare et vient surnager; on le recueille et on le comprime pour chasser l'eau. Cette manière de faire est très défectueuse, car l'ébullition n'est pas suffisante pour stériliser le produit qui exhale bientôt une odeur fétide.

La coagulation à l'air libre se pratique dans différents pays (Congo, Angola, Céara, etc.) et de plusieurs façons. La meilleure consiste à étaler le latex par couches sur des planches polies; dès que la couche est sèche, on en étend une autre, et ainsi de suite, jusqu'à ce qu'on ait obtenu des feuilles de 6 à 7 millimètres d'épaisseur.

Il existe encore un grand nombre d'autres procédés, mais plus ou moins défectueux. On coagule le latex par des agents chimiques, tels que sel marin, alun, acide sulfurique, acide azotique, mélange d acide sulfurique et d'acide azotique, etc. Le meilleur de tous ces agents de coagulation serait le sel marin. On emploie aussi pour le même usage le jus de citron et le suc de certaines tiges ou de certains fruits.

M. Deiss a indiqué un procédé qui permet de retirer en une seule opération tout le Caoutchouc que renferme l'arbre ou la liane, et de plus de traiter les immenses quantités de plantes mortes ou épuisées qui jusqu'à présent étaient inutilisées. Après avoir brisé plus ou moins, par un moyen mécanique approprié, les écorces des plantes à Caoutchouc, on les traite par l'acide sulfurique à 50° B., qui décompose la partie ligneuse sans altérer le Caoutchouc. Au bout de cinq à six jours, la matière égouttée et lavée à l'eau est passée entre les cylindres d'un laminoir sur lesquels tombe un jet continu d'eau chaude qui dilue la partie ligneuse et en forme une boue qui est entraînée par l'eau. Le Caoutchouc, au contraire, se réunit et s'agglomère en plaques sous la pression des cylindres.

Quoi qu'il en soit, il est évident que l'avenir est aux procédés d'extraction de ce produit à l'aide de dissolvants appropriés.

Sortes commerciales. — Les sortes commerciales sont extrêmement nombreuses; nous nous contenterons de signaler les plus répandues et les mieux connues.

Le *Caoutchouc de Para* est le plus anciennement connu et est encore le plus estimé. Il provient des forêts avoisinant l'Amazone et ses nombreux affluents; il est exporté de Para ou de Manaos. Il est fourni par les nombreuses espèces d'*Hevea* déjà signalées. Ce Caoutchouc arrivait autrefois sous forme de figurines travaillées, de bouteilles, etc.; aujourd'hui, il arrive en caisses de 120 à 130 kilogrammes sous forme de pains dont le poids varie de 5 à 15 kilogrammes. A la coupe, ces pains montrent qu'ils sont formés d'un grand nombre de feuilles appliquées les unes sur les autres; la couleur varie du jaune verdâtre au blanc-crème.

Le *Caoutchouc de Céara* (*Céara scraps*) vient de la province de Céara (Brésil), d'où on le retire du *Manihot Glazovii* et peut-être aussi du *Castilloa elastica*. Il est en masses agglutinées, pouvant atteindre le poids de 150 kilogrammes, formées de larmes et de lanières entremêlées et coagulées à l'air libre.

Les *Caoutchoucs de Pernambouc, de Rio, de Maranham, de Bahia*, sont fournis par l'*Hancornia speciosa* et par un certain nombre de ses variétés. Il arrive généralement en plaques de dimensions variables.

Le *Caoutchouc du Pérou* ressemble à celui de Para; il est le plus souvent en blocs volumineux, très noirs à l'extérieur, à surface raboteuse. Il est fourni par des *Hevea* et par l'*Hancornia speciosa*. C'est la sorte dont on fait la plus grande consommation après le Para.

Le *Caoutchouc de Nicaragua* ou *de Savanille*, provenant du *Castilloa elastica*, arrive sous deux formes : 1° en feuilles (*sheets*) de 5 millimètres à 5 centimètres d'épaisseur, superposées pour former des masses qui peuvent atteindre 100 kilogrammes; 2° en chiffons (*scraps*), c'est-à-dire en boules ou en blocs de 80 kilogrammes, formés par la réunion des rognures, des plaques et des larmes coagulées sur les blessures.

Les *Caoutchoucs d'Asie* (*Assam, Siam et Malacca*) proviennent des différentes espèces de *Ficus* que nous avons déjà énumérées. Ils sont en blocs irréguliers, formés de boules ou de petites masses cubiques agglomérées.

Les *Caoutchoucs d'Océanie* comprennent le *Caoutchouc de Java* fourni par les *Ficus elastica, F. religiosa, F. altissima* et le *Caoutchouc de Bornéo* qui provient du *Calotropis gigantea*.

Les *Caoutchoucs d'Afrique* présentent un très grand nombre de sortes commerciales dont quelques-unes sont encore peu connues. Il nous suffira de citer : le *Caoutchouc du Sénégal*, fourni par les *Landolphia senegalensis* et *L. tomentosa*; le *Caoutchouc de Sierra-Leone*, provenant du *Landolphia owariensis*; le *Caoutchouc du Gabon*, dont l'origine botanique est encore mal connue; et le *Caoutchouc de Madagascar*, que l'on récolte sur les *Landolphia madagascariensis* et *L. comoriensis*.

Caractères extérieurs. — Ainsi qu'on vient de le voir, les formes sous lesquelles se présente ce produit sont très variables suivant la provenance.

A l'état frais, le Caoutchouc a généralement à la coupe une couleur blanchâtre ou jaune-crème qui ne tarde pas à foncer pour devenir brune et même noire. Ce changement de couleur est dû d'abord à la déshydratation, car l'aspect blanc opaque n'est dû qu'à l'eau d'interposition, puis à l'action de la lumière et de l'oxygène de l'air.

Les Caoutchoucs préparés par enfumage ont une odeur empyreumatique spéciale; les autres dégagent souvent une odeur de méthylène ou même une odeur fétide, qui provient de la fermentation des corps albuminoïdes qu'ils contiennent.

Caractères microscopiques. — L'aspect du Caoutchouc examiné en coupes très minces est différent suivant que l'on observe la partie centrale du pain, blanche et opaque, ou la partie périphérique, brune et transparente.

Dans le premier cas, on aperçoit un nombre incalculable de petits alvéoles, dont le diamètre atteint une moyenne de 2 μ, remplis d'un liquide trouble. Dans le second cas, les alvéoles ont disparu pour la plupart; çà et là, on en rencontre quelques-uns, mais beaucoup plus gros. On remarque aussi quelques granules jaunâtres, de nature albuminoïde, qui se colorent fortement en jaune par l'iode.

Propriétés physiques et chimiques. — Le Caoutchouc est mauvais conducteur de la chaleur et de l'électricité; sa propriété la plus caractéristique, à la température ordinaire, est son extensibilité et son élasticité. Il a la propriété d'absorber certains liquides dans lesquels il est insoluble ; ainsi des tranches minces plongées dans l'eau pendant longtemps ont pu absorber de 18 à 26 p. 100 de ce liquide. Sa densité varie de 0,914 à 0,917.

L'action de la température sur ce produit est intéressante à noter. Au-dessous de + 10°, il perd son élasticité et se durcit peu à peu ; à 0°, il devient dur comme du cuir. Chauffé à 145°, il devient visqueux et très adhérent, en même temps qu'il perd son élasticité ; de 170° à 180°, il fond en un liquide épais et *tourne au gras* ; à une température plus élevée, il subit la distillation pyrogénée et donne un mélange d'hydro-carbures liquides parmi lesquels l'*Isoprène* C^5H^8.

Le Caoutchouc est insoluble dans l'eau et l'alcool ; en partie soluble dans le benzène, le sulfure de carbone, le pétrole, l'essence de térébenthine, le toluène, le chloroforme, la naphtaline fondue, les huiles grasses et essentielles. Le meilleur dissolvant est un mélange de 100 parties de sulfure de carbone et 6 parties d'alcool absolu.

Une de ses propriétés remarquables est la facilité avec laquelle il s'unit au soufre au-dessus de 100° ; il est dit *vulcanisé* et l'opération porte le nom de *vulcanisation*. Le Caoutchouc est alors moins soluble, moins fusible que le produit naturel, mais son élasticité se conserve à des températures plus basses. En augmentant la proportion de soufre (50 p. 100 environ), on obtient, vers 150°, une substance spéciale appelée *Caoutchouc durci* ou *Ébonite* ; c'est un corps dur, cassant, susceptible d'être travaillé au tour et de prendre un beau poli.

Composition chimique. — Le Caoutchouc est constitué par des polyterpènes dont on ignore le poids moléculaire ; il renferme en outre de 1 à 10 p. 100 de résines oxygénées, qui ont la propriété d'absorber facilement le soufre ; c'est pour cette raison que certaines sortes commerciales, riches en résines, ne se vulcanisent pas avec les doses habituelles de soufre, les résines en absorbant la plus grande partie. Certaines variétés de Caoutchouc renferment d'autres principes parfaitement définis : le Caoutchouc de Bornéo contient de la *Bornésite* $C^6H^{11}O^5,OCH^3$, éther monométhylique de l'Inosite ; le Caoutchouc du Gabon renferme de la *Dambonite* $C^6H^{10}O^4(OCH^3)^2$, éther diméthylique de l'Inosite ; enfin la *Pinite* a été trouvée dans le Caoutchouc de Madagascar.

Usages. — Le Caoutchouc a été ordonné à l'intérieur dans la phtisie pulmonaire, sous forme d'électuaire (*Caoutchouc térébenthiné de Hannon*), mais sans aucun bénéfice.

On en fait des tubes et une quantité d'appareils de chirurgie ou d'orthopédie : urinaux, bas compresseurs pour varices, pessaires, poires, etc. ; on en fabrique aussi des étoffes imperméables.

GUTTA-PERCHA

Origine. — La *Gutta-Percha* est une substance analogue au Caoutchouc, provenant de la concrétion du latex d'un certain nombre de plantes de la famille des Sapotacées appartenant presque toutes aux genres *Payena* (*P. Leerii, polyandra, acuminata*, etc.) et *Palaquium* (*P. gutta* [*Isonandra gutta*], *oblongifolium, Borneense, Treubii, malaccense, formosum*, etc.) ; ces espèces à Gutta-Percha habitent la presqu'île Indo-Malaise, les côtes du détroit de Malacca, Singapore, Sumatra, Bornéo, Java. Cette substance, utilisée depuis très longtemps par les Malais pour fabriquer leurs chaussures ou les manches de leurs outils, ne fut importée en Europe qu'en 1842, par Montgoméry.

Récolte. — Le procédé ordinaire consiste à abattre des arbres de 35 à 50 ans, à découper des bandelettes circulaires dans l'écorce du tronc de ces arbres et à recevoir dans des vases le latex qui s'écoule ; on n'obtient guère plus de 300 grammes de latex par arbre abattu. Ce procédé primitif et imprévoyant n'avait guère d'inconvénients, vu le nombre des arbres, tant que la substance n'était employée que par les indigènes ; mais il n'en fut pas de même quand la Gutta-Percha fut connue en Europe, car les usages se multiplièrent et les demandes augmentèrent dans une proportion fabuleuse. On fut obligé d'abattre une quantité énorme d'arbres (12 millions annuellement) pour subvenir aux besoins de la consommation ; de sorte qu'au bout de quelques années l'espèce primitivement exploitée, le *Palaquium gutta*, eut complètement disparu sur tout le littoral. Force fut donc de s'adresser aux autres espèces que nous avons énumérées.

On a essayé, dans plusieurs localités, d'abandonner l'abatage et d'obtenir le suc en pratiquant, vers le bas de l'arbre, des incisions qui ne doivent pas dépasser l'écorce ; mais on retire fort peu de produit, car le latex se concrète très rapidement, de sorte que les vaisseaux sécréteurs ne tardent pas à être oblitérés.

Dans les deux cas, on obtient un suc blanc ou jaune pâle qui brunit à l'air. On l'étend en couches minces pour favoriser sa dessiccation ; puis, on superpose un certain nombre de ces couches de manière à en former des pains arrondis ou des blocs pesant de 10 à 20 kilogrammes.

M. Jungfleisch a fait des essais, d'ailleurs couronnés de succès, pour isoler la Gutta-Percha sans détruire l'arbre, en faisant usage d'un dissolvant approprié et en traitant par ce dissolvant les feuilles que l'on peut fort bien se procurer sans porter préjudice à l'arbre. Les feuilles, préalablement desséchées et finement pulvérisées, étaient épuisées avec du toluène tiède, et celui-ci entraîné par la vapeur d'eau ; il restait dans l'appareil la Gutta-Percha avec une certaine quantité d'eau condensée. Le rendement obtenu a été de 10 p. 100, ce qui laisse supposer qu'un arbre peut fournir, par le seul traitement de ses feuilles, environ 1200 grammes de produit.

Les premiers essais de M. Jungfleisch ont ouvert la voie aux chercheurs, et aujourd'hui plusieurs usines, installées tant en France qu'à l'étranger, traitent par des dissolvants appropriés les feuilles de Guttiers qui leur arrivent des pays d'origine, où la récolte se pratique en grand, en ballots de 150 à 200 kilogrammes. Outre le toluène, on emploie encore dans ces usines, comme dissolvants, le sulfure de carbone, le tétrachlorure de carbone, l'éther de pétrole bouillant dont la Gutta-Percha se précipite par refroidissement, la benzoline bouillante, etc.

Caractères extérieurs. — La Gutta-Percha est une substance variant du blanc sale au brun rougeâtre, qui se présente en blocs plus ou moins volumineux, de structure tantôt homogène, tantôt poreuse, le plus souvent feuilletée. En lames minces, elle offre une ténacité égale à celle des gros cuirs, mais elle est un peu moins flexible. Chimiquement pure, la Gutta-Percha est incolore ou légèrement rosée, translucide sous une faible épaisseur. Elle est insipide et à peu près inodore, tant qu'elle n'est pas décomposée.

Propriétés physiques et chimiques. — La Gutta-Percha a une densité qui varie suivant le degré de pureté ; préparée avec soin, elle est à peine supérieure à celle de l'eau, de 1,010 à 1,020. Elle peut subir d'assez basses températures sans rien perdre de sa souplesse, comme le fait le Caoutchouc. L'élévation de température lui fait subir de profondes modifications ; elle se ramollit vers 37° et devient ductile vers 45° ; vers 60°, elle est suffisamment malléable pour prendre et garder ensuite, par le refroidissement, les empreintes les plus fines. Elle fond à 130°, bout à une température plus élevée et donne, par la distillation pyrogénée, des huiles incolores, surtout formées d'Isoprène; enfin elle brûle avec une flamme éclairante en laissant couler une substance noire et molle comme la poix.

Frottée avec un chiffon de laine, la Gutta-Percha se charge d'électricité négative; elle ne conduit pas l'électricité et constitue ainsi un isolant électrique de premier ordre. Si on représente par 1 la résistance que le cuivre offre au courant électrique, la résistance offerte par la Gutta sera représentée par 6×10^{19} ou 60 quintillions.

La Gutta-Percha s'oxyde facilement à l'air, surtout à la lumière solaire, ou bien lorsqu'il y a élévation de température; à 100°, elle absorbe un quart de son poids d'oxygène et ses propriétés sont alors modifiées; elle devient friable et cassante. L'oxydation est entravée par l'immersion dans l'eau et surtout dans l'eau de mer, l'eau absorbée par la Gutta empêchant l'oxydation.

La Gutta-Percha est insoluble dans l'eau, peu soluble dans l'alcool qui en dissout d'autant plus que le degré alcoolique est plus élevé; l'alcool absolu en dissout 4 à 6 p. 100 à froid, et 15 à 20 p. 100 à chaud; elle est partiellement soluble à chaud dans la benzine, l'essence de térébenthine, l'huile de schiste et les huiles volatiles; le chloroforme et le sulfure de carbone la dissolvent aisément. Les acides sulfurique, chlorhydrique et azotique concentrés l'attaquent vivement; les acides dilués et les alcalis caustiques n'ont pas d'action sensible sur elle.

Composition chimique. — La composition chimique de ce produit varie beaucoup suivant la provenance et suivant les remaniements qu'on lui fait subir dans les ports; mais la Gutta-Percha purifiée par dissolution dans le sulfure de carbone, filtration et évaporation du filtratum, abandonne à l'alcool absolu bouillant 18 à 22 p. 100 de résines. Il reste 78 à 82 p. 100 d'un hydrocarbure, appelé *Gutta pure*, auquel on attribue la formule $C^{20}H^{32}$; les caractères de cette substance sont les mêmes que ceux de la Gutta-Percha.

Par refroidissement, l'alcool bouillant laisse déposer une résine, l'*Albane* $C^{20}H^{32}O^{2}$, que l'on purifie par plusieurs lavages à l'alcool absolu froid. L'Albane est une résine cristallisée, plus dense que l'eau, fusible à 160°, soluble dans l'essence de térébenthine, le chloroforme, le sulfure de carbone, le benzène, l'éther et l'alcool absolu bouillant.

En évaporant l'alcool absolu froid, on obtient une deuxième résine, la *Fluavile* $C^{20}H^{32}O$. C'est une substance jaunâtre, amorphe, se ramollissant vers 50° et devenant fluide à 100° et 110°; elle est soluble dans l'alcool absolu froid et dans tous les dissolvants de la Gutta et de l'Albane.

On a encore trouvé dans la Gutta-Percha, en proportions variables, un composé auquel on a donné le nom de *Guttane*.

Usages. — Les usages de la Gutta-Percha sont nombreux et augmentent chaque jour. On en fabrique des courroies de transmission, des cordes, des lanières à ligatures, des instruments de chirurgie : sondes, bougies, pessaires, stéthoscopes, canules, etc. Elle est employée industriellement pour noyer les fils conducteurs des câbles sous-marins. Son imperméabilité la rend précieuse pour les pansements humides; laminée en feuilles très minces, elle remplace avantageusement le taffetas gommé.

La *Traumaticine* est une solution de Gutta-Percha dans le chloroforme; on l'a préconisée comme topique pour les coupures et les blessures; elle a été essayée dans certaines maladies rebelles de la peau (psoriasis, eczéma, etc.), soit seule, soit après addition de diverses substances médicamenteuses solubles elles-mêmes dans le chloroforme.

Des divers produits retirés du latex des Sapotacées, celui qui paraît se rapprocher le plus de la Gutta-Percha est le *Balata*, fourni par le *Mimusops Balata*, qui croît au Vénézuéla, au Para, dans la Guyane et dans les Antilles.

Ce produit est employé aux mêmes usages que le précédent; sa grande ténacité et son élasticité font qu'il convient bien pour la fabrication des courroies de transmission.

2. — Alcools terpéniques et leurs éthers.

Caractères généraux. — Un grand nombre d'huiles essentielles, parmi lesquelles se trouvent les plus importantes, doivent leur arome à la présence d'alcools terpéniques, à l'état libre ou à l'état d'éthers composés.

Sous le nom d'*Alcools terpéniques*, on désigne des alcools non saturés, à chaîne ouverte contenant 10 atomes de carbone. Ils sont de deux sortes : les uns ont pour formule $C^{10}H^{18}O$, les autres ont pour formule $C^{10}H^{20}O$; tous possèdent d'ailleurs le même squelette atomique. Malgré la très légère différence qui existe entre ces deux séries d'alcools, on n'a pu encore réussir à passer de l'une à l'autre.

Dosage des éthers et des alcools terpéniques. — Le dosage des alcools et des éthers terpéniques dans les huiles essentielles est parfois extrêmement important ; nous nous contenterons d'indiquer ici les méthodes générales, nous réservant d'indiquer par la suite, s'il y a lieu, des procédés particuliers. Ces dosages ne doivent être faits que sur des produits dont on connaît déjà la composition chimique, afin de pouvoir éliminer au préalable les éléments qui pourraient nuire à l'emploi du procédé. Ainsi, dans l'Essence de Cannelle, par exemple, il est indispensable de se débarrasser de l'aldéhyde cinnamique si l'on veut doser l'acétate de cinnamyle.

1° *Dosage des éthers.* — Pour opérer ce dosage, il convient de faire usage d'une solution d'acide sulfurique $\frac{N}{2}$ et d'une solution de potasse $\frac{N}{2}$, les deux liqueurs devant se neutraliser exactement volume à volume.

Dans un ballon de 100 c.c., à col large et court, on pèse 2 à 3 gr. d'essence; on ajoute 10 à 15 c.c. de solution de potasse $\frac{N}{2}$, une plus grande quantité si la proportion des éthers dépasse 50 p. 100. Le ballon surmonté d'un réfrigérant à reflux est chauffé au bain-marie pendant une heure environ. La saponification terminée, on ajoute une petite quantité d'eau et quelques gouttes de phénol-phtaléine; on verse goutte à goutte, avec une burette graduée, la solution d'acide sulfurique $\frac{N}{2}$, jusqu'à décoloration du liquide. Le nombre de centimètres cubes employés indique la quantité de potasse en excès, ce qui permet de connaître le nombre de centimètres cubes de potasse utilisés pour la saponification des éthers. On suppose généralement qu'on a affaire à l'éther acétique d'un alcool terpénique, de telle sorte que si n est le nombre de centimètres cubes de potasse utilisés, et p le poids d'essence mise en expérience, la proportion d'éthers (calculée en acétate d'alcool terpénique $C^{10}H^{17}O.C^2H^3O^2$) pour 100 sera donnée par la formule :

$$\frac{19,6 \times n}{2p}.$$

Si l'essence que l'on étudie renfermait des acides libres, il faudrait préalablement en effectuer le dosage et en tenir compte dans les résultats de l'analyse.

2° *Dosage de l'alcool total.* — La méthode consiste à éthérifier d'abord l'alcool libre, et à doser, ainsi qu'il vient d'être dit, l'éther dans le nouveau produit.

Environ 10 grammes d'essence sont chauffés dans un ballon pendant une heure ou une heure et demie, à une douce ébullition, avec un volume égal d'anhydride acétique et 1 à 2 grammes d'acétate de sodium fondu. L'alcool libre est ainsi transformé en éther acétique.

Après refroidissement et addition d'eau, on maintient le mélange au bain-marie pendant une demi-heure environ. On décante l'huile qui surnage et on la lave, d'abord avec une solution étendue de carbonate de soude, puis avec de l'eau pure jusqu'à réaction neutre. On dessèche l'essence sur du sulfate de calcium calciné, on filtre et, sur le produit ainsi obtenu et préalablement pesé, on pratique le dosage des éthers d'après la méthode que nous venons d'indiquer. Mais ici il est préférable d'employer des solutions normales de potasse et d'acide sulfurique.

Si n égale le nombre de centimètres cubes de potasse normale employés pour la saponification, et si p représente le poids du produit acétylé mis en jeu, la proportion d'alcool $C^{10}H^{18}O$ pour 100 d'essence primitive sera donnée par la formule :

$$\frac{n \times 15,4}{p-(n \times 0,042)}.$$

Le coefficient 15,4 devra être remplacé par 15,6 s'il s'agit d'un alcool en $C^{10}H^{20}O$, comme le Menthol, et par 22,2 dans le cas d'un alcool sesquiterpénique, comme le Santalol.

Dans certains cas, il y a intérêt à calculer le coefficient ou indice de saponification. On opérera comme il a été indiqué pour les matières grasses (Voy. p. 166).

a. — Groupe du Bornéol.

Caractères généraux. — Sous le nom générique de *Bornéol* ou de *Camphol*, on désigne tout un groupe d'alcools cycliques secondaires correspondant aux camphres, dont ils dérivent par hydrogénation. Ils se présentent sous plusieurs formes isomériques, avec un pouvoir rotatoire de même grandeur $[\alpha]_D = \pm 37°$. Tous ces composés isomériques ont été divisés en deux classes : d'une part ceux qui ont un pouvoir rotatoire stable, ne variant pas sous l'influence du dissolvant ou de la chaleur ; ce sont les *α-Camphols*, ou plus simplement les *Camphols* ou *Bornéols*, donnant par oxydation des camphres ayant le même signe optique que les Bornéols primitifs $[\alpha]_D = \pm 42°$; d'autre part, ceux qui ont un pouvoir rotatoire instable, variant avec les dissolvants et sous l'influence de la chaleur ; ce sont les *β-Camphols* ou *Isocamphols*, donnant par oxydation du camphre déviant en sens inverse des Camphols primitifs $[\alpha]_D = \pm 43°$. Ces deux classes de Camphols donnent des *Camphols inactifs* en mélangeant parties égales de Camphols α droit et gauche, de Camphols β droit et gauche, de Camphols α droit et β gauche, de Camphols β droit et α gauche.

Les Camphols proprement dits ou Bornéols nous intéressent

seuls, car ce sont eux que l'on trouve exclusivement à l'état naturel. Ils se présentent, après purification convenable, sous la forme de masses cristallines, friables, possédant une odeur de Camphre et de moisi. Leur saveur est chaude et brûlante ; ils sont insolubles dans l'eau, solubles dans l'alcool, l'éther, le chloroforme, etc.

Ils cristallisent dans le système cubique ou en plaques hexagonales. Ils fondent à 208° et bouillent à 212°. Ils sont volatils à la température ordinaire et se subliment facilement au-dessus de 100°.

Les Camphols s'éthérifient avec facilité et s'oxydent régulièrement pour donner les Camphres correspondants, à pouvoir rotatoire de même sens que le Camphol.

Parmi les Bornéols naturels, il faut citer : le Bornéol du *Dryobalanops Camphora* ou *Camphre de Bornéo* qui est un Bornéol droit ; les Bornéols de la Racine de Garance, de l'Essence de Valériane, du *Blumea balsamifera* (*Ngai* des Chinois), qui sont des Bornéols gauches ; le Bornéol de l'Essence de Romarin qui est lévogyre $[\alpha]_D = -23°59$ et qui est constitué par un mélange de Bornéols gauche et droit où le premier prédomine. On a encore trouvé des Bornéols dans les Essences de Marjolaine, de Tanaisie, des feuilles de Conifères, etc.

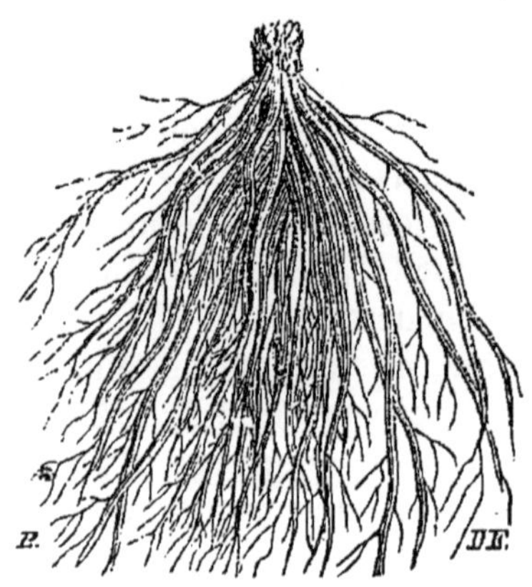

Fig. 329. — Racine de Valériane officinale.

RACINE DE VALÉRIANE

Origine. — La *Racine de Valériane* des pharmacies est fournie par la *Valériane officinale* (*Valeriana officinalis*), *Herbe aux Chats*, plante herbacée vivace, commune dans les lieux humides de presque toute l'Europe, et qui s'étend dans le nord de l'Asie jusqu'au Japon. Elle est cultivée pour l'usage médical en Angleterre, en Hollande, en Allemagne et dans l'Amérique du Nord; on en connaît deux variétés, l'une à feuilles dentées, l'autre à feuilles non dentées.

Caractères extérieurs. — Cette drogue, improprement appelée *racine*, est en réalité constituée par le rhizome entouré d'un grand nombre de racines adventives et de rameaux souterrains (stolons), formant autour de lui une touffe épaisse, masquant la portion centrale (fig. 329). Le rhizome est court, ramassé, irrégulièrement ovoïde ; il porte le plus souvent, à la partie supérieure, la base desséchée des feuilles radicales et de la tige aérienne. A la partie inférieure s'insèrent les radicelles et les rameaux souterrains. Toutes ces parties sont brunâtres et striées dans le sens de la longueur.

L'odeur est absolument caractéristique, désagréable ; la saveur est douceâtre, puis amère et aromatique.

Caractères microscopiques. — Une coupe transversale faite dans une racine adventive montre à l'extérieur, une assise pilifère (*a. p*, fig. 330) au-dessous de laquelle se trouve l'assise subéreuse (*a. s*) dont toutes les cellules sont remplies d'huile essentielle.

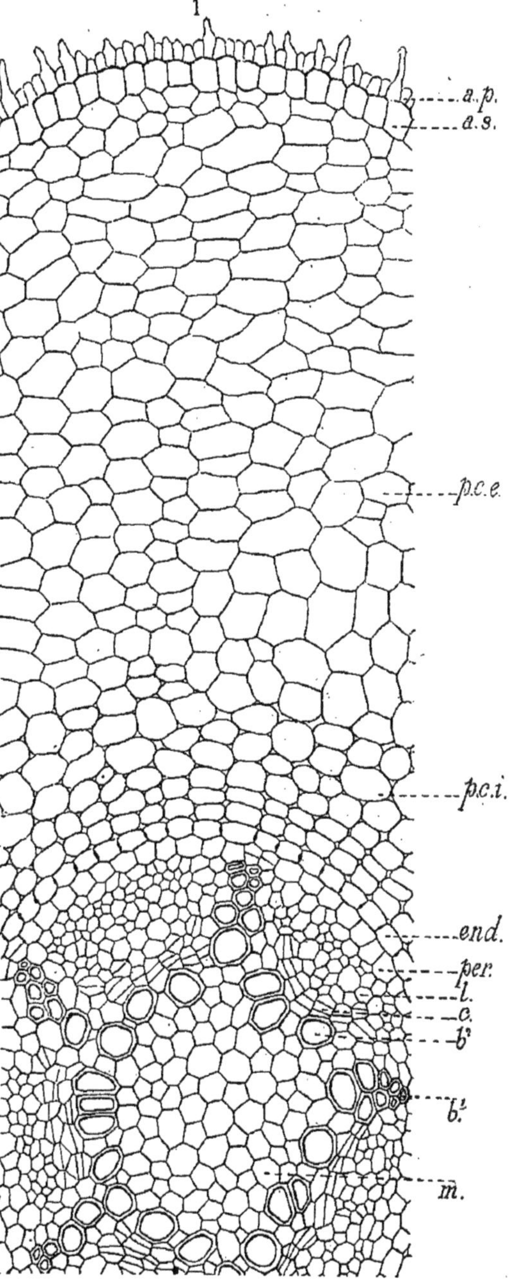

Fig. 330. — Coupe transversale d'une racine adventive de Valériane.

Le parenchyme cortical se divise, comme dans la plupart des racines, en deux zones (*p. c. e* et *p. c. i*) et se termine en dedans par l'*endoderme* (*end*). Toutes les cellules sont gorgées d'amidon, à l'exception d'un petit nombre qui renferment de l'essence. Le cylindre central qui débute par le péricycle (*per*) comprend cinq ilots de liber (*l*) et cinq lames vasculaires de bois primaire (b^1) ; presque toujours on voit le début des formations secondaires indiqué par l'apparition d'une assise génératrice (*c*) et le développement de quelques éléments de bois secondaire (b^2). Au centre se trouve une moelle peu développée (*m*) avec cellules remplies d'amidon et quelques cellules à essence.

Le rhizome présente un épiderme, une écorce avec cellules contenant de l'amidon et de l'huile essentielle, un endoderme dont les cellules contiennent aussi de l'essence, des faisceaux libéro-ligneux séparés de l'endoderme par le péricycle et une moelle contenant de l'amidon et de l'huile essentielle ; elle est résorbée dans les rhizomes âgés.

Composition chimique. — Cette drogue renferme une *résine*, de l'*Acide valérianique* ou *valérique* et environ 1 p.100 d'huile essentielle.

L'*Essence de Valériane* est douée d'une odeur assez désagréable ; sa densité varie de 0,940 à 0,950 à 15° ; son pouvoir rotatoire oscille entre — 9° et — 15°. Elle renferme un terpène, souvent appelé *Valérène*, un bornéol caractérisé comme l'*α-Bornéol gauche*, ainsi que des *éthers formique, acétique, butyrique* et *valérique* de cet alcool. M. Oliviero y a encore trouvé du *Camphène*, du *Limonène*, un sesquiterpène, un alcool sesquiterpénique et un corps $C^{10}H^{20}O^2$ fondant à 132°.

L'*Acide valérique* $C^5H^{10}O^2$ est un liquide oléagineux, incolore, d'une odeur désagréable ; il est soluble dans 30 parties d'eau et en toutes proportions dans l'alcool et l'éther. Il forme avec les bases des sels cristallisés dont la plupart sont solubles dans l'eau.

Usages. — La Valériane agit par son essence, l'acide valérique étant sans effet ; c'est un stimulant nervin que l'on administre dans les affections nerveuses ; elle est vantée comme vermifuge ; enfin elle s'est montrée utile dans le diabète insipide en diminuant la polyurie et l'azoturie. On l'administre sous forme de poudre (3 à 10 grammes), de tisane (10 p. 1 000), d'extrait (1 à 4 grammes), de teinture alcoolique (5 à 15 grammes), de sirop, etc.

Quant aux différents Valérianates usités en thérapeutique, tels que *Valérianates de zinc, de quinine, de fer, d'ammoniaque*, etc., ils agissent exclusivement par leurs bases. Mieux vaut donc s'adresser à ces dernières en leur associant de l'extrait de Valériane. Le *Valérianate d'ammoniaque de Pierlot* doit à l'extrait alcoolique de Valériane qu'il renferme son importante activité.

La *Valériane des jardins* ou *Grande Valériane* (*Valeriana Phu*) a des propriétés analogues à celles de l'espèce précédente, mais moins prononcées.

La *Valériane celtique* (*Valeriana celtica*), plante des montagnes du Tyrol et de la Suisse, fournit sa souche qui était autrefois désignée sous le nom de *Nard celtique*. Elle entre dans la composition de la *Thériaque*.

b. — Groupe du Linalol.

Généralités. — Le *Linalol* ou *Licaréol* $C^{10}H^{18}O$ a été découvert dans l'*Essence de Linaloé* ou *de Licari* où il existe dans la proportion de 90 p. 100 environ. Il joue, à l'état libre ou à l'état d'éther, un rôle considérable comme élément constituant dans les Essences de Coriandre, de Thym, de Bergamote, de Lavande, d'Aspic, de Néroli, d'Ylang-Ylang, de Limette, d'Origan, de Basilic indigène.

A l'état de pureté, le Linalol est un liquide incolore, d'odeur douce, très agréable, qui rappelle celle de l'Essence de Linaloé, ou de loin celle de la Rose. Il est généralement lévogyre $[\alpha]_D = -19°$; cependant le Linalol de l'Essence de Coriandre est dextrogyre. Son point d'ébullition est 198°. Par oxydation ménagée, il donne naissance à un aldéhyde, le *Citral*.

FRUITS DE CORIANDRE

Origine. — Les *Fruits de Coriandre* sont fournis par la *Coriandre cultivée* (*Coriandrum sativum*), plante de la famille des Ombellifères, indigène de l'Orient et de la région méditerranéenne, que l'on cultive dans certaines régions de la France (Touraine et environs de Paris), en Angleterre, en Allemagne, en Russie, en Hollande, au Maroc et dans les Indes orientales.

Caractères extérieurs. — Ces fruits (fig. 331) sont formés par les deux méricarpes intimement accolés, mais facilement séparables; ils forment une sphère, à peu près régulière, surmontée par les deux branches du style réunies en une seule saillie conique, brunâtre. Chaque méricarpe offre cinq côtes primaires peu saillantes, flexueuses, et en outre quatre côtes secondaires saillantes et nettement visibles, allant directement de la base au sommet. Ces fruits sont durs et colorés en brun clair. A l'état frais, ils ont une odeur désagréable de Punaise qui disparaît par la dessiccation, pour devenir aromatique ; elle n'est très sensible que lorsqu'on écrase le fruit ; la saveur est aromatique et particulière à la drogue.

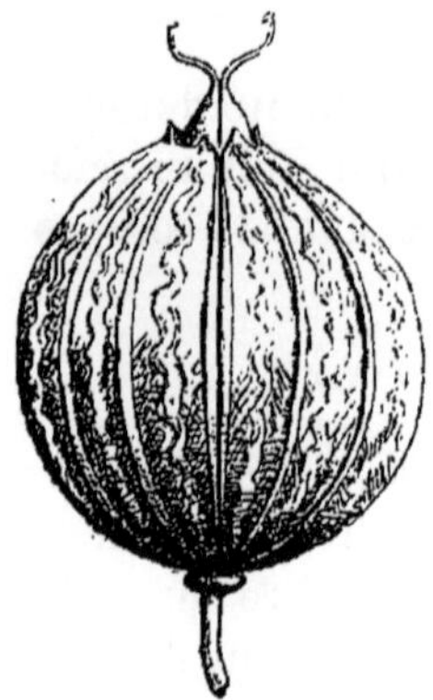

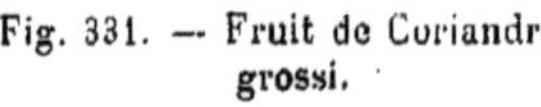

Fig. 331. — Fruit de Coriandre grossi.

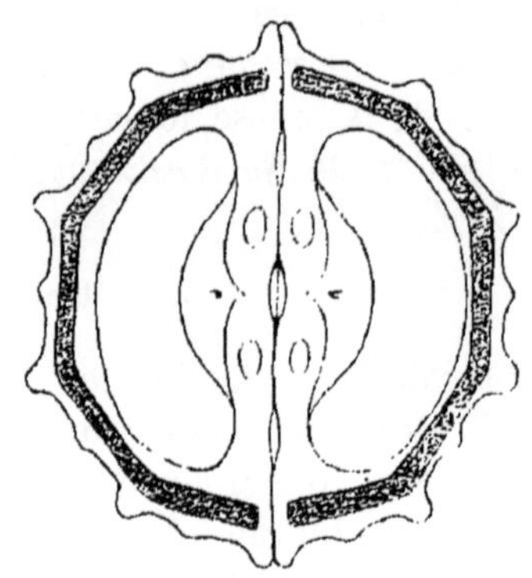

Fig. 332. — Section transversale d'un Fruit de Coriandre.

La section transversale (fig. 332) montre une graine avec un albumen en croissant ; il n'y a pas de canaux sécréteurs dans les vallécules; on en trouve deux seulement sur la face commissurale de chaque akène.

Composition chimique. — Les Fruits de Coriandre renferment 13 p. 100 de matières grasses et de 0,80 à 1 p. 100 d'huile essentielle.

L'*Essence de Coriandre* est un liquide incolore ou jaune pâle, de saveur aromatique et ayant l'odeur des fruits. Sa densité varie de 0,870 à 0,882 ; elle est soluble dans l'éther, les huiles grasses et les essences ; elle est dextrogyre $[\alpha]_D = + 4^\circ$ à $+ 13^\circ$ ($l = 100$ millimètres). Elle renferme 90 p. 100 environ de *Linalol droit* (*Coriandrol*), 5 p. 100 de *Pinène droit*, du *Limonène* et des *Éthers linalyliques*.

Elle est souvent fraudée avec les essences de Térébenthine et de bois de Cèdre ; quand est elle pure, elle donne une solution limpide à 20° avec trois fois son volume d'alcool à 70°. Ce caractère, joint aux constantes physiques de l'essence, donne d'utiles indications sur sa pureté.

Usages. — Les Fruits de Coriandre ont des propriétés stimulantes, stomachiques et carminatives dues à l'huile essentielle; ils font partie des *Quatre semences carminatives* et servent à masquer la saveur désagréable du Séné dans la *Médecine noire* du Codex. Ils entrent dans la composition de l'*Alcoolat de Mélisse composé.*

ESSENCE DE BERGAMOTE

Origine. — L'*Essence de Bergamote* est fournie par l'écorce des fruits du Bergamotier (*Citrus bergamia*), arbre de la famille des Rutacées, cultivé surtout en Italie et principalement en Calabre. C'est dans cette région que se trouvent les principaux lieux de production de l'huile essentielle : Reggio, Melito, Catona, Santa-Caterina, etc. On l'obtient par expression des zestes frais ou au moyen de machines qui déchirent la portion extérieure de ces zestes où sont localisés les nodules sécréteurs ; le rendement est de 1gr,50 à 2 grammes par kilogramme d'écorce.

Les résidus provenant de l'expression sont ensuite distillés à la vapeur d'eau ; on en extrait ainsi une essence de qualité inférieure, presque incolore, qui sert à falsifier l'essence obtenue par expression.

Caractères et composition chimique. — L'Essence de Bergamote a une consistance huileuse ; elle est colorée en vert plus ou moins foncé et est douée d'une odeur très agréable et particulière. Densité comprise entre 0,882 et 0,886 à 15° ; pouvoir rotatoire dextrogyre $[\alpha]_D = +8° \text{ à } +20°$ ($l = 100$ millimètres); point d'ébullition vers 175°. Cette essence doit se dissoudre dans un demi-volume d'alcool à 80°.

Elle renferme de 6 à 10 p. 100 de *Linalol* à l'état libre, de 30 à 40 p. 100 d'*Éthers linalyliques*, du *Limonène*, du *Dipentène* et 5 p. 100 d'un camphre, le *Bergaptène* $C^{11}H^5O^3(OCH^3)$. M. Charabot a montré que pendant la maturation du fruit la proportion de Linalol diminuait d'une façon très sensible (de 8 p. 100 environ), tandis que les proportions d'éthers linalyliques et de produits terpéniques augmentent. C'est donc surtout pendant la maturation que s'effectue l'éthérification d'une partie du Linalol et la déshydratation d'une autre partie, d'où résulte la formation de Limonène et de Dipentène.

Falsifications et essai. — L'Essence de Bergamote est falsifiée avec les Essences de Térébenthine, d'Orange, de Citron, de Bergamote distillée, de Cèdre, avec les huiles grasses, le baume de Gurjum, etc.

La densité est la première constante à déterminer, car elle varie entre des limites très restreintes. Elle sera diminuée par l'addition des

Essences de Térébenthine, d'Orange, de Citron, de Bergamote distillée, tandis qu'elle sera au contraire augmentée par l'Essence de Cèdre et par les huiles grasses.

Le pouvoir rotatoire, malgré la grande distance des limites entre lesquelles il est compris, permet de tirer quelques conclusions, car les Essences de Citron et d'Orange l'augmenteront notablement. En raison de la coloration que possède l'Essence de Bergamote, elle devra être préalablement décolorée avec le noir animal ou bien observée dans des tubes de 20 millimètres; on multipliera le résultat par 5.

Le parfum de cette essence étant dû surtout à l'Acétate de linalyle, on devra baser l'estimation de ce produit d'après le dosage de cet éther qui pourra se faire en suivant la méthode générale déjà indiquée (Voy. p. 556).

On pourra aussi pour ce dosage employer le *procédé de Duyck*, qui est basé sur la propriété que possède une solution de salicylate de soude concentrée de dissoudre certains principes constituants des essences (alcools, aldéhydes, cétones, phénols), tandis que d'autres, tels que les éthers et les terpènes, sont complètement insolubles. On agite donc l'essence suspecte avec 4 volumes de solution de salicylate de soude d'une densité égale à 1,240, pour en retirer le Linalol à l'état libre ; on note la diminution de l'essence qui correspond à la quantité d'alcool entré en solution. On saponifie ensuite une nouvelle quantité d'essence avec une solution alcoolique de potasse que l'on porte à l'ébullition dans un ballon surmonté d'un réfrigérant à reflux; le produit de la saponification, bien lavé et desséché, abandonne à la solution de salicylate de soude le Linalol total. La différence entre les quantités obtenues à chaque opération représente la quantité de Linalol combiné à l'état d'éthers ; d'où on déduit la proportion de ces derniers que l'on calcule en Acétate de linalyle.

Le résidu provenant de l'évaporation d'une essence pure varie entre 5 et 6 p. 100; s'il est supérieur à 6 p. 100, on peut conclure à l'addition d'une huile grasse ; s'il est inférieur à 5 p. 100, il y a lieu de soupçonner l'addition des Essences de Térébenthine, d'Orange, de Bergamote distillée et celle d'alcool.

Si l'essence se dissout dans un demi-volume d'alcool à 80°, c'est un argument en faveur de l'absence d'Essence de Térébenthine, d'huile grasse, de baume de Gurjum, d'Essence d'Orange; mais une insolubilité partielle ne permet pas de conclure à une adultération, car le trouble provient parfois de certaines substances entraînées pendant la préparation.

Usages. — L'Essence de Bergamote est très recherchée dans l'industrie de la parfumerie; elle fait partie de la composition de l'*Eau de Cologne*; elle est employée par les micrographes pour donner de la transparence à certaines préparations histologiques.

FLEURS DE LAVANDE

Origine. — Les *Fleurs de Lavande* sont fournies par la *Lavande officinale* (*Lavandula vera*), plante de la famille des Labiées, très répandue dans la région méditerranéenne, mais remontant jusque vers Lyon ; on la retrouve à l'état cultivé jusqu'en Norvège.

Caractères extérieurs. — Ces fleurs sont de la taille d'un grain de blé (5 à 8 millimètres de long sur 3 à 4 de large). Leur pédicelle est très court et naît à l'aisselle d'une petite bractée de forme ovale. Le calice forme un étui allongé, de 5 millimètres de longueur environ, pubescent, bleuâtre en dehors, jaune glabre et luisant en dedans, portant quinze côtes longitudinales, grêles, correspondant aux nervures ; il est terminé par cinq dents, dont la postérieure est très développée en une sorte d'écaille concave et dressée. La corolle gamopétale est faiblement labiée, de couleur bleu grisâtre, dépassant peu le calice ; les deux lèvres sont presque égales, la supérieure à deux lobes, l'inférieure à trois lobes bien marqués. Odeur aromatique spéciale, devenant plus prononcée quand on froisse les fleurs entre les doigts ; saveur chaude et légèrement amère.

Caractères microscopiques. — La structure du calice est intéressante à connaître, car c'est la partie de la fleur qui porte les éléments sécréteurs de l'huile essentielle. Les deux épidermes (*ep*, fig. 333) portent un grand nombre de poils pluricellulaires (*p.t*) constitués par une file verticale d'articles qui se ramifient de distance en distance ; au milieu de ceux-ci sont disposées de nombreuses glandes sécrétrices externes (*p. gl.*), les unes, peu volumineuses, unicellulaires, supportées par un pédicelle formé de deux cellules, les autres, beaucoup plus grosses, formées de huit cellules, parfois de douze. Le parenchyme intermédiaire, constitué par un tissu homogène, est parcouru par des faisceaux libéro-ligneux, assez développés par rapport au parenchyme, de telle sorte qu'ils constituent autant de saillies du côté externe.

Composition chimique. — Les Fleurs de Lavande fournissent à la distillation une essence dont la proportion varie de 3 à 6 p. 1000 de fleurs sèches. Dans le commerce, on en connaît deux sortes : l'*Essence de Lavande française* ou *des Alpes* et l'*Essence de Lavande Mitcham*. Il sera surtout ici question de la première.

L'*Essence de Lavande* est d'un jaune pâle, un peu verdâtre, très fluide, brunissant et s'épaississant légèrement à l'air. Sa densité varie de 0,883 à 0,897 ; elle est lévogyre $[\alpha]_D = -5^\circ$ à -8° ($l = 100$ millimètres), et bout entre 185° et 188°.

Elle est formée de *Linalol*, d'*Éthers linalyliques* (acétate, butyrate et valérate de linalyle) dans la proportion de 35 p. 100 environ et de *Limonène* ; on y trouve encore, mais en petites quantités, du *Géraniol*, du *Pinène*, du *Cinéol* et un sesquiterpène.

L'Essence de Lavande Mitcham contient les mêmes éléments

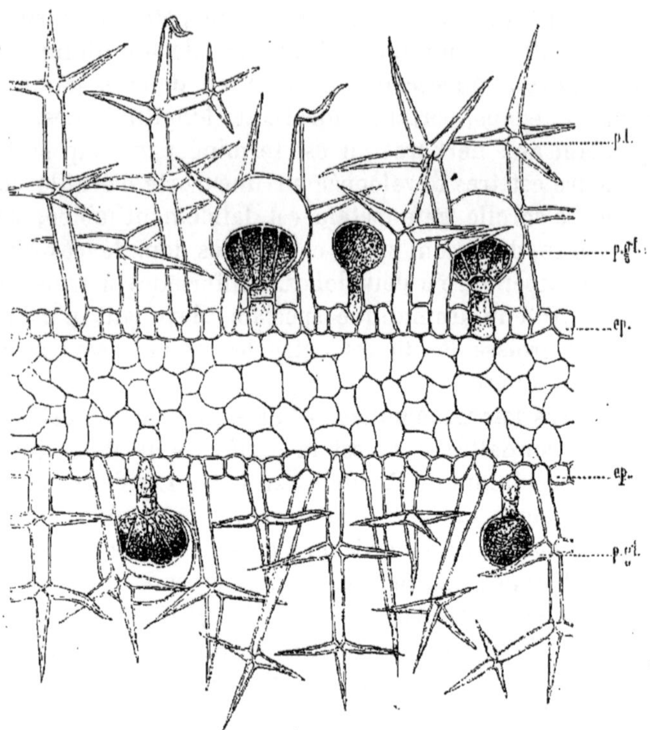

Fig. 333. — Coupe transversale du calice de *Lavandula vera*.

que l'Essence française, mais elle renferme une notable proportion de Cinéol, et 5 à 10 p. 100 d'Acétate de linalyle seulement. Elle n'en est pas moins douée d'une odeur très agréable, mais toute différente de celle de l'Essence française.

Falsifications et essai de l'Essence de Lavande. — Cette essence est couramment fraudée avec l'Essence de Térébenthine et l'Essence d'Aspic. On reconnaîtra ces falsifications en faisant subir au produit les trois séries d'opérations suivantes :

1° *Détermination des constantes physiques.* — L'essence pure doit se dissoudre dans trois volumes d'alcool à 70° ; la solubilité n'est que partielle, si elle renferme de l'Essence de Térébenthine. La densité est augmentée par l'Essence d'Aspic, diminuée par l'Essence de Térébenthine. La première réduit le pouvoir rotatoire, tandis que celle-ci l'accentue.

2° *Dosage des éthers linalyliques.* — L'Essence de Térébenthine ne renfermant pas d'éthers et l'Essence d'Aspic en renfermant très peu, il en résulte que leur addition à l'Essence de Lavande diminue dans celle-ci la proportion des composés linalyliques. Pour doser ces composés, le moyen le plus expéditif consiste à prendre l'indice de saponification, d'où on déduira le pourcentage d'éthers linalyliques calculés en acétate de linalyle. Soit l'indice de saponification égal à 93, il suffira de poser la proportion 56 : 196 :: 9,3 : x, dans laquelle 56 est le poids moléculaire de la potasse et 196 celui de l'Acétate de linalyle.

Au lieu de doser les éthers eux-mêmes, on pourrait aussi faire un dosage des acides volatils en employant le procédé Reichert-Meissl-Wolny, tel que nous l'avons déjà indiqué pour le dosage des acides volatils dans les matières grasses (Voy. p. 168).

3° *Recherche des éléments étrangers.* — Si les deux essais précédents font douter de la pureté de l'essence, on recherche l'Essence de Térébenthine ou l'Essence d'Aspic selon que les nombres obtenus font penser à l'addition de l'une ou de l'autre essence.

Dans le cas de l'Essence de Térébenthine, on cherchera à caractériser le Pinène par formation de son nitrosochlorure. A cet effet, on distille 50 c.c. d'essence et on recueille ce qui passe avant 170° ; on ajoute cette fraction à deux volumes d'acide acétique cristallisable additionné de un volume de nitrite d'amyle. On verse ensuite goutte à goutte, en agitant constamment et en refroidissant, un mélange de parties égales d'acide chlorhydrique et d'acide acétique cristallisable, jusqu'à ce que l'addition d'une nouvelle quantité de ce mélange ne détermine plus de coloration bleue. Le nitrosochlorure formé se rassemble sous la forme d'un précipité blanc cristallin. Ces cristaux fondent à 102° ; on les transforme facilement en pinène-nitrolbenzylamine fusible à 122-123°. Les points de fusion de ces deux corps caractérisent nettement le Pinène et, dès lors, l'Essence de Térébenthine.

Pour l'Essence d'Aspic, il s'agit de trouver dans l'essence suspecte un élément qui ne soit pas commun au produit pur et à l'Essence d'Aspic. Le Cinéol, abondant dans cette dernière (30 à 40 p. 100), répond à cette condition, car l'Essence de Lavande en renferme des quantités minimes.

On connaît deux procédés assez pratiques pour déceler le Cinéol. Le premier est basé sur ce fait que l'acide bromhydrique gazeux donne un bromhydrate solide, insoluble dans l'éther de pétrole. On dissout l'essence suspecte dans deux fois son volume d'éther de pétrole; on refroidit la solution et on fait passer un courant d'acide bromhydrique sec. Le bromhydrate $C^{10}H^{18}O,HBr$ qui prend naissance forme un précipité blanc que l'on recueille sur un filtre et que l'on décompose au moyen de l'eau; le Cinéol est ainsi régénéré et peut être facilement pesé.

Le second procédé repose sur la propriété que possède le Cinéol de se combiner, à molécules égales, avec l'iodol pour donner une combinaison cristalline $C^4I^4AzH,C^{10}H^{18}O$. On place 5 centigrammes d'iodol dans un cristallisoir et on ajoute goutte à goutte de l'essence jusqu'à ce que la solution soit limpide. On voit se former des cristaux verdâtres qu'on purifie par lavage à l'éther de pétrole, qu'on sèche et qu'on pèse.

Une autre fraude consiste à augmenter le coefficient de saponification par addition d'éthers organiques quelconques. Pour la déceler, on peut employer un procédé basé sur ce que les sels de baryum des acides, tels que l'acide oxalique, l'acide succinique, etc., sont difficilement solubles. On saponifie 2 grammes d'essence; l'huile qui surnage est enlevée à l'éther et la partie aqueuse est neutralisée avec l'acide acétique dilué. On complète avec de l'eau à 50 c.c. et on ajoute 10 c.c. d'une solution de chlorure de baryum saturée. On chauffe le tout au bain-marie pendant deux heures. Si, après refroidissement, on observe un dépôt cristallin, c'est que l'essence est fraudée, car les acides acétique et butyrique que renferme l'huile essentielle pure donnent des sels de baryum solubles.

Usages. — Les Fleurs de Lavande ont des propriétés stimulantes et antispasmodiques que l'on utilise rarement. Par contre, elles ont été de tout temps employées pour la toilette ; elles font la base de l'*Alcoolat de Lavande* que l'on prépare aussi avec l'huile essentielle.

La *Lavande Aspic* (*Lavandula spica*) est une espèce voisine de la précédente, qui ne s'étend guère au delà de la région méditerranéenne ; elle fournit l'Essence d'Aspic dans la proportion de 0,60 à 1 p. 100.

Cette essence a une couleur jaune verdâtre foncé et une odeur moins fine que l'Essence de Lavande et rappelant beaucoup plus celle de l'Essence de Térébenthine.

Sa densité varie de 0,905 à 0,920 ; son pouvoir rotatoire est faiblement dextrogyre $[\alpha]_D = +3^\circ$ ($l = 100$ millimètres).

Elle est constituée par du *Pinène*, du *Linalol gauche*, du *Cinéol*, parfois appelé *Spicol* (30 à 40 p. 100) et de petites quantités d'*Éthers linalyliques* (2 à 3 p. 100).

Elle est moins estimée que l'Essence de Lavande ; aussi est-elle surtout employée dans la médecine vétérinaire et dans la peinture sur porcelaine.

La *Lavande Stœchas* (*Lavandula Stœchas*), plante de la région méditerranéenne, a une odeur forte, très agréable, plus fine que celle des autres Lavandes. Elle donne une essence voisine de l'Essence d'Aspic. Ses propriétés sont les mêmes que celles de la Lavande officinale; elle entre dans la préparation du *Sirop de Stœchas composé* et dans la *Thériaque*.

La *Sauge sclarée* (*Salvia sclarea*), appelée encore *Orvale, Toute-bonne*, est aussi une plante de la famille des Labiées qui croît dans le midi de la France, dans les terrains rocailleux, au pied des vieux murs. Elle exhale une odeur forte, très agréable, rappelant un peu celle du Baume de Tolu ; la saveur est chaude et aromatique, un peu amère. Elle peut remplacer la Sauge officinale.

Les feuilles et les sommités fleuries donnent une essence dont l'odeur rappelle celle de la Lavande; par évaporation, elle dégage une odeur voisine de celle de l'ambre. Sa densité est 0,928; son pouvoir rotatoire est $[\alpha]_D = -24°$. Elle donne un coefficient de saponification égal à 144, correspondant à une teneur de 50,4 p. 100 d'Acétate de linalyle, composé dont la présence paraît probable en raison de l'odeur qu'elle possède.

FEUILLES D'ORANGER

Origine. — Les *Feuilles d'Oranger* sont fournies par l'*Oranger amer* ou *Bigaradier* (*Citrus vulgaris*), espèce de la famille des Rutacées, originaire de l'Inde et cultivée en plein air dans toutes les parties chaudes de la région méditerranéenne.

Caractères extérieurs. — Ces feuilles (fig. 334) sont vertes, coriaces, ovales-lancéolées, acuminées, ordinairement entières sur les bords, longues de 4 à 8 centimètres, larges de 3 à 4 centimètres; elles sont souvent enroulées en cornet et un peu crispées par la dessiccation, mais leur forme n'est pas altérée. Le limbe (*f*) est articulé en *a* sur un pétiole (*f'*) de 1 à 3 centimètres de long, portant de chaque côté une aile mince, élargie et arrondie au sommet ; ce pétiole ailé forme comme une seconde feuille. Par transparence, le limbe de la feuille et de l'aile pétiolaire se montre criblé d'un grand nombre de ponctuations transparentes. Odeur aromatique faible ; saveur aromatique et un peu amère.

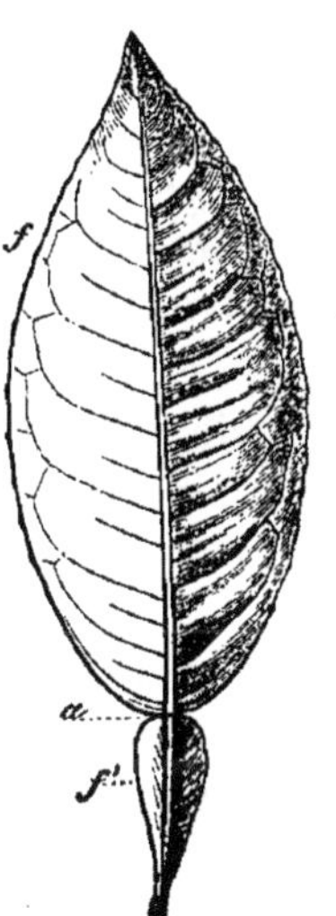

Fig. 334. — Feuille d'Oranger.

Caractères microscopiques. — L'épiderme (*ep*, fig. 335) est glabre et présente çà et là des cellules renfermant un gros cristal d'oxalate de chaux. Le parenchyme est hétérogène asymétrique, avec, à la partie supérieure, un tissu en palissade formé de deux rangées de cellules; il renferme de nombreux nodules sécréteurs (*gl*) et des cristaux clinorhombiques d'oxalate de chaux localisés principalement dans la première assise de cellules en palissade.

Composition chimique. — Les Feuilles d'Oranger renferment de l'huile essentielle, un principe amer et un certain nombre d'autres substances dont quelques-unes sont des bases organiques. La majeure partie de ces dernières est constituée par la *Stachydrine*, substance qui se rencontre également dans les tubercules de *Stachys tubifera*.

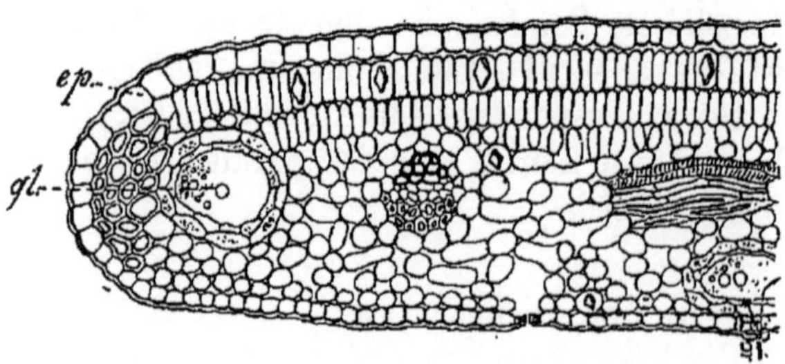

Fig. 335. — Coupe du limbe de la Feuille d'Oranger.

La *Stachydrine* $C^7H^{13}Az^2O+H^2O$ forme des cristaux incolores qui se liquéfient rapidement à l'air. Elle présente une saveur sucrée et elle est neutre aux papiers réactifs. Elle est soluble dans l'eau et l'alcool, insoluble dans l'éther et le chloroforme. Sa solution aqueuse est colorée en rouge par le perchlorure de fer.

L'*Essence de Feuilles d'Oranger* est plus connue sous le nom d'*Essence de Petit-grain*, parce qu'on la préparait autrefois avec les tout jeunes fruits du *Bigaradier*. Elle est fluide, de couleur jaune foncé, d'une densité de 0,889 à 0,900 ; elle se dissout à la température de 20° dans deux volumes d'alcool à 80 p. 100 et bout à 174°. Elle renferme du *Linalol*, de l'*Acétate de linalyle* (50 à 55 p. 100), du *Limonène* et un sesquiterpène. On y a aussi constaté la présence du *Géraniol*, de l'*Acétate de géranyle* et d'autres composés oxygénés.

Substitutions. — Les Feuilles de l'*Oranger doux* (*Citrus Aurantium*) se distinguent par leur pétiole moins largement ailé et par le manque d'amertume. Les feuilles du *Limonier* (*Citrus Limonum*) et du *Cédratier* (*Citrus medica*) se différencient nettement par l'absence d'ailes au pétiole.

Usages. — Les Feuilles d'Oranger sont employées en infusion (5 p. 1 000) comme digestives, stimulantes et antispasmodiques.

FLEURS D'ORANGER

Usages. — Les *Fleurs d'Oranger* les plus estimées sont fournies par le *Bigaradier* (*Citrus vulgaris*) ; elles sont préférées à celles de l'*Oranger doux* (*Citrus Aurantium*), parce qu'elles sont plus riches en huile essentielle.

Caractères extérieurs. — Les Fleurs d'Oranger sont constituées par un calice cupuliforme, gamosépale, à 5 dents ; une corolle formée de 5 pétales charnus, beaucoup plus longs que les lobes du calice, *blancs sur leurs deux faces*, concaves et chargés de nombreux nodules sécréteurs paraissant comme autant de ponctuations grisâtres ; de nombreuses étamines irrégulièrement soudées en plusieurs faisceaux, à filets élargis à la base, plus courtes que les pétales ; un ovaire à huit loges, avec un style cylindrique surmonté par un stigmate capité. Odeur suave à l'état frais ; saveur légèrement amère. Par la dessiccation, ces fleurs prennent une teinte blanc jaunâtre.

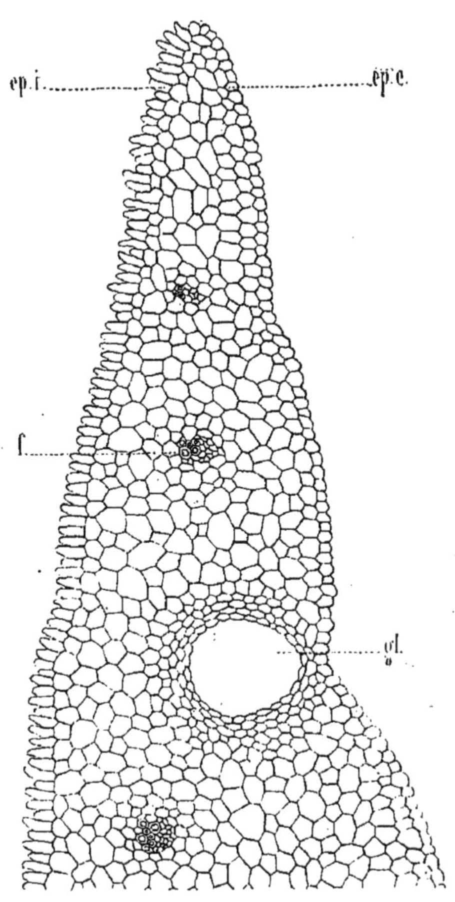

Fig. 336. — Coupe d'un pétale de Fleur d'Oranger.

Caractères microscopiques. — Une coupe d'un pétale montre un épiderme interne, formé de cellules relevées en papilles (*ep. i*, fig. 336) et un épiderme externe (*ep. e*) à cellules non papilleuses. Le parenchyme homogène est parcouru par un certain nombre de faisceaux libéro-ligneux (*f*) et renferme de nombreux nodules sécréteurs (*gl*). Les réactions microchimiques ont montré que l'huile essentielle était localisée non seulement dans les nodules sécréteurs, mais encore dans les cellules des deux épidermes. On a pu aussi en constater la présence dans les cellules épidermiques des deux faces des filets des étamines.

Composition chimique. — Les Fleurs d'Oranger renferment surtout une huile essentielle que l'on en retire par distillation avec l'eau ; elle est connue sous le nom d'*Essence de Néroli* ; celle qui provient des fleurs de Bigaradier et qui est la plus estimée est désignée sous le nom de *Néroli Bigarade* pour la distinguer de celle qui est fournie par l'Oranger doux et que l'on appelle *Néroli Portugal*.

Récemment préparée, l'Essence de Néroli est incolore, mais elle prend au bout d'un certain temps une teinte jaune rougeâtre ; elle est neutre, très odorante, de saveur amère et aromatique, faiblement lévogyre ; sa densité oscille de 0,881 à 0,887 ; sa dissolution alcoolique offre une fluorescence d'un violet brillant. Elle renferme du *Limonène* (20 p. 100), du *Linalol* (30 p. 100), de l'*Acétate de linalyle* (40 p. 100) et un peu de *Géraniol*.

Falsifications et essai de l'Essence de Néroli. — Cette essence, d'un prix assez élevé, est falsifiée avec de l'alcool, des huiles grasses et surtout avec les essences de Petit-grain, d'Orange et de Bergamote.

Pour reconnaître l'alcool, on distille l'essence en recueillant ce qui passe avant 150°, et dans le liquide distillé on caractérise l'alcool par sa transformation en iodoforme.

Les huiles grasses seront décelées par l'essai de solubilité du produit dans l'alcool ; l'essence pure se dissout en effet dans deux ou trois volumes d'alcool à 90° ; pour l'Huile de Ricin, qui est soluble dans l'alcool, on prendra l'indice de saponification qui sera considérablement augmenté dans le cas d'une falsification par cette matière grasse.

Pour rechercher l'Essence de Petit-grain, on mettra à profit la façon de se comporter du sulfure de carbone vis-à-vis de celle-ci et de l'Essence de Néroli. On verse dans un tube à essai quelques gouttes de l'échantillon suspect, puis petit à petit du sulfure de carbone. Si l'Essence de Néroli est pure, elle se trouble d'abord, puis, au fur et à mesure qu'on ajoute du sulfure de carbone, le mélange s'éclaircit et devient limpide. Avec l'Essence de Petit-grain, l'inverse a lieu ; l'essence, d'abord claire, devient trouble, quand le volume du dissolvant s'accroît et finalement la liqueur devient opaque et blanche.

L'Essence d'Orange se reconnaît avec la plus grande facilité, à cause de son pouvoir rotatoire extrêmement élevé $[\alpha]_D = +96°$ à $+98°$.

Usages. — Les Fleurs d'Oranger sont rarement employées en nature ; elles servent surtout à préparer, outre l'Essence de Néroli, l'*Eau de Fleurs d'Oranger*, d'un usage si répandu comme médicament antispasmodique et pour aromatiser les potions.

Sous le nom d'*Essence de Linaloé*, on désigne deux essences fournies par la distillation de deux bois exotiques. L'*Essence de Linaloé du Mexique* serait produite par le bois de certaines Burséracées, *Bursera Delpechiana*, *B. aloexylon*, etc. ; l'*Essence de Linaloé de la Guyane française*, connue aussi sous le nom d'*Essence de Licari*, est fournie par un bois dont l'origine botanique n'est pas bien déterminée. Dans tous les cas, ces deux essences ont pour principal constituant le *Linalol*, qui s'y trouve contenu dans la proportion de 90 p. 100 au moins ; en outre, elles renferment encore du *Géraniol* (2 p. 100), un sesquiterpène (3 p. 100) et des traces (0,10 p. 100) de *Méthylheptènone*, cétone qui accompagne très fréquemment le Linalol et le Géraniol dans les huiles essentielles.

L'*Essence de Limette* provient de l'écorce des fruits du *Limetier* (*Citrus Limetta*); elle est surtout fabriquée dans la Calabre. C'est une huile jaunâtre, d'une densité de 0,882 à 15°, fortement dextrogyre $[\alpha]_D = +40^\circ$ ($l = 100$ millimètres). Elle est constituée par du *Limonène droit*, du *Linalol gauche* et de l'*Acétate de linalyle.*

L'*Essence d'Ylang-Ylang* est obtenue par distillation des fleurs de l'*Anona odorata*, Anonacée cultivée aux Philippines ; c'est une huile jaunâtre exhalant une odeur aromatique, très douce et très pénétrante. Sa densité varie de 0,940 à 0,955 et son pouvoir rotatoire de -45° à -60° ($l = 100$ millimètres). On y trouve : 1° du *Linalol* et du *Géraniol* (30 à 32 p. 100) ; 2° de l'*Acide benzoïque* (9 p. 100) et de l'*Acide acétique* (7 p. 100) à l'état d'éthers de ses alcools ; 3° un sesquiterpène (30 à 32 p. 100) ; 4° 20 p. 100 de produits encore peu étudiés comprenant les portions les plus volatiles et les parties résinoïdes.

c. — Groupe du Géraniol et du Citronellol.

Généralités. — 1. *Géraniol.* — Comme le Linalol, le *Géraniol* $C^{10}H^{16}O$ est un isomère cyclique du Bornéol ; il porte aussi les noms de *Lémonol*, *Aurantiol*, *Lavandol*, etc. Rencontré pour la première fois dans l'*Essence de Palma-Rosa* (Essence d'*Andropogon schœnanthus*), il a été trouvé depuis dans les Essences de Géranium, de Lavande, de Citronelle, de Néroli, d'Aspic, d'Ylang-Ylang, de *Lemon-grass*, etc.

On isole le Géraniol des produits qui l'accompagnent dans ces essences en se basant sur la propriété qu'il possède de donner avec les chlorures de calcium et de magnésium des combinaisons solides, insolubles dans l'éther et facilement décomposables par l'eau. On mélange intimement dans un mortier avec poids égal de chlorure de calcium, les portions d'Essence de Palma-Rosa ou de Citronelle passant à la distillation entre 220° et 240°, et on refroidit le tout sous un dessiccateur pendant environ quinze heures. Le mélange est ensuite broyé dans un mortier avec de l'éther de pétrole ou de l'éther anhydre ; on essore le résidu à la trompe et on décompose par l'eau chaude la combinaison chlorocalcique solide. Le Géraniol mis en liberté est purifié par distillation.

On peut également préparer le Géraniol par isomérisation du Linalol. On chauffe celui-ci en tube scellé au-dessus de 100° avec de l'anhydride acétique; il se forme ainsi l'éther acétique du Géraniol et non celui du Linalol. Par saponification de cet acétate de Géranyle, on obtient le Géraniol qu'on n'a plus qu'à purifier.

Le Géraniol est un liquide incolore, inactif à la lumière polarisée, à odeur rappelant celles du Géranium et de la Rose; il bout à 230°; sa densité est de 0,887 à 15° et son indice de réfraction $n_D = 1,4766$. Il possède la propriété de se combiner avec les chlorures de calcium et de magnésium secs, ce qui permet son identification, mais il est nécessaire que le mélange où on veut le déceler en renferme 25 p. 100. Avec les acides monovalents, il donne des éthers neutres; avec les acides bibasiques, on obtient des éthers neutres et des éthers acides. L'oxydation ménagée du Géraniol par le mélange chromique donne un aldéhyde à odeur de citron, le *Géranial* ou *Citral*.

2. *Citronellol*. — Le *Citronellol* $C^{10}H^{20}O$ (*Rhodinol, Roséol, Réuniol*) se rencontre mélangé au Géraniol dans les essences de Géranium et de Roses. C'est un liquide incolore, huileux, à odeur forte et agréable de Rose; il bout à 117-118° sous 17 millimètres de pression; sa densité à 17°5 est de 0,8565 et son indice de réfraction $n_D = 1,45659$. Sa déviation optique est $[\alpha]_D = +4°$ ($l = 100$ millimètres); cependant le Citronellol de l'Essence de Roses dévie de — 4°20'; c'est donc du Citronellol gauche, tandis que celui de l'Essence de Géraniol serait un mélange de Citronellols droit et gauche, ce dernier prédominant.

ESSENCE DE GÉRANIUM

Origine. — *L'Essence* dite *de Géranium*, et qui serait mieux nommée *Essence de Pelargonium*, est extraite par distillation avec l'eau des feuilles de certains *Pelargonium* à odeur de Roses (*P. odoratissimum, P. roseum, P. capitatum*, etc.), plantes de la famille des Géraniacées, originaires du Cap, mais cultivées dans un grand nombre de contrées. Les centres de production de l'huile essentielle sont: le midi de la France, l'Espagne, l'Algérie et la Réunion. Sa valeur varie avec la provenance; celles d'Espagne et de France sont les plus estimées; elles possèdent des qualités de finesse que n'ont point l'essence d'Algérie et encore moins celle de la Réunion.

Localisation. — Une coupe d'une feuille de *Pelargonium* montre que les deux épidermes (*ep. s*, *ep. i*, fig. 337) portent des poils tecteurs (*p. t*) coniques, unicellulaires, et un certain nombre de glandes externes (*p. gl*) unicellulaires, portées par un pédicelle peu allongé. Le mésophylle est constitué par une assise de cellules en

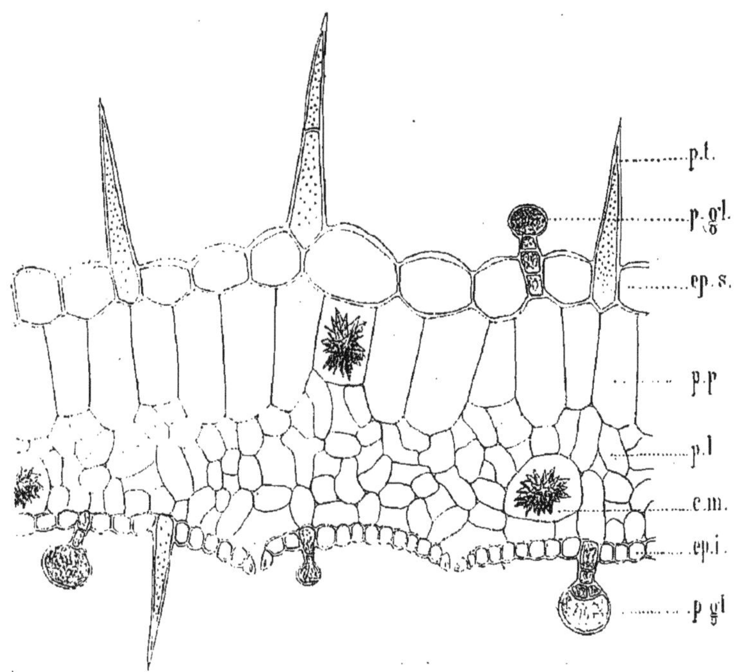

Fig. 337. — Coupe d'une feuille de *Pelargonium roseum*.

palissade (*p. p.*) et par du tissu lacuneux (*p. l*); il renferme de gros cristaux maclés d'oxalate de chaux (*c. m.*). Les réactions microchimiques montrent que l'huile essentielle est non seulement localisée dans les glandes externes, mais encore dans les cellules des deux épidermes et dans la portion supérieure des cellules de l'assise en palissade.

Caractères et composition chimique. — L'Essence de Géranium de provenance française ou algérienne a une densité de 0,894 à 0,898 et un pouvoir rotatoire $[\alpha]_D = -9°$ à $-10°$. Elle est soluble dans 3 volumes d'alcool à 70° ; elle est presque entièrement soluble dans la solution concentrée de salicylate de soude ($d = 1,240$), mais elle est incomplètement soluble (7 p. 100 de résidus terpéniques) dans la même solution étendue de 1 volume d'eau pour 4 volumes de salicylate.

Elle renferme 50 à 60 p. 100 d'un mélange de *Géraniol* et de *Citronellol* et 19 à 22 p. 100 d'*Éthers géranyliques* (calculés en acétate de géranyle), constitués par du tiglate, de l'acétate, du butyrate, du valérate et du caproate de géranyle. La proportion d'alcool total calculé en $C^{10}H^{18}O$ varie de 60 à 80 p. 100.

L'Essence de Géranium de la Réunion a une densité moindre de 0,886 à 0,895 et sa teneur en éthers (calculés en acétate) est en moyenne de 27 p. 100 ; la proportion d'alcool total est voisine de 80 p. 100.

Usages. — L'Essence de Géranium est employée aux mêmes usages que l'Essence de Roses, qu'elle sert souvent à falsifier et à laquelle on la substitue parfois.

ESSENCE DE ROSES

Origine et localisation. — L'*Essence de Roses* provient de la distillation des fleurs du *Rosier de Damas* (*Rosa Damascena*), que l'on cultive surtout en Bulgarie et dans le midi de la France.

Les réactions microchimiques faites sur la coupe d'un pétale de

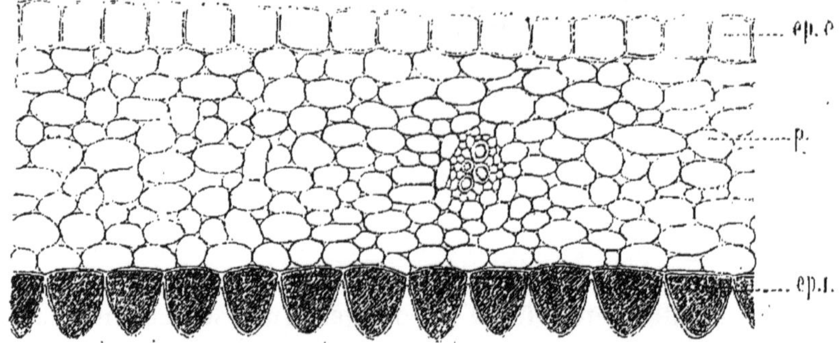

Fig. 338. — Coupe d'un pétale de Rose de Damas.

Rose (fig. 338) montrent que l'essence est toujours localisée dans toutes les cellules papilleuses de l'épiderme interne (*ep. i*) ; on en rencontre aussi dans l'épiderme externe (*ep. c*), mais seulement dans les portions qui sont recouvertes par les pétales plus extérieurs.

Production. — L'essence du commerce est surtout fabriquée dans la région des Balkans connue sous le nom de *Bulgarie*, dans environ cent cinquante villages groupés autour de deux centres principaux, Karlova et surtout Kézanlik. Les Rosiers sont cultivés en plein champ, assez régulièrement espacés les uns des autres; la récolte des fleurs se fait toujours avant le lever du soleil et on procède à la distillation dans la même journée, à l'aide d'alambics très primitifs. On met dans la chaudière 75 litres d'eau et 10 kilogrammes de fleurs de Roses, et l'on retire 10 litres de liquide qui contiennent la totalité de l'essence qu'on peut retirer de la quantité de fleurs mise en action; l'eau restant dans la chaudière sert séance tenante à une nouvelle opération. L'eau *première* que l'on obtient à la suite de ces opérations successives est distillée une seconde fois et l'on recueille 5 litres de liquide pour 40 litres d'eau première employée. Ce *distillatum*, d'abord trouble par suite de l'émulsion partielle que subit l'essence, s'éclaircit peu à peu et l'essence vient surnager; on la sépare à l'aide d'un entonnoir en étain très effilé. Le rendement est de 1 kilogramme d'essence pour 3 000 kilogrammes de fleurs. Cette essence est connue dans le commerce sous le nom d'*Essence de Roses turque.*

Dans le midi de la France, la culture du Rosier est surtout pratiquée aux environs de Grasse et de Cannes; elle y acquiert une assez grande importance, puisque certaines usines reçoivent au moment de la grande production 20 000 à 30 000 kilogrammes de Roses par jour. La distillation des Roses est surtout opérée en vue de la fabrication de l'eau de Roses et l'essence est considérée comme un déchet de fabrication. Pourtant celle-ci est incomparablement plus fine que les produits d'Orient; son parfum, qui est différent de l'essence de Bulgarie, lui est sans doute communiqué par des Abeilles ayant préalablement butiné sur des fleurs d'Oranger. En raison du faible rendement (20 à 30 grammes pour 100 kilogrammes de fleurs), son prix est très élevé.

Caractères et composition chimique. — L'Essence de Roses est une substance jaune, d'odeur variable, liquide, mais se solidifiant à une certaine température. La densité varie de 0,822 à 0,840 pour l'essence de Grasse et de 0,860 à 0,863 pour l'essence de Bulgarie; la déviation optique est comprise entre — 6°45 et — 8°3 pour l'essence française et entre — 3°53 et — 3°20 pour l'essence bulgare.

Ce produit se compose de deux parties : une partie solide et inodore (stéaroptène), une autre liquide et odorante.

La proportion de stéaroptène est variable; elle est d'autant plus grande que la région où a été recueillie l'essence est plus froide; elle est de 6 à 13 p. 100 pour l'essence turque, de 30 p. 100 pour l'essence française et de 28 à 32 p. 100 pour l'essence allemande. Il en résulte que le point de congélation de l'essence n'est pas fixe; généralement compris entre + 10 et + 20°, il peut atteindre jusqu'à + 32°. Ce stéaroptène, sorte de paraffine, est constitué par deux hydrocarbures, l'un fondant à + 24° et l'autre fondant à + 39°.

La partie liquide est constituée par un mélange de *Géraniol* $C^{10}H^{18}O$ et d'un alcool $C^{10}H^{20}O$, qui paraît avoir été décidément identifié avec le *Citronellol*. On y a aussi trouvé 5 p. 100 d'*Alcool éthylique*, qui ne préexisterait pas dans les fleurs de Roses, mais qui serait le résultat d'une fermentation qui se produirait pendant le transport des fleurs.

L'essence de France contient, en outre, à côté des produits que nous venons de signaler, un éther doué d'un fort pouvoir rotatoire gauche. Cet éther manque dans l'essence turque, par suite des défectuosités du procédé de fabrication; il est saponifié par l'eau employée, qui est toujours la même et dont le point d'ébullition augmente en raison de la quantité de plus en plus grande des matières salines qu'elle dissout.

Falsifications et essai. — A l'heure actuelle, les méthodes chimiques ne permettent guère de déceler les falsifications de ce produit; on a surtout recours aux méthodes physiques.

Les fraudes les plus fréquentes consistent dans l'addition d'Essence de Géranium et de Palma-Rosa, et comme ces essences abaissent sensiblement le point de congélation, on ajoute quelquefois du Blanc de Baleine et de la paraffine.

Les essences étrangères seront reconnues par la détermination de l'indice de saponification qui est très faible pour l'essence des Balkans et qui est de 10 pour l'essence de Provence. Cet indice varie entre 53 et 60 pour l'Essence de Géranium et il est de 32 pour l'Essence de Palma-Rosa.

La réaction suivante décélerait assez efficacement l'Essence de Géranium. A 2 ou 3 gouttes d'essence à examiner, on ajoute 2 c.c. de bisulfite de rosaniline absolument incolore; si l'essence est pure, elle se colore lentement, au bout de vingt-quatre heures, en rouge; si elle renferme de l'Essence de Géranium, elle se colore en bleu après deux heures de contact seulement.

Pour reconnaître la présence du Blanc de Baleine ou de la paraffine, on fera usage de la solution de salicylate de soude. L'Essence de Roses pure se dissout entièrement dans un mélange de 4 volumes de solution concentrée de salicylate de soude ($d = 1{,}240$) et d'un volume d'eau; dans le cas d'addition de substances paraffiniques, celles-ci resteront comme résidu.

En somme, une essence pure devra présenter les caractères d'identité suivants :

1° La densité à + 15° ne devra pas être supérieure à 0,870 ;

2° Le point de solidification ne devra pas être inférieur à + 15° à 20° ; il sera fortement abaissé par addition d'Essence de Palma-Rosa ou de Géranium ;

3° Le pouvoir rotatoire, à 20°, ne doit pas dépasser — 1°30 ($l = 100$ millimètres) ;

4° Enfin, le coefficient de saponification ne doit pas être supérieur à 10.

Usages. — La thérapeutique considère l'Essence de Roses comme un astringent léger ; cette qualité la fait employer à la préparation de l'*Huile rosat*, de l'*Esprit de Rose*, de la *Pommade rosat* et de l'*Eau distillée de Roses*.

L'*Essence de Palma-Rosa* ou *Essence de Géranium de l'Inde* (*Rosa-Oil* desAnglais) est fournie par la distillation du rhizome de plusieurs espèces d'*Andropogon* (*A. schœnanthus, nardoides, Martini*), plantes de la famille des Graminées qui croissent dans le nord et dans le centre de l'Inde.

C'est une huile jaune verdâtre, à odeur rappelant celle de l'Essence de Géranium, mais en même temps un peu citronnée. Sa densité varie de 0,890 à 0,900 à 15° ; elle a un pouvoir rotatoire dextrogyre $[\alpha]_D = + 10°$ à $+ 20°$. Elle renferme 1 p. 100 de *Dipentène*, des traces de *Méthylhepténone*, 75 à 90 p. 100 de *Géraniol* libre et 10 à 20 p. 100 d'*Acétate* et de *Caproate de Géranyle*.

Cette essence est surtout employée dans les Balkans pour la falsification de l'Essence de Roses, soit seule, soit en la faisant passer à la distillation en même temps que les fleurs de Roses.

L'*Essence de citronelle* est fournie par le rhizome d'une autre Graminée, l'*Andropogon Nardus*, plante cultivée et exploitée à Ceylan et à Singapore. C'est une huile d'odeur aromatique rappelant celle de la Mélisse et du Géranium. Elle renferme du *Camphène*, du *Dipentène*, du *Citronellal*, du *Bornéol gauche* (1 à 2 p. 100), de la *Méthylhepténone*, et 60 p. 100 de *Citronellol*. C'est la source industrielle de ce produit.

d. — Groupe du Menthol.

FEUILLES DE MENTHE

Origine. — Les *Feuilles de Menthe* sont fournies par la *Menthe poivrée* ou *Menthe anglaise* (*Mentha piperita*) (fig. 339), plante de la famille des Labiées, que l'on croit originaire d'Angleterre, et qui est cultivée pour l'industrie en Angleterre (à Mitcham), en Allemagne, en France (à Sens et à Grasse) et surtout aux États-Unis; elle a été introduite au sud de l'Inde et au Japon.

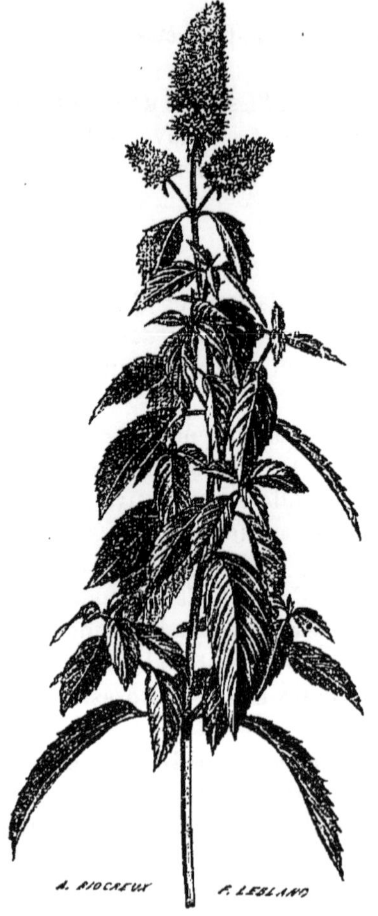

Fig. 339. — Sommité de Menthe poivrée.

Caractères extérieurs. — Ces feuilles se trouvent dans le commerce, soit isolées, soit encore réunies à des fragments d'axes de longueur variable. Elles sont pourvues d'un pétiole de 1 centimètre de longueur et velu en dessous; le limbe est penninerve, ovale-lancéolé, long de 4 à 7 centimètres, large de 2 à 3 centimètres, à bords nettement dentés en scie. A l'état sec, ces feuilles sont pliées, cassantes, colorées en vert terne et glauque sur les deux faces; les nervures sont saillantes à la face inférieure et sont recouvertes d'un duvet blanchâtre clairsemé. L'odeur est très fine et très pénétrante; la saveur est aromatique, forte, spéciale, laissant au palais une sensation de fraîcheur agréable.

Caractères anatomiques. — La coupe d'une feuille montre que les deux épidermes (*ep. s*, *ep. i*, fig. 340) portent des glandes sécrétrices externes, octocellulaires, portées par un pédicelle très court et renfermant souvent des cristaux de Menthol colorés en jaune ; les réactions microchimiques décèlent aussi la présence de l'huile essentielle dans toutes les cellules épidermiques. Le parenchyme est hétérogène asymétrique, avec un parenchyme en palissade (*p.p*) formé d'une seule assise de cellules.

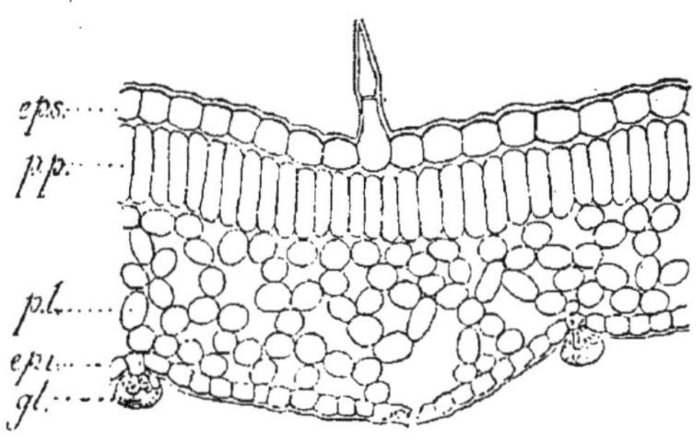

Fig. 340. — Coupe d'une Feuille de Menthe poivrée.

Composition chimique. — Les feuilles de Menthe renferment du tanin, un principe amer et une huile essentielle particulière, dans la proportion de 0,10 à 0,20 p. 100.

L'*Essence de Menthe* est obtenue par la distillation des feuilles et des sommités fraîches. On en connaît plusieurs sortes commerciales dont les caractères organoleptiques sont très différents.

L'essence *anglaise*, dite *de Mitcham*, est supérieure à toutes les autres et jouit d'une réputation universelle; celle *de France*, malgré toutes les précautions prises, ne peut rivaliser avec la précédente ; l'essence *américaine*, dite essence *Hotchiss*, est de qualité bien inférieure à l'essence anglaise, car elle est préparée avec des Menthes sauvages dont l'arome est moins délicat que celui des Menthes cultivées; quant à l'essence *du Japon*, elle ne mérite d'être signalée qu'en raison de la proportion élevée de Menthol qu'elle renferme.

Cette essence est un liquide de consistance légèrement huileuse, transparent, incolore ou d'une teinte jaune verdâtre plus ou moins prononcée; elle prend en vieillissant une couleur de plus en plus foncée; en même temps, surtout sous l'influence de la lumière, elle tend à se résinifier. L'odeur est forte, agréable; la saveur aromatique, amère. La densité varie de 0,890 à 0,920; elle bout entre 203° et 209°; elle a une réaction acide et dévie à gauche la lumière polarisée; la déviation est de — 34° pour l'essence anglaise, de — 25° à — 30° pour l'essence américaine, de — 6° à — 7° pour l'essence française et de — 105° à — 106° pour l'essence du Japon.

L'Essence de Menthe se dissout en toutes proportions dans l'alcool absolu et dans 3 parties d'alcool à 85°; au contact de l'acide azotique, elle se colore d'abord en jaune, puis en brun, et elle prend finalement une teinte violet bleuâtre qui est rouge-cuivre à la lumière réfléchie.

Elle renferme du *Menthol* dont la proportion varie suivant la sorte commerciale : 37 à 39 p. 100 dans l'essence française, 53 p. 100 dans l'essence anglaise et 72 p. 100 dans l'essence du Japon; des *Éthers menthyliques* (acétate, butyrate, isovalérate) dans la proportion de 7 à 14 p. 100; une cétone, la *Menthone*, de 8 à 12 p. 100; plusieurs terpènes (*Menthène, Pinène, Phellandrène, Cadinène*) et des *Acides acétique* et *valérianique* à l'état libre.

Le *Menthol* $C^{10}H^{20}O$ est un alcool secondaire correspondant à l'hexahydrocymène. On le retire de l'huile essentielle de deux façons : soit par distillation fractionnée en faisant cristalliser la partie qui passe vers 210°, ou bien en refroidissant l'essence jusqu'à cristallisation du Menthol et en l'essorant dans le vide. On peut aussi employer la méthode générale qui consiste à préparer l'éther d'un acide bibasique, de l'acide succinique par exemple, à purifier cet éther par dissolution dans l'eau alcaline et finalement à en opérer la saponification. C'est surtout l'Essence de Menthe du Japon qui est la source industrielle du Menthol; aussi le Japon envoie-t-il chaque année en Europe d'énormes quantités de ce produit, que l'on purifie par des lavages et par des cristallisations répétées.

C'est alors un corps solide, se présentant en cristaux aiguillés blancs, se sublimant à la température ordinaire à la manière du Camphre; il exhale l'odeur caractéristique de l'Essence de Menthe et possède une saveur fraîche.

Le Menthol fond à 42°2 et bout à 212°; sa densité est 0,890 à 15° et son pouvoir rotatoire est lévogyre $[\alpha]_D = -59°,6$. Il est presque insoluble dans l'eau; soluble dans l'alcool, l'éther et les autres dissolvants organiques. Les pentachlorure, bromure, iodure, le transforment en composés halogénés. Il donne facilement des éthers quand on fait agir sur lui des anhydrides ou des chlorures acides. L'anhydride phosphorique et le chlorure de zinc le déshydratent et donnent du *Menthène* $C^{10}H^{18}$. Oxydé par le mélange chromique, il donne la cétone correspondante, la *Menthone*, $C^{10}H^{18}O$; à son tour, par hydrogénation, cette Menthone donne du Menthol.

La *Menthone* est une cétone dont on connait deux modifications actives sur la lumière polarisée. La Menthone gauche est celle que l'on obtient en oxydant le Menthol par le mélange chromique. Elle bout à 206°; sa densité, à 20°, est 0,896; le pouvoir rotatoire est $[\alpha]_D = -28°$. La Menthone droite est obtenue en traitant la Menthone gauche par l'acide sulfurique concentré; son pouvoir rotatoire est $[\alpha]_D = +28°$.

Falsifications et essai de l'Essence de Menthe poivrée. — L'acide acétique cristallisable peut servir à distinguer les diverses sortes commerciales de ce produit. On mélange dans un tube à essai 5 gouttes de l'essence à examiner avec 1 c.c. d'acide acétique; l'essence américaine prend au bout de quelques heures une teinte bleu foncé qui atteint son maximum au bout de vingt-quatre heures; en même temps, le liquide présente une fluorescence rouge. L'essence anglaise se conduit de la même façon, mais n'est pas fluorescente. Quant à l'essence du Japon, elle ne se colore pas à moins que l'on ne chauffe; d'ailleurs, la coloration produite n'est pas d'un bleu pur, mais tire sur le violet.

L'Essence de Menthe est falsifiée avec de l'alcool, des huiles grasses, ou plus souvent avec de l'Essence de Térébenthine; fréquemment aussi on la prive de tout ou partie du Menthol qu'elle renferme.

L'alcool se décèle en traitant l'essence par une certaine quantité d'eau dans un tube gradué; la diminution du volume de l'essence indique la quantité d'alcool ajouté.

Pour les huiles grasses, on traite l'essence par de l'alcool à 96°; les huiles ajoutées restent comme résidu. Dans le cas de l'Huile de Ricin, la solution alcoolique évaporée tache le papier.

Le procédé de recherche de l'Essence de Térébenthine est fondé sur l'hydratation de celle-ci par l'air humide. Si on projette l'haleine dans un flacon aux trois quarts rempli d'essence falsifiée, on voit se former à la surface du liquide des stries nébuleuses qui gagnent le fond du flacon; si l'essence est pure, au lieu des stries nuageuses, il se forme des gouttelettes claires en chapelet.

Le meilleur moyen de reconnaître la valeur de ce produit consiste à opérer le dosage du Menthol et de ses dérivés (Éthers menthyliques et Menthone). On commence par saponifier une certaine quantité d'essence par ébullition avec une solution de potasse $\frac{N}{2}$ alcoolique; la saponification terminée, on titre l'excès d'alcali et du nombre de centimètres cubes de solution de potasse utilisés pour la saponification on déduit la proportion d'éthers menthyliques.

On fait ensuite bouillir une nouvelle quantité d'essence avec de l'anhydride acétique; on lave le produit acétylé obtenu, et on titre les éthers formés comme il vient d'être dit; on obtient par un calcul simple la proportion de Menthol correspondante.

Pour doser la Menthone, on traite une nouvelle portion d'essence dissoute dans deux fois son volume d'alcool par du sodium qui réduit la Menthone. On fait ensuite un dosage du Menthol total par une nouvelle éthérification; la différence avec le chiffre obtenu dans l'opération précédente donne la quantité de Menthol provenant de la réduction de la Menthone, d'où l'on déduit la proportion de celle-ci.

Pour opérer le dosage de ces éléments constituants, on peut encore employer, selon la méthode de M. Duyck, la solution concentrée de salicylate de soude. On dissout d'abord le Menthol et la Menthone en traitant l'essence par 4 volumes de solution de salicylate de soude ($d = 1,240$) et 1 volume et demi d'eau. Après saponification de la partie insoluble, on fait un nouveau traitement au salicylate, qui permet de calculer, par la proportion de Menthol dissoute, la quantité d'éthers. Le résidu insoluble représente les hydrocarbures et les autres corps mal connus de l'essence.

Usages. — Les Feuilles de Menthe doivent leurs propriétés à l'huile essentielle; elles possèdent au plus haut degré les propriétés stimulantes, carminatives et digestives des Labiées; leur infusion (10 à 15 p. 1000) réussit bien dans les diarrhées légères, les indigestions, les coliques. L'eau distillée est aussi employée souvent dans les potions stimulantes à la dose de 30 à 60 grammes.

L'Essence de Menthe s'emploie sous forme de pastilles ou de tablettes; elle provoque dans la bouche une sensation de fraîcheur surtout marquée quand on aspire largement et amène une sorte d'anesthésie passagère; on l'a préconisée dans le traitement de la tuberculose.

Avec le Menthol, on fabrique des cônes qui, frottés sur le front, donnent une sensation de fraîcheur utile dans certaines migraines d'origine nerveuse. On emploie aussi ce médicament, à l'extérieur, dans certaines affections des muqueuses nasale et pharyngienne. Pris à l'intérieur, le Menthol est un médicament antinerveux utile dans les céphalalgies gastriques et anémiques. Il jouit en outre de propriétés antiseptiques assez marquées.

3. — Alcools sesquiterpéniques.

Les *Alcools sesquiterpéniques* sont des alcools à chaîne ouverte, renfermant 15 atomes de carbone, de la formule $C^{15}H^{26}O$; ils ont des rapports importants avec les sesquiterpènes.

Nous signalerons parmi ces alcools : le *Santalol* de l'Essence de Santal, l'alcool du Patchouli ou *Camphre de Patchouli*, le *Cédrol* de l'Essence de Cèdre de Virginie, le *Camphre de Cubèbe*, le *Caryophyllénol* obtenu par hydratation du Caryophyllène, sesquiterpène de l'Essence de Girofles, le *Galipol* de l'Essence d'Angusture.

BOIS DE SANTAL CITRIN

Origine. — Le *Bois de Santal citrin* est produit par le *Santalum album*, arbre de la famille des Santalacées qui croît aux Indes, surtout dans le Mysore, où les forêts appartiennent au gouvernement indien. Il est aujourd'hui cultivé dans les îles Malaises, en Chine, en Égypte et dans l'Amérique du Sud.

Caractères extérieurs. — Ce bois arrive en bûches dépourvues de leur écorce et même le plus souvent de leur aubier, réduites par conséquent au cœur de la tige; elles sont à peu près cylindriques et colorées en jaune orangé pâle. Par le frottement, elles exhalent une odeur agréable qui rappelle celle du Musc et de la Rose; la saveur est légèrement amère.

Caractères microscopiques. — Sur une coupe transversale, on aperçoit de gros vaisseaux du bois entourés de fibres ligneuses; la masse ligneuse est parcourue par des rayons médullaires formés de deux rangées de cellules; dans le tissu ligneux et dans les rayons médullaires se trouvent des glandes unicellulaires contenant une matière jaune granuleuse, constituée par de l'oléorésine.

Composition chimique. — Le Bois de Santal renferme un tanin, une résine et de 1 à 4 p. 100 d'huile essentielle; celle-ci est obtenue en grand dans le Mysore et porte dans le commerce le nom d'*Essence de Santal des Indes orientales*.

L'*Essence de Santal* est limpide, à peine colorée en jaune, dichroïque, de consistance huileuse. Sa densité à 0° est 0,9871; son pouvoir rotatoire est lévogyre $[\alpha]_D = -21°16$. L'odeur est suave sans être pénétrante; la saveur est douce, puis légèrement piquante. Elle ne contient ni bases, ni acides libres. Une partie d'essence doit se dissoudre dans cinq parties d'alcool à 70° à la température de 20°; cette solubilité décèle un grand nombre de falsifications, car les Essences de Cèdre, de Térébenthine, de Copahu, de Santal des Indes occidentales, l'Huile de Ricin, etc., ne donnent pas de solutions claires avec 5 parties d'alcool. La solution de salicylate de soude n'en dissout que des traces.

La composition chimique de cette essence est assez complexe; elle renferme, d'après M. Guerbet : 1° Deux carbures sesquiterpéniques, le *Santalène* α et le *Santalène* β, dans la proportion de 6 p. 100; le Santalène α bout à 252°-252°5; il est lévogyre $[\alpha]_D = -13°98$; le Santalène β bout à 261°-262°; son pouvoir rotatoire est $[\alpha]_D = -28°55$; 2° environ 80 p. 100 d'un mélange d'alcools sesquiterpéniques $C^{15}H^{26}O$, correspondant aux carbures précédents; ce seraient le *Santalol* α et le *Santalol* β; 3° un aldéhyde, le *Santalal* $C^{15}H^{24}O$, dans la proportion de 3 p. 100; 4° des acides

(3 p. 100) à l'état d'éthers : *Acides formique, acétique, santalique* $C^{15}H^{24}O^2$ et *térésantalique* $C^{10}H^{14}O^2$; 5° 8 p. 100 de produits indéterminés bouillant vers 320° et au-dessus (carbures, alcools, éthers oxydes, produits résineux) ; c'est à la présence de ces produits que l'essence doit son odeur.

Falsifications et essai de l'Essence de Santal. — Pour faire l'essai de cette essence, on peut employer une solution alcoolique d'acide phénique pur cristallisé dans la proportion de 3 d'acide pour 1 d'alcool. On pèse 2 grammes de cette solution dans un flacon de 10 c.c., on ajoute 0gr,50 d'essence et on mélange. On verse alors dans le flacon, *sans agiter*, 0gr,50 d'acide chlorhydrique médicinal concentré ; l'acide gagne le fond et à l'intersection se produit la réaction caractéristique. Avec l'Essence de Santal pure, il se produit une coloration jaune allant jusqu'au rouge foncé ; si elle renferme de l'Essence de Copahu, le liquide surnageant prend, au bout de quelques minutes, une coloration fleurs de mauves ; avec l'Essence de Cèdre, le liquide surnageant est un peu louche et à l'intersection se produit un nuage de 2 à 3 millimètres d'épaisseur dont la coloration devient brunâtre.

La déviation polarimétrique pourra donner d'utiles indications ; celle de l'Essence de Santal varie entre — 16° et — 20° ; s'il y a addition d'Essence de Cèdre, il y aura augmentation de la déviation lévogyre, tandis qu'avec l'Essence de Santal des Indes orientales il y a diminution, celle-ci étant dextrogyre.

Le dosage du Santalol pourra se faire par le procédé général d'acétylation indiqué page 556 ; le coefficient 15,4 de la formule devra être remplacé dans ce cas par le coefficient 22,2, ainsi qu'il a déjà été dit.

En résumé, une bonne Essence de Santal doit satisfaire aux conditions suivantes : 1° la densité ne doit pas être inférieure à 0,975 à 15° ; 2° elle doit se dissoudre entièrement dans 5 volumes d'alcool à 70° ; 3° le pouvoir rotatoire doit être compris entre — 17° et — 19° ($l = 100$ millimètres) ; 4° la teneur en Santalol ne sera pas inférieure à 80 p. 100 ; 5° enfin, le coefficient de saponification ne doit pas être supérieur à 13°, ce qui indiquerait l'addition d'huiles grasses.

Usages. — Le Bois et l'Essence de Santal sont tenus en grande estime par les Hindous qui les emploient comme parfum, comme médicament ou dans les cérémonies religieuses.

L'Essence de Santal est fréquemment employée comme succédané du Copahu dans la blennorragie, ainsi que dans la cystite et le catarrhe de la vessie, à la dose de 4 à 5 grammes par jour en capsules de 0gr,50. Elle a été aussi préconisée dans la bronchite chronique et la broncho-pneumonie infectieuse.

ÉCORCE D'ANGUSTURE

Origine. — L'*Écorce d'Angusture* est fournie par le *Galipea officinalis* (*G. febrifuga*, *G. Cusparia*) (fig. 341), grand arbre de la famille des Rutacées qui croît dans le Vénézuéla, sur les bords de l'Orénoque.

Caractères extérieurs. — Cette écorce se présente en fragments plats ou plus ou moins enroulés, peu épais, de longueur variable et le plus souvent taillés en biseau sur leurs bords. La face externe est couverte d'un périderme spongieux, jaune grisâtre, sur lequel on aperçoit souvent des taches blanchâtres, très petites, un peu saillantes. La face interne est très lisse, terne, fauve ou rosée, pouvant se réduire en feuillets et parcourue par de longues lignes jaunâtres, très grêles, souvent peu visibles. La cassure est courte, résineuse, parsemée vers le milieu de points brillants dus aux nombreux cristaux d'oxalate de chaux qu'elle renferme dans cette région. L'odeur est très légèrement aromatique ; la saveur est aromatique et amère, mais d'une amertume qui ne se développe que très lentement.

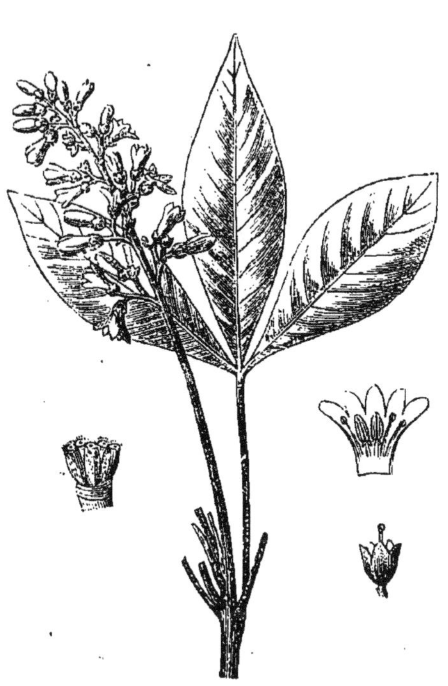

Fig. 341. — *Galipea officinalis*.

Caractères microscopiques. — Une coupe transversale montre tout à fait à l'extérieur un liège (*s*, fig. 342) constitué par des cellules aplaties assez nombreuses ; le parenchyme cortical (*p. c.*) est formé de cellules aplaties tangentiellement et renferme des cellules à raphides, des îlots de cellules scléreuses (*c. sc*) et des glandes (*gl*) gorgées d'huile essentielle brune. La région libérienne (*l*) se compose de couches alternantes de fibres et d'éléments parenchymateux ; elle renferme aussi des glandes à essence (*gl*) et des rayons médullaires formés de 2 à 3 assises de cellules.

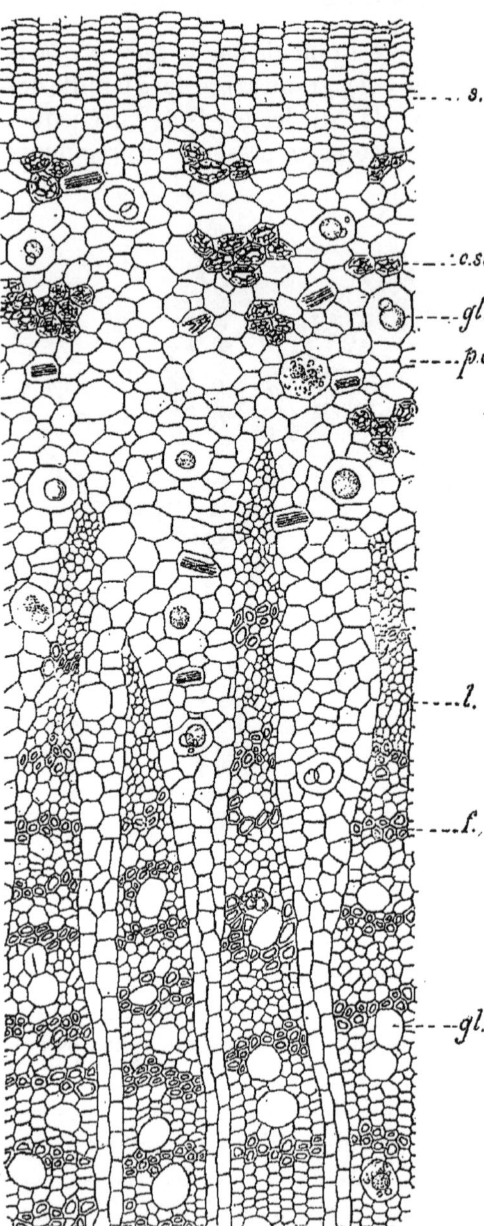

Fig. 342. — Coupe transversale de l'Écorce d'Angusture,

Composition chimique. — L'Écorce d'Angusture renferme quatre alcaloïdes : *Galipine*, *Galipidine*, *Cusparine* et *Cusparidine* ; une matière amère, l'*Angusturine* ; un glucoside et une huile essentielle qui lui communique la plus grande partie des propriétés qu'elle possède.

Cette essence est douée d'une odeur aromatique agréable ; sa densité est 0,941 et son pouvoir rotatoire est lévogyre $[\alpha]_D = -43°$ à $-50°$ ($l = 100$ millimètres). Le principe aromatique de l'essence est un alcool sesquiterpénique, le *Galipol* $C^{15}H^{26}O$, qui bout à 260-270° et qui est inactif sur la lumière polarisée ; sa proportion est de 14 p. 100 ; on trouve en outre plusieurs composés terpéniques : du *Cadinène*, du *Pinène* et du *Galipène* $C^{15}H^{24}$.

Substitutions. — On a jadis substitué à l'Écorce d'Angusture l'*Écorce de Vomiquier* ou *Écorce de fausse Angusture* ; bien que cette substitution ne paraisse pas s'être reproduite, elle n'en est pas moins considérée aujourd'hui encore comme classique, puisque les Traités de matière médicale les plus récents en font mention et indiquent longuement les moyens de distinguer l'une de l'autre ces deux écorces.

L'*Écorce de Vomiquier*, fournie par le *Strychnos nux vomica*, se présente en morceaux irréguliers, durs, cintrés ou aplatis, à bords épais, *jamais coupés en biseau*; la cassure est nette et montre vers sa partie moyenne une *ligne épaisse de couleur blanchâtre*. L'odeur est nulle, la saveur très amère et instantanément perceptible. Touchée avec l'acide azotique, elle prend une *coloration rouge*.

Les caractères anatomiques sont aussi très différents. Le parenchyme cortical ne renferme ni glandes sécrétrices ni cellules à raphides; vers la partie moyenne, les îlots de cellules scléreuses (*c. sc*, fig. 343) sont réunis de façon à former un anneau complet. Le liber (*l*) est stratifié comme dans l'Écorce d'Angusture, mais il ne renferme pas de glandes à essence.

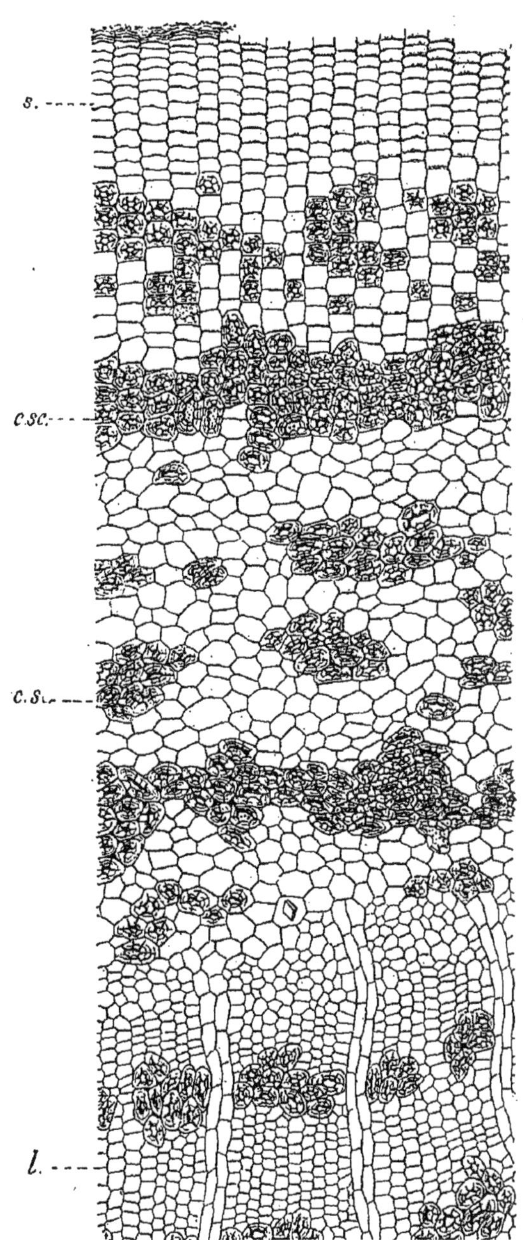

Fig. 343. — Coupe transversale de l'Écorce de Vomiquier.

Usages. — L'Écorce d'Angusture est peu employée en raison des méprises dangereuses auxquelles a donné lieu la substitution de l'Écorce de Vomiquier. Cependant c'est un tonique amer de valeur réelle dont l'emploi peut être utile dans les fièvres légères, les diarrhées anciennes, la dysenterie. Elle peut s'administrer en poudre (0gr,30 à 1 gr.) ou en teinture. Elle fait partie du *Vin de Séguin.*

Le *Patchouli* (*Pogostemon Patchouly*), plante de la famille des Labiées originaire de la Péninsule malaise et acclimatée au Pérou, fournit par la distillation de ses différentes parties une huile essentielle ou *Essence de Patchouli*, d'un vert plus ou moins foncé, douée d'une odeur pénétrante, à pouvoir rotatoire voisin de — 120° ($l = 100$ millimètres). Cette essence renferme un sesquiterpène qui est le *Cadinène*, et en outre un alcool sesquiterpénique $C^{15}H^{26}O$ qu'on appelle *Camphre de Patchouli*, fondant à + 56° ; ce camphre se déshydrate facilement par les agents hydratants, en donnant un sesquiterpène, le *Patchoulène* $C^{15}H^{24}$.

Le *Patchouli* est surtout usité dans la parfumerie ; les Arabes lui attribuent la propriété de garantir des fièvres et d'un grand nombre d'autres maladies. C'est en somme un stimulant énergique comme les autres Labiées.

4. — Aldéhydes aromatiques.

Caractères généraux. — Les constituants principaux d'un certain nombre de produits (Essences de Cannelle, de Citron, de Mélisse, d'Orange, etc.) sont des composés à fonction aldéhydique, renfermant par conséquent le groupement fonctionnel CHO. Les mieux connus sont : les *Aldéhydes benzoïque*, *cuminique* et *cinnamique*, le *Citral* et le *Citronellal.*

Pour extraire les principes aldéhydiques de ceux qui les accompagnent dans les essences, on utilise la propriété que possèdent les aldéhydes de se combiner avec une solution saturée de bisulfite de sodium pour donner des produits souvent cristallisés ; ceux-ci sont séparés, lavés, puis traités par un acide ou un alcali qui régénère l'aldéhyde.

Dosage des aldéhydes. — Le dosage des aldéhydes peut s'effectuer soit au moyen du bisulfite de sodium ou de la phénylhydrazine, soit par transformation en alcool.

1° *Dosage par le bisulfite de sodium.* — Ce procédé est applicable dans la plupart des cas. Dans un poids connu d'essence, on verse un excès de solution saturée de bisulfite de sodium qui se combine avec l'aldéhyde de l'essence ; on traite ensuite par l'éther qui dissout les composés non combinés avec le bisulfite de sodium ; par évaporation de l'éther, on a le poids de la partie non aldéhydique de l'essence. On obtient le poids de l'aldéhyde par différence.

S'il suffit d'avoir des résultats approximatifs, on peut opérer beaucoup plus rapidement de la façon suivante : Dans un ballon à col étroit et divisé en dixièmes de centimètre cube, on verse 10 c.c. d'essence ; on ajoute ensuite petit à petit, en chauffant au bain-marie, une solution de bisulfite de sodium jusqu'à ce qu'il ne se forme plus de composé solide. Puis on ajoute de l'eau en quantité suffisante jusqu'à ce que l'essence qui surnage vienne se placer dans l'intervalle des divisions. Il suffit de lire le volume de la partie non dissoute pour connaître la proportion de produits aldéhydiques contenue dans les 10 c.c. d'essence mis en expérience.

2° *Dosage au moyen de la phénylhydrazine.* — Le principe de la méthode est le suivant. Un poids connu de chlorhydrate de phénylhydrazine est chauffé avec la substance à examiner. Il se forme ainsi une hydrazone suivant la réaction générale :

$$\underset{\text{Aldéhyde.}}{R.CHO} + \underset{\text{Phénylhydrazine.}}{C^6H^5.AzH.AzH^2} = \underset{\text{Hydrazone.}}{C^6H^5.AzH.Az = R.CH} + H^2O$$

On sépare le produit de la réaction ainsi que l'essence non combinée de la solution aqueuse renfermant l'excès de phénylhydrazine et on oxyde cet excès de réactif au moyen de la liqueur de Fehling. On mesure le volume d'azote qui se dégage et on en déduit le poids de phénylhydrazine non combiné. Par différence, on a le poids de la phénylhydrazine entrée en combinaison, d'où l'on déduit la teneur de l'essence en aldéhyde.

3° *Dosage par transformation en alcool.* — Dans certains cas, on peut doser les aldéhydes en se basant sur la propriété qu'ils possèdent de se transformer en alcool, par hydrogénation. On peut, par exemple, transformer le Citral en Géraniol. La quantité d'alcool formé peut ensuite être déterminée par acétylation et saponification successives. On opère l'hydrogénation en solution dans l'acide acétique cristallisable au moyen du sodium.

a. — Groupe de l'Aldéhyde benzoïque.

L'*Aldéhyde benzoïque* $C^6H^5.COH$, encore appelé *Aldéhyde benzylique*, *Hydrure de benzyle* ou *Benzylal*, se rencontre dans un certain nombre d'essences et plus particulièrement dans l'*Essence d'Amandes amères* et dans l'*Essence de Laurier-Cerise*, dont il constitue la majeure partie, 96 à 98,5 p. 100 ; le restant est formé par de l'acide cyanhydrique que l'on absorbe à l'aide de l'oxyde de mercure. Ainsi purifié, le produit est en totalité constitué par de l'Aldéhyde benzoïque. Ces produits ont déjà été signalés, car ils ne préexistent pas dans la plante mais proviennent du dédoublement d'un glucoside azoté, l'*Amygdaline* (Voy. p. 294 et 297). Il nous suffira d'indiquer ici les falsifications que l'on peut faire subir à l'Essence d'Amandes amères et les moyens de les reconnaître.

L'Essence d'Amandes amères peut être fraudée avec l'*Essence de Mirbane* ou *Nitrobenzène* et surtout avec l'Essence d'Amandes amères artificielle que l'on obtient en oxydant le chlorure de benzyle par l'azotate de plomb.

Pour déceler l'Essence de Mirbane, on traite 5 c.c. d'essence placés dans un ballon dont le col est divisé en dixièmes de centimètre cube, par 35 c.c. environ d'une solution de bisulfite de sodium ($d = 1,225$). On agite, on étend d'eau légèrement chauffée, jusqu'à ce qu'on ait atteint l'échelle de graduation, et on rassemble l'Essence de Mirbane à la surface en ajoutant 5 c.c. de benzène, dont on tient compte dans la lecture.

La présence de l'Aldéhyde benzoïque artificiel se reconnait facilement grâce aux traces de produits chlorés qu'il renferme toujours. Pour cela, on opère de la façon suivante. On imbibe d'essence un morceau de papier à filtrer, on l'enflamme dans une soucoupe et on le recouvre aussitôt d'un verre de Bohème dont les parois sont largement humectées d'eau distillée. La combustion terminée, on ajoute une petite quantité d'eau, au moyen d'une pissette, et on filtre. L'addition de quelques gouttes d'une solution d'azotate d'argent donne un précipité blanc de chlorure d'argent si l'essence examinée contient de l'Essence d'Amandes amères synthétique.

b. — Groupe de l'Aldéhyde cuminique.

L'Aldéhyde cuminique constitue la majeure partie de l'Essence de Cumin.

FRUITS DE CUMIN

Origine. — Les *Fruits de Cumin* sont fournis par le *Cumin officinal* (*Cuminum Cyminum*) (fig. 344), plante annuelle de la famille des Ombellifères, originaire d'Égypte et cultivée dans l'Inde, en Chine, en Arabie et dans presque toute l'Europe; mais elle n'est guère cultivée en grand qu'à Malte et en Sicile, pour ses fruits surtout usités comme condiment.

Caractères extérieurs. — Le fruit de Cumin est constitué par les deux méricarpes en général étroitement unis ; l'ensemble est fusiforme (fig. 345, A), à section ovoïde et un peu comprimée perpendiculairement à la cloison (fig. 345, B); il est de couleur jaune, terne, uniforme, et est surmonté par les cinq dents calicinales et les deux styles recourbés en dehors. Chacun des méricarpes porte neuf côtes : cinq côtes primaires, peu saillantes, hérissées de quelques poils courts et rares; quatre côtes secondaires, peu marquées, mais hérissées de poils rudes, beaucoup plus saillants que ceux des côtes primaires et disposés sur deux rangs parallèles. Ce fruit a une odeur forte et une saveur aromatique. A la coupe, on trouve un canal sécréteur au-dessous de chaque côte secondaire et deux autres sur chacune des faces commissurales, soit six par méricarpe.

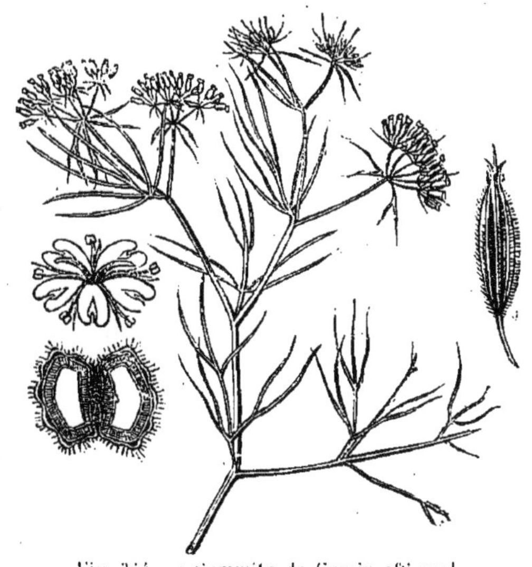

Fig. 344. — Sommité de Cumin officinal.

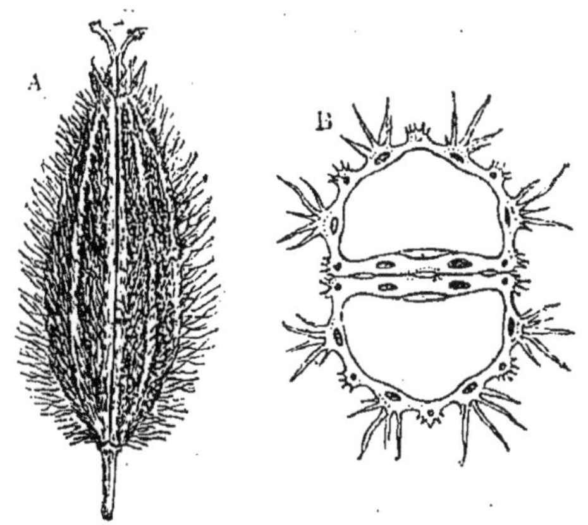

Fig. 345. — Fruit de Cumin très grossi ; A, entier B, coupé transversalement.

Composition chimique. — Ces fruits renferment 7 p. 100 d'*huile grasse*, 13 p. 100 de *résine*, et environ 4 p. 100 d'*essence*. L'*Essence de Cumin* est un liquide de coloration jaune plus ou moins foncé, à odeur rappelant celle de la Punaise, d'une densité variant de 0,920 à 0,930. Elle doit son parfum à l'*Aldéhyde cuminique*, mais on y rencontre aussi du *Cymène* et un *terpène*, non caractérisé encore, du groupe du Pinène. Traitée par une solution concentrée de salicylate de soude, elle lui abandonne tout l'Aldéhyde cuminique.

Le *Cymène* ou *Paraméthylisopropylbenzène* $C^{10}H^{14}$ peut se préparer en traitant le Camphre par le sulfure de phosphore. C'est un liquide mobile, à odeur spéciale, assez forte, ayant une densité de 0,861 à 14° et bouillant à 175-176°.

L'*Aldéhyde cuminique* ou *Cuminal* $C^{10}H^{12}O$ est un liquide incolore, d'odeur aromatique très forte et très persistante, de saveur âcre et brûlante, de densité = 0,969 à 14°, bouillant vers 235°. L'acide azotique le transforme en *Acide cuminique* $C^{10}H^{12}O^2$; l'acide chromique l'oxyde plus profondément et fournit de l'*Acide téréphtalique* $C^6H^4.CO^2H.CO^2H$. Le pentachlorure de phosphore le transforme en *Chlorure de cumylène* $C^{10}H^{12}Cl^2$, composé qui sert à obtenir synthétiquement le *Thymol*.

Le dosage de l'Aldéhyde cuminique pourra se faire au moyen du bisulfite de sodium ou de la solution de salicylate de soude.

Usages. — Le fruit de Cumin est un stimulant aromatique à propriétés carminatives et emménagogues; il fait partie des *Quatre semences chaudes*. Il est très estimé comme condiment en Allemagne et en Hollande ; il sert en Russie à préparer le *Kummel*.

c. — Groupe de l'Aldéhyde cinnamique.

Cet aldéhyde est le constituant principal des Essences de Cannelle de Ceylan et de Cannelle de Chine.

ÉCORCE DE CANNELLE DE CEYLAN

Origine. — L'*Écorce de Cannelle de Ceylan* est produite par le *Cannellier de Ceylan* (*Cinnamomum Zeylanicum*), petit arbre de la famille des Lauracées, originaire des forêts de Ceylan, que l'on cultive aujourd'hui dans l'Inde, à Java, dans la Guyane française et au Brésil ; mais le meilleur produit vient de Ceylan, car aucune des autres écorces commerciales n'a ni la finesse d'odeur, ni la saveur franchement aromatique que possède l'écorce de Ceylan.

La plante est taillée en *têtard*, de sorte que l'on a bientôt une énorme souche d'où partent des rameaux grêles; ce sont ces rameaux que l'on coupe à deux ans, et que l'on débite en tronçons dont on enlève l'écorce avec un couteau spécial. Les petits tubes incomplets que l'on obtient ainsi sont raclés soigneusement à l'extérieur, puis disposés les uns dans les autres en nombre variable, de façon à former une baguette solide que l'on met sécher à l'ombre.

Caractères extérieurs. — La Cannelle de Ceylan arrive donc en faisceaux cylindriques souvent très longs, formés d'écorces très minces, cassantes, dont les bords longitudinaux sont tous deux enroulés en dedans, et emboîtées les unes dans les autres (fig. 346). Chaque écorce isolée est fauve pâle à l'extérieur, avec quelques taches arrondies correspondant à l'insertion des feuilles ou des bourgeons axillaires ; la face interne est brun rougeâtre. Les deux faces sont sillonnées de lignes blanches, tortueuses, longitudinales, plus ou moins nettes ; la cassure est esquilleuse. Odeur franche, suave ; saveur d'abord sucrée, puis chaude et très aromatique.

Caractères microscopiques. — Examinée au microscope, la Cannelle de Ceylan présente à l'extérieur une zone scléreuse continue, formée par trois à quatre rangées de cellules scléreuses (*c. sc.* fig. 347), à parois épaisses et canaliculées. En dehors de cet anneau, on observe parfois deux ou trois rangs de cellules polygonales, représentant de minimes portions de parenchyme cortical échappées au raclage que l'on fait subir à cette écorce ; on voit aussi de distance en distance un certain nombre d'amas de fibres, à parois très épaisses, représentant les fibres péricycliques. La couche libérienne, d'abord de structure lâche, forme un tissu de plus en plus serré à mesure qu'on s'avance vers la partie interne (*l*) ; elle est divisée en faisceaux à peu près réguliers par des rayons médullaires formés par deux files de cellules ; elle renferme un grand nombre de vaisseaux grillagés, des fibres isolées ou réunies en petits amas et des glandes à mucilage et à essence (*gl*). Les cellules parenchymateuses renferment de l'ami-

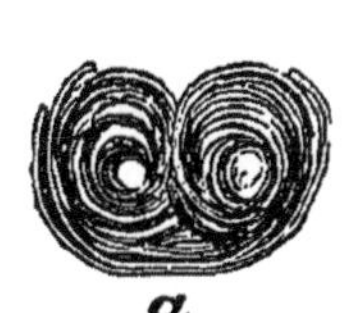

Fig. 346. — Cannelle de Ceylan. A, entière ; *a*, coupée transversalement.

don en grains très petits ; quelques-unes contiennent de petits cristaux d'oxalate de chaux.

Composition chimique. — La Cannelle de Ceylan contient du *sucre*, de la *mannite*, du *mucilage*, du *tanin*, de l'*amidon* et 0,5 à 1 p. 100 d'*huile essentielle* qui en constitue la partie la plus importante.

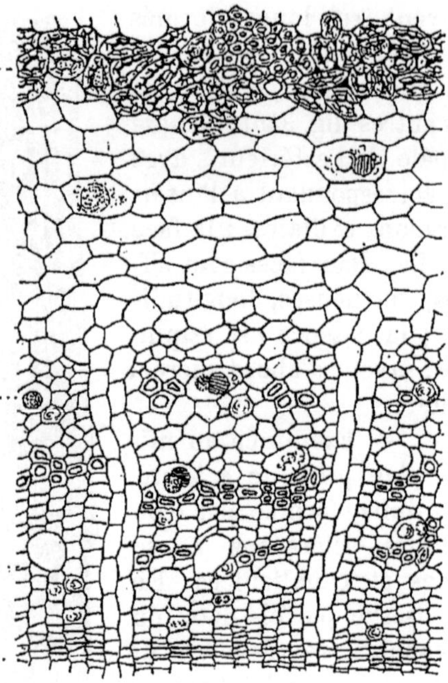

Fig. 347. — Coupe transversale de l'Écorce de Cannelle de Ceylan.

L'*Essence de Cannelle de Ceylan* se prépare à Colombo et dans toutes les localités où on cultive le *Cinnamomum Zeylanicum*, avec les débris qu'on obtient dans la préparation des Écorces de Cannelle du commerce ; on laisse macérer ces parties dans l'eau salée et on les distille ensuite en présence du même liquide.

Cette essence est d'un beau jaune d'or qui devient rougeâtre au bout de quelque temps de conservation ; elle est plus lourde que l'eau, sa densité variant de 1,025 à 1,035 ; elle n'a pas d'action sur la lumière polarisée ou est très faiblement lévogyre. Son odeur est très fine et très agréable ; sa saveur est douce et chaude. Réaction neutre au papier de tournesol. Très soluble dans l'alcool ordinaire, elle est assez soluble dans l'eau. Elle se dissout en totalité dans la solution concentrée de salicylate de soude ; mais si on la traite par quatre volumes du dissolvant additionné d'un volume et demi d'eau distillée, on en sépare les carbures et les autres corps insolubles qui surnagent. La proportion de ces matières insolubles ne dépasse pas 10 p. 100, si l'essence est de bonne qualité.

L'Essence de Cannelle de Ceylan renferme 60 à 70 p. 100 d'*Aldé-*

hyde cinnamique, 4 à 8 p. 100 d'*Eugénol*, du *Phellandrène* et de petites quantités de *Safrol* et d'un stéaroptène encore mal connu.

L'*Aldéhyde cinnamique* $C^6H^5 - CH = CH - COH$ se prépare synthétiquement en condensant l'éthanal avec l'aldéhyde benzoïque au moyen de l'acide chlorhydrique ou de la soude. On le retire aussi de l'Essence de Cannelle au moyen de la combinaison bisulfitique. C'est un liquide huileux, à odeur de Cannelle, ayant une densité de 1,0497 à 20° ; il s'oxyde lentement à l'air en donnant de l'*Acide cinnamique*. Il fixe deux atomes de chlore ou de brome.

Usages. — La Cannelle de Ceylan agit par son essence comme cordial et stimulant des fonctions digestives ; elle est en outre antiseptique. Elle est rarement employée seule, mais elle est utilisée dans une foule de préparations : *Élixir de Garus*, *Alcoolat de Mélisse*, *Baume de Fioraventi*, *Eau de Botot*, *Diascordium*, *Thériaque*, *Potion cordiale*, *Laudanum de Sydenham*, etc. La décoction d'Écorce de Cannelle a été préconisée comme boisson dans la fièvre typhoïde. La Cannelle est très souvent employée comme épice.

L'Essence de Cannelle de Ceylan possède des propriétés antiseptiques bien marquées, déjà connues des Égyptiens.

ÉCORCE DE CANNELLE DE CHINE

Origine. — L'*Écorce de Cannelle de Chine* est produite par le *Cannellier aromatique* (*Cinnamomum aromaticum*, *C. Cassia*), arbre de la famille des Lauracées cultivé en Chine et à Java.

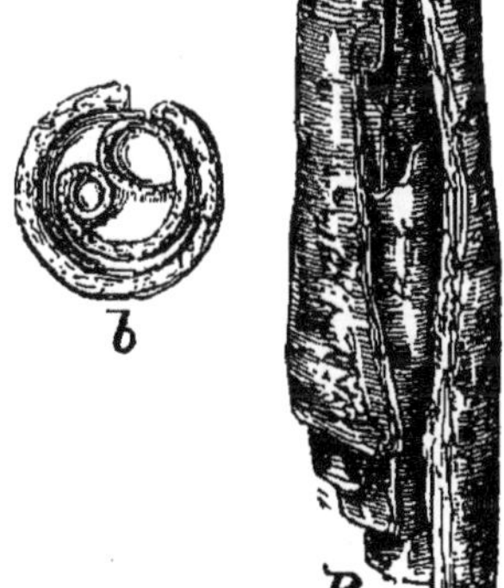

Fig. 348. — Cannelle de Chine. B, entière ; *b*, coupée transversalement.

Caractères extérieurs. — La Cannelle de Chine (fig. 348) est en tubes moins longs que ceux de la Cannelle de Ceylan, formés d'une seule écorce enroulée, épaisse et de couleur fauve prononcée. La face externe, encore pourvue de son suber, est grisâtre et présente de loin en loin les impressions des feuilles qui sont elliptiques ; la face interne est brunâtre, entièrement lisse et finement granuleuse. La cassure est nette, grumeleuse, non fibreuse. Odeur forte, peu agréable; saveur chaude et piquante rappelant le goût de la Punaise.

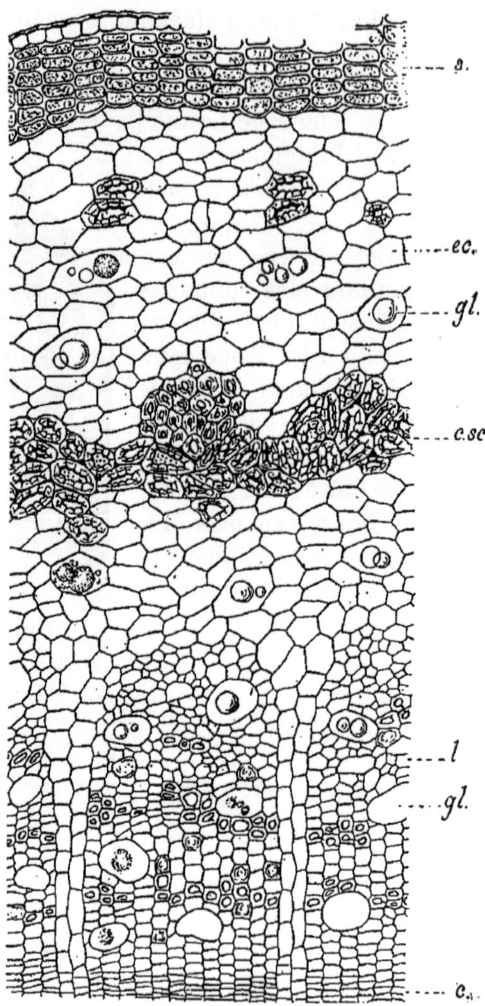

Fig. 349. — Coupe transversale de l'Écorce de Cannelle de Chine.

Caractères microscopiques. — Cette écorce présente, à l'extérieur, un suber (*s*, fig. 349) assez large formé de cellules tabulaires à parois épaissies et colorées en brun. Au-dessous, le parenchyme cortical (*ec*), assez développé, renferme des cellules scléreuses, tantôt isolées, tantôt groupées en amas volumineux qui sont très rapprochés les uns des autres, de façon à constituer un anneau scléreux à peu près continu (*c. sc*) ; de loin en loin, sur la face externe de cet anneau, se trouvent des îlots de fibres péricycliques. Le liber très épais (*l*) est formé de faisceaux libériens séparés par des rayons médullaires, d'abord étroits, puis s'élargissant en éventail à leur extrémité; on y observe des fibres libériennes et quelques cellules scléreuses groupées ou isolées. Parenchyme cortical et liber renferment des glandes à essence et à mucilage (*gl*); toutes les cellules renferment de nombreux grains d'amidon, plus volumineux que ceux de la Cannelle de Ceylan.

Les poudres de la Cannelle de Ceylan et de la Cannelle de Chine, quoique présentant à peu près les mêmes éléments, pourront être différenciées par les caractères suivants : grains d'amidon plus volumineux et fibres libériennes plus grosses et à cavité plus étroite dans la Cannelle de Chine ; en outre, cette dernière présentera des plaques de suber qui, vues de face, se montreront constituées par des cellules polygonales à parois plus ou moins épaissies.

Composition chimique. — La Cannelle de Chine renferme les mêmes principes que l'espèce précédente. L'huile essentielle y est deux fois plus abondante, mais son odeur est beaucoup moins agréable, de sorte que dans le commerce son prix est bien moins élevé.

L'*Essence de Cannelle de Chine*, obtenue par distillation de l'écorce avec l'eau, est jaune ou brunâtre, suivant qu'elle est plus ou moins ancienne; sa composition élémentaire est à peu près identique à celle de la Cannelle de Ceylan. Elle contient de 75 à 80 p. 100, parfois 95 p. 100, d'*Aldéhyde cinnamique*, une petite quantité d'*Acétate de cinnamyle* dont la présence paraît nuire à la finesse de son parfum, de l'*Eugénol*, des traces de terpène et un stéaroptène de formule $C^{28}H^{29}O^{5}$; ce stéaroptène, à propriétés aldéhydiques, est l'*Aldéhyde orthométhylcoumarique* qui se transforme par oxydation au moyen de l'oxyde d'argent en *Acide β-méthylcoumarique*. Cette essence se dissout en totalité dans la solution de salicylate de soude concentrée ($d = 1{,}240$) ; mais dans la solution de salicylate diluée au quart, l'Acétate de cinnamyle et les terpènes sont mis en liberté; leur proportion ne devra jamais dépasser 25 p. 100 du poids de l'essence pure.

Falsifications et essai des Essences de Cannelle. — Les Essences de Cannelle sont fraudées par addition d'alcool, de pétrole, de résine, de colophane, d'huiles grasses, etc.

L'alcool diminue la densité; il sera retrouvé dans les premières parties de la distillation.

Le pétrole sera décelé par la distillation fractionnée : les essences pures ne renfermant que des traces de terpène, si l'on rencontre des carbures à point d'ébullition peu élevé, on pourra conclure à l'addition de pétrole.

La recherche des substances résineuses et des huiles grasses s'opère dans le résidu du fractionnement; on distille l'essence dans un ballon à distillation fractionnée; l'essence bout vers 200°, puis le thermomètre monte rapidement vers 240°, et la majeure partie distille entre 240° et 260°. On aperçoit ensuite la formation d'épaisses vapeurs blanches, en même temps que le thermomètre monte à 280°-290°. On arrête l'opération et on pèse le résidu dans le ballon qui a dû être préalablement taré; le poids de ce résidu ne doit pas normalement dépasser 6 à 7 p. 100 et ne doit jamais atteindre 10 p. 100. S'il dépasse cette proportion et s'il est liquide, il y aura eu addition d'huiles grasses; s'il est solide, l'essence aura été fraudée avec de la résine ou de la colophane.

Le dosage de l'Aldéhyde cinnamique donnera aussi d'utiles indications. Il se fera par le procédé au bisulfite de sodium déjà indiqué (p. 590) ou par la solution diluée de salicylate de soude. La proportion d'aldéhyde ne devra pas être inférieure à 55 p. 100 pour l'Essence de Cannelle de Ceylan et à 75 p. 100 pour celle de la Cannelle de Chine.

Si l'on veut effectuer le dosage de l'Acétate de cinnamyle, l'opération devra être faite sur le produit préalablement débarrassé, à l'aide du bisulfite de sodium, de l'Aldéhyde cinnamique.

Usages. — Les usages de l'Écorce et de l'Essence sont les mêmes que ceux de l'espèce précédente. L'Essence de Cannelle de Chine a été employée, avec succès, paraît-il, au traitement des teignes faveuses et de la pelade ; on l'emploie en badigeonnages, après l'avoir dissoute dans l'éther faiblement alcoolisé (éther, 50 gr. ; essence, 10 gr.).

Indépendamment des deux sortes principales que nous venons d'étudier, il existe encore dans le commerce plusieurs variétés de Cannelles, dont quelques-unes se rapprochent par leurs caractères organoleptiques et par leur structure des sortes les plus estimées, tandis que d'autres en diffèrent par leurs caractères anatomiques et leur saveur mucilagineuse. Parmi les premières, il convient de signaler : 1° la *Cannelle de Malabar* qui provient des *Cinnamomum Cassia, Zeylanicum, obtusifolium*, dont la culture a été propagée dans l'Asie occidentale; 2° la *Cannelle de Java* fournie par le *C. Zeylanicum*. Parmi les secondes, nous citerons les *Cannelles de l'Inde, de Cochinchine, de Padang* et la *Cannelle mate*.

d. — Groupe du Citral et du Citronellal.

Caractères généraux. — Ces deux aldéhydes se trouvent fréquemment ensemble dans les essences, comme leurs alcools correspondants, le Géraniol et le Citronellol.

1. *Citral.* — Le *Citral, Géranial* ou *Lémonal* $C^{10}H^{16}O$, constituant important des Essences de Citron, de Mélisse, de Cédrat, de *Lemongrass*, etc., a été découvert en 1888 dans l'Essence de Citron où il existe à dose relativement faible. Il a été obtenu depuis synthétiquement par oxydation ménagée du Géraniol.

On peut extraire le Citral des essences qui en renferment au moyen du bisulfite de sodium ; mais quand l'essence contient en même temps de la Méthylhepténone, le procédé est insuffisant. Après avoir appliqué la méthode au bisulfite, on séparera les deux corps en fractionnant le produit obtenu.

Le Citral est un liquide mobile, doué d'une odeur citronnée prononcée. Il est peu soluble dans l'eau, soluble dans l'alcool, l'éther, le chloroforme. Il bout à 228°-229°, a une densité de 0,8972 à 15°, un indice de réfraction $n_D = 1,486116$ et est inactif sur la lumière polarisée.

Le Citral donne une combinaison cristallisée avec le bisulfite de sodium ; sous l'influence des agents hydratants, il se transforme en Paracymène ; il se combine avec l'acétone, pour donner un composé qui porte le nom de *Pseudo-ionone* et qui peut à son tour être transformé, au moyen des agents acides, en une cétone isomérique, l'*Ionone*, qui a le parfum de l'Iris et de la Violette.

2. *Citronellal.* — Le *Citronellal* $C^{10}H^{18}O$, aldéhyde correspondant au Citronellol, se trouve dans l'Essence de Mélisse, et surtout dans celle de l'*Eucalyptus citriodora* qui en renferme jusqu'à 95 p. 100 ; on l'extrait de cette essence par le bisulfite de sodium.

C'est un liquide incolore, à odeur citronnée assez agréable. Il bout à 205°-208° et a un pouvoir rotatoire dextrogyre $[\alpha]_D = +12°30'$. Il se combine avec deux atomes de brome pour donner un dibromure qui, sous l'action de l'eau, se décompose en acide bromhydrique et en Cymène. Avec le bisulfite de sodium, le Citronellal donne une combinaison cristalline peu soluble dans l'eau et aisément décomposable par le carbonate de sodium.

FEUILLES DE MÉLISSE

Origine. — Les feuilles de Mélisse sont fournies par la ***Mélisse officinale, Thé de France, Citronelle*** [***Mélissa officinalis*** (fig. 350)], plante de la famille des Labiées venant surtout dans le midi de la France et qui se rencontre aussi aux environs de Paris ; elle est fréquemment cultivée dans les jardins.

Caractères extérieurs. — Les Feuilles de Mélisse sont pourvues d'un pétiole grêle, faiblement duveté, long de 2 à 4 centimètres, portant un limbe ovale, obtus au sommet, légèrement cordiforme à la base, denté en scie sur les bords. La face supérieure est rugueuse, couverte de poils blancs, courts, espacés ; la face inférieure, plus pâle que la supérieure et à peu près glabre, présente des nervures saillantes entre lesquelles le limbe fait saillie ; il en résulte un aspect gaufré caractéristique. Odeur agréable de Citron, si on a eu soin de faire la récolte avant l'épanouissement des fleurs ; saveur aromatique assez faible.

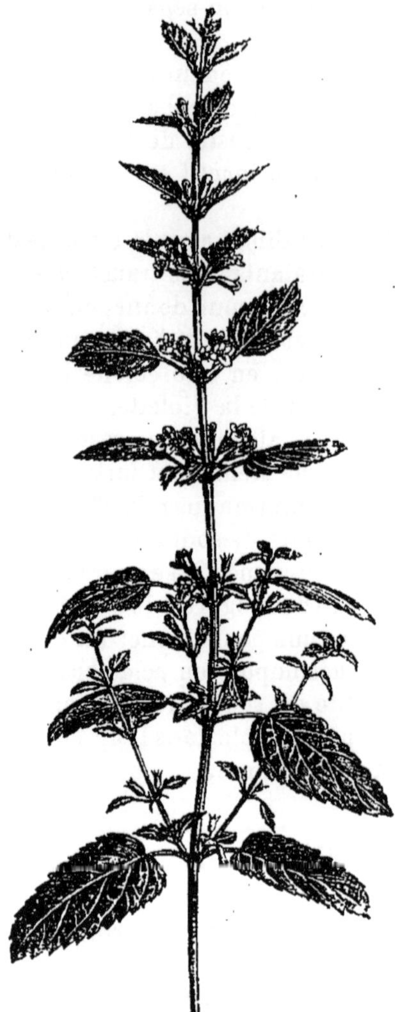

Fig. 350. — Mélisse officinale.

Caractères microscopiques. — Les deux épidermes portent des poils tecteurs unicellulaires, coniques, courts et légèrement tuberculeux ; ils portent en outre de petites glandes uni- ou bicellulaires, courtement pédicellées, et en moins grand nombre de grosses glandes octocellulaires, presque sessiles.

Composition chimique. — Les feuilles de Mélisse renferment une résine amère et, en faible proportion (0,020 p. 100) une *huile essentielle* à laquelle elle doit ses propriétés.

L'*Essence de Mélisse* est une huile claire, douée d'une odeur agréable de Citron, ayant une densité de 0,908 à 15° et renfermant du *Citral* et du *Citronellal*. Ce produit est encore mal connu au point de vue de sa composition chimique.

Usages. — Les Feuilles de Mélisse sont employées comme stomachiques et antispasmodiques ; leur infusion (5 p. 1000) ou l'eau distillée est utile dans les migraines, les indigestions, les diarrhées. Elles entrent dans la composition de l'*Alcoolat de Mélisse composé* et de l'*Alcoolat vulnéraire*.

CITRONS

Origine. — Les *Citrons* ou *Limons* sont les fruits du Citronnier ou Limonier (*Citrus Limonum*), arbre de la famille des Rutacées, originaire de l'Inde, mais cultivé au point de vue industriel sur les bords de la Méditerranée.

Caractères extérieurs. — Ce sont des fruits ovoïdes, terminés par un mamelon plus ou moins proéminent; la surface externe est jaune pâle, mamelonnée, brillante. Au-dessous de l'écorce, qui est relativement peu épaisse, se trouve une pulpe dont le suc est d'une acidité très marquée.

Caractères microscopiques. — La structure microscopique de l'écorce du fruit nous intéresse seule, en raison de la production de l'huile essentielle dont elle est le siège.

Sous l'épiderme (*ep.*, fig. 351), on trouve un tissu de cellules à parois minces (*p. e*), assez dense, renfermant de nombreux cristaux clinorhombiques d'oxalate de chaux; dans ce parenchyme, et disposés à la périphérie, on trouve de gros nodules sécréteurs (*gl*) bordés par plusieurs assises de cellules. Le parenchyme interne (*p.i*) est formé de cellules irrégulières, laissant entre elles de larges méats remplis d'air; d'où la coloration blanchâtre que présente la partie interne de cette écorce.

Composition chimique. — La composition chimique de ces fruits est différente suivant que l'on considère le suc de la pulpe ou l'écorce. Le suc renferme environ 1 p. 100 de sucre et surtout 7,25 à 7,55 p. 100 d'*Acide citrique*; l'écorce contient de l'*Hespéridine* et de l'*huile essentielle*.

L'*Essence de Citron* se prépare à Nice, en Sicile, et surtout en Calabre par expression, suivant deux procédés.

Dans un premier procédé, l'ouvrier presse l'écorce de Citron par sa face externe sur une éponge; quand celle-ci est gorgée d'essence, on l'exprime et on recueille l'huile essentielle dans un récipient; c'est le procédé dit *à l'éponge*, employé en Sicile et en Calabre.

Dans un second procédé, on se sert d'un entonnoir aplati, à tube fermé, dont le fond est garni de tiges minces et pointues; en frottant sur elles l'écorce des fruits, on déchire les nodules sécréteurs, et l'essence ainsi mise en liberté se rassemble au fond de l'entonnoir; c'est le procédé de l'*écuelle à piquer* que l'on emploie à Menton et à Nice.

On peut aussi obtenir de l'essence par distillation des résidus d'expression, mais le produit, d'odeur moins suave, est de qualité inférieure.

L'Essence de Citron obtenue par expression est fluide, de couleur jaune, un peu louche parce qu'elle contient un peu d'eau, d'une

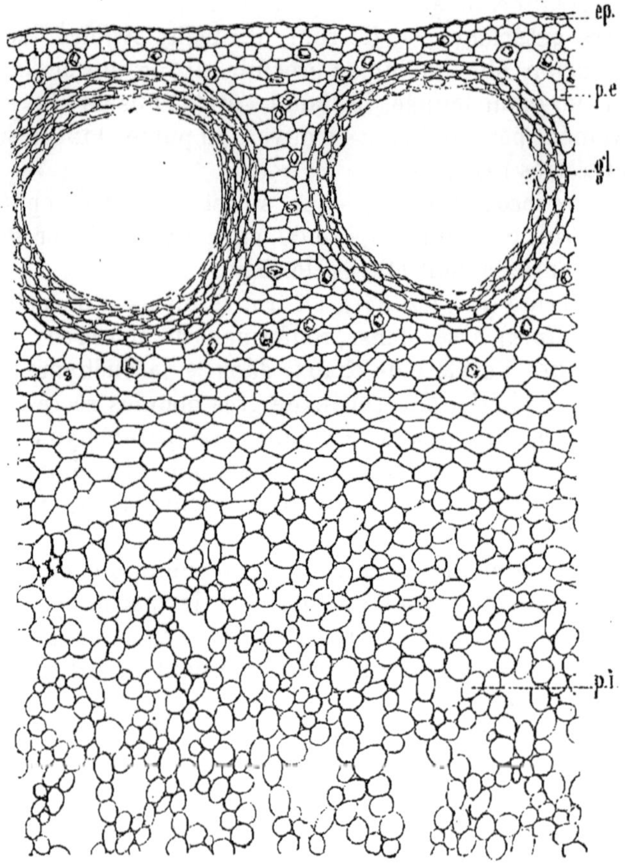

Fig. 351. — Coupe transversale

odeur très agréable et très suave. La densité varie de 0,857 à 0,862; le pouvoir rotatoire dextrogyre est très élevé $[\alpha]_D = +67°$ ($l = 100$ millimètres); le point d'ébullition est compris entre 173° et 174° Elle se dissout en toutes proportions dans l'alcool absolu; avec dix parties d'alcool à 85°, elle donne une liqueur trouble.

Cette essence renferme du *Limonène droit* en proportion considérable, du *Phellandrène* en petite quantité, du *Citral* et du *Citronellal*; ces aldéhydes, qui en sont les constituants principaux au point de vue de l'odeur, ne s'y trouvent pourtant qu'à la dose de 6 à 8 p. 100.

Falsifications et essai. — L'Essence de Citron est quelquefois falsifiée avec de l'alcool, mais plus fréquemment par addition d'Essences de Térébenthine ou d'Orange.

L'*alcool* se reconnaît en le séparant par distillation et en le transformant ensuite en iodoforme; en outre, la densité est abaissée.

L'*Essence de Térébenthine* abaisse la densité, ainsi que le point d'ébullition, et diminue le pouvoir rotatoire; les falsificateurs dissimulent ce dernier caractère en ajoutant une quantité suffisante d'Essence d'Orange dont le pouvoir rotatoire est très élevé. En outre, le pouvoir rotatoire ne varie pas quand on chauffe l'Essence de Citron pure en tubes scellés; il diminue si elle renferme de l'Essence de Térébenthine. Un procédé pratique et rapide pour reconnaître celle-ci est celui qui repose sur l'action oxydante qu'elle exerce sur une solution décolorée de fuchsine. On distille une petite quantité d'Essence; les premières gouttes qui passent à la distillation sont divisées dans un corps inerte (phosphate de chaux) et le mélange est traité par une certaine quantité d'eau; on filtre et la liqueur est additionnée de solution fuchsinée. Une coloration rose se produit instantanément si l'Essence de Citron renferme de l'Essence de Térébenthine.

L'*Essence d'Orange* ajoutée à l'Essence de Citron augmente dans de notables proportions le pouvoir rotatoire de celle-ci.

Le *dosage du Citral*, qui serait susceptible de fournir d'utiles indications, présente certaines difficultés, car on ne peut employer le bisulfite de sodium, en raison de ce fait que le Citral est englobé dans une trop grande masse de terpène et que par suite la séparation s'effectue difficilement.

On peut transformer le Citral en Géraniol à l'aide du sodium, procéder ensuite à l'acétylation du Géraniol formé et saponifier une portion du produit acétylé, par ébullition pendant une demi-heure dans un ballon à reflux, avec un excès de liqueur alcoolique $\frac{N}{2}$ de potasse ; on titre l'excès d'alcali avec une liqueur acide $\frac{N}{2}$. On calcule la quantité de Citral au moyen de la formule

$$\frac{n \times 152 \times 100}{p - (n \times 0,44}$$

dans laquelle n représente le nombre de centimètres cubes d'alcali normal employé, p le poids du produit acétylé qu'on a fait entrer en réaction, le nombre 152 le poids moléculaire du Citral et 0,44 l'augmentation due à la réduction et à l'acétylation, l'acétate de Géraniol ayant un poids moléculaire de 196.

M. Duyck préconise l'usage de la solution de salicylate de soude; deux traitements avec cette solution suffisent pour l'extraction des aldéhydes solubles. La diminution de volume de l'essence indiquera la quantité de Citral et de Citronellal qu'elle renfermait.

Usages. — Les Citrons ont des applications thérapeutiques assez importantes. Le *Jus de Citron*, préparé comme l'indique le Codex, est le moyen prophylactique le plus efficace contre le scorbut; aussi la Marine en pourvoit-elle amplement les bâtiments qui font de longues croisières; il se donne à la dose de 100 à 150 grammes par jour.

Les Citrons servent aussi à préparer la *Limonade citrique*, le *Sirop de Limon*, etc.

Les semences passent pour anthelminthiques. L'écorce est regardée comme tonique et stomachique; les zestes frais servent à préparer l'*Alcoolat de Citron* et font partie de l'*Alcoolat de Mélisse composé*.

L'Essence de Citron rentre dans la préparation de l'*Eau de Cologne*.

L'*Essence de Verveine des Indes* ou de *Lemon-grass* est fournie par le rhizome de l'*Andropogon citratus*, Graminée cultivée dans l'Inde et à Java; l'essence est préparée à Ceylan et à Singapore. Elle est presque exclusivement composée de *Citral* (75 à 90 p. 100); c'est la matière première la plus propre à l'extraction de cet aldéhyde. Elle renferme en outre un *terpène*, une *méthylhepténone*, du *Linalol* et du *Géraniol*. L'essence pure doit se dissoudre dans trois volumes d'alcool à 70°.

L'*Essence d'Orange* s'obtient par expression des écorces de fruits fraîches. On en connaît deux sortes : l'*Essence d'Orange douce* ou *Essence de Portugal* extraite des fruits de l'Oranger doux (*Citrus Aurantium*) et l'*Essence d'Orange amère* obtenue avec les écorces des fruits du Bigaradier (*Citrus vulgaris*). Ces deux essences ont les mêmes propriétés, mais le pouvoir rotatoire, qui varie en général de + 96° à + 98° ($l = 100$ millimètres), descend quelquefois jusqu'à + 92° pour la dernière.

L'Essence d'Orange est produite par la Calabre, la Sicile et le midi de la France. Elle est composée de *Limonène* et de *Citral*. Son pouvoir rotatoire permet de reconnaître toutes les falsifications qu'on pourrait lui faire subir, car c'est la plus fortement dextrogyre connue, et cette constante ne varie que dans des limites très restreintes de + 92° à + 98°.

L'*Essence de Cédrat* est retirée de l'écorce des fruits du Cédratier (*Citrus medica*); elle rappelle par son odeur l'Essence de Citron dont elle diffère d'ailleurs fort peu par ses propriétés physiques et sa composition chimique. Elle est fort rare dans le commerce et l'on vend, le plus souvent, sous ce nom, des mélanges renfermant plus ou moins d'Essence de Citron.

Certains Eucalyptus à odeur citronnée donnent des essences qui renferment du Citral et du Citronellal. La plus intéressante est l'*Essence d'Eucalyptus citriodora* qui, à côté d'un corps semblable au *Géraniol*, contient jusqu'à 95 p. 100 de *Citronellal*. C'est la matière première la plus propre à l'extraction de cet aldéhyde.

5. — Cétones aromatiques.

De même que les fonctions alcool et aldéhyde, la fonction cétonique se trouve représentée dans les produits aromatiques. Nous aurons donc à étudier comme constituants principaux d'un certain nombre de ces produits des éléments renfermant le groupement fonctionnel $R - CO - R'$. Les principales de ces cétones sont : la *Méthylnonylcétone*, l'*Irone*, la *Carvone*, la *Thuyone*, la *Fénone*, le *Camphre*, etc.

Pour extraire les Cétones des composés qui les renferment, on utilise la propriété que présentent certaines d'entre elles de se combiner, comme les aldéhydes, avec les bisulfites alcalins

$$R - CO - R' + SO^3NaH = R - C(OH)R' - SO^3Na$$

On les régénère en décomposant la combinaison bisulfitique par un acide.

Cette méthode n'est pas générale, car toutes les Cétones ne se combinent pas avec le bisulfite de sodium ; on est donc souvent obligé d'avoir recours à la distillation fractionnée.

Dosage des Cétones. — Le dosage des Cétones aromatiques peut se faire de plusieurs façons :

1° *Par le bisulfite de sodium.* — Le dosage par ce procédé se pratique comme pour les aldéhydes ; mais il a ici une importance infiniment moindre.

2° *Par la phénylhydrazine.* — Le procédé indiqué pour les aldéhydes peut s'appliquer ici sans modification ; l'équation qui permet de faire les calculs devient alors

$$\begin{matrix} R \\ R' \end{matrix}\!\!>CO + H^2AZ - AzH.C^6H^5 = H^2O + \begin{matrix} R \\ R' \end{matrix}\!\!>C = Az + AzH.C^6H^5.$$

3° *Par l'hydroxylamine.* — On chauffe, pendant une demi-heure, au réfrigérant a reflux, une solution de 10 grammes d'essence dans 25 c.c.

d'alcool, additionnée au moins de 5 grammes de chlorhydrate d'hydroxylamine et de 6gr,5 de bicarbonate de sodium. Après addition de 25 c.c. d'eau, on évapore l'alcool au bain-marie et on entraîne le résidu par un courant de vapeur d'eau ; l'oxime ne passe qu'à la fin. On arrête l'opération dès qu'on voit des cristaux se déposer dans le distillatum ; ces cristaux sont ajoutés au contenu du ballon. Le tout est versé dans un cristallisoir, lavé, essoré, séché et pesé. On ajoute au nombre trouvé 0gr,10 correspondant à la quantité volatilisée pendant la dessiccation au bain-marie ; du poids obtenu, on déduit la proportion de Cétone.

4° *Par transformation en alcool.* — C'est la méthode qui donne les meilleurs résultats et de plus elle est générale. Elle est surtout précieuse pour doser les Cétones, qui par hydrogénation se transforment en alcools correspondants. On opère cette transformation en solution alcoolique au moyen du sodium ; il n'y a plus alors qu'à déterminer, par acétylation et saponification successives, la teneur en alcool du nouveau produit.

a. — Groupe de la Méthylnonylcétone.

FEUILLES DE RUE

Origine. — Les *Feuilles de Rue* sont fournies par la *Rue officinale*, *Rue des Jardins*, *Rue commune* [*Ruta graveolens* (fig. 352)], plante de la famille des Rutacées qui vient dans la région méditerranéenne, mais que l'on cultive dans les jardins des régions plus septentrionales. Elles doivent être cueillies avant la floraison.

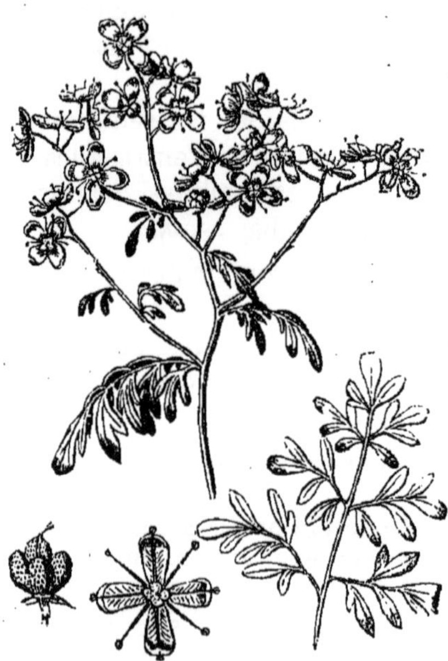

Fig. 352. — Rue officinale.

Caractères extérieurs. — Ces feuilles sont alternes, sans stipules, composées-pennées, colorées en vert glauque, opaques et un peu rugueuses. Les folioles elles-mêmes sont profondément découpées ; celles des feuilles inférieures sont tripennées, celles des feuilles supérieures, bipennées ; enfin, celles qui avoisinent les fleurs sont simples. Les divisions sont obovées ou spatulées et présentent des points transparents. Odeur forte et désagréable, diminuant par la dessiccation ; saveur âcre, amère et nauséeuse.

Caractères microscopiques. — Entre les deux épidermes (*ep.s*, *ep.i*, fig. 353) se trouve un parenchyme hétérogène asymétrique, constitué par deux assises de cellules en palissade (*p.p*) et deux à trois rangées de cellules rameuses (*p.l*) ; les deux zones renferment des nodules sécréteurs (*n.s*) et le parenchyme lacuneux contient des cristaux étoilés d'oxalate de chaux.

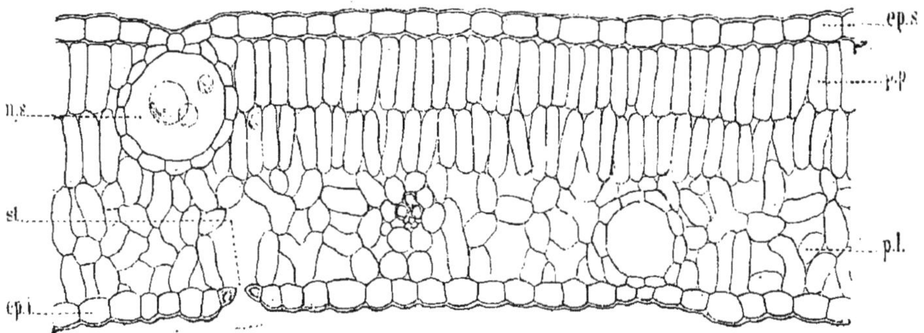

Fig. 353. — Coupe de la Feuille de Rue.

Composition chimique. — Les feuilles de Rue renferment une *huile essentielle* et de la *Rutine*.

La *Rutine* $C^{42}H^{50}O^{25} + 3H^2O$ est un glucoside ou plus exactement un pentoside, c'est-à-dire un composé donnant par dédoublement un pentose ; elle cristallise en aiguilles jaunes, perd son eau de cristallisation à 100° et fond alors au-dessus de 190°. La Rutine est soluble dans l'eau froide et dans les alcalis étendus ; elle se colore en vert intense sous l'action du perchlorure de fer. Elle se dédouble à chaud, sous l'influence de l'acide chlorhydrique en dissolution dans l'alcool, en *Quercétine* et *Isodulcite* ; l'émulsine ne la dédouble pas.

L'*Essence de Rue* est une huile incolore ou jaunâtre, très visqueuse, ayant une densité de 0,835 à 0,840 ; elle est très faiblement dextrogyre (quelques minutes seulement), se solidifie à + 8° et bout à 228°. L'odeur est forte et aromatique ; la saveur très âcre et très amère. Elle se dissout dans 2 à 3 volumes d'alcool à 70° à la température de 20°. Son constituant principal est la *Méthylnonylcétone* ou *Méthylcaprinone* $CH^3-CO-C^9H^{19}$ dont la proportion dépasse souvent 90 p. 100 ; elle renferme en outre un *terpène* et un

Bornéol. Elle présente une fluorescence bleu violacé; elle bout à 225-226° et fond à +15°.

La Méthylnonylcétone s'extrait par distillation fractionnée ou par les bisulfites alcalins; elle a pu être obtenue artificiellement par distillation d'un mélange de caprate et d'acétate de calcium :

$$\underset{\text{Caprate de calcium.}}{(C^9H^{19}-CO^2)^2Ca} + \underset{\text{Acétate de calcium.}}{(CH^3-CO^2)^2Ca} = \underset{\text{Méthylnonylcétone.}}{2CH^3-CO-C^9H^{19}} + CO^3Ca$$

Usages. — Les feuilles de Rue ont des propriétés très actives dues à leur essence. Elles sont un stimulant de l'utérus et à ce titre, à doses faibles (0gr,10 à 0gr,15 de poudre ou 5 à 10 grammes de feuilles en infusion dans 1000 grammes d'eau), elles constituent un bon emménagogue. A doses plus élevées, la Rue agit comme antihémorragique après l'accouchement, à condition que la métrorragie ne soit pas foudroyante, car son action est lente; aussi paraît-elle préférable à l'Ergot de Seigle dans les hémorragies passives. Elle n'est abortive qu'à doses toxiques. La Rue a été aussi employée comme antispasmodique dans l'épilepsie, l'hystérie, la chorée et comme anthelminthique chez les enfants.

A l'extérieur, la plante fraîche est rubéfiante; elle fait partie du *Vinaigre des quatre voleurs.*

L'essence peut être employée à la dose de 2 à 6 gouttes sous forme de saccharure.

b. — Groupe de l'Irone.

RHIZOME D'IRIS

Origine. — Le *Rhizome d'Iris* (fig. 354), improprement appelé *Racine d'Iris*, est fourni par l'*Iris de Florence* (*Iris Florentina*), plante vivace de la famille des Iridées, commune dans la région méditerranéenne et surtout cultivée aux environs de Florence et de Vérone, en Italie, et en France dans le département de l'Ain. Actuellement ce produit est aussi fourni par les *Iris pallida* et *germanica*, car la culture de ces deux espèces a remplacé à Florence celle de l'*Iris Florentina.*

La récolte du rhizome a lieu à l'automne sur des plantes de trois ans ou de deux ans au moins; les rhizomes récoltés sont aussitôt mondés de leur partie extérieure.

Caractères extérieurs. — Le Rhizome d'Iris des pharmacies est constitué par des renflements globuleux, aplatis, excavés en dessous, parfois diversement tordus; quelques-uns sont bifurqués. Leur couleur est d'un blanc mat crayeux. La face supérieure est lisse, portant les traces du couteau avec lequel on a enlevé la partie périphérique; la face inférieure est criblée de ponctuations annulaires, noirâtres, qui sont les traces des racines adventives. A l'état frais, l'odeur du rhizome est désagréable; quand il est sec, il répand une odeur douce de Violette; la saveur est mucilagineuse, à peu près nulle.

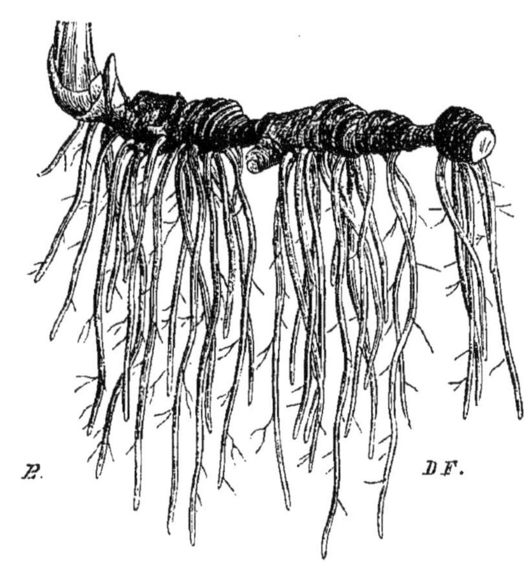

Fig. 354. — Rhizome d'Iris de Florence.

Caractères microscopiques. — La zone corticale (*p.c*, fig. 355) est formée de cellules arrondies ou polygonales remplies d'amidon; elle est terminée en dedans, par un endoderme (*end*) à cellules rectangulaires dont les parois sont faiblement épaissies. Le péricycle (*per*) présente de loin en loin les vaisseaux du réseau radicifère (*r.r*). Le cylindre central, constitué par un tissu semblable à celui de la région corticale, renferme un grand nombre de faisceaux libéro-ligneux concentriques (*l*, *b*) avec liber au centre et bois à la périphérie; chacun de ces faisceaux est entouré d'un endoderme spécial (*g.e*). Toutes les parties de ce rhizome renferment de longs et gros cristaux prismatiques d'oxalate de chaux (*cr*).

Composition chimique. — Le Rhizome d'Iris renferme une *résine brune*, de l'*amidon*, un peu de *tanin*, un glucoside non odorant, l'*Iridine*, et une *huile essentielle* que l'on retire des rhizomes desséchés et pulvérisés, par distillation effectuée au moyen d'un courant de vapeur d'eau très violent.

L'*Essence* ou *Camphre d'Iris* contient de l'*Acide myristique*, de

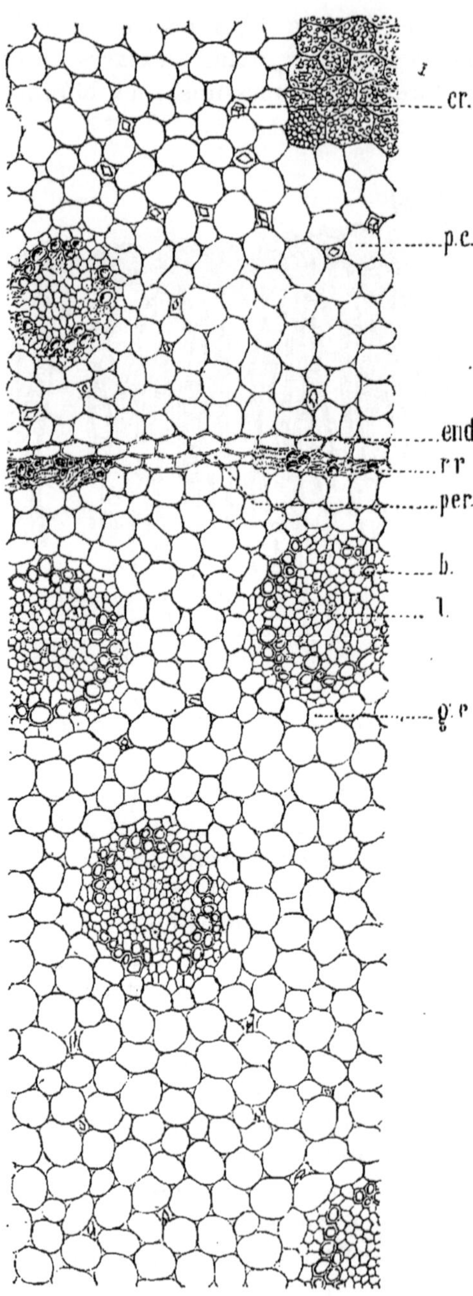

Fig. 355. — Coupe transversale du Rhizome d'Iris.

l'*Acide oléique* et autres acides gras, des *Éthers méthyliques* de ces acides, des traces d'*Aldéhyde oléique*, et un principe odorant, l'*Irone*, qui s'y trouve en faible proportion (10 à 15 p. 100). On a essayé de séparer pratiquement ce principe des acides gras qui l'accompagnent, mais cette séparation reste encore un procédé de laboratoire.

L'*Irone* $C^{13}H^{20}O$ bout à 144° sous 16 millimètres de pression; sa densité à 20° est 0,939; son pouvoir rotatoire est dextrogyre $[\alpha]_D = + 40°$ ($l = 100$ millimètres) et son indice de réfraction $n_D = 1,50103$; elle est à peine soluble dans l'eau, soluble dans l'alcool, l'éther, le chloroforme, le benzène, la ligroïne; elle donne avec l'hydroxylamine une oxime bien cristallisée.

Elle répand une odeur forte qui semble d'abord différente de celle de la Violette; mais celle-ci apparaît nettement si on dissout l'Irone dans l'alcool et si on laisse évaporer celui-ci à l'air libre. L'Irone est une cétone méthylée $C^{11}H^{17}—CO—CH^3$, car, si on la traite à chaud par l'hypochlorite de soude, elle perd le groupement méthyle à l'état de chloroforme $CHCl^3$, et il se produit en même temps un acide de la formule $C^{11}H^{17}—CO^2H$.

On obtient artificiellement un isomère de l'Irone qui porte le nom d'*Ionone* en condensant d'abord le Citral avec l'acétone sous l'influence des alcalis dilués; on obtient dans cette première opération une cétone répondant à la formule brute de l'Irone : c'est la *Pseudo-ionone* :

$$\underset{\text{Citral.}}{C^9H^{15}—CHO} + \underset{\text{Acétone.}}{CH^3—CO—CH^3} = \underset{\text{Pseudo-ionone.}}{C^{11}H^{17}—CO—CH^3} + H^2O$$

La Pseudo-ionone, huile claire presque inodore, est alors traitée par l'acide sulfurique dilué, et elle se transforme en une cétone isomérique, l'*Ionone*, répandant une odeur analogue à celle des fleurs de Violette, qui s'accentue beaucoup par la dilution.

Usages. — Le Rhizome d'Iris sert et surtout servait beaucoup autrefois à préparer les pois à cautères. Il est surtout utilisé aujourd'hui en parfumerie pour la préparation de sachets parfumés, de poudres et élixirs dentifrices, etc.

c. — Groupe de la Carvone.

La *Carvone* $C^{10}H^{14}O$, appelée quelquefois improprement *Carvol*, a été découverte en 1853 par Vœlckel dans l'essence des Fruits de Carvi. Elle a été ensuite trouvée dans plusieurs essences sous deux modifications isomériques, différenciées uniquement par le sens de leurs pouvoirs rotatoires; la *Carvone droite* dans les Essences de Carvi et d'Aneth; la *Carvone gauche* dans les Essences de Menthe verte et de *Lindera sericea*.

On la retire de ces essences en mettant à profit la propriété qu'elle possède de former avec l'hydrogène sulfuré une combinaison cristallisée. On essore cette bouillie cristalline à la trompe et on la fait cristalliser dans l'acide acétique. On obtient ainsi des aiguilles brillantes qui, soumises à l'entraînement à la vapeur d'eau en présence d'une lessive de soude, donnent la Carvone pure.

La Carvone bout à 230°5 ; sa densité est 0,9598 et son pouvoir rotatoire + 62°07′ ou — 62°46′. Traitée par le trisulfure de phosphore, elle se convertit en Cymène; chauffée avec l'anhydride phosphorique, elle se transforme en Carvacrol.

FRUITS DE CARVI

Origine. — Les *Fruits de Carvi* sont fournis par le *Cumin des prés* (*Carum Carvi*), plante bisannuelle de la famille des Ombellifères qui croît dans les prairies et les terrains humides des régions tempérées de l'Europe ; elle est cultivée notamment en Hollande, en Suède, en Norvège, en Allemagne, en Russie et en Autriche.

Caractères extérieurs. — Ces fruits sont oblongs (fig. 356), de couleur gris brunâtre, comprimés par le côté, couronnés par les deux branches du style réfléchies ; ils mesurent 5 millimètres de longueur sur 1 millimètre de large. Les méricarpes sont ordinairement séparés et chacun d'eux porte cinq côtes filiformes égales. Saveur chaude ; odeur forte, aromatique.

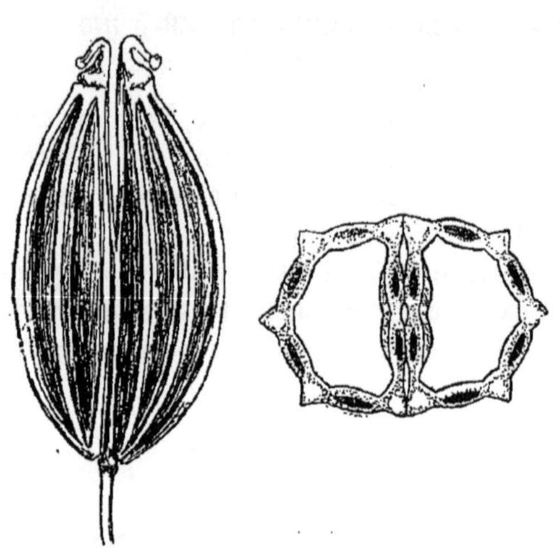

Fig. 356. — Fruit du Carvi, entier et coupé transversalement (très grossi).

La section transversale est à peu près pentagonale ; elle montre une graine plane sur la face commissurale. Au-dessous de chaque vallécule se trouve un canal sécréteur ; il en existe encore deux sur la face commissurale.

Composition chimique. — Les Fruits de Carvi renferment de 3 à 9 p. 100 d'une huile essentielle à laquelle ils doivent leurs propriétés. L'*Essence de Carvi*, obtenue par distillation des fruits avec l'eau, est incolore quand elle est récente ; mais elle prend avec le temps une couleur jaunâtre. Elle est fluide, mais elle s'épaissit à l'air. Sa densité est 0,975, son pouvoir rotatoire $[\alpha]_D = +75^\circ$ à $+85^\circ$. Odeur et saveur aromatiques rappelant celles du fruit. Cette essence se dissout en très petites proportions dans l'eau ; elle est soluble dans trois parties d'alcool à 85° et en toutes proportions dans l'alcool absolu.

Elle renferme un terpène, appelé *Carvène*, qui n'est autre chose que du *Limonène* droit et gauche, et un constituant beaucoup plus important, la *Carvone droite*, dans la proportion de 60 à 65 p. 100 pour l'essence hollandaise, et de 45 à 50 p. 100 pour l'essence allemande. Si on traite l'essence de Carvi par 4 volumes de solution concentrée de salicylate de soude, additionnés de 2 volumes d'eau, on dissout seulement la Carvone, ce qui permet de la doser facilement.

Usages. — Les Fruits de Carvi sont employés comme condiment ou épice dans le nord de l'Europe. Ils sont stimulants, carminatifs et passent aussi pour emménagogues. Ils font partie des *Quatre espèces carminatives*. L'Essence de Carvi peut s'administrer, sous forme de saccharure, à la dose de 4 à 6 gouttes.

FRUITS D'ANETH

Origine. — Les *Fruits d'Aneth* sont fournis par l'*Aneth odorant* (*Anethum graveolens*), plante de la famille des Ombellifères, commune dans les moissons, dans le midi de l'Europe, l'Égypte, la Perse, l'Abyssinie, etc.; elle est fréquemment cultivée dans les jardins. Les fruits viennent surtout de Russie, de Roumanie, d'Allemagne et des Indes orientales.

Caractères extérieurs. — Ces fruits (fig. 357) sont très comprimés par le dos, de couleur brunâtre; quand ils sont secs, les méricarpes sont séparés. Chacun d'eux a une forme ovoïde lenticulaire, est convexe sur le dos et plan sur la face commissurale. Les côtes sont au nombre de cinq: 3 dorsales, filiformes, carénées, tranchantes; 2 latérales ou marginales, ailées, planes, minces, jaunâtres. Odeur forte rappelant celle du Cumin; saveur très aromatique agréable. Chaque akène offre 6 canaux sécréteurs, larges, dont 4 dorsaux et 2 occupant la face commissurale.

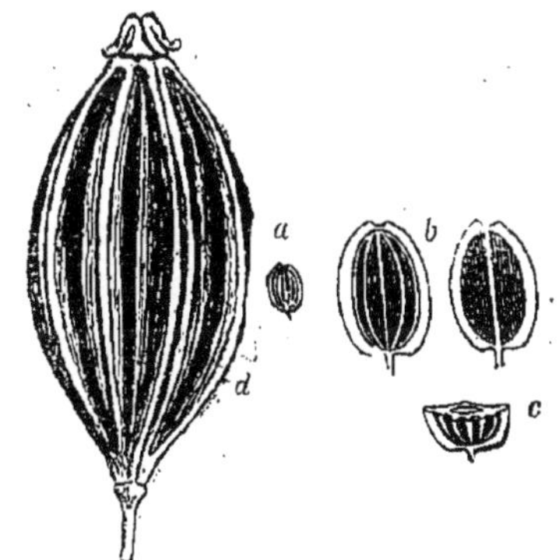

Fig. 357. — Fruit d'Aneth grandeur naturelle (*a*), un peu grossi (*b*), en coupe transversale (*c*), très grossi (*d*).

Composition chimique. — Les Fruits d'Aneth donnent à la distillation environ 3 p. 100 d'huile essentielle à laquelle ils doivent leurs propriétés.

L'*Essence d'Aneth* est un liquide jaune pâle ou parfois brun, d'odeur piquante et de saveur douceâtre. Sa densité varie de 0,905 à 0,915; son pouvoir rotatoire est fortement dextrogyre $[\alpha]_D = +70°$ à $+80°$ ($l = 100$ millimètres); elle est assez facilement soluble dans l'alcool et dans l'éther; sa réaction est assez fortement acide; elle dissout l'iode sans réaction vive. Cette essence renferme 70 p. 100 d'un terpène qui est du *Limonène droit*, peut-être une petite proportion de *Phellandrène*, et 30 p. 100 de *Carvone droite*.

Usages. — L'Aneth est carminatif, stimulant et aromatique; il aurait la propriété d'activer la sécrétion du lait; il est employé comme condiment dans l'Inde, en Angleterre et dans certaines parties de l'Europe. L'eau distillée d'Aneth est fréquemment administrée contre les coliques venteuses des enfants. L'Essence d'Aneth possède les propriétés des fruits; elle est d'un usage plus commode, car elle peut se donner sur du sucre ou dissoute dans l'alcool.

La *Menthe verte, Menthe des jardins* (*Mentha viridis*), est cultivée en Angleterre et aux États-Unis pour son essence. Cette *Essence de Menthe verte* est composée de *Limonène* et de *Carvone gauche*; elle est très peu répandue, en raison de son prix élevé.

Les Feuilles de Menthe verte ont les mêmes propriétés que celles de Menthe poivrée; on en fabrique une eau distillée.

La *Menthe crépue* (*Mentha aquatica*, var. *crispa*) fournit une essence que l'on prépare surtout en Allemagne, en Corse, en Norvège, en Russie, en Amérique. L'*Essence de Menthe crépue* renferme de la *Carvone gauche* (5 à 10 p. 100 dans l'essence russe; 35 à 50 p. 100 dans l'essence allemande), du *Linalol gauche*, du *Cinéo* et du *Limonène gauche*.

d. — Groupe de la Pulégone.

La *Pulégone* constitue la plus grande partie de l'Essence de Menthe Pouliot; elle se trouve aussi dans les essences d'*Hedeoma pulegioides* et de *Thymus virginicus*; on l'isole en recueillant la fraction de l'Essence de Menthe Pouliot qui passe entre 215° et 225° et en formant la combinaison bisulfitique.

L'*Essence de Menthe Pouliot*, préparée principalement en Espagne, en Algérie et dans le midi de la France par distillation des feuilles et des sommités fleuries du *Pouliot commun* (*Mentha Pulegium*), plante de la famille des Labiées, est un liquide jaunâtre, à odeur de Menthe très prononcée. Sa densité oscille entre 0,935 et 0,955 à 15° ; son pouvoir rotatoire est dextrogyre $[\alpha]_D = +18°$ à $+23°$ ($l = 100$ millimètres). Elle est surtout formée de *Pulégone* (80 p. 100); les éléments qui accompagnent cette cétone sont encore inconnus.

La *Pulégone* $C^{10}H^{16}O$ est un liquide à odeur de Menthe, bouillant à 100°-101° sous 15 millimètres de pression, d'une densité de 0,9323 à 20°, ayant un pouvoir rotatoire dextrogyre $[\alpha]_D = +22°84'$ et un indice de réfraction $n_D = 1,4846$. La Pulégone en solution alcoolique, traitée par la quantité théorique de sodium, se laisse facilement transformer en un alcool correspondant, le *Pulégol*, $C^{16}H^{18}O$, d'où on peut passer au Menthol par une hydrogénation plus complète.

L'Essence de Menthe Pouliot est surtout importée en Angleterre où elle sert à falsifier l'Essence de Menthe poivrée.

L'*Hedeoma pulegioides*, plante de la famille des Labiées, originaire du Canada et des États-Unis, fournit une essence à odeur de Menthe dont les constantes physiques sont à peu près les mêmes que celles de l'essence précédente. On sait qu'elle contient de la Pulégone, mais sa composition chimique n'est pas autrement connue.

e. — Groupe de la Thuyone.

Un certain nombre d'essences (essences de Tanaisie, de Thuya, d'Absinthe, de Sauge, etc.) renferment des produits cétoniques isomères du Camphre. On a tout d'abord donné à ces produits des noms différents rappelant leur origine, tels que *Tanacétone*, *Thuyone*, *Absinthone*, *Salvione*, etc. On fut amené plus tard à admettre qu'il s'agissait, non pas d'espèces chimiques différentes, mais d'une seule et même espèce chimique, la *Tanacétone* des uns, la *Thuyone* des autres. Nous adopterons cette dernière expression.

La *Thuyone* $C^{10}H^{16}O$ est un composé liquide, bouillant à 195°-196°; sa densité à 20° est 0,9265, son pouvoir rotatoire $[\alpha]_D = +68°$ ($l = 100$ millimètres), son indice de réfraction $n_D = 1,4493$. La Thuyone se distingue de ses isomères par la facilité avec laquelle elle donne un produit de substitution tribromé

$C^{10}H^{13}Br^{3}O$, fusible à 122°, tout à fait caractéristique, puisqu'il a permis de démontrer l'identité des diverses Thuyones. Elle se combine avec les bisulfites alcalins.

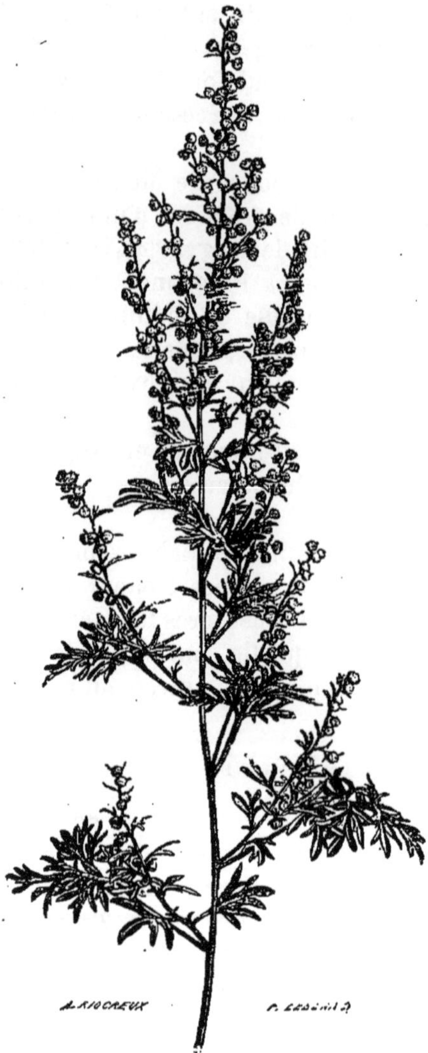

Par hydrogénation de la Thuyone au moyen du sodium et de l'alcool, on obtient l'alcool correspondant, le *Thuyol* $C^{10}H^{18}O$, bouillant à 210°-212°. Avec l'hydroxylamine, la Thuyone donne une oxime, la *Thuyonoxime* $C^{10}H^{16}.AzOH$.

Fig. 358. — Sommité de Grande Absinthe.

FEUILLES D'ABSINTHE

Origine. — Les *Feuilles d'Absinthe* sont fournies par la *Grande Absinthe*, *Aluine* (*Artemisia Absinthium*, fig. 358) plante de la famille des Composées, commune dans les lieux incultes de l'Europe tempérée, de l'Asie orientale et du nord de l'Afrique ; elle est cultivée dans certains pays pour l'usage industriel et notamment à Pontarlier.

Caractères extérieurs. — Dans les drogueries, les Feuilles d'Absinthe, en raison de leur petite taille, ne sont jamais isolées et sont toujours attachées aux rameaux ; elles sont d'un gris blanchâtre à la face inférieure, gris verdâtre à la face supérieure, couvertes de poils très fins soyeux. Elles sont longuement pétiolées à la base de la plante et deviennent peu à peu sessiles à mesure qu'on s'élève sur l'axe. Le limbe est bi- ou tripennatiséqué, mais à lobes assez larges, obtus, non mucronés. Odeur aromatique très forte, toute spéciale, disparaissant avec le temps ; saveur d'une amertume violente et en même temps aromatique.

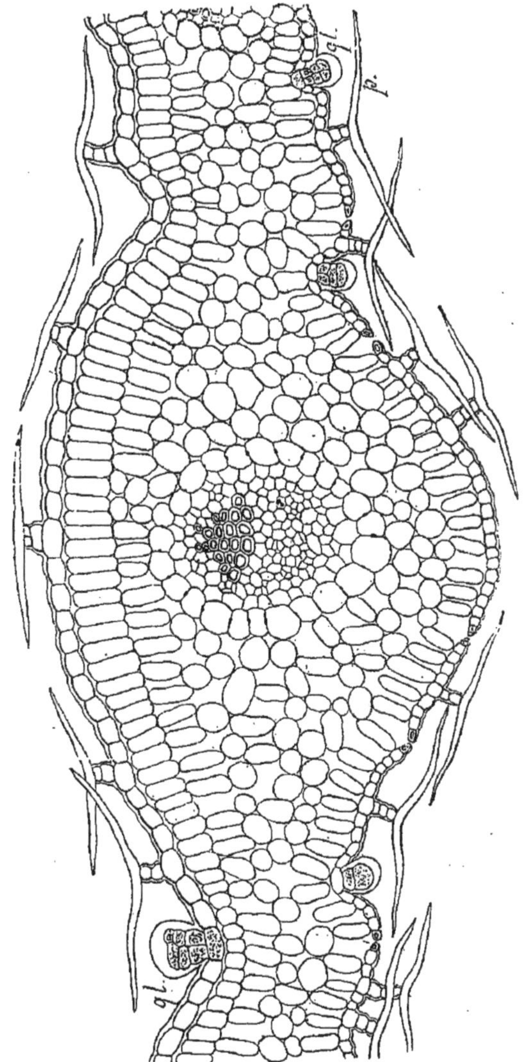

Fig. 359. — Coupe de la Feuille de Grande Absinthe.

Caractères microscopiques. — Les deux épidermes portent des poils tecteurs *en navette* (*p*, fig. 359) et des glandes externes (*gl*) sessiles ou supportées par un pédicelle très court. Ces glandes, logées dans des dépressions de l'épiderme, sont formées de deux séries verticales de trois à quatre cellules, séparées par des cloisons horizontales ; elles renferment une huile essentielle jaune. En dessous de l'épiderme supérieur, on trouve une rangée de cellules en palissade ; le tissu lacuneux est formé de cellules irrégulières, qui dans le voisinage de l'épiderme inférieur sont assez régulièrement disposées et allongées perpendiculairement à la surface du limbe.

Composition chimique. — Les Feuilles d'Absinthe contiennent une matière amère, l'*Anabsinthine* de MM. Adrian et Trillat (*Absinthine* de MM. Senger et Bourcet) et une *huile essentielle*.

L'*Anabsinthine* $C^{18}H^{24}O^{4}$ est formée de longues aiguilles blanches, prismatiques, inodores, possédant une amertume extrême et très persistante. Desséchée à 120°, le point de fusion est de 258-259°; après exposition à l'air, son point de fusion s'abaisse à 236-238°. L'Anabsinthine est légèrement soluble dans l'eau, plus soluble dans l'alcool, la benzine, le chloroforme. Elle cristallise dans l'acétone en magnifiques cristaux pouvant atteindre 1 centimètre de côté. L'acide sulfurique concentré donne une belle coloration violet rouge qui passe au bleu. L'acide chlorhydrique étendu (1/5) donne une coloration brune; par addition d'eau, il se forme une légère fluorescence verte.

Outre l'Anabsinthine, MM. Adrian et Trillat ont encore isolé des Feuilles d'Absinthe un principe fusible à 165°, cristallisant en aiguilles prismatiques, *jaune-paille*, ayant une saveur *exempte d'amertume*; sa formule serait $C^{52}H^{51}O^{20}$. Cette substance est insoluble dans l'eau et dans l'éther, soluble surtout à chaud dans l'alcool amylique, le chloroforme, l'acétone, la benzine.

L'*Essence d'Absinthe* est un liquide fortement coloré en vert ou en bleu, s'épaississant à l'air et à la lumière et devenant d'un vert sombre; sa densité varie de 0,925 à 0,950 ; réaction neutre au tournesol ; pouvoir rotatoire dextrogyre, mais difficile à déterminer en raison de l'intensité de coloration du liquide; le point d'ébullition est 200°. L'Essence d'Absinthe contient un peu de *Phellandrène*, une proportion notable de *Thuyone*, du *Thuyol* à l'état libre (10 p. 100), des *Éthers acétique*, *valérique* et *palmitique du Thuyol* (17 à 18 p. 100 calculés en acétate), du *Cadinène* et probablement des traces de *Pinène*. La présence de ce corps en proportions notables dans une Essence d'Absinthe permettra donc de conclure à l'addition d'Essence de Térébenthine.

Usages. — La Grande Absinthe est souvent employée dans un but criminel pour provoquer l'avortement, mais elle n'agit qu'à dose toxique pour la mère ; elle est regardée comme vermifuge et comme emménagogue et passe aussi pour avoir des propriétés fébrifuges. On doit employer les feuilles aussi fraîches que possible.

Dans l'industrie, les Feuilles de Grande Absinthe entrent pour une large part dans la préparation de la liqueur alcoolique connue sous le nom vulgaire d'*Absinthe*; il est bon d'ajouter qu'un grand nombre de ces liqueurs ne renferment pas traces de Feuilles d'Absinthe.

Les *Feuilles d'Absinthe pontique* ou *Petite Absinthe*, fournies par l'*Artemisia pontica* qui vient en Italie, en Grèce, en Hongrie, ont les mêmes propriétés que la Grande Absinthe; elles se distinguent des feuilles de celle-ci par leurs lobes. linéaires, cotonneux à la partie inférieure seulement.

Les *Feuilles d'Absinthe maritime* fournies par l'*Artemisia maritima*, espèce très commune sur les plages maritimes de l'océan Atlantique depuis l'Espagne jusqu'en Angleterre, Irlande et Écosse, se distinguent par leurs lobes à segments très étroits, mais tomenteux sur les deux faces. Elles renferment une huile essentielle voisine de l'Essence d'Absinthe. C'est le vermifuge par excellence des départements de l'Ouest.

Sous le nom de *Génipis*, on connaît trois espèces d'*Artemisia* des montagnes de la Suisse et de la Savoie : l'*Artemisia glacialis* ou *Génipi vrai*, l'*A. mutellina* ou *Génipi blanc* et l'*A. spicata* ou *Génipi noir*. Ces trois espèces ont les propriétés de la Grande Absinthe, mais plus actives; elles entrent dans la préparation de certaines liqueurs d'Absinthe et dans la *Liqueur de Génipi*. Le Génipi vrai fait la base du Vulnéraire Suisse.

Les *Feuilles d'Armoise* que l'on récolte un peu avant la floraison sur l'*Artemisia vulgaris*, plante commune des lieux incultes de l'Europe, ont des segments assez larges et lancéolés, caractérisés par la différence de coloration des deux faces : la face supérieure est vert foncé et glabre; la face inférieure est blanchâtre et tomenteuse. Les Feuilles d'Armoise ont des propriétés emménagogues qu'elles doivent à l'essence qu'elles renferment; elles peuvent rendre des services comme excitant de l'utérus quand l'aménorrhée est liée à un état d'atonie due à la chlorose.

FEUILLES DE SAUGE

Origine. — Les *Feuilles de Sauge* proviennent de la *Sauge officinale*, *Grande Sauge*, *Thé de la Grèce* (*Salvia officinalis*) (fig. 360), plante de la famille des Labiées qui croît naturellement dans tout le bassin méditerranéen, mais qui est cultivée aujourd'hui jusque dans le nord de la France; les feuilles des plantes qui croissent dans les lieux secs et élevés sont beaucoup plus actives; on les récolte au printemps et à l'automne.

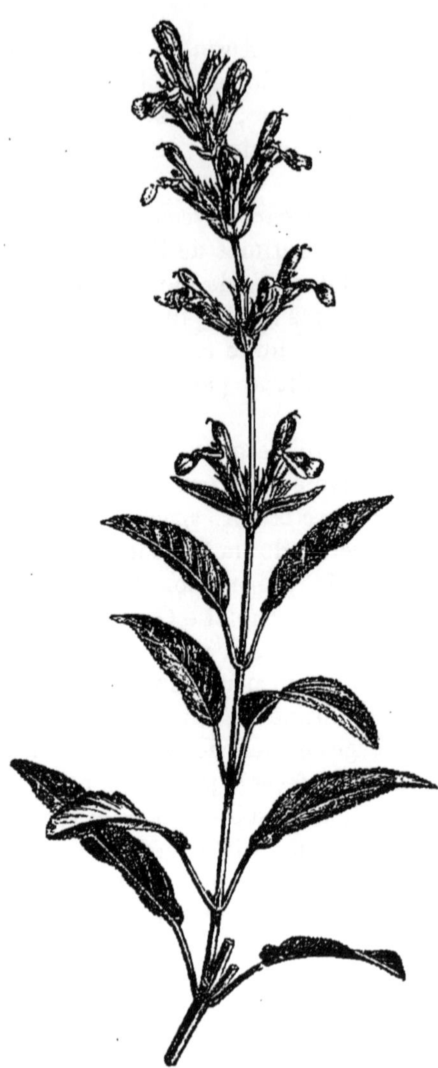

Fig. 360. — Sommité de Sauge officinale.

Caractères extérieurs. — Ces feuilles sont entières, rugueuses, épaisses, colorées en vert pâle, finement pubescentes et comme recouvertes d'une pruine blanchâtre. Celles de la base sont pétiolées et ont un limbe oblong-lancéolé, plus ou moins cordiforme à la base, finement denticulé ; les feuilles supérieures sont sessiles et aiguës. Les nervures sont fines et saillantes en dessous; celles de troisième et de quatrième ordre s'anastomosent de façon à constituer un réseau à mailles étroites qui donne à la feuille une vague ressemblance avec celle de Matico. Odeur forte, balsamique ; saveur chaude, amère, aromatique.

Caractères microscopiques. — Les deux épidermes portent des poils tecteurs et des glandes externes. Les poils tecteurs sont ténus, ordinairement composés de deux cellules allongées et surperposées; la cellule du sommet est souvent terminée par une extrémité très effilée. Les glandes sont tantôt unicellulaires, petites, portées par un pédicelle plus ou moins long, tantôt plus grosses, à huit cellules et sessiles. Le parenchyme est hétérogène asymétrique.

Composition chimique. — Les Feuilles de Sauge renferment un *principe amer*, un peu d'*Acide gallique* et une *huile essentielle*.

L'*Essence de Sauge* est fluide, brun jaunâtre, neutre et possède l'odeur de la plante. Elle a une densité qui oscille entre 0,911 et 0,925 à 15°, bout entre 130° et 150° et est lévogyre $[\alpha]_D = -8°93$; son indice de réfraction est $n_D = 1,475$. Elle renferme du *Pinène*, de faibles quantités de *Cinéol*, un mélange de *Bornéols* droit et gauche, et une proportion considérable (50 p. 100) de *Thuyone* (*Salviol* des auteurs). L'essence allemande analysée par Schimmel ne renferme pas de Camphre, mais il est possible que des essences d'origine différente en renferment.

Usages. — Les Feuilles de Sauge, jadis très vantées, sont simplement stimulantes par leur essence et toniques par leur principe amer; elles sont très souvent employées en infusion (10 grammes pour 1000). La *Teinture de Sauge* a été préconisée dans ces derniers temps pour le traitement des sueurs profuses des phtisiques.

Les *Feuilles du Thuya occidentalis*, arbre de la famille des Conifères, originaire du Canada et qui se retrouve dans la Virginie et dans la Floride, renferment un *principe amer*, une *résine*, une *huile essentielle*, un *tanin*, etc.

L'*Essence de Thuya* est composée de *Pinène droit*, de *Thuyone*, de *Fénone gauche*, identique au sens du pouvoir rotatoire près avec la Fénone droite de l'Essence de Fenouil et d'une petite quantité de *Carvone inactive*.

Les Feuilles de Thuya sont employées au Canada, en infusion ou en cataplasmes contre les rhumatismes. L'Essence de Thuya est vermicide. On a préconisé la teinture, à 1 pour 2 d'alcool, contre les excroissances vénériennes en applications au pinceau; on l'a aussi vantée à l'intérieur, à la dose de 20 gouttes, contre les verrues, les végétations, les hémorroïdes et comme emménagogue.

Les *Sommités fleuries de Tanaisie* proviennent de la *Tanaisie commune* (*Tanacetum vulgare*) (fig. 361), plante de la famille des Composées que l'on trouve dans presque toute l'Europe, au bord des routes et dans les lieux incultes. Elles renferment un principe amer, la *Tanacétine*, et une *huile essentielle*.

L'*Essence de Tanaisie* est jaune ou verte, d'odeur forte, nauséabonde, de saveur âcre et amère. Elle renferme 70 p. 100 de *Thuyone* (*Tanacétone* des auteurs), du *Camphre* et une petite quantité de *Bornéol*.

La Tanaisie est employée comme tonique et fébrifuge; les fleurs sont utilisées comme vermifuges sous le nom de *Barbotine*. L'essence, qui est toxique à la dose de 4 à 6 grammes, possède des propriétés emménagogues analogues à celles de la Rue et de l'Absinthe; en injections intraveineuses, elle produit la *rage tanacétique*, dont les effets sont analogues à ceux de cette maladie. Aussi, en 1888 le Dr Peyroud a-t-il tenté, sans succès d'ailleurs, la vaccination contre la rage par l'emploi de cette essence.

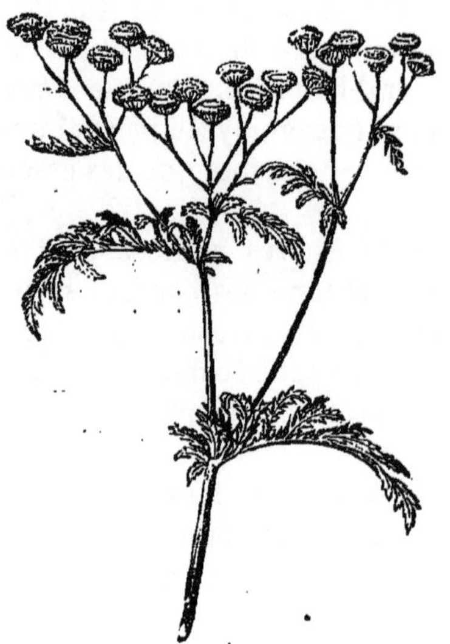

Fig. 361. — Sommité fleurie de Tanaisie.

f. — Groupe de la Fénone.

La Fénone entre comme constituant important dans l'Essence de Fenouil.

FRUITS DE FENOUIL

Origine. — Les *Fruits de Fenouil* sont fournis par le *Fenouil commun* (*Fœniculum vulgare*), plante originaire de la région méditerranéenne et cultivée dans l'Europe centrale, le midi de la France, la Chine, l'Inde, etc. On cultive plusieurs variétés de cette espèce, mais surtout, en France du moins, la variété connue sous le nom de *Fenouil doux* (*Fœniculum dulce*); les fruits que l'on trouve dans le commerce sont en général récoltés sur les variétés cultivées.

Caractères extérieurs. — Les Fruits de Fenouil (fig. 362, A et B) sont oblongs, linéaires, parfois ovoïdes, droits, plus souvent arqués, renflés à l'extrémité, longs de 10 à 15 millimètres, larges de 3 à 4 millimètres; ils présentent huit côtes dont deux doubles; ils sont généralement pédonculés et portent au sommet les cinq dents du calice et les deux styles. Les deux méricarpes, le plus souvent soudés, sont glabres; ils ont dans leur ensemble une coloration vert pâle, blanchâtre. Odeur très douce et suave, *sui generis*, qui se développe par le frottement; saveur très aromatique et sucrée.

La coupe transversale du fruit (fig. 362, C) montre que chaque méricarpe est creusé de six canaux résineux dont quatre logés dans les sillons qui séparent les côtes et deux sur la face commissurale. Chacun de ces canaux est entouré d'une assise simple de petites cellules brunes, dont la section est elliptique et allongée tangentiellement à la cavité du canal.

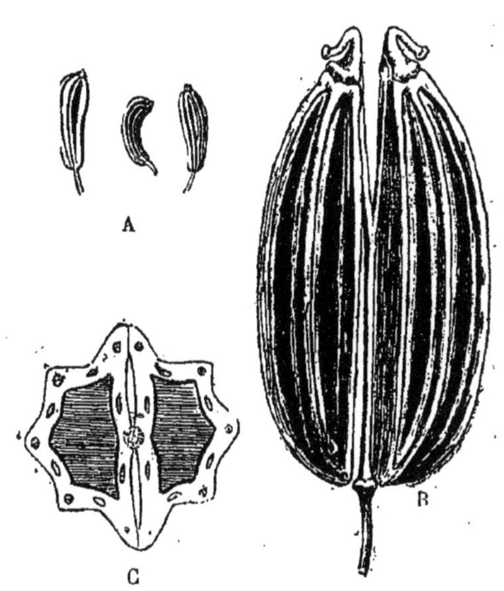

Fig. 362. — Fruit de Fenouil ; A, grandeur naturelle ; B, grossi ; C, section transversale grossie.

Composition chimique. — Ces fruits renferment 12 p. 100 d'*huile fixe* accumulée dans l'albumen, une petite proportion de *sucre* et 1 à 6 p. 100 d'*huile essentielle* contenue dans le péricarpe.

L'*Essence de Fenouil* retirée par distillation des fruits avec l'eau est incolore ou jaune pâle, neutre au papier de tournesol, assez fluide, mais s'épaississant entre + 5° et + 10° ; sa densité varie entre 0,950 et 0,975 à 15° ; elle est dextrogyre $[\alpha]_D = +7°$ à + 22° ; elle possède une saveur et une odeur douces, aromatiques, rappelant celle du fruit. Elle est soluble dans l'alcool à 85°, dans l'éther, les huiles grasses et à peu près insoluble dans la solution concentrée de salicylate de soude.

L'Essence de Fenouil renferme un *Terpène dextrogyre* bivalent, du *Phellandrène*, du *Cymène*, de la *Fénone droite* (10 à 15 p. 100), de l'*Estragol* et de l'*Anéthol* dans la proportion de 60 à 70 p. 100, de l'*Aldéhyde anisique*, de l'*Acétone anisique*, de l'*Acide anisique*, et un corps en $C^{13}H^{14}O^2$ qui serait une sorte de Coumarine.

La *Fénone*, *Fenchone* ou *Fénolone* $C^{10}H^{16}O$ existe sous deux modifications optiques droite et gauche. Elle bout à 192°-193°, a une densité de 0,9465 à 19°, et se solidifie à + 5° ou + 6° ; son pouvoir rotatoire est $[\alpha]_D = + 71°97$ ou — 66°94. Hydrogénée, la Fénone fournit les *Fénols* droit et gauche correspondants; par déshydratation au moyen de l'anhydride phosphorique, elle donne du

Métacymène. Elle donne une oxime avec l'hydroxylamine, mais ne se combine pas au bisulfite de sodium.

Usages. — Les Fruits de Fenouil sont carminatifs et stimulants; on leur a attribué la propriété d'activer la sécrétion lactée et l'écoulement du flux menstruel, ce qui paraît peu prouvé ; ce qui est plus certain, c'est qu'ils augmentent l'appétit par leur action stimulante sur l'estomac ; on les emploie en infusion. Ils font partie des *Quatre espèces carminatives*. L'Essence de Fenouil est souvent mélangée à l'Essence d'Anis.

g. — Groupe du Camphre.

Pendant longtemps le nom de *Camphre* a été un nom générique employé pour désigner toute une série de produits naturels, solides, cristallisés, doués d'une odeur et de propriétés physiques spéciales (*Camphres de Menthe, d'Anis, d'Aunée, de Bergamote, de Cubèbe, de Matico, de Patchouli*, etc.). Aujourd'hui cette expression est exclusivement employée pour désigner les substances saturées qui répondent à la formule $C^{10}H^{16}O$ et possèdent une *fonction cétonique*. Ces substances existent dans le bois du Camphrier (*Laurus Camphora*), dans les Essences de Romarin, de Sauge, de Sassafras, de Marjolaine, de Matricaire; elles constituent une seule et même espèce chimique.

Le Camphre étant doué de pouvoir rotatoire se présente sous trois formes isomériques qui sont d'ordre purement physique. Le Camphre droit est le Camphre ordinaire ; on le trouve aussi dans les Essences d'Aspic, de Marjolaine, de Sauge, de Romarin, etc. ; son pouvoir rotatoire est $[\alpha]_D = + 42°$. Le Camphre gauche, qui possède un pouvoir rotatoire égal à celui du Camphre droit, mais de signe contraire $[\alpha]_D = - 42°$, existe dans l'Essence de Matricaire. Enfin le Camphre racémique par compensation existerait dans certaines Essences de Sauge. On trouve dans les essences naturelles des Camphres présentant des pouvoirs rotatoires inférieurs à $\pm 42°$; ils sont constitués par des mélanges en proportions variables des deux variétés actives.

CAMPHRE

Origine. — Le *Camphre* des drogueries est le produit résultant du raffinage de la portion solide (*Camphre brut*) que l'on obtient dans la distillation du bois du *Camphrier* (*Laurus Camphora*, *Camphora officinarum*) (fig. 363), arbre de la famille des Lauracées, répandu en Chine jusqu'au fleuve Amour vers le nord, et qui se trouve aussi au Japon et à Formose ; le Camphrier vient fort bien dans la région méditerranéenne, notamment en Italie et en Algérie, mais il est exploité seulement au Japon et à Formose.

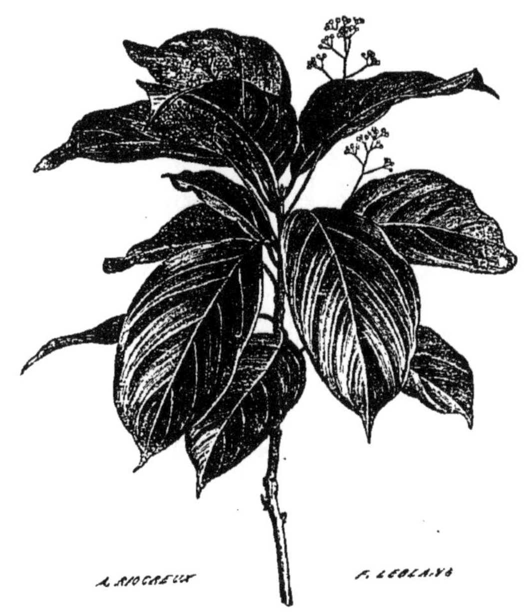

Fig. 363. — Camphrier.

Tous les organes de cet arbre, feuilles, tige et racines, renferment des glandes à essence unicellulaires ; dans la tige, qui est la partie employée pour l'extraction du Camphre, les glandes sécrétrices (*gl*, fig. 364) sont surtout localisées dans le liber secondaire (*l*) et dans le parenchyme ligneux (b^2).

Production. — Le mode d'exploitation et d'extraction est différent au Japon et à Formose.

Au Japon, le Camphrier forme, surtout dans les régions montagneuses, de véritables forêts qui sont contrôlées par des inspecteurs, de sorte que les coupes y sont méthodiquement et sévèrement réglementées. Le procédé d'extraction du Camphre n'en est pas moins rudimentaire. L'arbre abattu est débité en menus fragments que l'on place dans un récipient de bois, percé de trous à la partie inférieure ; ce récipient est lui-même posé au-dessus d'un chaudron métallique dans lequel on fait bouillir de l'eau, de façon que la vapeur, en traversant les copeaux de Camphrier, entraîne le Camphre et l'huile de Camphre dans un second récipient relié au premier par un tube coudé, puis de là dans un troisième récipient divisé en deux étages par un plancher muni de trous par où s'écoule l'huile

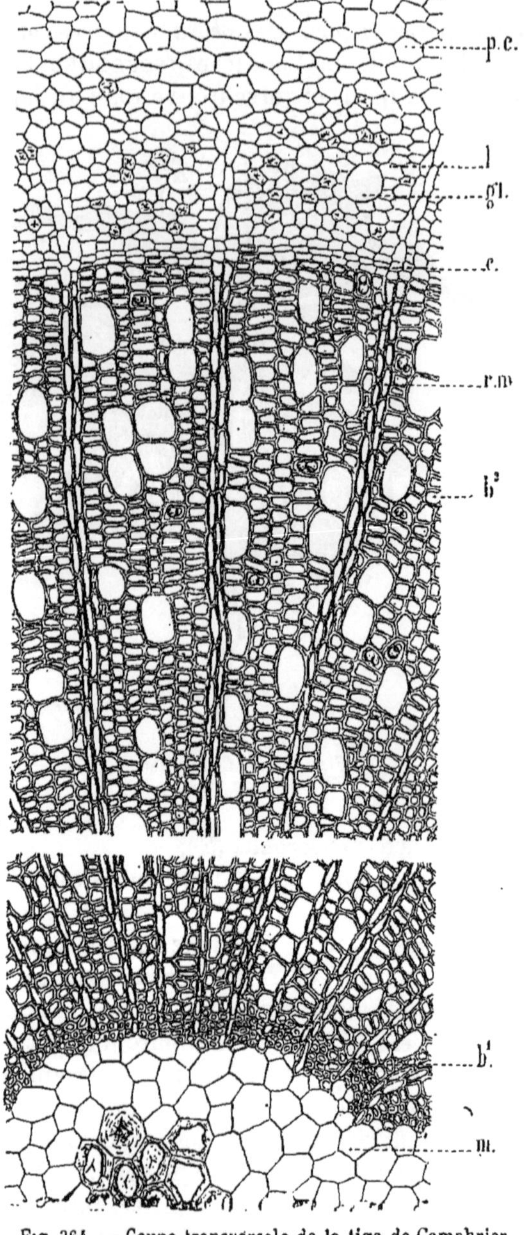

Fig. 364. — Coupe transversale de la tige de Camphrier.

et l'eau condensée ; le Camphre se dépose en cristaux sur une couche de paille, placée sur le plancher. Le Camphre obtenu est ensuite séparé de la paille, puis mis dans des tubes de bois et expédié pour la vente.

A Formose, le Camphrier croît isolé ou par petits groupes, au milieu du fouillis de la forêt, de sorte que l'exploitation est assez difficile ; cette difficulté est encore augmentée par la nature montagneuse du terrain, par le manque de voies de communication, et par l'état de barbarie dans lequel sont encore les indigènes qui se livrent à une véritable guerre d'embuscades envers ceux qui pénètrent dans leur domaine. Aussi est-on obligé de constituer de petites troupes, qui installent leurs appareils distillatoires dans les points où se trouve à portée un nombre suffisant de Camphriers.

Le bois du tronc de l'arbre est haché en éclats de quelques centimètres d'épaisseur, que l'on jette dans une chaudière en fer pleine d'eau, recouverte d'un chapiteau percé d'un trou à la partie supérieure ; à ce trou est fixé un tuyau de bambou recourbé qui aboutit dans une caisse en bois ou en fer servant de réfrigérant. Le Camphre entraîné par la vapeur d'eau se dépose à la partie supérieure de la caisse, tandis que l'eau et l'huile de Camphre, également condensées, s'écoulent par une ouverture pratiquée à la partie inférieure. Le Camphre brut ainsi obtenu est emballé grossièrement et porté jusqu'à la station. Là, celui qui doit être expédié en Europe est emballé dans des caisses rectangulaires, tapissées intérieurement de papier d'étain et recouvertes extérieurement d'une enveloppe de paille ; ces caisses sont ensuite portées à dos d'homme jusqu'à Hong-Kong où se trouve l'entrepôt.

Le produit brut, obtenu ainsi que nous venons de le dire au Japon et à Formose, renferme, en outre du Camphre, des terpènes et du *Camphorogénol*; il faut donc le purifier, en un mot le *raffiner*. Pour cela, on le mélange avec un peu de charbon à de la limaille de fer ou à de la chaux vive et on introduit le tout dans un matras à fond plat qu'on recouvre de sable. On chauffe jusqu'à ce que le Camphre entre en ébullition, puis on découvre peu à peu le haut du matras, jusqu'à ce que cette partie supérieure soit assez refroidie pour que le Camphre puisse s'y condenser. On obtient ainsi de larges pains concavo-convexes, percés d'un trou arrondi en leur milieu.

Caractères extérieurs. — Le Camphre est une substance blanche, translucide, onctueuse au toucher, remplie dans sa masse de craquelures nombreuses; les parties exposées à l'air sont d'un blanc plus ou moins pur et souvent recouvertes d'une poussière de petits cristaux très brillants. Les cassures sont grumeleuses ou conchoïdales, plus transparentes et beaucoup plus brillantes que la surface des blocs. Le Camphre se raye sous l'ongle, en donnant une poussière d'un blanc mat; il se laisse facilement débiter au couteau en lames très minces, mais il ne peut être facilement pulvérisé directement, car il s'aplatit sous le pilon, comme de la cire; on est obligé de l'humecter au préalable avec quelques gouttes d'alcool ou d'éther; il vaut mieux le râper et tamiser le produit obtenu.

L'odeur est forte, spéciale, servant de type (*odeur camphrée*); la saveur est brûlante et amère.

Caractères physiques et chimiques. — Le Camphre fond à 177°-178° et bout à 209° ; à 0° sa densité est égale à celle de l'eau, mais à + 10°, elle n'est plus que de 0,992. Il brûle facilement en donnant une flamme fuligineuse. Il est soluble dans l'alcool, l'éther, les huiles grasses et les essences ; très peu soluble dans l'eau (1 p. 1300). Sa tension de vapeur est considérable à la température ordinaire ; aussi de petits fragments de Camphre projetés sur l'eau sont-ils animés de mouvements gyratoires.

Au point de vue chimique, le Camphre $C^{10}H^{16}O$ est la cétone du Bornéol ; il n'est pas oxydé par le permanganate de potassium en solutions alcalines ; il ne fixe pas le chlore et ne donne avec le brome que des produits de substitution ; avec l'iode, il donne du *Carvacrol*. Sous l'influence des agents déshydratants (anhydride phosphorique, sulfure de phosphore, acide chlorhydrique à 150°), le Camphre fournit du *Cymène* :

$$\underset{\text{Camphre.}}{C^{10}H^{16}O} - H^2O = \underset{\text{Cymène.}}{C^{10}H^{14}}$$

Avec l'acide sulfurique ou le chlorure de zinc, on obtient en plus de la *Camphorone* $C^9H^{14}O$, du *Carvacrol* $C^{10}H^{14}O$, de l'*Éthylxylène*, etc.

Sous l'influence de l'hydrogène naissant (sodium, éthylate de sodium), le Camphre est hydrogéné et transformé en Bornéol $C^{10}H^{18}O$. L'acide azotique l'attaque lentement et le transforme en *Acide camphorique* :

$$\underset{\text{Camphre.}}{C^{10}H^{16}O} + O^3 = \underset{\text{Acide camphorique.}}{C^8H^{14}(CO^2H)^2}$$

Grâce à sa fonction cétonique, le Camphre donne, avec l'hydroxylamine, une oxime, la *Camphoroxime* $C^{10}H^{16}{=}AzOH$.

Le Camphre agit vivement sur les phénols en donnant des combinaisons liquides : mais il ne liquéfie pas les éthers de phénols (Bétol, Salol, etc.)

Usages. — Le Camphre possède des propriétés antiseptiques énergiques que l'on utilise rarement. Il possède des propriétés anaphrodisiaques qui le font employer contre les érections douloureuses de la blennorragie à la dose de 0gr,50 à 2 grammes. On a obtenu de bons résultats de l'emploi de ce médicament en injections sous-cutanées dans le traitement de la tuberculose pulmonaire, à la dose de une à deux seringues entières de Pravaz d'une solution de 25 grammes de Camphre dans 125 grammes d'huile d'olive stérilisée.

A l'extérieur, le Camphre est employé comme analgésique sous forme d'*Alcool camphré*, d'*Huile camphrée* et de *Pommade camphrée*. En poudre fine, c'est un bon topique pour le pansement des chancres et de certaines plaies fétides. Il entre dans la préparation du *Baume Opodeldoch*, etc.

FEUILLES DE ROMARIN

Origine. — Les *Feuilles de Romarin* proviennent du *Romarin officinal*, *Encensier* (*Rosmarinus officinalis*, fig. 365), arbuste toujours vert de la famille des Labiées, qui croît dans la région méditerranéenne depuis l'Espagne jusqu'à l'Asie Mineure ; il est cultivé pour l'industrie de l'essence dans certaines îles de la Dalmatie.

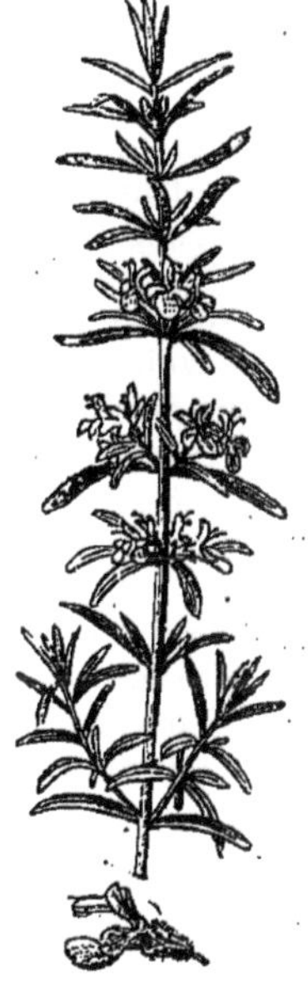

Fig. 365. — Rameau fleuri de Romarin.

Caractères extérieurs. — Ces feuilles sont sessiles, coriaces, cassantes, très étroites, acuminées au sommet, à bords fortement réfléchis, et présentant alors l'aspect de longues aiguilles un peu aplaties ; elles mesurent de 1 à 2 centimètres de long sur 1 à 2 millimètres de large. La face supérieure est vert pâle, glabre, un peu lustrée, finement chagrinée ; la face inférieure est blanchâtre et finement tomenteuse. Odeur aromatique, camphrée, très forte sur les feuilles fraîches, très faible sur les feuilles sèches ; saveur légèrement aromatique, un peu amère.

Caractères microscopiques. — L'épiderme supérieur présente quelques poils courts et coniques ; l'épiderme inférieur est pourvu de stomates et porte un grand nombre de poils pluricellulaires ramifiés comme ceux du calice de la Lavande (Voy. fig. 333, p. 566) ; ce sont ces poils qui donnent à la face inférieure son aspect tomenteux. En outre, les deux épidermes portent des glandes externes à 4 ou 8 cellules, quelquefois unicellulaires. Sous l'épiderme supérieur, on trouve un hypoderme formé de 2 à 3 rangs de cellules à contenu incolore, puis un parenchyme chlorophyllien en palissade à la partie supérieure, lacuneux à la partie inférieure.

Composition chimique. — Les Feuilles de Romarin renferment un principe amer, un tanin et surtout une *huile essentielle.*

L'*Essence de Romarin* est préparée dans le midi de la France et en Dalmatie; le rendement est de $1^{gr},50$ à 3 grammes par kilogramme de plante. C'est un liquide fluide, incolore ou jaunâtre, mais qui brunit et s'épaissit au bout d'un certain temps; il répand une odeur très aromatique, camphrée, et possède une saveur chaude et camphrée. Sa densité à 15° varie de 0,900 à 0,920; elle est faiblement dextrogyre, de $+ 0°45'$ à $4°30'$; elle bout à 150°. Elle est soluble en toutes proportions dans l'alcool absolu; l'iode exerce sur elle une action très vive.

L'Essence de Romarin renferme du *Pinène gauche* (80 p. 100), du *Camphre* droit et gauche (4 à 5 p. 100), du *Bornéol* (11 à 15 p. 100) et du *Cinéol* en petite quantité.

Falsifications et essai de l'Essence de Romarin. — Ce produit a été fraudé avec de l'Essence de Térébenthine (jusqu'à 75 p. 100), de l'alcool et du pétrole.

L'*alcool* sera reconnu par les procédés déjà indiqués. On pourra aussi agiter l'essence avec de la glycérine, qui dissout l'alcool et non l'essence; le volume de cette dernière diminuera donc, tandis que celui de la glycérine sera augmenté.

La présence du *pétrole* sera indiquée par les constantes physiques.

L'*Essence de Térébenthine* sera décelée par agitation du mélange avec l'alcool absolu qui dissout seulement l'Essence de Romarin et non l'Essence de Térébenthine. Celle-ci se sépare sous forme de gouttelettes, si l'on a opéré avec parties égales d'alcool et d'essence falsifiée.

On pourra encore déterminer le pouvoir rotatoire du premier dixième qui passe à la distillation; cette fraction doit être *dextrogyre*, quelle que soit l'origine de l'essence.

Usages. — Les Feuilles de Romarin possèdent les propriétés stimulantes des Labiées; on les emploie en infusion (5 à 20 p. 1000); elles entrent dans la préparation de l'*Alcoolat vulnéraire*.

L'Essence de Romarin fait partie du *Baume Opodeldoch* et de l'*Eau de Cologne*; elle a passé pour ténifuge.

Les *Sommités fleuries de Marjolaine*, fournies par l'*Origanum Majorana*, Labiée annuelle du sud de l'Europe, très cultivée dans les jardins, donne environ 0,50 p. 100 d'une essence jaune ou verdâtre, devenant brune après plusieurs mois, d'une densité variant entre 0,890 et 0,900, bouillant à 160° et ayant un pouvoir rotatoire dextrogyre $[\alpha]_D = + 17°$. Cette essence est composée d'un *terpène dextrogyre* (5 p. 100), d'un mélange dextrogyre de *Camphre* et de *Bornéol* (85 p. 100) et de *résine* (10 p. 100).

Ces sommités fleuries sont employées comme stimulantes en infusion (20 p. 1000); les feuilles rentrent dans la *Poudre sternutatoire* du Codex; dans le Midi, on emploie la plante entière comme condiment.

h. — Groupe de la Cantharidine.

La *Cantharidine*, principe vésicant, se rencontre dans les Insectes de l'ordre des Coléoptères, de la section des *Hétéromères* et de la famille des *Méloïdés* ou *Vésicants*; tous les Méloïdés sont vésicants à divers degrés et eux seuls le sont parmi les Insectes. De tous ces Insectes vésicants, on emploie surtout les *Cantharides*, parce que leur habitude de voyager par bandes permet de se les procurer plus facilement et en plus grande quantité.

CANTHARIDE OFFICINALE

Origine et récolte. — La *Cantharide officinale* (*Cantharis vesicatoria*, *Lytta vesicatoria*), vulgairement appelée *Mouche d'Espagne*, habite surtout les contrées méridionales de l'Europe (Espagne, Italie, Sicile); mais on la rencontre jusqu'en Suède et elle est surtout commune dans l'Ukraine, d'où on l'exporte par Leipzig. Ces Insectes se trouvent principalement sur les Frênes, les Lilas, les Troènes, les Jasmins; toutefois on les rencontre aussi sur les Rosiers, les Sureaux, les Peupliers, les Saules, les Pommiers, plus rarement sur les Noyers. Elles s'abattent en essaims nombreux sur ces arbres dont elles dévorent les feuilles.

On les récolte le matin, avant le lever du soleil, quand elles sont encore engourdies par le froid; on secoue les branches qu'elles habitent et on les reçoit sur des draps étendus au-dessous. On les ramasse avec des gants et on les tue en les plongeant dans l'eau bouillante ou en les exposant à la vapeur du vinaigre bouillant. On les fait sécher au soleil ou à l'étuve à une basse température et on les conserve en vases clos, dans des endroits secs, car l'humidité détruit la Cantharidine.

Les Cantharides se conservent difficilement, car elles sont rapidement attaquées par divers Insectes (Dermestes, *Ptinus*, Anthrènes [*Anthrenus musæorum*], *Tyroglyphus longior*, *Anobium pani-*

ceum), qui en dévorent toutes les parties molles dans lesquelles se trouve contenu le principe actif. On a préconisé le Camphre ou une petite quantité de mercure placé au fond du vase comme préservatif. Le meilleur moyen est de les enfermer au sortir de l'étuve, encore chaudes, dans des vases stérilisés que l'on bouche hermétiquement.

Caractères extérieurs. — La Cantharide (fig. 366) est un Insecte d'un beau vert métallique, à reflets cuivrés, long de 15 à 20 millimètres et large de 4 à 6 millimètres. La tête est cordiforme, un peu inclinée en dessous, et porte des antennes noires, filiformes, composées de onze articles; elle est séparée du premier article du thorax (corselet) par un étranglement très marqué. Le corselet est presque carré et présente en son milieu, ainsi que la tête, une dépression linéaire profonde. L'abdomen allongé, presque cylindrique, est recouvert complètement par les élytres flexibles, rugueuses, pourvues sur leur bord interne de deux nervures longitudinales assez déliées; les ailes inférieures sont membraneuses et transparentes. Les pattes sont grêles, à torses filiformes terminés par deux crochets non pectinés. Les mâles sont plus petits que les femelles. L'odeur est forte, très pénétrante et rappelle celle de la Souris; la saveur est très faible, mais le contact de la drogue avec la muqueuse des lèvres ou de la langue peut y faire apparaître rapidement de petites phlyctènes.

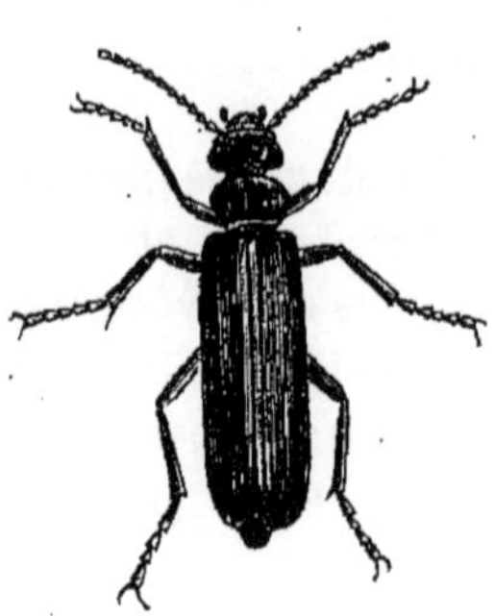

Fig. 366. — Cantharide officinale.

Composition chimique. — Les Cantharides renferment, entre autres produits, des phosphates, de l'acide urique, une huile verte non vésicante et surtout un principe vésicant, la *Cantharidine*, en partie libre, en partie combiné à la magnésie. Ce principe, absent des parties chitineuses et des organes digestifs, est renfermé dans le sang et surtout, ainsi que l'a montré Beauregard, dans les organes génitaux qui semblent être le lieu d'élection de la Cantharidine. Chez le mâle, les testicules et les canaux déférents sont inactifs, mais les vésicules séminales sont très actives; chez la femelle, l'appareil génital tout entier jouit de la propriété vésicante, dont participent les œufs eux-mêmes.

La *Cantharidine* $C^{10}H^{12}O^{4}$ cristallise en prismes clinorhombiques, lamelleux, brillants, incolores, inodores, neutres aux réactifs; elle est très peu soluble dans l'eau, à peine soluble dans l'alcool froid, un peu plus dans l'alcool concentré et bouillant (2,168 p. 100), soluble dans l'acétone, l'éther froid, l'Essence de Térébenthine bouillante, dans l'acide acétique à chaud; son meilleur dissolvant est l'acide formique; elle est à peu près complètement insoluble dans le sulfure de carbone.

La Cantharidine fond à 218° et se sublime en aiguilles fines dès 121°; les oxydes métalliques s'y combinent en donnant des *Cantharidates* solubles qui, traités par les acides, donnent de la Cantharidine et non de l'acide cantharidique.

La Cantharidine est l'anhydride de l'*Acide cantharidique* $C^{10}H^{14}O^5$; en effet, chauffée avec les alcalis en présence de l'eau, elle s'hydrate et se transforme en Acide cantharidique :

$$\underset{\text{Cantharidine.}}{C^{10}H^{12}O^4} + KOH + H^2O = \underset{\text{Cantharidate acide de potassium.}}{C^{10}H^{13}KO^5,H^2O}$$

Elle se combine avec l'hydroxylamine pour donner une oxime; elle forme de même une hydrazone avec la phénylhydrazine. Chauffée avec l'acide iodhydrique, elle fournit un isomère, l'*Acide cantharique* $C^{10}H^{12}O^4$, non vésicant. Chauffée avec la chaux sodée, elle se décompose en produisant du *Cantharène* qui est du dihydroorthoxylène et de l'*Orthoxylène* ou orthodiméthylbenzène:

$$\underset{\text{Cantharidine.}}{2(C^{10}H^{12}O^4)} = \underset{\text{Canthar\`ene.}}{C^8H^{12}} + \underset{\text{Orthoxyl\`ene.}}{C^8H^{10}} + 4CO^2 + H^2$$

Ces réactions montrent clairement les liens qui unissent la Cantharidine à la série des terpènes et on peut, d'après ce qui vient d'être dit, la représenter par la formule suivante :

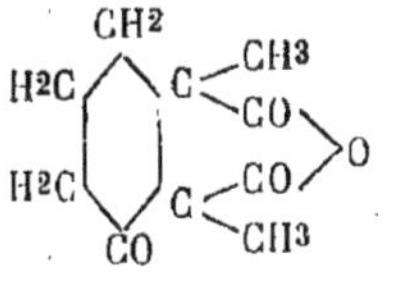

```
          CH2
   H2C  /    \  C <CH3
                  \CO\
   |           |      >O
   H2C         C <CO/
        \    /    \CH3
          CO
```

Falsifications et essai. — En raison du prix relativement élevé des Cantharides, elles sont sujettes à être falsifiées. Ainsi on les rend plus lourdes en les immergeant dans l'huile ou dans l'eau; ou bien on en extrait la Cantharidine par un traitement avec l'alcool ou avec l'Essence de Térébenthine; enfin on les additionne d'autres espèces de Cantharides moins actives (*Cantharis togata*) ou de divers Coléoptères à élytres vert doré (*Chrysomela fastuosa*, *Callichroma moschata*, *Sylpha quartapunctata*, *Cetonia aurata* (fig. 367), *Carabus auratus* (fig. 368).

La présence de l'*huile* est décelée par un rapide lavage à l'éther, qui entraîne la matière grasse ; parfois la proportion d'huile est telle, que les Cantharides tachent le papier avec lequel on les comprime légèrement.

L'existence de l'*eau* est indiquée par la perte de poids qu'elles éprouvent quand on les met à l'étuve.

On reconnaît que les Cantharides ont été traitées par l'alcool ou par l'Essence de Térébenthine, à l'aide de deux moyens : 1° par le dosage de

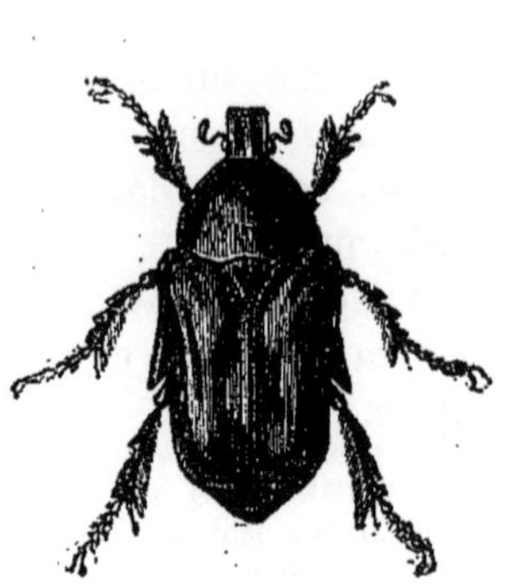

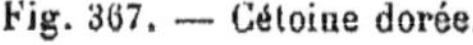

Fig. 367. — Cétoine dorée.

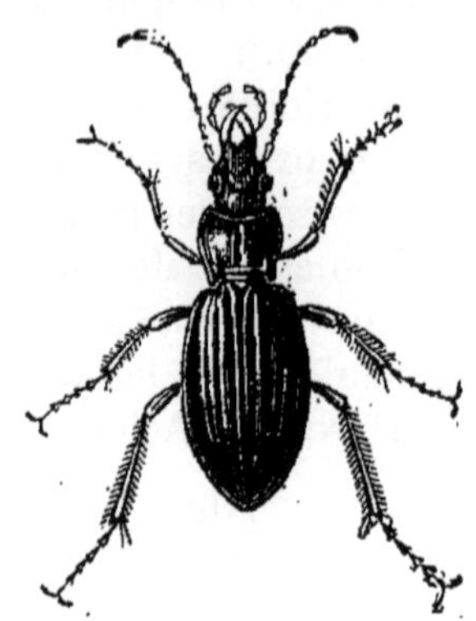

Fig. 368. — Carabe doré.

la Cantharidine ; 2° par le dosage de l'extrait, sachant que les Cantharides fournissent 15 à 16 p. 100 d'extrait alcoolique.

L'Essence de Térébenthine sera reconnue, d'ailleurs, par la matière résineuse que l'on obtient en lavant les Cantharides avec de l'éther.

Quant aux Insectes dont nous avons signalé l'addition, il est difficile de concevoir qu'ils puissent être confondus avec les Cantharides entières, tant la forme et la coloration de celles-ci sont caractéristiques ; un simple examen permettra donc de reconnaître la falsification. Mais si leur poudre a été ajoutée à celle des Cantharides, il est nécessaire de doser la Cantharidine dont la quantité sera nécessairement d'autant moindre que la poudre aura été additionnée d'une proportion plus grande d'Insectes non vésicants.

Les procédés de dosage de la Cantharidine sont nombreux, mais un grand nombre d'entre eux sont défectueux, parce qu'ils ne permettent de doser que la Cantharidine libre et non la Cantharidine combinée. Il faut donc faire usage des procédés qui permettent de doser la Cantharidine totale. Le suivant est assez précis.

On met dans un récipient en porcelaine, 10 grammes de poudre de Cantharides et on ajoute un mélange préalablement fait de 0gr,20 d'acide sulfurique ($d = 1,838$) et de 5 grammes d'éther acétique ($d = 0,902$) ; on remue soigneusement le tout et on abandonne au repos pendant deux jours. On ajoute alors 0gr,40 de carbonate de baryte, on mélange bien et on épuise la masse dans un appareil à reflux avec de l'éther acétique.

On distille la solution éthérée, et le résidu, composé de Cantharidine, de matières grasses et de matières résineuses, est abandonné au repos pendant huit jours dans une capsule de porcelaine, ce qui permet à la

Cantharidine de cristalliser. On traite le résidu par du sulfure de carbone jusqu'à dissolution complète des matières grasses, puis on jette sur un filtre et on lave encore les cristaux à deux ou trois reprises avec du sulfure de carbone. On reporte la Cantharidine ainsi débarrassée de la matière grasse dans une capsule, on triture, on ajoute 30 grammes d'alcool à 90°, et on chauffe au bain-marie jusqu'à ébullition. On retire la capsule et on la laisse au repos pendant vingt-quatre heures, après l'avoir recouverte d'une lame de verre. Au bout de ce temps, on recueille les cristaux sur un filtre taré, et on les lave encore une ou deux fois avec 30 grammes d'alcool. On laisse sécher et on pèse; l'augmentation de poids du filtre donne la quantité de Cantharidine totale contenue dans 10 grammes de Cantharides. Il est nécessaire de faire une correction pour la solubilité de la Cantharidine dans le sulfure de carbone et dans l'alcool; à cet effet, on ajoute au poids trouvé 0gr,0018 par 10 c.c. de sulfure de carbone et 0,0077 par 10 c.c. d'alcool. La proportion de Cantharidine ne doit pas être inférieure à 0gr,45 p. 100.

Une opération analogue, effectuée avec de l'éther acétique non acidifié, fait connaître la Cantharidine libre; la différence des deux résultats représente la Cantharidine combinée. L'absence de cette dernière indique l'épuisement par des dissolvants acides.

Usages. — Les Cantharides sont surtout employées à l'extérieur comme vésicantes; on s'en sert pour produire une dérivation ou une révulsion. A l'intérieur, elles produisent une irritation gastro-intestinale, bientôt suivie de l'inflammation des organes génito-urinaires. Celle-ci peut se produire par simple application des vésicatoires; on évite cet inconvénient en les saupoudrant de Camphre ou en les arrosant d'éther camphré.

Les Cantharides ne sont plus guère usitées à l'intérieur; cependant la teinture a été préconisée par certains praticiens à la dose de 8 à 10 gouttes, dans la néphrite aiguë. Elles constituent un aphrodisiaque dangereux et trompeur.

Les Cantharides forment la base d'une foule de préparations : la *poudre* (0gr,02 à 0gr,05 à l'intérieur); l'*extrait éthéré*; la *teinture alcoolique* à 10 p. 100 (6 à 10 gouttes à l'intérieur; en frictions comme rubéfiant et vésicant à l'extérieur); l'*emplâtre vésicatoire* du Codex; le *sparadrap vésicant*; les *mouches de Milan*; la *pommade épispastique* verte ou jaune; les *papiers épispastiques*; le *collodion cantharidiné* dont les applications produisent la vésication en quelques heures; la *pommade de Dupuytren*, très employée contre l'alopécie, etc.

Les *Cantharidates* sont extrêmement irritants et peuvent servir de succédanés aux Cantharides; on prépare des sparadraps vésicants à base de *Cantharidate de potassium* ou *de sodium*. Le *Cantharidate de Cocaïne*, ou du moins le produit non défini ainsi désigné par le

Dr Hennig, aurait sur les autres Cantharidates la propriété de produire la vésication sans douleur.

D'autres Insectes du même groupe sont utilisés comme vésicants. En Amérique, on emploie surtout la *Cantharide pointillée* (*Lytta adspersa*) qui vit à Montévidéo sur la Bette (*Beta vulgaris*, var. *Cicla*); cette espèce est aussi vésicante que la Cantharide officinale et aurait l'avantage de ne point provoquer d'irritation du côté des organes génito-urinaires. On fait également usage à Montévidéo des *Lytta vidua* et *Epicauta cavernosa*.

Les *Mylabres* (*Mylabris*) ont les antennes formées de onze articles et renflées en massue à l'extrémité ; leur corps est convexe, tantôt noir avec des taches jaunes ou rougeâtres, tantôt jaune avec des taches ou des bandes transversales noires. Certaines espèces sont aussi vésicantes que les Cantharides; les Mylabres sont les Cantharides des anciens qu'ils employaient pour l'usage médical. On en compte environ 200 espèces, mais on emploie surtout les espèces suivantes :

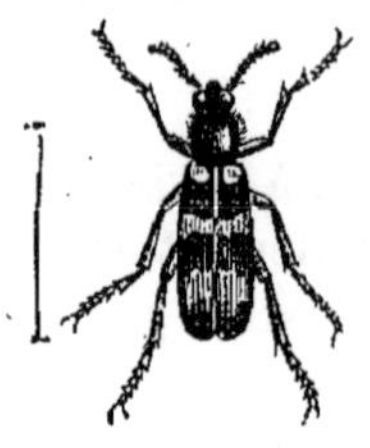

Fig. 369. — Mylabre variable.

Mylabre variable (*M. variabilis*) (fig. 369), long de 18 à 20 millimètres ; tête et thorax noirs et velus ; élytres jaunes, avec trois bandes transversales noires, inégales, l'une à 3 millimètres environ de la base; la seconde située environ aux 2/5 de la longueur de l'élytre ; la troisième occupant son extrémité. Ce Mylabre habite les régions chaudes de l'Europe et remonte, en France, dans la vallée de la Loire. On l'emploie en Italie, en Grèce et en Égypte. Il vit sur les fleurs des Synanthérées.

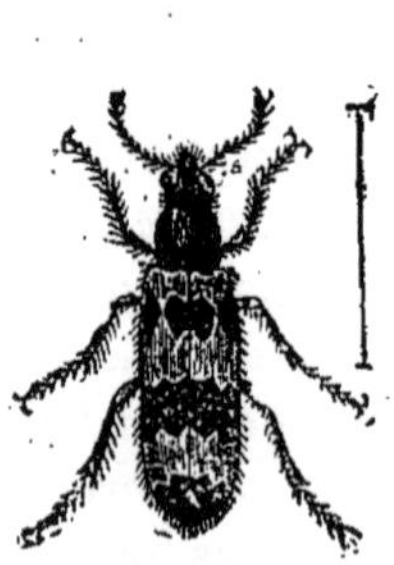

Fig. 370. — Mylabre de la Chicorée.

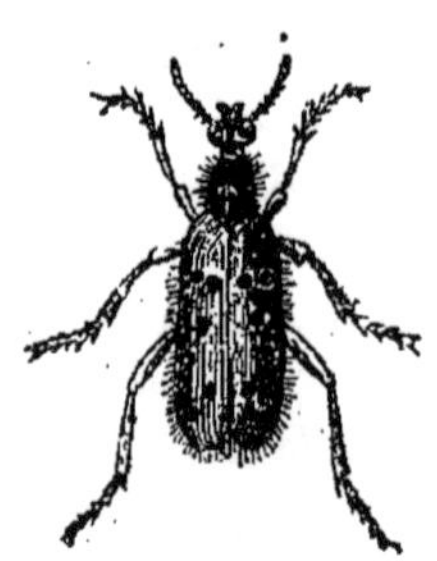

Fig. 371. — Mylabre bleuâtre.

Mylabre de la Chicorée (*M. Cichorii*) (fig. 370), un peu plus grand que le précédent, auquel il ressemble beaucoup. Il en diffère par ses bandes noires plus étroites, dont l'antérieure est interrompue ou n'atteint pas le bord interne de l'élytre. Cette espèce est confondue souvent à tort avec le Mylabre variable ; elle paraît exclusive à la Chine.

Mylabre bleuâtre (*M. cyanescens*) (fig. 371), à peu près de la grandeur du Mylabre variable ; tête et corselet noirs et velus ; élytres jaune brunâtre, avec six taches noires punctiformes disposées deux par deux. Il est commun en Espagne et dans le midi de la France, surtout à Perpignan. Il serait plus actif que le Mylabre variable.

Mylabre du Sida (*M. Sidæ*), élytres brun rougeâtre, avec des bandes. Il est principalement usité en Chine, d'où on l'exporte en d'autres pays.

Le *Mylabre de l'Olivier* (*M. Oleæ*), qui habite l'Algérie, serait aussi très utilisable.

Dans le tableau ci-dessous, nous résumons les caractères des quatre espèces importantes.

Élytres.	jaune d'ocre; bande antérieure	atteignant le bord interne de l'élytre	*M. variable.*
		interrompue ou n'atteignant pas le bord interne	*M. de la Chicorée.*
	brun rougeâtre ; bande antérieure entière		*M. du Sida.*
	jaune brunâtre ; bandes remplacées par des points		*M. bleuâtre.*

Les *Méloés* (*Meloe*) ont des antennes moniliformes et sont dépourvus d'ailes membraneuses; les élytres, très réduites, sont croisées à la base, divergentes au sommet, plus courtes que l'abdomen, surtout chez les femelles, où celui-ci est énorme. Les Méloés ont été pendant longtemps utilisés par la médecine vétérinaire, mais ils sont très peu employés aujourd'hui, parce que les Cantharides sont plus faciles à se procurer. Nous nous contenterons de signaler les espèces suivantes :

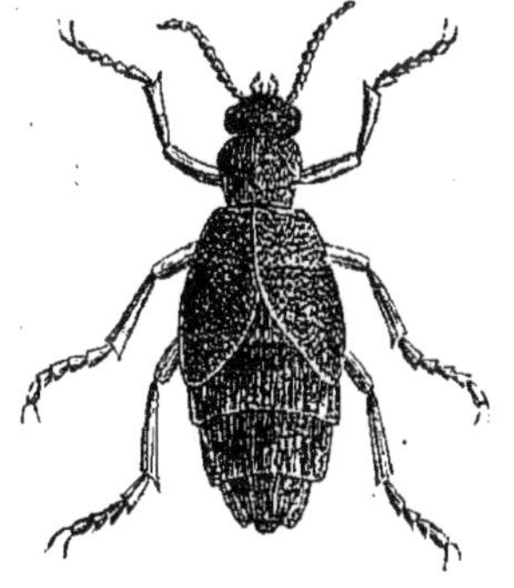

Fig. 372. — Méloé Proscarabée mâle.

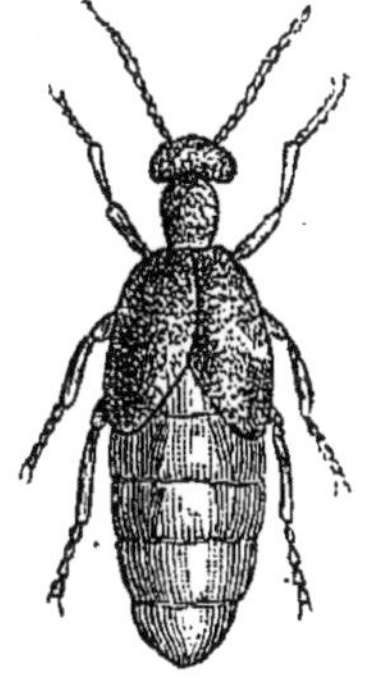

Fig. 373. — Méloé proscarabée femelle.

Méloé proscarabée (*M. proscarabœus*) (fig. 372 et 373), noir bleuâtre, long de 3 centimètres environ ; antennes renflées au milieu, plus longues que la tête et le corselet réunis, avec le dernier article entier, ovoïde-allongé, pointu; élytres légèrement rugueuses.

Méloé varié (*M. variegatus*) (fig. 374), noir verdâtre bronzé ; long d'environ 27 millimètres; tête, corselet et élytres ponctués et rugueux ; pattes bronzées et violacées; antennes filiformes, courtes, assez épaissies. On le trouve aux environs de Paris.

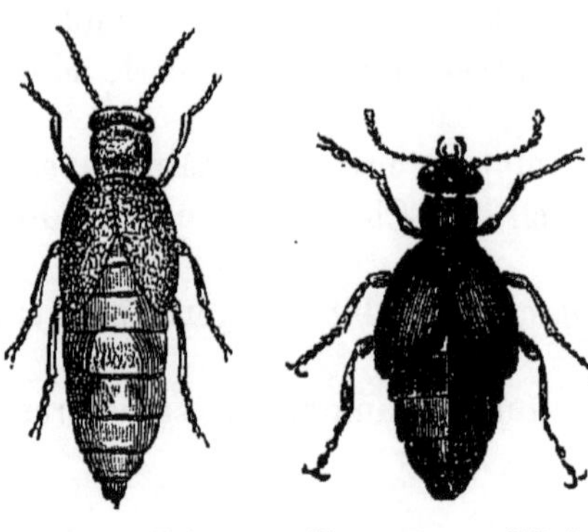

Fig. 374. — Méloé varié femelle.

Fig. 375. — Méloé rugueux.

Méloé rugueux (*M. rugosus*) (fig. 375), noir mat, avec des élytres très rugueuses; antennes épaissies au sommet. Il habite le midi de la France.

Méloé de mai (*M. maialis*), noir mat, sans reflet métallique; long de 27 à 40 millimètres; corselet à peine carré; tête, corselet et élytres à peine rugueux; anneaux de l'abdomen séparés les uns des autres par une bande transversale rougeâtre. Cette espèce est très commune presque partout en France, surtout dans le Midi.

Méloé Tuccia (*M. Tuccia*), noir, long de 27 à 40 millimètres ; antennes courtes, filiformes; tête, corselet et élytres profondément ponctués; corselet échancré à son bord inférieur. Le Tuccia est commun en Italie et dans le midi de la France.

Nous résumons dans le tableau suivant les caractères des cinq espèces que nous venons de décrire :

Antennes	filiformes, courtes, peu épaissies, à sommet	entier ; abdomen..	noir verdâtre, bronzé.	*M. varié.*
			noir mat.............	*M. Tuccia.*
		bilobé ; abdomen avec des bandes rouges......................		*M. de mai.*
	renflées..	au milieu ; abdomen noir bleuâtre ou violacé....		*M. proscarabée.*
		au sommet ; abdomen noir mat.................		*M. rugueux.*

6. — Lactones.

Les *Lactones* sont représentées dans la série des corps odorants. On donne le nom de Lactones à des éthers-sels formés par l'union, avec déshydratation, d'une fonction acide et d'une fonction alcool appartenant à la même molécule ; la nouvelle nomenclature les désigne sous le nom d'*Olides*, rappelant ainsi qu'ils sont des anhydrides mixtes d'alcools et d'acides (*ol*, *ide*).

Les Lactones qui nous intéressent sont l'*Alantolactone* ou *Hélénine* de l'Essence d'Aunée et la *Sédanolide* et l'*Anhydride sédanolique* à la présence desquels on doit attribuer le parfum de l'Essence de Céleri. Il ne sera question ici que de l'Alantolactone.

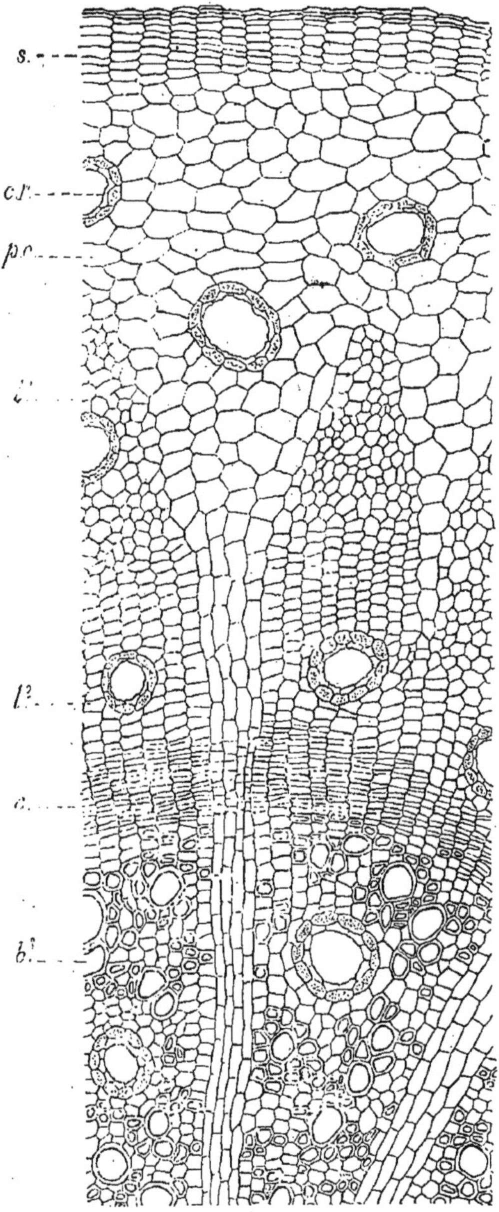

Fig. 376. — Coupe transversale de la Racine d'Aunée.

RACINE D'AUNÉE

Origine. — La *Racine* ou mieux la *Souche d'Aunée* est la portion souterraine de l'*Aunée officinale, Grande Aunée* (*Inula Helenium*), grande et belle plante de la famille des Composées croissant dans les prairies humides et les lieux ombragés de l'Europe centrale et méridionale et de l'Asie moyenne. Elle est cultivée en grand en Hollande et dans quelques parties de l'Angleterre et de la Suisse.

Caractères extérieurs. — La Souche d'Aunée se compose d'un rhizome très court et très épais, d'où se détachent un grand nombre de racines de la grosseur du doigt environ. Pour l'usage commercial, la souche est ordinairement divisée en rondelles de un demi à 1 centimètre d'épaisseur et les racines sont fendues suivant la longueur ou coupées en tronçons de 2 à 4 centimètres de long. Quelle que soit leur forme, ces fragments sont de couleur gris brun et cassants; leur cassure est lisse et d'aspect corné. La section transversale montre un tissu de couleur jaunâtre dans lequel un examen attentif fait reconnaître une écorce assez mince et une masse centrale, striée radialement, représentant le bois. L'odeur est aromatique, rappelant celle de la Violette et du Camphre; la saveur est aromatique, âcre, un peu amère.

Caractères microscopiques. — Cette racine présente : 1° un liège (*s*, fig. 376); 2° un parenchyme cortical secondaire (*p. c*) renfermant des canaux sécréteurs (*c. r*) assez volumineux; 3° une zone libérienne formée de faisceaux coniques, séparés les uns des autres par de larges rayons médullaires et constitués par du liber primaire (l^1) dans la partie extérieure, et par du liber secondaire (l^2) à cellules en files régulières dans la partie interne; ces faisceaux renferment aussi des canaux sécréteurs; 4° une assise de cambium (*c*); 5° le cylindre ligneux formé de longs faisceaux coniques de parenchyme ligneux (b^2) dans lesquels on observe de larges vaisseaux du bois, quelques faisceaux de fibres et des canaux sécréteurs. Ces faisceaux ligneux sont séparés les uns des autres par de larges rayons médullaires qui renferment aussi des canaux sécréteurs. Dans la racine, le centre est occupé par le bois primaire; dans le rhizome, on observe une moelle assez large.

Composition chimique. — La Racine d'Aunée renferme 44 p. 100 d'*Inuline* et 1 à 2 p. 100 d'*huile essentielle*.

L'*Essence d'Aunée*, solide à la température ordinaire, est douée d'une odeur agréable; sa densité varie de 0,900 à 0,930 à 15°. Elle est constituée par une portion liquide, lévogyre, l'*Alantol* $C^{10}H^{16}O$ ($C^{20}H^{32}O$, d'après Schimmel) distillant aux environs de 200°, et par un élément solide qui est l'*Alantolactone* ou *Hélénine* $C^{15}H^{20}O^2$, cristallisant dans l'alcool aqueux en aiguilles blanches, fusibles à 76°.

Usages. — La Racine d'Aunée est stimulante, tonique et diaphorétique; elle favorise l'expectoration bronchique.

L'Essence d'Aunée et surtout l'Alantolactone (Hélénine) ont été préconisées comme spécifiques de la tuberculose; elles agiraient comme antiseptiques à la façon de la Créosote de Hêtre.

7. — Phénols et dérivés phénoliques.

Les constituants principaux d'un certain nombre de médicaments naturels (Thym, Girofle, Anis, Sassafras, Persil, etc.) sont, soit des *Phénols*, c'est-à-dire des corps qui résultent du remplacement, dans le noyau cyclique, d'un ou plusieurs atomes d'hydrogène, par un ou plusieurs oxhydriles OH, soit des *Éthers phénoliques*. Chacun des produits dont nous allons faire l'étude renferme généralement deux composés isomériques, l'isomérie pouvant provenir simplement du déplacement du groupe COH dans le noyau, ou bien du remplacement de la chaîne latérale allylique $CH^2 - CH = CH^2$ par la chaîne propénylique $CH = CH - CH^3$. On passe facilement du phénol ou de l'éther phénolique à chaîne allylique à l'isomère propénylique, par ébullition avec la potasse alcoolique ou mieux avec l'amylate de sodium.

Extraction des Phénols. — Pour extraire les Phénols des produits qui les renferment, on utilise la propriété que possèdent ces corps de se dissoudre dans les liqueurs alcalines. On agite l'essence avec quantité suffisante de solution de soude ou de potasse à 10-20 p. 100 qui dissout le phénol. On ajoute un peu d'eau chaude pour faciliter la séparation de l'huile non dissoute, que l'on décante; puis la solution alcaline est agitée avec de l'éther pour enlever les dernières traces des substances non phénoliques. On précipite le phénol en ajoutant petit à petit, pour éviter l'échauffement, de l'acide chlorhydrique ; on enlève le phénol mis en liberté au moyen de l'éther, puis on le rectifie dans le vide et on le soumet à la cristallisation, s'il y a lieu.

Quant aux éthers phénoliques, on les isole par distillation fractionnée ou par refroidissement, selon le cas.

Dosage des Phénols. — Pour doser les Phénols, il existe un certain nombre de procédés généraux qui sont suffisants lorsqu'on désire seulement obtenir une approximation; si l'on veut des résultats précis, il faut employer des procédés particuliers pour chaque phénol. Nous nous contenterons d'indiquer ici quelques procédés généraux.

On agite un poids déterminé d'essence avec un excès de solution de potasse à 10 p. 100, et on extrait avec de l'éther la partie non phénolique qui n'a pas été dissoute par la potasse. On évapore la solution éthérée au bain-marie dans une capsule tarée, et on détermine le poids du résidu; on a par différence le poids des phénols contenus dans l'essence mise en expérience.

Le *procédé de Schryver*, appliqué au dosage des phénols dans les essences, paraît donner de bons résultats. On utilise dans ce procédé la propriété que possède l'amidure de sodium AzH^2Na de donner avec les phénols un phénol sodé et du gaz ammoniac qui se dégage. En recevant ce gaz dans une solution d'acide sulfurique titré en excès, on pourra, par un dosage acidimétrique, conclure à la quantité de phénol si celui-ci est connu, sinon à l'*indice d'hydroxyle*. Sous ce nom, M. Schryver désigne le nombre de centimètres cubes d'acide sulfurique N nécessaire pour neutraliser l'ammoniaque dégagée par 1 gramme de produit phénolique. L'eau décomposant aussi l'amidure de sodium, il faut priver le corps d'humidité, ce qu'on fait en dissolvant le corps dans la benzine et chauffant cette solution après addition d'acétate de sodium fondu.

Voici le mode opératoire de ce dosage. On pulvérise 1 gramme environ d'amidure de sodium, on le lave à plusieurs reprises à la benzine, puis on l'introduit avec 60 c.c. environ de benzine exempte de thiophène dans un ballon de 200 c.c. On adapte à ce ballon un bouchon percé de deux ouvertures, l'une mettant le récipient en communication avec un réfrigérant à reflux, l'autre portant un entonnoir à robinet plongeant dans la benzine. On chauffe au bain-marie à l'ébullition et on fait arriver par l'entonnoir un courant d'air sec et dépouillé d'acide carbonique. Après dix minutes d'ébullition, l'air a entraîné les dernières traces d'ammoniaque provenant d'une légère décomposition de l'amidure. On adapte alors à l'extrémité du réfrigérant un récipient contenant 20 c.c. d'une solution d'acide sulfurique N; on introduit par l'entonnoir, dans le liquide en ébullition, 1 ou 2 grammes du produit à essayer; on rince à la benzine, et on fait passer le courant d'air une heure et quart. L'acide sulfurique en excès est titré avec le carbonate de soude et le méthylorange. De la quantité d'ammoniaque dégagée on déduit la proportion de phénol d'après l'équation suivante :

$$C^6H^5.OH + AzH^3Na = C^6H^5O.Na + AzH^3$$

Phénol monovalent.	Amidure de sodium.	Phénol sodé.	Ammoniaque.

Dosage des éthers phénoliques. — Les éthers phénoliques des essences naturelles étant surtout des éthers méthyliques, on opère leur dosage en calculant la quantité d'iodure de méthyle formé sous l'influence de l'acide iodhydrique. On emploie le *procédé Zeisel* dont le principe est le suivant : on fait bouillir la substance avec de l'acide iodhydrique ($d = 1,68$) préparé avec du phosphore. Il se forme de l'iodure de méthyle qu'on reçoit dans une solution alcoolique de nitrate d'argent; on obtient de l'iodure d'argent que l'on pèse. Du poids de celui-ci, on déduit le poids des groupements méthoxyle OCH^3, sachant qu'une molécule d'iodure d'argent correspond à un groupement OCH^3.

On opère de la façon suivante : dans un petit ballon de 30 à 35 c.c. de capacité, on pèse environ 0gr,20 — 0gr,30 de la substance à analyser; on ajoute 10 c.c. d'acide iodhydrique, et on chauffe le mélange à l'ébullition au bain de glycérine en même temps qu'on fait passer dans le ballon, par un tube effilé plongeant jusqu'au fond, un courant d'acide carbonique réglé à raison de trois bulles par deux secondes. Les gaz qui se dégagent traversent un tube à boules spécial, à l'extérieur duquel circule de l'eau à 40-50°. Ce tube à boules sert à la fois de réfrigérant à reflux et de laveur; il renferme en effet un mélange d'eau et de phosphore rouge destiné à absorber les vapeurs d'iode et d'acide iodhydrique. Ce tube est relié à un système de deux ballons placés à la suite l'un de l'autre et renfermant suivant les cas, pour absorber l'iodure de méthyle, 50 ou 25 c.c. d'une solution alcoolique d'azotate d'argent ainsi composée : azotate d'argent, 2 p.; eau, 5 p.; alcool absolu, 45 c.c. On juge que l'absorption est terminée quand le liquide qui recouvre le précipité dans le premier ballon est devenu clair, ce qui a lieu au bout d'une heure et demie à deux heures et demie. Si le contenu du second ballon ne se trouble pas quand on l'étend de cinq fois son volume d'eau, on n'a pas à s'en occuper.

On enlève le ballon, on décante la liqueur claire alcoolique dans un vase à précipité de 500 c.c., on lave le précipité à deux ou trois reprises avec 30 c.c. d'eau, que l'on verse dans le vase, et on étend la liqueur à 300 c.c.; on additionne de quelques gouttes d'acide azotique, on chauffe pour se débarrasser de l'alcool, et avec de l'eau chaude on ramène à 300 c.c. On chauffe également avec 20 c.c. d'acide azotique le précipité resté dans le ballon; enfin on rassemble les deux précipités d'iodure d'argent sur un filtre taré, on lave, on sèche à 120° et on pèse. En multipliant le poids trouvé par le poids du radical méthyle et divisant le produit par le poids moléculaire de l'iodure d'argent, 135, on obtient la quantité de méthyle équivalente au précipité d'iodure d'argent obtenu.

a. — Groupe du Thymol et du Carvacrol.

Ces deux phénols isomères se rencontrent souvent dans les essences simultanément.

1. *Thymol.* — Le Thymol $C^{10}H^{14}O$ a été extrait primitivement de l'Essence de Thym ; on l'a trouvé depuis dans l'Essence de *Monarda punctata*, et, associé au Carvacrol, dans l'Essence de Serpolet.

Le Thymol est solide ; il cristallise en tables rhomboïdales ou en prismes assez volumineux, fondant vers 50° et bouillant à 230°. Sa densité est 1,07 à 12° ; elle est de 0,969 à 24° (par rapport à l'eau à 4°). Son odeur aromatique est caractéristique de celle de l'Essence de Thym. Le Thymol est peu soluble dans l'eau qui n'en dissout guère que 3 grammes par litre; il est très soluble dans l'alcool, l'éther, l'acide acétique.

A l'encontre du phénol ordinaire, le Thymol en solution aqueuse ne se colore pas par le perchlorure de fer; avec l'eau de brome, on n'observe qu'un trouble laiteux. La solution aqueuse de Thymol traitée par un demi-volume d'acide acétique cristallisable, puis par 1 volume d'acide sulfurique et chauffée, se colore en violet rouge ; cette solution montre au spectroscope des bandes d'absorption caractéristiques.

Le chlore et le brome donnent avec le Thymol des produits de substitution. Traité par l'iode en solution alcaline ou par l'iodure de potassium en présence d'hypochlorites alcalins, le Thymol donne naissance à un dérivé iodé qui a reçu le nom d'*Aristol*.

$$2C^{10}H^{14}O + 4I = C^{20}H^{26}O^{2}I^{2} + 2HI$$

Thymol. Aristol.

Dosage du Thymol. — On précipite le Thymol en solution alcaline par l'iode, puis on acidule la liqueur et on y titre l'excès d'iode avec l'hyposulfite de soude. De la quantité d'iode employé, on déduit la quantité de Thymol contenue dans un poids donné d'essence, sachant que chaque molécule de Thymol exige quatre molécules d'iode pour être précipitée. L'équation qui rend compte de la réaction est la suivante :

$$C^{10}H^{14}O + 4I + NaOH = C^{10}H^{12}I^{2}O + 2NaI + 2H^{2}O.$$

Il en résulte que la quantité de Thymol contenue dans le poids p d'essence employé est de 0,003741 n, en grammes, n étant le nombre de centimètres cubes de solution normale d'iode utilisés pour la précipitation. On en déduit la teneur en Thymol pour 100 d'essence.

2. *Carvacrol.* — Cet isomère de position du Thymol est assez ancien, car dès 1842 on en avait fait la synthèse en partant de la Carvone de l'Essence de Carvi. Depuis, le Carvacrol a été trouvé à l'état naturel dans l'Essence d'Origan, dans celle de Serpolet où il accompagne le Thymol et dans l'Essence de Sarriette.

C'est une huile épaisse qui se solidifie à — 20°, fond à 0° et bout à 236°5-237° ; sa densité est 0,9854 à 15° ; chauffée avec l'anhydride phosphorique, elle donne du propylène et de l'orthocrésol.

SOMMITÉS FLEURIES DE THYM

Usages. — Les *Sommités fleuries de Thym* sont fournies par le *Thym commun*, *Farigoule* (*Thymus vulgaris*), plante vivace, suffrutescente, de la famille des Labiées, qui est abondante dans tous les terrains secs de la région méditerranéenne ; il est cultivé dans les jardins comme plante culinaire et ornementale, et dans les environs de Nîmes pour l'extraction de l'essence, dont on fait deux distillations par an.

Caractères extérieurs. — Les rameaux ligneux, grêles, dressés et velus, portent de petites feuilles sessiles, ovales-oblongues, de 1 centimètre de longueur, non ciliées à la base, à bords fortement enroulés; elles ont une teinte grise à la face supérieure. Les fleurs de couleur blanche ou rosée sont disposées en capitules ou en épis à l'extrémité des rameaux. L'odeur de toute la plante est très forte et caractéristique; la saveur est fortement aromatique.

Caractères microscopiques. — Une coupe de la Feuille de Thym montre que les deux épidermes portent des poils tecteurs et des glandes externes. Les poils tecteurs sont en général très courts, coniques, unicellulaires; on en trouve aussi d'un peu plus longs formés de deux à trois cellules. Les glandes sont à huit cellules, sessiles, logées dans une dépression du limbe foliaire; quelques-unes sont unicellulaires et courtement pédicellées. Le parenchyme est hétérogène asymétrique, sans cristaux.

Composition chimique. — Les sommités de Thym renferment du *tanin*, un *principe amer* et de 0,6 à 1 p. 100 d'*huile essentielle*. Cette essence est *rougeâtre*, quand elle est récente; mais en la distillant de nouveau, on obtient une essence *blanche*, mais un peu moins odorante.

L'*Essence de Thym* est fluide, d'une densité qui varie entre 0,910 et 0,950, lévogyre, neutre au papier de tournesol. Odeur très pénétrante rappelant celle de la plante; saveur chaude et camphrée. Elle se dissout dans son volume d'alcool à 85°. Elle renferme du *Cymène* $C^{10}H^{14}$, du *Pinène*, du *Thymol* et du *Carvacrol* dans la proportion de 20 à 25 p. 100, et une petite quantité de *Bornéol* et de *Linalol*. La proportion de phénols ne doit pas être inférieure à 20 p. 100. Quant au *Thymène* des auteurs, ce n'est autre chose que du Pinène impur.

Falsifications et essai de l'Essence de Thym. — L'Essence de Thym est fréquemment fraudée avec l'Essence de Térébenthine. Dans ce cas, la proportion de Pinène sera augmentée, et par suite celle des terpènes. On évaluera cette augmentation en traitant l'Essence suspecte par la solution concentrée de salicylate de soude, qui enlève la totalité des produits phénoliques et laisse les terpènes comme résidu. La proportion de ceux-ci ne devra jamais être supérieure à 80 p. 100.

Usages. — Le Thym possède les propriétés des autres Labiées, mais il est surtout utilisé comme aromate.

L'Essence de Thym sert parfois de caustique, dans la carie dentaire. C'est un excitant diffusible qui peut être employé dans la chloro-anémie, à la dose de $0^{gr},20$ à 1 gramme. Elle possède aussi des propriétés diaphorétiques et diurétiques qu'on utilise dans le rhumatisme articulaire et dans les névralgies. Son action sur les muqueuses la rend utile dans les affections des bronches et de la vessie. En outre, c'est un hémostatique qui peut rendre des services dans les hémorragies passives. Elle est antiseptique à l'égal du Thymol.

Le Thymol présente un intérêt thérapeutique encore plus grand; c'est un antiseptique puissant, un peu moins actif que l'acide phénique, mais dix fois moins toxique. Ses propriétés antiseptiques l'ont fait administrer avec succès dans la fièvre typhoïde, les désordres intestinaux, la dilatation de l'estomac. On l'a préconisé pour évacuer l'Ankylostome duodénal. Il est surtout employé comme agent externe sous forme de solution (1 à 4 p. 1 000) qu'on substitue à l'acide phénique pour le lavage des plaies. On prépare aussi des savons antiseptiques au Thymol.

Les *Sommités de Serpolet*, fournies par le *Thym Serpolet*, *Thym sauvage* (*Thymus Serpyllum*), plante de la famille des Labiées commune dans l'Europe méridionale, portent des feuilles planes, ciliées à la base et sur les bords, avec de nombreuses glandes à essence à la face inférieure. Elles renferment environ 0,70 p. 100 d'une *essence* analogue à celle de Thym.

L'*Essence de Serpolet* produite par les poils glanduleux et par toutes les cellules épidermiques de la feuille, ainsi que par les cellules épidermiques de la face interne des pétales, est un liquide huileux, jaunâtre, très soluble dans l'alcool et doué d'une odeur assez agréable. Sa densité oscille entre 0,900 et 0,915 ; son pouvoir rotatoire est $[\alpha]_D = -10°$ ($l = 100$ millimètres). Elle renferme du *Cymène*, des traces de *Pinène*, une forte proportion de *Thymol* et et un peu de *Carvacrol*.

Le Serpolet a les mêmes propriétés thérapeutiques que l'espèce précédente.

La *Monarde ponctuée* (*Monarda punctata*) qui, sous le nom de *Horse-Mint*, remplace nos Menthes aux États-Unis, est une Labiée de l'Amérique du Nord dont les Feuilles et les Sommités fleuries sont officinales aux États-Unis; ces parties doivent leurs propriétés à une *huile essentielle*.

L'*Essence de Monarde* (*Oil of Horse-Mint* des Américains) a une densité de 0,935 et renferme 61 p. 100 de *Thymol*, un *Terpène* gauche, du *Camphre droit* et des *Éthers formique*, *acétique* et *butyrique*. Cette essence est douée de propriétés stimulantes très grandes ; on la prescrit contre le rhumatisme, la goutte, le choléra infantile, etc., et à l'extérieur comme rubéfiante.

Les *Fruits d'Ajowan* (fig. 377), fournis par le *Ptychotis Ajowan*, plante de la famille des Ombellifères cultivée en Égypte, en Perse et surtout dans l'Inde, ressemblent assez par leur forme et leur couleur aux fruits de Persil, mais s'en distinguent par les nombreux tubercules dont ils sont couverts et par l'odeur de Thym très prononcée qu'ils exhalent lorsqu'on les écrase entre les doigts. Ils donnent à la distillation 3 p. 100 d'une *huile essentielle*, de densité comprise entre 0,900 et 0,930, et renfermant de 30 à 40 p. 100 de *Thymol*, de 15 à 20 p. 100 de *Cymène*, de 30 à 40 p. 100 de *Pinène* (*Thymène* des auteurs) et peut-être un peu de *Carvacrol*.

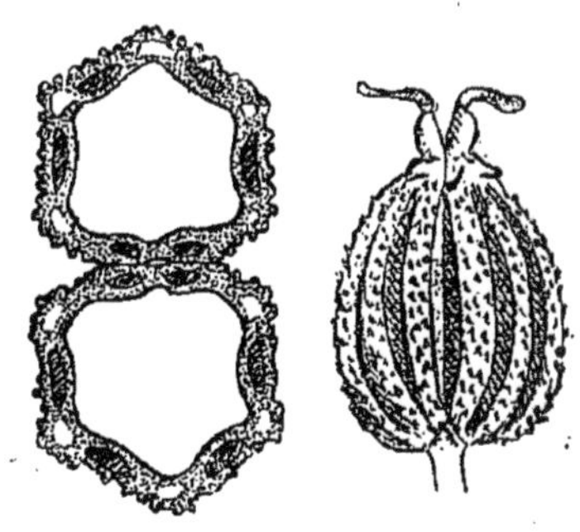

Fig. 377. — Fruit d'Ajowan entier et en coupe transversale (très grossi).

Les Fruits d'Ajowan, qui constituent un des condiments les plus populaires de l'Inde, doivent surtout être signalés ici comme étant la grande source industrielle du Thymol.

La *Sarriette des jardins* (*Satureia hortensis*), Labiée de la région méditerranéenne, fréquemment cultivée dans les jardins en bordure, fournit une huile essentielle incolore à odeur aromatique agréable rappelant celle du Thymol. Cette essence renferme de 30 à 38 p. 100 de *Carvacrol*, 20 p. 100 de *Cymène* et 50 p. 100 d'un *Terpène* non encore identifié.

La Sarriette s'emploie comme condiment ou en infusion (10 p. 1 000), comme stomachique et digestive.

Les *Sommités d'Origan*, fournies par l'*Origan commun* (*Origanum vulgare*), plante vivace de la famille des Labiées commune dans les bois secs et montagneux de toute l'Europe, donnent à la distillation une essence jaune clair, d'odeur agréable, de densité voisine de 0,895. Cette essence est constituée par un *Terpène* et par du *Carvacrol*. Les Sommités d'Origan sont employées comme toniques et excitantes.

b. — Groupe de l'Eugénol et du Chavibétol.

On range dans ce groupe un certain nombre de produits qui fournissent des essences dont le type est l'Essence de Girofle, et dont l'élément important est l'*Eugénol* ou un éther méthylique de l'Eugénol, plus rarement un isomère de celui-ci, le *Chavibétol*.

1. *Eugénol*. — L'*Eugénol* $C^{10}H^{12}O^2$ a été découvert en 1827 dans l'Essence de Girofle, et rencontré depuis soit à l'état libre, soit à l'état d'éther méthylique, dans un certain nombre d'essences. Il a pris dans ces dernières années une importance considérable comme matière première pour la synthèse de la Vanilline.

Pour extraire l'Eugénol, on dissout trois parties d'Essence de Girofle dans dix parties d'une solution aqueuse de potasse caustique au dixième; on décante l'huile non dissoute et on décompose le dérivé potassique de l'Eugénol par de l'acide chlorhydrique dilué, en même temps qu'on refroidit la masse avec de la glace. On lave l'huile obtenue, on la dessèche, et on la rectifie dans le vide.

On peut préparer synthétiquement l'Eugénol en chauffant de l'alcool conyférilique avec de l'eau et de l'amalgame de sodium.

L'Eugénol est un liquide huileux bouillant à 247°5; sa densité est 1,0779 à 0°; il possède une forte odeur de Girofle. Il est très peu soluble dans l'eau, mais soluble dans l'alcool, l'éther, l'acide acétique, les alcalis. Incolore quand il vient d'être préparé, il se colore assez rapidement en jaune sous l'influence de la lumière. Sa solution alcoolique donne une coloration bleu foncé avec le perchlorure de fer; elle devient rouge sale quand on ajoute de l'ammoniaque.

L'Eugénol sous l'influence de la potasse alcoolique se transforme en son isomère propénylique, l'*Isoeugénol* :

$$C^6H^3 \begin{cases} CH^2-CH=CH^2 & (1) \\ O.CH^3 & (3) \\ OH & (4) \end{cases} \qquad C^6H^3 \begin{cases} CH=CH-CH^2 & (1) \\ O.CH^3 & (3) \\ OH & (4) \end{cases}$$

Eugénol. Isoeugénol.

Oxydé par le permanganate de potassium, il donne de l'*Homovanilline*, de l'*Acide homovanillique* et de la *Vanilline*; on obtient très peu de ce dernier corps avec l'Eugénol, tandis que l'on a des rendements notables avec l'Isoeugénol.

2. *Chavibétol*. — Le *Chavibétol* $C^{10}H^{12}O^2$, souvent appelé

Betelphénol, est un isomère de position de l'Eugénol; on passe de l'un à l'autre par simple permutation des groupes $O.CH^3$ et OH qui prennent respectivement dans le noyau cyclique les positions (4) et (3). Le Chavibétol se trouve dans l'*Essence de Bétel*; c'est un liquide très réfringent, de densité 1,067 à 15°, bouillant à 254-255 degrés.

CLOUS DE GIROFLE

Origine. — Les *Clous de Girofle* sont les boutons floraux desséchés du *Giroflier* (*Eugenia caryophyllata*, *Caryophyllus aromaticus*), arbre de la famille des Myrtacées, originaire des Moluques, cultivé à Zanzibar, à la Réunion, à Cayenne, aux Antilles, au Brésil, etc. On les récolte au moment où la teinte verte passe au rouge.

Caractères extérieurs. — Chacun de ces boutons floraux (fig. 378) est constitué par une petite tige, à peu près quadrangulaire, qui représente l'ovaire infère. Cette tige est surmontée à la partie supérieure par quatre lobes ovoïdes, étroits, concaves en dessus, entourant une masse globuleuse de 5 à 6 millimètres de diamètre. Ces quatre lobes représentent le calice, tandis que la partie globuleuse centrale est constituée par les quatre pièces de la corolle imbriquées qui recouvrent un grand nombre d'étamines. Toute la substance est d'une couleur cannelle foncée. Une coupe longitudinale du Clou de Girofle montre à la partie supérieure de la tige les deux loges de l'ovaire profondément situées dans l'épaisseur du tissu; elles renferment chacune de nombreux ovules anatropes. L'odeur de la drogue est fortement aromatique; la saveur est brûlante et spéciale comme l'odeur.

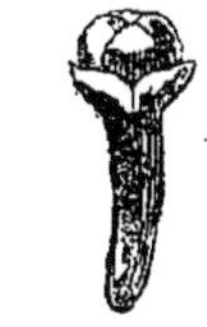

Fig. 378. — Clou de Girofle.

Caractères microscopiques. —Une coupe transversale de l'ovaire, faite au-dessous des loges ovariennes, montre entre l'épiderme (*ep*, fig. 379) et la portion centrale un parenchyme dans lequel on peut nettement différencier deux zones, séparées l'une de l'autre par un cercle de faisceaux libéro-ligneux (*l. b*) arrondis, limités par quelques fibres mécaniques (*f*). La zone externe est formée de cellules polyédriques, étroitement serrées, sans méats, dont quelques-unes sont cristalligènes (*cr*); dans son épaisseur on rencontre un grand nombre de nodules sécréteurs (*gl*), ovales, très grands, très rapprochés, disposés sur deux ou trois rangs. La zone interne est très lâche et comprend un grand nombre de lacunes aérifères (*la*)

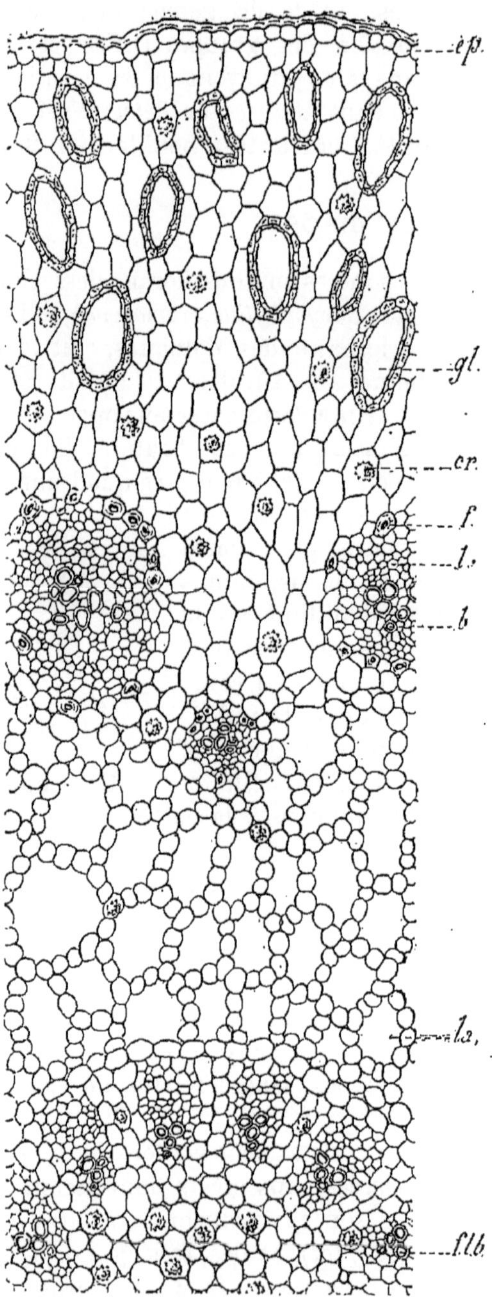

Fig. 379. — Coupe transversale du Clou de Girofle.

bordées par des cellules disposées sur un seul rang. La partie centrale comprend un endoderme bien apparent au-dessous duquel se trouvent un grand nombre de faisceaux libéro-ligneux avec liber interne (*f.lb*), disposés en un cercle autour d'une moelle qui contient une notable proportion de cristaux étoilés.

Composition chimique. — Les Clous de Girofle renferment de la *gomme*, un *tanin* et de 16 à 20 p. 100 d'*huile essentielle* qui en constitue la partie la plus importante.

L'*Essence de Girofle* est incolore au moment de sa préparation, mais elle ne tarde pas à prendre la couleur brune qu'elle possède généralement; elle est de consistance oléagineuse, plus lourde que l'eau, sa densité variant de 1,050 à 1,070; elle est faiblement dextrogyre. Odeur très forte rappelant celle des Clous de Girofle; saveur âcre, brûlante et même caustique.

Cette essence est constituée en majeure partie par de l'*Eugénol* (90 à 92 p. 100), dont une petite quantité est à l'état d'éther acétique ou même d'éther acétyl-salicylique, l'acide salicylique ayant pu être caractérisé dans les produits de distillation ; elle renferme encore un sesquiterpène, le *Caryophyllène*, et moins de 1 p. 100 d'une cétone, la *Méthylamylcétone normale* (*Heptanone* 2) qui communique à l'Essence de Girofle la nuance particulière de son arome.

Falsifications et essai de l'Essence de Girofle. — Certains produits commerciaux sont fraudés avec le phénol ordinaire, de sorte qu'il ne suffit pas de doser la portion phénolique de l'essence; il faut encore l'isoler et examiner soigneusement ses propriétés physiques; on y ajoute aussi d'autres essences : Essences de Copahu, de bois de Cèdre, de Térébenthine, etc., qui se retrouveront dans la portion non phénolique dont le volume sera augmenté.

L'essai d'une Essence de Girofle comprend : 1° la détermination des constantes physiques; 2° le dosage de l'Eugénol; 3° l'examen de la partie non phénolique.

Le dosage de l'Eugénol pourra se faire par le *procédé de Duyck*. On agite l'essence avec quatre volumes de solution concentrée de salicylate de soude et un volume et demi d'eau distillée; elle cède tout son Eugénol au salicylate, tandis que le Caryophyllène reste indissous: la proportion de celui-ci pourra être mesurée. Une essence de bonne qualité doit céder au moins 90 p. 100 de produits solubles à la solution de salicylate de soude.

On pourra aussi opérer le dosage de l'Eugénol par le *procédé de Thoms* qui transforme l'Eugénol en Benzoyleugénol que l'on pèse. On traite 5 grammes d'essence par 20 grammes de solution de soude à 25 p. 100 et on agite vigoureusement le produit avec 6 grammes de chlorure de benzoyle en refroidissant énergiquement. L'éthérification est obtenue en quelques minutes. On ajoute alors 50 c.c. d'eau à la masse et on chauffe le tout jusqu'à fusion du Benzoyleugénol formé, puis on refroidit à nouveau. On filtre et on lave une seconde fois avec 50 c.c. d'eau le résidu cristallisé en le chauffant au bain-marie jusqu'à ce qu'il soit fondu. On laisse ensuite refroidir, on filtre, et on effectue un nouveau et dernier lavage avec 50 c.c. Il reste à enlever la portion non phénolique de l'essence. Pour cela, on traite le Benzoyleugénol brut par 25 c.c. d'alcool à 90°, on chauffe le tout au bain-marie jusqu'à ce que le Benzoyleugénol se sépare sous la forme de petits cristaux. On refroidit alors à 17° et on reçoit le précipité cristallin sur un filtre taré de 9 centimètres environ de diamètre. On lave ensuite les cristaux sur le filtre avec autant d'alcool à 90° qu'il en faut pour que la totalité de cet alcool de lavage recueilli dans une éprouvette graduée occupe 25 c.c. On dessèche alors le précipité dans une étuve à 100° jusqu'à poids constant. Le poids du précipité majoré de 0gr,55, c'est-à-dire de la quantité de Benzoyleugénol soluble dans 25 c.c. d'alcool à 90°, à la température de 17°, représente le poids du Benzoyleugénol formé. On en déduit le poids de l'Eugénol, sachant que 268 grammes de Benzoyleugénol correspondent à 164 grammes d'Eugénol.

Usages. — Les Clous de Girofle constituent une des épices les plus communément employées. Comme stimulant aromatique, ils entrent dans la composition de quelques médicaments, notamment dans le *Laudanum de Sydenham*. L'Essence de Girofle est employée pour cautériser la pulpe dans la carie dentaire. Dans l'industrie, elle sert surtout à l'extraction de l'Eugénol devant servir à la préparation de la Vanilline.

L'Eugénol a été préconisé comme antithermique et antiseptique, en capsules, en potion ou en lavements, à la dose de 0gr,80 par jour pour les adultes et 0gr,20 pour les enfants.

Le *Calyptranthes aromatica*, Myrtacée du Brésil, fournit des boutons floraux qui sont usités, dans le pays d'origine, comme Clous de Girofle.

Le *Piment* ou *Poivre de la Jamaïque* (fig. 380) est la baie récoltée verte et desséchée du *Myrtus Pimenta* (*Pimenta officinalis*), Myrtacée des Antilles, du Mexique et du Vénézuéla, qui a été introduite en Asie. Ce fruit a une odeur forte de Girofle et une saveur chaude et piquante. Il donne à la distillation une huile essentielle connue dans le commerce sous le nom d'*Essence de Piment*, qui renferme de 50 à 70 p. 100 d'*Eugénol* et de 50 à 30 p. 100 d'un *Sesquiterpène*.

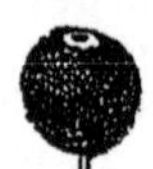
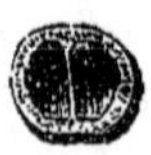

Fig. 380. — Piment de la Jamaïque.

Le Piment de la Jamaïque est employé comme épice ; l'eau distillée qu'on en obtient est très employée en Amérique.

ÉCORCE DE CANNELLE BLANCHE

Origine. — L'*Écorce de Cannelle blanche* est produite par le *Canella alba*, arbre de la famille des Bixacées qui vient aux Antilles, surtout à la Jamaïque, dans le sud de la Floride et aux îles Bahama.

Caractères extérieurs. — La Cannelle blanche arrive dans le commerce en rouleaux cylindriques ou en gouttières de 2 à 8 centimètres de diamètre et de 2 à 5 millimètres d'épaisseur. La face externe, lorsque le périderme manque, est d'un jaune orangé pâle, comme cendrée, et parsemée de taches blanchâtres ; la face interne est lisse ou pourvue de fines stries longitudinales, d'un blanc crétacé. La cassure est grenue, marbrée de blanc et de rouge. Odeur agréable, légèrement poivrée, rappelant celle de Girofle ; saveur amère, aromatique et piquante.

Caractères microscopiques.—On trouve à l'extérieur une zone plus ou moins épaisse de périderme (*s.sc*, fig. 381), formé de cellules à parois épaisses disposées en files radiales; au-dessous, on voit quelques cellules de collenchyme (*col*). L'écorce secondaire (*ec*) renferme un grand nombre de grosses glandes à huile essentielle (*gl*) que l'on retrouve aussi dans le liber (*l*). Celui-ci est divisé en faisceaux cunéiformes par des rayons médullaires formés d'une seule file de cellules renfermant presque toutes un cristal maclé d'oxalate de chaux. Ces cristaux se rencontrent aussi, mais moins abondants, dans le parenchyme libérien (*o. ch*) et dans l'écorce.

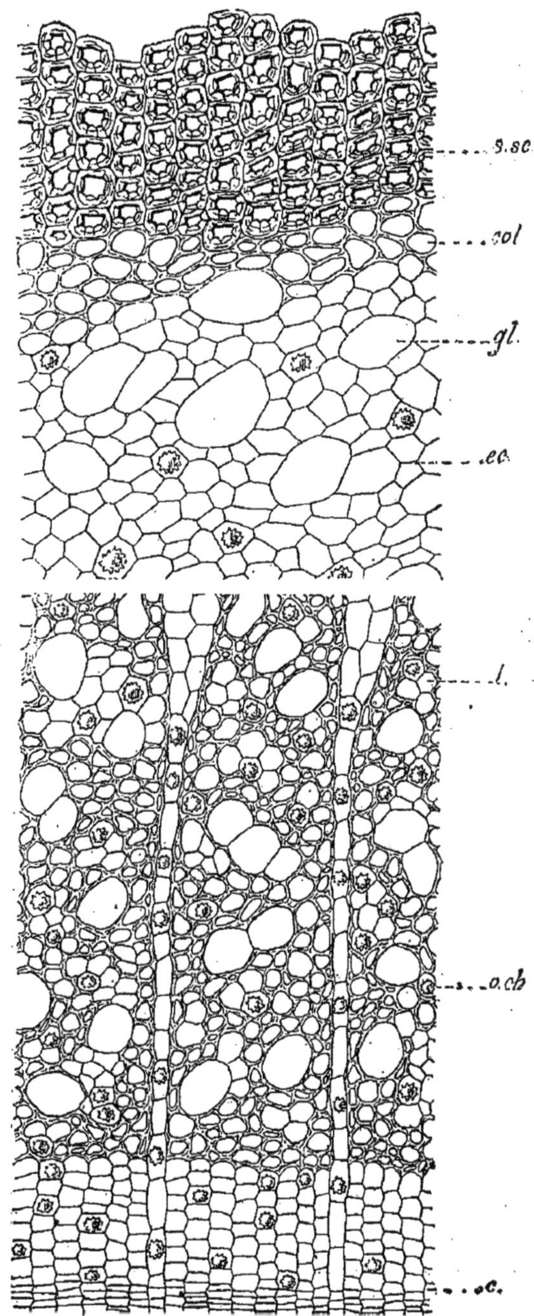

Fig. 381. — Coupe transversale de l'Écorce de Cannelle blanche.

Composition chimique. — La Cannelle blanche renferme une *résine*, un *principe amer* mal connu et 1 p. 100 environ d'*huile essen-*

tielle qui est la partie la plus importante. Cette essence, d'odeur aromatique très pénétrante, d'une densité de 0,922 à +15°, renferme de l'*Eugénol*, du *Cinéol*, du *Pinène* et du *Caryophyllène*.

Usages. — Cette écorce agit par son huile essentielle comme stimulant des fonctions digestives et de l'appareil circulatoire. Elle est fréquemment substituée à l'Écorce de Winter, très rare dans le commerce, dans la préparation du *Vin amer de la Charité*.

L'*Écorce de Culilawan*, donnée par le *Cinnamomum Culilawan*, Lauracée arborescente des Moluques, renferme une essence plus lourde que l'eau ($d = 1,051$), à forte odeur de Cannelle, composée surtout d'*Eugénol*, avec une petite quantité de *Méthyleugénol* $C^{11}H^{14}O^2$ et d'autres produits plus légers que l'eau. Cette écorce n'est guère usitée que dans les lieux de production comme tonique et stimulante.

Les *Feuilles de Bétel* sont fournies par le *Piper Betle*, plante grimpante de la famille des Pipéracées, qui croît spontanément dans l'Inde et les îles de la Sonde et que l'on cultive dans toute l'Asie et dans l'Amérique tropicale. Elles font partie du *Bétel*, masticatoire si apprécié des Orientaux et adopté même par les femmes en Cochinchine et dans la Malaisie.

Elles fournissent l'*Essence de Bétel* dont la composition varie un peu suivant l'origine. Cette essence renferme du *Chavicol*, mais pas toujours, du *Bételphénol* ou *Chavibétol* (70 p. 100 environ), un *Terpène* et un *Sesquiterpène*. Le Chavibétol est l'élément phénolique caractéristique des essences commerciales de Bétel.

L'Essence de Bétel a été récemment introduite en Europe et employée pour traiter les croûtes teigneuses chez les enfants, les catarrhes, la diphtérie, etc.

c. — Groupe de l'Anéthol et de l'Estragol.

Dans ce groupe nous étudions les produits qui doivent leurs propriétés aromatiques à l'un des deux éthers phénoliques isomériques, l'*Anéthol* et l'*Estragol*, ou bien à leur présence simultanée. Contrairement à ce que nous avons vu dans les groupes précédents, ici l'isomère propénylique, l'Anéthol, est beaucoup plus important que son isomère allylique, l'Estragol.

1. *Anéthol.* — L'*Anéthol* $C^{10}H^{12}O$ est le principe concret des

Essences d Anis, de Badiane et de Fenouil. On l'extrait des essences qui en contiennent par refroidissement; on exprime le produit concret obtenu dans du papier buvard, on le dissout dans l'éther de pétrole et on le fait cristalliser. L'Anéthol retiré de l'Essence de Fenouil est toujours accompagné d'une certaine proportion de Fénone, ce qui permet de reconnaître la fraude de l'Essence d'Anis au moyen de ce produit.

On peut aussi obtenir l'Anéthol en chauffant son isomère allylique, l'*Estragol*, avec de la potasse alcoolique; il y a une simple substitution de la chaîne propénylique à la chaîne allylique.

L'Anéthol possède une forte odeur d'Anis ; il fond à 22°5 et bout à 229° ; sa densité est $d = 0,9877$; son indice de réfraction $n_A = 1,5430$. Il est inactif sur la lumière polarisée. Sa formule de constitution est :

$$C^6H^4 \begin{cases} CH = CH - CH^3 & (1) \\ O.CH^3 & (4) \end{cases}$$

c'est donc l'éther méthylique de l'*Anol* :

$$C^6H^4 \begin{cases} CH = CH - CH^3 & (1) \\ OH & (4) \end{cases}$$

phénol qui est l'isomère propénylique du *Chavicol*. En effet, quand on traite l'Anéthol par la potasse à la température de 200°, la fonction éther-oxyde est saponifiée et on obtient l'Anol.

L'Anéthol se polymérise facilement et donne naissance à une série de polymères désignés sous les noms d'*Anisoïne*, *Métanéthol*, *Isanéthol* et *Photoanéthol*.

Quand on oxyde partiellement l'Anéthol par l'acide azotique, on obtient de l'*Aldéhyde anisique* $C^6H^4.CHO\ (1).\ OCH^3\ (4)$ et une petite quantité de *Fénone*. Cet Aldéhyde anisique est employé en parfumerie sous le nom d'*Essence d'Aubépine* ou d'*Essence de foin coupé*.

Par oxydation complète, on obtient l'acide anisique $C^6.H^4.CO^2H\ (1).\ OCH^3\ (4)$.

On a pu préparer synthétiquement les deux autres isomères de position de l'Anéthol, l'*Orthoanéthol* et le *Métaanéthol*.

2. *Estragol*. — L'*Estragol* est l'éther méthylique du *Chavicol* $C^6H^4.CH^2-CH{=}CH^2.OH$, phénol qui est l'isomère allylique de l'Anol. La formule de constitution de l'Estragol sera donc

$$C^6H^4 \begin{cases} CH^2 - CH = CH^2 & (1) \\ O.CH^3 & (4) \end{cases}$$

L'Estragol est liquide ; il ne cristallise pas à — 26° ; il bout à + 216° ; sa densité est 0,946 à 10°. Il possède une odeur et un goût anisés, moins fortement prononcés que pour l'Anéthol.

FRUITS D'ANIS VERT

Origine. — Les *Fruits d'Anis vert* sont fournis par le *Boucage Anis, petit Anis, Anis d'Europe* (*Pimpinella Anisum*), plante de la famille des Ombellifères, originaire de l'Égypte, de l'Asie Mineure et de la Grèce, cultivée presque partout en Europe, car elle peut mûrir ses fruits jusqu'en Norvège. Les fruits les plus estimés viennent de Malte et d'Alicante.

Caractères extérieurs. — Les Fruits d'Anis (fig. 382, A) sont ovoïdes-oblongs, larges à la base, rétrécis au sommet, couronnés par les rudiments du calice et la base du style discoïde.

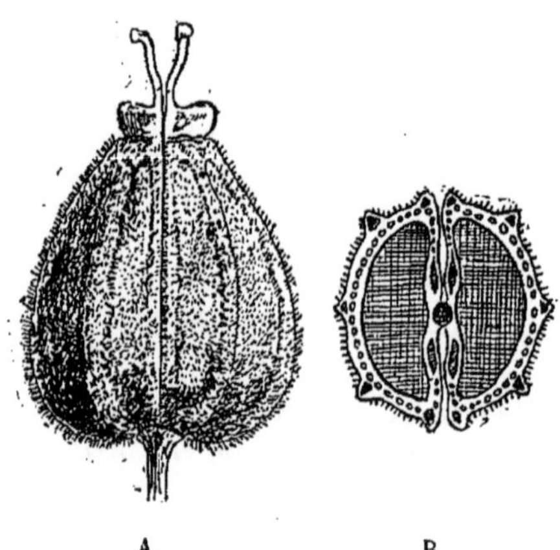

Fig. 382. — Fruit d'Anis vert. A, entier ; B, coupé transversalement (très grossi).

Ils sont de couleur vert grisâtre, striés et couverts de poils courts et rudes ; les deux méricarpes restent étroitement unis entre eux. Chacun d'eux est marqué de cinq côtes grêles, à peine saillantes, égales entre elles. Le fruit frais est couvert de poils très serrés ; sur le fruit sec, on ne retrouve qu'un duvet tomenteux, que l'on ne voit facilement qu'à la loupe. Odeur douce, très aromatique, spéciale ; saveur chaude, sucrée et aromatique. La section transversale (fig. 383, B) est octogone et montre un grand nombre de canaux sécréteurs (vingt environ) dans chaque méricarpe.

Caractères microscopiques. — L'épiderme (fig. 383) porte des poils unicelullaires, coniques, tuberculeux ; le péricarpe renferme de nombreux canaux sécréteurs disposés tout autour de la graine, irréguliers dans leurs dimensions ; on en trouve deux, plus volumineux que tous les autres, sur la face commissurale. La graine à contour uniforme renferme de l'aleurone et de l'huile grasse. Les Fruits d'Anis renferment, surtout comme élément important, de l'*huile essentielle*, dans la proportion de 1 à 2 p. 100.

L'*Essence d'Anis* est incolore ou jaunâtre ; elle ne devient complè-

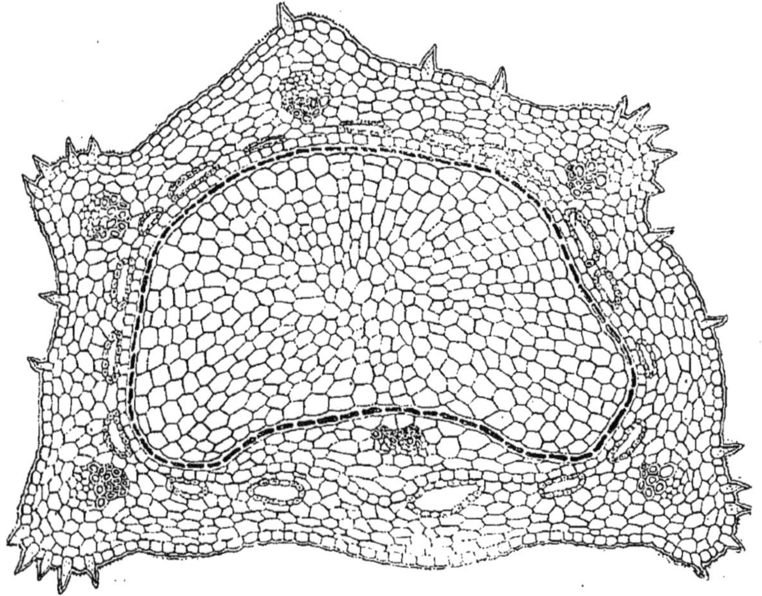

Fig. 383. — Coupe du fruit d'Anis vert.

tement fluide qu'à +22° et se solidifie entre +10° et +15° ; sa densité est 0,970 et elle peut, avec l'âge, devenir égale ou supérieure à celle de l'eau ; sa réaction est neutre. Elle se dissout dans 2,5 parties d'alcool à 85° ; elle est soluble en toutes proportions dans l'alcool absolu, l'éther, les huiles et les essences ; à peu près insoluble dans la solution concentrée de salicylate de soude.

L'Essence d'Anis renferme une proportion énorme d'*Anéthol* ; on y a trouvé, en outre, mais en quantités minimes : de l'*Aldéhyde anisique*, de l'*Acétone anisique* $C^{10}H^{10}O^2$, de l'*Acide anisique*, de l'*Estragol*, de la *Fénone* (?), divers *Sesquiterpènes*, et enfin une *matière goudronneuse*. Toutes ces substances atteignent au plus le vingtième du poids de l'Anéthol.

Falsifications et essai de l'Essence d'Anis. — L'Essence d'Anis peut être falsifiée avec de l'alcool, de la gélatine, du Blanc de Baleine, de l'alcool de savon, des huiles grasses, de l'Anéthol et de l'Essence de Badiane.

On reconnait l'*alcool* en agitant l'essence avec de l'eau qui devient laiteuse.

Pour déceler la *gélatine*, on traite l'essence par l'eau, puis on ajoute à l'eau soit de l'alcool, soit de la teinture de Noix de galles qui précipitent la gélatine.

Pour le *Blanc de Baleine*, on agite l'essence avec de l'alcool, qui dissout l'essence et précipite les corps gras.

L'*alcool de savon* sera reconnu en traitant l'essence par l'eau; celle-ci mousse facilement par l'agitation et donne un précipité blanc avec les sels de chaux ou de plomb.

On caractérisera la présence des huiles grasses en versant quelques gouttes de l'essence sur un papier que l'on chauffe ensuite : il restera une tache grasse insoluble dans l'alcool.

L'addition de l'*Anéthol* de l'Essence de Fenouil sera facilement reconnue, car ce corps n'est jamais exempt de Fénone droite : l'essai polarimétrique de l'essence et surtout de son Anéthol constitue, dans ce cas, une bonne méthode de recherche.

Si on soupçonne l'addition de l'*Essence de Badiane*, on fait une solution de 10 gouttes d'essence dans 4 ou 5 c.c. d'éther et l'on ajoute $0^{gr},15$ de sodium : s'il s'agit d'Essence d'Anis pure, la solution reste limpide et incolore, tandis que s'il y a eu addition d'Essence de Badiane il se forme un dépôt jaune au fond du liquide qui prend également une coloration jaunâtre.

Usages. — Les Fruits d'Anis vert sont stimulants et carminatifs ; ils stimulent les fonctions digestives et sont très utiles dans les dyspepsies flatulentes. On les emploie en infusion, à la dose de 8 à 15 grammes par litre d'eau, ou en dragées. Ces fruits sont parfois mélangés au pain ou aux gâteaux ; ils font partie des *Quatre espèces carminatives* et font la base de plusieurs liqueurs agréables.

BADIANE DE CHINE

Origine. — La *Badiane de Chine*, *Badiane*, *Anis étoilé*, est le fruit de l'*Illicium anisatum* (*I. verum*), arbre toujours vert, originaire de la Cochinchine (montagnes du Yunnam et du Tonkin) ; il est cultivé en Chine où il est exclusivement exploité.

Fig. 384. — Fruit de Badiane.

Caractères extérieurs. — Ce fruit (fig. 384) est sec, brun rougeâtre, à paroi externe rugueuse ; il est composé de 6 à 12 (8 le plus souvent) follicules ligneux, ayant la forme d'une carène, disposés en étoile autour d'un axe central de même consistance et de même couleur que les follicules. Chacun de ceux-ci s'ouvre par une large fente supérieure qui laisse voir une graine ovale, lisse, de couleur acajou, luisante et rougeâtre. Odeur très douce et très agréable d'Anis, mais plus fine; saveur aromatique, sucrée, un peu âcre.

Caractères microscopiques. — La coupe transversale du péricarpe d'un des follicules présente sous l'épiderme (*ep*, fig. 385)

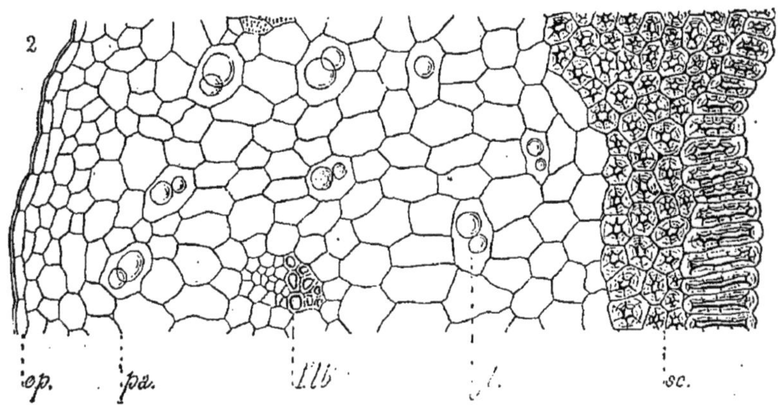

Fig. 385. — Coupe transversale du péricarpe d'un follicule de Badiane.

une portion parenchymateuse (*pa*) très développée, renfermant des faisceaux libéro-ligneux (*f.lb*) et de grosses glandes à essence (*gl*), et une portion scléreuse (*sc*) située à la partie interne.

Composition chimique. — La Badiane renferme du *sucre*, du *mucilage*, et surtout 4 à 5 p. 100 d'*huile essentielle*.

L'*Essence de Badiane* est un liquide à odeur anisée, plus suave que celle de l'Essence d'Anis; sa densité varie de 0,980 à 0,990; elle se solidifie entre + 14° et + 18°. Elle renferme de l'*Anéthol* en proportion considérable, du *Pinène droit*, du *Phellandrène gauche*, de l'*Estragol* et du *Safrol*.

Les falsifications de cette essence seront reconnues comme celles de l'Essence d'anis.

Substitutions. — A plusieurs reprises, on a substitué à la Badiane de Chine, la *Badiane du Japon*, qui est extrêmement toxique. Cette Badiane du Japon est le fruit de l'*Illicium religiosum*, variété de l'*I. verum* qui a été transportée de Chine au Japon par les prêtres bouddhistes.

Cette substitution pourra être reconnue par la différence que présentent les caractères extérieurs, les caractères microscopiques et les caractères chimiques.

1° *Caractères extérieurs.* — Les fruits de la Badiane du Japon sont moins rugueux, et le bec de leur follicule est plus aigu; leur odeur n'est plus aromatique, ni anisée, mais désagréable et même nauséeuse. La columelle de l'*Illicium verum* est largement tronquée à sa partie supérieure : elle apparaît sous la forme d'un assez large disque sur lequel sont attachés les fruits (fig. 384). Chez l'*I. religiosum*, au contraire, la columelle va en se rétrécissant à la partie supérieure, se termine en pointe un peu au-dessous de l'extrémité des bords carpellaires et semble de la sorte infléchie à la face inférieure de ces derniers.

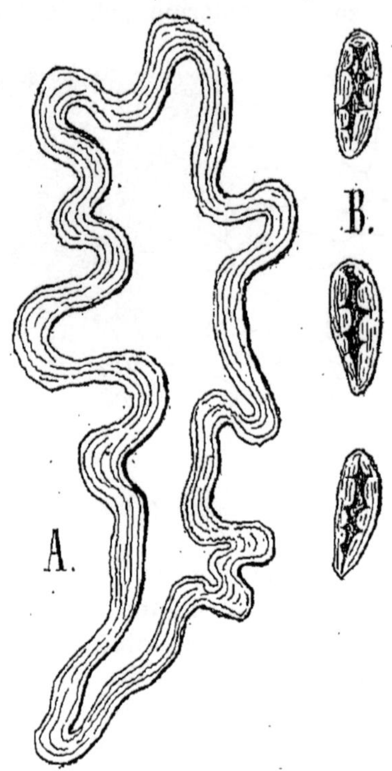

Fig. 386. — A, cellules scléreuses du pédoncule de la Badiane de Chine ; B, cellules scléreuses de la Badiane du Japon (A et B au même grossissement).

2° *Caractères microscopiques.* — Les cellules scléreuses que l'on trouve dans le pédoncule ou, à son défaut, dans la columelle du fruit de l'*Illicium verum*, sont tout à fait caractéristiques. Ce sont d'énormes cellules à parois épaissies (A, fig. 386), affectant les formes les plus extraordinaires, ramifiées en tous sens et de dimension considérable. Au contraire, dans la Badiane du Japon, on trouve très peu de cellules scléreuses et celles-ci sont arrondies ou elliptiques, non rameuses, de faible dimension (B, fig. 386).

Un autre caractère différentiel d'ordre anatomique est tiré de la structure du tégument de la graine. Dans la graine de la Badiane de Chine, au-dessous de la couche scléreuse externe du tégument, on trouve 3 à 4 rangs de cellules à parois minces ; dans la graine de la Badiane du Japon, on trouve, à la place des cellules à parois minces, des cellules à parois sclérifiées.

3° *Caractères chimiques.* — La Badiane de Chine renferme beaucoup d'Anéthol, tandis que la Badiane du Japon n'en renferme pas trace ; dès lors, la teinture de la première se troublera par addition d'eau, tandis que la teinture de Badiane du Japon demeurera complètement transparente.

Usages. — La Badiane est employée dans l'Inde comme aromate ; elle est employée chez nous comme carminatif et stomachique dans les dyspepsies, l'anémie, la chlorose, etc. Elle fait la base de plusieurs produits industriels et notamment de l'*Anisette de Bordeaux* et de la liqueur dite *Absinthe*.

L'*Estragon* (*Artemisia dracunculus*), plante de la famille des Composées, possède des feuilles aromatiques, fréquemment employées comme condiment, qui donnent à la distillation de 0,25 à 0,55 p. 100 d'*huile essentielle*. L'*Essence d'Estragon*, d'une densité variant de 0,920 à 0,960, renferme de 67 à 68 p. 100 d'*Estragol*.

Le *Grand Basilic* (*Ocymum basilicum*), plante de la famille des Labiées, originaire de l'Inde et de la Chine, cultivée dans nos jardins pour son odeur agréable, possède à un degré assez élevé les propriétés excitantes des Labiées ; il renferme dans ses organes aériens une *huile essentielle* formée de *Linalol gauche* et d'*Estragol*.

Au Brésil, le suc de Basilic à la dose de 50 grammes, suivi d'une purgation d'Huile de Ricin, est employé comme un anthelminthique qui serait des plus actifs.

d. — Groupe du Safrol.

Le Safrol est un dérivé phénolique qui est contenu dans plusieurs produits et notamment dans les Essences de Sassafras et de Camphre.

BOIS DE SASSAFRAS

Origine. — Le *Bois de Sassafras* provient de la racine du *Sassafras officinal* [*Laurus Sassafras, Sassafras officinalis* (fig. 387)], grand arbre de la famille des Lauracées assez commun dans l'Amérique du Nord depuis le Canada jusqu'à la Floride et le Missouri.

Caractères extérieurs. — Ce bois se trouve dans le commerce coupé en gros tronçons de largeur et de grosseur très variables, à section généralement ronde ou elliptique ; pour l'usage médical, on les fend longitudinalement en deux ou quatre morceaux, ou bien on les divise en copeaux. Il est d'une teinte rosée et d'une structure qui parait grossièrement fibreuse. La section transversale montre un certain nombre de couches concentriques de un demi à 1 centimètre d'épaisseur et des lignes radiales, très serrées, espacées de un quart de millimètre environ, qui ne sont autre chose que les rayons médullaires. A la loupe, on aperçoit un grand nombre de pores correspondant à l'ouverture des vaisseaux du bois. Le Bois de Sassafras possède une odeur agréable et aromatique, rappelant celle du Fenouil et de l'Anis ; la saveur est aussi voisine de celle du Fenouil, un peu âcre au bout de quelques instants.

Caractères microscopiques. — Une coupe transversale montre que la masse ligneuse est divisée en un certain nombre de faisceaux par des rayons médullaires formés de deux ou trois rangées de cellules, de couleur foncée et renfermant de l'amidon. L'intervalle compris entre deux rayons est occupé par des fibres ligneuses entourant de gros vaisseaux; çà et là se montrent de grosses glandes à essence.

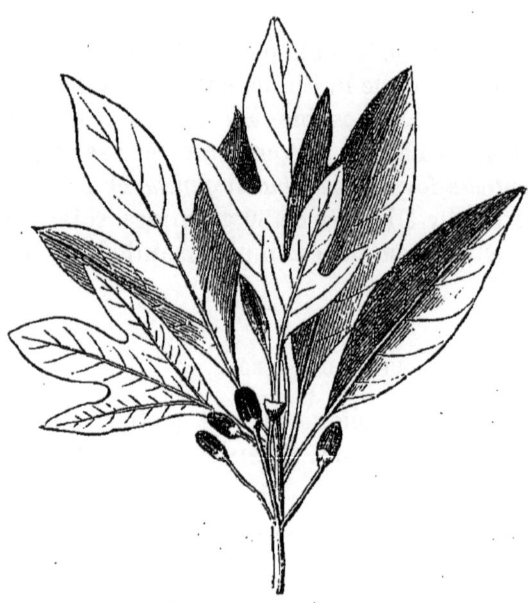
Fig. 387. — Sassafras officinal.

Composition chimique. — Le Bois de Sassafras doit ses propriétés à une *huile essentielle* plus lourde que l'eau; il en renferme 2 p. 100; l'écorce, plus riche, en contient de 7 à 8 p. 100.

L'*Essence de Sassafras* est préparée aux États-Unis, où l'on en vend de 15 000 à 20 000 livres par an : elle est d'abord incolore, puis jaune et enfin brun rougeâtre. Son odeur rappelle celle de l'Essence de Fenouil. Sa densité varie de 1,056 à 1,090 à 15°; son pouvoir rotatoire est $[\alpha]_D = +3°16'$ ($l = 100$ millimètres); elle bout entre 221° et 231°; elle se dissout dans 4 à 5 parties d'alcool à 85°. Elle renferme 80 p. 100 de *Safrol*, 10 p. 100 de *Phellandrène* et de *Pinène* (*Safrène* des auteurs), 6 à 8 p. 100 de *Camphre droit*, 0,5 p. 100 d'*Eugénol*, un *Sesquiterpène* et un *résidu résineux* (3 p. 100).

Le *Safrol* $C^{10}H^{10}O^2$ s'obtient en distillant l'Essence de Sassafras et en recueillant ce qui passe vers 230° ; on refroidit à — 25° et on obtient ainsi des cristaux qu'on essore et qu'on purifie par fusion et par cristallisation. Le Safrol est en cristaux incolores, fusibles à + 8°, bouillant à 232° ; sa densité est 1,0956 à 18°, son indice de réfraction $n_D = 1,5728$; il est inactif sur la lumière polarisée. Il est soluble dans l'alcool et dans l'éther, insoluble dans la lessive de soude. La formule de constitution du Safrol est :

$$C^6H^3 \begin{cases} CH^2-CH=CH^2 & (1) \\ O \\ O \end{cases} \!\!> CH^2 \quad \begin{matrix} (3) \\ (4) \end{matrix}$$

Soumis à l'ébullition avec la potasse alcoolique, il se transforme en son isomère propénylique qui est l'*Isosafrol*.

$$C^6H^3 \begin{cases} CH=CH-CH^3 & (1) \\ O \\ O \end{cases} \!\!> CH^2 \quad \begin{matrix} (3) \\ (4) \end{matrix}$$

Oxydé, le Safrol donne du *Pipéronal*, de l'*Acide pipéronylique* et un certain nombre d'acides gras.

Usages. — Le Bois de Sassafras a été très vanté jadis comme sudorifique et dépuratif; on le prescrivait surtout associé à d'autres bois ou racines (*Quatre bois sudorifiques*). L'Essence de Sassafras possède une action stimulante; elle est assez employée aux États-Unis pour aromatiser les boissons gazeuses.

e. — Groupe de l'Apiol.

L'*Apiol* ordinaire se trouve contenu dans les Essences de Persil et de bois de Camphre de Vénézuéla fourni par une Lauracée indéterminée; on a trouvé une petite quantité de son isomère propénylique dans l'essence d'Aneth.

FRUITS DE PERSIL

Origine. — Les *Fruits de Persil* sont fournis par le *Persil commun* (*Petroselinum sativum*), plante de la famille des Ombellifères, originaire de la région méditerranéenne, cultivée pour ses feuilles employées comme condiment.

Caractères extérieurs. — Ces fruits (fig. 388) sont verdâtres, piriformes, comprimés latéralement, élargis à la base, amincis au sommet; ils ressemblent assez à ceux d'Anis, mais en diffèrent par l'absence de pubescence et par l'odeur. Les méricarpes sont ordinairement unis, et chacun d'eux porte cinq côtes filiformes égales, blanchâtres. Odeur forte, aromatique, térébenthinée ; saveur spéciale, fortement aromatique et un peu amère. La coupe transversale (3, fig. 388) montre, dans chaque akène, une graine pentagonale à côté interne plus grand que les quatre autres côtés ;

chaque vallécule offre un canal sécréteur, rempli d'une matière brunâtre ; on en trouve aussi deux sur la face commissurale.

Composition chimique. — Les Fruits de Persil renferment de l'*huile grasse*, du *tanin*, une *matière colorante* jaune, un glucoside, l'*Apiine*, et une *huile essentielle*.

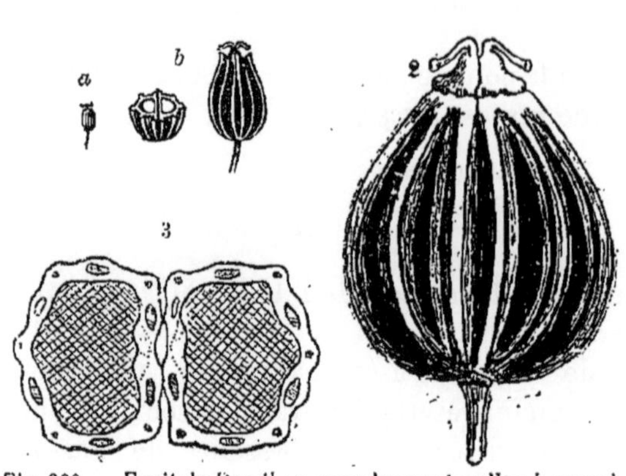

Fig. 388. — Fruit de Persil : *a*, grandeur naturelle ; *b*, grossi, entier et en coupe transversale ; 2 et 3, très grossi, entier et en coupe transversale.

L'*Essence de Persil* obtenue, dans la proportion de 5 à 6 p. 100, en traitant les fruits moulus par un courant de vapeur d'eau, est incolore, fortement réfringente, d'une densité de 1,0515 à 12°. Elle est soluble dans tous les dissolvants ordinaires des essences ; elle se colore en rouge-sang par le sulfate de fer. Elle est formée de *Pinène* et en majeure partie d'un composé phénolique qui est l'*Apiol*.

L'*Apiol* $C^{12}H^{14}O^4$, encore nommé *Camphre de Persil*, cristallise en aiguilles fines, insolubles dans l'eau, solubles dans l'alcool, l'acétone, l'éther, le benzène, etc. L'Apiol fond à + 30° et bout à 294° ; sa densité est 1,015 ; traité par l'ammoniaque, il se convertit en acide oxalique ; il se dissout dans l'acide sulfurique avec une coloration bleu violacé. Au point de vue chimique, on considère l'Apiol comme un dérivé d'un phénol tétravalent hypothétique, l'*Apionol* $C^6H^2(OH)^4$; il renferme une chaine allylique $C^9H^9O^4 - CH^2 - CH = CH^2$. Chauffé avec de la potasse en solution alcoolique, il se transforme en son isomère propénylique, l'*Isoapiol* $C^9H^9O^4 - CH = CH - CH^3$.

Il ne faut pas confondre cet Apiol, produit chimique nettement défini, avec l'*Apiol d'Homolle et Joret*, qui est un produit liquide, complexe, de composition inconstante et constitué par un mélange d'Essence de Persil, de matières grasses et de chlorophylle.

Usages. — Les fruits de Persil sont carminatifs et diurétiques. L'Apiol est un emménagogue énergique, qui facilite les fonctions cataméniales ; on l'emploie à la dose de $0^{gr},30$ à $0^{gr},40$ par jour, répétée pendant quatre ou cinq jours.

La *Racine de Persil* est diurétique à haute dose ; elle fait partie des *Cinq racines apéritives*.

8. — Aldéhydes-phénols.

Les Aldéhydes-phénols sont des composés organiques possédant à la fois la fonction phénolique et la fonction aldéhydique. Dans ce groupe, nous devons signaler à notre point de vue particulier, l'*Aldéhyde salicylique*, l'*Aldéhyde anisique*, le *Diosphénol* et l'*Aldéhyde protocatéchique*.

a. — Groupe de l'Aldéhyde salicylique.

L'*Aldéhyde salicylique* $C^7H^6O^2$ ou CH^{64}. CHO. OH se trouve à l'état de liberté dans les fleurs de l'*Ulmaire* ou *Reine des prés* (*Spiræa Ulmaria*), dans la racine et les tiges du *Crepis fœtida* et dans les racines des Polygalas où il existe probablement à l'état de glucoside.

Le dérivé le plus important de l'Aldéhyde salicylique est la Coumarine, que l'on rencontre dans la *Fève Tonka*, le *Mélilot*, l'*Aspérule odorante*, la *Flouve odorante*, le *Faham*, l'*Aceras anthropophora* et autres Orchidées dites *à Coumarine*. On peut la retirer des Fèves de Tonka, mais industriellement on l'extrait au moyen de dissolvants appropriés, des feuilles du *Liatris odoratissima*, plante de la famille des Composées qui croît en Virginie, en Floride et dans la Caroline. On peut la préparer synthétiquement en faisant agir sur l'Aldéhyde salicylique, l'anhydride acétique et l'acétate de sodium.

FAHAM

Origine. — Le *Faham*, *Thé de Bourbon*, *Thé de Madagascar*, est constitué par les tiges feuillées et les feuilles de l'*Angræcum fragrans*, plante de la famille des Orchidées qui croît abondamment dans les bois élevés de la Réunion et de l'île Maurice et qui se retrouve aussi dans l'Inde.

Caractères extérieurs. — Ces feuilles assez dures et résistantes présentent dans leur ensemble une teinte brun rougeâtre ; elles sont un peu satinées, glabres et très légèrement rudes au toucher. Le limbe est allongé, entier, terminé au sommet par deux lobes obtus et inégaux; il mesure de 8 à 9 centimètres de longueur, sur 10 à 12 millimètres de large. Il présente une nervure médiane assez forte, saillante à sa face inférieure, et un nombre assez considérable de nervures parallèles à la nervure médiane. Inodores à l'état frais, elles acquièrent, par la dessiccation, l'odeur de la Coumarine, en même temps qu'elles deviennent grasses et comme huileuses; la saveur est parfumée, légèrement amère.

Caractères microscopiques. — Les deux épidermes sont formés de cellules à parois épaisses, renfermant de la Coumarine ; le parenchyme est irrégulier; il renferme çà et là, au-dessous de chacun des deux épidermes, des cellules épaissies à parois lignifiées, et dans sa portion moyenne des faisceaux libéro-ligneux.

Composition chimique. — Le Faham renferme de la Coumarine qui lui communique son odeur et ses propriétés physiologiques.

La *Coumarine* $C^9H^6O^2$ est une substance d'odeur agréable, de saveur brûlante, formée de cristaux incolores, durs, fort peu solubles dans l'eau. Elle fond à 67° et distille à 290°-291°. En la dissolvant dans la potasse concentrée et bouillante, elle absorbe une molécule d'eau et donne l'*Acide coumarique.*

Usages. — Le Faham est un bon sédatif très utile dans la toux et l'insomnie quelle qu'en soit la nature; mais il agit tout spécialement dans les insomnies dues à l'excitation nerveuse. En outre, c'est un bon stimulant des fonctions digestives et un diaphorétique léger.

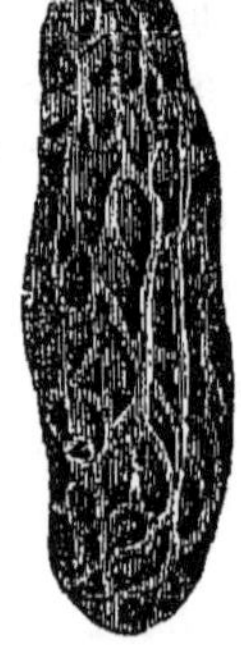

Fig. 389. — Fève Tonka.

Les feuilles de l'*Aceras anthropophora*, de l'*Orchis militaris*, et sans doute de quelques autres Orchidées pourraient être employées comme succédanés du Faham de la Réunion.

La graine du *Dipterix* (*Coumarouna*) *odorata* de la Guyane, connue sous le nom de *Fève Tonka* (fig. 389), exhale une odeur agréable de Mélilot et de Vanille due à la Coumarine qu'elle renferme. Cette graine, qui a été pendant longtemps la source industrielle de la Coumarine, n'est plus usitée que pour parfumer le tabac à priser.

b. — Groupe du Diosphénol.

Le Diosphénol se rencontre dans les feuilles de Buchu.

FEUILLES DE BUCHU

Origine. — Les *Feuilles de Buchu* ou *de Bucco* sont fournies par les *Barosma crenulata* (A, fig. 390), *B. betulina* (B) et *B. serratifolia* (C), arbrisseaux de la famille des Rutacées, originaires de l'Afrique australe et plus particulièrement du cap de Bonne-Espérance.

Caractères extérieurs. — Ces feuilles sont larges ou longues, suivant l'espèce d'où elles proviennent, finement crénelées dentées sur les bords, rigides, glabres, de couleur jaunâtre ou d'un vert sombre, douces au toucher avec des nervures latérales peu saillantes. Leur face inférieure est parsemée de poils et de nombreux nodules sécréteurs translucides; entre chaque dent et à l'angle rentrant de la dentelure, se trouve un nodule beaucoup plus gros que tous les autres. L'odeur est forte, pénétrante, rappelant celle de la Rue; la saveur est chaude et aromatique. Au contact de l'eau, ces feuilles donnent une grande quantité de mucilage.

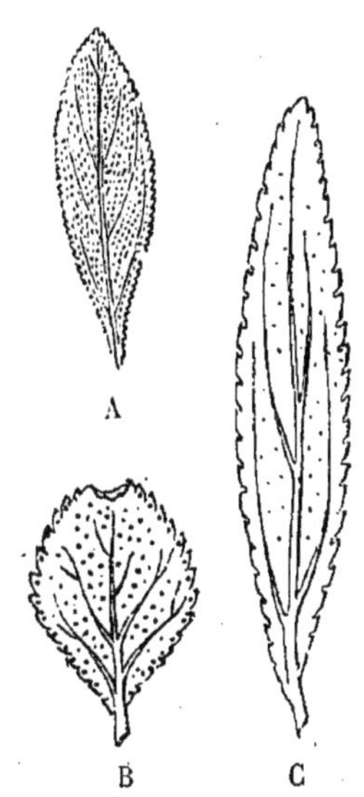

Fig. 390. — Feuilles de Buchu : A, *Barosma crenulata*; B, *B. betulina*; C, *B. serratifolia*.

Caractères microscopiques. — Une coupe de Feuille de Buchu examinée dans la glycérine montre : 1° les deux épidermes (*a*, *e*, fig. 391); 2° une assise hypodermique (*b*) située sous l'épiderme supérieur; 3° une assise de tissu chlorophyllien en palissade (*c*); 4° un parenchyme lacuneux assez épais (*d*) renfermant des nodules sécréteurs.

Si on examine la même coupe dans l'eau (fig. 392), on voit que les cellules de l'assise supérieure (*a*) se sont gonflées et ont triplé de volume, en même temps que les cellules de l'hypoderme (*b*) ont acquis un volume au moins dix fois plus considérable; elles finissent par se rompre en se transformant en mucilage. Le tissu en palissade (*c*), le tissu lacuneux (*d*) et l'épiderme inférieur ne sont pas modifiés par ce changement de milieu.

Composition chimique. — Les Feuilles de Buchu renferment du *mucilage*, une *huile essentielle*, et un principe amer, la *Diosmine*, qui se rapprocherait de l'Hespéridine.

L'*Essence de Buchu* est une huile brun jaunâtre, à odeur de Menthe; elle renferme du *Diosphénol*, une *Cétone aromatique* et un *Hydrocarbure aromatique*.

Le *Diosphénol* $C^{10}H^{16}O^2$ se présente sous la forme de cristaux

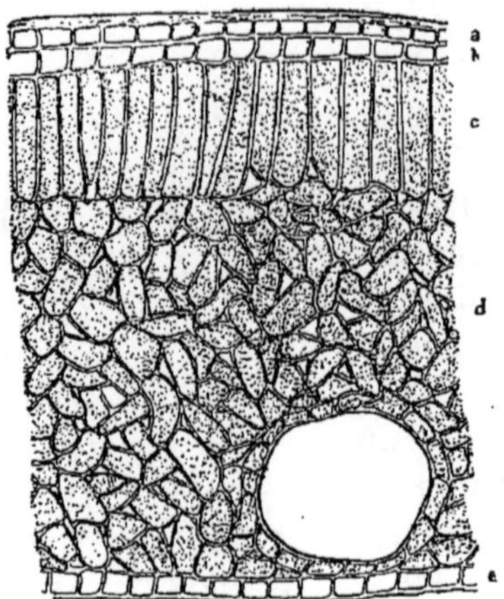

Fig. 391. — Coupe de Feuille de Buchu examinée dans la glycérine.

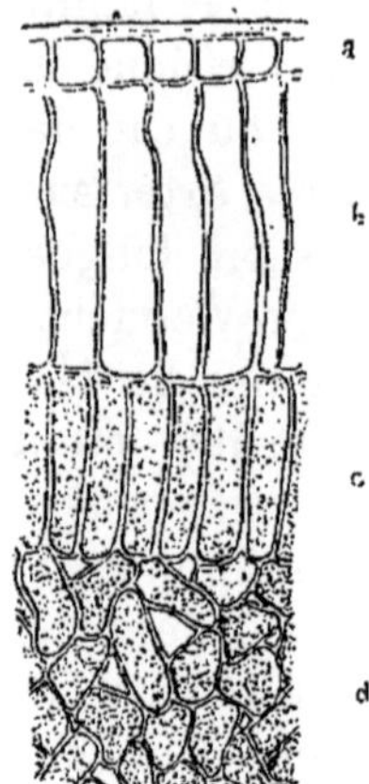

Fig. 392. — Coupe de Feuille de Buchu examinée dans l'eau.

blancs, doués d'une odeur camphrée particulière et fusibles à 82°; il bout à 232°, en se décomposant partiellement, mais distille sans altération à 112° sous 14 millimètres de pression. Il est inactif sur la lumière polarisée. Le Diosphénol s'extrait de l'Essence de Buchu en le dissolvant dans un alcali et en le mettant en liberté par l'acide chlorhydrique.

La *Cétone aromatique* $C^{10}H^{18}O$ ressemble à la Menthone. Elle bout à 207-209° et à 97-99° sous 20 millimètres de pression; elle forme une oxime et se combine avec trois molécules de brome, le composé qui en résulte se décomposant spontanément.

L'*Hydrocarbure aromatique* $C^{10}H^{18}$ est un liquide bouillant à 174-176° et ayant une densité de 0,8648 à 18°5 ; son pouvoir rotatoire est dextrogyre $[\alpha]_d = + 60°20'$; son odeur ressemble à celle de la Menthe poivrée.

Usages. — Le Buchu est un stimulant balsamique agissant par l'huile essentielle qu'il renferme. On l'emploie dans les affections rénales, la cystite, la blennorragie, les affections de la prostate, les bronchites chroniques, etc. On le prescrit en infusion ou sous forme de teinture.

c. — Groupe de l'Aldéhyde protocatéchique.

L'*Aldéhyde protocatéchique* $C^6H^3.CHO$ (1). OH (3). OH (4) ne nous intéresse pas par lui-même, mais par son éther méthylique qui n'est autre chose que la *Vanilline*.

La Vanilline existe en forte proportion dans le fruit de la Vanille ; on la rencontre encore dans le Benjoin de Siam, dans les mélasses de Betteraves, dans toutes les membranes lignifiées associée à la Coniférine. Récemment on a signalé sa présence dans les pelures de Pommes de terre soumises à l'action de la chaleur.

FRUIT DE VANILLE

Origine. — Le *Fruit de Vanille*, plus communément désigné sous le simple nom de *Vanille*, est la capsule improprement appelée *gousse*, cueillie avant la maturité, du *Vanilla planifolia* (fig. 393), plante grimpante, avec racines aériennes, de la famille des Orchidées, qui croît spontanément dans la partie orientale du Mexique et qui a été propagée par la culture dans plusieurs régions tropicales : Brésil, Antilles, Java, Ceylan, île Bourbon, île Maurice, Madagascar, etc. Cette plante peut même fructifier dans nos serres.

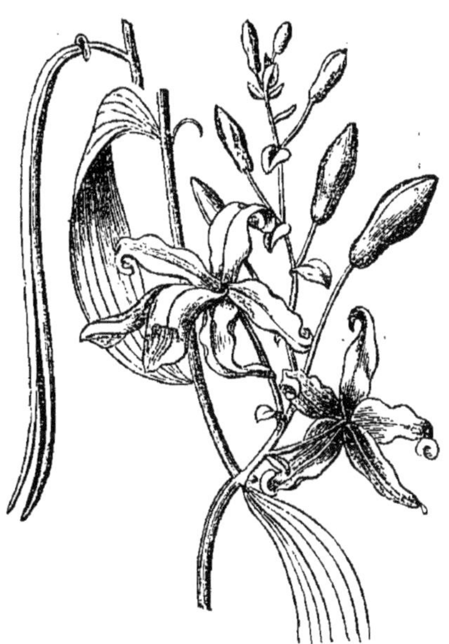

Fig. 393. — Inflorescence de *Vanilla planifolia*.

Culture et récolte. — La culture du *Vanilla planifolia* se fait en fixant des boutures de 90 centimètres de hauteur environ à des arbres qui varient suivant les pays [*Jatropha Curcas*, *Casuarina equisetifolia* (*Filao*), *Pandanus utilis*, etc.] ; ces boutures ne tardent pas à émettre des racines qui se fixent à l'écorce de l'arbre ou pendent dans l'air. La plante fructifie au bout de trois ans et reste en pleine production pendant une quarantaine d'années.

En dehors des soins particuliers qu'exigent les plantations de Vanille, il faut spécialement mentionner l'opération de la fécondation artificielle, pratiquée aujourd'hui par tous les cultivateurs, qui fertilisent seulement les fleurs dont le pédoncule est charnu et bien développé. En général, on ne laisse guère plus de cinq à six ovaires fécondés par touffe de fleurs ; s'il en existe un plus grand nombre, on supprime l'excédent. Le fruit ainsi fécondé continue à croître pendant un mois, mais on ne le cueille que lorsque la coloration verte change et surtout quand il fait entendre un bruissement particulier en le serrant entre les doigts ; cela demande au moins six mois.

L'odeur particulière de la Vanille ne préexiste pas ; elle est inodore, même à complète maturité, et elle n'acquiert son parfum qu'à la suite d'une sorte de fermentation. A cet effet, on fait subir aux fruits que l'on vient de récolter des traitements très longs et qui varient suivant le pays de production. Ils se résument en une exposition plus ou moins prolongée au soleil et en une dessiccation lente à l'ombre. La préparation terminée, les capsules sont mises en petits paquets (fig. 394).

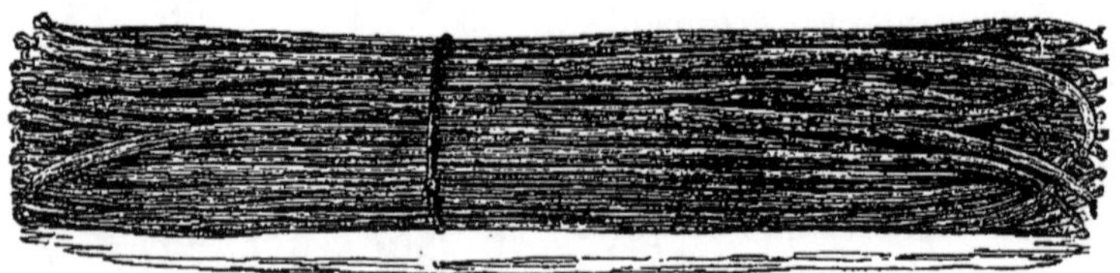

Fig. 394. — Paquet de Vanille, tel qu'on l'importe.

Caractères extérieurs. — La belle Vanille du commerce se présente en baguettes molles et flexibles, très grêles, longues de 10 à 20 centimètres, épaisses de 1 à 1 centimètre et demi, recourbées en crochet à leur extrémité inférieure, plus ou moins cylindriques ou aplaties, et laissant difficilement deviner leur forme primitive trigone. La surface est brun foncé, plus ou moins luisante, striée de nombreux plis longitudinaux bien parallèles, souvent recouverte par places d'efflorescences blanches formées par de petits cristaux de Vanil-

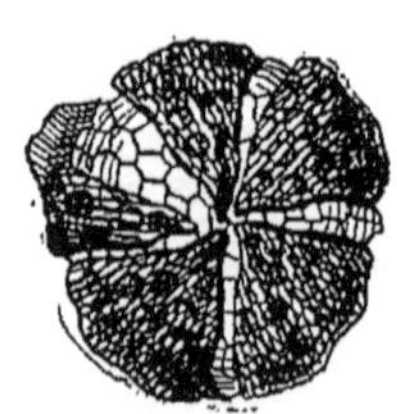

Fig. 395. — Graine de Vanille très grossie.

line (*Vanille givrée*). A l'intérieur du fruit, on trouve insérées sur chacun des trois placentas une quantité considérable de graines (fig. 395), très petites, noirâtres, plongées dans un suc épais et brunâtre, obstruant à peu près complètement la cavité du fruit. Odeur suave, caractéristique; saveur peu prononcée, douceâtre.

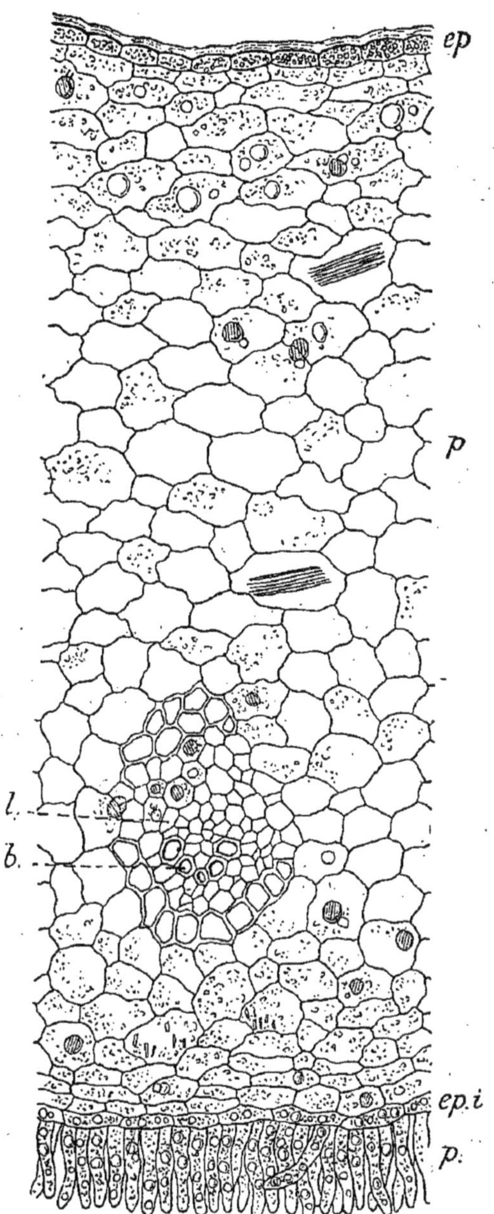

Fig. 396. — Coupe transversale du fruit de Vanille.

Caractères microscopiques. — Une coupe transversale du Fruit de Vanille montre un épiderme (*ep*, fig. 396) dont les cellules tabulaires à parois assez épaisses renferment une matière brune. Le tissu sous-jacent (*p*) est formé de cellules à parois minces et sinueuses, renfermant des gouttelettes jaunes de matière grasse et des granulations brunâtres; certaines de ces cellules renferment des raphides et celles qui sont voisines de l'épiderme interne contiennent de petits cristaux prismatiques de Vanilline. Les faisceaux libéro-ligneux (*l*, *b*) qui parcourent ce parenchyme sont enveloppés dans une gaine de cellules légèrement épaissies. L'épiderme interne (*ep. i*) porte, dans les points situés entre les placentas, des papilles ou des poils (*p*) qui sont remplis d'une matière granuleuse brunâtre et de gouttelettes oléo-résineuses de grosseur variable.

La localisation de la Vanilline dans la Vanille se fait à l'aide de plusieurs réactifs : 1° phloroglucine et acide chlorhydrique : coloration rouge ; 2° orcine et acide sulfurique : coloration rouge-carmin intense ; 3° résorcine et acide sulfurique : coloration rouge-carmin foncé ; 4° solution aqueuse à 0,10 p. 100 de sulfate de thalline : coloration jaune d'or ou jaune orangé. Ce dernier réactif ne donne rien avec la Coniférine. L'emploi de ces réactifs a permis de démontrer que la Vanilline était localisée dans toutes les cellules et dans toutes les membranes cellulaires du fruit, même dans celles qui ne sont pas lignifiées. Elle existe aussi à l'état de dissolution dans le liquide visqueux qui entoure les graines.

Composition chimique. — La Vanille renferme des *matières grasses*, de la *cire*, une *résine*, du *sucre*, de la *gomme* et un principe odorant, la *Vanilline*. Il est probable que la Vanille doit aussi son odeur à d'autres principes étrangers mal connus, car la puissance aromatique d'une Vanille n'est pas en rapport avec la quantité de Vanilline qu'elle renferme (1,5 à 2,5 p. 100 en moyenne).

La *Vanilline* ou *Éther méthylique de l'aldéhyde protocatéchique*

$$C^6H^3\begin{cases} CHO & (1) \\ O.CH^3 & (3) \\ OH & (4) \end{cases}$$

se présente en aiguilles blanches, répandant une odeur suave de Vanille, fusibles à 80°-81°, distillant difficilement à 280°. Elle est très soluble dans l'eau bouillante d'où elle se sépare à froid, dans l'alcool, l'éther, le chloroforme ; elle se colore en bleu par le perchlorure de fer ; l'acide azotique la transforme en un mélange d'acides oxalique et picrique.

Ses propriétés sont celles des aldéhydes et des phénols ; elle se combine avec les bisulfites alcalins et forme des hydrazones et des oximes avec les réactifs qui engendrent ces corps.

La Vanilline peut s'extraire de la Vanille, mais aujourd'hui elle est surtout préparée par synthèse en partant de la Coniférine, du Gaïacol ou de l'Eugénol. Le procédé qui donne les meilleurs résultats paraît être l'oxydation de l'Isoeugénol ou, mieux, de son dérivé acétylé ou benzylé par le permanganate de potassium ou par le mélange chromique. Le Benzoyleugénol, par exemple, donne de la Benzylvanilline ; ce dérivé benzylé mis, à froid, en présence de l'acide chlorhydrique, donne du chlorure de benzyle et de la Vanilline.

Falsifications et essai. — On trouve dans le commerce des fruits de Vanille épuisés par l'alcool, à la surface desquels on a produit un givre artificiel en les recouvrant de cristaux d'acide benzoïque.

Ces fruits sont généralement dépourvus de leur pédoncule recourbé qui est ligneux et par suite très cassant. Le givre examiné à la loupe montrera des cristaux larges et parallèles à la surface du fruit, tandis que les cristaux de Vanilline sont étroits et perpendiculaires à la surface. On peut en outre détacher quelques parcelles de ces cristaux et en prendre le point de fusion : l'acide benzoïque fond à 120°, tandis que la Vanilline fond à 81° ; en outre, l'acide benzoïque ne donne pas de coloration bleue par le perchlorure de fer.

Dans l'incertitude, on pourra faire sur une coupe du fruit les réactions microchimiques que nous avons indiquées ; elles seront négatives, ou tout au moins peu accusées, si le fruit a été préalablement épuisé ; on pourra enfin opérer le dosage de la Vanilline.

Pour doser la Vanilline, on triture un poids connu de capsules avec du sable lavé et on épuise le mélange par l'éther, dans un appareil de Soxhlet. L'extrait éthéré est agité avec une solution aqueuse de bisulfite de sodium qui s'empare de la Vanilline ; on met celle-ci en liberté en traitant la liqueur par l'acide sulfurique et on chasse l'acide sulfureux formé par un courant d'acide carbonique. La Vanilline est séparée en épuisant le liquide acide avec l'éther ; on distille à une basse température les liqueurs éthérées, et on pèse le résidu.

Sortes commerciales. — On distingue dans le commerce plusieurs sortes de Vanille :

1° La Vanille du Mexique qui est la plus appréciée en raison de son odeur agréable, aromatique et caractéristique ; elle renferme de 1,30 à 1,50 p. 100 de Vanilline ;

2° La Vanille de Bourbon qui a une odeur agréable, mais qui ne ressemble pas à celle de la Vanille du Mexique, rappelant plutôt celle de la Fève Tonka ; elle se recouvre rapidement de givre et renferme de 1,90 à 2,90 p. 100 de Vanilline ;

3° La Vanille de Java qui contient 2,75 p. 100 de Vanilline ;

4° La Vanille des Seychelles ;

5° La Vanille de l'Amérique du Sud

6° Le Vanillon, qui est produit par le *Vanilla Pompona*, à forte odeur de Coumarine.

Usages. — La Vanille est un stimulant aromatique auquel on attribue des propriétés aphrodisiaques ; son emploi thérapeutique est fort limité ; on l'administre en poudre avec du sucre ou en teinture. Elle est surtout usitée comme parfum ; mais ses usages industriels ont bien diminué depuis qu'on a réalisé la synthèse de la Vanilline.

9. — Cinéol (Eucalyptol).

Le *Cinéol* $C^{10}H^{18}O$ existe en abondance dans l'Essence de Semen-Contra (*Artemisia Cina*), où il a été trouvé pour la première fois par Vœlckel; depuis il a été rencontré dans l'Essence de Cajéput (*Cajéputol*), dans certaines essences d'Eucalyptus (*Eucalyptol*), dans les Essences de Myrte (*Myrtol*), de Romarin, d'Aspic (*Spicol*), de Cannelle blanche, de Sauge sclarée, de Feuilles de Laurier, etc.

Extraction. — Pour extraire le Cinéol des essences qui en renferment, on peut employer plusieurs procédés.

1° Après plusieurs fractionnements d'une essence contenant de notables proportions de Cinéol, on recueille les produits distillant entre 175° et 180° et on les refroidit à — 20°. On amorce la cristallisation avec un cristal de Cinéol pur ; on sépare la partie solide qu'on fait fondre et recristalliser jusqu'à ce qu'on obtienne un produit possédant les propriétés physiques du Cinéol pur.

2° On fait passer un courant d'acide chlorhydrique dans la fraction de l'essence qui a passé à 175° ; on obtient un chlorhydrate cristallisé ; on l'exprime, on le décompose par l'eau et on entraîne à la vapeur le Cinéol mis en liberté.

3° On dissout l'essence dans l'éther de pétrole et on précipite le Cinéol par de l'acide bromhydrique sec sous forme d'un précipité cristallin ; on régénère le Cinéol par l'action de l'eau qui décompose la combinaison bromhydrique.

4° On peut remplacer l'acide bromhydrique par une solution d'acide phosphorique d'une densité de 1,8.

Caractères physiques et chimiques. — Le Cinéol est un liquide (car il fond à + 1°) doué d'une odeur camphrée spéciale. Il bout à 176°-177° et a une densité de 0,930 à + 15° ; il est inactif sur la lumière polarisée. Il ne se combine ni à la phénylhydrazine, ni à l'hydroxylamine ; l'acide chlorhydrique, en solution acétique, le transforme en dichlorhydrate de Dipentène ; traité par le sulfure de phosphore, il donne du Cymène. Oxydé par le permanganate de potassium, le Cinéol se transforme en un acide bibasique, l'*Acide cinéolique* $C^{10}H^{16}O^{5}$; l'anhydride de cet acide, obtenu en chauffant l'Acide cinéolique avec de l'anhydride acétique, fournit par distillation une Méthylhepténone.

FEUILLES D'EUCALYPTUS

Origine. — Les *Feuilles d'Eucalyptus* employées en pharmacie sont fournies par l'*Eucalyptus globulus*, très grand arbre de la famille des Myrtacées, originaire de la Tasmanie et du sud de l'Australie, aujourd'hui cultivé en grand dans bien des pays et notamment dans la région méditerranéenne : Algérie, Corse, Italie, Espagne, Égypte et midi de la France.

Caractères extérieurs. — Les Feuilles d'Eucalyptus sont dimorphes. Sur les rameaux jeunes, on trouve des feuilles opposées, sessiles (fig. 397), ovales, membraneuses, un peu élargies à la base, obtuses au sommet, à bords entiers, un peu réfléchis en dessous, longues de 10 à 15 centimètres, larges de 4 à 8 centimètres. Les deux faces sont de couleur vert bleuâtre terne et recouvertes d'un enduit cireux blanchâtre. La nervure médiane est brune et rougeâtre, saillante surtout en dessous, verruqueuse et couverte de glandes ; elle donne naissance à de nombreuses nervures secondaires pennées qui vont directement jusqu'au bord de la feuille. Par transparence, on aperçoit un grand nombre de nodules sécréteurs dont le parenchyme tout entier est rempli.

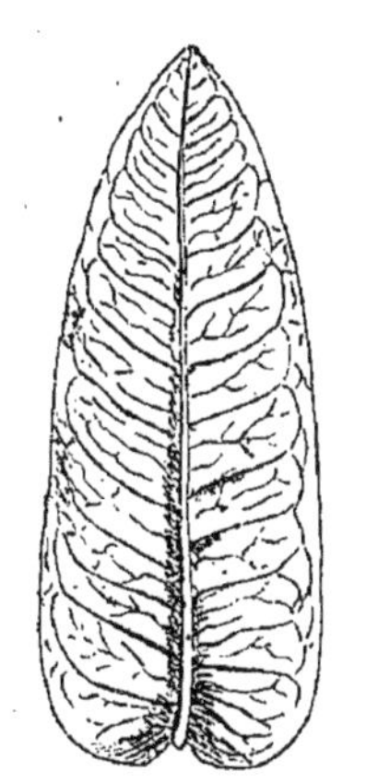

Fig. 397. — Feuille d'un jeune rameau d'Eucalyptus.

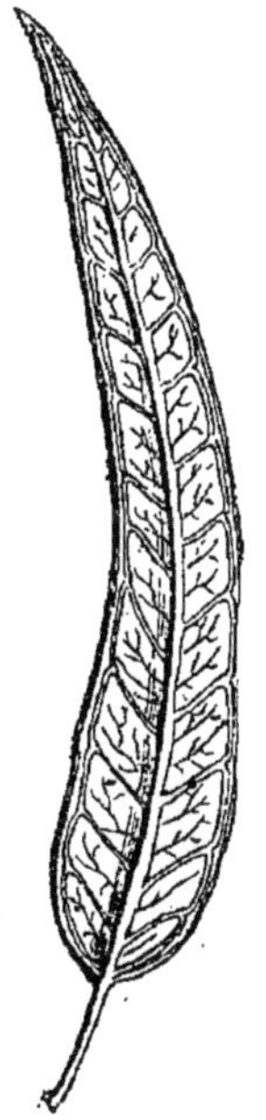

Fig. 398. — Feuille d'un rameau âgé d'Eucalyptus.

Sur les rameaux âgés, on trouve des feuilles alternes, pétiolées (fig. 398), falciformes, lancéolées, atténuées au sommet, obliques à la base, souvent tordues en ce point, de sorte qu'elles prennent une position verticale ou oblique par rapport à la branche qui les porte, de 15 à 20 centimètres de longueur sur 4 centimètres environ de largeur. Elles sont coriaces, d'un vert jaunâtre, non recouvertes d'un enduit cireux. La nervure médiane, saillante, suit la courbure du limbe.

Les deux sortes de feuilles ont une odeur balsamique qui devient très nette par le froissement ; leur saveur est fortement aromatique, camphrée, légèrement amère et astringente.

Caractères microscopiques. — La structure des Feuilles d'Eucalyptus varie suivant la forme considérée. Les feuilles des jeunes rameaux ont un parenchyme hétérogène asymétrique ; sous l'épiderme supérieur (*ep. s*, fig. 399), on trouve deux assises de cellules

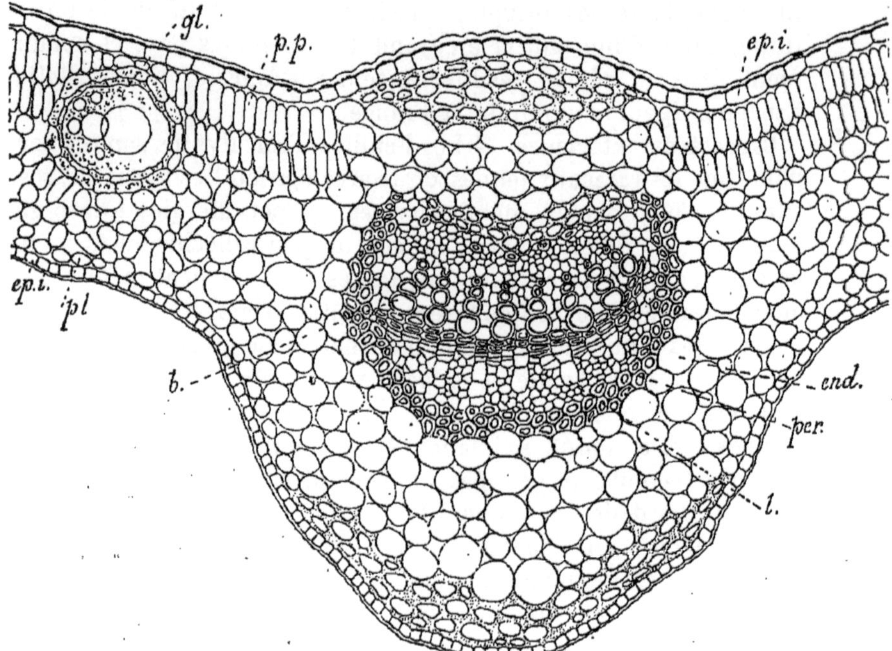

Fig. 399. — Coude d'une Feuille d'*Eucalyptus globulus*.

en palissade (*p. p.*) ; entre le parenchyme en palissade et l'épiderme inférieur (*ep. i*), se trouve le tissu lacuneux (*p. l*). Tout le parenchyme renferme de gros nodules sécréteurs (*gl*). Le faisceau de la nervure médiane, entouré par un endoderme très net (*end*) et par un péricycle scléreux (*per*), comprend du liber (*l*) disposé sur les deux faces du bois (*b*).

Les feuilles des rameaux âgés ont un parenchyme bifacial ; on trouve du parenchyme en palissade sous les deux épidermes et du parenchyme lacuneux dans la région moyenne.

Composition chimique. -- Les Feuilles d'Eucalyptus renferment du *tanin*, de l'*acide gallique* et de l'*huile essentielle*.

L'*Essence d'Eucalyptus* est obtenue en Australie, en Algérie, dans le midi de la France et en Californie, en distillant avec de l'eau les feuilles fraîches et les boutons floraux. C'est un liquide très fluide, à peine coloré, d'une odeur forte, aromatique, qui rappelle à la fois l'odeur du Camphre et de la Lavande. Sa densité varie de 0,910 à 0,930 ; son pouvoir rotatoire est dextrogyre $[\alpha]_D = + 4°$ à $+ 17°$.

La composition chimique de cette essence est très complexe. Par distillation fractionnée, on a obtenu : 1° de l'*Aldéhyde valérianique*, 2° de l'*Aldéhyde butyrique* ; 3° de l'*Aldéhyde hexylique* $C^6H^{12}O$; 4° de l'*Alcool éthylique*; 5° de l'*Alcool amylique*; 6° un terpène droit, l'*Eucalyptène* ; 7° 60 p. 100 en moyenne de *Cinéol* ou *Eucalyptol*.

On a en outre trouvé dans l'Essence d'Eucalyptus un stéaroptène cristallisé, l'*Eudesmol* $C^{10}H^{16}O$, qui serait un isomère du Camphre ordinaire, dans lequel l'atome d'oxygène serait combiné d'une façon différente ; ce corps fond à 79°-80°.

Essai de l'Essence d'Eucalyptus. — L'élément actif de l'Essence d'Eucalyptus au point de vue thérapeutique étant le Cinéol, l'estimation de l'essence reposera sur le dosage de ce principe dont la proportion moyenne est de 60 p. 100. Il faudra donc donner la préférence aux essences qui abandonnent à la solution de salicylate de soude concentrée le plus de produits solubles.

On peut opérer le *dosage du Cinéol* de la façon suivante. On ajoute à l'essence la moitié de son poids d'acide phosphorique ($d = 1,75$); on refroidit le mélange dans de la glace, et on remue lentement avec une baguette de verre pour obtenir une masse homogène. Après formation de phosphate de Cinéol, on exprime celui-ci entre des feuilles de papier à filtrer ; le produit solide obtenu est composé de Cinéol et d'acide phosphorique. On le pèse, ce qui donne le poids total de ces deux corps ; puis on décompose la combinaison par de l'eau bouillante et on dose l'acide phosphorique mis en liberté à l'aide d'une solution alcaline normale. Par différence, on a le poids de l'Eucalyptol.

Usages. — Les Feuilles d'Eucalyptus sont employées quelquefois comme fébrifuges; elles ont en outre des propriétés antiseptiques, stimulantes et diaphorétiques. On les fait fumer aussi en cigarettes dans la bronchite chronique et la tuberculose au début.

L'Essence d'Eucalyptus agit comme l'Essence de Térébenthine.

L'Eucalyptol est employé dans les bronchites et les phtisies apyrétiques; on l'administre en capsules ou en injections hypodermiques, dissous dans l'huile d'Olives ou dans la vaseline liquide, à la dose de 0gr,50 à 2 grammes par jour.

Les *Feuilles de Myrte*, fournies par le *Myrte commun* (*Myrtus communis*), arbrisseau de la famille des Myrtacées assez abondamment répandu dans la région méditerranéenne, renferment du *tanin* et une *huile essentielle*.

L'*Essence de Myrte* possède une odeur fraîche et une couleur émeraude; sa densité varie entre 0,890 et 0,920 à + 15°; elle est fortement dextrogyre. Elle est constituée par du *Pinène*, par du *Cinéol* et par une faible proportion d'un corps répondant à la formule $C^{10}H^{16}O$. Les fractions distillant entre 160 et 180° sont employées sous le nom de *Myrtol*; ce produit, à odeur agréable de Menthe poivrée, agit par le Cinéol qu'il contient.

Les Feuilles de Myrte ont été conseillées dans le traitement des catarrhes bronchiques, de la leucorrhée, des hémorroïdes. L'Essence de Myrte a été préconisée contre les bronchites et la blennorragie. Quant au Myrtol, il possède des propriétés antiseptiques parfaitement constatées; on l'administre, à l'intérieur, en capsules à la dose de 1 gramme par jour.

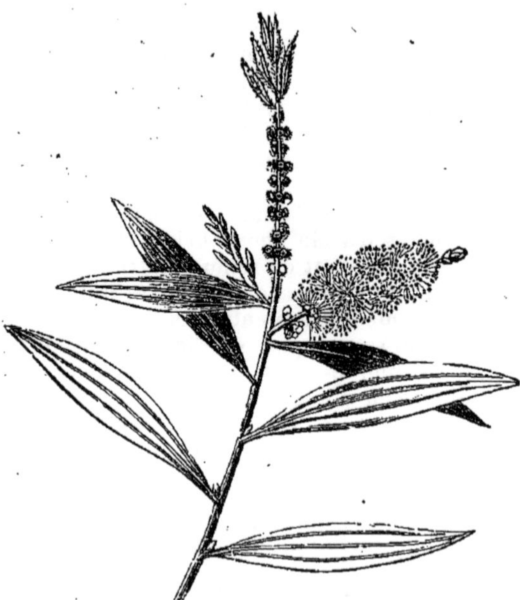

Fig. 400. — Rameau de *Melaleuca minor*.

ESSENCE DE CAJÉPUT

Origine. — L'*Essence de Cajéput* est préparée, surtout à Bornéo et aux Célèbes, par la distillation des feuilles du *Melaleuca minor* [*M. Cajeputi* (fig. 400)], arbuste de la famille des Myrtacées qui croît dans les îles de l'Archipel Indien, aux Moluques, aux Célèbes, aux îles Philippines, et que l'on considère généralement comme une variété du *Melaleuca leucodendron*. Ces feuilles coriaces ont un parenchyme bifacial, avec deux assises de cellules en palissade sur chaque face, et renferment dans leur parenchyme une multitude de nodules sécréteurs qui contiennent l'essence qu'on en retire par distillation.

Caractères. — L'Essence de Cajéput est un liquide mobile, transparent, de couleur vert bleuâtre, légèrement lévogyre, très soluble dans l'alcool absolu. Elle commence à se solidifier vers + 13°; l'iode n'exerce pas sur elle de vive réaction; avec l'acide azotique, elle produit une élévation de température et un dégagement de vapeur. L'odeur est aromatique, rappelant à la fois le Camphre, la Menthe et l'Essence de Térébenthine; la saveur est âcre et brûlante.

Composition chimique. — L'Essence de Cajéput renferme : 1° des *Aldéhydes butyrique, valérique et benzylique*; 2° un terpène lévogyre (*Cajéputène*); 3° un terpinéol inactif; 4° 67 p. 100 environ de *Cinéol* ou *Cajéputol.*

Falsifications et essai. — Cette essence, d'un prix généralement assez élevé, est assez fréquemment remplacée par un produit obtenu en distillant certaines essences sur du Camphre et des Cardamomes et coloré avec de l'oxyde de cuivre. Les essences employées étant surtout celles de Romarin, de Lavande et de Térébenthine, on obtiendra une action violente et énergique en faisant agir l'iode sur ce produit artificiel.

Usages. — L'Essence de Cajéput est employée en frictions contre les rhumatismes, son action rubéfiante produisant une analgésie locale. A l'intérieur, on l'emploie comme stimulante, antispasmodique et diaphorétique à la dose de 4 à 5 gouttes.

L'*Essence de Niaouli*, qui est aujourd'hui communément désignée sous le nom de *Goménol*, est obtenue par la distillation des feuilles du *Melaleuca leucodendron* et du *M. viridiflora*, Myrtacées de la Nouvelle-Calédonie.

Cette essence est soluble dans l'alcool, l'éther, le chloroforme, l'éther de pétrole, le benzène, insoluble dans l'eau et la glycérine; sa densité est 0,922 à + 12°; son pouvoir rotatoire est $[\alpha]_D = 0°42'$. Elle est constituée par un *terpène dextrogyre* $[\alpha]_D = + 36°03'$ qui est sans doute du Pinène droit, par du *Cinéol* (66 p. 100 environ), par du *Limonène gauche* et par du *Terpinéol*, tant à l'état libre qu'à l'état de combinaison avec l'Acide valérique.

L'Essence de Niaouli est un balsamique antiseptique que l'on utilise dans les affections bronchiques et dans les affections de la vessie : catarrhes, cystite, etc.

10. — Éthers d'alcools de la série grasse.

Nous décrirons dans ce groupe quelques produits qui doivent leur action à des huiles essentielles dont les constituants principaux sont, non point des éthers d'alcools terpéniques, mais des éthers d'alcools saturés de la série acyclique.

FLEURS DE CAMOMILLE ROMAINE

Origine. — Les *Fleurs de Camomille romaine* sont produites par la *Camomille vraie* ou *noble* [*Anthemis nobilis* (fig. 401)], plante de la

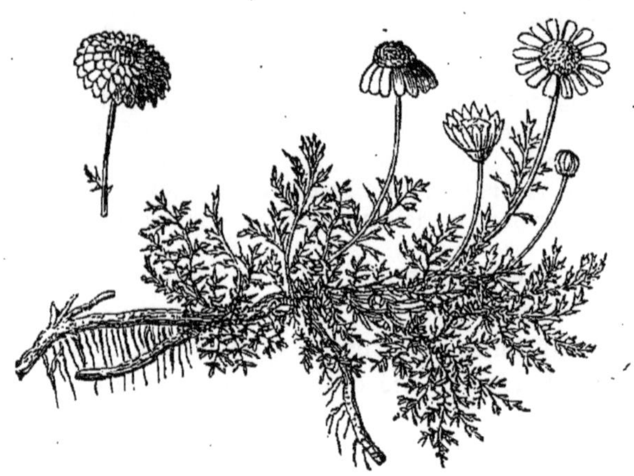

Fig. 401. — Camomille vraie.

famille des Composées qui croît dans le sud et l'ouest de l'Europe et qui est fréquemment cultivée pour les usages pharmaceutiques. Ses capitules doublent alors, c'est-à-dire que les fleurs tubuleuses du centre deviennent ligulées et prennent une couleur blanchâtre.

Caractères extérieurs. — Ces fleurs sont constituées par des capitules hémisphériques de 1 centimètre de large environ; les fleurs de la circonférence et les trois quarts de celles du centre sont ligulées et ont une coloration blanc jaunâtre; au centre, se trouvent quelques fleurs tubuleuses, jaunes, à peine visibles. Odeur forte, tout à fait spéciale; saveur aromatique, légèrement amère.

Composition chimique. — Les capitules de Camomille renferment une *résine*, un *principe amer* et de 0,50 à 0,80 p. 100 d'*huile essentielle*.

L'*Essence de Camomille* est un liquide fluide, de couleur verte ou plus souvent bleue, à odeur camphrée très prononcée, à saveur pénétrante et aromatique ; elle est dextrogyre ; soluble dans l'alcool et dans l'éther ; sa densité varie de 0,905 à 0,915 à + 15°. Cette essence renferme : un *hydrocarbure* à odeur de Citron, non étudié ; de l'*Angélate d'isobutyle* ; de l'*Angélate d'amyle* ; de l'*Angélate* et du *Tiglate du méthyl-3-pentanol* ; un alcool, l'*Anthémol* $C^{10}H^{16}O$; de l'*Acide angélique* à l'état libre.

Usages. — Les Fleurs de Camomille romaine sont stimulantes, stomachiques et fébrifuges ; on les administre surtout en infusion (5 grammes pour 1 000) ; l'infusé très concentré est émétique. En faisant digérer les fleurs dans l'huile, on obtient l'*Huile de Camomille* dans laquelle on peut faire dissoudre du Camphre (*Huile de Camomille camphrée*).

L'Essence de Camomille a été employée contre les spasmes de l'estomac, à la dose de 1 à 10 gouttes, et comme adjuvant de certains purgatifs.

Les *Fleurs de Camomille commune* ou *de Matricaire*, qui sont les capitules du *Matricaria Chamomilla*, ont les mêmes propriétés que celles de l'espèce précédente.

Elles renferment une *huile essentielle* bleue, épaisse, d'une densité variant de 0,930 à 0,945 à + 15°. L'*Essence de Matricaire* renferme un *terpène*, un alcool, le *Camomillol* $C^{10}H^{16}O$, bouillant vers 200°, des *éthers capriques* de cet alcool, une huile bleue, la *Céruléine* ou *Azulène*, une *paraffine* soluble dans l'éther, peu soluble dans l'alcool, fondant à 53°-54°.

Les *Feuilles de Gaulthérie* sont fournies par la *Gaulthérie couchée*, *Thé du Canada*, *Thé rouge*, *Winter-green* des Anglais (*Gaultheria procumbens*), petit arbuste couché de 10 à 15 centimètres de hauteur, de la famille des Éricacées, croissant dans les montagnes sablonneuses du nord de l'Amérique (Canada et Labrador), à Terre-Neuve, à Saint-Pierre et Miquelon. Ces feuilles répandent, surtout quand elles sont sèches, une odeur qui rappelle celle de la Vanille.

Ces feuilles et surtout les fleurs donnent à la distillation une huile essentielle connue sous le nom d'*Essence de Winter-green*. Cette essence, à odeur forte, particulière, est insoluble dans l'eau, très soluble dans l'alcool et dans l'éther ; elle est faiblement lévogyre $[\alpha]_D = -0°25'$; sa densité est 1,177 à + 15°; elle bout à 218°-221°.

L'Essence de Winter-green est presque entièrement composée d'*Éther méthylsalicylique* ou *Salicylate de méthyle*; elle contient encore une très petite quantité (0gr,30 p. 100) d'un sesquiterpène, le *Gaulthérilène*, et une faible proportion d'un isomère cristallisé du Bornéol.

Le Salicylate de méthyle $C^6H^4\left<\begin{matrix}CO.O\,CH^3\\OH\end{matrix}\right.$ peut être extrait par distillation fractionnée ou en agitant l'essence avec une solution alcaline. On le prépare artificiellement en soumettant à la distillation un mélange de deux parties d'acide salicylique, deux parties d'alcool méthylique et une partie d'acide sulfurique. C'est un liquide d'odeur agréable, bouillant à 224°, d'une densité de 1,1819 à + 16°; il se colore en violet avec une solution aqueuse étendue de perchlorure de fer.

Les Feuilles de Gaulthérie sont regardées, sous forme d'infusion, comme astringentes, stimulantes et antidiarrhéiques.

L'Essence de Winter-green, ou, mieux, le Salicylate de méthyle, sont employés contre les rhumatismes articulaires, soit à l'intérieur, soit en frictions, l'absorption par la peau se faisant très rapidement; ils agissent comme le Salicylate de soude, mais avec cet avantage que leur emploi ne s'accompagne pas de troubles circulatoires.

ARTICLE II. — MATIÈRES RÉSINEUSES.

Nous avons à étudier dans ce groupe un ensemble de substances dans la composition desquelles entrent des corps que l'on désigne sous le nom de *Résines*, celles-ci pouvant exister seules ou associées soit à de l'huile essentielle, soit à des matières gommeuses. Ce groupe, encore mal défini jusqu'ici, sera certainement à remanier quand on connaîtra mieux la composition chimique des Résines, car il est bien évident que jusqu'ici on y a placé des substances qui se rapprochent par un certain nombre de caractères communs, mais qui diffèrent totalement par leur composition chimique.

Sous ce nom de *Résines*, on a désigné pendant longtemps des substances dures, cassantes, plus ou moins colorées, fusibles à une température peu élevée, non volatiles, donnant en brûlant beaucoup de fumée, insolubles dans l'eau, solubles dans l'alcool, l'éther, les essences. Au point de vue de leur composition chimique, on se contentait de dire que c'étaient des principes ternaires contenant une forte proportion de carbone et d'hydrogène associée à une faible quantité d'oxygène.

Les travaux récents du professeur Tschirch jettent une grande lumière sur la question de la composition chimique des Résines; ils permettent d'affirmer aujourd'hui que la plupart des composés résineux sont des éthers d'acides aromatiques.

On peut ranger ces éthers en deux groupes : 1° les éthers de l'acide benzoïque et de ses dérivés; 2° les éthers de l'acide cinnamique et de ses dérivés.

1° *Éthers benzoïques.* — L'*Acide benzoïque* $C^6H^5.CO^2H$ a été retiré du Baume de Tolu, du Baume du Pérou, du Benjoin de Siam, du Sang-dragon. Les éthers résineux ou résines que renferment ces drogues donnent de l'Acide benzoïque par saponification.

Dans ce groupe rentrent aussi les éthers résineux dont l'acide est l'*Acide benzoylacétique* $C^6H^5.CO.CH^2.CO^2H$, qui accompagnent souvent les précédents, et aussi l'éther résineux dont l'acide est l'*Acide orthoxybenzoïque* (*Acide salicylique*) $C^6H^4.CO^2H$ (1). OH (2), qui forme la majeure partie de la résine de la Gomme-ammoniaque.

2° *Éthers cinnamiques.* — L'*Acide cinnamique*, $C^6H^5-CH=CH-CO^2H$, a été retiré des Baumes de Tolu et du Pérou, du Benjoin, de l'Aloès et de la Résine jaune du *Xanthorrhæa hastilis* (Résine acaroïde jaune).

L'*Acide orthoxycinnamique* ou *Acide orthocoumarique*

$$C^6H^4\begin{cases} CH=CH-CO^2H & (1) \\ OH & (2) \end{cases}$$

(correspondant à l'Acide salicylique) se trouve à l'état d'éther résineux dans le Sang-dragon. L'*Acide paracoumarique* (1)(4) existe dans les Résines acaroïdes jaune et rouge.

Enfin, dans l'Asa fœtida et le Galbanum, on trouve un dérivé acide du même groupe, l'*Acide férulique*, qui est de l'Acide orthoxycinnamique dans lequel un H du noyau est remplacé par un groupe méthoxyle

$$CH^{63}\begin{cases} CH=CH-CO^2H & (1) \\ O.CH^3 & (2) \\ OH & (4) \end{cases}$$

Cet Acide férulique peut être facilement transformé en Acide ombellique et en Ombelliférone.

Les alcools qui entrent dans la composition de ces éthers résineux sont moins bien connus que les acides. Il paraît seulement certain qu'ils renferment un hydroxyle et qu'ils appartiennent à la série aromatique (phénols). Ces alcools, que Tschirch appelle *Tannols* ou *Résitannols*, se rapprochent des matières tanniques par les réactions qu'ils donnent avec le perchlorure de fer. Des Tannols ont été retirés jusqu'ici du Benjoin, du Baume de Tolu, du Baume du Pérou, du Galbanum, du Sagapénum, du Sang-dragon, de l'Opoponax, de la Gomme-ammoniaque, des Résines acaroïdes et de l'Aloès.

Ce groupe des matières résineuses peut être subdivisé de la façon suivante : 1° les *Résines proprement dites* comprenant les Résines seules ou associées à une quantité minime d'huile essentielle ; 2° les *Oléo-résines* comprenant les Résines associées à une assez forte proportion d'essence ; 3° les *Gommes-résines* comprenant les Résines associées, en proportions variables, à des matières gommeuses solubles ou insolubles dans l'eau ; il s'y joint parfois un peu d'huile essentielle, comme dans les Gommes-résines des Ombellifères.

1. — Résines.

RÉSINE LAQUE

Origine. — La *Résine laque*, appelée aussi *Gomme laque*, ou simplement *Laque*, est un produit de nature résineuse, fourni par le *Carteria lacca* [*Coccus lacca*, *Kermes lacca* (fig. 402)], Insecte de l'Inde, du groupe des Hémiptères et de la famille des Coccidés, qui vit principalement sur des *Ficus* (*F. indica*, *F. religiosa*, *F. bengalensis*, *F. laccifera*, etc.), et aussi, mais plus rarement, sur l'*Anona squamosa*, le *Butea frondosa*, le *Zizyphus jujuba*, le *Croton lacciferum*, le *Mimosa cinerea*, etc. L'Insecte se fixe perpendiculairement par son bec à la branche de l'arbre et produit ou détermine la formation de la résine. Celle-ci envahit tout l'espace vide entre l'animal et ses voisins, ne laissant autour de chacun d'eux qu'une sorte de loge s'ouvrant extérieurement par un pertuis correspondant à l'ex-

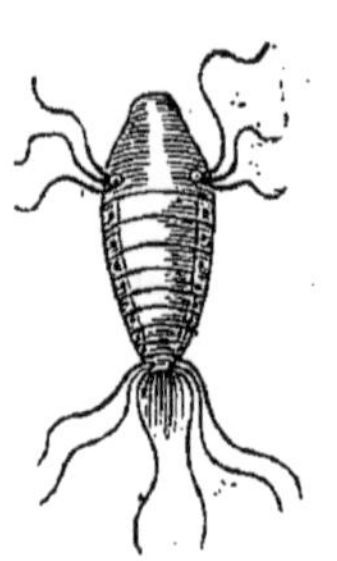

Fig. 402. — Femelle de *Carteria*, montrant les houppes thoraciques, les houppes anales et la couronne de poils entourant l'anus.

trémité de l'abdomen (fig. 403). La Résine laque est principalement fournie par les femelles.

On n'est pas encore exactement fixé sur la formation de ce produit; pour les uns, la Laque serait exsudée en totalité par l'Insecte; pour les autres, elle serait fournie par l'arbre qui porte l'Insecte sous l'incitation produite par ses piqûres. Il se pourrait que la Laque eût les deux origines; mais ce qui est démontré aujourd'hui, c'est que la matière colorante et les matières cireuses qui sont associées dans ce produit à la résine sont manifestement élaborées par l'animal. Le doute n'existe plus que pour la portion résineuse.

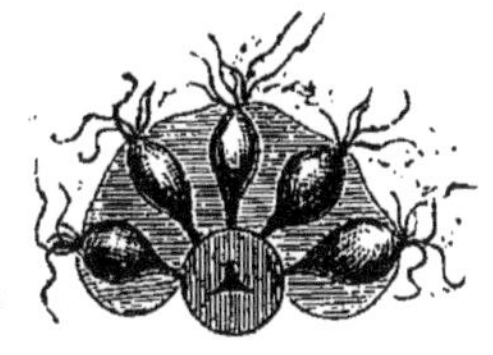

Fig. 403. — Section d'une branche chargée de Laque, montrant les *Carteria* adultes, dans leurs loges.

Caractères extérieurs. — La Résine laque se présente sous plusieurs formes dans le commerce :

1° La *Laque en bâtons* est la Laque encore attachée aux branches (fig. 404). Elle se présente en amas résineux brunâtres d'un roux brun, formant manchon autour des branches, couverts à la surface de mamelons qui correspondent à autant de logettes renfermant un Insecte. Parmi ces logettes, quelques-unes sont plus petites, dépourvues d'orifice, et renferment un mâle; les autres, qui contiennent les femelles, sont plus volumineuses et percées de 3 trous à leur surface, par lesquels s'échappent autant de pinceaux de poils flexueux; par l'orifice le plus large passent les poils provenant du pourtour de l'anus, par les deux autres ceux qui naissent des papilles thoraciques. La Résine laque est sans odeur, ni saveur; elle se réduit sous la dent en poudre fine, sans se ramollir, et colore la salive en rouge.

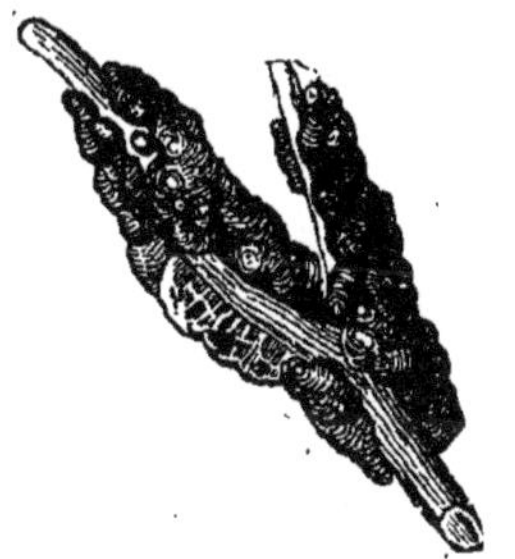

Fig. 404. — Laque en bâtons.

2° La *Laque en sortes* est obtenue en concassant la Laque en bâtons, dont on sépare le bois; elle est en morceaux irréguliers, rougeâtres, rugueux et garnis de débris d'écorce.

3° La *Laque en grains* est la sorte précédente brisée en petits morceaux irréguliers et anguleux; elle est souvent à demi décolorée, parce qu'on l'a plongée dans l'eau bouillante, qui lui a enlevé une partie de sa couleur.

4° La *Laque en écailles* est préparée en faisant fondre la Laque en grains dans l'eau bouillante un peu alcalinisée, filtrant à travers une toile et coulant sur une pierre plate. Elle se présente en lames minces, de dimensions variables, planes ou un peu bosselées, colorées en jaune brun (*Laque blonde*), en rouge (*Laque rouge*) ou en marron foncé (*Laque brune*); la surface est lisse, quelquefois piquetée de trous très fins; la masse est transparente, très homogène. Ces lames sont très fragiles et se brisent net, le plus souvent suivant des lignes courbes.

5° La *Laque en canons* est la Laque purifiée comme précédemment, que l'on coule dans des tubes, au lieu de la couler sur une pierre plane.

Composition chimique. — L'alcool à 95° permet de séparer la Résine laque en trois parties:

1° Une première partie est soluble dans l'alcool à froid. Cette partie est la plus importante; c'est elle qui donne à la Laque son caractère résineux. La Laque en bâtons en renferme 68 p. 100; la Laque en plaques, jusqu'à 90 p. 100. Sa nature est mal connue ; elle paraît formée, d'après Bénédikt, de plusieurs acides de la série grasse.

2° Une deuxième partie est soluble dans l'alcool à l'ébullition et elle s'en dépose en aiguilles par le refroidissement ; sa proportion varie de 3 à 4 p. 100; elle a les propriétés et la composition des cires: c'est la *Cire de la Gomme laque*. Cette Cire est jaune rougeâtre, facilement cassante ; sa densité varie de 0,970 à 0,980, suivant qu'elle est cristalline ou amorphe. Elle fond à 76°-77° et cristallise en partie en se solidifiant, si le refroidissement est long. Son odeur est agréable et rappelle celle de la Laque chauffée ; ses propriétés, sauf la couleur, la rapprochent de la Cire de Carnauba. Cette Cire est formée de 50 p. 100 d'*Alcool myricique* libre; l'autre moitié est formée d'*Éthers myriciques* dans lesquels l'alcool est éthérifié par les *Acides mélissique*, *cérotique*, *oléique*, *palmitique*, et par un acide indéterminé, résineux, brûlant avec une odeur très aromatique. On trouve aussi dans cette cire une petite quantité d'*Alcool cérylique*, libre ou combiné avec les acides précédents.

M. Gascard a étudié la localisation de cette cire dans la Laque en bâtons et il a nettement établi que la cire n'y est pas intimement mélangée à la résine, mais qu'elle est localisée en des points déterminés. On la trouve dans les houppes blanches si bien décrites par Carter qui se détachent de l'Insecte et viennent se rendre à la surface de la Laque ; c'est donc bien évidemment une sécrétion de l'Insecte lui-même.

3° Une troisième partie est complètement insoluble même dans l'alcool bouillant. Elle se compose de débris d'insectes, d'un ou plusieurs principes azotés non encore étudiés et enfin d'une matière cireuse en faible quantité, 0,50 p. 100. Cette matière cireuse peut être séparée par la benzine chaude d'où elle cristallise par refroidissement. La Cire que l'on obtient ainsi de la Laque en grains fond à 92° et M. Gascard a montré que ce principe immédiat devait être considéré comme l'*Éther myricimélissique* $C^{30}H^{60}(C^{30}H^{60}O^{2})$, dans lequel l'alcool myricique est éthérifié par l'acide correspondant. Toutefois le produit que M. Gascard a obtenu de la Laque en bâtons par le même traitement ne fond qu'à 94° ; c'est aussi un éther cristallisé, ayant les propriétés physiques des cires, dans lequel l'alcool myricique est éthérifié par un acide azoté encore mal connu. En somme, la caractéristique de la Résine Laque est de renfermer des alcools et acides de la série grasse.

En outre de ces principes, la Laque en bâtons ou en grains non décolorés renferme de 8 à 10 p. 100 d'une *matière colorante* analogue à celle de la Cochenille ; elle est soluble dans le carbonate de soude, d'où on peut la précipiter par l'alun. Le précipité obtenu, qui porte le nom de *Lac-laque*, est employé dans la teinture.

Usages. — Les usages de la Résine Laque sont très nombreux et elle fait par suite l'objet d'un commerce important ; ce produit vient surtout du Bengale, du Pégu, de Madras et de Siam. La Laque a été préconisée jadis comme tonique et astringente ; elle n'est plus guère employée actuellement que dans les préparations dentifrices, surtout comme matière colorante. L'industrie en fait usage dans la teinture, dans la préparation des couleurs fines, de certains vernis et de la cire à cacheter.

Depuis quelques années, on a signalé d'autres Insectes à Laque. Tel est le *Carteria Larreæ* qui vit au Mexique sur l'*Arbre à créosote* (*Larrea mexicana*), Rutacée de 1 à 2 mètres de hauteur. La sécrétion est moins abondante que dans l'espèce précédente, mais elle est cependant suffisante pour faire l'objet d'une exploitation. Ce produit porte le nom de *Laque de l'Arizona*.

On signale encore le *Carteria mexicana* qui vit au Mexique sur certains *Mimosa*, mais dont le produit désigné sous le nom de *Laque du Mexique* n'est pas exploité.

Signalons enfin la *Laque de Madagascar* qui est produite par le *Gascardia madagascariensis* et qui se rapproche beaucoup par sa composition chimique de la Laque des Indes ; elle en diffère surtout par l'absence de matières colorantes.

BOIS DE GAÏAC

Origine. — Le *Bois de Gaïac* est fourni par deux arbres de la famille des Zygophyllées, le *Guaiacum officinale* (fig. 405) et le

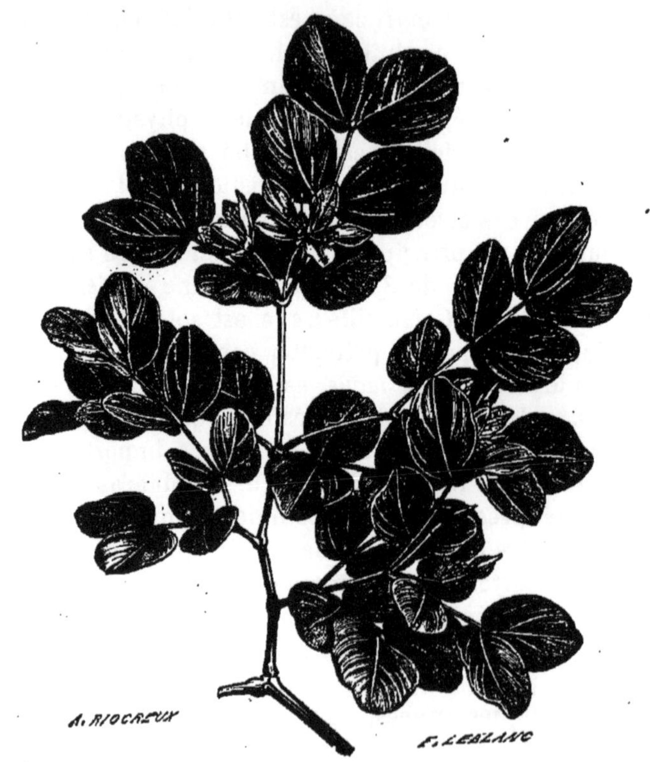

Fig. 405. — Gaïac officinal.

G. sanctum, qui viennent tous deux à Cuba, à la Jamaïque, à la Martinique et dans l'Amérique tropicale.

Caractères extérieurs. — Le Bois de Gaïac se présente en bûches ou en rognures, résidus de la préparation des roulettes ou poulies.

Les bûches sont droites, très lourdes, coupées transversalement à la scie. Ce sont tantôt des cylindres entiers, tantôt des fragments de cylindres de dimension variable; ceux-ci sont taillés à la hache dans les cylindres trop gros; leurs faces latérales sont par suite extrêmement rugueuses, hérissées de côtes longitudinales parallèles et découpées en dent de scie.

Ces morceaux sont formés, tantôt uniquement par le cœur du bois, tantôt par le cœur recouvert de l'aubier. La structure de ces deux zones est d'ailleurs la même; leur couleur seule diffère : l'aubier est d'un jaune sale ou d'un brun pâle; le cœur est brun foncé, mais devenant bientôt verdâtre à la surface par le contact à l'air. Ces deux zones, très finement striées dans la direction radiale par des rayons médullaires très rapprochés, présentent de nombreuses couches concentriques alternativement claires et foncées et marquées de ponctuations qui représentent les vaisseaux.

Les râpures de Bois de Gaïac, qu'on trouve plus communément dans les pharmacies, sont constituées par un mélange de débris plus ou moins volumineux et diversement colorés selon qu'ils proviennent de l'aubier ou du cœur.

Le Bois de Gaïac possède une odeur aromatique qui s'exalte beaucoup quand on le râpe ou quand on le chauffe, et une saveur légèrement âcre.

Caractères microscopiques. — L'examen microscopique montre que le Bois de Gaïac est formé de fibres ligneuses très épaissies. Ce tissu est sillonné par des rayons médullaires étroits, très rapprochés, formés d'une seule rangée de cellules contenant de la résine; il présente un nombre considérable de gros vaisseaux, généralement isolés, remplis pour la plupart de substance résineuse. On observe en outre quelques cellules parenchymateuses, remplies de résine, plus abondantes dans l'aubier que dans le cœur.

Composition chimique. — Le Bois de Gaïac doit ses propriétés physiologiques et son odeur aromatique à la résine qu'il renferme.

La *Résine de Gaïac* peut s'obtenir par des incisions pratiquées dans le tronc de l'arbre; elle se présente alors en larmes, d'ailleurs très rares dans le commerce. Le plus souvent on l'obtient en mettant sur le feu de longues bûches, percées d'un canal suivant l'axe de la bûche; la résine liquéfiée s'écoule par les deux extrémités du canal et on la recueille dans des calebasses. Dans les pharmacies, on fait bouillir les rognures dans de l'eau chargée de chlorure de sodium, et l'on recueille la résine qui vient flotter à la surface du liquide.

Le plus souvent donc, la Résine de Gaïac se présente en masses très volumineuses, irrégulières, homogènes ou fendillées, recouvertes d'une poussière verdâtre, et renfermant un grand nombre d'impuretés, telles que fragments d'écorce, de bois, etc. La saveur, d'abord peu sensible, produit ensuite une impression extrêmement âcre; l'odeur est balsamique, agréable, rappelant celle du Benjoin et s'exaltant par la chaleur ou la pulvérisation.

La Résine de Gaïac se dissout dans l'alcool, l'éther, le chloroforme, l'acétone, les solutions alcalines et l'Essence de Girofle. Soumise à l'action des oxydants, tels qu'acide azotique nitreux, hypochlorite de chaux, etc., elle prend une belle coloration bleue; les corps réducteurs et la chaleur font disparaître cette coloration.

Cette résine est surtout constituée par des *Alcools résineux* (*Résinols* de Tschirch); elle ne renferme ni résènes, ni acides résinoliques. Soumise à la distillation sèche, elle donne : à 118°, du *Gaïacène* C^5H^8O; à 205°-210°, du *Gaïacol* $C^7H^8O^2$; à une température plus élevée, du *Créosol* ou *Méthyl gaïacol* $C^8H^{10}O^2$; et après tous ces produits passe la *Pyrogaïacine* qui se colore en bleu par les réactifs oxydants. C'est probablement à ce corps qu'est due la coloration analogue prise par la résine dans les mêmes conditions.

Falsification et essai. — La Résine de Gaïac a été surtout falsifiée à l'aide de la *Colophane* colorée artificiellement. Cette falsification est aisée à reconnaître :

1° La cassure de cette fausse résine est et reste verte.

2° Sa teinture alcoolique ne colore pas en bleu le parenchyme de la pomme de terre crue.

3° Elle se dissout à froid dans l'Essence de Térébenthine, qui dissout à peine la Résine de Gaïac, et ne se dissout pas dans l'ammoniaque, qui dissout au contraire la Résine de Gaïac.

4° A chaud, elle dégage une odeur de Térébenthine, odeur encore manifeste dans un mélange de Colophane et de Résine de Gaïac.

5° La teinture faite avec ce mélange, étant étendue d'eau, puis rendue claire par addition de potasse caustique, se troublera de nouveau par un excès de ce réactif; la liqueur reste claire, si la résine est pure.

Usages. — Le Bois de Gaïac est très employé dans l'industrie. Il a joui d'une grande réputation dans le traitement de la syphilis; il fait partie des *Quatre espèces sudorifiques* et entre dans la préparation du *Sirop de Salsepareille composé*; la décoction (30 gr.

p. 1000) est un bon sudorifique ; l'extrait de Gaïac entre dans la composition des *Pilules de Dupuytren.*

La Résine de Gaïac est surtout employée comme stimulant dans la goutte, le rhumatisme chronique, etc. ; elle est usitée comme dentifrice.

Le Gaïacol est employé dans le traitement de la tuberculose pulmonaire comme succédané avantageux de la Créosote, puisque celle-ci en renferme de 60 à 90 p. 100. On l'emploie à l'intérieur en capsules, ou à l'extérieur en injections hypodermiques ou en badigeonnages ; dans ce dernier cas, il produit fréquemment une hypothermie souvent suivie de collapsus.

RACINE DE THAPSIA

Origine. — La *Racine de Thapsia* est fournie par le *Thapsia garganica* (*Bou-Néfa, Derias,* des Arabes), plante de la famille des Ombellifères, qui croît spontanément dans la région méditerranéenne et surtout en Algérie, en Tunisie et au Maroc.

Cette espèce se caractérise nettement par des fruits ayant deux côtes secondaires fortement développées en ailes (fig. 406). Elle présente un grand nombre de formes et de variétés dont certains botanistes ont voulu faire des espèces; mais le fait intéressant à retenir au point de vue de la Matière médicale, c'est que toutes ces formes ou variétés sont à peu près inactives, ainsi que cela résulte des observations de M. le professeur Battandier. On ne doit donc récolter que les racines du type à « *segments foliaires lisses, glabres et étroits* » et délaisser celles des formes à « *segments foliaires larges, bullés, d'un vert sombre et plus ou moins velus* ».

A

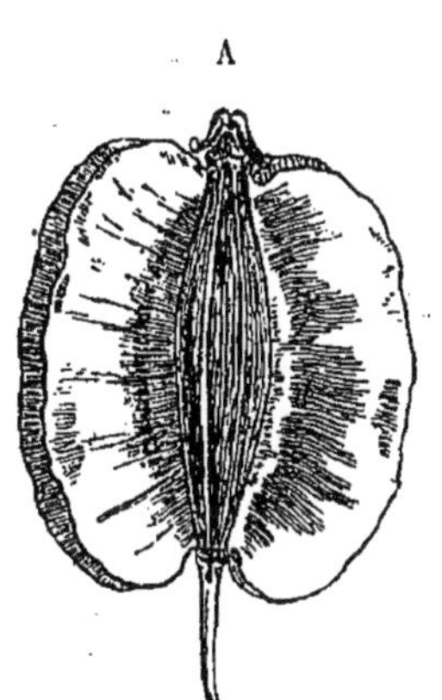

B

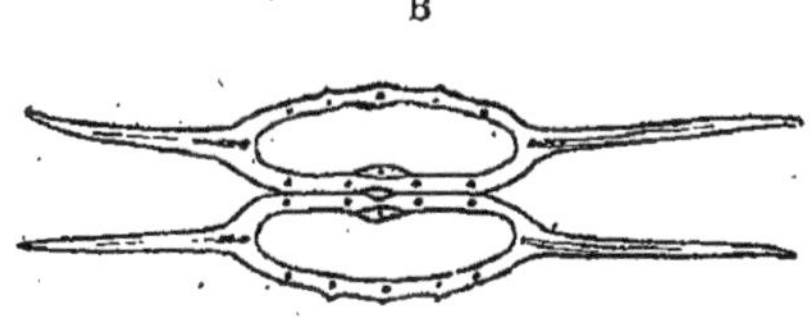

Fig. 406. — Fruit du *Thapsia garganica* : A, entier ; B, coupé transversalement.

Les Arabes font la récolte du Bou-Néfa depuis le mois de décembre jusqu'au mois de mars ; ils ramassent les racines de cinq à sept ans. Ces racines sont lavées à l'eau courante, puis l'écorce, qui est la seule partie active de la racine, est enlevée au moyen d'une incision longitudinale.

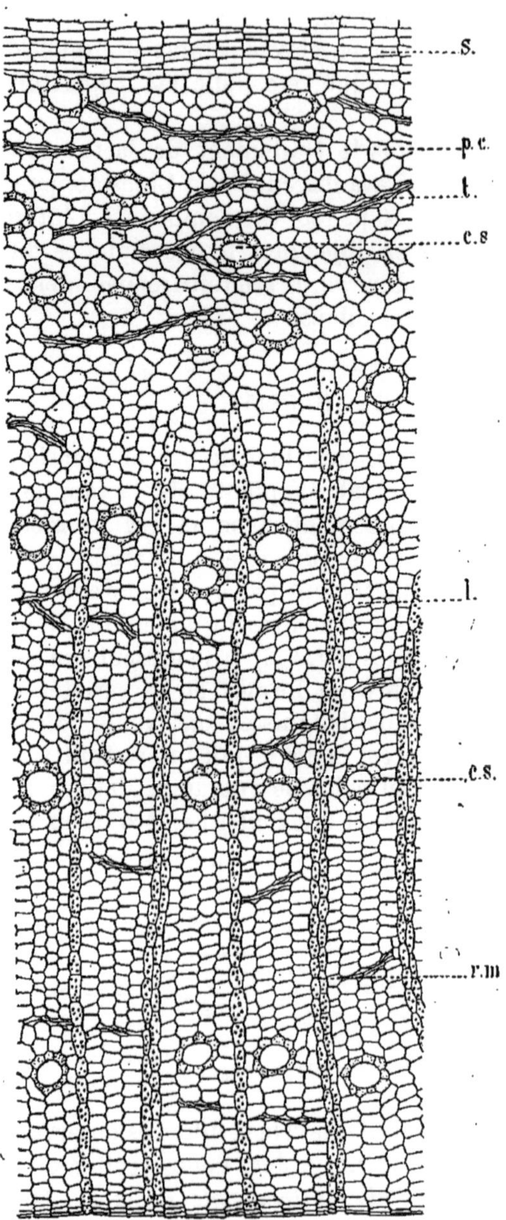

Fig. 407. — Coupe transversale de l'Écorce de racine de Thapsia.

Caractères extérieurs. — Cette Écorce de racine de Thapsia se présente en fragments inégaux, friables, peu volumineux, épais de 4 à 10 millimètres, d'un jaune brunâtre très clair en dehors; leur face externe est tantôt lisse, tantôt garnie de rides plus ou moins profondes, délimitant parfois de petits espaces saillants, bombés, irrégulièrement quadrilatères. La face interne est blanche, crayeuse, souvent tachée de rouge brunâtre et finement striée en long. La surface primitive de section des fragments est souvent garnie d'une résine jaune doré très clair, que l'on trouve aussi dans les anfractuosités intérieures de l'écorce. La cassure est grenue, crayeuse, compacte ; examinée à la loupe, elle se montre criblée de pores, à parois jaunâtres, très rapprochés les uns des autres. Ces pores sont disposés en séries linéaires, concentriques, entre lesquelles s'interpose le tissu blanc crayeux, qui constitue la plus grande partie de la masse. Ils sont formés par la section transversale des canaux résineux. Cette drogue n'a pas d'odeur très marquée; elle a une saveur piquante et caustique.

Caractères microscopiques. — L'examen microscopique montre à l'extérieur un suber (*s*, fig. 407), formé d'éléments bruns à peu près quadrangulaires; au-dessous vient un parenchyme cortical peu épais (*p. c*), formé de cellules polygonales au milieu desquelles se trouvent de nombreux canaux sécréteurs (*c. s*). Le liber (*l*) est divisé en un grand nombre de faisceaux par des rayons médullaires (*r. m*) composés de deux files de cellules allongées radialement et remplies de grains d'amidon ; ce liber renferme un grand nombre de canaux sécréteurs (*c. s*), petits, et disposés en cercles concentriques à peu près réguliers. Parenchyme cortical et liber sont parcourus par des traînées tangentielles de tissu nacré (*t*) (*Kératenchyme* des Allemands).

Composition chimique. — L'Écorce de racine de Thapsia renferme de l'*Amidon*, de la *Gomme*, une *huile essentielle* soluble dans l'éther auquel elle donne une couleur bleue, et une *Résine* vésicante.

La *Résine de Thapsia* contient : 1° des *Acides isovalérianique, caproïque, caprylique* et *angélique* ; 2° un acide bibasique de la série oxalique, l'*Acide thapsique* $C^{16}H^{30}O^{4}$; 3° une *substance neutre*, non azotée, vésicante, se présentant en lamelles fusibles à 87°, peu soluble dans l'alcool, l'éther, etc. ; 4° de la *cire*, de la *gomme* et une *substance grasse*.

Dans certaines résines commerciales, on a trouvé parfois de la *Cholestérine* et de l'*Euphorbone*, ce qui indique qu'elles ont été additionnées de Gomme-résine d'Euphorbe.

Usages. — L'Écorce de racine de Thapsia est très employée par les Arabes, à l'intérieur contre les maladies chroniques des poumons et la stérilité (?), à l'extérieur contre les rhumatismes, la goutte et la toux. La Résine de Thapsia, introduite dans la médecine européenne par Reboulleau et Bertherand, constitue un excellent révulsif qui est aujourd'hui très fréquemment employé sous forme emplastique. Il produit sur la peau une rubéfaction intense suivie d'une éruption miliaire très abondante, accompagnée d'une démangeaison très vive, mais exempte de douleur.

On a préconisé, pour remplacer le *Thapsia garganica*, le *Th. villosa* qui croît dans les endroits stériles du midi de la France; il possède les mêmes propriétés, mais un peu affaiblies. Sa résine produirait une rubéfaction, non suivie de prurit.

ÉCORCE DE GAROU

Origine. — L'*Écorce de Garou* est fournie par le *Garou commun* ou *Sain-Bois* [*Daphne Gnidium* (fig. 408)], sous-arbrisseau de la

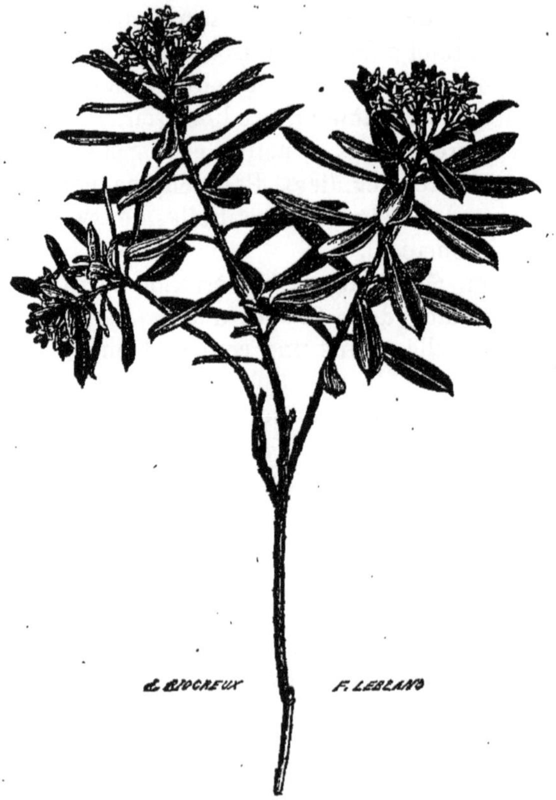

Fig. 408. — *Daphne Gnidium*.

famille des Thyméléacées, très abondant dans la région méditerranéenne.

Caractères extérieurs. — Cette écorce se présente dans le commerce en lanières flexibles, assez minces et de longueur variable, repliées plusieurs fois transversalement (le suber étant placé en dedans) et réunies en bottes de 10 centimètres de long environ. La surface externe présente un suber mince, de couleur brun-chocolat, luisant, piqueté de taches blanches transversales et elliptiques. La face interne est colorée en jaune foncé, très lisse, luisante, crevassée de fissures longitudinales produites par le reploiement des lanières. Cette écorce se fend très facilement en long, mais ne peut se rompre transversalement qu'avec difficulté. L'odeur est désagréable et nauséabonde, rappelant celle du savon de Marseille; la saveur est d'une âcreté extrême qui persiste très longtemps.

Caractères microscopiques. — Les caractères extérieurs de cette drogue sont tellement nets, que la connaissance de la structure anatomique n'est guère utile. On trouve à l'extérieur un suber peu épais, puis un parenchyme cortical formé de cellules allongées tangentiellement, collenchymateuses sous le suber, à parois minces dans la couche interne; cette dernière zone renferme des paquets de fibres arrondies, d'aspect nacré, à lumen punctiforme. Le liber a des cellules à parois assez épaisses qui, dans la portion interne, sont disposées en files radiales; il renferme des fibres isolées ou réunies en groupes peu volumineux, à lumen plus ou moins large et ondulé. Ce liber est parcouru par des rayons médullaires étroits, formés d'une seule rangée de cellules.

Composition chimique. — L'Écorce de Garou renferme une *matière colorante* jaune, une *résine* âcre et un glucoside, la *Daphnine*; ce dernier corps paraît inerte et c'est la résine qui est la partie active de la drogue.

La *Résine de Garou* est sèche, cassante, insoluble dans l'eau, soluble dans l'alcool et l'éther; sa proportion est de 7 à 9 p. 100.

La *Daphnine* $C^{15}H^{16}O^{9}+2H^{2}O$ cristallise en prismes rectangulaires, incolores, amers, perd de l'eau à 100° et fond anhydre à 200°. Elle est très soluble dans l'eau chaude, moins soluble dans l'alcool, même à chaud, et insoluble dans l'éther. Le perchlorure de fer colore en bleu sa solution aqueuse. Sous l'influence des acides étendus ou des ferments, elle se dédouble en glucose et en *Daphnétine*.

Usages. — L'Écorce de Garou doit à la résine qu'elle renferme des propriétés vésicantes bien marquées; appliquée sur la peau, soit fraîche, soit après macération dans du vinaigre, elle détermine une vésication aussi intense que celle des Cantharides, plus douloureuse peut-être, mais ayant le grand avantage de ne pas agir sur l'appareil génito-urinaire. Elle sert à préparer la *Pommade au Garou* et le *Papier épispastique au Garou* qu'on emploie comme vésicants.

Les *Feuilles* et surtout les *Graines* constituent des purgatifs énergiques.

L'*Écorce de Bois-gentil* ou de *Faux-Garou* fournie par le *Daphne Mezereum*, espèce qui remonte plus au nord que la précédente, possède les mêmes propriétés que l'Écorce de Garou qu'elle remplace en Allemagne.

L'*Écorce de Lauréole* fournie par le *Daphne Laureola*, espèce qui croît communément en Europe, et qui se retrouve en Algérie, aux Açores, en Asie Mineure, est surtout employée en Angleterre.

Enfin l'*Écorce de la Trintanelle malherbe* (*Passerina Tarton-raira*) serait aussi active que les écorces des espèces précédentes.

RHIZOME DE PODOPHYLLE

Origine. — Le *Rhizome de Podophylle* est fourni par le *Podophylle*

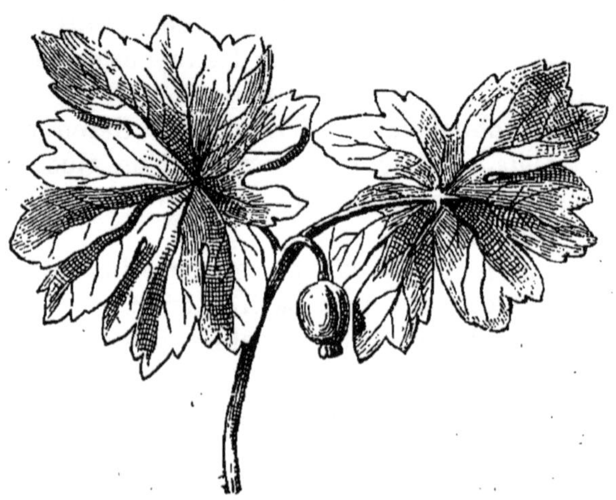

Fig. 409. — Podophylle pelté.

pelté [*Podophyllum peltatum* (fig. 409)], plante de la famille des Berbéridées qui croît dans les lieux humides et ombragés de la côte orientale de l'Amérique du Nord depuis la baie d'Hudson jusqu'à la Floride.

Caractères extérieurs. — Ce rhizome se trouve dans le commerce en fragments dont la longueur dépasse rarement 20 centimètres, et dont le diamètre est de 5 à 8 millimètres. Ces fragments (fig. 410) sont à peu près cylindriques, quelquefois légèrement aplatis, sensiblement rectilignes ou faiblement arqués. La surface est lisse ou plissée, d'un brun-chocolat ou d'un jaune sale. De place en place se trouvent des encoches elliptiques, très obliques, entourant l'axe entier et correspondant à l'insertion des écailles souterraines. On trouve en outre à des intervalles assez réguliers (5 à 10 centimètres) des nodosités aplaties bien caractéristiques; leur face supérieure est surélevée, cratériforme, et représente la cicatrice d'un rameau annuel précédemment tombé; leur face inférieure est plane et porte un assez grand nombre de racines adventives ou de tronçons laissés par la chute de celles-ci. Ces racines sont grêles, ridées, rectilignes, couchées horizontalement le long du rhizome et ont une couleur un peu plus claire que lui.

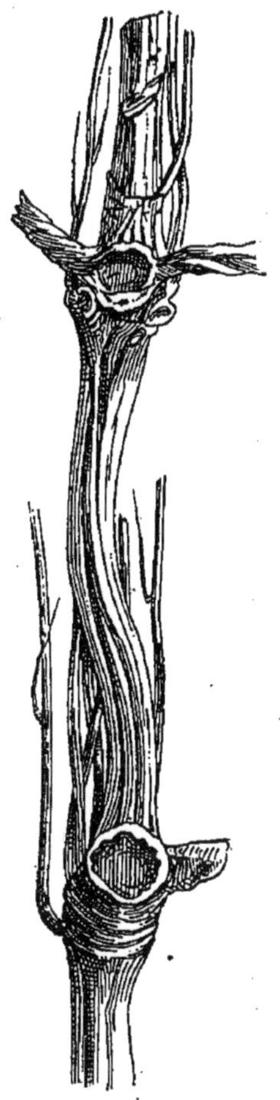

Fig. 410. — Rhizome de Podophylle.

La cassure du rhizome, qui est très fragile, est nette, grumeleuse; elle montre, sur un fond blanc ou jaunâtre, un cercle discontinu de points bruns assez rapproché de la circonférence. L'odeur est faible, nauséeuse; la saveur est amère, âcre et nauséeuse.

Caractères microscopiques. — Au microscope, on trouve, sous un suber très peu épais, un parenchyme cortical dont les cellules arrondies contiennent pour la plupart de l'amidon, et quelques-unes des cristaux d'oxalate de chaux étoilés. La zone ligneuse est représentée par des faisceaux libéro-ligneux ovoïdes, séparés les uns des autres par des rayons médullaires très larges qui font communiquer le parenchyme cortical avec la moelle très développée.

Composition chimique. — Le Rhizome de Podophylle doit ses propriétés actives à une matière résineuse désignée sous le nom impropre de *Podophyllin* ou *Podophylle*, quelquefois sous celui de *Calomel végétal*; sa proportion est de 4 à 5 p. 100. Pour l'obtenir, on verse la teinture alcoolique concentrée du rhizome dans une grande quantité d'eau additionnée de 1 p. 70 d'acide chlorhydrique; on recueille un précipité résineux que l'on fait dessécher à la température de 30°-32°. Ce produit se présente sous forme d'une poudre brillante, brun verdâtre, non cristallisée, de saveur amère et laissant à la gorge une sensation d'âcreté particulière.

Le Podophyllin est un produit complexe formé de plusieurs principes constituants; le principal d'entre eux est la *Podophyllotoxine* de Podwyssozki $C^{15}H^{14}O^{6}$. C'est une substance neutre, cristalline, lévogyre, fondant à 117°; chauffée avec un alcali, elle se transforme, par hydratation, en *Acide podophyllique* $C^{15}H^{16}O^{7}$, corps gélatineux, dont le sel de soude est cristallisable. Cet acide par perte d'eau donne un isomère de la Podophyllotoxine, la *Picropodophylline* de Podwyssozki et Kürsten; ce nouveau corps, optiquement inactif, fond à 227° et n'a pas d'action thérapeutique. Les produits de décomposition des deux isomères sont identiques; ils conduisent à admettre que la Picropodophylline est la lactone de l'Acide podophyllique.

Podwyssozki a encore trouvé dans le Podophyllin une matière colorante, la *Podophylloquercétine*, qui donne la coloration au produit et qui serait identique à la Quercétine, et une résine amorphe, la *Podophyllorésine*.

Substitutions. — Depuis quelque temps, on substitue au Rhizome de Podophylle pelté, surtout pour l'obtention de la matière résineuse, le Rhizome du *Podophyllum Emodi*, espèce asiatique qu'on rencontre dans l'Himalaya et le Cachemire. Cette substitution ne semble pas avoir une bien grande importance, puisque les deux espèces contiennent les mêmes principes constituants, la drogue indienne étant un peu plus riche en principes actifs (9 à 12 p. 100 de Podophyllin) que la drogue américaine.

Si la substitution porte sur le rhizome, elle sera facilement reconnaissable aux caractères extérieurs de la drogue, ceux du *Podophyllum peltatum* étant tout à fait particuliers. Si la substitution porte sur la résine, la distinction sera plus difficile, les caractères de couleur et de solubilité ne suffisant pas à caractériser les deux résines. Voici cependant les moyens de la reconnaître.

Si on projette un peu de résine sur quelques gouttes d'acide sulfurique fort, celle de l'Inde donne une coloration orange ou rouge, celle d'Amérique une coloration jaune tendant au brun.

A 0gr,40 de résine mise dans un tube à essai, on ajoute 3.c.c. d'alcool dilué ($d = 0,920$), puis 8 à 10 gouttes de lessive de potasse et on agite doucement; le mélange se gélatinise en quelques minutes à froid ou, après avoir été porté à l'ébullition, par refroidissement, avec la résine indienne; au contraire, la résine américaine donne un mélange fluide.

Usages. — Le Rhizome de Podophylle est un purgatif actif provoquant des évacuations alvines mêlées de bile; on administre la poudre à la dose de 0gr,50 à 1 gramme. On emploie de préférence le Podophyllin à la dose de 0gr,03 à 0gr,05; il donne d'excellents résultats dans la constipation habituelle et pour maintenir la liberté du ventre chez les paralytiques; on lui associe ordinairement 0gr,01 d'extrait de Belladone ou de Jusquiame pour empêcher les coliques assez vives qu'il détermine le plus souvent, même à faibles doses.

A côté du Rhizome de Podophylle, il faut signaler l'*Écorce de la racine de l'Evonymus atropurpureus*, arbuste de la famille des Célastracées qui croît dans le nord-ouest de l'Amérique du Nord et qui fournit des produits résineux connus sous le nom d'*Évonymins* ou d'*Évonymines*. Il en existe trois variétés : brune, verte, liquide. On emploie surtout l'*Évonymine brune* ou *Extrait alcoolique d'Evonymus atropurpureus* du supplément du Codex. Ce produit se présente sous l'aspect d'une poudre verte, très fine, d'odeur forte, un peu vireuse et nauséeuse, d'un goût huileux, insoluble dans l'eau, peu soluble dans l'alcool et dans l'éther.

L'Évonymine est un purgatif cholagogue dont les effets varient suivant la dose employée. Une ou deux pilules de 0gr,05 ingérées le soir provoquent le lendemain une selle naturelle. A dose plus élevée, elle aurait l'inconvénient de déterminer des coliques intenses qui empêchent d'en continuer l'emploi. Ce médicament a été vanté surtout dans les affections du foie et dans le traitement de la constipation habituelle; on l'administre à la dose de 0gr,15 à 0gr,05 en pilules de 0gr,05.

RACINE DE PYRÈTHRE D'AFRIQUE

Origine. — La *Racine de Pyrèthre d'Afrique* est fournie par l'*Anacyclus Pyrethrum* (fig. 411), plante de la famille des Composées, originaire d'Algérie où elle croît sur les hauts plateaux, et qui s'est répandue de là dans beaucoup de régions chaudes ou tempérées de l'hémisphère boréal : Inde, Égypte, Turquie, Bohème. Elle est surtout exportée d'Oran, de Tébessa et en plus petite quantité d'Alger.

Caractères extérieurs. — Dans le commerce, cette racine se présente en morceaux cylindro-coniques (fig. 412), longs de 8 à 15 centimètres, parfois surmontés par les restes des feuilles radicales et garnis de place en place de quelques fines radicelles.

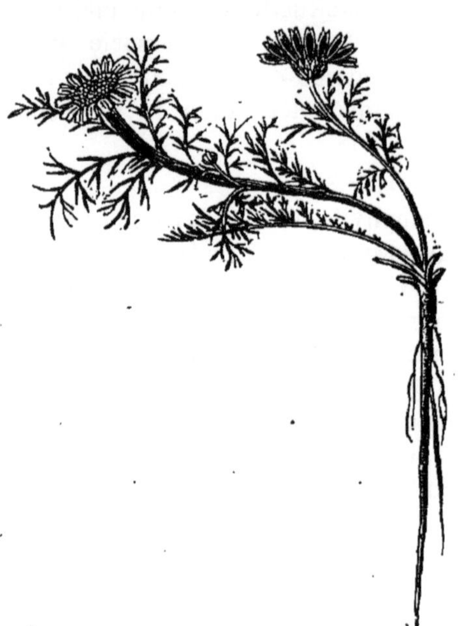

Fig. 411. — *Anacyclus Pyrethrum.*

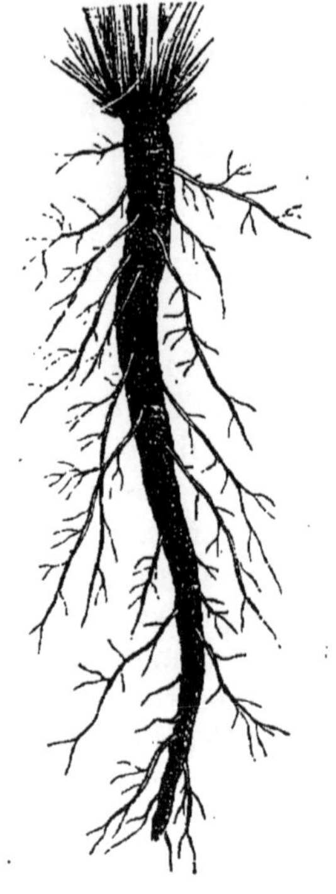

Fig. 412. — Racine de Pyrèthre.

Le tiers supérieur de ces fragments est à vrai dire un rhizome, les deux tiers inférieurs constituant seuls la vraie racine. La surface extérieure est brune et ridée, fortement sillonnée dans le sens de la longueur. La cassure est ligneuse, courte, jaune et montre une écorce mince, foncée, bien adhérente au bois qui présente un aspect radié manifeste. La moelle manque dans la racine ; elle existe dans la portion rhizomateuse. Odeur peu marquée ; saveur brûlante, laissant sur la langue un picotement persistant qui ne tarde pas à amener une salivation abondante.

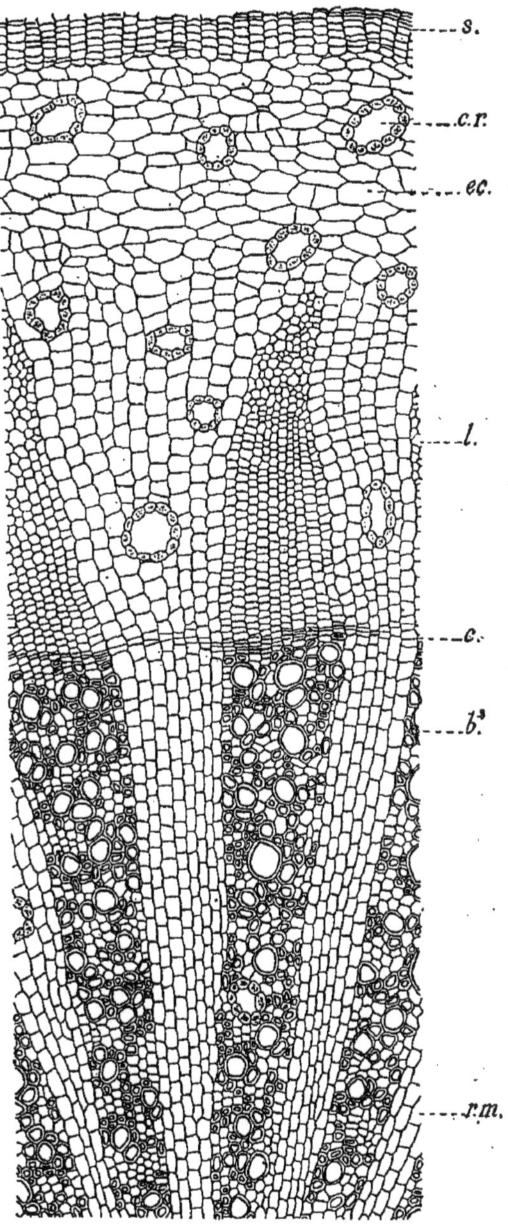

Fig. 413. — Coupe transversale de la Racine de Pyrèthre.

Caractères microscopiques. — Cette racine présente sous un liège peu épais (*s*, fig. 413), un parenchyme cortical (*ec*) formé de 8 à 10 rangs de cellules et renfermant de nombreux canaux sécréteurs (*c. r*); au-dessous vient le liber (*l*) représenté par des faisceaux cunéiformes constitués par de petites cellules, assez régulièrement disposées, munies de parois minces et renfermant de l'Inuline; ces faisceaux sont séparés les uns des autres par de très larges rayons médullaires dans l'épaisseur desquels on observe des canaux sécréteurs. Le liber est séparé du bois secondaire par le cambium (*c*) formé de plusieurs assises de petites cellules; le bois (b^2) se présente en faisceaux cunéiformes dans lesquels on observe de l'Inuline et des canaux sécréteurs qui se rencontrent aussi dans les larges rayons médullaires qui séparent les uns des autres les faisceaux ligneux.

Dans la partie centrale de la racine, on trouve les éléments du bois primaire.

Le rhizome a la même structure que la racine, mais la portion centrale est occupée par une moelle assez développée.

Composition chimique. — La Racine de Pyrèthre contient une *matière colorante jaune*, du *tanin*, de l'*Inuline* (58 p. 100) et un principe particulier, appelé *Pyréthrine*, auquel elle doit son âcreté. Ce principe est lui-même un mélange d'une résine âcre et de deux huiles âcres, l'une jaune, l'autre brune. La Pyréthrine obtenue par Schneegans à l'état de pureté est un corps incolore, de saveur brûlante, cristallisant en aiguilles qui fondent à 46°. Elle est soluble dans l'alcool absolu, l'acétone, l'éther, le benzène, l'acide acétique, le chloroforme et le sulfure de carbone. Elle se dissout dans l'acide sulfurique concentré, en donnant une coloration jaune, puis rouge. Il est probable que la drogue renferme aussi une *huile essentielle*, bien que les auteurs n'en fassent pas mention.

Substitutions. — Dans certains pays, on substitue à la Racine de Pyrèthre d'Afrique, la racine de l'*Anacyclus officinarum*, Composée cultivée en Prusse, en Saxe et en Bohême.

Cette racine, connue sous le nom de *Racine de Pyrèthre d'Allemagne*, diffère peu par ses caractères extérieurs de la précédente; elle présente seulement une touffe d'aiguilles jaunes et flexibles qui entoure le sommet de la souche. Au point de vue des caractères anatomiques, le parenchyme cortical renfermerait seul des canaux sécréteurs disposés en un seul rang; les rayons médullaires du liber et du bois, ainsi que le bois lui-même, en seraient dépourvus.

Il paraîtrait que l'on substitue aussi fréquemment à la Racine de Pyrèthre d'Afrique, celle du *Corrigiola telephiifolia*, plante de la famille des Paronychiées qui croît en Algérie. Si cette racine présente quelques ressemblances extérieures avec celle de Pyrèthre, elle s'en distingue par ses caractères anatomiques : absence de canaux sécréteurs et d'Inuline.

Usages. — La Racine de Pyrèthre est un irritant énergique qui agit sur la peau comme rubéfiant; placée dans la bouche, elle constitue le plus actif des sialagogues. Appliquée sur une muqueuse, elle en affaiblit la sensibilité en agissant sur les branches nerveuses superficielles qu'elle déprime; c'est à cette propriété que sont dus ses effets odontalgiques. Aussi, rentre-t-elle dans la préparation de beaucoup de dentifrices.

SANG-DRAGON

Origine. — Le *Sang-Dragon* est une matière résineuse, de couleur rouge brun, le plus communément fournie par le fruit du *Calamus draco*, Palmier du groupe des Rotangs, à tige grêle et grimpante, qui croît à Sumatra, à Bornéo, aux Moluques et dans les forêts marécageuses de l'Indo-Chine. La matière résineuse est surtout produite par des glandes épidermiques qui se trouvent à la surface du fruit ; on en rencontrerait aussi à l'intérieur du péricarpe.

Préparation. — Pour obtenir un Sang-Dragon de bonne qualité, on secoue fortement les fruits de *Calamus* dans un sac, ou bien on les bat, ce qui fait tomber facilement par plaques la résine sèche qui se trouve à leur surface. On débarrasse celle-ci des impuretés qu'elle renferme, et on la fait fondre au feu ou au soleil ; puis, tandis qu'elle est encore molle, on la pétrit en boules ou en baguettes, que l'on enveloppe dans des feuilles d'un autre Palmier, le *Licuala spinosa*. C'est le *Sang-Dragon en roseaux*.

En broyant les fruits, les faisant bouillir et réunissant en une seule masse les débris des fruits et la résine qui se trouvent au fond du récipient, on obtient un Sang-Dragon de qualité inférieure, en raison des éléments étrangers qu'il renferme : c'est le *Sang-Dragon en masses*.

Caractères extérieurs. — Le Sang-Dragon en roseaux se présente sous deux formes, en *baguettes* ou en *boules*.

Les *baguettes* sont cylindriques, plus rarement aplaties, de 30 à 50 centimètres de longueur et de la grosseur du petit doigt. La feuille qui les enveloppe est retenue par une lanière de Rotang formant plusieurs liens annulaires. La drogue est compacte, cassante, assez légère ; sa surface colorée en brun rougeâtre très foncé est lisse, terne, et présente de très fines stries longitudinales dues à l'impression des nervures de la feuille sur la résine encore molle. La cassure est compacte, poreuse et luisante par places ; la poudre qu'on obtient en grattant la surface extérieure ou la cassure est d'un rouge ocreux.

Les *boules* sont à peu près sphériques, d'un diamètre de 2 centimètres environ, et elles sont placées dans une feuille de *Licuala* qui en réunit plusieurs, séparées l'une de l'autre par un lien annulaire de Rotang, l'ensemble formant chapelet. Celles qui sont plus volumineuses sont enveloppées isolément dans une feuille liée aux deux extrémités.

Le SANG-DRAGON EN MASSES se présente en blocs irréguliers, parfois quadrangulaires et d'un volume très variable. La surface est rugueuse, terne, d'un brun rougeâtre, et recouverte d'une poussière d'un rouge plus clair; la cassure est granuleuse, dure, souvent poreuse, et criblée de débris ligneux, consistant surtout en écailles des fruits.

Le Sang-Dragon n'a pas d'odeur appréciable ; il s'écrase facilement sous la dent sans se dissoudre; la saveur, nulle d'abord, devient peu à peu légèrement âcre.

Composition chimique. — Le Sang-Dragon est soluble dans l'alcool, le chloroforme, la benzine, l'acide acétique, la soude, insoluble dans les essences non oxygénées. Il se compose en majeure partie d'une *résine*, dont la proportion varie suivant la qualité (de 70 à 90 p. 100), d'*Acide benzoïque* à l'état libre, et d'une faible proportion de *matière grasse* et de *sels de chaux*.

La *Résine de Sang-Dragon* est rouge, amorphe, à réaction acide ; elle donne à la distillation sèche du *Toluène* et du *Styrol*. Au point de vue de sa constitution chimique, c'est un *Éther résineux* résultant de la combinaison de l'*Acide orthoxycinnamique* ou *Acide orthocoumarique* avec le *Dracorésitannol*.

Usages. — Le Sang-Dragon était autrefois employé comme médicament astringent et tonique ; actuellement, on l'emploie seulement à la préparation de certains emplâtres et de quelques poudres dentifrices. Il sert dans les arts, à la confection des vernis.

Un certain nombre de matières résineuses, d'importance thérapeutique moindre que celles que nous venons d'étudier, méritent cependant d'être signalées à certains égards.

Sous le nom de *Copals*, on désigne un certain nombre de résines, qui ont ensemble des caractères communs. Ce sont des substances plus ou moins dures, semblables au Succin, recouvertes d'une poussière blanchâtre, brillantes à l'intérieur, à cassure conchoïdale, transparentes, fusibles à une température élevée sans se décomposer, possédant une odeur et une saveur très peu marquées, d'une densité variant entre 1,040 et 1,145. Les Copals sont peu solubles dans l'alcool ordinaire, très solubles dans l'éther et surtout dans un mélange d'alcool absolu et d'Essence de Térébenthine.

Les Copals sont fournis par plusieurs arbres de la famille des Légumineuses : 1° les *Copals de la côte orientale d'Afrique* (*Copals de Madagascar*, *de Mozambique*, *de Zanzibar*, *de Bombay*, etc.), qui sont de véritables résines fossiles, sont attribués aux *Trachylobium verrucosum* et *T. Mossambicense* qui croissent en face de Zanzibar, dans le Mozambique et à Madagascar ; 2° les *Copals de la côte occidentale d'Afrique* (*Copals de Sierra-Leone*, *d'Acra*, *du Congo*, *d'Angola*, etc.) sont rapportés au *Guibourtia copallifera* qui croît dans la Sénégambie et la Guinée ; 3° les *Copals d'Amérique* (*Copals du Brésil* et *de Cayenne*) se trouvent en grosses larmes ou en masses stalactiformes sur les branches de l'*Hymenæa Courbaril*, qui habite les côtes du Vénézuéla, de la Guyane et du Brésil.

Les Copals sont largement employés dans l'industrie comme une des matières premières les plus importantes pour la préparation des vernis.

Le *Succin*, *Ambre jaune* ou *Karabé*, est une résine fossile, provenant d'arbres aujourd'hui éteints, que l'on attribue à une Conifère, le *Pityoxylon succinifer*. Ce produit est très abondant sur les bords de la mer Baltique ; on recueille les morceaux rejetés par les vagues, ou on les extrait directement des lignites et des argiles qui les renferment.

Le Succin est en fragments solides, durs, cassants, tantôt transparents et jaunes, tantôt presque opaques et blanchâtres, acquérant par le frottement des propriétés électriques qui lui permettent d'attirer les corps légers. Le Succin fond à 170° et brûle sans couler et en répandant une forte odeur aromatique ; il est insoluble dans l'eau, l'alcool, l'éther, les essences et les huiles, soluble dans les lessives alcalines. Par distillation sèche, il donne de l'*Acide succinique*.

Le Succin est réputé antispasmodique ; on l'emploie en fumigations et en teinture. Il sert fréquemment à fabriquer des objets d'ornements et des colliers.

Sous le nom de *Dammars*, on désigne des produits résineux, surtout fournis par des Conifères appartenant au genre *Dammara*. On en connaît deux variétés dans le commerce : 1° le *Dammar des Indes*, qui découle des branches du *Dammara orientalis* de l'Archipel indien, et se concrète en stalactites volumineuses, de couleur jaune doré, d'abord molles et visqueuses, mais devenant bientôt dures comme de la pierre ; 2° le *Dammar austral*, qui provient du *Dammara australis*, originaire de la Nouvelle-Zélande et de la Nouvelle-Calédonie, et que l'on recueille soit sur l'arbre, soit dans le sol, en gros morceaux de 7 à 8 kilogrammes. Cette sorte fossile est la plus estimée.

Cette résine, qui porte aussi le nom de *Résine de Kaori*, donne, par distillation sèche, une *essence* appelée *Dammarol* par Thomson, et *Dammarylène* par M. Bocquillon ; sa formule serait $C^{40}H^{28}O^{3}$ ou $C^{45}H^{36}$. Il reste comme résidu une résine constituée par un acide résinolique, l'*Acide dammarique* $C^{40}H^{30}O^{6}$, donnant des sels cristallisés, et une résine neutre, le *Dammaryle* $C^{45}H^{12}$.

La solution alcoolique, sirupeuse, de cette résine, peut remplacer le collodion et la traumaticine dans les affections cutanées et dans le pansement des plaies. Administrée à l'intérieur, cette drogue aurait aussi une action favorable dans le catarrhe de la vessie. Dans l'industrie, les deux sortes de Dammars sont utilisées pour la préparation des vernis.

La *Sandaraque* est une résine qui s'écoule naturellement ou par incisions des branches d'une Conifère, le *Callitris quadrivalvis*, qui est abondant dans les montagnes de l'Atlas, en Algérie et au Maroc. Elle arrive de cette dernière contrée par la voie de Mogador.

La Sandaraque sert à la confection des vernis. Réduite en poudre, elle est employée, surtout par les Arabes, comme agent hémostatique.

Le *Mastic* est une résine fournie par le Lentisque (*Pistacia Lentiscus*), arbre de la famille des Anacardiacées qui habite la région méditerranéenne, les Canaries, le pays des Somalis, et que l'on cultive principalement à Chio, où chaque arbre peut donner de 4 à 5 kilogrammes de résine. On la recueille à l'aide de légères incisions que l'on fait sur le tronc et les grosses branches ; le suc clair et aromatique qui s'en écoule ne tarde pas à se concréter en larmes arrondies ou légèrement allongées, de la grosseur d'un petit pois.

Ces larmes ont une couleur jaune pâle ; elles sont recouvertes d'une poussière blanchâtre, mais l'intérieur est transparent comme du verre. Mâchées, elles craquent sous la dent, puis se ramollissent et deviennent ductiles. Leur saveur est aromatique, résineuse ; leur odeur, à peu près nulle, devient prononcée sous l'action de la chaleur. Elles se dissolvent dans l'éther, le chloroforme et l'Essence de Térébenthine et incomplètement dans l'alcool froid.

Le Mastic constitue un masticatoire très usité en Orient pour fortifier les gencives et faciliter la digestion; on le brûle aussi comme parfum, et on en prépare une liqueur excitante, le *Raki.* Autrefois il faisait partie d'un grand nombre de médicaments, mais il est de nos jours rarement utilisé en médecine. Les dentistes l'emploient en solution dans l'éther ou le chloroforme pour obturer les dents. Il est aussi usité pour préparer les vernis.

A la suite de ces substances résineuses, il convient de signaler en quelques mots un certain nombre de médicaments, la plupart nouveaux venus en thérapeutique, qui doivent leur action à des résines jusqu'ici plus ou moins bien étudiées.

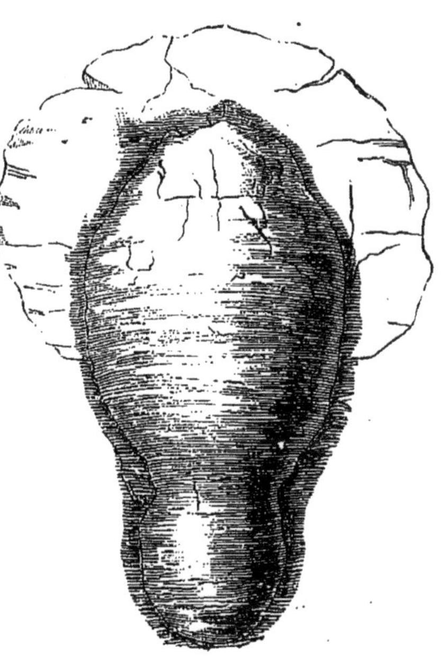

Fig. 414. — Polypore du Mélèze.

Le *Polypore du Mélèze* [*Polyporus officinalis* (fig. 414)], improprement désigné dans les officines sous le nom d'*Agaric blanc*, est un Champignon de la famille des Hyménomycètes qui vient sur les vieux troncs de Mélèze en Circassie, en Carinthie et dans les Alpes. Dans les drogueries, il est dépouillé de sa partie corticale et se présente en blocs irréguliers, spongieux, recouverts d'une poussière crayeuse, inodores, mais doués d'une saveur douceâtre, puis amère et d'une âcreté très grande. Il contient 72 p. 100 d'une *résine* particulière constituée par un acide résinolique de la formule $C^{51}H^{82}O^{10}$, un *principe amer* et un acide spécial, l'*Acide agaricinique* $C^{16}H^{30}O^{5} + H^{2}O$ auquel certains auteurs attribuent l'activité de la drogue. Quant au principe désigné sous le nom d'*Agaricine*, ce ne serait autre chose que de l'Acide agaricinique impur.

A la dose de 3 grammes, l'Agaric en poudre constitue un drastique énergique employé contre la goutte ; à dose plus faible, de 0gr,25 à 1 gramme, il est utilisé avec un certain succès contre les sueurs des phtisiques. On peut avantageusement faire usage de l'Acide agaricinique (de 0gr,02 à 0gr,04 en pilules).

Les *Graines de Bonduc* fournies par le *Guilandina Bonducella*, plante de la famille des Légumineuses qui croît aux Antilles, à la Réunion, au Sénégal et dans l'Inde, doivent leur activité à une résine que l'on appelle *Bonducine*. Ce médicament serait tonique et antipériodique et agirait souvent aussi vite que la quinine. On administre la *poudre* à la dose de 0gr,50 à 0gr,75, deux fois par jour, la *teinture* à la dose de 30 gouttes, la Bonducine à la dose de 0gr,10 à 0gr,20 par jour.

L'*Écorce de Mudar* est fournie par les racines de deux plantes de la famille des Asclépiadées : le *Calotropis procera*, qui vient dans l'Inde, en Perse, en Égypte et en Afrique, dans les oasis du Soudan et du Sahara, et le *C. gigantea* qui croît dans l'Inde, aux Antilles, dans la Malaisie et aux Moluques. Les propriétés de cette drogue paraissent dues à une résine âcre qu'elle renferme dans la proportion de 12 p. 100 environ.

L'Écorce de Mudar est tonique, diaphorétique et émétique à haute dose. Elle est employée pour combattre la lèpre, l'éléphantiasis et la dysenterie. On l'administre en poudre, à la dose de 0gr,25 par jour, comme tonique altérant, et à la dose de 2 à 4 grammes comme émétique. Dans les pays d'origine, c'est un remède populaire contre la syphilis, d'où le nom de *Mercure végétal* qu'on lui donne.

L'*Euphorbe pilulifère* (*Euphorbia pilulifera*), plante de la famille des Euphorbiacées qui vient dans l'Inde, aux Antilles, à la Réunion, a été introduite dans la thérapeutique française par le Dr Tison. Le principe actif, qui est toxique pour les animaux à sang chaud, est constitué par une résine. Cette plante est usitée contre l'asthme, la bronchite et les autres affections des voies respiratoires, avec une action légèrement narcotique. On l'administre en décoction (30 grammes dans 2 litres d'eau à réduire à 1 litre) à la dose de 60 grammes, trois fois par jour ; on peut aussi employer l'extrait fluide, de 10 à 30 gouttes.

Les *Feuilles de Globulaire Turbith*, fournies par le *Globularia*

Alypum (fig. 415), arbrisseau de la famille des Globulariées qui habite le midi de la France, renferment un glucoside, la *Globularine* $C^{16}H^{20}O^{8}$, qui a les propriétés de la Caféine, et une résine particulière, la *Globularétine*, qui leur donne les propriétés purgatives qu'elles possèdent. Ces feuilles sont petites (fig. 313), spatulées, coriaces, entières ou munies d'une ou deux dents au sommet, couvertes de très petits points blancs, visibles seulement à la loupe. Elles ont une saveur âcre, très amère et donnent un infusé aqueux, verdâtre et transparent.

A la dose de 20 à 30 grammes, les Feuilles de Globulaire Turbith sont employées comme purgatives et ont l'avantage de ne déterminer ni nausées, ni coliques. Un mélange de Globularine et de Globularétine en proportions déterminées, vendu sous le nom de *Prasoïde*, constituerait un bon remède contre toutes les formes de l'arthritisme et contre le rhumatisme.

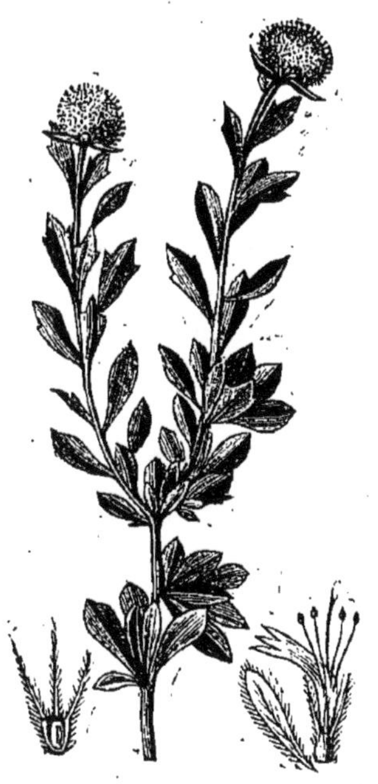
Fig. 415. — Globulaire Turbith.

Les *Feuilles* et les *Sommités fleuries* du *Grindelia robusta*, Composée qui croît dans les marécages salés du sud des États-Unis, renferment une *matière cireuse*, une *matière grasse* solide, une *huile essentielle*, un glucoside, la *Grindéline*, et une *résine* qui serait la partie active de la plante.

Ce médicament donne d'excellents résultats dans le traitement de l'asthme avec spasmes, de la bronchite emphysémateuse accompagnée de dyspnée et de la coqueluche. On l'a aussi employé dans les hypertrophies simples du cœur et contre le catarrhe de la vessie. On l'administre sous forme d'*extrait fluide*, à la dose de 2 à 4 grammes, toutes les trois ou quatre heures, dans de l'eau sucrée ou du lait, ou bien on donne la *teinture*, de 30 à 40 gouttes.

Le *Caroubier de l'Inde* ou *Copalier* (*Hymenæa Courbaril*), plante de la famille des Légumineuses qui croît dans l'Inde, à la Guyane, en Cochinchine, aux Antilles, etc., fournit à la matière médicale son écorce, qui doit son activité à une *résine* qu'elle contient. Ce médicament est un bon sédatif artériel et un astringent, dans les cas d'hémoptysie, d'hématurie, de crachement de sang, de diarrhée et de dysenterie. On emploie l'extrait fluide à la dose de 10 à 20 gouttes, trois fois par jour.

Les *Fruits du Tribulus lanuginosus*, plante de la famille des Zygophyllées, qui croît dans l'Inde et en Cochinchine, renferment un principe cristallin mal connu, un *corps gras* et une *résine* qui serait le principe actif. Ces fruits à propriétés diurétiques et antispasmodiques ont été employés contre la dyspnée, l'irritation des voies urinaires, etc. Mais ils ont été vantés, principalement en Angleterre, comme un remède spécifique contre les pertes séminales et les troubles mentaux en rapport avec ces pertes. On emploie la *décoction*, faite avec 50 grammes de fruits pulvérisés et 500 grammes d'eau, que l'on réduit par l'ébullition à 250 grammes, l'*infusion* (4 à 8 grammes pour 500 grammes d'eau), et l'*extrait fluide* à la dose de 1 à 2 grammes.

2. — Oléo-résines.

On peut ici faire deux subdivisions : 1° d'une part les *Oléo-résines proprement dites* comprenant généralement des produits naturels que l'on verse dans le commerce tels qu'on les obtient de la plante qui les fournit, et plus rarement des produits secondaires provenant des premiers par des traitements appropriés; on les désigne fréquemment sous le nom de *Térébenthines* ou de *Baumes*, cette dernière appellation ayant été plus particulièrement appliquée par les anciens auteurs aux Oléo-résines qui renferment une certaine proportion d'Acide benzoïque et d'Acide cinnamique à l'état de liberté ; 2° les *Médicaments à Oléo-résines*, ou plus exactement les drogues qui doivent leur activité à la fois à l'huile essentielle et à la résine qu'ils contiennent, tels que le Poivre noir, le Cubèbe, le Gingembre, le Chanvre indien, etc.

a. — Oléo-résines proprement dites.

TÉRÉBENTHINES DES CONIFÈRES

Origine et récolte. — Les *Térébenthines des Conifères* sont des produits oléo-résineux, qui sont fournis par plusieurs arbres de cette famille appartenant aux genres *Larix*, *Abies* et *Pinus*. La nature du produit obtenu variant avec l'espèce exploitée, il en résulte un certain nombre de sortes commerciales que l'on recueille par des procédés qui diffèrent, en raison même de la façon dont sont localisés dans la tige de l'arbre les organes producteurs de l'oléorésine, c'est-à-dire les canaux sécréteurs ; ceux-ci peuvent en effet exister dans l'écorce seulement, comme dans le genre *Abies*, ou bien à la fois dans l'écorce et surtout dans le bois, comme dans les genres *Larix* et *Pinus* (*c. r.*, fig. 416).

La Térébenthine de Venise ou du Mélèze est fournie par le *Mélèze d'Europe* (*Larix europæa*), Conifère des régions montagneuses que l'on n'exploite guère que dans le Tyrol, le Piémont et les Alpes françaises, du côté de Briançon.

Pour l'obtenir, on pratique, au printemps,

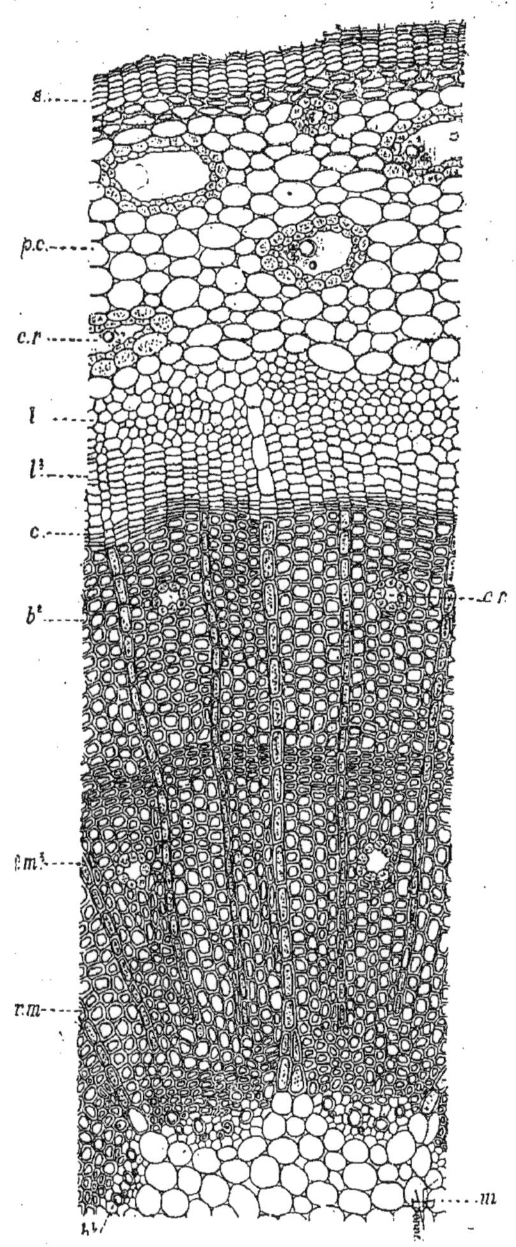

Fig. 416. — Coupe transversale d'une tige de Pin maritime.

à l'aide d'une tarière, un trou atteignant le centre du tronc, puis on le bouche jusqu'à l'automne; on l'ouvre alors et on recueille la Térébenthine qui s'écoule. Ce procédé d'extraction, surtout employé dans le Tyrol, ne donne guère plus de 250 grammes de produit par arbre. En France, le procédé mis en pratique peut donner jusqu'à 3 ou 4 kilogrammes par an. Il consiste à percer un certain nombre de trous sur une hauteur de 2 ou 3 mètres et à adapter à chaque trou un tuyau de bois qui déverse l'oléo-résine dans un récipient, d'où on la retire pour la tamiser. Quand un trou cesse de couler, on le rebouche et on l'ouvre à nouveau au bout de quinze jours; il donne alors plus de Térébenthine que la première fois.

La TÉRÉBENTHINE D'ALSACE OU DE STRASBOURG, appelée encore, mais plus rarement, *Térébenthine au Citron* ou *du Sapin*, est récoltée dans les Alpes et surtout dans les Vosges sur le *Sapin argenté* (*Abies pectinata*) qui habite les hautes montagnes d'Europe : les Alpes du Dauphiné, du Valais, du Tyrol, les Vosges, le Jura, etc. On la recueille en perçant, avec un cornet de fer-blanc qui reçoit le produit, les grosses poches oléo-résineuses qui se forment au printemps et à l'automne dans la région externe du tronc en soulevant l'écorce. La Térébenthine obtenue est vidée dans des bouteilles et filtrée avec des entonnoirs d'écorce. Cette sorte commerciale est très rare et d'un prix assez élevé, en raison du faible rendement des arbres exploités.

La TÉRÉBENTHINE OU BAUME DU CANADA est retirée, par le même procédé que la précédente, de l'*Abies balsamea*, Conifère du nord de l'Amérique, habitant surtout le Labrador et le Canada.

La TÉRÉBENTHINE COMMUNE s'extrait en divers pays de plusieurs espèces de *Pins* : en Allemagne des *Pinus austriaca* et *P. sylvestris*; en Autriche et en Corse du *P. Laricio*; en France du *P. Pinaster* [*P. maritima*] qui est surtout cultivé dans les Landes depuis les bords de la Garonne et de la Gironde jusqu'aux rives de l'Adour; en Amérique des *P. australis* de Boston et *P. tœda* de Virginie. La Térébenthine du *Pinus maritima* porte plus particulièrement dans le commerce le nom de TÉRÉBENTHINE DE BORDEAUX et celle des *P. australis* et *tœda* celui de TÉRÉBENTHINE DE BOSTON; cette dernière est plus répandue sur le marché anglais que la Térébenthine de Bordeaux.

La Térébenthine de Bordeaux est récoltée à l'aide d'entailles ou *cares* qui pénètrent dans l'aubier de 1 centimètre et que l'on pratique au pied de l'arbre à l'aide d'une hache. Tous les huit jours, jusqu'au milieu de l'automne, on rafraîchit la care en faisant une nouvelle entaille au-dessus de la première plaie. Quand les cares ont 3 mètres de hauteur, ce qui n'arrive environ qu'au bout de quatre ans d'exploitation, on fait les incisions du côté opposé, et on continue ainsi tant qu'il reste de l'écorce saine sur le tronc de l'arbre. L'oléo-résine qui s'écoule de ces entailles, et qui porte dans les Landes le nom de *gemme*, est recueillie dans de petits récipients en terre ou en fer-blanc que l'on place à la partie inférieure de la care ; lorsqu'ils sont pleins, on les verse dans de grands réservoirs, puis plus tard la totalité du produit obtenu est purifiée, soit en fondant la Térébenthine à une douce chaleur et en la filtrant sur des filtres de paille, soit en l'exposant à la chaleur du soleil dans de larges caisses dont le fond est percé de trous. Purifiée par ce dernier procédé, elle est plus aromatique et porte dans le commerce le nom de *Térébenthine au soleil.*

Pour extraire la Térébenthine de Boston, on creuse dans le tronc, à l'aide d'un instrument spécial, une cavité ou *boxe* de 1 litre de capacité environ, puis au-dessus on entaille l'écorce et l'aubier pour permettre à l'oléo-résine de s'écouler dans le récipient ainsi fabriqué ; la plaie est rafraîchie tous les huit jours et prolongée vers la partie supérieure. On retire la Térébenthine de ces cavités avec une cuiller spéciale et on la verse dans des barils.

Caractères. — La *Térébenthine de Venise* est un liquide épais, filant, jaune pâle, légèrement fluorescent, toujours translucide, quoique uniformément nébuleux ; elle n'a jamais un aspect granuleux, ni cristallin. Odeur particulière, tenace, rappelant un peu celle de la Noix muscade ; saveur aromatique, résineuse, *très âcre* et *très amère*. Cette oléo-résine est très peu siccative ; exposée à l'air, elle ne s'épaissit que lentement et *ne se recouvre pas d'une pellicule* ; *elle ne se solidifie pas* quand on la mélange à de la magnésie calcinée ; elle est *entièrement soluble dans l'alcool ordinaire* ; sa solution alcoolique possède une réaction acide qui se retrouve dans l'eau chaude que l'on agite avec elle ; son pouvoir rotatoire est dextrogyre.

La *Térébenthine de Strasbourg*, après filtration au soleil, est un liquide clair, peu coloré, assez fluide, mais augmentant de consistance avec le temps et prenant une teinte plus foncée. Exposée à l'air, elle se dessèche assez rapidement et sa surface se *recouvre assez vite d'une pellicule* ; étendue en couche mince sur du papier, elle se solidifie complètement; *elle se solidifie quand on la mélange avec 1/16e de magnésie calcinée* et elle est *incomplètement soluble dans l'alcool*. Examinée au microscope, elle présente un aspect cristallin.

La *Térébenthine du Canada* est une oléo-résine transparente ou un peu nébuleuse, ayant la consistance du miel et une coloration jaune-paille, un peu verdâtre; elle prend en vieillissant une couleur jaune d'or et *se recouvre d'une pellicule* très sèche. Sa saveur est âcre, un peu amère, et son odeur aromatique très suave. Elle durcit rapidement à l'air et *se solidifie avec 1/16e de magnésie calcinée*; elle est *incomplètement soluble dans l'alcool*, soluble dans l'alcool amylique, le chloroforme, la benzine, l'éther chauds. Elle dévie à droite la lumière polarisée. Elle ne présente pas d'aspect cristallin au microscope.

La *Térébenthine de Bordeaux* est ordinairement trouble, colorée en blond pâle, et douée d'une consistance molle qui rappelle celle du miel épais; elle coule assez rapidement, quand elle n'est pas trop ancienne, sur la paroi du vase qui la renferme, si on vient à incliner celui-ci. Sa pâte a une consistance grenue; avec le repos dans un vase fermé, elle se sépare en deux couches : la supérieure liquide, transparente, plus ou moins colorée; l'inférieure plus foncée, opaque, d'aspect résineux et cristallin. Elle est *très siccative*; exposée en couches minces à l'air, elle durcit en vingt-quatre heures; elle est *solidifiable par 1/32e de magnésie calcinée* et *complètement soluble dans l'alcool*. Odeur très forte, caractéristique, d'Essence de Térébenthine; saveur amère, âcre et nauséeuse. Vue au microscope, elle a un aspect granuleux.

Les caractères de la *Térébenthine de Boston* sont à peu près les mêmes que ceux de la Térébenthine de Bordeaux; mais par le repos elle ne se sépare pas en deux couches distinctes.

Les caractères différentiels de ces diverses sortes de Térébenthines des Conifères peuvent être résumés dans le tableau suivant :

Produits	complètement solubles dans l'alcool.	Non solidifiables par 1/32e de magnésie calcinée.		*T. de Venise.*
		Solidifiable par 1/32e de magnésie calcinée.	Se séparant en deux couches.	*T. de Bordeaux.*
			Ne se séparant pas en deux couches.	*T. de Boston.*
	incomplètement solubles dans l'alcool; solidifiables par 1/16e de magnésie calcinée.	Aspect cristallin au microscope.		*T. de Strasbourg.*
		Aspect non cristallin au microscope.		*T. du Canada*

Composition chimique. — Toutes ces Térébenthines sont constituées par un mélange de *Résine* avec une proportion variable d'*huile essentielle* (15 à 20 p. 100 d'essence pour la Térébenthine de Venise, 27 p. 100 pour celle de Strasbourg, 24 p. 100 pour celle du Canada, 25 p. 100 pour celle de Bordeaux et 17 p. 100 pour celle de Boston); cette huile essentielle n'est autre chose que le produit connu dans le commerce sous le nom d'*Essence de Térébenthine*, dont l'étude a déjà été faite dans le groupe des essences à Terpènes (Voy. p. 532).

Quant à la Résine, elle est constituée par un ou plusieurs *Acides résinoliques*, l'acide prédominant pouvant varier suivant la sorte de Térébenthine. C'est ainsi que la résine provenant des Térébenthines de Bordeaux et de Boston, et à laquelle s'applique plus particulièrement le nom de *Colophane*, renferme surtout de l'*Acide abiétique* (Voy. p. 545); tandis que la résine de la Térébenthine de Venise est surtout formée d'*Acide laricinolique* auquel s'ajoute un principe amer, la *Pinipicrine*.

Usages. — Les Térébenthines des Conifères exercent leur action sur les organes génito-urinaires et sur les organes respiratoires. Leur usage est surtout indiqué dans le catarrhe pulmonaire, la cystite et le catarrhe vésical; au bout de peu de temps, les urines deviennent claires et la sécrétion se tarit. Il faut éviter de prescrire la Térébenthine chez les néphrétiques, car elle congestionne l'appareil rénal et provoque souvent des douleurs rénales et des hématuries. A l'extérieur, les Térébenthines entraient autrefois dans un grand nombre d'emplâtres, de pommades et d'onguents. On administre ce médicament sous forme de pilules, de capsules et de *Sirop de Térébenthine*. Dans les pharmacies, on emploie surtout la Térébenthine de Venise et la Térébenthine de Bordeaux, que l'on substitue généralement à la Térébenthine des Vosges, bien que celle-ci soit la sorte officinale du Codex pour les pilules.

Le Baume du Canada a été préconisé contre la blennorragie, mais il est surtout utilisé dans les laboratoires d'histologie pour monter d'une façon définitive les préparations microscopiques.

Sous le nom de *Galipot* ou *Barras*, on désigne une Térébenthine très pauvre en essence que l'on recueille dans les Landes sur le Pin maritime, quand la récolte de la gemme est terminée, c'est-à-dire vers la fin de l'automne. La température n'étant pas suffisante, à ce moment, pour liquéfier l'oléo-résine qui s'écoule, celle-ci se concrète sur le tronc en stalactites plus ou moins volumineuses. Ces masses sèches, grenues, à demi opaques et d'un blanc jaunâtre, ont une odeur forte, térébenthinée, une saveur amère et aromatique ; elles sont complètement solubles dans l'alcool.

Le Galipot renferme une minime proportion d'*essence* qui, retirée par distillation, constitue l'*Huile de rase* du commerce, dont les propriétés sont celles de l'Essence de Térébenthine ; quant à sa Résine, elle est surtout constituée par de l'*Acide dextropimarique*. Le Galipot rentre dans la confection de certains emplâtres classiques, et est surtout utilisé dans l'industrie.

Le produit désigné sous le nom de *Poix-résine* ou *Résine jaune* (*Yellow Resin*) se prépare quelquefois en fondant ensemble 1 partie de Colophane et 3 parties de Galipot ; mais le plus souvent on l'obtient en brassant dans l'eau bouillante, pendant une vingtaine de minutes, les Colophanes foncées ou *Brais*, coulant et laissant sécher. La Poix-résine figure au Codex dans la préparation de l'*Onguent d'Althea*, de l'*Emplâtre de Vigo*, etc.

POIX DE BOURGOGNE

Origine et récolte. — La *Poix de Bourgogne* est une oléo-résine presque solide qui est produite par le *Faux Sapin* ou *Épicéa* (*Picea excelsa*), Conifère répandue dans les forêts de l'Europe, très abondante dans les pays septentrionaux, mais se rencontrant aussi dans les Vosges, le Jura, les Alpes, les Pyrénées et les Cévennes.

La récolte se fait surtout en Finlande, dans le grand-duché de Bade, en Autriche et en Suisse. On fait à égales distances des incisions en forme de gouttières ; l'oléo-résine qui s'écoule est d'abord incolore, demi-fluide et possède une odeur de Térébenthine prononcée ; elle coule peu à peu le long du tronc, se dessèche en partie, prend une teinte de fleur de Pêcher et acquiert une odeur particulière. On la recueille avec des instruments en fer appropriés, et on la purifie en la faisant fondre dans l'eau.

Caractères. — La Poix de Bourgogne est une substance épaisse, un peu opaque, solide et cassante à froid, d'une couleur fauve assez foncée avec des taches couleur lie de vin ; malgré sa consistance, elle prend, avec le temps, la forme des vases qui la contiennent. Son odeur est assez forte, presque balsamique, et sa saveur *douce, parfumée, non amère*. Elle se dissout dans l'acide acétique cristallisable, dans l'acétone et incomplètement dans l'alcool absolu.

Composition chimique. — La Poix de Bourgogne contient une petite quantité d'*essence* lévogyre et une forte proportion de *Résine* renfermant surtout de l'*Acide abiétique*.

Usages. — Ce produit entre dans la composition de certains emplâtres, et particulièrement dans l'*Emplâtre de Poix de Bourgogne* du Codex.

GOUDRON VÉGÉTAL

Origine. — Le *Goudron végétal* est un produit résineux que l'on obtient en soumettant à la distillation sèche le bois des Conifères à Térébenthines. On en prépare de petites quantités dans les Landes avec le bois du Pin maritime; mais la plus grande partie du Goudron du commerce est préparée en Finlande, en Suède et dans le nord de la Russie avec le *Pinus sylvestris*; il est connu sous le nom de *Goudron d'Arkangel* ou *de Norvège*.

Préparation. — Dans la plupart des cas, on emploie le procédé traditionnel des charbonniers, qui consiste à remplir de bûches provenant des arbres épuisés de résine et inutilisables comme bois de construction, une cavité en cône renversé creusée dans le sol et à ajouter d'autres bûches sur les premières, de façon à former un second cône reposant par sa base sur la base du premier cône; on recouvre le tout de terre et de gazon et on met le feu à la partie supérieure. Sous l'influence de la chaleur qui gagne de proche en proche, le bois s'échauffe lentement, et il se produit des corps d'abord fluides, puis plus consistants, qui sont conduits dans un réservoir latéral où ils se séparent en deux couches : une couche inférieure de consistance plastique, qui est le Goudron proprement dit, et une couche supérieure fluide, huileuse, de couleur brune, à odeur empyreumatique, que l'on sépare de la couche sous-jacente, et que l'on vend sous le nom d'*Huile de Cade vétérinaire*.

Ce procédé très long entraîne une perte considérable des produits volatils; aussi, en Russie, se sert-on de plus en plus d'alambics en fer forgé munis de condensateurs à réfrigérant, ce qui permet de retirer de l'Acide pyroligneux et de l'Essence de Térébenthine.

Caractères extérieurs. — Le Goudron végétal est une matière visqueuse, semi-liquide, plus ou moins grumeleuse, de consistance très variable, opaque et noire vue en masse, transparente et brun rougeâtre sous une très faible épaisseur. Odeur forte, pyrogénée, toute spéciale, non désagréable; saveur chaude et âcre. Au microscope, on observe souvent, dans la masse du Goudron, des amas de cristaux de Pyrocatéchine.

Caractères physiques et chimiques. — Le Goudron a une densité qui varie de 1,020 à 1,150 à 20°. Il a toujours une réaction franchement acide due à l'Acide pyroligneux ; il est soluble dans l'alcool, l'éther, les huiles fixes, les essences, la benzine, les alcalis, etc. ; il est à peu près insoluble dans l'eau, mais il communique à ce liquide sa saveur propre et une teinte jaunâtre. Cette eau est acide et prend une teinte rougeâtre lorsqu'on l'additionne de perchlorure de fer étendu ; agitée avec 2 ou 3 gouttes d'aniline, puis 4 à 6 gouttes d'acide chlorhydrique, elle donne une teinte d'un rouge intense qu'elle communique au chloroforme si on l'agite avec ce réactif. Cette réaction indique la présence du *Furfurol* ou d'un composé analogue dans le Goudron de Pin.

Si on traite 1 volume de Goudron avec 20 volumes d'éther de pétrole, on obtient un liquide qui, agité avec un égal volume de solution aqueuse diluée d'acétate de cuivre, prend une belle coloration verte due à l'*Acide résinique.*

Composition chimique. — La composition chimique du Goudron des Conifères est des plus complexes ; on y rencontre : de l'*eau*, de l'*Acide acétique*, de la *Résine* non altérée, du *Phénol*, du *Toluol*, du *Xylol*, du *Benzol*, du *Crésylol*, de la *Créosote*, de la *Naphtaline*, de l'*Anthracène*, etc.

Lorsqu'on le soumet à la distillation fractionnée, on obtient d'abord une petite quantité d'*eau* et d'*Acide pyroligneux* (3,5 p. 100), puis un mélange d'*hydrocarbures* et de *phénols* distillant de 100° à 300° que l'on sépare par un traitement à la lessive de soude qu'il importe d'employer bouillante pour éviter l'émulsion. Après refroidissement, on soutire la liqueur alcaline qui, traitée par un acide, abandonne les phénols (18 p. 100). L'huile surnageante (12 p. 100), après avoir été lavée à l'eau bouillante, peut être soumise à la distillation fractionnée, ce qui permet d'en séparer trois hydrocarbures.

Les produits distillant de 300° à 360° (45 p. 100) sont constitués par un mélange de *Bitérébenthyle* $C^{20}H^{30}$ bouillant à 332°-338° et de *Bitérébenthylène* $C^{20}H^{28}$ bouillant à 340°-345°. Enfin, dans les produits ultimes de distillation (21,5 p. 100) passant de 380° à 400°, se trouve le *Rétène.*

Quant aux phénols obtenus par l'action de la soude, ils donnent par distillation fractionnée 66 p. 100 de produits distillant de 200°

à 220°, correspondant, comme point d'ébullition, à la Créosote ordinaire. La portion distillant de 200° à 210°, soumise à la méthode d'analyse des Créosotes de MM. Béhal et Choay, donne pour 100 : *Monophénols*, 40; *Gaïacol*, 20,3; *Créosol et homologues*, 37,5; pertes 2,2. La portion qui distille de 210° à 220° ne renferme pas de Gaïacol.

Falsifications et essai. — On substitue très souvent au Goudron de Conifères, le *Goudron de houille*, nommé *Coaltar*, ou bien le Goudron d'autres bois, surtout le *Goudron de Bouleau.*

Le *Goudron de houille*, vu en couche mince, a une coloration *verdâtre* et non rougeâtre; agité avec l'eau, il fournit un liquide *neutre* et non acide.

Le *Goudron de Bouleau* a une densité qui varie de 0,926 à 0,945 à 20°. Agité avec l'eau (1 p. 10), il donne une solution *presque incolore*, acide, qui prend avec le perchlorure de fer une coloration *verte*, et avec l'aniline et l'acide chlorhydrique, une coloration *jaune*. Si l'on traite 1 volume de Goudron par 20 volumes d'éther de pétrole, on obtient une solution *jaune brunâtre* qui, agitée avec un égal volume de solution aqueuse d'acétate de cuivre, n'est pas modifiée dans sa teinte. Enfin, 1 volume de Goudron de Pin donne une solution limpide avec 9 volumes d'alcool à 90°, tandis que s'il est additionné de 25 p. 100 seulement de Goudron de Bouleau, la solution est trouble.

Usages. — Le Goudron de Pin est employé en thérapeutique dans la bronchite chronique, dans la blennorragie et dans la cystite, sans que sa valeur ait jamais été bien établie. Il est plus efficace à l'extérieur dans certaines affections de la peau, notamment dans l'eczéma chronique et dans le psoriasis. On le prescrit à l'intérieur, soit en nature, à la dose de 0gr,25 à 0gr,60 en pilules ou en capsules, soit sous forme de *Sirop de Goudron* du Codex ou d'*Eau de Goudron* (5 p. 1000). A l'extérieur, on commence par des pommades faibles (10 p. 30) dont on augmente progressivement la force.

On obtient aussi du Goudron par distillation sèche de plusieurs autres bois, tels que bois de *Bouleau* (*Goudron de Bouleau*), bois de Hètre (*Goudron de Hêtre*), bois d'Oxycèdre [*Juniperus Oxycedrus*] (*Huile de Cade*).

Le *Goudron de Hêtre*, le plus riche en *Créosote* de tous les Goudrons végétaux, est celui que l'on utilise surtout pour la préparation de ce produit, si vanté depuis quelques années pour le traitement de la phtisie pulmonaire. On administre la Créosote soit par la voie stomacale, en pilules de 0gr,10, ou dissoute dans l'Huile de foie de Morue, dans la glycérine, dans le vin, dans le rhum, etc., soit par la voie rectale (lavements à l'huile créosotée ou au lait créosoté), soit encore en injections sous-cutanées, dissoute dans l'huile d'Olives (1 p. 14), ou bien en pulvérisations.

L'Huile de Cade est un Goudron que l'on obtient dans le midi de la France par distillation, dans un fourneau sans courant d'air, du cœur du bois du *Genévrier Oxycèdre*. C'est un liquide visqueux, de couleur moins foncée que le Goudron de Pin, et d'odeur empyreumatique spéciale ; sa saveur est âcre, presque caustique.

L'Huile de Cade est un excellent parasiticide ; elle est surtout employée dans certaines maladies de la peau, particulièrement dans le psoriasis et les eczémas chroniques à forme impétigineuse. Les *Gouttes de Harlem*, dont on a prôné l'usage dans le traitement de la goutte, ne seraient que de l'Huile de Cade rectifiée d'une façon particulière.

Enfin la *Poix noire* est un produit complexe obtenu comme le Goudron de Pin en carbonisant dans des fours spéciaux les débris de paille ou de bois provenant des filtres à Térébenthine et encore enduits de celle-ci. Le produit noir et visqueux qui résulte de la combustion laisse surnager l'*Huile de Poix*. Les parties les plus lourdes sont fondues à nouveau dans de l'eau bouillante, et l'ébullition est continuée jusqu'à ce que la masse soit solide et cassante après un brusque refroidissement dans l'eau : c'est la *Poix noire*, qui entre dans la composition de quelques masses emplastiques.

OLÉO-RÉSINE DE COPAHU

Origine et récolte. — Cette substance, communément appelée *Baume de Copahu*, découle spontanément ou par incision du tronc de plusieurs arbres du genre *Copaifera* qui croissent aux Antilles et sur le continent américain, depuis le Vénézuéla jusqu'au Brésil. Les principales espèces exploitées sont : 1° le *Copaifera officinalis* (fig. 417) qui vit à la Trinité, au Vénézuéla, en Colombie et dans la partie méridionale et occidentale de l'Amérique du Nord ; 2° le *C. pubiflora*, petit arbre de la Guyane ; 3° le *C. Martii*, qui habite la Guyane anglaise et les bords de l'Amazone, dans le Brésil septentrional ; 4° le *C. rigida* du Brésil ; 5° le *C. Langsdorffii*, commun à Goyaz, à Saint-Paul et en plusieurs autres provinces du Brésil ; 6° le *C. guianensis* qui habite la Guyane et le nord du Brésil ; 7° le *C. oblongifolia* du Brésil.

Le tronc de ces arbres renferme des nodules sécréteurs dans l'écorce, et des canaux sécréteurs dans le bois et dans la moelle; les parties sécrétrices de l'écorce disparaissant de bonne heure et les canaux de la moelle étant peu abondants, il en résulte que ce

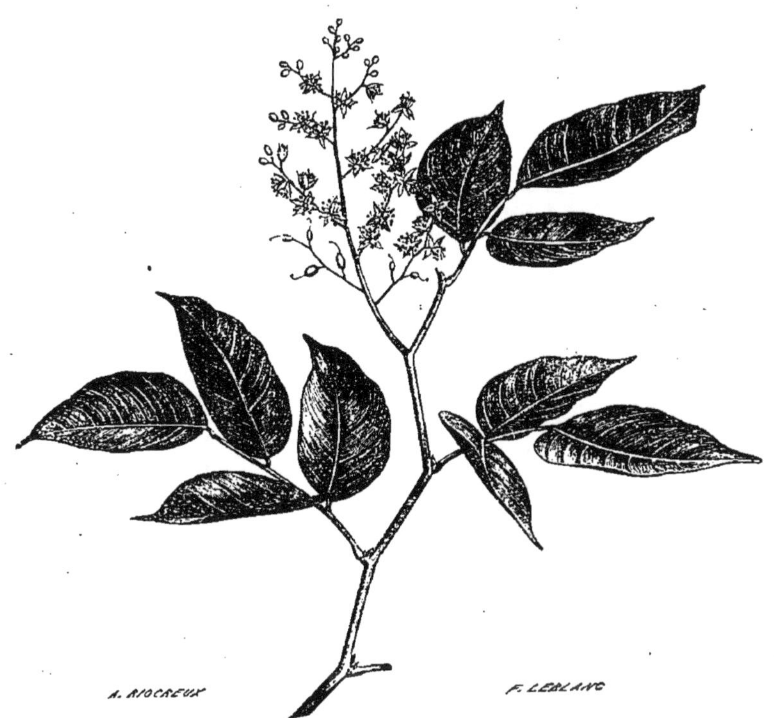

Fig. 417. — *Copaifera officinalis.*

sont surtout les canaux sécréteurs du bois qui donnent l'oléo-résine. Ces organes de sécrétion (*c.r*, *c.r*, fig. 418) sont disposés dans le bois en cercles concentriques, chacun de ces cercles se trouvant dans la partie interne de chaque zone d'accroissement du corps ligneux. Le caractère le plus saillant de cet appareil sécréteur est la *fusion des canaux en réseau irrégulier* dans chaque couche ligneuse. M. Guignard, à qui on doit une étude approfondie de l'appareil sécréteur des *Copaifera*, a en outre constaté que si les canaux sécréteurs d'une même zone d'accroissement s'anastomosent entre eux, ils ne communiquent pas d'une zone à l'autre et qu'il n'y a pas non plus communication entre les canaux du bois et ceux de la moelle.

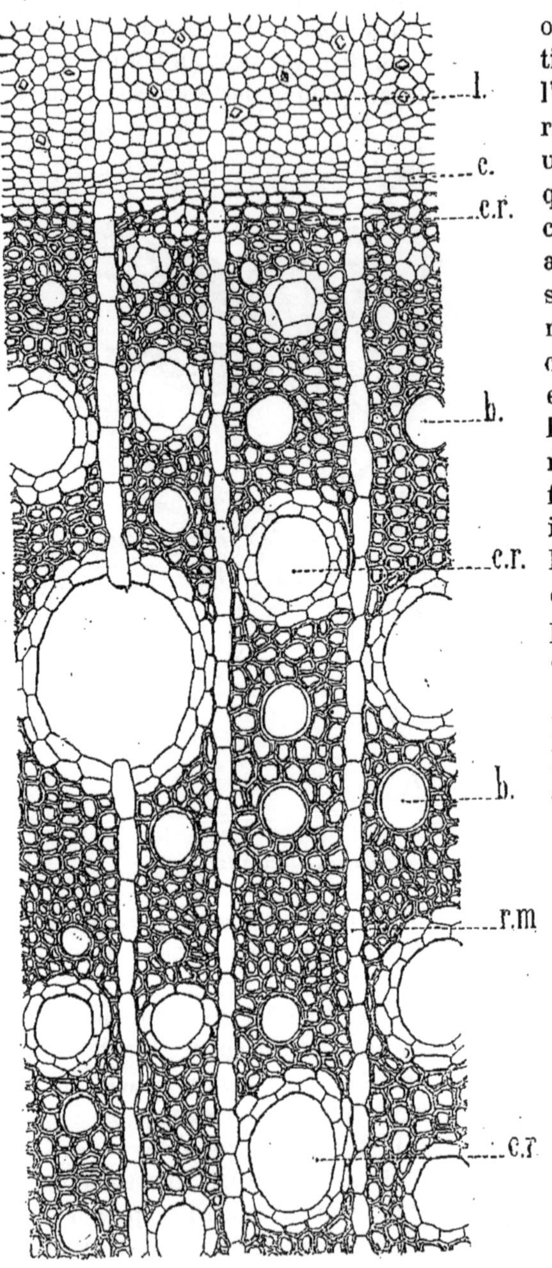

Fig. 418. — Coupe transversale d'une tige de *Copaifera*.

L'oléo-résine est obtenue, soit en pratiquant des trous à l'arbre avec une tarière, soit en y faisant une entaille profonde qui pénètre jusqu'au cœur. Par l'ouverture ainsi faite, le suc s'écoule abondamment et on en recueille plusieurs livres en quelques heures. L'opération peut être répétée deux ou trois fois par an. D'abord incolore et limpide, le produit obtenu se colore et s'épaissit peu à peu au contact de l'air.

Caractères. — Le Baume de Copahu est liquide, un peu visqueux, offrant la consistance d'un sirop ; vu par transparence, il est limpide et d'une couleur brun clair analogue à celle d'une vieille eau-de-vie. Sa surface brillante et formant miroir cède un peu sous le doigt avant qu'il ne s'enfonce. Il tache le papier en gras, mais lentement. L'odeur est térébenthineuse, peu prononcée ; la saveur, d'abord huileuse et un peu résineuse, devient, au bout de peu d'instants, amère, nauséeuse, extrêmement désagréable et très persistante. Sa densité varie entre 0,940 et 0,990; il est soluble dans l'alcool, la benzine, le sulfure de carbone, l'éther, les essences, etc. Mêlé avec 1/16ᵉ de magnésie calcinée, il se solidifie entièrement, mais à la condition qu'il renferme 1/20ᵉ de son poids d'eau. Ses propriétés optiques varient suivant son origine.

Dans le commerce, on distingue deux sortes principales de Copahu :

1° Le Copahu du Brésil ou de Para, très clair et très fluide, n'offrant pas de dépôt et déviant à gauche le plan de polarisation ;

2° Le Copahu de Colombie ou de Maracaïbo, plus épais, plus foncé, laissant souvent déposer en abondance une masse résineuse et cristalline et ayant un pouvoir rotatoire dextrogyre.

Composition chimique. — L'Oléo-résine de Copahu renferme une *huile essentielle* (de 35 à 80 p. 100) et une *Résine*.

L'*Essence de Copahu* est un liquide incolore, transparent, dont la saveur et l'odeur rappellent celles du Copahu ; sa densité est 0,900 à 0,910 à 15° ; elle bout entre 245° et 260° ; elle est lévogyre avec un pouvoir rotatoire très variable, de — 7° à — 35° ; elle est très soluble dans l'alcool, l'éther et le sulfure de carbone. Cette essence renferme : 1° un *sesquiterpène* identifié avec le Caryophyllène ; 2° 6 p. 100 environ d'un *Alcool sesquiterpénique* ; 3° 3 p. 100 d'éther de cet Alcool sesquiterpénique.

Quant à la *Résine de Copahu*, elle est en majeure partie constituée par un acide résinolique cristallisable, l'*Acide Copahuvique*.

Falsifications et essai. — Le Baume de Copahu est souvent falsifié dans le commerce, tantôt avec la *résine* extraite par décoction des rameaux et de l'écorce des *Copaifera*, tantôt par addition de *Térébenthine*, d'*Essence de Sassafras*, de *Colophane*, d'*huiles grasses* et particulièrement d'*Huile de Ricin*, d'*Huile de paraffine* et de *Baume de Gurjun*.

Le Copahu mêlé de *Résine de Copahu* est épais et présente un aspect laiteux dû à l'eau d'interposition.

L'addition de *Térébenthine* pourra se reconnaître à l'odeur d'Essence de Térébenthine que dégagera le produit en le chauffant. Mais le meilleur moyen est de soumettre le Copahu suspect à la distillation ; l'Essence de Térébenthine distille vers 160°, tandis que l'Essence de Copahu ne bout que vers 245-250 degrés.

Pour rechercher l'*Essence de Sassafras*, on mélange 1 partie de Copahu avec 2 parties d'acide sulfurique concentré. Après refroidissement, on ajoute à ce mélange 20 parties d'alcool, on fait bouillir et on laisse reposer; il se produit alors une coloration rouge brun, tandis que le Copahu pur prend une teinte jaune clair et laisse un dépôt résineux.

Le Copahu falsifié par la *Colophane*, dissous dans l'alcool absolu, laisse déposer de petits cristaux blancs d'Acide abiétique; en outre, cette solution alcoolique précipite en vert par le sulfate de cuivre, en brun par la potasse et l'ammoniaque.

Pour les *huiles grasses* autres que l'Huile de Ricin, la sophistication se reconnaît aisément en traitant le produit suspect par l'alcool à 95°, qui dissout le Copahu et laisse les huiles comme résidu.

Pour l'*Huile de Ricin*, on a donné un grand nombre de procédés plus ou moins précis. La *méthode de Maupy* repose sur une propriété chimique bien définie de l'Huile de Ricin. On sait que, soumise à la distillation sèche, en présence de la potasse ou de la soude, cette huile fournit, parmi les produits de la réaction, de l'acide sébacique et de l'alcool caprylique provenant de la décomposition de l'Acide ricinoléique. Or, l'acide sébacique que l'on obtient en traitant le sébaçate alcalin par un acide minéral est insoluble dans l'eau froide, mais se dissout en grande quantité dans l'eau bouillante; c'est cette propriété que l'on utilise dans la méthode indiquée.

Dans une capsule d'argent, on chauffe modérément 10 grammes du produit suspect avec 10 grammes de soude caustique sèche; pendant toute la durée de l'opération, on agite le mélange avec une baguette de verre. Quand la première effervescence est calmée, on perçoit nettement l'odeur de l'alcool caprylique, s'il y a de l'Huile de Ricin. Lorsque le mélange a acquis la consistance d'une pâte fluide et sans attendre qu'il brunisse, on retire la capsule et on laisse refroidir. Le produit de la réaction est traité par 50 grammes environ d'eau distillée; on chauffe pour favoriser la dissolution. Quand le tout est bien désagrégé, on filtre à froid pour séparer la résine insoluble; le liquide est reçu dans une capsule de porcelaine et traité par un excès d'acide azotique. On porte à l'ébullition et on jette bouillant sur un double filtre mouillé, que l'on place dans un entonnoir à filtration chaude. Si le Copahu contient de l'Huile de Ricin, par refroidissement du filtratum il se formera un précipité blanc d'acide sébacique qui par le repos se rassemblera à la partie supérieure. Ce procédé est très sensible par suite du volume du précipité d'acide sébacique; il suffit de quelques gouttes d'Huile de Ricin dans 10 grammes de Copahu pour obtenir un précipité caractéristique.

Pour reconnaître l'*Huile de paraffine*, on introduit 1 c. c. de Copahu dans une éprouvette contenant 4 c. c. d'alcool à 95°, en agitant énergiquement le mélange et en suspendant le tube dans l'eau bouillante jusqu'à ébullition de son contenu; l'Huile de paraffine tombe au fond, tandis que le Copahu reste en solution dans l'alcool.

Pour rechercher le *Baume de Gurjun*, on mélange 1 volume de Copahu suspect avec 3 vol. d'alcool à 95° et on ajoute 1 gramme de chlorure de zinc cristallisé; le mélange, bouilli jusqu'à dissolution complète, se colore en rouge, virant ensuite au violet et au bleu, s'il y a du *Baume de Gurjun*. Les solutions alcooliques de toutes les variétés de Copahu bouillies avec le chlorure de zinc sont et demeurent incolores. Cette réaction permet de reconnaître de 1 à 5 p. 100 de Baume du Gurjun. On obtient la même réaction si, au lieu d'opérer sur le baume, on opère sur l'essence entraînée par un courant de vapeur d'eau.

Usages. — Le Copahu stimule les fonctions des muqueuses et agit particulièrement sur celles des organes respiratoires et génito-urinaires. On l'a employé dans le traitement des catarrhes pulmonaires rebelles, mais surtout dans la blennorragie dont il est regardé comme un spécifique. Il est prescrit soit seul, soit mélangé au Cubèbe en poudre, sous forme d'opiat, de capsules ou de pilules; il fait la base de l'horrible breuvage connu sous le nom de *Potion de Chopart*, qui a eu autrefois beaucoup de réputation. Il peut aussi s'administrer en émulsion (Codex), surtout si on veut le donner en lavement.

Le *Baume de Gurjun*, *Huile de bois* (*Wood-oil* des Anglais), est une oléo-résine qui s'écoule d'incisions qu'on pratique au tronc de plusieurs espèces de *Dipterocarpus* (*D. turbinatus, incanus, alatus*, etc.), communes dans l'Asie et l'Océanie tropicales. C'est un liquide épais, visqueux, brun rougeâtre, très fluorescent, d'une odeur analogue à celle du Copahu et d'une saveur aromatique âcre. Chauffé au delà de 130°, il se prend en gelée, et à 220° se solidifie complètement. Il renferme 37 p. 100 d'*huile essentielle* dextrogyre et une résine constituée en majeure partie par des *Résènes*.

Dans l'Inde, le Baume de Gurjun est employé comme succédané du Copahu, et c'est à ce titre qu'on en a préconisé l'emploi en Europe. Il sert souvent à falsifier ce dernier.

BENJOIN

Origine et récolte. — Le *Benjoin* est une oléo-résine fournie par le *Styrax Benzoin*, arbre de la famille des Styracées qui croît dans l'Indo-Chine, à Siam, à Sumatra, à Java, à Bornéo.

Pour recueillir le Benjoin, on pratique sur le tronc des arbres âgés au moins de six à huit ans des incisions que l'on limite à l'écorce où sont localisés les canaux sécréteurs. Il s'écoule un liquide résineux, épais et blanchâtre, qui ne tarde pas à durcir, et qu'on recueille à l'aide d'un couteau. Chaque arbre peut fournir environ 1 500 grammes d'oléo-résine par an et pendant dix ou douze ans; au bout de ce temps, on l'abat. Le Benjoin arrive dans les ports de Sumatra sous forme de pains inclus dans des paillassons nommés *Tampangs*. On brise ces pains, on les ramollit au soleil on dans l'eau bouillante, et on les met ensuite dans des caisses carrées.

A Siam, le procédé d'extraction serait un peu différent du précédent; on inciserait toute la surface de l'écorce, et on laisserait le suc résineux s'accumuler et durcir entre le bois et l'écorce.

Caractères. — On distingue deux sortes de Benjoin d'après le lieu de leur origine : le *Benjoin de Siam* et le *Benjoin de Sumatra.*

Le Benjoin de Siam, appelé aussi *Benjoin à odeur de Vanille*, se présente assez rarement en *larmes* de grandes dimensions, aplaties, opaques, d'un blanc sale en dehors, à cassure un peu cireuse et exhalant une odeur vanillée, très suave. Ces larmes se rayent sous l'ongle et se ramollissent dans la bouche comme la Résine Mastic. Mais, le plus souvent, le Benjoin de Siam est en *masses* irrégulières, formées de larmes blanches, petites, brisées, agglutinées dans une gangue résineuse, de couleur brun ambré, transparente, à cassure cristalline. Dans certains échantillons, la gangue domine et renferme des larmes rares et petites. Cette sorte est rarement employée en pharmacie en raison de son prix élevé; elle est surtout recherchée par les parfumeurs.

Le Benjoin de Sumatra, le plus anciennement connu, se présente ordinairement en blocs cubiques, recouverts d'une poussière grisâtre et formés par de nombreuses larmes empâtées dans une gangue résineuse, brun grisâtre, à cassure inégale et écailleuse, constituant une masse qui présente l'aspect d'un nougat; les impuretés, débris de bois ou d'écorce, y sont relativement rares. Cette sorte, qui est la sorte officinale, est souvent désignée sous le nom de *Benjoin amygdaloïde*. Plus rarement, ce Benjoin se présente en grosses masses, constituées par une pâte de couleur gris rougeâtre, dans laquelle on trouve très peu ou point de larmes et beaucoup de fragments de bois ou d'écorce : c'est le *Benjoin commun* ou *Benjoin en sortes*, qui ne sert guère qu'à la préparation de l'Acide benzoïque. Le Benjoin de Sumatra possède une odeur agréable rappelant celle du Baume du Pérou, moins fine que l'odeur du Benjoin de Siam ; la drogue, mâchée pendant quelque temps, développe dans l'arrière-gorge une légère âcreté.

Le Benjoin fond à la chaleur, puis brûle en dégageant une fumée blanche, très odorante, qui contient de l'Acide benzoïque et divers principes aromatiques. Il se dissout dans l'alcool et dans l'éther, et cède à l'eau de l'Acide benzoïque, ainsi que de l'huile essentielle.

Sa solution alcoolique est colorée en vert brunâtre par le perchlorure de fer.

Composition chimique. — Les deux sortes de Benjoin ont une composition chimique différente.

Dans le *Benjoin de Sumatra*, on trouve environ de 13 à 18 p. 100 d'*Acide benzoïque* à l'état libre, et de 70 à 80 p. 100 de *Résine*, dont la plus grande partie est constituée par l'*Éther cinnamique du Benzorésinol* $C^{16}H^{26}O^2$, et surtout par l'*Éther cinnamique du Sumarésitannol* $C^{18}H^{20}O^4$. On y rencontre encore une petite quantité de *Styrol* à l'état libre, moins de 1 p. 100 de *Vanilline* non combinée et une petite quantité d'*huile essentielle*.

Le *Benjoin de Siam* contient une petite quantité d'*Acide benzoïque* à l'état libre, mais la plus grande partie existe dans la résine à l'état d'éther du Benzorésinol et du Résitannol; c'est l'*Éther benzoïque du Résitannol* qui prédomine dans la constitution de cette résine. Cette sorte renferme environ 1,5 p. 100 de *Vanilline* à l'état libre.

Falsification et essai. — Quelquefois on vend du Benjoin *privé de tout ou partie de son Acide benzoïque*, soit en le lavant à l'eau bouillante, soit par ébullition avec un lait de chaux. On reconnaîtra cette fraude en dosant l'Acide benzoïque.

A cet effet, on fait digérer 10 parties de Benjoin avec 6 parties de chaux éteinte dans 100 parties d'eau; après macération de six heures, on fait bouillir, on filtre et on lave le résidu à l'eau. Après filtration, on concentre le liquide, on décompose le Benzoate de chaux formé en acidulant avec de l'acide chlorhydrique, puis on épuise la liqueur par du chloroforme qui, évaporé, laisse comme résidu l'Acide benzoïque que l'on pèse.

Usages. — Le Benjoin partage les propriétés des Balsamiques, et à ce titre il a été quelquefois employé à l'intérieur dans les catarrhes chroniques de la vessie et des bronches. Mais on lui préfère généralement pour cet usage le Baume de Tolu.

A l'extérieur, on le prescrit en teinture pour cicatriser les petites plaies, et en particulier les gerçures du sein; étendue d'Eau de Roses, cette teinture constitue le *Lait virginal* des parfumeurs, d'un usage si fréquent dans la toilette. Le Benjoin sert en pharmacie à aromatiser l'Axonge (*Axonge benzoïnée*) qui, ainsi traitée, ne rancit point; il est encore employé à la préparation des *Pastilles du sérail*, du *Baume du Commandeur*, des *Pilules de Morton*, etc.

Sous le nom d'*Élémi* on désigne dans le commerce un certain nombre d'oléo-résines aromatiques fournies par plusieurs arbres de la famille des Anacardiacées. L'*Élémi du Brésil*, produit par le *Bursera icicariba*, grand arbre du nord du Brésil, est encore la sorte officinale de notre pharmacopée; mais depuis une trentaine d'années environ, ce produit est introuvable sur les marchés où il a été remplacé par l'*Élémi de Manille* qui y arrive en abondance.

L'*Élémi de Manille*, fourni par le *Canarium commune*, se présente en masses molles, blanc jaunâtre ou blanc grisâtre, ayant quelque ressemblance avec du miel blanc de qualité inférieure, ordinairement salies par des matières brunes ou rouges et par divers débris. Cette oléo-résine a une odeur poivrée assez forte, non désagréable, mêlée d'une odeur de Citron et de Fenouil, une saveur parfumée, un peu amère. Traitée par la benzine et examinée au microscope, elle se montre composée de cristaux en aiguilles, aisément dissociables. Elle se ramollit vers 100° et fond ensuite en une résine claire. Elle durcit par son exposition à l'air et se transforme en une matière moins odorante, jaune clair, d'aspect gras et à cassure lisse, conchoïdale, huileuse, avec quelques points blanchâtres. Cet Élémi renferme environ 10 p. 100 d'*huile essentielle* incolore, odorante, fortement dextrogyre, appartenant au groupe des essences à Terpènes, et une *matière* résineuse, constituée en majeure partie par des *Résènes*.

L'Élémi possède l'action stimulante des Térébenthines. On l'emploie surtout à l'extérieur, comme topique excitant, sur les vieilles plaies à cicatrisation lente. Il fait partie d'un grand nombre d'emplâtres, de baumes et d'onguents classiques : *Baume d'Arcéus*, *Onguent Styrax*, *Baume de Fioraventi*, *Sparadrap diachylon gommé*, etc.

La *Tacamaque jaune terreuse*, que nous signalons ici uniquement parce qu'elle figure encore dans la préparation du *Baume de Fioraventi*, est une oléo-résine qui est aussi fournie par une Anacardiacée, qui serait l'*Icica heptaphylla*, arbre de la Guyane.

BAUME DE TOLU

Origine et récolte. — Le *Baume de Tolu* découle spontanément et surtout par incisions du *Toluifera Balsamum* [*Myrospermum Toluiferum* (fig. 419)], grand arbre de la famille des Légumineuses qui habite la Colombie (Turbaco, Rio-Magdalena, Maranhon) et le Vénézuéla; il paraît avoir été introduit aux Antilles, notamment à Cuba.

Pour recueillir le Baume, on pratique à l'arbre des incisions en forme de V et, à la pointe de ce V, l'on creuse une cavité, dans laquelle on fixe une calebasse de la grandeur d'une tasse à thé. Dans quelques régions, on laisse le Baume découler jusqu'au bas de l'arbre, où on le reçoit sur de grandes feuilles d'une espèce de *Calathea*. Les incisions faites à un même arbre peuvent atteindre le nombre de vingt et l'extraction du Baume s'effectue pendant au moins huit mois de l'année. Quand le bas de l'arbre est, pour ainsi dire, criblé d'incisions, le collecteur en pratique d'autres à l'aide d'une échelle. Le Baume ainsi récolté était jadis expédié dans des calebasses ou dans des potiches. Il vient maintenant dans des gallons en fer-blanc du poids d'environ 3 kilogrammes.

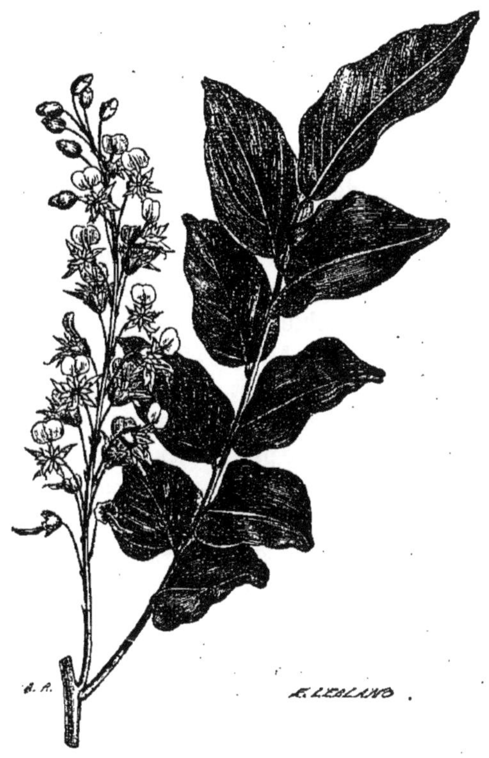

Fig. 419. — *Toluifera Balsamum*.

Caractères. — A l'état récent, le Baume de Tolu a la consistance d'une térébenthine épaisse, à peu près transparente et d'une couleur fauve ou marron clair. Avec le temps et par exposition à l'air, il s'épaissit considérablement et devient cassant et cristallin. C'est à cet état, dit *sec*, qu'on le trouve le plus souvent dans le commerce; mais sa consistance n'est jamais bien grande, car il suffit de la moindre élévation de température pour le rendre coulant et lui faire prendre la forme du vase qui le renferme. Il est en masses de forme et de volume variables, d'un brun plus ou moins foncé, brillantes ou au moins luisantes à la surface, très dures et en même temps très friables, à peine rayables par l'ongle. Les fragments volumineux sont opaques, mais sous une faible épaisseur ils se montrent transparents. La surface des blocs est souvent recouverte d'une poudre de cristaux d'un blond doré, provenant de cassures ou d'effritements. Odeur forte, très agréable, rappelant celle du Benjoin et de la Vanille ; saveur douce, puis légèrement âcre à la gorge.

Le Baume de Tolu est soluble dans l'alcool, l'éther, le chloroforme, les alcalis et l'acide acétique, peu soluble dans les essences, insoluble dans la benzine et le sulfure de carbone. Il cède à l'eau bouillante de l'Acide cinnamique et de l'Acide benzoïque.

Composition chimique. — Le Baume de Tolu renferme : 1° 7,5 p. 100 d'une *huile essentielle* aromatique, à réaction acide, constituée en majeure partie par de l'*Éther benzylbenzoïque* ou *Benzoate de benzyle*, et pour une faible partie seulement par de l'*Éther benzylcinnamique* ou *Cinnamate de benzyle* ; 2° 0,05 p. 100 de *Vanilline* ; 3° 12 à 15 p. 100 d'*Acide cinnamique* et d'*Acide benzoïque* libres, le premier constituant la plus grande partie du mélange ; 4° une résine constituée en majeure partie par l'*Éther cinnamique du Tolurésitannol* et par une faible proportion d'*Éther benzoïque de Tolurésitannol*. Le *Tolurésitannol*, qui a pour formule brute $C^{17}H^{18}O^{5}$, est un homologue inférieur du *Pérourésitannol* $C^{18}H^{20}O^{6}$; il renferme un groupe méthoxyle et un hydroxyle $C^{16}H^{14}O^{3}.OH.OCH^{3}$.

Falsifications et essai. — Le Baume de Tolu est souvent falsifié avec de la *Colophane*, de la *Térébenthine*, des *Résines* et du *Baume de Tolu épuisé*.

La *Colophane* sera décelée en traitant le baume suspect avec du sulfure de carbone qui dissout la Colophane et n'enlève au baume qu'un peu d'Acide cinnamique. Le Baume pur, traité par l'acide sulfurique concentré, fournit une liqueur rouge-cerise sans dégagement d'acide sulfureux ; s'il est additionné de Colophane, il dégage de l'acide sulfureux et la liqueur devient brun noirâtre.

La *Térébenthine* et les *Résines* seront reconnues à l'odeur résineuse caractéristique que répand le baume en brûlant.

Pour reconnaître l'addition de *Baume de Tolu épuisé*, on fera un dosage acidimétrique.

Usages. — Le Baume de Tolu est un balsamique constamment prescrit dans le traitement des rhumes et des bronchites sous forme de *pilules*, de *pastilles*, de *sirop*, d'*émulsion*, etc. ; le *Sirop de Tolu* est journellement employé pour édulcorer les potions calmantes ou les tisanes béchiques. Il entre dans la composition d'un grand nombre de baumes et de vulnéraires, plus ou moins usités aujourd'hui : *Baume nerval, Baume du Commandeur, Clous fumants aromatiques*, etc.

BAUME DU PÉROU

Origine et récolte. — Le *Baume du Pérou* est un liquide noirâtre fourni par le *Toluifera Pereiræ* [*Myrospermum Pereiræ* (fig. 420)], grand arbre de la famille des Légumineuses, vivant dans l'Amériqu centrale, le Mexique méridional, le Guatémala et surtout sur la *Côte du Baume* dans l'État de San-Salvador, autour de Sansonate ; il est introduit aujourd'hui à Ceylan. Le nom que porte cette drogue lui vient de ce que, pendant longtemps, elle a passé par Lima.

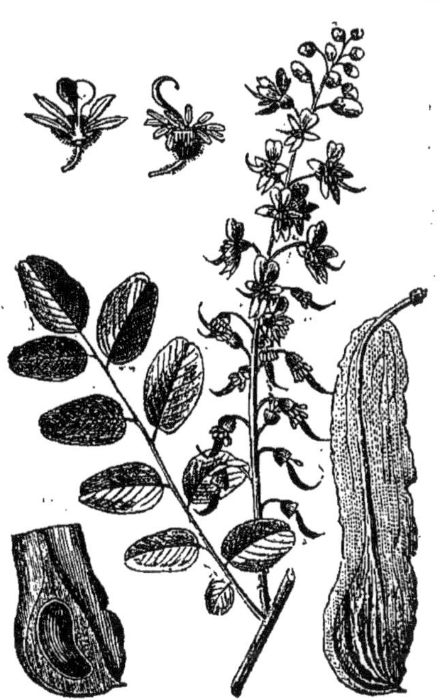
Fig. 420. — *Toluifera Pereiræ*.

Pour obtenir le Baume du Pérou, on bat l'écorce des troncs avec un maillet, en ayant le soin de la laisser intacte sur quatre bandes longitudinales, pour ne pas faire périr l'arbre; cinq ou six jours après, l'écorce ainsi préparée est entaillée en long et en travers, puis brûlée avec des torches. Au bout de cinq ou sept jours, l'écorce se détache toute seule ou bien on l'enlève, et les plaies produites de cette manière sont remplies de morceaux d'étoffe, qui s'imbibent du suc sécrété par le bois. L'étoffe saturée est d'abord mise dans de l'eau bouillante, où elle se débarrasse de la majeure partie du suc; puis on l'exprime, pour lui enlever ce qu'elle en avait gardé. Le baume obtenu est lavé à l'eau bouillante et enfin versé dans des calebasses. Pour l'expédier en Europe, les marchands le logent dans des caisses de tôle.

Caractères. — Le Baume du Pérou est un liquide épais, brun foncé, d'odeur forte, aromatique, vanillée, de saveur âcre et amère. Il paraît noir, quand on le voit en masse ; étalé en couche mince, il se montre d'un brun rougeâtre et transparent. Sa densité varie de 1,15 à 1,16. Il est inaltérable à l'air, insoluble dans l'eau, à laquelle il abandonne pourtant, surtout à chaud, un peu d'Acide cinnamique et des traces d'Acide benzoïque. L'alcool dilué, la benzine, l'éther, les huiles grasses et volatiles ne le dissolvent qu'en partie; il se dissout totalement dans l'alcool absolu, le chloroforme, l'acide acétique et l'acétone; l'essence de pétrole ne le dissout pas.

Composition chimique. — Le Baume du Pérou comprend une ...rtie liquide et une *Résine*.

La partie liquide (60 p. 100 environ), est constituée presque ...clusivement par du *Benzoate de benzyle* avec une faible proportion ... *Cinnamate de benzyle* (*Cinnaméine* des auteurs); on y a aussi ...nstaté la présence de l'*Acide cinnamique* à l'état libre et de la ...anilline.

La Résine est constituée par les *Éthers benzoïque et cinnamique* ... *Pérourésitannol*; cet alcool tanno-résineux a pour formule $C^{18}H^{20}O^5$ et est un homologue supérieur du Tolurésitannol.

Falsifications et essai. — Les falsifications de ce produit sont nombreuses; il est fréquemment adultéré avec de l'*Alcool*, de la *Colophane*, de la *Térébenthine*, du *Benjoin*, du *Styrax*, du *Baume de Copahu* et des *huiles grasses*.

L'*Alcool* est reconnu en agitant pendant quelques minutes, dans un tube gradué, le baume avec de l'eau. L'eau, en s'emparant de l'alcool, amène une diminution de volume qui décèle la fraude. On pourra encore chauffer légèrement le baume avec le mélange chromo-sulfurique qui transformera l'alcool en aldéhyde dont l'odeur est caractéristique.

La *Colophane*, la *Térébenthine*, le *Baume de Copahu* seront reconnus en jetant un peu de baume suspect sur une plaque de fer rougie au feu : l'odeur des substances ajoutées se développe et est facilement perçue.

Pour rechercher le *Benjoin* et le *Styrax*, on emploiera le *procédé Denner* : on met dans un tube à essai 5 grammes de baume, 5 grammes de lessive de soude concentrée, 10 grammes d'eau et on agite le tout avec 15 grammes d'éther; on décante celui-ci. Le résidu est chauffé à l'ébullition, puis acidulé avec de l'acide chlorhydrique; par addition d'eau froide, il se sépare une résine qu'on enlève et qu'on dissout dans 3 grammes de lessive de soude. On étend la solution avec 20 grammes d'eau, on porte à l'ébullition et on précipite avec une dissolution de chlorure de baryum. On recueille le précipité sur un filtre et on le dessèche au bain-marie. On l'épuise par l'alcool, on évapore la solution alcoolique, on traite le résidu par l'acide sulfurique et on agite le liquide avec du chloroforme. Celui-ci se colore en bleu ou en violet lorsque le baume contient du Styrax ou du Benjoin. On peut ainsi déceler de minimes quantités de ces produits.

Les *huiles grasses*, autres que l'Huile de Ricin, sont séparées par agitation du mélange avec de l'alcool absolu, qui dissout le baume et laisse la presque totalité de l'huile.

Pour découvrir l'*Huile de Ricin*, on verse goutte à goutte le baume suspect dans l'eau ; les gouttes tombent au fond, et elles sont rondes si le baume est pur, tandis qu'elles ont une forme ovoïde, avec une pointe effilée vers le haut, s'il renferme de l'Huile de Ricin. Cette forme est produite par l'huile qui tend à se séparer du baume, par suite de la propension qu'elle a à s'élever au-dessus de l'eau. Au bout de quelques heures, d'ailleurs, l'Huile de Ricin surnage ; l'eau chaude facilite la séparation des liquides. On pourra aussi employer le procédé Maupy que nous avons déjà indiqué à propos de la falsification du Copahu par l'Huile de Ricin (Voy. p. 726).

Usages. — Le Baume du Pérou agit à la façon de tous les Balsamiques par sa résine et ses acides aromatiques; mais pour l'usage interne, on lui préfère généralement le Baume de Tolu. On l'emploie comme parfum, et à l'extérieur pour stimuler les ulcères indolents. Il entrait dans la préparation de la *Thériaque*, des *Pilules de Morton*, de la *Pommade de Dupuytren*, etc., et de bien d'autres préparations tombées dans l'oubli.

Ce médicament semble depuis quelques années jouir d'un regain de popularité. Rosemberg l'a employé avec succès dans le traitement des leucoplasies buccales. Landerer l'a mis en honneur dans le traitement des tuberculoses ganglionnaires et osseuses; il l'injecte sous forme d'émulsions dans les foyers tuberculeux. Enfin, on l'a vanté dans le traitement de la gale en frictions générales que l'on renouvelle, suivant les cas, pendant deux ou trois jours consécutifs.

STYRAX

Origine et récolte. — Cette substance est produite par le *Liquidambar d'Orient* [*Liquidambar orientalis* (fig. 421)], bel arbre à port de Platane du groupe des Liquidambarées, qui forme de vastes forêts dans le sud-ouest de l'Asie Mineure.

Il résulterait des recherches récentes de Moeller que ce ne sont ni les canaux sécréteurs de la moelle, ni les nodules sécréteurs de l'écorce qui fournissent cette oléo-résine ; celle-ci ne serait pas une sécrétion physiologique, mais un produit pathologique prenant naissance à la suite des blessures que reçoit l'arbre; l'arbre intact ne renferme pas de baume, et il ne s'en développe qu'après qu'il a été blessé.

L'extraction de l'oléo-résine est faite en Asie Mineure par deux procédés différents :

1° On pile ou on râpe l'écorce de l'arbre, on la met dans des sacs sur lesquels on jette de l'eau bouillante et on les soumet à la presse.

2° On enlève à l'arbre l'écorce extérieure, que l'on rejette, puis on racle l'écorce interne avec un couteau. La sorte de râpure ainsi obtenue est mise d'abord à bouillir, pour en séparer la matière résineuse qui surnage, et soumise ensuite à la presse, dans des sacs en crin, afin d'en extraire le reste du baume. Le mélange de ces deux produits constitue le produit commercial. Celui-ci est expédié des lieux de production à Smyrne, à Syra, à Alexandrie et à Constantinople, soit dans des barils, soit dans des peaux de chèvre. Il vient généralement en Europe par Marseille ou par Trieste.

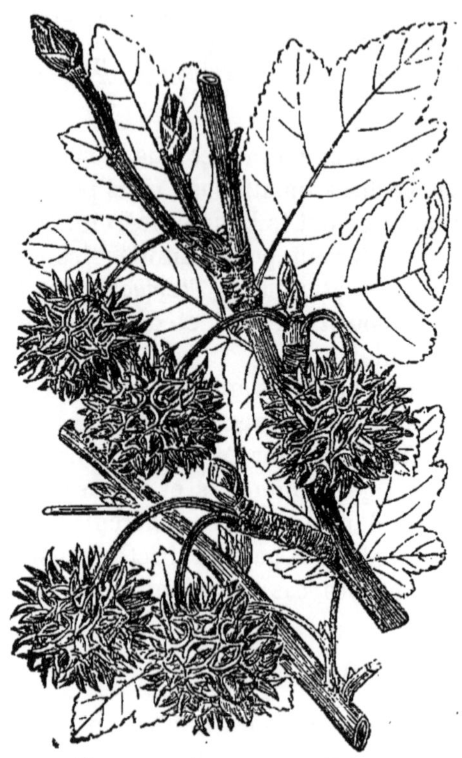

Fig. 421. — Liquidambar d'Orient.

Caractères. — Le Styrax est une substance molle, tenace, d'un gris jaunâtre ou verdâtre et d'autant plus foncé que l'échantillon est plus ancien ; avec le temps, il s'épaissit, sans toutefois se montrer jamais complètement solide. Le plus souvent il se sépare en deux couches: une couche inférieure grise assez dense, et une couche supérieure, plus fluide et brunâtre. La couche inférieure, examinée par transparence dans un bocal de verre, se montre piquetée de taches noires, de dimensions variables, dues à la présence de fragments d'écorce, de grains de sable, etc. L'odeur est forte, balsamique, rappelant celle du Baume de Tolu ou de la Vanille; la saveur est faible, un peu âcre et amère. Si on examine le Styrax au microscope, on trouve dans la masse des cristaux d'Acide cinnamique et de Styracine.

Le Styrax est complètement soluble dans l'alcool bouillant, ce qui permet de le purifier en séparant tous les corps étrangers, soluble aussi dans l'éther, le chloroforme, l'acide acétique, le sulfure de carbone.

Composition chimique. — Ce produit renferme une *huile volatile* appelée *Styrol*, de l'*Acide cinnamique* à l'état libre, du *Cinnamate de cinnamyle* ou *Styracine* et une *Résine.*

Le *Styrol* ou *Cinnamène* C^8H^8 est un liquide mobile, incolore, bouillant à 146°, ayant une odeur analogue à celle du Styrax, soluble dans l'alcool absolu et l'éther. Chauffé à 200°, il se convertit en un corps solide, incolore, transparent, le *Métastyrol*, insoluble dans l'alcool et l'éther.

La *Résine* est un éther résultant de la combinaison de l'*Acide cinnamique* avec le *Storésitannol*, alcool tanno-résineux.

Usages. — Bien que possédant les propriétés de tous les balsamiques, le Styrax est peu employé à l'intérieur. A l'extérieur, il a été préconisé contre la gale et, dans tous les cas, il détruit très bien le Pou du pubis. Il fait la base de l'*Onguent de Styrax* et entre dans la préparation du *Baume de Fioraventi* et de l'*Emplâtre de Vigo.*

b. — Médicaments a oléo-résines.

POIVRE NOIR

Origine et récolte. — Le *Poivre noir* est le fruit desséché du *Poivrier commun* (*Piper nigrum*), liane flexible de la famille des Pipéracées, originaire de l'Inde et cultivée à Java, à Sumatra, à Bornéo, à Ceylan, à Siam, aux Antilles et dans nos colonies de Cochinchine et de la Réunion. Ce fruit (fig. 422) est une baie verte, puis rouge, tournant enfin au jaune à complète maturité.

La récolte du Poivre se fait de juin à juillet dans la plupart des pays de production, au moment où la baie qui est verte tourne au rouge. Sur chaque Poivrier on cueille les grappes les plus mûres, on les égrène et on fait sécher les baies, soit au soleil, soit sur des dalles chauffées. La récolte terminée, les fruits sont soumis à un triage qui leur donne une valeur différente suivant leur degré de maturité. On les embarque alors et on les expédie immédiatement avant la saison des pluies, car celui qui est embarqué après cette saison subit une dépréciation sur nos marchés.

Les espèces commerciales sont nombreuses et sont distinguées d'après leur provenance ou les ports d'exportation; les sortes les plus communes en France sont les Poivres *Alépy*, *Tellichery*, *Suma-*

tra, *Penang*, *Saïgon* et surtout *Malabar*. Les commerçants apprécient à la main la qualité des diverses sortes et ils en font trois variétés : *Poivres lourds* constitués par des fruits très mûrs ; *Poivres légers*, par des fruits cueillis avant la maturité ; *Poivres demi-lourds*, par des fruits cueillis à une époque intermédiaire.

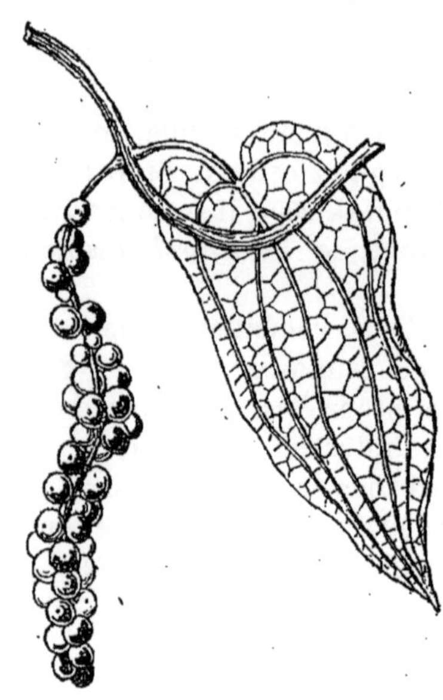

Fig. 422. — Portion d'un rameau fructifère de Poivrier.

Le Poivre arrive en France par Bordeaux, le Havre et Marseille ; la quantité annuellement importée est à peu près de trois millions de kilogrammes ; elle est environ de quinze millions pour toute l'Europe.

Caractères extérieurs. — Le Poivre est en grains globuleux, de 5 millimètres de diamètre environ, colorés en brun rougeâtre ou noirâtre et fortement ridés à la surface. A la partie inférieure, ils portent les restes très courts du pédoncule (*p*, fig. 423), et au sommet, les rudiments du style formant une éminence conique (*st*). Sous le péricarpe coriace, mince et difficile à isoler, se trouve une graine blanchâtre, dure et cornée vers la périphérie, farineuse au centre. Odeur piquante et aromatique, surtout perceptible quand on broie le fruit ; saveur âcre, brûlante, toute particulière.

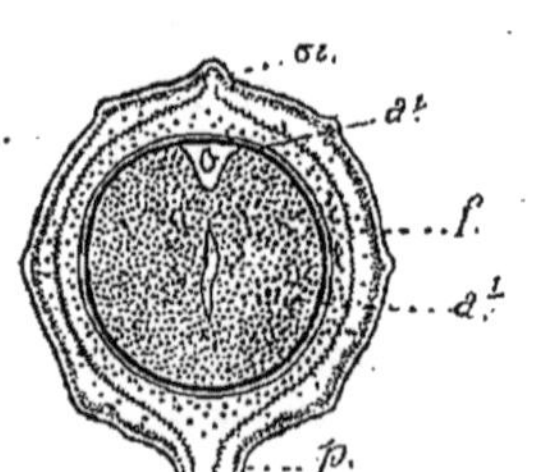

Fig. 423. — Coupe longitudinale du Poivre noir à un faible grossissement.

Caractères microscopiques. — Examinée à un faible grossissement, une coupe longitudinale et axile montrera la constitution du fruit et de la graine. Le péricarpe est parcouru en son milieu par une ligne brune constituée par les faisceaux libéro-ligneux (*f*, fig. 423). Au-dessous du péricarpe, on aperçoit une ligne circulaire brune, plus épaisse au sommet, vers le style, et à la partie inférieure au niveau du pédicelle : cette ligne représente les téguments de la graine. Celle-ci est constituée par un embryon blanchâtre, très petit (1/4 de millimètre environ), logé dans un albumen charnu formant un petit triangle (a^2) situé à la partie supérieure; tout le restant de la graine, c'est-à-dire la majeure partie, est formé par un périsperme amylacé (a^1), très farineux et jaunâtre au centre, plus dense et plus foncé à la périphérie.

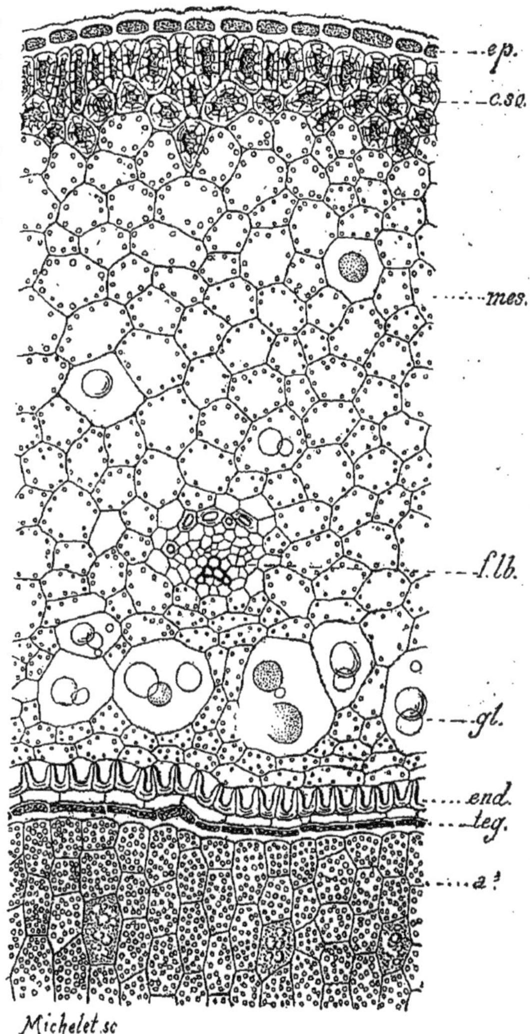

Fig. 424. — Coupe transversale du Poivre noir.

En reprenant l'étude de ces différentes parties à un plus fort grossissement et de préférence sur une coupe transversale, on observe de dehors en dedans : 1° un épiderme (*ep*, fig. 424) composé de petites cellules tabulaires à cavité remplie d'une matière résineuse brunâtre; 2° au-dessous, deux ou trois assises de cellules scléreuses (*c. sc*) allongées tangentiellement ou ovoïdes, à *paroi colorée en jaune* et à *contenu brunâtre*. Cette double coloration de la paroi et du contenu de ces cellules scléreuses doit être notée d'une façon toute particulière, car elle est caractéristique de ces éléments et permet ainsi de les distinguer des autres éléments de même nature que l'on peut ajouter au Poivre pulvérisé; 3° une portion parenchymateuse (*mes*) formée de c llules polygonales, peu amylifères, et divisée en deux zones inégales par les faisceaux libéro-ligneux (*f.lb*) ; ce parenchyme renferme des cellules oléo-résineuses (*gl*), surtout nombreuses dans la zone interne ; 4° un épiderme interne ou *endocarpe* des auteurs (*end*) formé par une assise de cellules à paroi jaune épaissies en fer à cheval du côté de la graine ; 5° les téguments de la graine (*teg*) comprenant deux assises de cellules très aplaties à contenu brunâtre ; 6° le périsperme (a^2) formé de cellules polygonales, gorgées d'amidon *à grains très petits*, au milieu desquelles on rencontre des glandes oléo-résineuses renfermant des gouttelettes huileuses colorées en jaune.

Cette structure est identique dans toutes les sortes commerciales de Poivre ; les légères différences qui ont été observées par M. V. Bonnet dans l'étude comparative qu'il a faite de ces différentes sortes, ne peuvent être appréciées que par l'examen comparatif des coupes et sont inappréciables dans les poudres.

Dans le Poivre pulvérisé, on retrouvera les mêmes éléments désagrégés en plaques ou en cellules séparées, mais surtout vus sous une autre face et par conséquent ayant un aspect différent qu'il importe de bien connaître. La Poudre de Poivre noir présentera donc : 1° une grande quantité de cellules incolores, polyédriques (a^2), gorgées de grains d'amidon très petits qui leur donnent un aspect chagriné : ce sont les cellules du périsperme ; 2° des massifs de cellules incolores, contenant peu d'amidon et souvent accompagnées de cellules à huile essentielle (*c. h*) : ce sont les cellules de la portion parenchymateuse du péricarpe ; 3° des grains d'amidon mis en liberté par

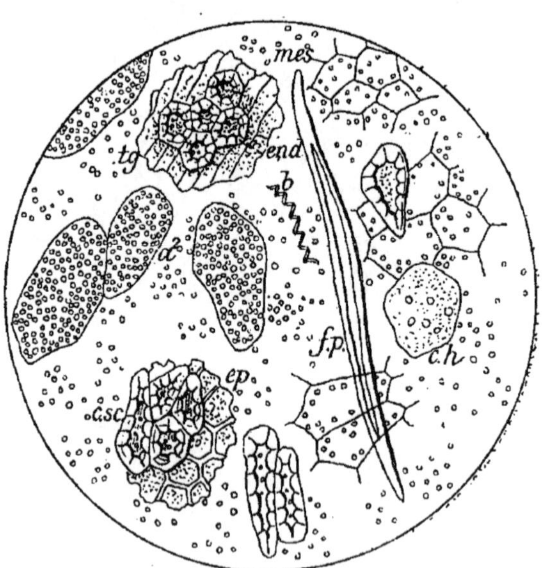

Fig. 425. — Éléments de la poudre de Poivre noir.

la rupture des cellules des deux tissus précités; 4° des éléments des faisceaux libéro-ligneux (*b*) accompagnés parfois de fibres péricycliques (*f. p*); 5° de petites plaques brunes formées, les unes par l'épiderme (*ep*) et les cellules scléreuses sous-jacentes avec leur coloration déjà signalée (*c.sc*), les autres par les téguments de la graine (*tg*) et les cellules en fer à cheval de l'épiderme interne (*end*) qui, vues de face, sont hexagonales; 6° des cellules scléreuses de l'assise sous-épidermique isolées ou réunies par deux.

Composition chimique. — Le Poivre noir renferme entre autres principes intéressants :

1° Une *huile essentielle* (1,3 à 2,2 p. 100) jaunâtre, possédant l'odeur du Poivre et une saveur piquante, d'une densité de 0,880 à 0,905 à 15°, surtout formée de *Phellandrène* et de *Cadinène*;

2° Une *Résine* âcre, à laquelle le Poivre doit sa saveur, soluble dans l'éther, l'alcool, les corps gras, se solidifiant à 0°;

3° Un alcaloïde, la *Pipérine* $C^{17}H^{19}AzO^3$, base faible, inodore, incolore, à saveur piquante en solution alcoolique, insoluble dans l'eau froide, peu soluble dans l'eau bouillante, très soluble dans l'alcool chaud. Sous l'action de la potasse en solution alcoolique, la Pipérine se dédouble en *Acide pipérique* et en *Pipéridine*, alcaloïde liquide, volatil, non oxygéné :

$$\underset{\text{Pipérine.}}{C^{17}H^{19}AzO^3} + H^2O = \underset{\text{Acide pipérique.}}{C^{12}H^{10}O^4} + \underset{\text{Pipéridine.}}{C^5H^{11}Az}$$

L'Acide pipérique traité par le permanganate de potasse donne le *Pipéronal*, produit qui a pris une importance industrielle considérable depuis qu'on l'emploie à la préparation artificielle du parfum de l'Héliotrope.

Falsifications et essai. — Les falsifications portant sur le Poivre en grains sont assez rares. On en a fabriqué de toutes pièces avec de la pâte de farine, mais ils se désagrègent en les laissant tremper dans l'eau. On y a mêlé des *Baies de Genièvre* qui se reconnaissent facilement aux trois graines qu'elles renferment, ou encore des *Pois* auxquels on donne la teinte du Poivre en les immergeant successivement dans une solution de sel ferrique, puis dans une solution de tanin; ceux-ci se reconnaissent à la structure spéciale de leur tégument et à la forme si caractéristique des grains d'amidon des Légumineuses. D'autres fois, pour en augmenter le poids, on humecte le Poivre avec une solution gommeuse et on le roule ensuite dans une poudre lourde qui y adhère alors facilement; il suffit de traiter ce Poivre par l'eau, pour voir la poudre se précipiter au fond du récipient.

Mais c'est surtout à falsifier le Poivre en poudre que s'est exercée la sagacité des falsificateurs, et on peut dire, de l'avis de tous les experts près les tribunaux, que c'est un des produits alimentaires les plus sujets à la fraude. La liste des substances adultérantes est déjà longue et elle augmente tous les jours, tant est féconde à ce point de vue l'imagination des commerçants.

Les falsifications de la poudre de Poivre consistent surtout dans l'addition des poudres de *grabeaux*, de *fleurage* ou *résidu des féculeries*, de *fécules*, de substances riches en cellules scléreuses, telles que *coquilles de Noix*, *d'Amandes*, *de Noisettes*, *de Dattes* et surtout *de noyaux d'Olives*; et, pour augmenter l'âcreté du Poivre diminuée ainsi par le mélange de ces substances insipides, on ajoute en proportion plus ou moins considérable de la poudre de *Piment*, de *Maniguette*, de *Feuilles de Laurier*, de *Moutarde noire* ou *blanche*, etc. Enfin, certaines poudres de Poivre sont adultérées avec des *matières minérales* lourdes pour en augmenter le poids.

L'essai d'un Poivre en poudre comprend l'*examen microscopique* à l'aide duquel on peut reconnaître la plupart des matières étrangères, et l'*examen chimique* qui permet, lorsqu'on a décelé la présence d'une matière étrangère, d'en déterminer approximativement la proportion.

a. *Examen microscopique.* — Pour procéder à cet examen, on montera un certain nombre de préparations de poudre de Poivre, dans l'*eau*, dans l'*eau iodée* et dans la *potasse étendue*; cette dernière préparation pourra être chauffée légèrement pour éclaircir les plaques brunes et faciliter leur examen.

1° *Grabeaux.* — Souvent on ajoute au Poivre, avant de le pulvériser, des *grabeaux*, c'est-à-dire les débris trouvés dans les balles d'origine, comprenant les parties superficielles du fruit détachées par le frottement, les pédoncules, ainsi que des fragments de bois, de la terre, du sable. L'abondance des cellules scléreuses de la couche sous-épidermique, des fibres et des trachées provenant des pédoncules, révélera cette fraude.

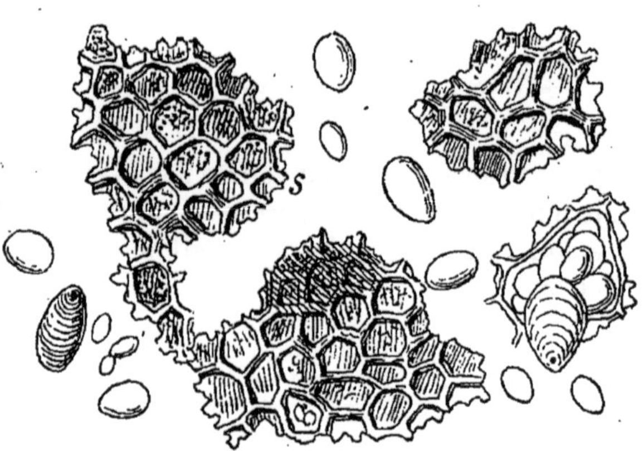

Fig. 426. — Éléments du fleurage de Pommes de terre.

2° *Fleurage.* — Le *fleurage* ou *résidu des féculeries* (fig. 426) se compose d'épluchures comprenant la couche subéreuse et des fragments de tissu cellulaire renfermant de l'amidon. Cette fraude se reconnaîtra donc à la présence de plaques subéreuses (*s*) et de grains d'amidon de Pomme de terre, dont la forme est si caractéristique (Voy. fig. 42).

3° *Fécules.* — L'addition de *fécules* sera facilement dévoilée par l'examen microscopique; seule la *farine de Sarrasin*, dont les cellules de l'albumen se rapprochent un peu de celles du périsperme du Poivre, peut passer inaperçue. Cependant, avec un peu d'attention on reconnaîtra le Sarrasin à ses grains de fécule régulièrement polyédriques, remplissant mieux la cavité de la cellule et laissant voir un hile punctiforme (fig. 427).

4° *Tourteau de graines oléagineuses.* — On a introduit dans le Poivre des tourteaux de *Chènevis*, de *Navette*, de *Lin*, de *Colza*, de *Sésame*, de *Faîne*, etc., qui affaiblissent sa saveur et lui communiquent une odeur de rance. Le Poivre noir ne renfermant pas d'huile fixe, la présence d'éléments provenant de ces tourteaux sera décelée par les gouttelettes de matière grasse que l'on observera, soit à l'intérieur des cellules, soit en dehors d'elles, disséminées dans la préparation ; ces gouttelettes huileuses, traitées par la teinture d'Orcanette, se coloreront en rouge.

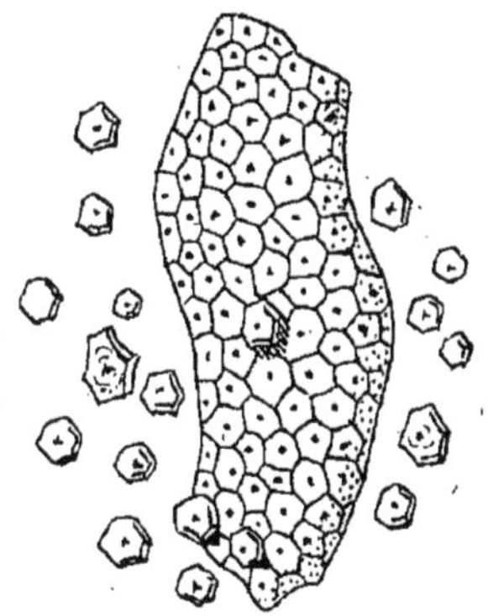

Fig. 427. — Amidon de Sarrasin.

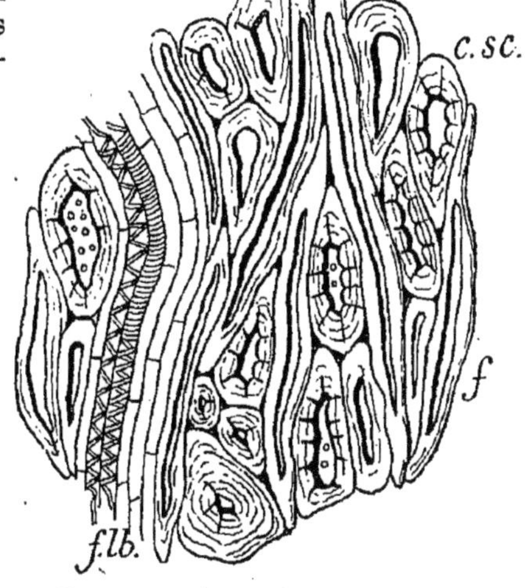

Fig. 428. — Coupe du noyau d'Olive.

5° *Noyaux d'Olives.* — On emploie énormément depuis quelques années les *noyaux d'Olives* séchés, légèrement torréfiés et réduits en poudre. Cette poudre, connue commercialement sous le nom de *poudre de grignons d'Olives* ou *Poivrette*, est grise ou blanche suivant le Poivre auquel elle est destinée. Ce noyau, qui est l'endocarpe scléreux de l'Olive, présente sur une coupe un tissu formé de fibres allongées, sinueuses (*f*, fig. 428), et de cellules scléreuses (*c. sc.*). Ces éléments ont des parois épaisses, canaliculées, *incolores* ou *légèrement verdâtres*, jamais jaunes; *le contenu de ces éléments est absolument incolore*. La poudre est formée de ces éléments scléreux isolés ou groupés en massifs plus ou moins volumineux (*f*, *c. sc*, fig. 429) ; les caractères tirés de la couleur de leur paroi et de leur contenu ne permettent pas de les confondre avec les cellules scléreuses du Poivre.

Malgré cela, quelques chimistes ont indiqué certains réactifs qui permettent de mieux distinguer les grignons d'Olives, avec ou sans l'aide du microscope. M. Gillet a proposé un procédé de recherches basé sur la propriété que possèdent les cellules du grignon de se colorer en jaune par une solution alcoolique d'iode (iode, 6gr,50; alcool à 90°, 120 grammes).

On place dans une capsule de porcelaine 1 gramme de poudre de Poivre à examiner, on ajoute 0gr,80 de solution d'iode, on mêle aussi intimement que possible et on laisse sécher. Si le Poivre renferme du grignon, on voit à l'œil nu, et mieux à la loupe, des particules jaunes au milieu des particules du Poivre colorées en marron clair ou en brun marron.

M. Chevreau a proposé, dans le même but, d'observer au microscope la poudre suspecte, après l'avoir imbibée d'une solution d'une partie d'aniline avec deux ou trois parties d'acide acétique ; sous l'influence

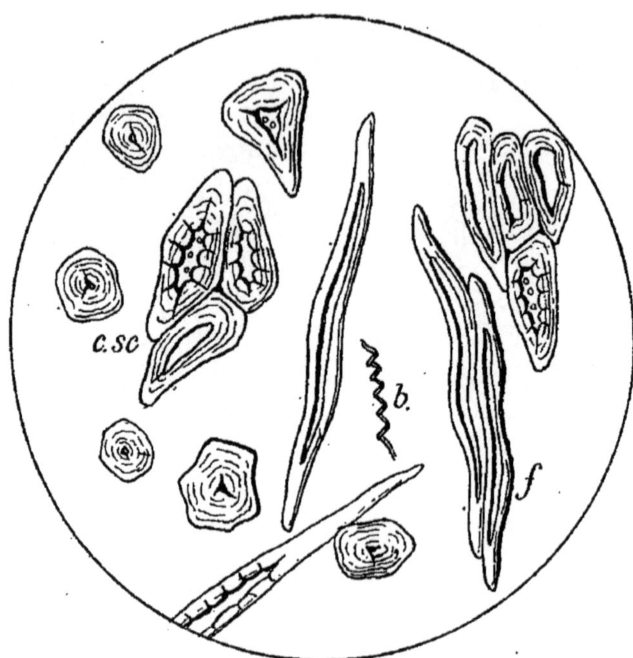

Fig. 429. — Éléments de la poudre de grignons d'Olives.

de ce réactif, les cellules grises du grignon sont colorées en jaune pur, tandis que l'aspect des cellules scléreuses du Poivre n'est pas modifié.

Enfin M. Pabst emploie la diméthylparaphénylènediamine de Würster, qui colore en rose vif les particules scléreuses des noyaux d'Olives que l'on discerne alors facilement à la loupe et encore mieux au microscope.

6° *Éléments scléreux divers.* — Les éléments scléreux fournis par les *coquilles de Noix, d'Amandes, de Noisettes*, etc., présentent les mêmes caractères que ceux du grignon d'Olives : membrane et contenu incolores. En outre, leur présence augmentera de beaucoup la proportion des éléments scléreux dans la poudre.

Quant à la *graine de Dattier*, la forme si caractéristique des cellules de l'albumen permettra d'en déterminer facilement la présence (Voy. fig. 195).

7° *Poudre de Piment.* — Cette poudre, fournie par le fruit du *Piment des jardins* (*Capsicum annuum*), présente les éléments suivants que l'on trouvera mélangés à ceux du Poivre dans le cas d'une falsification : 1° des plaques rougeâtres de l'épicarpe (*ep*, fig. 430) dont les cellules sont assez nettement polyédriques et remplies de chromoleucites rouges ; 2° des plaques rougeâtres du mésocarpe (*mes*) formées de cellules à parois minces avec peu de chromoleucites rouges ; 3° des cellules de l'endocarpe groupées en îlots constitués par des amas de cellules à parois épaisses, incolores, sinueuses (*end. sc.*), séparées par des cellules à contenu rouge et à parois minces (*end. m*) ; les cellules scléreuses de ces îlots, dont l'aspect rappelle celui des circonvolutions cérébrales, — d'où le nom de *cellules cérébroïdes* sous lequel on les désigne parfois — sont tout à fait caractéristiques de la poudre de Piment ; 4° le tissu épaissi du tégument de la graine (*tg. sc*), qui forme des plaques dont les cellules irrégulières, sinueuses et jaunes, sont facilement reconnaissables ; 5° des fragments de l'albumen à cellules polyédriques et granuleuses (*a*) ; 6° des débris de faisceaux libéro-ligneux et du parenchyme chlorophyllien (*f. lb*) provenant du calice et du pédoncule du fruit.

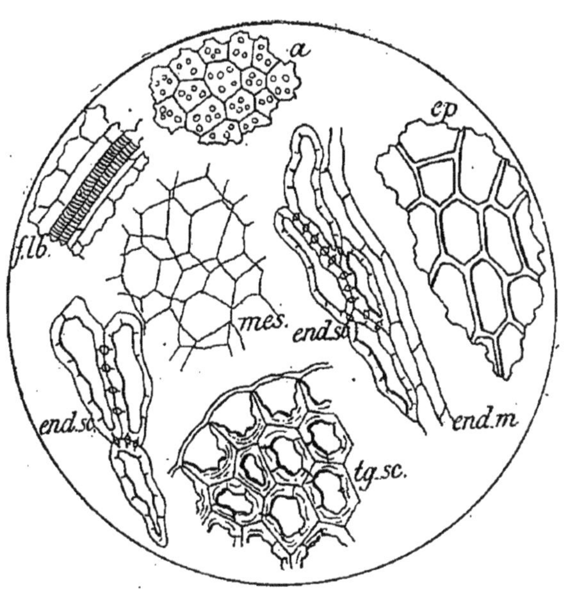

Fig. 430. — Éléments de la poudre de Piment des jardins.

Traitée par l'alcool ou l'éther, la poudre de Piment abandonne à ces dissolvants une matière colorante que l'évaporation laisse sous la forme d'un extrait rouge.

8° *Maniguette.* — La *poudre de Maniguette*, employée fréquemment à cause de sa saveur âcre et brûlante qui l'emporte même sur celle du Poivre, est facilement reconnaissable au microscope. Elle est surtout caractérisée par les *éléments de l'albumen* (a^2), reconnaissables à leur forme *étirée en fuseau*, ce qui les différencie des cellules de l'albumen du Poivre, et par les *plaques du spermoderme* (c^1, c^2) constituées par les cellules fibreuses superficielles du tégument (c^1) accompagnées des cellules minces sous-jacentes (c^2), formant avec les premières un angle de 90°. On y trouvera encore des plaques brunes ou noires formées par le parenchyme (*par*), où l'on voit par transparence des glandes oléo-résineuses (*h. e*), et des îlots de cellules scléreuses (*c. sc*) à lumen

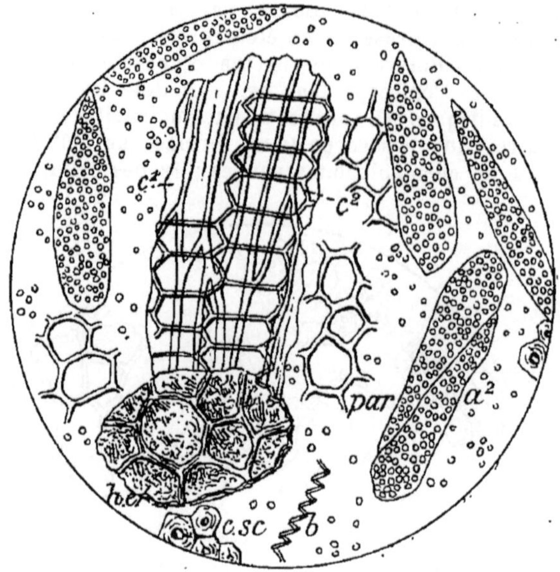

Fig. 431. — Éléments de la poudre de Maniguette.

presque oblitéré, provenant de l'assise la plus interne du tégument.

On peut joindre à l'examen microscopique un essai chimique basé sur la présence du tanin dans la Maniguette. On fait une teinture avec : Poivre moulu 5 grammes, alcool 10 grammes, éther 5 grammes ; on filtre le liquide et on ajoute une goutte de perchlorure de fer qui lui communique une coloration brun vert foncé s'il y a de la Maniguette.

9° *Moutarde noire et blanche.* — L'addition de la poudre de ces deux espèces de Moutarde se reconnaîtra aux caractères si nets qu'offrent les débris du spermoderme de ces graines, dans lesquels on voit, en faisant varier la mise au point, des cellules scléreuses (*c. pr*, fig. 432) provenant de la couche interne du tégument, brunes dans la Moutarde noire, jaunes dans la Moutarde blanche, et des cellules incolores, légèrement épaissies (*ep*) provenant de l'assise la plus externe. On rencontrera aussi çà et là des débris de cotylédons (*cot*) à cellules remplies de matière grasse, et des gouttelettes d'huile (*h. e*) éparses dans la préparation.

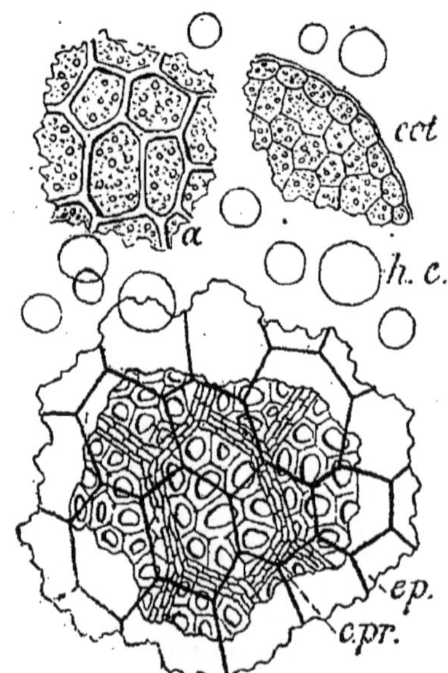

Fig. 432. — Éléments de la poudre de Moutarde noire.

10° *Feuilles de Laurier.* — Les *Feuilles de Laurier* pulvérisées donnent au Poivre une légère teinte verte à cause de la chlorophylle que renferme leur parenchyme. Au microscope, on apercevra des amas plus ou moins volumineux et verdâtres provenant du parenchyme chlorophyllien (*par*, fig. 433), et renfermant des glandes à essence, ainsi que des débris de cellules épidermiques (*ep*) portant des stomates caractéristiques (*st*) et des fragments des faisceaux libéro-ligneux, notamment des vaisseaux spiralés (*b*) et des fibres péricycliques (*f. p*).

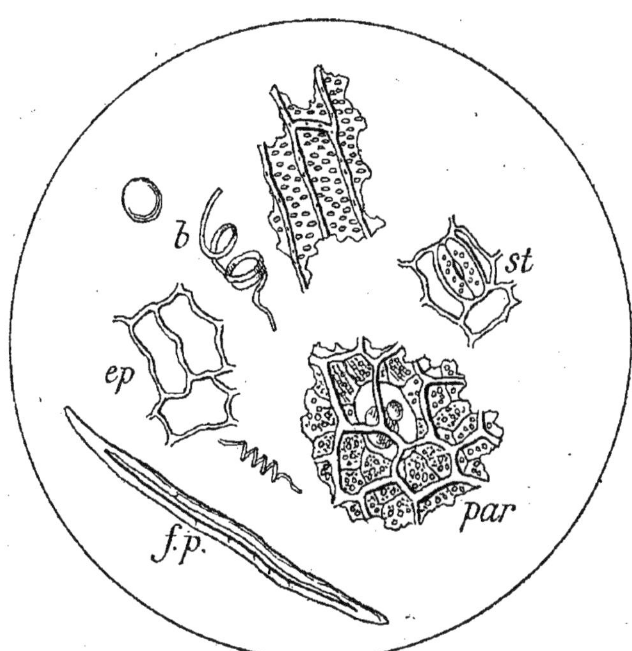

Fig. 433. — Éléments de la poudre de Feuilles de Laurier.

11° *Matières minérales.* — Les matières minérales pourront être aperçues au microscope, mais leur présence sera surtout reconnue par l'augmentation considérable dans le poids des cendres.

b. *Examen chimique.* — L'examen chimique comporte le *dosage de la Pipérine*, le *dosage de l'eau* et *des cendres* et la *détermination de l'extrait alcoolique.*

1° *Dosage de la Pipérine.* — On mélange 10 grammes de Poivre pulvérisé avec deux fois leur poids de chaux éteinte; on ajoute assez d'eau pour former un mélange clair que l'on fait bouillir pendant un quart d'heure. On dessèche ensuite la masse au bain-marie et on l'épuise par l'éther qui, par évaporation, donne la Pipérine cristallisée; on la dessèche et on la pèse. Le Poivre renferme, suivant les sortes commerciales, de 6 à 8 p. 100 de Pipérine.

2° *Dosage de l'eau et des cendres.* — On dessèche 5 grammes de Poivre pulvérisé à l'étuve à 100° dans une capsule de platine tarée; la perte de poids donne la proportion d'eau qui est de 9 à 12 p. 100; ce dernier chiffre est celui qui est adopté par le Laboratoire municipal de Paris. On incinère ensuite le résidu et on pèse les cendres obtenues; on trouve de 4 à 5 grammes pour 100. La présence des grignons d'Olives et de la poudre de Piment diminue cette proportion, tandis que l'addition de matières minérales l'augmentera considérablement.

3° *Détermination de l'extrait alcoolique.* — On mélange 5 grammes de Poivre pulvérisé avec une égale quantité de sable lavé et calciné, et on épuise la masse par l'alcool dans un appareil de Soxhlet. L'opération est terminée quand l'alcool passe incolore. On évapore celui-ci au bain-marie et on pèse le résidu ; d'après le Laboratoire municipal de Paris, il devra être de 12 p. 100, tandis que les grignons d'Olives n'en donnent que 2,42 p. 100 et le Piment des jardins 22 p. 100.

Usages. — Le Poivre n'est plus guère employé aujourd'hui que comme condiment ; à doses modérées, il stimule énergiquement l'estomac et facilite la digestion, mais à doses considérables il est très irritant. Il est peu employé en médecine, si ce n'est pour la préparation des *Pilules asiatiques* ; il a été essayé, comme succédané du Cubèbe, dans la blennorragie.

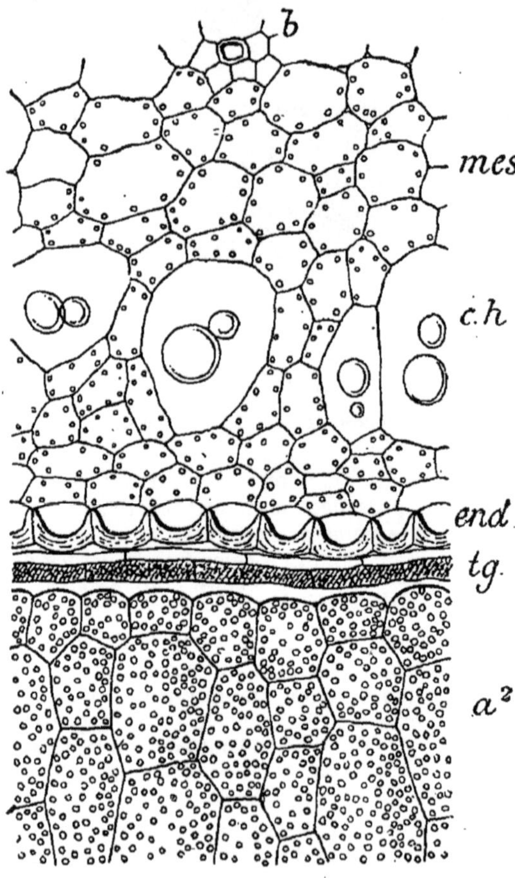

Fig. 434. — Coupe transversale du Poivre blanc.

La Pipérine a été proposée comme fébrifuge à la dose de 0gr,30 à 0gr,60.

Le Pipéronal a été préconisé comme antiseptique, à la dose de 2 à 3 grammes, et comme antipyrétique, à la dose de 3 à 4 grammes par jour, donnés par fractions de deux en deux heures.

Le *Poivre blanc* est préparé avec des grains de Poivre noir très mûrs, que l'on fait macérer dans l'eau de mer ou dans l'eau de chaux pendant quinze jours et que l'on décortique, après les avoir fait sécher au soleil, en les frottant entre les mains. Ces grains sont alors globuleux dans leur forme générale, de couleur blanc grisâtre, à surface lisse parcourue par dix ou douze lignes méridiennes, minces et blanchâtres, issues de la base et s'arrêtant près du sommet; la base porte une légère proéminence qui manque dans le Poivre noir. La saveur et l'odeur sont les mêmes que pour le Poivre noir.

Au microscope (fig. 434), le Poivre blanc présente une structure identique à celle du Poivre noir, sauf l'absence des couches enlevées par la décortication, savoir : l'épiderme, l'assise scléreuse sous-épidermique et une partie du parenchyme jusqu'aux faisceaux libéro-ligneux qui ont eux-mêmes quelquefois disparu. Il en résulte que la poudre de Poivre blanc renfermera fort peu de cellules scléreuses, les seules cellules épaissies que l'on puisse y trouver étant exclusivement fournies par la couche interne du péricarpe.

Les usages du Poivre blanc sont les mêmes que ceux du Poivre noir, mais c'est surtout ce dernier que l'on emploie en Europe.

CUBÈBE

Origine. — Le *Cubèbe* ou *Poivre Cubèbe* est le fruit, récolté un peu avant la maturité, du *Cubébier* (*Piper Cubeba*; *Cubeba officinalis*), arbrisseau à tiges grimpantes, de la famille des Pipéracées, qui est originaire de Java, de Sumatra et du sud de Bornéo, où il est cultivé pour l'exploitation, soit dans des plantations spéciales, soit dans des plantations de Café, au pied des arbres destinés à donner de l'ombre aux Caféiers. Aujourd'hui, on récolte en grande quantité le fruit des plantes qui vivent à l'état sauvage.

Caractères extérieurs. — Le Cubèbe se trouve dans le commerce en grains globuleux, ridés, plus gros que ceux du Poivre noir, supportés par une sorte de pédoncule de 5 à 7 millimètres de longueur, qui n'est en réalité que la partie rétrécie du fruit; d'où le nom de *Poivre à queue* sous lequel on désigne parfois le Cubèbe. La couleur de la surface du fruit est grise, brune ou brun noirâtre. A l'intérieur, on trouve une seule graine, plus petite que la cavité qui la renferme et par conséquent n'adhérant pas au péricarpe, sauf au point d'insertion. Odeur spéciale; saveur forte, camphrée, piquante, à la fois amère et aromatique.

Caractères microscopiques. — La coupe transversale du Cubèbe présente successivement de dehors en dedans les éléments suivants : 1° un épiderme (*ep*, fig. 435) à cellules petites, aplaties, renfermant un contenu brunâtre ; 2° une zone scléreuse sous-épidermique (*c. sc*) généralement formée d'une seule assise de cellules scléreuses ; 3° un tissu parenchymateux (*mes*) divisé en deux zones par les faisceaux libéroligneux (*f.lb*) : la zone externe, très amylifère, contenant un grand nombre de grosses glandes à oléo-résine avec des cristaux de Cubébine ; la zone interne, à cellules pauvres en amidon, ne renfermant pas de glandes oléo-résineuses ; 4° une zone scléreuse interne (*end*) comprenant deux ou trois rangs de cellules scléreuses à parois très épaissies et incolores ; 5° les téguments de la graine formés de deux assises de cellules fortement aplaties et colorées en brun ; 6° le périsperme (a^2) constitué par des cellules polyédriques, à parois minces, remplies d'amidon, au milieu desquelles se trouvent disséminées des glandes à oléorésine.

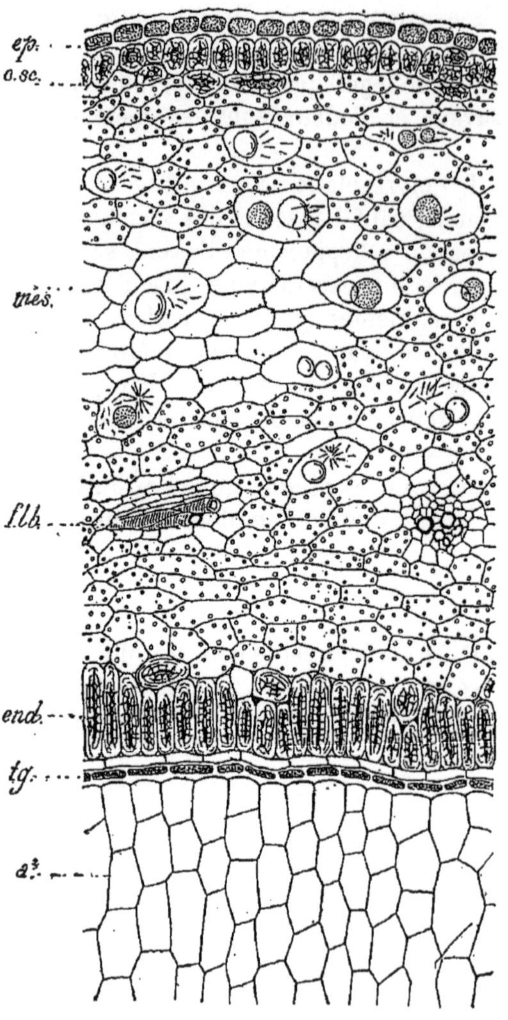

Fig. 435. — Coupe transversale du Cubèbe.

Les Cubèbes sauvages (*Spurious Cubebes* des Anglais) se distinguent anatomiquement des Cubèbes cultivés par la présence de cellules scléreuses, isolées ou groupées, dans toute l'épaisseur du mésocarpe.

Composition chimique. — Le Cubèbe renferme une *huile essentielle*, une *résine*, de la *Cubébine* et 8 p. 100 environ de *gomme*.

L'*Essence de Cubèbe* est un liquide bleuâtre ou verdâtre, à odeur aromatique, à saveur camphrée et épicée, d'une densité variant de 0,910 à 0,930; son pouvoir rotatoire est lévogyre $[\alpha]_D = -26^\circ$. L'essence obtenue avec les jeunes fruits renferme du *Dipentène* et du *Cadinène*; celle qui provient des Cubèbes vieux contient en outre un alcool sesquiterpénique, le *Camphre de Cubèbe* $C^{15}H^{26}O$, qui, chauffé en tube scellé à 200°-205°, perd les éléments de l'eau et donne naissance à du Cadinène.

La *Résine de Cubèbe* a une saveur très âcre et serait en majeure partie constituée par l'*Acide cubébique*.

La *Cubébine* $C^{10}H^{10}O^3$ est un corps neutre, sans odeur ni saveur, qui cristallise en aiguilles ou en écailles, insolubles dans l'eau froide, peu solubles dans l'alcool et l'éther, solubles dans l'alcool bouillant; ce produit n'a aucune action thérapeutique.

Substitutions et falsifications. — Aux Cubèbes *vrais*, c'est-à-dire provenant de Cubébiers cultivés ou sauvages, on substitue fréquemment de *Faux Cubèbes*, qui sont des fruits provenant de plusieurs espèces du genre *Cubeba* (*C. canina*, *C. crassipes*, *C. Clusii*, etc.) sur la valeur thérapeutique desquels on n'est pas encore fixé et que l'on doit par conséquent rejeter de la consommation jusqu'à nouvel ordre. Ces fruits se distingueront anatomiquement des vrais Cubèbes par l'absence de cellules scléreuses dans la couche interne du péricarpe.

On a aussi falsifié les Cubèbes entiers avec les *Baies de Nerprun*, qui teignent la salive en vert et renferment de 3 à 4 graines dans l'intérieur, et avec les *Piments de la Jamaïque* qui se reconnaissent facilement à leur surface non ridée, à leur saveur et à leur odeur particulières et aux deux loges que l'on trouve à l'intérieur du fruit.

Usages. — Le Cubèbe est surtout prescrit dans le traitement de la blennorragie, à la dose de 8 à 16 grammes par jour, soit en poudre, soit en opiat, et alors généralement mélangé au Copahu, au Cachou ou au Ratanhia. On l'a en outre conseillé, mais peu employé, dans les catarrhes de la vessie et des bronches. On l'a prescrit aux enfants dans la diphtérie sous forme d'*oléo-saccharure*, préparé avec l'extrait oléo-résineux (1 partie) mélangé à du sucre (9 parties).

FEUILLES DE MATICO

Origine. — Les *Feuilles de Matico* sont fournies par le *Piper angustifolium* (*Artanthe elongata*), arbuste de la famille des Pipéracées qui croît dans les terres humides du Pérou, du Brésil, de la Bolivie, de la Nouvelle-Grenade et du Vénézuéla.

On trouve dans le commerce deux variétés bien distinctes de Feuilles de Matico, données par deux variétés botaniques du *Piper angustifolium* : celles qui sont fournies par la variété α, *cordulatum*, qui correspond à l'*Artanthe elongata* de Miquel, et celles qui sont fournies par la variété β, *Ossanum*, qui correspond au *Piper angustifolium* de Ruiz et Pavon. Pendant longtemps ce sont celles-ci que l'on trouvait exclusivement dans les drogueries; mais les premières ont pris bientôt une place si importante sur les marchés qu'actuellement ce sont les seules employées.

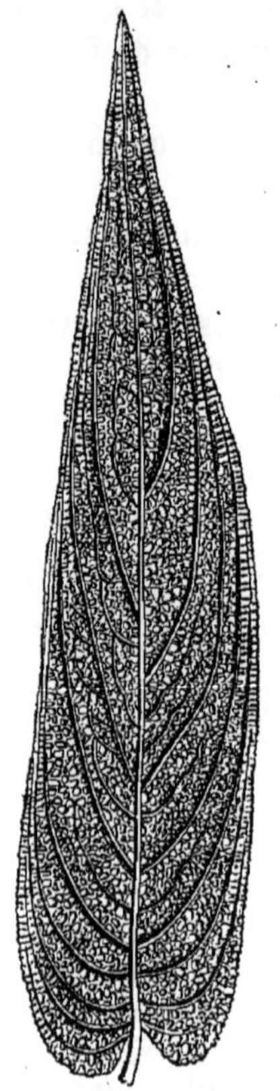

Fig. 436. — Feuille de Matico.

Caractères extérieurs. — Les Feuilles de Matico arrivent dans le commerce en paquets fortement comprimés et mélangées de débris de tiges et même d'inflorescences. Ces feuilles étalées, après avoir été légèrement humectées, présentent les caractères suivants qui diffèrent fort peu dans les deux variétés. Elles sont courtement pétiolées (fig. 436), longues de 10 à 15 centimètres sur 3 à 4 centimètres de large dans la variété *Ossanum*, beaucoup plus larges et moins allongées dans la variété *cordulatum*, oblongues ou longuement ovales, acuminées au sommet, cordées et inégales à la base, finement crénelées sur les bords. La face supérieure est rugueuse, colorée en vert sombre, couverte de poils isolés et parcourue par un système de nervures déprimées qui lui donnent une apparence marquetée. Ces nervures sont au contraire saillantes à la face inférieure, et elles délimitent ainsi une foule d'aréoles qui donnent à cette face un aspect *gaufré* des plus caractéristiques ; en outre, toute cette face a une teinte vert clair, rendue un peu grisâtre par la présence d'un grand nombre de poils formant une sorte de feutre assez court. Ces feuilles sont coriaces, très cassantes; elles ont une odeur aromatique rappelant à la fois celle de la Menthe et du Cubèbe; leur saveur est assez agréable, un peu amère, comme camphrée.

Caractères microscopiques. — Les deux épidermes, mais surtout l'épiderme inférieur (*ep*, fig. 437), portent des poils assez courts,

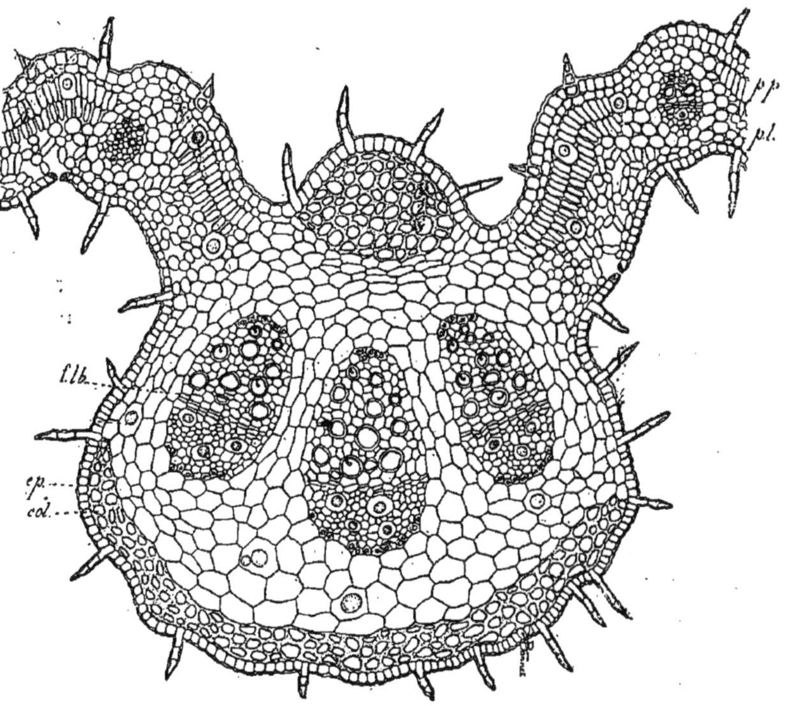

Fig. 437. — Coupe de la feuille de Matico.

cloisonnés, terminés en pointe rigide. Le parenchyme en palissade (*p.p*) comprend deux assises de cellules au milieu desquelles se trouvent disséminées des glandes oléo-résineuses; le parenchyme lacuneux (*p. l*), peu épais, ne renferme pas de glandes. La nervure médiane, très convexe à la face inférieure dans la variété *Ossanum*, bien moins convexe dans la variété *cordulatum*, est bordée en bas par un croissant de collenchyme (*col*) plus ou moins épais; le parenchyme de cette nervure renferme des glandes à oléo-résine. Les faisceaux libéro-ligneux sont nombreux (10 à 12) dans la variété *Ossanum* et forment un cercle complet; ils sont bien moins nombreux dans la variété *cordulatum* (3 à 6 au plus) et sont disposés en un arc de cercle très ouvert (fig. 437). Ces faisceaux (*f. lb*) ont une forme ovoïde et présentent à chacun des deux pôles une calotte de fibres péricycliques; le parenchyme libérien contient un grand nombre de glandes oléo-résineuses. En outre des caractères anatomiques distinctifs des deux variétés de Matico, il faut noter que certains spécimens de la variété *cordulatum* présentent dans le limbe foliaire des cryptes spéciales, revêtues d'un épiderme muni de poils et de stomates; ces cryptes ne s'observent jamais dans la variété *Ossanum*.

Composition chimique. — Le Matico contient une *huile essentielle verte*, qui, par le froid, laisse déposer des cristaux d'une sorte de camphre, une *Résine* et un principe amer, nommé *Maticine*; il ne renferme ni Pipérine, ni Cubébine.

Usages. — Le Matico possède des propriétés hémostatiques et antiblennorragiques. Comme hémostatique, on emploie les feuilles ramollies, avec lesquelles on fabrique des sortes de tampon pour étancher le sang. Comme antiblennorragique, il agit à la façon du Copahu et du Cubèbe; on l'administre en poudre, à la dose de 8 grammes, dans de l'eau sucrée, ou sous forme d'extrait à la dose de $0^{gr},20$ à $0^{gr},30$; l'huile essentielle ($0^{gr},25$ à 1 gramme) peut être associée au Copahu et au Cubèbe.

La *Racine de Kawa-Kawa* fournie par le *Piper methysticum*, Pipéracée originaire de certaines îles de l'Océanie (îles Hawaï, îles Marquises, etc.), est depuis longtemps employée par les indigènes à préparer une boisson particulière, à propriétés excitantes et enivrantes, et pour combattre la blennorragie. C'est à ce point de vue particulier que cette drogue a été introduite dans la thérapeutique européenne. Elle présenterait l'avantage de pouvoir être administrée pendant la période inflammatoire de la blennorragie, de ne pas déranger les fonctions digestives, et d'être prise sans dégoût. On donne le macéré (8 à 10 grammes pour un litre d'eau) ou l'extrait fluide (1 à 3 grammes par jour).

PIMENTS

Origine. — On désigne sous le nom de *Piments* les fruits âcres de plusieurs espèces de plantes de la famille des Solanacées appartenant au genre *Capsicum*, originaires de l'Amérique tropicale et de l'Inde, mais qui sont actuellement cultivées dans toutes les régions du globe. Les deux espèces dont on trouve le plus communément les fruits dans les drogueries sont le *Capsicum annuum*, cultivé dans tous les jardins d'Europe, qui donne le *Piment*, *Poivron* ou *Corail des jardins*, et le *C. fastigiatum*, abondamment cultivé dans les régions tropicales, dont le fruit est connu sous le nom de *Piment de Cayenne*, *Piment enragé*, *Poivre de Guinée*.

Caractères extérieurs. — Le *Piment des jardins* est de forme variable; assez communément, il affecte la forme et la dimension du pouce; d'autres fois, il est atténué en pointe au sommet, renflé à la base, légèrement aplati; sa longueur, qui varie de 5 à 7 centimètres, peut atteindre 10 centimètres et sa largeur 4 centimètres. Il est généralement accompagné du calice persistant formant cupule et d'un pédoncule, plus ou moins long, arqué au sommet. Ce fruit est léger, coloré en rouge vif ou rouge violacé, luisant, coriace, affaissé et ridé à la surface; à l'intérieur (fig. 438), il paraît creux en grande partie et est divisé en deux loges par une cloison mince, flexible, qui le plus souvent n'atteint pas le sommet; celle-ci porte sur chacune de ses faces un grand nombre de graines jaunâtres, aplaties, réniformes ou ovoïdes, de 5 millimètres de longueur, chagrinées à la surface; elles renferment un embryon fortement recourbé et un albumen peu abondant. L'odeur est nulle; la saveur est âcre, piquante et caustique et aussi prononcée dans les graines que dans le péricarpe.

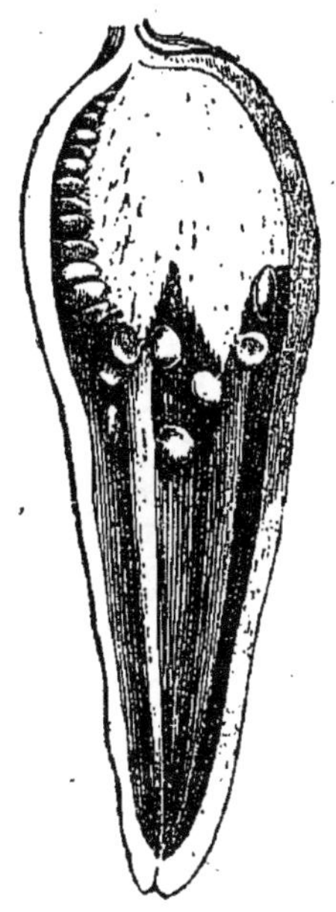

Fig. 438. — Fruit du *Capsicum annuum* coupé longitudinalement.

Le *Piment de Cayenne* est plus petit que le précédent; il mesure de 1 à 3 centimètres de longueur et de 4 à 6 millimètres d'épaisseur à la base. Il est fortement allongé, terminé au sommet en pointe mousse, un peu renflé à sa base, assez fréquemment séparé du calice. Le péricarpe est brillant, coriace, coloré en rouge vif, fortement affaissé par places et plus ou moins ridé par la dessiccation. Les graines sont un peu moins larges que celles du

Capsicum annuum. L'odeur est nulle ; la saveur du péricarpe et des graines est d'une âcreté considérable.

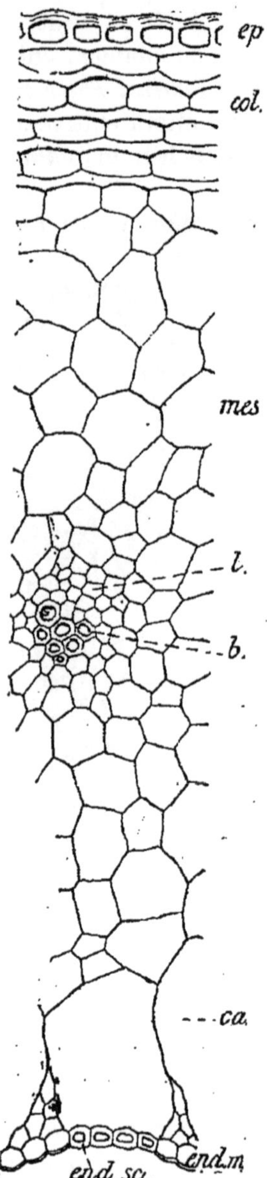

Fig. 439. — Coupe transversale du péricarpe du *Capsicum annuum.*

Caractères microscopiques. — La structure anatomique est identique dans ces deux espèces de Piment, sauf l'épaisseur des assises qui est moins considérable pour le Piment de Cayenne. Dans le Piment des jardins, la coupe transversale du péricarpe présente de dehors en dedans : 1° un épiderme (*ep*, fig. 439) soutenu par 5 ou 6 assises de collenchyme (*col*); 2° un mésocarpe (*mes*) formé de cellules polygonales irrégulières, à parois minces, renfermant de l'amidon et des granules de matière colorante rouge que l'on observe également dans l'épiderme et dans le collenchyme. Les faisceaux libéro-ligneux (*l. b*) cheminent dans la portion moyenne de ce tissu; 3° une assise cellulaire interne, présentant vers l'intérieur des saillies régulièrement espacées, constituée par des cellules épaissies et incolores (*end. sc*) dans les parties bombées et par des cellules à parois minces contenant des granules rouges (*end. m*) dans les parties rentrantes ; cette assise interne est séparée du mésocarpe par une rangée de cavités assez larges (*ca*), séparées entre elles par une lame de cellulose qui s'élargit du côté interne, en une sorte de support conique formé de plusieurs cellules minces à contenu coloré venant s'appliquer sur les cellules de même nature (*end. m*) qui se trouvent localisées dans l'assise interne.

La graine est recouverte par un spermoderme comprenant une assise externe formée de cellules épaissies en fer à cheval (*tg. sc*, fig. 440) et plusieurs assises de cellules tangentielles, irrégulières, à parois minces (*tg. m*); l'amande est constituée par un embryon et un albumen (*a*) formés de cellules polygonales, remplies de matière grasse et de grains d'aleurone.

Nous avons vu comment s'isolent les éléments du péricarpe et de la graine par la pulvérisation et comment ils se présentent dans la poudre de Piment si souvent employée à la falsification du Poivre en poudre (Voy. p. 745 et fig. 430).

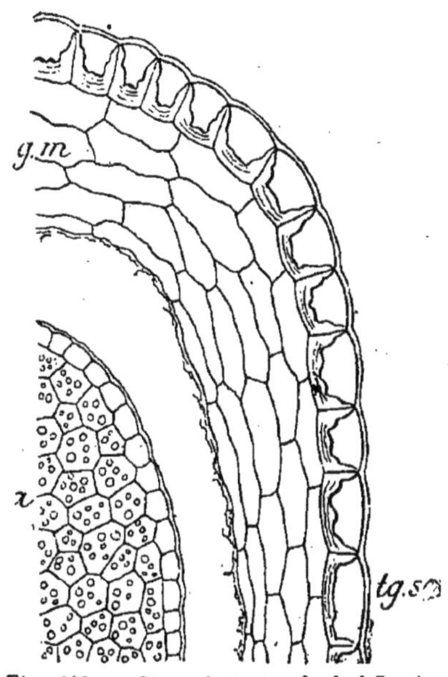

Fig. 440. — Coupe transversale de la graine de Piment.

Composition chimique. — Les Fruits de Piment devraient leur activité à la présence d'un liquide oléo-résineux et d'une substance cristalline, appelée *Capsicine*. M. Norbitz a donné le nom de *Capsacutine* à un corps cristallin ayant la composition $C^{35}H^{54}Az^{3}O^{4}$, qu'il regarde comme le principe actif du Piment ; ce corps n'est ni un acide, ni un glucoside, ni un alcaloïde.

Usages. — Les Fruits de Piment sont très fréquemment employés dans les pays chauds comme condiment, destiné surtout à régulariser les fonctions digestives. Cette substance et son extrait possèdent sur les hémorroïdes une action remarquable qui ne s'obtient à coup sûr que si l'on fait usage du fruit frais. A l'extérieur, on emploie le Piment comme rubéfiant, soit en mélangeant la poudre à un cataplasme, soit en faisant usage d'emplâtres préparés.

GINGEMBRE

Origine. — Le *Gingembre* est le rhizome desséché du *Gingembre officinal* (*Zingiber officinale*), plante de la famille des Scitaminées, originaire des contrées chaudes de l'Asie et actuellement cultivée dans toutes les régions tropicales du globe.

Caractères extérieurs. — Le Gingembre se trouve dans le commerce sous deux formes : tantôt séché, tel qu'il a été recueilli (GINGEMBRE GRIS), tantôt dépourvu de sa partie externe (GINGEMBRE BLANC.)

Le *Gingembre gris* (fig. 441) se présente en morceaux longs de 4 à 8 centimètres, fortement aplatis, articulés, et portant sur les côtés des expansions digitiformes, qui leur donnent un aspect palmé. Ces fragments sont recouverts d'une enveloppe subéreuse, gris jaunâtre, manquant sur les parties proéminentes qui sont noirâtres. L'odeur est aromatique, camphrée, bien spéciale ; la saveur est poivrée et brûlante, particulièrement dans la partie externe qui contient beaucoup d'essence et de résine. La section transversale montre une ligne brunâtre externe entourant un tissu blanchâtre parsemé de petits points jaunes et bruns; ce tissu est séparé en deux parties très inégales par une ligne placée à 1 millimètre de la ligne noire extérieure.

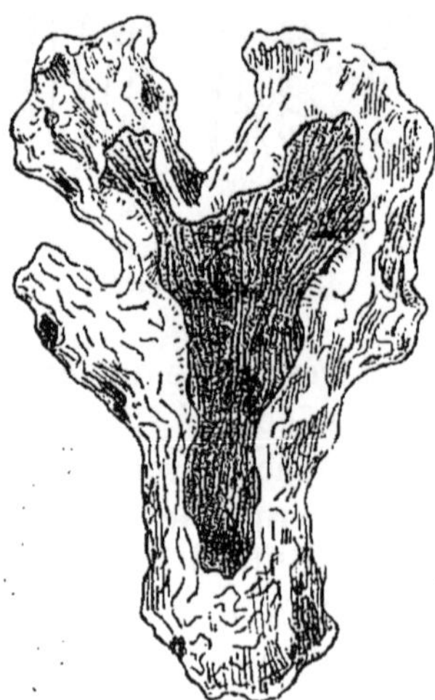

Fig. 441. — Gingembre gris.

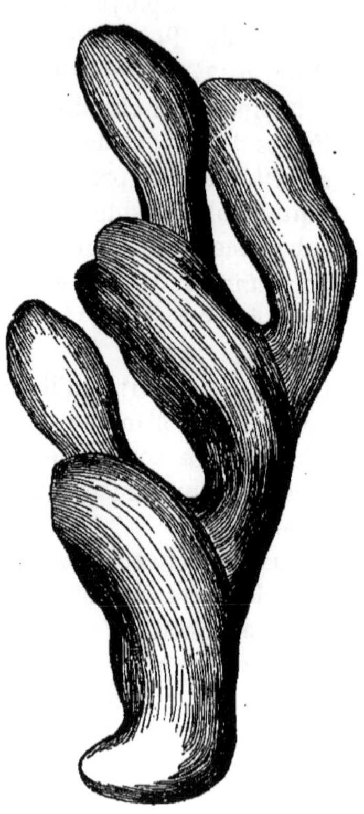

Fig. 442. — Gingembre blanc.

Le *Gingembre blanc* (fig. 442) présente la disposition générale du précédent, mais il est plus long, plus grêle et plus ramifié. Sa surface est d'un blanc mat farineux, souvent recouverte d'une couche de chaux provenant de l'hypochlorite de chaux qui a servi à le blanchir. Sa saveur est moins brûlante que celle du Gingembre gris, parce qu'il est dépouillé de la partie externe, qui est la plus active ; son odeur est aussi moins aromatique.

Caractères microscopiques. — Sur une coupe transversale de Gingembre gris, on trouve, à l'extérieur, un liège assez épais (*s*, fig. 443), puis un parenchyme cortical (*p*), d'une faible épaisseur, formé de cellules polygonales à parois minces et renfermant un très grand nombre de grosses glandes à oléo-résine (*gl*). La portion centrale du rhizome est séparée de l'écorce par un endoderme à parois minces et par le péricycle formé d'une seule assise de cellules. Le cylindre central renferme un grand nombre de faisceaux libéro-ligneux (*f. lb*) et des glandes oléo-résineuses en nombre bien moins considérable que dans l'écorce ; toutes les cellules parenchymateuses de cette région sont bourrées de grains d'amidon, piriformes, avec un hile arrondi situé dans la portion effilée du grain et des stries excentriques à ce hile.

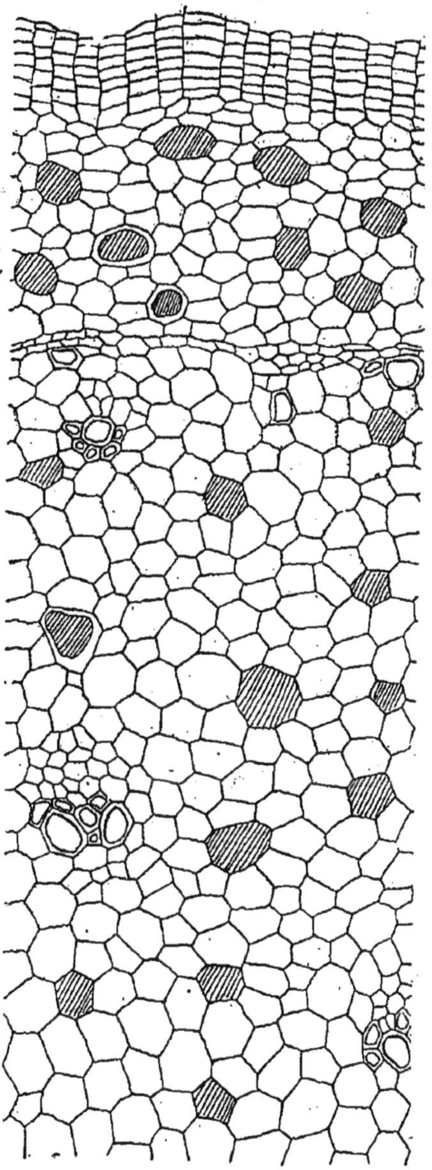

Fig. 443. — Coupe transversale de Gingembre gris.

Dans le Gingembre blanc, la structure est la même, mais le liège et l'écorce font défaut.

Composition chimique. — Le Gingembre renferme une *huile* *essentielle* (2 à 3 p. 100), plusieurs *Résines* qui contribueraient beaucoup à l'activité de la drogue, une substance liquide, visqueuse, possédant la saveur piquante et amère de la drogue, appelée *Gingérol*, des *matières grasses* et de l'*amidon*.

L'*Essence de Gingembre* est un liquide de couleur jaune-paille, possédant l'odeur du rhizome, d'une densité variant de 0,880 à 0,885, fortement lévogyre $[\alpha]_D = -25^\circ$ à -40° ($l = 100$ millimètres), bouillant entre 245° et 270°. Au contact de l'acide sulfurique, cette essence se colore en rouge. Elle est constituée par un mélange de *Cymène*, de *Camphène* et de *Phellandrène*.

Usages. — Le Gingembre est un stimulant aromatique assez puissant ; il est employé comme carminatif dans les coliques et passe pour aphrodisiaque. Sa poudre est fréquemment employée comme condiment. En Angleterre, le Gingembre est utilisé pour la préparation de deux sortes de bières, le *ginger beer* et *ginger ale*, dont la fabrication forme une branche importante du commerce. On en fait encore des pastilles, des pains d'épices, un sirop pour aromatiser les boissons gazeuses, et on mange couramment les jeunes morceaux confits dans du sucre et qui arrivent tout préparés de Chine.

CURCUMA

Origine. — La substance désignée sous le nom de *Curcuma* est le rhizome du *Curcuma longa* (*C. tinctoria*, *Amomum Curcuma*), plante de la famille des Scitaminées, qui croît dans l'Inde, en Chine et au Japon.

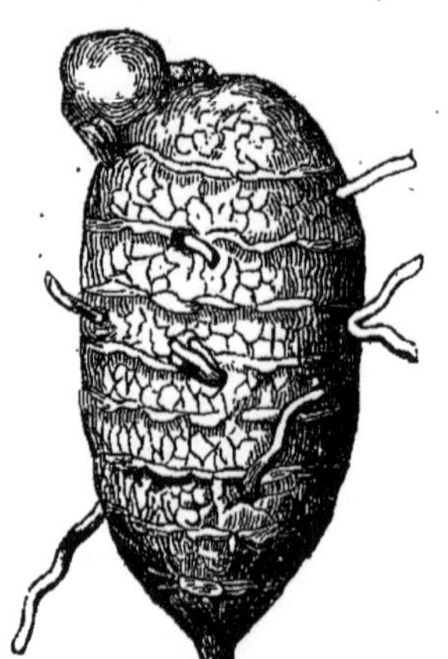

Fig. 444. — Curcuma rond.

Caractères extérieurs. — On connaît deux variétés commerciales de cette substance : le Curcuma rond, qui est constitué par le rhizome principal arrondi, et le Curcuma long, qui est formé par les ramifications allongées, cylindriques ou fusiformes, émises par la partie principale.

Le *Curcuma rond* (fig. 444) se présente en fragments plutôt ovoïdes dans leur forme générale, terminés en pointe aux deux extrémités, recouverts d'une écorce gris brunâtre sur laquelle on observe des anneaux transversaux et, dans les intervalles, des stries obliques dirigées successivement de droite à gauche, puis de gauche à droite, d'un intervalle à l'autre; on y observe aussi des cicatrices arrondies, brunâtres, laissées par les racines et quelquefois même des fragments de ces racines.

Le *Curcuma long* (fig. 445) est en baguettes cylindriques, un peu arquées, arrondies à un bout, portant à l'autre une cicatrice ou une surface de section, de 1 centimètre de diamètre environ, recouvertes d'une écorce grise, parfois un peu verdâtre, chagrinée, et portant des anneaux transversaux plus ou moins nets.

Les deux sortes sont formées d'une masse compacte, d'une couleur brun orangé très foncé, presque rougeâtre, d'un aspect résineux ayant tout à fait l'apparence de la Gomme-gutte, avec un nombre considérable de ponctuations. Cette masse est divisée en deux parties par une ligne plus claire très éloignée de la circonférence. La cassure est nette, compacte, devenant luisante sous le frottement de l'ongle. L'odeur est agréable, rappelant un peu celle de la Muscade; la saveur est amère et piquante.

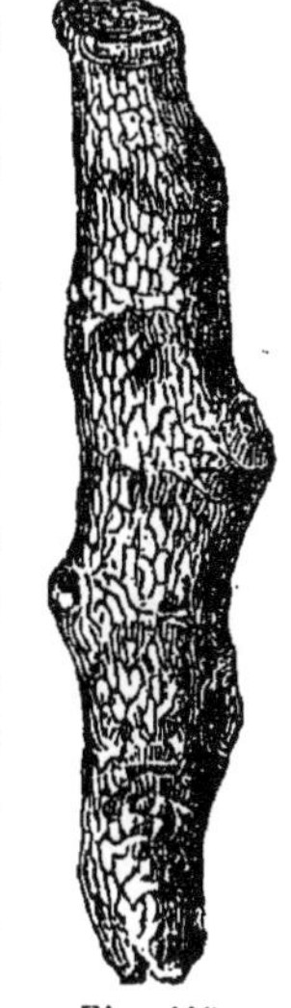

Fig. 445. Curcuma long.

Caractères microscopiques. — On trouve à l'extérieur une zone subéreuse assez épaisse, puis un parenchyme cortical à cellules polygonales ou arrondies, laissant entre elles de petits méats. La plupart de ces cellules sont remplies de grains d'amidon présentant, dans les rhizomes frais, la même forme que ceux de Gingembre; dans la drogue, l'amidon se présente sous l'aspect d'un empois remplissant toute la cavité de la cellule, parce qu'on échaude généralement les fragments pour faciliter la dessiccation. D'autres cellules renferment une matière résineuse, colorée en jaune, et un petit nombre d'entre elles, plus petites, contiennent de l'huile essentielle.

Composition chimique. — Le Curcuma renferme de l'*amidon*, une résine colorée en jaune, la *Curcumine*, et une *huile essentielle*.

L'*Essence de Curcuma* est un liquide huileux, jaunâtre, doué d'une odeur forte, aromatique, et d'une saveur brûlante; sa densité est 0,942 à 15°; elle est constituée par du *Phellandrène* et par un isomère du Thymol, appelé *Curcumol* par les auteurs.

La *Curcumine* est une matière colorante résineuse, qui devient brune par les alcalis, puis violette par dessiccation; cette réaction est couramment employée dans les laboratoires de chimie pour caractériser les alcalis.

Usages. — Le Curcuma est un médicament aromatique, doué de propriétés stimulantes dues à l'huile essentielle; néanmoins il est aujourd'hui inusité dans la thérapeutique européenne; il sert en pharmacie à colorer en jaune quelques poudres et quelques onguents. Ses propriétés colorantes le font employer dans l'industrie pour teindre la soie et le marocain.

Le *Galanga des pharmacies*, appelé aussi *Galanga vrai*, *Galanga officinal*, *Galanga de la Chine*, est le rhizome de l'*Alpinia officinarum*, plante de la famille des Scitaminées cultivée dans les provinces méridionales de la Chine et dans l'île de Haïnan.

Il se présente en fragments à peu près cylindriques (fig. 446), ramifiés, de 5 à 8 centimètres de long sur 2 centimètres de diamètre, durs, ridés, de couleur brun rougeâtre et marqués de distance en distance de collerettes circulaires, blanchâtres; leur odeur est aromatique, leur saveur âcre et brûlante. Au microscope, on trouve dans le parenchyme cortical et dans le cylindre central, très amylifères, de nombreuses glandes oléo-résineuses et des cellules à tanin isolées. Ce rhizome contient une *Résine* et de 0,50 à 1,50 p. 100 d'*huile essentielle*, à odeur de Cinéol, légèrement lévogyre et renfermant une grande proportion de *Cinéol*.

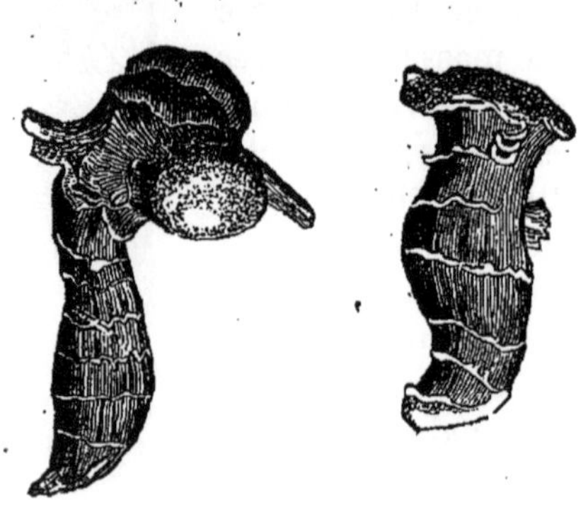

Fig. 446. — Galanga officinal.

Le Galanga est très usité en Russie comme condiment. Il possède des propriétés stimulantes et aromatiques analogues à celles du Gingembre. Il entre dans la préparation du *Baume de Fioraventi* et est quelquefois usité chez nous dans la médecine vétérinaire.

La *Zédoaire officinale* ou *Zédoaire ronde* est le rhizome central du *Curcuma Zerumbet*, Scitaminée des Indes orientales, de la Cochinchine et des îles Malaises; elle se présente, dans le commerce, soit en rondelles de 3 à 4 centimètres de diamètre, soit en quartiers résultant de la section longitudinale ou transversale du tubercule (fig. 447). La surface externe et la surface des sections ont une teinte grisâtre ; l'odeur est aromatique, rappelant celle de la Camomille ou du Camphre; la saveur est amère et fortement camphrée. Le parenchyme cortical et le cylindre central renferment de nombreuses glandes oléo-résineuses. Ce rhizome contient une *Résine* et environ 1,5 p. 100 d'*huile essentielle* jaunâtre, épaisse, à odeur camphrée, renfermant une notable proportion de *Cinéol*.

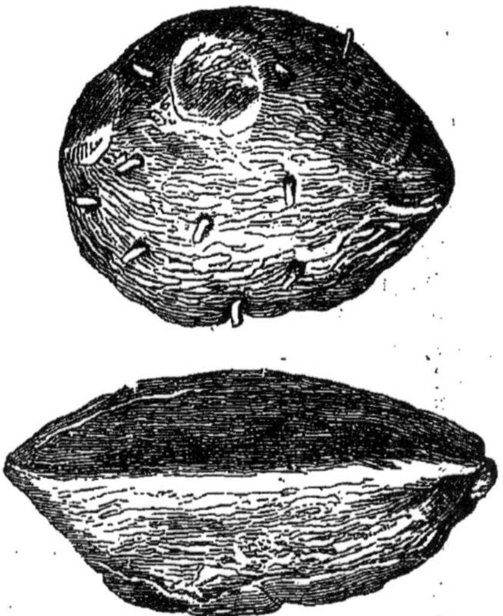

Fig. 447. — Zédoaire officinale.

La Zédoaire est stimulante et aromatique; elle n'est plus usitée seule, mais fait partie de plusieurs drogues complexes : *Baume de Fioraventi*, *Élixir de longue vie*, etc.

CARDAMOMES

Origine. — Sous le nom de *Cardamomes*, on désigne les fruits de plusieurs espèces de Scitaminées appartenant aux genres *Elettaria* et *Amomum*, dont les graines, douées d'une saveur piquante et aromatique, sont la seule partie active. On en connaît un certain nombre de variétés, dont les plus importantes au point de vue commercial et pharmaceutique sont les suivantes :

1° Le Cardamome de Malabar (fig. 448), fourni par l'*Elettaria Cardamomum*, qui croît dans l'Inde, sur la côte de Malabar, et qui est le plus estimé ;

2° Le Cardamome de Ceylan (fig. 449), produit par l'*Elettaria major*, plante communément répandue à Ceylan ;

3° Le Cardamome de Siam, fourni par l'*Amomum Cardamomum*, plante originaire du Cambodge, de Siam, de Java, de Sumatra.

Caractères extérieurs. — Ces fruits sont des capsules trigones, sèches, à trois loges, brunes ou blanchâtres à parois assez minces, de forme allongée (Cardamomes de Malabar et de Ceylan) ou arrondie (Cardamome de Siam). Dans l'angle des loges sont attachées sur l'axe un certain nombre de graines anguleuses, étroitement serrées les unes contre les autres, ayant en moyenne de 4 à 5 millimètres de dimension, revêtues d'une enveloppe brune à l'extérieur et entourées d'un arille membraneux trè smince et transparent. Elles renferment un petit embryon cylindrique, entouré d'un albumen charnu et d'un périsperme amylacé.

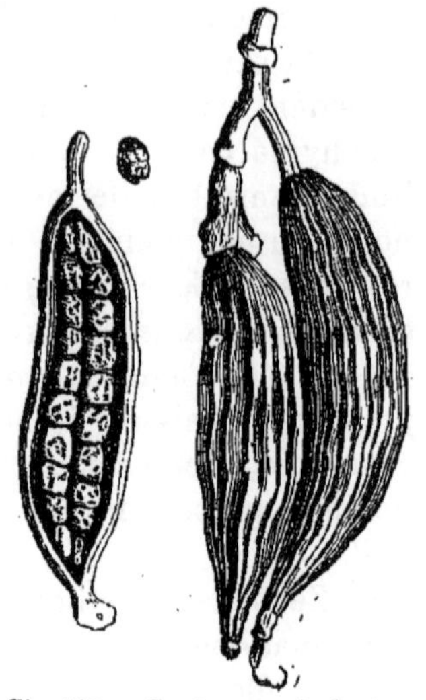

Fig. 449. — Cardamome de Ceylan.

Caractères microscopiques. — Les

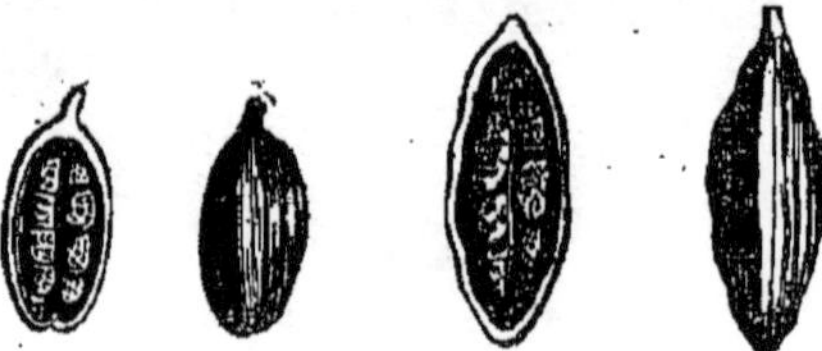

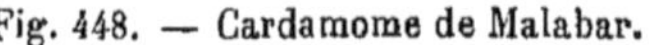

Fig. 448. — Cardamome de Malabar.

graines étant la partie active du médicament à l'exclusion du péricarpe qui n'a ni odeur, ni saveur aromatique, leur structure seule est intéressante à connaître. Elles présentent, à l'extérieur, une assise de cellules à peu près carrées, à parois minces, au-dessous de laquelle se trouve une couche de cellules rectangulaires, assez fortement aplaties; la troisième assise est constituée par des glandes oléo-résineuses, volumineuses, un peu allongées radialement; vient ensuite l'assise la plus interne du tégument, qui est formée de cellules allongées radialement, très fortement épaissies sur les parois latérales et interne. Le périsperme est formé de cellules polygonales, contenant de l'amidon, et l'albumen de cellules plus petites contenant de l'huile et des grains d'aleurone.

Composition chimique. — Les Cardamomes ou plus exactement leurs graines renferment 2 à 4 p. 100 d'*huile essentielle*, une *Résine*, de la *matière grasse* et de l'*amidon*.

L'*Essence de Cardamome* que l'on trouve dans le commerce est surtout fournie par le Cardamome de Ceylan; sa densité varie de 0,895 à 0,905; son pouvoir rotatoire est dextrogyre $[\alpha]_D = +13°$.

Elle renferme des *Acides acétique* et *formique*, du *Dipentène*, une grande proportion de *Terpinéol* et du *Cinéol*.

Quant à l'Essence de Cardamome de Siam, beaucoup plus rare que la précédente, elle renferme une grande proportion de *Bornéol droit* et de *Camphre*.

Usages. — Autrefois les Cardamomes étaient utilisés en médecine comme stimulants ; ils ne sont plus guère utilisés que comme condiment dans le nord-est de l'Europe ou comme parfum.

La *Graine de Maniguette* ou *Graine de Paradis*, fournie par l'*Amomum Meleguetta* (*A. granum Paradisi*), Scitaminée très répandue sur les côtes occidentales de l'Afrique tropicale depuis Sierra-Leone jusqu'au Congo, renferme une *Résine* très âcre et 30 p. 100 d'*huile essentielle*, jaunâtre, possédant une odeur agréable et une saveur aromatique. La Graine de Maniguette, très employée autrefois comme condiment, n'est plus guère utilisée aujourd'hui que pour donner du montant à la poudre de Poivre additionnée de matières féculentes (Voy. p. 745 et fig. 431).

CÔNES DE HOUBLON

Origine. — Les *Cônes de Houblon* sont les inflorescences femelles mûres du *Houblon commun* [*Humulus Lupulus* (fig. 450)] plante dioïque, sarmenteuse et grimpante, de la famille des Urticacées, que l'on trouve à l'état sauvage dans les haies et buissons de toute l'Europe, jusqu'en Scandinavie, et dans la majeure partie de l'Asie tempérée ; elle est l'objet d'une culture spéciale en Angleterre, en Bavière, en Bohême, en Belgique, en Alsace-Lorraine et en France, dans le Nord, les Vosges, la Meurthe-et-Moselle et la Bourgogne.

Caractères extérieurs. — Ces Cônes (fig. 451) sont ovoïdes, longs de 2 à 3 centimètres, ordinairement aplatis par la compression dans les échantillons du commerce. Ils sont formés par un axe en zigzag, à saillies alternes et distiques portant chacune une grande bractée florale, membraneuse, jaune verdâtre, puis brune à la longue, ovale, veinée de lignes longitudinales parallèles et ramifiées, mesurant 1 centimètre de longueur. A la base de ces grandes bractées se trouvent deux petits akènes recouverts par le calice plus ou moins accru ; ces fruits sont globuleux, un peu aplatis, colorés en brun pâle, atteignant environ 2 millimètres. Toutes ces parties, mais surtout la base des bractées et la surface des fruits, sont recouvertes d'un grand nombre de glandes d'une couleur

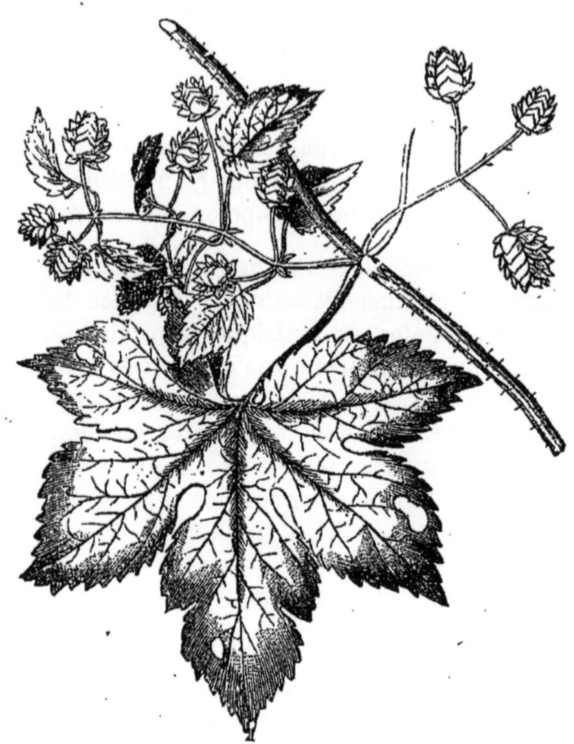

Fig. 450. — Houblon commun.

jaune verdâtre, renfermant un principe oléo-résineux et donnant aux Cônes de Houblon leur odeur caractéristique. Ces glandes séparées des Cônes, après dessiccation, constituent le *Lupulin*. Odeur spéciale, assez agréable, puis devenant désagréable avec le temps par suite de formation d'Acide valérianique; saveur amère et aromatique.

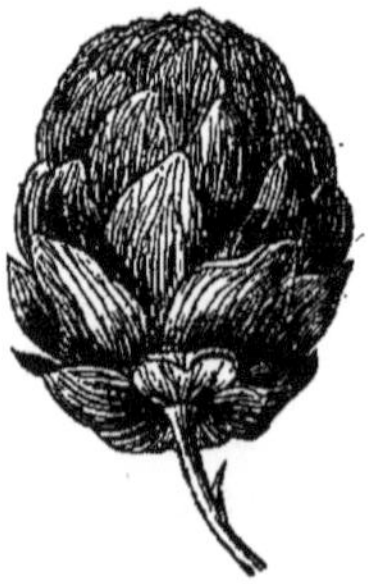

Fig. 451. — Cône de Houblon.

Caractères microscopiques. — Les glandes des bractées et des fruits sont les seuls éléments intéressants à observer. Au microscope, on voit que chaque glande est constituée par une cupule plus ou moins concave (*d*, fig. 452) formée de cellules polyédriques. Sur les bords de la cupule s'attache un sac très mince formé par la cuticule des cellules soulevée sous l'effort de l'oléo-résine, qui avec la cupule donne une cavité close (*e*) remplie d'huile essentielle; dans les glandes sèches, le couvercle est affaissé et la glande ressemble alors assez bien à un Champignon à chapeau. La figure 452, *a*, *b*, *c*, montre le mode de formation de ces glandes.

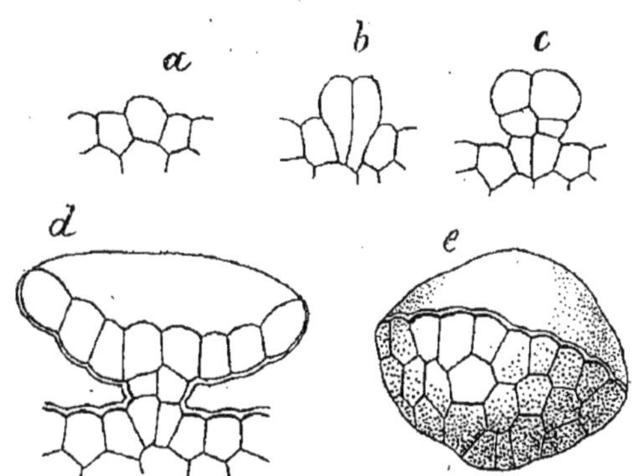

Fig. 452. — Glandes des Cônes de Houblon (*Lupulin*) à divers états.

Composition chimique. — Le principe actif des Cônes de Houblon est le *Lupulin*, mais on y trouve en outre de la *Triméthylamine* et un tanin particulier, l'*Acide humulotannique*.

Le *Lupulin* séparé des Cônes par tamisage, puis lavé et desséché, constitue en masse une poudre granuleuse, d'un brun jaunâtre, possédant l'odeur agréable du Houblon et une saveur amère, aromatique; il est poisseux au toucher; trituré dans un mortier, il se réduit en une masse plastique. Il renferme de 1 à 2 p. 100 d'*huile essentielle*, un *principe amer*, encore imparfaitement connu, malgré les nombreux travaux dont il a été l'objet, une *Cire* (*Palmitate de myricyle*) et des *Résines*.

L'*Essence de Houblon* est un liquide de couleur verdâtre, quand il est retiré des Cônes récents, de couleur rougeâtre quand on l'a obtenu des Cônes âgés, d'une densité variant entre 0,880 et 0,885, faiblement dextrogyre $[\alpha]_D = +0°41'$ à $+0°58'$, ne se solidifiant pas à — 20°, neutre au tournesol. Elle est constituée en majeure partie, pour les 2/3 environ, par un sesquiterpène, l'*Humulène* $C^{15}H^{24}$, et par deux hydrocarbures, l'un en $C^{10}H^{16}$, l'autre en $C^{10}H^{18}$ (*Tétrahydrocymène*).

Le principe amer du Houblon ayant une réaction acide, on a proposé le dosage acidimétrique d'un macéré fait avec un poids connu de substances, pour apprécier la valeur commerciale et industrielle de ce produit.

Usages. — Les Cônes de Houblon sont un tonique amer au même titre que la Gentiane; leur infusion est journellement employée comme antiscorbutique et stomachique; il faut avoir soin de ne pas employer une eau trop chaude, car par la chaleur l'huile essentielle s'évapore. Dans l'industrie, le Houblon est employé à la préparation de la bière à laquelle il communique une amertume et des propriétés organoleptiques qu'on a vainement cherché à obtenir avec d'autres substances similaires.

Le Lupulin possède surtout des propriétés anaphrodisiaques ; il fait cesser les érections douloureuses qui se produisent dans la blennorragie ou à la suite d'opérations sur la verge ; on l'emploie aussi contre les pollutions nocturnes. On l'administre à la dose de 1 à 4 grammes en nature ou mélangé à du sucre en poudre.

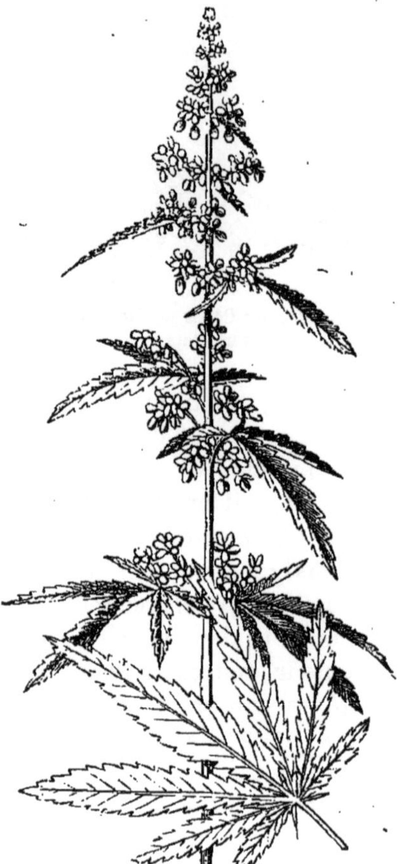

Fig. 453. — Inflorescence femelle de Chanvre cultivé.

SOMMITÉS DE CHANVRE INDIEN

Origine. — Les *Sommités fleuries de Chanvre indien* sont constituées par les inflorescences femelles (fig. 453) d'une variété du *Chanvre cultivé* (*Cannabis sativa*), qui croît dans l'Inde et y acquiert sous l'influence du climat un plus grand développement et surtout une activité physiologique plus considérable ; plusieurs botanistes ont voulu faire de cette variété une espèce distincte sous le nom de *C. indica*, mais rien, dans les caractères morphologiques de la plante, ne justifie cette manière de voir. Cette variété médicinale est surtout cultivée dans certains districts du nord de Calcutta, sous la surveillance et le contrôle du gouvernement du Bengale, auquel elle constitue des revenus annuels considérables.

Ces sommités se récoltent un peu après la floraison, quand les feuilles commencent à jaunir et que les graines sont déjà formées. C'est en effet à ce moment qu'est sécrétée la matière oléo-résineuse qui paraît constituer le véritable principe actif de la plante.

Caractères extérieurs. — Les Sommités de Chanvre indien se présentent dans le commerce sous plusieurs formes, dont deux sont surtout fréquentes.

Le *Bhang*, *Siddhi* ou *Sabzi* des Hindous (*Haschich*, *Kif* ou *Quinnab* des Arabes), se compose principalement des inflorescences femelles détachées de la tige et formant une masse aplatie, glutineuse, au milieu de laquelle on distingue des feuilles, des bractées et çà et là quelques fruits plus ou moins mûrs. Le Bhang est peu sapide et possède une odeur vireuse particulière non désagréable.

Le *Ganja* ou *Gunjah* des Hindous, que les Arabes désignent par les mêmes noms que la sorte précédente, et que les droguistes de Londres nomment *Ganza*, est uniquement constitué par les sommités fleuries ou peu fructifiées de la plante. Il est formé de tiges de 1 mètre de long, disposées en paquets de 24, portant à leur extrémité les inflorescences femelles dont toutes les parties sont comme engluées et attachées les unes aux autres par une exsudation résineuse très abondante. Cette substance, peu sapide, possède une odeur narcotique très prononcée qui dans l'Inde la fait préférer au Bhang.

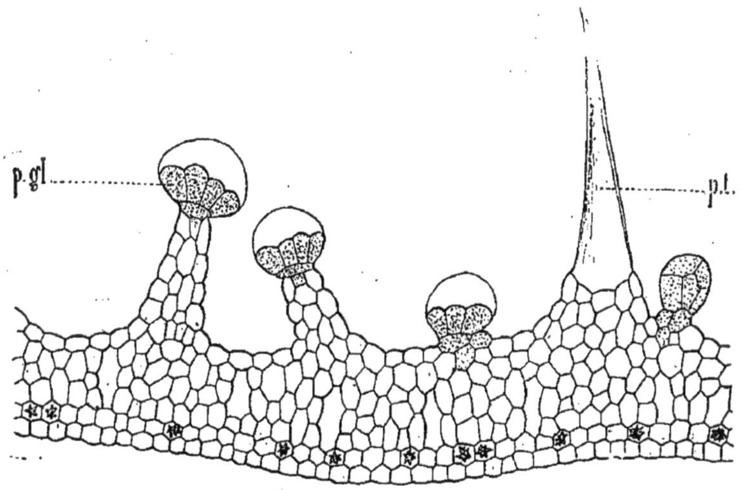

Fig. 454. — Coupe transversale d'une bractée de fleur femelle de Chanvre indien.

Caractères microscopiques. — Les bractées de ces inflorescences femelles sont caractérisées par l'abondance des glandes externes ou poils glanduleux qui les recouvrent (*v. gl.*, fig. 454). Ces glandes affectent plusieurs dispositions différentes; tantôt la glande est assez petite, arrondie, formée de 4 cellules et insérée sur un pédicelle très court, ce qui la fait paraître sessile; plus souvent elle est très volumineuse et divisée en 12 ou 16 cellules par des cloisons verticales. Quelques-unes de ces grosses glandes sont presque sessiles; mais le plus souvent elles sont supportées par un large pédicelle, formé de plusieurs rangées de cellules allongées.

Composition chimique. — Le Chanvre indien doit ses propriétés à une *Oléo-résine*, appelée *Charas* ou *Churus*.

Dans les pays orientaux, où ce produit est très usité et fait l'objet d'un commerce important, on le recueille par les moyens suivants :

1° On promène des lanières de cuir sur les plantes, ou bien des hommes revêtus de cuir marchent dans les champs de Chanvre ; lanières ou vêtements sont ensuite raclés, pour en enlever la résine ;

2° On pile le Chanvre et on l'exprime dans une toile grossière qui retient la résine ;

3° On roule dans les mains les sommités de la plante mûre, mais fraîche, et l'on racle ensuite les doigts, sur lesquels s'est attachée la résine;

4° On agite des monceaux de Bhang, avec précaution, pour se mettre à l'abri de son action toxique, et l'on recueille la poussière qui s'en sépare.

La matière obtenue par ces divers moyens est roulée en boules ou réunie en masses irrégulières, plus ou moins volumineuses. Ces masses sont compactes, mais friables et de couleur brunâtre. Elles se montrent composées de matière résineuse agglutinant les poils de la plante, et de substances terreuses ; leur saveur est faible et leur odeur ressemble à celle du Chanvre.

En épuisant le Charas par l'éther, on en dissout la plus grande partie. Le résidu se présente sous forme d'une poudre grise donnant beaucoup de cendres et renfermant 3 p. 100 d'azote. A la distillation sèche, il fournit de l'ammoniaque et des bases organiques, mais on n'a pu isoler aucun alcaloïde.

De l'extrait éthéré, obtenu par distillation de l'éther employé à l'épuisement du produit, on a pu isoler quatre composés distincts : 1° un *terpène* bouillant entre 160°-180°, de densité $D = 0,819$ à 17°,4, faiblement lévogyre, se résinifiant facilement à l'air et donnant un monochlorhydrate par l'action de l'acide chlorhydrique gazeux; 2° un *sesquiterpène* (*Cannabène* de Personne) bouillant à 258°-259°, de densité D = 0,898 à 18° ; 3° un *carbure* saturé $C^{29}H^{60}$ (*Hydrure de Cannabène* de Personne) se présentant en cristaux fondant à 63°,5-64° et bouillant à 285°-290°, sous 15 millimètres; 4° une huile rouge toxique, le *Cannabinol* $C^{18}H^{24}O^2$ bouillant à 265° sous 20 millimètres et qui se prend, par refroidissement, en une masse demi-solide, insoluble dans l'eau, soluble dans la plupart des dissolvants organiques.

De l'extrait de Chanvre indien, on a retiré par l'acide azotique une substance cristallisée en aiguilles blanches, fusibles à 182°, l'*Oxycannabine* $C^{10}H^{10}AzO^4$; elle est insoluble dans l'eau, mais se dissout à chaud, en vases clos, dans les liqueurs alcalines d'où la précipitent les acides.

M. Merck a prétendu avoir retiré de cette drogue un alcaloïde auquel il a donné le nom de *Cannabine*; mais ce produit serait un mélange de composition très irrégulière.

Usages. — Au point de vue thérapeutique, il faut séparer les propriétés physiologiques et thérapeutiques du Chanvre indien de celles que possède le produit particulier qui porte le nom de *Haschich*, et qui est préparé avec du Charas mélangé à du beurre, à du miel ou à des confitures auxquels on associe souvent de l'opium ou de l'extrait de *Datura stramonium*.

Le Chanvre indien est un médicament sédatif que l'on a employé dans le tétanos, le *delirium tremens*, les convulsions des enfants, l'asthme, la coqueluche; il agirait admirablement comme sédatif gastro-intestinal, dans les cas de cancer et d'ulcère de l'estomac. La teinture aurait donné de bons résultats comme anesthésique local, surtout pour l'extraction des dents. On emploie l'*extrait alcoolique*, la *teinture*, ou l'*extrait gras* obtenu en faisant dissoudre l'oléo-résine dans l'axonge; mais aux préparations courantes qui sont la plupart du temps inactives et qui ne peuvent être bien titrées faute de points de repère exacts, on devrait préférer la résine non privée d'essence et fraîchement préparée, ou bien l'huile essentielle.

Les Musulmans font une grande consommation de Chanvre indien qu'ils fument dans de petites pipes, ou qu'ils absorbent sous forme d'électuaire préparé avec du Chanvre en poudre et du miel. L'usage immodéré de ce produit occasionne des désordres terribles, qui se traduisent d'abord par de l'hébêtement, puis par de la folie, accompagnée souvent de crises furieuses comme chez les alcooliques.

RHIZOME DE FOUGÈRE MALE

Origine. — Le *Rhizome de Fougère mâle* est constitué par la portion souterraine du *Nephrodium* [*Aspidium*, *Polystichum*, *Polypodium*] *Filix mas*, Fougère de la famille des Polypodiacées abondante dans les bois montagneux du midi de la France.

Caractères extérieurs. — Ce rhizome se trouve, dans les pharmacies, entouré d'une masse compacte de bases de pétioles, coupés plus ou moins bas, et qui triplent son volume. En cet état, il forme des fragments coniques de 6 à 12 centimètres de long, larges de 4 à 5 centimètres à la base et de 1 à 2 centimètres au sommet qui est ordinairement tronqué. Le corps même du rhizome est beaucoup plus grêle et son diamètre dépasse rarement 2 centimètres; sa surface, cachée par les bases des pétioles, est d'un brun noirâtre, dure, ridée par la dessiccation et creusée de larges sillons qui donnent à sa coupe transversale (fig. 455) un aspect irrégulièrement étoilé, et au fond desquels s'insèrent ces pétioles.

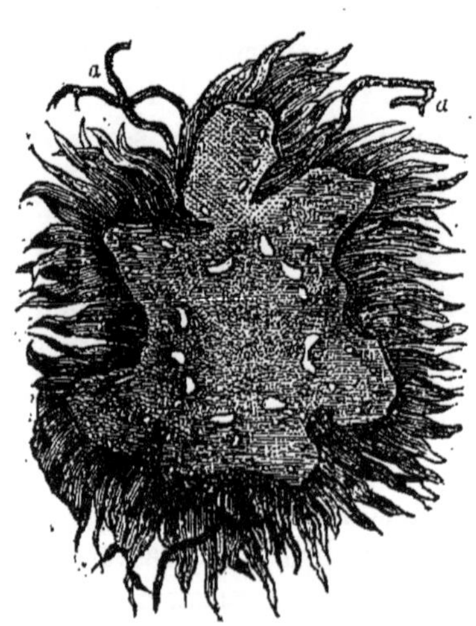

Fig. 455. — Coupe transversale d'un Rhizome de Fougère mâle (grand. nat.). *a*, *a*, racines; *b*, écailles.

Les bases de ces pétioles sont également d'un brun noirâtre, plissées à leur surface par la dessiccation, un peu aplaties, toutes dirigées obliquement d'arrière en avant et de haut en bas, celles qui s'insèrent à la face inférieure s'incurvant sur les côtés pour remonter en haut et vers le sommet en suivant la même direction que les autres. A l'origine de ces pétioles et sur une étendue de 2 à 3 centimètres, s'insèrent de nombreuses écailles brun doré, fines, lancéolées, membraneuses, qui comblent tous les vides et forment une sorte de bourre entre les pétioles qui hérissent la surface du rhizome. En outre, de nombreuses racines adventives noires, grêles, très rigides, plus ou moins tordues, naissent à la base des pétioles et s'échappent de toutes les faces du rhizome.

La coupe transversale (fig. 455), d'aspect irrégulier et essentiellement variable, montre un parenchyme un peu spongieux, jaune verdâtre quand la drogue est encore assez récente et active, jaune-cannelle quand elle est ancienne et devenue inerte, bordé par un liséré brun et mince. Dans la masse du parenchyme, on trouve, à une faible distance du bord, un premier cercle de faisceaux conducteurs, petits, ovales, très espacés, et au centre un second cercle de faisceaux, moins nombreux et plus allongés. La coupe des pétioles est plus spongieuse et on n'y trouve qu'un seul cercle de faisceaux très petits, très voisins des bords, *au nombre de huit*.

La drogue a une odeur assez désagréable de moisi ; la saveur est d'abord sucrée, puis astringente et faiblement amère.

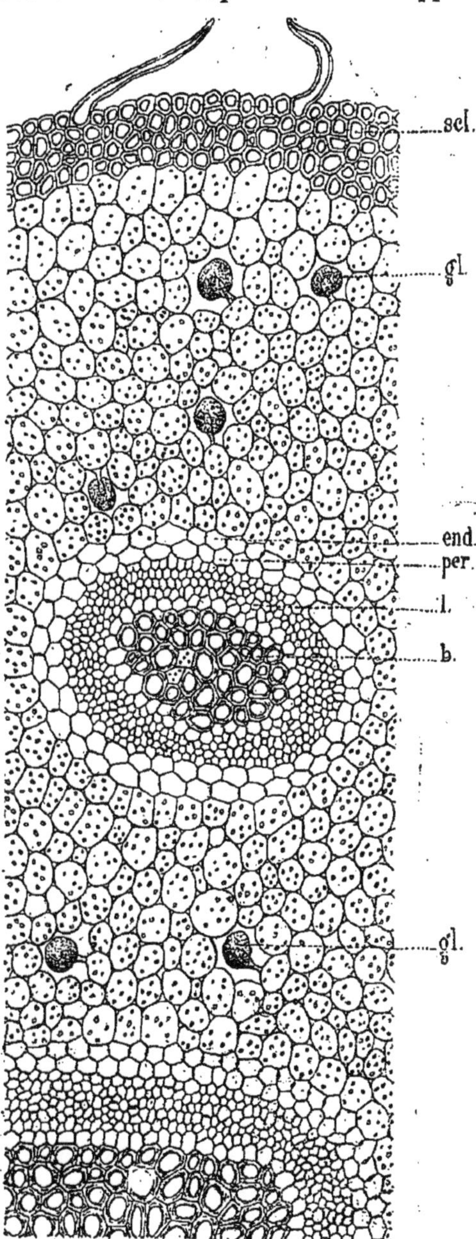

Fig. 456. — Coupe transversale du Rhizome de Fougère mâle.

Caractères anatomiques. — La coupe transversale du Rhizome de Fougère mâle montre, au microscope, les éléments suivants. A l'extérieur se trouve une zone brune (*scl*, fig. 456) formée par cinq ou six rangées de cellules à membrane épaissie et colorée en jaune noirâtre. En dedans se trouve un tissu parenchymateux, constitué par des cellules à parois minces, renfermant une assez grande quantité d'amidon. Ce tissu est creusé d'espaces intercellulaires sur les bords desquels s'insèrent, par un pédicelle assez court, des glandes à oléo-résine (*gl*) renfermant, dans les rhizomes récents, une matière verdâtre; quand, par l'effet de l'âge, le parenchyme est devenu jaune brun, les glandes sont affaissées et ne renferment plus leur produit de sécrétion. Les faisceaux libéro-ligneux ou plus exactement les *stèles* que l'on trouve dans le parenchyme ont une forme elliptique et sont constitués par une masse ligneuse centrale (*b*) qu'enveloppe entièrement une zone libérienne (*l*); celle-ci est entourée par le péricycle (*per*) formé d'un seul rang de cellules, puis par l'endoderme (*end*).

Composition chimique. — Le Rhizome de Fougère mâle renferme de l'*Acide filicique*, une *huile essentielle*, une *résine*, un tanin, l'*Acide filicotannique* ou *aspidotannique*, une *huile grasse* verte, difficilement solidifiable, une cire appelée *Cire de Fougère*, du *Rouge de Fougère* ou *Rouge filicique* provenant du dédoublement de l'Acide aspidotannique, un corps de la formule du Cinchol, l'*Aspidol*, du *sucre*, de la *gomme*.

L'*Acide filicique* $C^{14}H^{16}O^{5}$, que beaucoup d'auteurs considèrent comme le principe actif, est un acide de la série grasse, qui cristallise en tables rhombiques, microscopiques, fondant à 179°-180°, insolubles dans l'eau, à peine solubles dans l'alcool, solubles dans l'acide acétique, l'éther, l'alcool amylique, le toluène, le chloroforme, le sulfure de carbone et la benzine. Au point de vue de sa constitution chimique, cet acide doit être considéré comme une β-cétone-aldéhyde renfermant le noyau

$$\begin{matrix} CH^3 \\ CH^3 \end{matrix} > C < \begin{matrix} C \equiv \\ C \equiv \end{matrix}$$

L'*Essence de Fougère mâle*, dont les essais de Kobert ont démontré l'activité comme anthelminthique, se trouve dans le rhizome dans la proportion de 0,04 à 0,045 p. 100. C'est un liquide jaune clair, de densité D = 0,850 à 0,860 à + 15°, distillant pour la majeure partie entre 140° et 250°. Elle renferme des acides gras libres parmi lesquels domine l'*Acide butyrique* et des éthers provenant de la combinaison des *Alcools hexylique* et *octylique* avec les *Acides butyrique, caprylique* et *pélargonique*. On y a en outre constaté une faible proportion de *Cinéol*.

L'*Acide Aspidotannique* ou *filicotannique*, est un tanin de nature glucosidique; il est amorphe, peu soluble dans l'alcool absolu, soluble dans l'alcool étendu, se colorant en vert-olive par le perchlorure de fer. Par ébullition avec l'acide sulfurique étendu, il se dédouble en glucose et en *Rouge filicique*.

En outre de tous ces corps, Bœhm a retiré de l'extrait éthéré de Fougère mâle les composés suivants :

L'*Aspidine* $C^{23}H^{28}O^{7}$ en prismes jaunes, insolubles dans l'eau, solubles dans l'alcool bouillant;

L'*Albaspidine* $C^{22}H^{28}O^{7}$ en aiguilles incolores, fondant à 148° ;

L'*Acide flavaspidique* $C^{23}H^{28}O^{8}$ en prismes jaune d'or, insolubles dans l'eau ;

L'*Aspidinine* en tables rhombiques incolores, fondant à 110°;

L'*Aspidinol* $C^{12}H^{26}O^{4}$ cristallisant en longues aiguilles ou en prismes rhombiques, bouillant à 143°.

Substitutions. — Les rhizomes de *Fougère femelle* (*Asplenium filix femina*), de *Fougère impériale* (*Pteris aquilina*) et de certains *Aspidium* ont été parfois substitués au Rhizome de Fougère mâle. On reconnaîtra facilement cette substitution en examinant la coupe transversale de la base des pétioles qui montrera seulement *deux* faisceaux libéro-ligneux au lieu de huit.

Usages. — Le Rhizome de Fougère mâle est un des ténifuges indigènes les plus employés ; il doit ses propriétés à l'Acide filicique, à l'huile essentielle (pour une forte part) et à l'Acide filicotannique. Il est très efficace pour chasser le Ténia inerme et le Bothriocéphale, mais il échoue le plus souvent dans le cas du Ténia armé, contre lequel le Kousso et l'Écorce de racine de Grenadier réussissent mieux. C'est le meilleur remède à opposer à l'*ankylostomasie*, c'est-à-dire à la présence dans l'intestin de l'*Ankylostome duodénal*.

On peut administrer ce médicament sous forme de *poudre* (8 à 12 grammes), mais le meilleur mode d'administration est l'*extrait éthéré de Fougère mâle* qui est une préparation des plus actives à la condition qu'il ait été fait avec la drogue fraîche ou récemment récoltée. Il se donne à la dose de 3 à 8 grammes en capsules de 0gr,50; on purge deux heures après, non avec de l'Huile de Ricin, mais avec de l'Eau-de-vie allemande ou du calomel que l'on peut d'ailleurs associer à l'extrait à la dose de 0gr,05 par capsule.

Le *Rhizome de l'Aspidium spinulosum*, Fougère de l'Europe septentrionale et occidentale, est riche en substances analogues à l'Acide filicique et à ses dérivés. Aussi son extrait éthéré constitue-t-il un médicament anthelminthique puissant que l'on emploie dans certaines régions du nord de l'Europe.

Le *Kamala* est une poudre de couleur rougeâtre, constituée par les glandes et par les poils protecteurs qui recouvrent les fruits du *Mallotus philippinensis* [*Rottleria tinctoria*], petit arbre de la famille des Euphorbiacées qui habite l'Asie tropicale, depuis le sud de la Chine jusqu'à l'Inde occidentale et qui se trouve aussi en Abyssinie, dans l'Archipel indien, dans toute la Malaisie et en Australie.

Examinée au microscope, cette poudre montre deux sortes d'éléments. Les premiers, et ce sont les plus nombreux, sont des glandes de 1 à 2 centièmes de millimètre de diamètre, (*a*, *b*, fig. 457) constituées par une membrane jaunâtre assez mince et transparente, à l'intérieur de laquelle on observe de nombreuses cellules en forme de massue, remplies d'une matière résineuse rouge. Toutes ces cellules divergent dans tous les sens d'une cellule centrale qui occupe à peu près le milieu de la face inférieure ; si la glande est vue en dessus (*b*), les cellules claviformes sont disposées en plusieurs rosaces concentriques ; si elle est vue de champ (*a*), les cellules paraissent disposées en éventail. Les seconds éléments sont des poils tecteurs étoilés (*c*), incolores, supportés par des débris épidermiques.

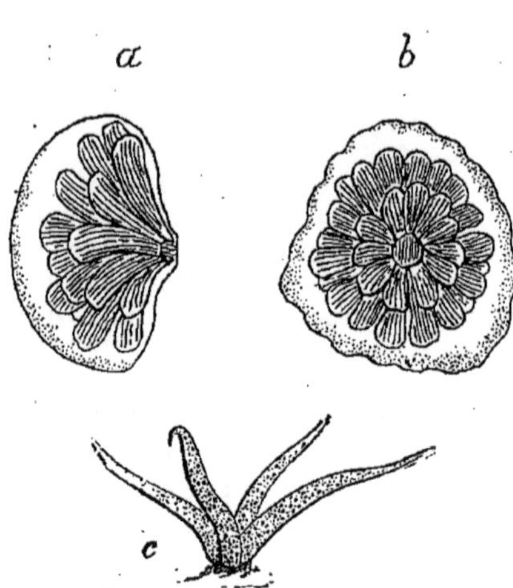

Fig. 457. — Éléments du Kamala : *a*, glande vue de champ ; *b*, la même vue en dessus ; *c*, poil tecteur.

Le principe actif de cette drogue paraît être la *Rottlérine* $C^{11}H^{10}O^{3}$, principe colorant jaune, facilement soluble dans les alcalis et à chaud dans les carbonates alcalins ; il est insoluble dans l'eau et très peu soluble dans les dissolvants ordinaires.

Le Kamala a été préconisé comme ténifuge à la dose de 2 grammes pour les enfants, et de 6 à 12 grammes pour les adultes ; on peut aussi donner la *teinture* à la dose de 15 à 20 grammes. Ce médicament serait surtout très efficace contre le Bothriocéphale ; aussi est-il fréquemment employé en Suisse où ce parasite est très abondant.

Les capitules de plusieurs espèces de Pyrèthre, réduits en poudre grossière, constituent la *Poudre de Pyrèthre* ou *Poudre insecticide* et font l'objet d'un commerce très important. Le *Pyrèthre du Caucase* est donné par deux espèces asiatiques très voisines, le *Pyrethrum carneum* d'Arménie et le *P. roseum* de Perse, tandis que les *Pyrèthres de Monténégro* et *de Dalmatie* sont fournis l'un et l'autre par le *P. cinerariœfolium.*

Les propriétés toxiques de ces capitules sont dues : 1° à une *oléo-résine* abondante fournie par les canaux sécréteurs situés à la face libérienne externe des faisceaux ; 2° à une *huile essentielle* élaborée par des glandes externes portées par un pédicelle court formé d'un double rang de cellules. La matière active se trouve principalement dans les bractées de l'involucre et à l'intérieur et à l'extérieur des carpelles ; la corolle renferme peu de principe actif.

Les *Bourgeons de Pin*, improprement appelés *Bourgeons de Sapin*, sont fournis par le *Pin de Russie* ou *Pinasse* (*Pinus sylvestris*) qui forme de grandes forêts dans le nord de l'Europe et de l'Asie, ainsi que dans les Alpes, les Vosges, les Pyrénées, etc. ; les plus estimés viennent de Russie.

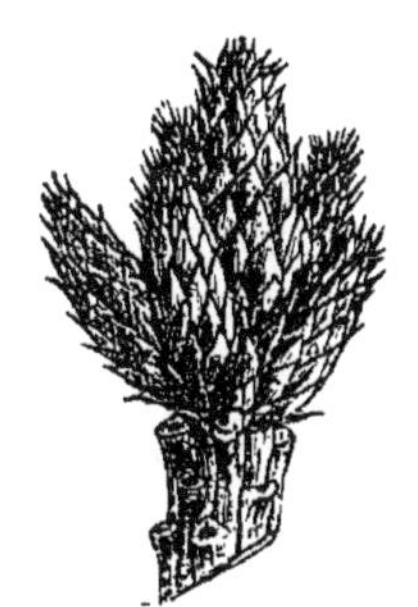
Fig. 458. — Bourgeons de Pin.

Ces bourgeons (fig. 458) sont réunis au nombre de 5-6, dont un médian et terminal, plus gros. Ils sont coniques, arrondis, revêtus d'écailles rougeâtres, agglutinées, et gorgés d'une matière oléo-résineuse, qui exsude à leur surface, sous forme de larmes. Ils ont une odeur et une saveur résineuses, légèrement aromatiques, et sont employés en infusion, comme excitants, balsamiques et diurétiques.

Les *Bourgeons de Peuplier* proviennent du *Peuplier noir*, grand arbre de la famille des Salicinées que l'on trouve dans une grande partie de l'Europe. Ils sont coniques, recourbés, pointus, formés d'écailles brunes, imbriquées, couvertes d'un liquide glutineux; leur odeur est balsamique et leur saveur est amère. Ils renferment une *huile essentielle*, une *résine*, de la *cire*, et un glucoside, la *Populine*, qui n'est autre chose que le dérivé benzoylé de la Salicine $C^{13}H^{17}(C^7H^5O)O^7 + 2H^2O$.

Les bourgeons entrent dans la préparation de l'*Onguent populeum* si employé contre les hémorroïdes; calcinés en vase clos, ils donnent un charbon très léger, qui lavé à l'acide chlorhydrique, puis calciné fortement et porphyrisé, constitue le *Charbon de Belloc*, employé comme absorbant et antiputride.

L'*Écorce de Sumac odorant*, fournie par le *Rhus aromatica*, arbuste de la famille des Anacardiacées, originaire de l'Amérique septentrionale, a été préconisée comme un remède fort utile dans le traitement du diabète et surtout contre l'incontinence d'urine; il agit comme excitant des fibres musculaires de la vessie et de l'utérus. On l'emploie aussi contre la ménorragie, les hémorragies, les sueurs et la diarrhée des phtisiques. On l'administre sous forme d'*extrait mou* (de 0gr,15 à 0gr,60, matin et soir), d'*extrait fluide* (3 grammes par jour), de *teinture alcoolique* (20 à 50 gouttes).

Le *Bois de Muirapuama* est donné par le *Liriosma ovata*, plante de la famille des Olacacées qui croît au Brésil; il renferme une *huile essentielle*, une *résine amorphe*, du *tanin* et un *glucoside*. Ce médicament est appelé à rendre service par son pouvoir excito-réparateur, tonique et aphrodisiaque; il donne des résultats certains dans les asthénies gastro-intestinales et circulatoires, dans l'atonie de l'ovulation et dans l'impuissance des forces génitales. On emploie l'*extrait fluide* préparé d'après la méthode américaine, à la dose de 10 à 20 gouttes avant chaque repas.

Les *Fruits de Jambul* fournis par l'*Eugenia Jambolana* (*Syzygium Jambolanum*), plante de la famille des Myrtacées qui croît dans l'Inde, aux Antilles, à la Réunion, à la Nouvelle-Calédonie, renferment une *huile essentielle*, une *résine* et un principe cristallisé, la *Jambosine* $C^{10}H^{15}AzO^3$, qui ne serait pas le principe actif.

On a préconisé ce médicament pour combattre le diabète; la disparition du sucre se manifeste dans les quarante-huit heures, et tant que l'on se sert de ce médicament, on peut impunément faire usage d'une alimentation amylacée. Sa présence dans l'estomac retarderait et diminuerait, au dire de certains auteurs, l'action saccharifiante de la salive, puis dans l'intestin, celle du suc pancréatique. On emploie la *poudre* de fruit, à la dose de $0^{gr},30$, trois fois par jour en cachets ; on peut encore donner des capsules contenant 15 centigrammes de poudre.

3. — Gommes-résines.

Généralités. — On désigne sous le nom de *Gommes-résines* des produits qui sont constitués par le mélange d'une Résine et d'une Gomme ; il s'y ajoute parfois une proportion d'Essence assez considérable pour donner au produit son odeur essentielle; tel est le cas des Gommes-résines d'Ombellifères et d'Anacardiacées.

Les Gommes-résines sont incomplètement solubles dans l'alcool et dans l'eau ; la partie gommeuse se dissout en totalité ou en partie dans le dernier de ces véhicules, en formant un mucilage qui tient les autres principes en suspension ; la partie résineuse se dissout dans l'alcool. Le meilleur dissolvant des Gommes-résines sera donc l'alcool à 60° qui contient à la fois les deux véhicules.

Les Résines que l'on trouve associées aux matières gommeuses sont tantôt des Résines à Tannols (Gommes-résines des Ombellifères), tantôt des Résines à Résènes (Gommes-résines des Anacardiacées). Les Résènes sont des principes résineux qui résistent aux alcalis, montrent une indifférence absolue à l'égard des réactifs et offrent cette particularité qu'ils renferment un principe amer.

GOMME-GUTTE DE SIAM

Origine et récolte. — La *Gomme-gutte* de Siam est une Gomme-résine fournie par le *Garcinia Hanburyi* [*G. Morella* var. *pedicellata* (fig. 459)], arbre de la famille des Clusiacées qui habite les vallées et les montagnes du Cambodge, la province de Chantibun (Siam), les îles de la côte et du golfe de Siam et le nord de la Cochinchine où il se sème lui-même sans culture ; il est cultivé à Singapore et à Java. Ce suc gommo-résineux est fourni par des canaux sécréteurs qui sont localisés dans l'écorce, dans le liber secondaire et dans la moelle.

La Gomme-gutte est recueillie immédiatement après la saison des pluies, c'est-à-dire de janvier à mai. Les collecteurs font au tronc de l'arbre, avec une hache, une incision en spirale profonde d'environ 2 à 3 millimètres et qui s'étend des premières branches à la base du tronc. A la partie inférieure de cette incision, ils fixent un entre-nœud de Bambou, que l'on renouvelle dès qu'il est plein. Ces entre-nœuds sont exposés au soleil jusqu'à ce que le suc soit assez sec et assez dur pour qu'on puisse le retirer du Bambou.

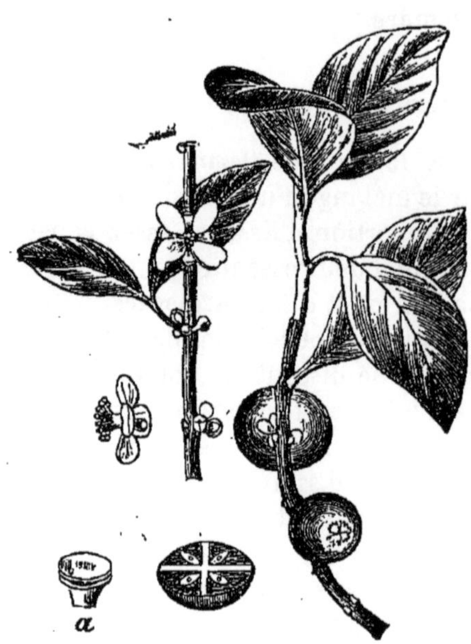

Fig. 459. — *Garcinia Hanburyi.*

Caractères extérieurs. — La Gomme-gutte se présente alors en *bâtons* ou *canons* cylindriques ou un peu déprimés, de 15 à 20 centimètres de longueur sur 3 à 6 centimètres de diamètre, portant à la périphérie l'impression des stries intérieures des entre-nœuds de Bambou. La substance est d'une belle couleur jaune orangé, uniforme, recouverte d'une fine poussière verdâtre ou jaune doré. La cassure est nette, conchoïdale, unie, tantôt demi-terne et comme cireuse, tantôt presque brillante. Frottée avec le doigt imprégné d'eau ou de salive, la Gomme-gutte donne très facilement une émulsion d'un jaune magnifique; triturée dans un mortier, elle fournit une poudre d'un jaune brillant. Sa dissolution dans l'alcool est rouge et transparente ; elle donne, avec l'éther, un soluté limpide, d'un beau jaune d'or. L'odeur est nulle ; la saveur est d'abord faible, puis très âcre à la gorge.

Si le suc a été sorti des entre-nœuds de Bambou avant d'avoir acquis une consistance suffisante, il ne reste pas cylindrique et se présente alors sous forme de *masses* ou de *gâteaux*. Si ces masses sont pures, elles offrent tous les caractères de la Gomme-gutte en bâtons ; mais habituellement elles renferment une plus ou moins grande proportion d'amidon qui en modifie les caractères.

Composition chimique. — La Gomme-gutte renferme : 1° 18 à 24 p. 100 d'une *gomme* analogue à la gomme arabique, car elle est totalement soluble dans l'eau; 2° une *huile essentielle* bouillant entre 160° et 210°, renfermant un terpène et un camphre; 3° de l'*Acide isuvitinique* et de l'*Acide acétique*; 4° un *éther phénolique*; 5° 65 à 70 p. 100 d'une *Résine* qui se dissout dans l'alcool en donnant une belle solution d'un jaune rouge et qui est la partie active de la drogue; 6° de l'*Alcool méthylique* et autres homologues supérieurs; 7° un liquide à odeur de fruit bouillant à une température élevée et présentant tous les caractères d'un aldéhyde ou d'une cétone.

Falsifications et essai. — Quand la Gomme-gutte a été additionnée de *résines*, elle est moins aisée à émulsionner.

En traitant le produit suspect par l'alcool et l'éther, puis reprenant le résidu par l'eau, on y reconnaîtra l'*amidon*, par l'action de l'iode, si l'eau a laissé une matière blanche, insoluble.

Si le soluté aqueux, évaporé, laisse un résidu plus considérable que la moyenne ordinaire, on pourra y soupçonner la présence de la *Gomme arabique* : celle-ci sera précipitée par le perchlorure de fer ou par le borate de soude.

La *terre*, le *sable*, la *poudre de bois* resteront après traitements successifs avec l'alcool, l'éther et l'eau.

Usages. — La Gomme-gutte est un purgatif drastique hydragogue des plus énergiques. Aux doses de 0gr,10 à 0gr,20, elle est laxative; à celles de 0gr,25 à 0gr,40, elle provoque des évacuations alvines très abondantes accompagnées de coliques. A dose excessive, c'est un poison irritant. Somme toute, c'est un purgatif dangereux qu'il convient de ne prescrire qu'à doses modérées. On emploie la Gomme-gutte rarement seule, mais le plus souvent associée à un autre purgatif (Aloès, Jalap, Rhubarbe, Scammonée, etc.); elle entre dans la composition des *Pilules écossaises* ou *d'Anderson*, des *Pilules de Bontius*, etc. Elle fournit aux aquarellistes une belle couleur jaune d'or.

Dans le commerce, on trouve d'autres Gommes-guttes fournies par des arbres appartenant aussi au genre *Garcinia*, mais moins estimées que la précédente; telles sont : la *Gomme-gutte de Ceylan* qui provient du *Garcinia Morella* var. *sessilis*, arbre des forêts humides de Ceylan; la *Gomme-gutte du Mysore* provenant du *G. pictoria*, bel arbre du sud de l'Inde, et la *Gomme-gutte de Travancore* que l'on récolte sur le *G. Travancorina* qui croît dans les forêts du sud de Travancore et de Tinnevelly-Ghats.

GOMME-RÉSINE D'EUPHORBE

Origine et récolte. — La *Gomme-résine d'Euphorbe* ou *Euphorbium* est fournie par l'*Euphorbe résinifère* [*Euphorbia resinifera* (fig. 460)], Euphorbiacée cactiforme originaire du Maroc qui croît sur les pentes inférieures de l'Atlas. Le suc gommo-résineux est sécrété dans des vaisseaux laticifères ramifiés (*c. s*, fig. 461) non cloisonnés et non anastomosés qui se trouvent localisés en abondance dans le parenchyme cortical, au voisinage du liber, et en petit nombre dans la moelle.

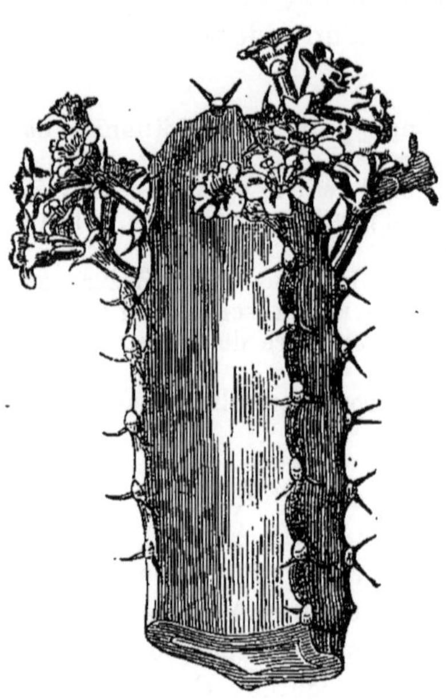

Fig. 460. — Euphorbe résinifère.

Ce produit s'obtient au moyen d'incisions pratiquées sur les branches de la plante. De ces incisions s'écoule en abondance un suc blanc, opaque, visqueux et doué d'une grande âcreté, tellement grande que les indigènes qui font les incisions sont obligés de garantir leur visage et surtout leurs yeux du contact de ce suc. Celui-ci s'épaissit rapidement à l'air, durcit et se dessèche sur la tige, principalement sur les coussinets des angles, dont les épines contribuent à l'arrêter ; une petite partie tombe sur le sol. Ce latex conserve son âcreté en se desséchant, à tel point que les collecteurs sont obligés de se couvrir la bouche et les narines, pour les préserver de la poussière qui se dégage pendant la récolte.

Caractères extérieurs. — Cette Gomme-résine se présente en larmes irrégulières, arrondies ou anguleuses, de 1 à 2 centimètres de diamètre, friables, colorées en jaune foncé, d'un aspect cireux tout spécial, légèrement translucides, ordinairement traversées par un ou deux canaux divergents, indiquant la place des épines autour desquelles s'est concrété le suc. Parfois même les larmes offrent les restes de ces épines, qui sont plus ou moins saillantes, ou renferment des débris de pédoncules floraux. Le produit est inodore à froid, mais dégage, quand on le chauffe, une odeur spéciale, désagréable ; il a une saveur très âcre et corrosive ; sa poussière est très irritante et provoque facilement le larmoiement, l'éternuement et la toux.

Composition chimique. — La Gomme-résine d'Euphorbe contient 40 p. 100 de *Résine*, dont une portion seulement (26 p. 100) est soluble dans l'éther, 2 p. 100 de *Gomme*, 1 p. 100 de *Caoutchouc*, des *sels* minéraux et organiques (malates) et environ 36 p. 100 d'une substance ternaire, appelée *Euphorbone*.

L'Euphorbone $C^{26}H^{44}O^{2}$ se présente en aiguilles brillantes, insipides, inodores, solubles seulement dans 10 000 parties d'eau, très solubles dans l'alcool bouil-

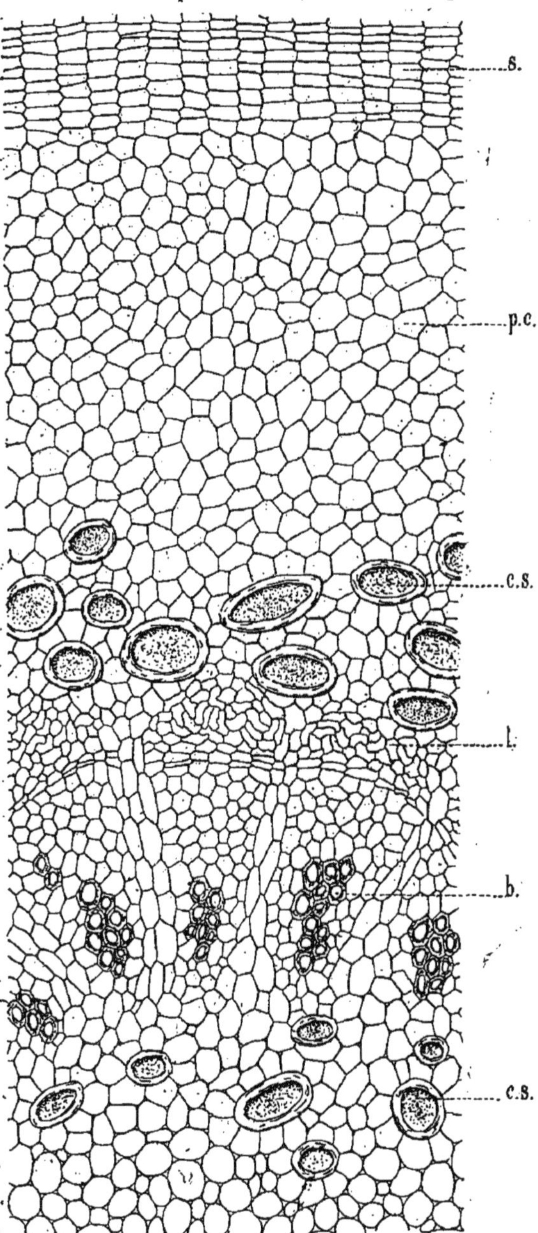

Fig. 461. — Coupe transversale d'une tige d'Euphorbe résinifère.

lant, dans l'éther, la benzine, l'alcool amylique, le chloroforme, l'acétone, l'acide acétique froid. Elle exige 60 parties d'alcool à 83° pour se dissoudre à froid. Une dissolution alcoolique d'Euphorbone étant abandonnée en couche mince, dans une capsule de porcelaine, puis additionnée d'un peu d'acide sulfurique, se colore en violet, quand on y fait tomber une goutte d'acide nitrique. Cette même coloration est produite lorsque, dans la solution sulfurique d'Euphorbone, on ajoute du bichromate ou du perchlorate de potasse. L'Euphorbone représente le principe drastique de la drogue.

Les Résines, qui n'ont pas été d'ailleurs autrement étudiées, sont douées d'une saveur très âcre qu'elles communiquent à la drogue.

Usages. — La Gomme-résine d'Euphorbe est un émétique et un purgatif des plus violents; aussi elle n'est plus guère utilisée qu'à l'extérieur et dans la médecine vétérinaire. Elle entre dans la préparation de l'*Onguent vésicatoire de Lebas* et de la *Teinture d'Euphorbe*.

ASA FŒTIDA

Origine et récolte. — L'*Asa fœtida* est produit par le *Ferula Asa fœtida* [*Scorodosma fœtidum*], par le *F. Narthex* [*Narthex Asa fœtida*] et sans doute aussi par le *F. alliacea*, plantes de la famille des Ombellifères, qui habitent le Turkestan, la Perse, l'Inde du Nord et les régions voisines; c'est la première de ces trois espèces qui donne la plus grande proportion du produit commercial.

Cette Gomme-résine provient des canaux sécréteurs qui sont localisés dans le parenchyme cortical et dans le liber secondaire de la racine (*c. s*, fig. 463). Cette racine présente des anomalies de structure résultant du fractionnement de l'assise génératrice libéro-ligneuse, chacun des fragments de celle-ci devenant le centre d'une formation libéro-ligneuse indépendante (fig. 462).

La récolte de la drogue a lieu en mai et juin; elle se pratique en coupant la tige au niveau du collet de la racine et en recueillant le suc qui exsude sur la surface de section de celle-ci; puis une seconde tranche est découpée, et le suc apparaissant sur la nouvelle surface de section est recueilli de même et l'on continue ainsi jusqu'à ce que la plante soit à peu près complètement épuisée. Le produit obtenu des deux ou trois premières sections est peu abondant, assez fluide et moins estimé que celui plus épais que l'on obtient des sections suivantes, après huit ou dix jours de repos.

Les produits récoltés sont envoyés en majeure partie à Bombay, d'où on les exporte; une petite quantité passe en Égypte par la mer Rouge.

Caractères extérieurs. — L'Asa fœtida le plus pur est formé de *larmes* irrégulières (*Asa fœtida en larmes*), variant de la grosseur d'un pois à celle du pouce, colorées en brun-chocolat, ternes à leur surface et poisseuses au dehors. Cette sorte n'arrive presque jamais en Europe.

Dans le commerce l'Asa fœtida se présente en blocs irréguliers (*Asa fœtida en masses*), formés d'une pâte dure, terne, rougeâtre, renfermant un nombre variable de larmes opaques, blanc jaunâtre. Ces larmes ont une cassure blanchâtre, mais au contact de l'air et sous l'action de la lumière elles prennent rapidement une coloration violacée, passant ensuite au brun ; touchées avec de l'acide azotique, elles prennent une coloration verte rappelant celle de la malachite. La drogue a une odeur spéciale, alliacée, extrêmement désagréable, qui lui a valu le nom de *stercus diaboli* ; la saveur est âcre, amère, repoussante.

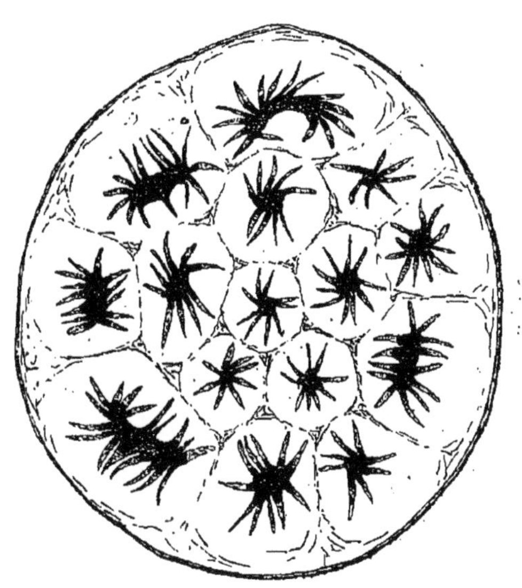

Fig. 462. — Coupe transversale d'une racine de *Scorodosma fœtidum* (vue d'ensemble).

Composition chimique. — L'Asa fœtida renferme 62 p. 100 de *résine*, 25 p. 100 de *gomme*, 6 à 7 p. 100 d'*huile essentielle*, 1,28 p. 100 d'*Acide férulique* libre et 0,06 p. 100 de *Vanilline*.

La *Résine d'Asa fœtida* se scinde en deux parties : l'une soluble, l'autre insoluble dans l'éther. La portion soluble dans l'éther est l'éther résineux de l'*Acide férulique*, l'alcool combiné avec cet acide étant l'*Asarésitannol* $C^{24}H^{33}O^{4}.OH$; c'est donc l'*Éther férulique* de l'*Asarésitannol*. La portion insoluble dans l'éther (0,60 p. 100) est de l'Asarésitannol libre.

L'*Essence d'Asa fœtida* est une essence sulfurée, ayant une densité

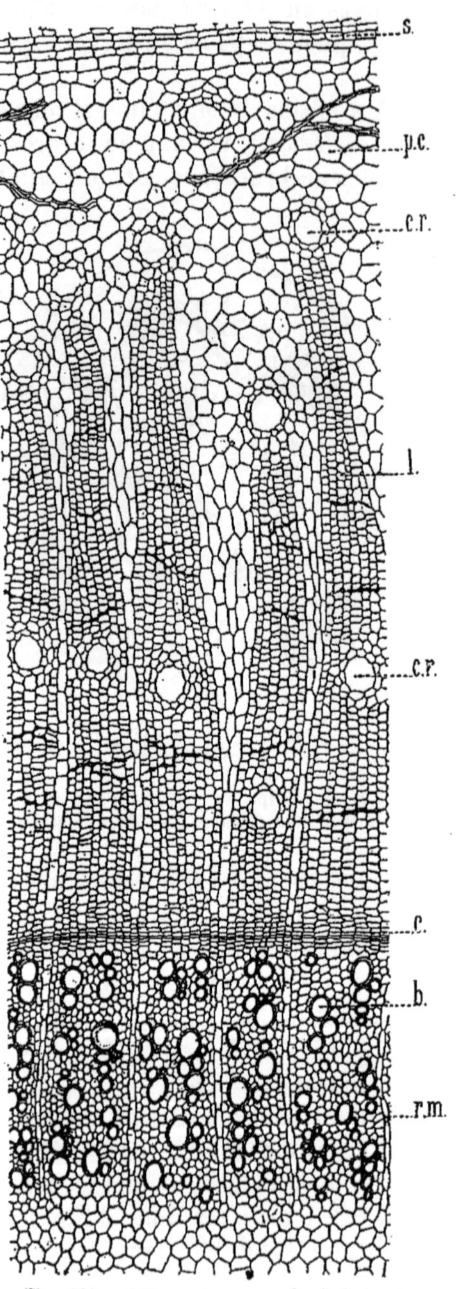

Fig. 463. — Coupe transversale de la racine de *Scorodosma fœtidum*.

de 0,985 et un pouvoir rotatoire lévogyre $[\alpha]_D = -9°,15$. Elle renferme deux terpènes $(C^5H^8)^n$, le *Férulène* et l'*Isoférulène*, un sesquiterpène (20 p. 100) et plusieurs disulfures : $C^7H^{14}S^2$ (45 p. 100), $C^{11}H^{20}S^2$ (20 p. 100), $C^8H^{16}S^2$ et $C^{10}H^{18}S^2$ (en petite quantité).

Falsifications et essai. — L'Asa fœtida est souvent mélangé de *gomme*, de *résines* de mauvaise qualité, de *gypse*, de *sable*, de *farine* et d'autres substances inertes. Pour reconnaître ces additions, on procédera à l'essai suivant.

On épuise 10 grammes de produit avec de l'alcool à 96° bouillant, jusqu'à ce que quelques gouttes du liquide filtré, évaporées sur un verre de montre, ne laissent plus de résidu ; le résidu insoluble dans l'alcool, desséché à 100°, ne doit pas dépasser 5 grammes (50 p. 100).

En outre, le poids des cendres fournies à la calcination par l'Asa fœtida ne doit pas dépasser 10 p. 100.

Usages. — En Europe, l'Asa fœtida est uniquement employé comme médicament; au contraire, il est fort apprécié des Hindous comme assaisonnement, en guise d'Ail. C'est un antispasmodique puissant, un emménagogue et même un vermifuge; il est regardé comme un aphrodisiaque par les Orientaux qui en font si grand cas en raison de cette propriété d'ailleurs problématique.

A cause de sa saveur désagréable, il est prescrit le plus souvent sous forme de lavement (2 à 5 grammes). On l'associe parfois à d'autres médicaments et plus particulièrement à la Valériane.

GOMME AMMONIAQUE

Origine et récolte. — La Gomme ammoniaque est fournie par le *Dorema ammoniacum* (fig. 464) et beaucoup plus rarement par le *D. Aucheri*, plantes de la famille des Ombellifères qui croissent dans les régions sablonneuses dont la Perse est le centre.

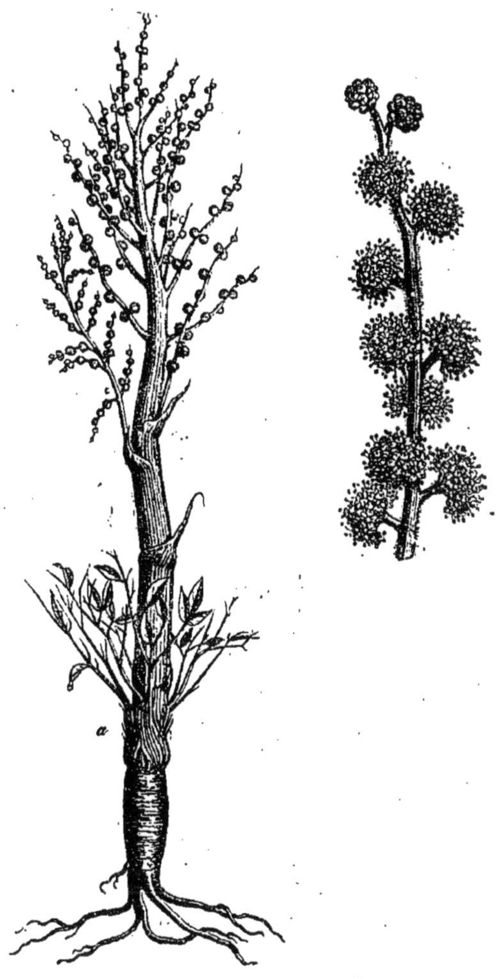

Fig. 464. — *Dorema ammoniacum.*

Le suc laiteux est tellement abondant dans la tige de ces plantes qu'il exsude spontanément à la suite de la moindre piqûre d'insecte; ce sont surtout des Scarabées qui s'abattent sur ces plantes et déterminent par leurs piqûres l'exsudation du suc qui se concrète rapidement en petites larmes. Celles-ci s'amassent au pied de l'arbuste ou bien on les recueille directement sur la plante elle-même. Cette drogue arrive par Ispahan ou par Bombay.

Caractères extérieurs. — La Gomme ammoniaque se présente en larmes, le plus souvent libres, rarement agglutinées entre elles par une sorte de pâte.

Les *larmes* isolées sont dures, formant des boules ou des dragées irrégulières, opaques, ternes, lisses, de coloration offrant tous les intermédiaires entre le blanc laiteux et le brun-cannelle. Si on les casse, la surface de section est blanchâtre ou bleuâtre, luisante et comme nacrée. Elles se ramollissent à la chaleur et s'émulsionnent facilement quand on les triture avec de l'eau.

Les *masses* sont composées de larmes volumineuses, opalines, empâtées dans une gangue grumeleuse jaunâtre, tantôt terne, tantôt légèrement cristalline.

L'odeur des deux sortes est forte, aromatique, non alliacée; la saveur est amère, âcre et nauséeuse.

Composition chimique. — Cette Gomme-résine renferme 69 p. 100 de *résine* soluble dans l'éther, 22 p. 100 de *gomme*, 2 p. 100 d'*huile essentielle* et une petite quantité d'*Acide salicylique* libre.

La *Résine* est en majeure partie formée par l'éther de l'*Acide orthoxybenzoïque* (*Acide salicylique*); elle renfermerait aussi de petites quantités d'éthers valérique et butyrique. L'alcool combiné avec ces acides est l'*Ammorésitannol* $C^{18}H^{29}O^{2}.OH$, isomère du *Galbanorésitannol.* La Résine de la Gomme ammoniaque est donc surtout constituée par l'*Éther salicylique de l'Ammorésitannol.*

La *gomme* paraît se rapprocher beaucoup de la Gomme arabique, car elle donne par hydrolyse du *Galactose* et de l'*Arabinose.*

L'*Essence,* douée d'une odeur qui rappelle celle de la drogue, est un peu plus légère que l'eau; elle ne contient pas de produits sulfurés.

Falsifications et essai. — La Gomme ammoniaque en larmes est très rarement falsifiée; mais on a souvent trouvé le produit en masses additionné de matières étrangères. Quoi qu'il en soit, cette drogue devra satisfaire aux essais suivants:

1° On fait bouillir 5 grammes de Gomme ammoniaque finement pulvérisée dans une capsule avec 15 grammes d'acide chlorhydrique concentré; on filtre à travers un filtre double préalablement mouillé et on sature soigneusement avec de l'ammoniaque : le liquide ne doit pas présenter de fluorescence bleue.

2° On épuise 10 grammes de Gomme ammoniaque avec de l'alcool à 96° bouillant; le résidu insoluble dans l'alcool, desséché à 100°, ne doit pas dépasser 5 grammes (50 p. 100).

3° Le poids des cendres fourni par la Gomme ammoniaque ne doit pas dépasser 10 p. 100.

Usages. — La Gomme ammoniaque agit comme stimulant et expectorant; elle peut même être diurétique et emménagogue; elle s'emploie contre les catarrhes chroniques et les affections pulmonaires à la dose de 0gr,50 à 2 grammes sous forme d'émulsion ou de pilules préparées avec du savon médicinal comme excipient. A l'extérieur, ce médicament est employé comme résolutif dans un certain nombre de masses emplastiques : *Emplâtre diachylon gommé*, *Emplâtre de Ciguë*, etc.

GALBANUM

Origine et récolte. — Le *Galbanum* paraît être surtout sécrété par deux plantes de la famille des Ombellifères, le *Ferula galbaniflua* (fig. 465) et le *F. rubricaulis* qui croissent en Perse; d'après certains auteurs, le *F. Schair*, que l'on trouve dans les déserts de Syr-Daria, sur les confins de la Sibérie et du Turkestan, passe pour contribuer également à la production de cette drogue.

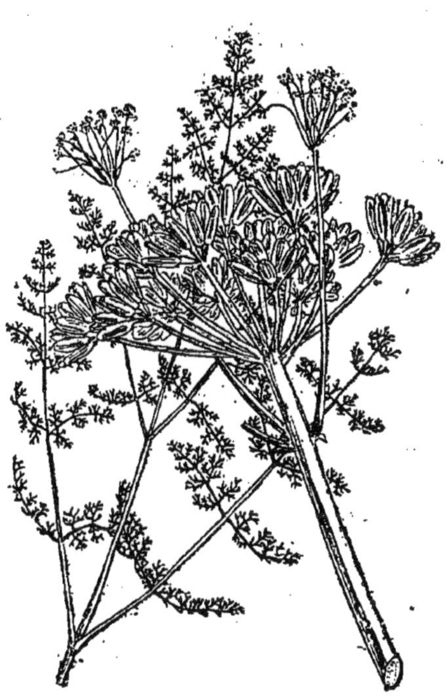
Fig. 465. — *Ferula galbaniflua.*

La gomme-résine exsude spontanément à la base de la tige ou à la naissance des feuilles, en larmes plus ou moins grosses qui s'épaississent à l'air; dans certaines localités, on ferait des incisions sur la tige, près de la racine; dans d'autres localités, les incisions porteraient sur les racines. Il ne semble point du reste que la récolte de cette drogue soit l'objet d'aucune exploitation régulière.

Caractères extérieurs. — Le Galbanum en *larmes* est assez rare dans le commerce; le plus souvent il se présente en *masses* irrégulières, tantôt molles (*Galbanum mou*), tantôt dures (*Galbanum sec*). Ces masses sont formées

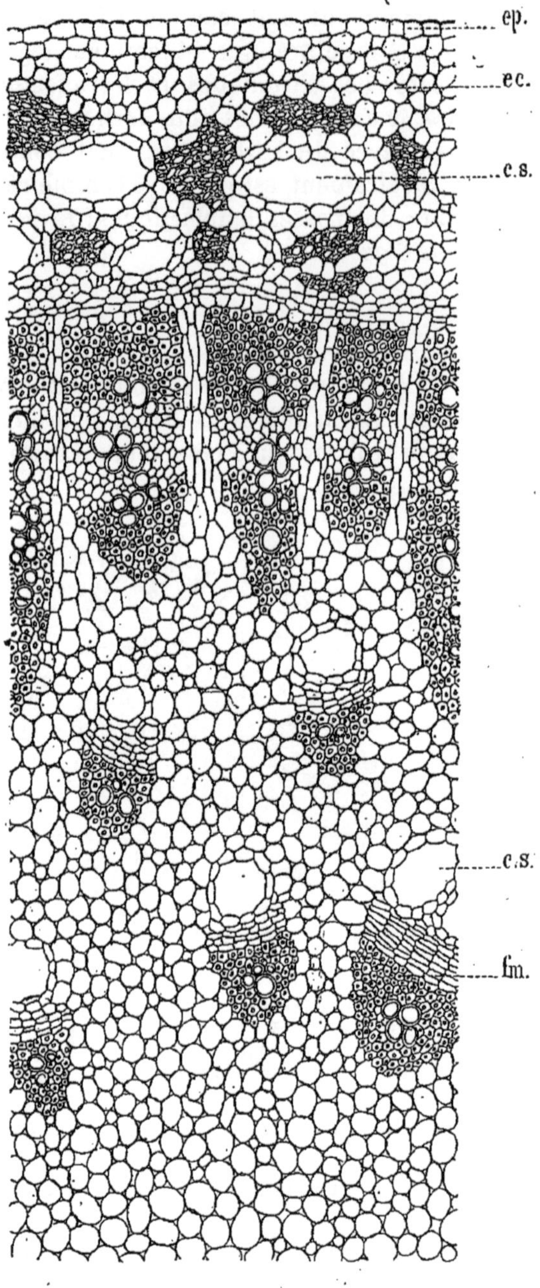

Fig. 466. — Coupe transversale de la tige du *Ferula galbaniflua*.

de larmes jaunâtres ou blanc jaunâtre, à contours parfaitement reconnaissables, agglutinées par une matière blond foncé ou brune, ordinairement plus dure que les larmes; des corps étrangers bruns, noirs ou jaunes, consistant en débris de tiges, fruits d'Ombellifères ou grains de sable, se rencontrent abondamment dans la pâte. La masse est faiblement poisseuse, mais elle adhère avec la ténacité de la poix quand on la ramollit par la chaleur. L'odeur est spéciale, forte, tenace, un peu fétide; c'est celle qui domine dans l'emplâtre diachylon; la saveur est aromatique, amère, un peu camphrée.

Composition chimique. — Le Galbanum renferme 27 p. 100 de *gomme*, 63,5 p. 100 de *résine*, 9,5 p. 100 d'*huile essentielle*.

La *Résine* est l'éther résineux de l'*Ombelliférone* $C^9H^6O^3$, anhydride de l'Acide ombellique; l'alcool combiné avec cet anhydride est le *Galbarésitannol* $C^{18}H^{29}O^7.OH$.

L'*Essence de Galbanum* renferme un terpène, du *Pinène* sans doute, du *Cadinène* et du *Valérate de bornyle*. C'est un liquide incolore, bouillant entre 160° et 165°, dont l'odeur rappelle tout à fait celle de la drogue.

Falsifications et essai. — Cette drogue est souvent mélangée de *substances résineuses* d'un prix inférieur et de *substances* terreuses. Les essais suivants permettront d'en apprécier la qualité.

1° On fait bouillir pendant un quart d'heure 5 grammes de Galbanum pulvérisé aussi finement que possible, dans une capsule, avec 15 grammes d'acide chlorhydrique concentré; on filtre à travers un filtre double préalablement mouillé et on sature soigneusement avec de l'ammoniaque. Le liquide doit présenter la fluorescence bleue caractéristique de l'Ombelliférone.

2° Le résidu insoluble dans l'alcool à 96° bouillant, desséché à 100°, ne doit pas dépasser 50 p. 100.

3° Le Galbanum ne doit pas donner plus de 10 p. 100 de cendres.

Usages. — Le Galbanum est un stimulant et un antispasmodique; mais on ne l'emploie plus qu'à l'extérieur. Il entre dans la composition de la *Thériaque*, de l'*Emplâtre diachylon gommé*, du *Baume de Fioraventi*, du *Diascordium*, etc.

Le *Sagapénum* est une gomme-résine dont l'origine botanique est attribuée, sans raisons suffisantes d'ailleurs, au *Ferula persica*. C'est une substance qui a presque disparu du commerce et qu'il est très difficile de se procurer à l'heure actuelle; on ne la trouve plus guère que dans les collections, soit en larmes irrégulières, brun jaunâtre, soit en masses poisseuses, brunâtres, dans lesquelles on trouve très peu de larmes isolées, mais par contre de nombreux débris végétaux. L'odeur aromatique rappelle faiblement celle de l'Asa fœtida; la saveur est âcre et amère.

Ce produit renferme 57 p. 100 de *résine*, 23 p. 100 de *gomme* et 6 p. 100 d'*huile essentielle*.

La *Résine* est formée d'une petite quantité d'*Ombelliférone* libre et pour la presque totalité d'un éther de l'Ombelliférone combiné avec un alcool résineux, le *Sagarésitannol* qui a pour formule $C^{24}H^{27}O^4.OH$. L'*Essence* renferme des composés sulfurés, de l'*Acide valérianique* et du *Valérate de bornyle*.

Le Sagapénum figure encore au Codex pour la préparation de la *Thériaque* et de l'*Emplâtre diachylon gommé*.

MYRRHE

Origine et récolte. — La *Myrrhe* serait fournie, au dire de la plupart des auteurs, par le *Balsamodendron Ehrenbergianum*, arbre de la famille des Anacardiacées qui croît au sud de l'Arabie et sur les côtes africaines de la mer Rouge ; certains l'attribuent au *Commiphora abyssinica*. Elle est surtout récoltée en Abyssinie, le long de la côte des Somalis, par les Somalis eux-mêmes.

Cette gomme-résine exsude spontanément par les crevasses de l'écorce à la manière de la Gomme arabique ; mais les collecteurs désireux d'augmenter la quantité du produit exsudé pratiquent au préalable des incisions assez profondes dans l'écorce du tronc et des principales branches. Le produit s'écoule en larmes huileuses, d'un blanc jaunâtre, qui prennent par la dessiccation une couleur blanc rougeâtre.

Caractères extérieurs. — La Myrrhe *choisie* se présente en morceaux irréguliers, souvent à peu près arrondis, à surface mamelonnée, le plus souvent creusée d'anfractuosités et de fissures. La grosseur des fragments varie depuis celle d'une noisette jusqu'à celle d'un œuf; ils sont recouverts d'une poussière jaunâtre et très fine, masquant la couleur brun rougeâtre ou orangée de la surface. La cassure est irrégulière, creusée de crevasses de taille variable, piquetée de bulles d'air, demi-transparente, brillante et huileuse; elle est onctueuse au toucher et montre dans certains morceaux des sortes de stries jaunâtres, affectant la forme de croissant, qu'on a comparées à des coups d'ongle (*Myrrhe onguiculée*).

La Myrrhe exhale une odeur aromatique toute particulière qui s'exalte quand on réchauffe le fragment à la chaleur de l'haleine. La saveur est un peu amère, âcre et aromatique. La Myrrhe s'écrase sous la dent comme le Camphre et se réduit en émulsion dans la salive.

Composition chimique. — Ce produit renferme 3 à 7 p. 100 d'*huile essentielle*, 33 à 35 p. 100 de *résine* et 57 à 59 p. 100 de *gomme* analogue à la Gomme arabique.

La *Résine* est constituée par des *Résènes* (*Resenharz* de Tschirch), matières résineuses dont nous avons déjà indiqué les caractères (Voy. p. 779).

L'*Essence de Myrrhe* est un liquide épais, jaune clair, de saveur âcre, possédant l'odeur agréable de la drogue, d'une densité qui varie entre 0,990 et 1,010 à 15°, soluble dans 2 à 3 volumes d'alcool à 80°; elle est fortement dextrogyre et commence à bouillir à 266°; elle absorbe l'oxygène de l'air jusqu'à résinification complète. On a retiré de cette essence un composé de formule $C^{10}H^{14}O$ qui n'a pu être identifié, ni avec la Carvone, ni avec le Thymol.

Falsifications et essai. — La Myrrhe est souvent falsifiée avec des gommes-résines fournies par d'autres espèces de *Balsamodendron*, notamment avec le *Bissabol* ou *Myrrhe des Indes orientales*, et avec le *Bdellium d'Afrique*; on y mélange aussi des fragments de *gomme* ou de *résines* qu'on a préalablement humectés avec de la teinture de Myrrhe.

Pour reconnaître la pureté de la Myrrhe, on réduit en poudre très fine 4 grammes de produit et une quantité égale de chlorhydrate d'ammoniaque très pur; puis on mélange les deux poudres par trituration et on y ajoute à peu près 100 grammes d'eau; si le mélange se dissout rapidement dans le liquide, c'est un indice certain que la Myrrhe ne contient point de substances étrangères.

On peut encore employer le moyen suivant. On prépare une teinture alcoolique de Myrrhe au septième et on en imbibe une bande de papier blanc à filtrer qu'on laisse ensuite sécher à l'air; puis on l'enroule sur une baguette de verre préalablement trempée dans l'acide azotique à 1,42. Si la Myrrhe est pure, le papier prend immédiatement une coloration jaune brun foncé, puis noire, et les bords du papier deviennent d'un rouge pourpre foncé. Le Bdellium d'Afrique et le Bissabol ne présentent cette réaction qu'à un faible degré; les autres matières résineuses ne présentent rien de pareil.

La *gomme* se distinguera par son insolubilité complète dans l'alcool et par l'odeur empyreumatique et non balsamique qu'elle répand lorsqu'on la soumet à l'action de la chaleur.

Usages. — La Myrrhe est un des parfums les plus anciennement connus. Elle est peu employée dans la médecine européenne; elle est cependant stimulante, antispasmodique et surtout tonique; on l'administre, à ce dernier point de vue, associée aux préparations ferrugineuses, à la dose de $0^{gr},20$ à 2 grammes. Elle entre dans la composition de la *Thériaque*, de la *Confection d'hyacinthe*, du *Baume de Fioraventi*, de l'*Élixir de Garus*, du *Baume du Commandeur*, des *Pilules de Cynoglosse*, de l'*Emplâtre de Vigo*, etc.

ENCENS

Origine et récolte. — L'*Encens* ou *Oliban* est une gomme-résine fournie par le *Boswellia Carteri* (fig. 467), petit arbre de la famille des Anacardiacées qui habite les rives de la mer Rouge, le pays des Somalis, près du cap Gardafui, et le sud de l'Arabie.

La récolte de ce produit se fait surtout en Afrique ; on en recueille très peu en Arabie. Les collecteurs font des incisions profondes

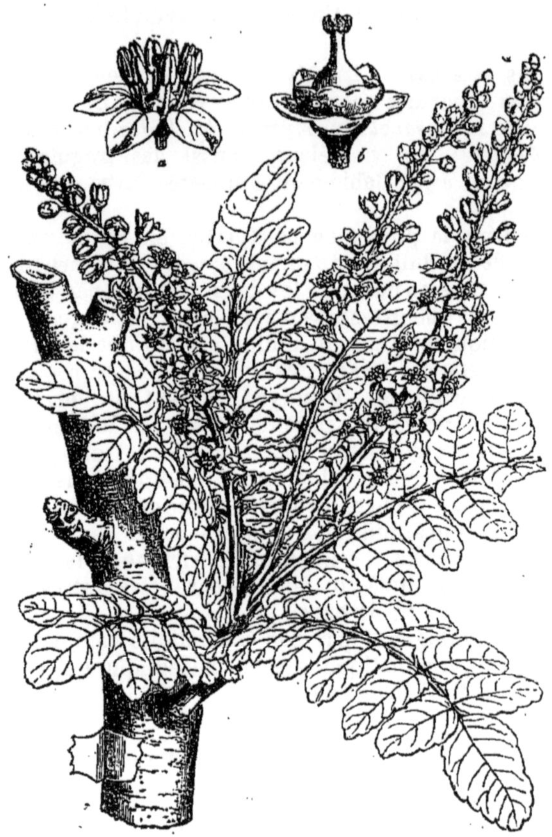

Fig. 467. — *Boswellia Carteri.*

dans l'écorce des arbres et enlèvent, au-dessous de chaque incision, une bande d'écorce étroite et longue de 10 centimètres environ. Il s'écoule un suc blanchâtre qui se condense et se durcit sur l'arbre en belles larmes d'une grande pureté ; une partie du suc gommo-résineux tombe à terre, s'y mélange d'impuretés, et constitue des fragments plus volumineux que les larmes qui portent le nom de *marrons*.

Caractères extérieurs. — L'Encens se présente en larmes oblongues, cylindriques à leur naissance, renflées en massue ; elles mesurent de 1 à 5 centimètres de longueur. On en trouve souvent deux ou trois accolées les unes aux autres qui proviennent sans doute d'incisions très rapprochées. La couleur est d'un jaune pâle et terne, parfois jaune rougeâtre. La surface est recouverte d'une poussière grisâtre produite par les frottements réciproques ; la masse est faiblement translucide, quelquefois marbrée de taches laiteuses. La cassure est très nette, un peu rugueuse et cireuse ; la poudre est blanche et très fine. L'odeur est légèrement térébenthinée ; la saveur est aromatique, résineuse, âcre et un peu amère.

Au milieu de ces larmes régulières on trouve fréquemment des *marrons* formant des masses irrégulières, de couleur brune ou même noirâtre, se ramollissant facilement, devenant poisseuses entre les doigts et renfermant de nombreuses impuretés.

On distingue dans le commerce deux variétés d'Encens : l'*Encens de l'Inde* et l'*Encens d'Afrique* que l'on sait aujourd'hui provenir de la même région, de la même plante et souvent de la même récolte ; mais l'Encens de l'Inde est une sorte choisie, composée exclusivement de larmes de grande taille et de bel aspect, et nous arrivant par la voie de Bombay, tandis que l'Encens d'Afrique ne contient que peu de larmes, et se compose en grande partie de *marrons* plus ou moins volumineux ; cette sorte nous arrive directement par l'Égypte ou par la mer Rouge.

Composition chimique. — L'Encens renferme : *gomme*, 30 p. 100 ; *résine*, 56 p. 100 ; *huile essentielle*, 4 à 7 p. 100.

La *Résine* est constituée, comme celle de la Myrrhe, par des *Résènes*.

L'*Essence d'Encens* a une densité qui varie entre 0,870 et 0,900 ; elle est lévogyre, — 12° environ, et se dissout en toutes proportions dans l'éther et dans l'alcool absolu. Elle renferme du *Pinène gauche* (*Olibène* de certains auteurs), du *Phellandrène*, du *Dipentène* et du *Cadinène*.

Usages. — L'Encens est regardé comme stimulant, mais n'est pas usité à l'intérieur. Il entre dans la composition du *Baume du Commandeur*, des *Pilules de Cynoglosse*, du *Baume de Fioraventi*, de divers emplâtres. La plus grande partie de l'Encens importé en France est employée aux usages du culte catholique.

Le *Bdellium d'Afrique* est fourni par le *Balsamodendron africanum*, Anacardiacée qui habite le centre de l'Afrique depuis le

Sénégal jusqu'en Abyssinie. Il renferme 70 p. 100 de *résine* constituée par des Résènes. Ce produit n'est employé en pharmacie que pour la préparation de l'*Emplâtre diachylon gommé* et de l'*Emplâtre de Vigo*.

CHAPITRE X

LIQUIDES ET SUCS ORGANIQUES

Les médicaments dont il sera question dans ce chapitre peuvent être divisés en trois groupes : 1° les liquides retirés d'un organisme à l'état normal ou *Liquides organiques* ; 2° les liquides retirés d'un organisme rendu réfractaire, c'est-à-dire *immunisé* contre une maladie donnée, ou *Sérums thérapeutiques* ; 3° les *organes animaux* et les *sucs* retirés d'organes animaux.

ARTICLE PREMIER. — LIQUIDES ORGANIQUES

Les Liquides organiques que l'on utilise comme médicaments sont peu nombreux ; le plus important est assurément le *Lait*.

LAIT

Origine. — Le *Lait* est le liquide sécrété par les glandes mammaires des femelles de la classe des Mammifères, pour servir d'aliment aux animaux qui viennent de naître de ces femelles. Sa production commence à s'effectuer aussitôt après la parturition, et elle se continue pendant la période de l'allaitement, pour cesser ensuite. On peut prolonger quelquefois la durée de cette sécrétion, en entretenant l'activité fonctionnelle de l'organe producteur, par des succions ou des traites convenablement réitérées. Il sera surtout ici question du *Lait de Vache* qui est le plus commun de tous et le plus fréquemment employé.

Caractères physiques. — Le Lait est un liquide d'un blanc mat, légèrement jaunâtre ou bleuâtre, opaque, d'une odeur légèrement aromatique rappelant celle de l'animal, d'une saveur douce un peu sucrée. Son opacité est due aux globules de matière grasse qu'il tient en suspension et, accessoirement, à sa matière caséeuse émulsionnée. Le Lait de Vache prend quelquefois une teinte bleue ou rougeâtre sous l'influence de certaines plantes qui rentrent dans son alimentation : le Sainfoin, la Prêle des champs, la Buglosse, le colorent légèrement en bleu ; la Garance, le Safran, etc., le teintent en rouge.

Abandonné à lui-même, après la traite, à la température de 8 à 15°, le Lait se sépare bientôt en deux couches : la première est onctueuse, jaunâtre, c'est la *Crème*, constituée par la majeure partie des globules butyreux, qui, moins denses que la liqueur dans laquelle ils sont suspendus, sont montés à la surface ; la deuxième, qui se trouve au-dessous, translucide et bleuâtre, contient encore une notable proportion de beurre et tous les autres éléments du Lait.

La densité du Lait varie de 1,030 (Lait de Femme) à 1,042 (Lait de Brebis) ; celle du Lait de Vache oscille entre 1,029 et 1,034. Elle ne s'abaisse jamais au-dessous de 1,03°, lorsque le Lait est normal et qu'il provient d'un animal en bonne santé, convenablement nourri.

Caractères chimiques. — Le Lait possède au sortir de la mamelle une réaction neutre ou faiblement acide ; celui de Femme est légèrement alcalin. Mais, quelque temps après la traite, il prend une réaction acide ; sous l'influence du ferment lactique (*Bacterium acidi lactici*), il se forme de l'acide lactique aux dépens du Lactose et cet acide, agissant sur la caséine, la précipite en partie ; le Lait *se caille*, comme on dit, et le *caséum* ou *fromage*, qui en résulte, nage dans un liquide jaune verdâtre, de saveur aigrelette et sucrée, qu'on nomme *lactosérum* ou *Petit-lait.*

Les acides minéraux étendus, beaucoup d'acides organiques (acétique, tartrique, lactique, etc.) coagulent le Lait à froid ou à chaud ; les Laits de Femme et d'Anesse ne se coagulent pas, même à chaud, par les acides organiques. Il en est de même de l'alcool, du tanin, de certains sels. Certaines plantes, telles que la Grassette, le Caille-lait (*Galium verum*), le fruit de l'*Acanthosycios horrida*, les graines de *Withania coagulans*, les fleurs d'Artichaut et de divers Chardons jouissent aussi de cette propriété. Mais de tous les corps qui caillent le Lait, le plus énergique est la *Présure*, liquide sécrété par le quatrième estomac (caillette) du Veau et par certaines glandes spéciales de l'estomac des Mammifères. Cette coagulation ou mieux cette *Caséification* du Lait par la présure est due à un ferment soluble, la *Caséase* (*Lab ferment* des Allemands). Une partie de présure caséifie 30 000 parties de Lait.

Caractères microscopiques. — Examiné au microscope, le Lait se montre constitué par un liquide opalescent, tenant en suspension des globules gras (fig. 468) dont le diamètre varie entre 1/100 et 1/1000 de millimètre. Çà et là, on y rencontre quelques rares leucocytes. Les globules gras, lisses, sphériques, seraient, suivant certains observateurs, entourés d'une membrane très mince ; d'après plusieurs autres, ils seraient dépourvus de toute enveloppe.

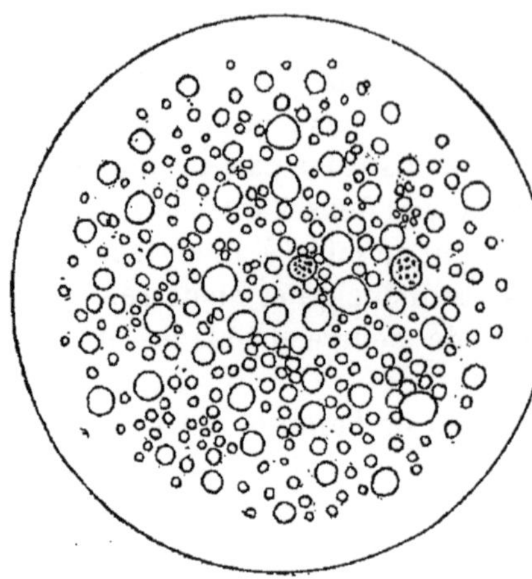

Fig. 468. — Lait normal.

Composition chimique. — Le Lait présente une composition chimique très complexe. Il comprend en effet les éléments suivants :

1° Des *Substances protéiques* ;

2° Une matière sucrée, *Sucre de Lait*, *Lactose* ou *Lactine*;

3° Une matière grasse ou *Beurre* ;

4° Des matières *minérales*, les unes solubles, les autres insolubles dans l'eau ;

5° Des *gaz* ;

6° Quelques traces d'*urée*, de *cholestérine*, etc. ;

7° De l'*eau* tenant toutes ces matières en dissolution ou en suspension.

La composition du Lait varie sous des influences tellement nombreuses (race, âge de la Vache, date de la mise bas, saison, nourriture, travail ou repos, santé, etc.) qu'il est impossible de fixer les proportions de chacun de ces éléments.

Dans une expertise, il faut prendre comme terme de comparaison l'analyse d'un Lait provenant de la même région, de Vaches de même race et placées autant que possible dans les mêmes conditions. Nous donnerons donc des moyennes et des minima, avec cette réserve que ces nombres ne sont pas absolus.

1° *Eau et résidu fixe ou extrait.* — L'eau varie suivant les Laits ; sa proportion est comprise entre 90 et 91 p. 100 (Lait d'Anesse) et 73 à 80 p. 100 (Lait de Chèvre). Le poids du résidu fixe est complémentaire. Il est en moyenne de 13 p. 100 pour le Lait de Vache ; mais en Algérie, il ne paraît pas dépasser 12 p. 100. L'extrait sera obtenu en chauffant 10 c.c. de Lait pendant huit heures à 95° dans une capsule de platine à fond plat (Laboratoire municipal de Paris) de 0,07 de diamètre, tarée à l'avance ; on pèse : la différence de poids donne la quantité d'extrait pour 10 c.c.

2° *Substances protéiques.* — Le Lait contient trois substances protéiques : une *caséine*, une *globuline* et une *albumine*. La *Caséine* constitue la majeure partie des substances protéiques des Laits de Vache, de Chèvre, de Brebis, etc. La Caséine est caractéristique de ce liquide organique ; on ne la trouve dans aucun autre liquide ou tissu de l'économie. A côté de la Caséine, on trouve une petite proportion de *Lactoglobuline*, très voisine de la sérum-globuline, sinon identique avec elle, et de la *Lactalbumine* qui se distingue de la sérum-albumine par son pouvoir rotatoire $[\alpha]_D = -37°$. On trouverait encore dans le Lait une certaine proportion de nucléine.

La Caséine ne serait pas à l'état de dissolution dans le Lait, comme l'est la Lactalbumine ; elle serait simplement gonflée et comme à l'état de mucilage léger. En effet, si on filtre du Lait de Vache par aspiration à travers une bougie de porcelaine, on obtient une liqueur transparente qui ne contient pas de Caséine, mais seulement un peu d'albumine, du sucre, et des sels.

La Caséine du Lait de Femme n'est pas identique à la Caséine du Lait de Vache : elle en diffère surtout par sa constitution. Celle-ci renferme de la nucléo-albumine et laisse un résidu par la digestion pepsique, tandis que la Caséine du Lait de Femme n'est pas mélangée de nucléo-albumine et, par suite, ne laisse pas de résidu par la digestion pepsique. En outre, la Caséine du Lait de Femme est moins facilement précipitée par les acides et ne l'est pas par l'acide acétique, même à chaud ; mais elle se précipite très facilement par le sulfate de magnésie.

3° *Matière sucrée.* — La matière sucrée du Lait n'est autre chose que le *Lactose* ou *Sucre de Lait* dont il a été déjà parlé (Voy. p. 75). On en rencontre dans tous les Laits sans jamais manquer. Sa proportion varie peu dans la même espèce, mais varie notablement d'une espèce à l'autre ; elle est pour le Lait de Vache de 45 à 50 grammes par litre, et pour celui de Femme de 55 à 70 grammes ; le Lait de Chèvre n'en renferme en moyenne que 27 grammes par litre.

4° *Matière grasse.* — La matière grasse ou *Beurre* est l'élément le plus variable du Lait. Dans le Lait de Vache, sa proportion varie entre 40 grammes par litre, chiffre moyen, et 27 à 30 grammes, chiffres minima. Elle est beaucoup plus forte dans le Lait de Brebis (53 gr.) et de Femme (45 gr.), beaucoup plus faible au contraire dans le Lait de Jument (25 gr.); M. Denigès aurait même trouvé un Lait de Jument qui ne contenait que 0gr,50 de beurre par litre. Au point de vue de sa composition chimique, cette matière grasse renferme de l'*Oléine* ou *Butyroléine* (30 p. 100) ; on y trouve encore les glycérides de tous les acides gras saturés comprenant un nombre pair d'atomes de carbone, depuis l'Acide acétique $C^2H^4O^2$ jusqu'à l'Acide arachidique $C^{20}H^{40}O^2$. Ces corps gras sont : *Acétine*, *Butyrine* (5 p. 100), *Caproïne*, *Capriline*, *Caprine*, dont les acides sont volatils et solubles dans l'eau ; *Laurine*, *Myristine*, dont les acides sont peu volatils et peu solubles dans l'eau ; *Palmitine*, *Stéarine*, *Arachidine*, dont les acides sont fixes et insolubles dans l'eau ; la Palmitine et la Stéarine forment un total de 68 p. 100 (Voy. p. 201).

5° *Matières minérales.* — 1 000 grammes de Lait laissent en moyenne, par calcination ménagée, les quantités suivantes de cendres: Vache, 3 à 9 grammes; Brebis, 7 grammes; Femme, 1gr,36 à 6 grammes. Voici l'analyse de ces cendres rapportées au litre de Lait pour le Lait de Vache :

Chlorure de sodium	0,46
— de potassium	0,99
Phosphate de chaux	3,46
— de potasse	0,07
— de magnésie	0,66
— de fer	0,25
Sulfate et silicate de potasse	0,79
Carbonate de sodium	0,60
Poids des cendres	7,28

D'après des analyses faites à un point de vue différent, 1000 centimètres cubes de Lait de Vache contiennent :

Chlore	0,90 à	1,30
Acide phosphorique	1,40	2,50
Chaux	1,20	2,00
Potasse	2,50	2,90
Soude	0,50	0,90
Fluor	traces.	
Fer	traces.	
Silice	traces.	

Il faut noter dans le Lait la présence de l'acide citrique. Dans le Lait de Vache, son poids s'élève de 1 gramme à 1gr,50 par litre ; dans celui de Jument de 0gr,60 à 0gr,80. Il est probable que cet acide se forme dans la glande mammaire même aux dépens du lactose ;

6° *Gaz du Lait.* — Le volume des gaz extraits du Lait par la pompe à mercure est de 3 volumes environ pour 100. Leur composition rapportée à 100 volumes de Lait est la suivante :

Acide carbonique	5,05 à	5,65
Azote	1,34	1,41
Oxygène	0,16	0,32

Nous donnons ci-après un tableau indiquant la dose moyenne des divers éléments contenus dans un litre de Lait des principaux Mammifères qui fournissent ce produit pour l'alimentation.

PRINCIPES CONTENUS.	LAIT DE					
	Femme.	Anesse.	Jument.	Chèvre.	Vache.	Brebis.
Beurre	41,70	31,70	29,30	42,00	40,20	53,30
Lactose	73,40	69,30	62,20	44,10	49,80	52,70
Albuminoïdes	17,60	12,30	33,50	37,30	36,00	61,00
Sels minéraux	2,10	5,50	5,40	5,40	7,40	9,50
Extrait sec	134,80	118,80	130,40	128,80	133,40	176,50
Eau	897,50	914,00	901,70	903,10	899,00	857,20
Poids du litre de Lait, à + 15° C	1032,30	1032,80	1032,10	1031,90	1032,40	1038,70

Altérations naturelles du Lait. — L'altération spontanée du Lait est favorisée par la température et l'électricité atmosphérique; il s'altère plus promptement en été qu'en hiver, plus promptement aussi dans les temps d'orage.

Une température supérieure à 20° est une cause d'altération; au contraire, une température de 7 à 8° est très favorable à sa conservation. C'est pour cela, qu'après la traite, on plonge les vases à Lait dans de l'eau fraîche.

Le Lait ne convient à l'usage alimentaire que quelques jours après la parturition; il en est de même de celui qui est sécrété avant le part. Il porte dans les deux cas le nom de *Colostrum.* Le Colostrum est laxatif grâce à son extrême richesse en substances protéiques. La composition de ce liquide se modifie rapidement, d'instant en instant pour ainsi dire, en donnant lieu à un accroissement rapide du lactose et à une diminution non moins rapide des matières azotées. En moyenne, le Lait est à peu près normal et peut être livré à la consommation publique huit jours après la naissance.

Le Lait peut devoir son altération à des causes morbides. Les Vaches atteintes de la maladie connue sous le nom de *Cocotte* ou *Fièvre aphteuse* donnent un Lait qui renferme des globules de pus et des globules mûriformes agglutinés que l'on voit fort bien au microscope. Lorsque l'on mélange ce Lait avec la moitié de son poids d'ammoniaque, il s'en sépare des grumeaux unis par une matière visqueuse.

Par suite d'autres maladies accidentelles ou épidémiques des animaux, le Lait peut aussi contenir du pus dont l'examen microscopique révélera la présence. Il en est de même du Lait qui contient une certaine proportion de sang.

Il faut enfin ne pas oublier que les Vaches atteintes du charbon et de tuberculose peuvent transmettre ces terribles maladies aux personnes qui le consomment.

On a encore observé dans le Lait provenant d'animaux sains une autre altération qui consiste en une modification de sa couleur; il prend parfois une couleur *bleue* ou *jaune* due à la présence de Bactéries particulières : le *Bacillus syncyanus* pour le Lait bleu et le *Bacillus synxanthus* pour le Lait jaune.

Conservation du Lait. — Pour retarder l'altération spontanée du Lait, on a souvent recours à l'emploi de plusieurs moyens: ébullition, réfrigération, concentration, stérilisation, addition de substances minérales destinées, les unes à empêcher l'action du ferment lactique: borax, acide salicylique, chromates alcalins, formol, etc.; les autres à saturer l'acide lactique au fur et à mesure de sa formation : bicarbonate de sodium, carbonate d'ammoniaque, etc.

Les différentes opérations que l'on fait subir au Lait pour le conserver n'ont évidemment rien de blâmable, mais il n'en est pas de même de l'addition de substances minérales dont quelques-unes doivent être absolument proscrites.

Le Lait bouilli pourra se reconnaître, soit à l'odeur et au goût particulier qu'il possède, soit à l'aide de la présure qui ne coagule pas le Lait bouilli aussi promptement que le Lait normal dans les mêmes conditions. La méthode consiste à ajouter à 100 centimètres cubes de Lait, porté et maintenu à 35°, une quantité déterminée de présure titrée et à noter le temps nécessaire à la prise en masse du liquide.

On prépare une solution décime d'une bonne présure du commerce, celle-ci étant titrée à la force de 1 sur 10 000 et on ajoute 1 centimètre cube de cette solution au dixième aux 100 centimètres cubes de Lait. Un Lait normal non bouilli et de bonne qualité se coagule en trois minutes et demi ou quatre minutes; si le temps nécessaire à la coagulation est bien supérieur à quatre minutes, on en conclura que le Lait examiné a été bouilli ou est de mauvaise qualité.

On a constaté aussi que l'addition de teinture de Gaïac donnait une coloration bleue avec le Lait pur, tandis qu'elle ne donne aucune coloration avec le Lait bouilli.

Recherche et dosage des agents conservateurs. — 1° *Bicarbonate de sodium.* — L'addition de ce sel ne présente rien de nuisible à la santé du consommateur, mais dans certains cas il peut être cependant utile d'en constater la présence et d'en faire le dosage.

Pour s'assurer de la présence du bicarbonate de sodium, il suffit de coaguler le Lait par l'alcool, de filtrer et de constater l'alcalinité du lactosérum. Si on évapore celui-ci, le résidu fait effervescence avec les acides.

Pour effectuer le dosage de ce sel, on ne peut utiliser la détermination de l'alcalinité des cendres, parce que pendant l'incinération une partie du bicarbonate de sodium réagit sur le phosphate de calcium du Lait et se transforme en phosphate de sodium et bicarbonate de calcium. Il en résulte que les cendres d'un Lait additionné de carbonate de sodium renferment du phosphate de sodium, tandis que celles d'un Lait pur n'en renfermeront que des traces. Il suffira donc de doser l'acide phosphorique soluble pour connaître la quantité de bicarbonate qui a passé à l'état de phosphate de sodium et d'y ajouter le bicarbonate correspondant à l'alcalinité.

On fait les cendres de 25 c.c. de Lait, on traite par l'eau, et dans la solution on dose l'alcalinité avec une solution d'acide sulfurique $\frac{N}{10}$; le volume obtenu multiplié par 0gr,0336 donne pour 100 la quantité de bicarbonate non transformé en phosphate. Dans cette solution neutre additionnée d'une solution faiblement acétique d'acétate de sodium à 10 p. 100, on dose l'acide phosphorique au moyen d'une liqueur titrée d'acétate d'urane. De l'acide phosphorique trouvé, on déduit la quantité correspondante de bicarbonate de sodium, sachant que 0gr,426 d'anhydride phosphorique correspond à 1 gramme de bicarbonate de sodium. En additionnant les résultats des deux dosages, on obtient le poids total du bicarbonate de sodium ajouté à 25 c.c. de lait; d'où on déduit la quantité pour 100.

2° *Borax et acide borique.* — Le borax et l'acide borique ajoutés au Lait en faible proportion lui permettent de se conserver pendant deux ou trois jours.

Pour en constater la présence, on incinère 100 grammes de Lait et on ajoute aux cendres un peu d'acide sulfurique, puis une petite quantité d'alcool que l'on enflamme : celui-ci brûle avec une flamme verte caractéristique.

On peut aussi dissoudre les cendres dans une petite quantité d'eau, mettre la solution dans un tube à essai et ajouter un peu de fluorure de calcium, puis une petite quantité d'acide sulfurique concentré. On ferme le tube avec un bouchon à deux trous, dont l'un porte un tube communiquant avec un appareil à hydrogène, et l'autre un tube effilé en pointe. Le gaz hydrogène entraîne avec lui le fluorure de bore et brûle à l'extrémité du tube avec une flamme verte.

M. Denigès a indiqué un procédé rapide pour la recherche et le dosage de l'acide borique dans le Lait. On met dans un vase de Bohême 20 c.c. environ de Lait à essayer, quelques gouttes de phénolphtaléine et on ajoute, peu à peu, en agitant, de la soude $\frac{N}{10}$, jusqu'à coloration rosée très faible, ce que l'on aperçoit par comparaison avec une seconde prise de Lait mise comme témoin dans un vase identique au premier. Cela fait, à la moitié du contenu rosé du premier récipient on ajoute 2 ou 3 c.c. de glycérine, et on agite ; si la teinte rose disparaît, le Lait renferme de l'acide borique ; si l'addition de glycérine ne produit pas la disparition complète de la coloration, on peut conclure que le Lait renferme moins de $0^{gr},20$ d'acide borique et pratiquement que ce Lait n'a pas été additionné de ce produit, puisqu'on n'a aucun intérêt à effectuer cette addition au-dessous de cette dose. Pour rechercher le borax, on ajoute au préalable aux 20 c.c. de Lait soumis à l'essai 1 ou 2 c.c. d'acide chlorhydrique ou sulfurique normal, puis de la phtaléine et de la soude $\frac{N}{10}$ jusqu'à teinte rosée. On continue ensuite comme précédemment.

Dans le cas où cet essai qualitatif aura été positif, on pourra doser rapidement l'acide borique de la façon suivante. On met, dans deux vases de Bohême identiques 20 c.c. du Lait à examiner, on les place sur une feuille de papier blanc et on verse dans l'un d'eux 2 ou 3 gouttes de phénolphtaléine et de la soude $\frac{N}{10}$, jusqu'à teinte faiblement rosée, mais très visible avec le témoin. On ajoute 10 c.c. d'un mélange à volumes égaux d'alcool à 90° et de glycérine, puis de la soude $\frac{N}{10}$, jusqu'à ce que la coloration rosée, d'abord disparue, ait repris son intensité primitive ; soit n cette dernière quantité d'alcali employée. La valeur $(n - 0,15)$ indiquera en grammes, à 1 ou 2 décigrammes près, la proportion x d'acide borique contenue dans 1 litre de Lait essayé. Si $n = 1,90$ par exemple, cette proportion sera de $1,90 - 0,15 = 1^{gr},75$ d'acide borique par litre. Si le Lait renferme plus de 3 grammes d'acide borique par litre, il faut le diluer avant de prélever les 20 c.c. et, dans tous les cas, ajouter assez de sucre de Lait pour ramener la teneur de cet élément au voisinage de 45 grammes par litre. Enfin, si le Lait est boraté, on ajoutera 1/2 à 1 c.c. d'acide normal à la prise d'essai, avant la première neutralisation, et on continuera comme précédemment en exprimant les résultats en acide borique.

3° *Acide salicylique.* — On emploiera ici le procédé du Laboratoire municipal de Paris. On prend 100 c.c. de Lait que l'on mélange avec un égal volume d'eau à 60°; on ajoute 5 gouttes d'acide acétique, 5 gouttes de nitrate acide de mercure, on agite et on chauffe. Le Petit-lait ainsi obtenu est limpide et renferme tout l'acide salicylique. On le verse dans une boule à décantation, on ajoute 50 c.c. d'éther et on agite vivement. Après repos, on fait écouler la partie aqueuse et on reçoit la solution éthérée sur un large verre de montre. On laisse évaporer et le résidu est repris par quelques gouttes d'eau ; on ajoute 1 ou 2 gouttes de solution de perchlorure de fer au centième, et l'on obtient une coloration violette, s'il y a de l'acide salicylique.

Pour le dosage, on épuise la solution aqueuse à plusieurs reprises avec de l'éther ; les liqueurs éthérées réunies sont lavées à plusieurs reprises avec de l'eau qu'on élimine. L'éther évaporé laisse l'acide salicylique comme résidu ; on l'expose dans une étuve à 90°, pour le débarrasser des petites quantités d'acide acétique et butyrique qu'il a pu retenir, puis on dissout dans l'eau alcoolisée et on titre avec une solution alcaline décinormale.

4° *Chromates alcalins.* — Depuis quelque temps, on emploie les chromates alcalins comme agents conservateurs du Lait et on les trouve souvent associés à de la formaldéhyde, ces deux corps constituant des mélanges antiseptiques jouissant d'une certaine vogue. Ces chromates, en raison de leur grande puissance colorante, ne sont ajoutés qu'à de très faibles doses, un cent-millième le plus souvent; mais on peut trouver des Laits plus chargés. Pour découvrir cette fraude, il faut avoir recours aux cendres.

On évapore et on calcine au rouge-cerise, dans une capsule de porcelaine, 50 c.c. de Lait, jusqu'à obtention de cendres parfaitement blanches. Celles-ci auront une légère coloration, si la dose est supérieure au cent-millième. Si elle est inférieure, on arrose les cendres avec de l'acide sulfurique concentré. En présence de chromate, cet acide se colore en jaune rougeâtre, et on peut souvent observer un dégagement très caractéristique de vapeurs rougeâtres d'acide chloro-chromique dû à l'action de l'acide sur le chromate combiné aux chlorures du Lait.

De fortes présomptions existant en faveur de la présence des chromates, il s'agit maintenant de les caractériser. On évapore et on calcine 100 à 150 c.c. de Lait jusqu'à obtention de cendres blanches ; on arrose celles-ci avec quelques centimètres cubes d'eau distillée et on filtre ; le liquide passe coloré en jaune en cas de présence des chromates. Sur la liqueur filtrée, on pratique trois essais dont deux sont destinés à prouver la présence d'un corps oxydant, et le troisième à caractériser le chrome.

On met dans un tube à essai 5 c.c. d'acide chlorhydrique pur et concentré coloré avec quelques gouttes de carmin d'indigo, jusqu'à l'obtention de la teinte de la liqueur de Fehling ; on porte à l'ébullition et on verse quelques gouttes de la liqueur provenant du lessivage des cendres ; si celle-ci renferme la plus légère trace de chromate, il se produit une décoloration immédiate.

On verse dans un tube à essai 5 c.c. d'un réactif préparé en mélangeant une certaine quantité d'aniline pure et de toluidine du commerce dans un excès d'acide acétique exempt de furfurol, filtrant sur le noir lavé à l'acide, puis étendant d'eau pour avoir un liquide d'une teinte jaune pâle. Le réactif est porté à l'ébullition, puis additionné de 5 c.c. de la liqueur; si celle-ci renferme du chromate, il se développe la coloration rouge de la fuchsine, après une ébullition de deux à trois minutes, suivie d'un certain temps d'attente.

Pour caractériser le chrome, on emploie la réaction très sensible de l'eau oxygénée, indiquée par Barreswill. On acidule le restant de la solution par quelques gouttes d'acide sulfurique dilué, puis, se plaçant sur un fond blanc, on fait tomber dans le tube à essai 2 ou 3 gouttes d'eau oxygénée. Immédiatement, dans l'affirmative, on observe la teinte bleue fugace de l'acide perchromique.

5° *Formaldéhyde.* — Le formol introduit dans le Lait à la dose d'un cinq-millième en assure la conservation à la température de 25° pendant cent heures; mais les laitiers n'ayant besoin que d'une conservation de vingt-quatre heures, emploient ledit conservateur à la dose d'un dix-millième ou même à des doses moindres. De plus, dans le Lait soumis à un expert, le formol a disparu en majeure partie, soit par réduction, soit par fixation sur certaines matières albuminoïdes; de sorte qu'il se trouve en présence d'échantillons renfermant 1 cent-millième ou moins de formol. Il faut donc employer des réactifs très sensibles. Le plus sensible est le réactif de Gayon modifié par Leys. Pour le préparer, on prend : solution aqueuse de fuchsine au millième, 1000 c.c.; bisulfite de sodium à 30° B., 10 c.c.; acide chlorhydrique pur et concentré, 10 c.c. On verse le bisulfite dans la solution de fuchsine, et quand une forte atténuation de la coloration s'est produite, on ajoute l'acide. La liqueur brunit et au bout d'un certain temps devient tout à fait incolore.

On met 100 c.c. de Lait dans un ballon de 4 litres qu'on joint à un réfrigérant de Liebig et on chauffe vivement sur un bec de Bunsen. Quand le liquide est en ébullition, il faut surveiller l'opération afin de retirer la flamme dans le cas où la mousse monterait jusqu'au col du ballon. On recueille 20 c.c. de liquide distillé dans un tube à essai et on ajoute la liqueur de Gayon; dans le cas du formol, on obtient une coloration rouge violet intense. Avec des Laits renfermant un millionième de formol, on obtient encore une coloration très nette.

Comme contrôle, on peut verser directement le bisulfite de rosaniline dans le Lait à essayer. Tous les Laits non altérés recolorent ce réactif (*par la caséine*). Si l'on verse quelques gouttes d'acide chlorhydrique concentré dans le tube où on a fait le mélange et qu'on agite, le tout redevient blanc; mais si le Lait renferme du formol, il se développe au bout d'un certain temps une coloration bleue. Il faut quelquefois attendre de huit à douze heures pour avoir une coloration bien indiquée.

Dosage des éléments constitutifs. — Avant d'étudier les falsifications du Lait, nous indiquerons le moyen d'opérer le dosage des éléments normaux de ce liquide, car l'essai d'un Lait comporte, entre autres choses, la détermination de ces éléments.

1° *Dosage du beurre.* — Le dosage de la matière grasse est un des points les plus importants de l'essai du Lait; aussi l'attention des chimistes s'est-elle portée particulièrement sur ce côté de son analyse. Comme ce dosage est toujours assez long, on a imaginé plusieurs instruments qui donnent des résultats rapides, il est vrai, mais jusqu'ici peu précis.

a. *Crémomètre de Quévenne.* — C'est une éprouvette à pied de 14 centimètres de hauteur et de 38 millimètres de diamètre intérieur, divisée en cent parties depuis le trait supérieur de l'échelle jusqu'au fond; le trait supérieur est le 0 de l'échelle. Pour apprécier la richesse d'un Lait, on en remplit le crémomètre jusqu'au trait supérieur et on laisse au repos vingt-quatre heures. Au bout de ce temps, on lit le nombre de divisions occupées par la crème qui est montée à la surface du liquide; si le Lait est bon, la colonne de crème ne doit pas occuper moins de 10 divisions. Cet instrument a plusieurs défauts : il ne donne que des résultats approximatifs ; il ne s'applique pas aux Laits bouillis; il demande vingt-quatre heures.

b. *Lactoscope de Donné.* — La construction de cet appareil repose sur l'opacité des globules gras, de sorte que plus le Lait est opaque et plus il est riche en matière grasse. Il se compose (fig. 469) d'un cylindre formé de deux petits tubes qui se vissent l'un dans l'autre, de façon qu'on puisse rapprocher ou éloigner l'une de l'autre deux lames de verre à faces parallèles qui sont enchâssées dans ces tubes. L'extrémité extérieure du tube mobile porte un cadran divisé en 50 parties égales.

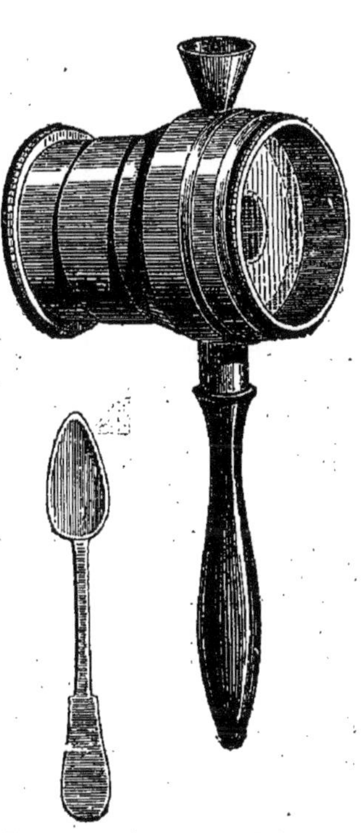

Fig. 469. — Lactoscope de Donné.

Les indications du cadran étant ramenées à 0°, le Lait à examiner est versé, à l'aide de l'entonnoir dont est muni l'instrument, dans l'espace compris entre les deux lames de verre; puis, se plaçant dans un lieu obscur, à 1 mètre de distance de la lumière d'une bougie, on vise cette lumière avec l'aide de l'instrument comme on le ferait d'une lorgnette, et on tourne le cadran jusqu'à ce qu'on cesse d'apercevoir la lumière de la bougie. A ce moment, on lit le nombre de divisions accusées sur le cadran et on se reporte à une table qui indique la richesse en matière grasse du Lait examiné. Cet instrument n'est guère utile que pour opérer l'examen du Lait sortant de la mamelle, et on peut le recommander, dans ces conditions, pour apprécier la valeur du Lait des nourrices dont on a toujours de petites quantités à sa disposition

c. *Lactobutyromètre de Marchand.* — Cet instrument (fig. 470) se compose d'un simple tube de verre divisé en 3 parties destinées à être remplies successivement de Lait, d'éther et d'alcool, et mesurant chacune 10 c.c. Un curseur gradué glisse le long du tube et sert à mesurer la hauteur de la couche butyreuse à la fin de l'opération. On remplit de Lait les 10 premiers centimètres cubes, on ajoute 2 gouttes de lessive des savonniers, puis de l'éther pur jusqu'au trait E. On ferme le tube avec un bouchon et on agite vivement jusqu'à ce que le liquide soit devenu translucide et parfaitement homogène. On remplit alors la troisième division avec de l'alcool à 86°, on agite de nouveau et on introduit le tube dans un étui métallique contenant de l'eau qui a été portée à 40° par combustion d'une petite quantité d'alcool dans la coupelle qui sert de pied à cet étui. Le beurre dissous dans l'éther monte à la surface, et, quand le volume de la solution cesse d'augmenter, on retire le tube de l'étui et on mesure la hauteur de la couche butyreuse au moyen du curseur divisé. Le chiffre qui affleure à la surface de cette couche représente la quantité de beurre contenue dans un litre de Lait.

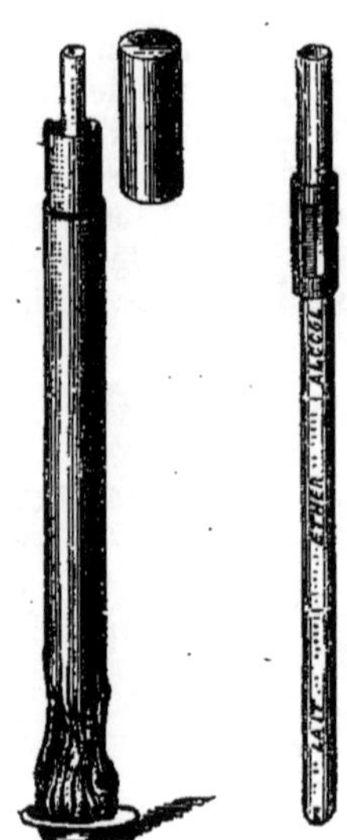

Fig. 470. — Lacto-butyromètre de Marchand, modifié par Salleron.

Le Laboratoire municipal de Paris a apporté une légère modification au mode opératoire primitif. On verse du Lait jusqu'au premier trait, et on y ajoute 20 c.c. du mélange suivant : alcool à 90°, 500 c.c. : éther à 66° lavé, 500 c.c. ; ammoniaque (D = 0,920), 5 c.c. La suite de l'opération se continue comme il a été dit.

d. *Galactotimètre d'Adam.* — Cet instrument, imaginé par le Dr Adam, donne des résultats d'une précision très suffisante dans la plupart des cas. Il se compose (fig. 471) d'un tube muni de deux renflements d'une capacité totale de 50 à 55 c.c.

La boule supérieure est partagée en son milieu par un trait jaugeant 32 c.c. à partir du robinet. La boule inférieure est séparée de la précédente par un col étroit sur lequel est un trait jaugeant 10 c.c. à partir du robinet. Cette boule s'effile inférieurement en une tubulure étroite terminée par un robinet bien rodé, très doux et parfaitement étanche. La tubulure porte un trait supérieur marqué 0 et un trait inférieur marqué 70. L'espace compris entre ces deux limites a une capacité de $0^{cc},80$, et est divisé en 70 degrés dont chacun représente 1 gramme de beurre par litre de Lait.

On introduit dans cet instrument 10 c.c. de Lait, soit à l'aide d'une pipette graduée pour ce volume, soit en aspirant avec l'appareil lui-même du Lait jusqu'au trait 10 c.c. On verse alors par l'ouverture supérieure de l'appareil, jusqu'au trait 32 c.c., une liqueur dite normale composée de :

Alcool ammoniacal	100 volumes.
Éther pur à 65°	110 —

L'alcool ammoniacal est préparé en mélangeant 833 c.c. d'alcool à 90° avec 30 c.c. d'ammoniaque du Codex et complétant le volume d'un litre avec de l'eau distillée.

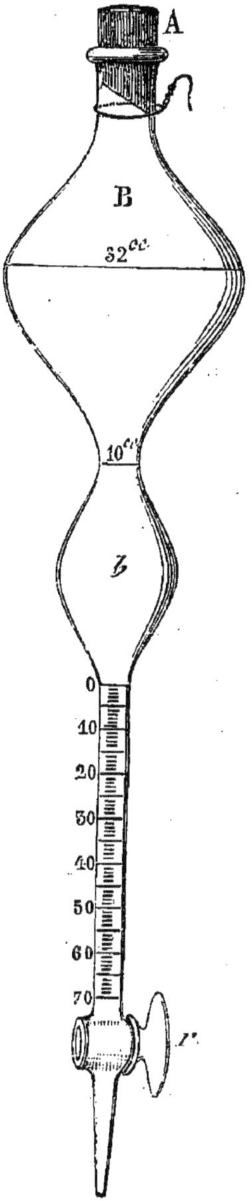

Fig. 471. — Galactotimètre d'Adam.

On bouche hermétiquement; puis on retourne l'appareil de manière à faire passer le liquide dans la grande boule où le mélange se produit. On répète cette manœuvre jusqu'à ce qu'on ait obtenu une liqueur parfaitement homogène et que les parois de l'appareil soient bien nettes. On place alors l'appareil sur un support ou sur une éprouvette et on laisse reposer cinq minutes. Après ce temps, la séparation est complète. Le liquide est partagé en deux couches : l'une supérieure et limpide contenant le beurre; l'autre inférieure, opaline, renfermant tous les autres principes.

Il faut procéder à la séparation de la couche inférieure, et comme elle doit servir au dosage des autres éléments, il faut au préalable éliminer le Lait qui se trouve dans le conduit de la clef du robinet et dans la portion effilée située au-dessous, si l'on a introduit les 10 c.c. de Lait par aspiration. On y parvient facilement en renversant l'appareil, la grosse boule en bas, et en ouvrant le robinet après avoir eu soin de tenir pendant quelques instants dans la main la partie de l'instrument qui renferme la couche éthérée; la tension de la vapeur d'éther est telle, qu'au moment où on ouvre le robinet, tout le Lait qui se trouvait dans son conduit, ainsi que dans la portion effilée, est brusquement projeté au dehors.

Cela fait, on remet l'appareil dans sa position normale et on soutire la couche inférieure à un demi-centimètre près dans une éprouvette graduée ou dans un vase de 100 c.c. On donne à l'appareil, solidement rebouché, une ou deux secousses, on le roule vivement entre les deux mains, et on laisse reposer. Il se reforme une nouvelle couche inférieure que l'on réunit à la première. En répétant une ou deux fois cette manœuvre, on arrive à une séparation à peu près complète des deux couches.

On verse alors dans l'appareil de l'eau distillée jusqu'au trait 32 c.c. de la grande boule, en prenant soin de la faire couler doucement de façon qu'elle ne tombe pas directement dans la liqueur, mais s'étale en nappes sur les parois de l'appareil que l'on fait tourner lentement dans la main pendant cette affusion. On évite ainsi tout trouble. On laisse reposer cinq minutes et on soutire avec précaution cette eau, que l'on réunit à la première liqueur recueillie.

On peut alors opérer le dosage du beurre par *pesée* ou *volumétriquement*. Il vaut mieux opérer par pesée. Pour cela, on recueille la solution éthéro-butyreuse dans une capsule tarée que l'on porte à l'étuve jusqu'à complète évaporation de l'éther; l'augmentation de poids donne la quantité de beurre contenue dans les 10 c.c. de Lait.

Si l'on veut faire le dosage volumétriquement, on lave deux fois le beurre à l'acide acétique à 15 p. 100, dont on remplit l'appareil jusqu'au trait 32, puis on chauffe lentement au bain-marie jusqu'à 75°. Le liquide aqueux étant enlevé par le robinet est remplacé par 2 à 3 c.c. seulement du même acide et porté à 85°-90° jusqu'à ce que le beurre soit devenu *très limpide*. On ouvre alors le robinet pour faire descendre le beurre dans la partie graduée et on reporte l'instrument dans le bain-marie qu'on amène à 80°, température à laquelle doit se faire la lecture. Chaque division représente 1 gramme de beurre par litre de Lait.

Des procédés plus exacts que les précédents sont ceux qui consistent à épuiser par l'éther le Lait desséché ou le précipité de caséine et de matière grasse obtenu par précipitation à l'aide d'un acide étendu.

On prend un volume déterminé de Lait et on le dessèche avec une substance inerte, kaolin ou sable; on triture le résidu et on l'épuise avec de l'éther dans un appareil de Soxhlet. L'évaporation de l'éther dans une capsule tarée donne la matière grasse dont on détermine le poids.

On peut encore précipiter la caséine et le beurre, soit par un acide étendu, soit en ajoutant du sel marin à refus; le précipité est desséché à l'étuve, et épuisé par l'éther au Soxhlet.

Dans le cas où l'on précipite la caséine par l'acide acétique par exemple, on constate quelquefois que la précipitation est très difficile, le coagulum étant formé de grumeaux très fins qui passent à travers le filtre. Cet arrêt de coagulation est dû à l'absence de sels de chaux solubles qui sont nécessaires à la précipitation de la caséine. Si le Lait est trop étendu, la proportion des éléments minéraux diminue et celle des sels de chaux est insuffisante pour coaguler la caséine en présence des acides faibles. C'est la raison pour laquelle les Laits de Femme (pauvres en sels de chaux), les laits dits maternisés, les laits fabriqués avec les laits concentrés précipitent en grumeaux très fins et non en gros grumeaux.

Pour obvier à tous ces inconvénients, M. Froidevaux a indiqué le procédé suivant, basé sur la propriété que possède la caséine de se précipiter en entraînant toute la matière grasse, en présence des acides étendus et d'un excès de chaux soluble. On introduit cette dernière dans la solution précipitante, en utilisant la solubilité du phosphate de chaux dans l'acide acétique étendu.

La liqueur précipitante est préparée comme suit : 70 grammes de phosphate gélatineux encore humide (obtenu par précipitation d'une solution de chlorure de calcium à 10 p. 100 en présence d'ammoniaque, par une solution d'acide phosphorique à 10 p. 100) sont pesés dans une capsule de 250 c.c. ; d'autre part, on verse dans un verre à pied 12 c.c. d'acide acétique cristallisable et on ajoute 300 à 400 c.c. d'eau ; on fait couler cette solution par petites portions dans la capsule en agitant avec une baguette de verre ; on transvase dans un ballon jaugé de 2 litres ; on complète le volume avec de l'eau distillée et on filtre la solution.

Pour opérer le dosage du beurre, on place un filtre de papier plissé dans un entonnoir de 125 c.c. fermé à son extrémité inférieure par un robinet ou par un tube en caoutchouc serré dans une pince de Mohr ; on fait couler 90 c.c. de la liqueur coagulante et on ajoute 10 c.c. de Lait ; on filtre en ouvrant le robinet ou en desserrant la pince de Mohr. Dans la liqueur qui passe, on peut doser le lactose. On lave le précipité restant sur le filtre, on le dessèche et on l'épuise dans un appareil de Soxhlet ; le poids du beurre obtenu correspond à 10 c.c. de Lait.

2° *Dosage de la caséine.* — On prend les liquides qui se sont écoulés dans le traitement par la liqueur d'Adam et on les additionne de 2 c.c. d'acide acétique à 15 p. 100 ; on complète avec de l'eau le volume de 100 c.c., on agite, et, quand la caséine est bien coagulée, on verse d'un seul coup tout le liquide sur un filtre assez grand pour le contenir. Le liquide recueilli servira à doser le lactose.

Quant à la caséine restée sur le filtre, on la lave à plusieurs reprises à l'eau distillée. Le filtre retiré avec précaution de l'entonnoir est étalé, replié en deux et essoré fortement entre des feuilles de papier à filtrer, de façon à aplatir le plus possible la matière. Grâce à cette précaution, la dessiccation à l'étuve se fait très rapidement. Le filtre sec, refroidi sous la cloche à dessiccation, est repesé rapidement : l'excès de son poids sur la tare primitive donne le poids de caséine contenu dans 10 c. c. de Lait.

Le Dr J. Roux, ayant constaté que par l'acide acétique on n'arrive pas à coaguler toutes les matières albuminoïdes, a proposé l'emploi de l'acide trichloracétique en solution à 50 p. 100. Au liquide soutiré de la couche éthéro-butyreuse, on ajoute 2 c.c. d'acide trichloracétique à 50 p. 100, on agite, on recueille la caséine précipitée sur un filtre taré sec et on lave avec 50 c.c. d'eau distillée additionnée de 1 c.c. de la solution d'acide trichloracétique. Le lavage terminé, on opère comme précédemment.

M. Denigès, au lieu de peser la caséine précipitée, fait un dosage de l'azote total, et de la quantité d'azote il déduit la quantité de matières albuminoïdes évaluée en caséine.

3° *Dosage du Lactose.* — Le Lactose pourra être dosé *par la liqueur de Fehling* dans le filtratum obtenu après précipitation de la caséine, sachant que 10 c.c. de liqueur de Fehling titrée à 0^gr,05 de glucose correspondent à 0^gr,067 de lactose. Il vaudrait peut-être mieux se servir d'une liqueur titrée avec du lactose cristallisé et absolument pur.

On peut aussi, suivant les indications du Dr Adam, opérer un dosage direct. On fait évaporer dans une capsule de platine tarée 10 c.c. de filtratum ; on pèse jusqu'à ce que le poids ne varie plus d'une pesée à l'autre ; on incinère et, après une nouvelle pesée qui donne le poids des cendres, on déduitcelui du lactose.

Le lactose peut être aussi dosé *par la méthode optique.* On prend 50 c.c. de Lait que l'on additionne de 5 c.c. d'une solution de sous-acétate de plomb ; on laisse poser quelque temps, on filtre et on examine le liquide, soit au polarimètre, soit au saccharimètre avec un tube de 22 centimètres de longueur, ou de 20 centimètres en augmentant de 1/10e le résultat trouvé.

Un degré de déviation, observé au polarimètre pour la lumière du sodium, correspond à 9gr,20 de lactose par litre de Petit-lait ou à 10 grammes environ de lactose par litre de Lait.

Un degré du saccharimètre correspond à 2gr,03 de lactose par litre de Petit-lait ou 2gr,20 de lactose par litre de Lait.

4° *Détermination de l'extrait sec.* — L'extrait sec peut être obtenu de différentes façons ; mais aujourd'hui on suit généralement le procédé du Laboratoire municipal de Paris. On évapore 10 c.c. de Lait dans une capsule de platine à fond plat de 0m,07 de diamètre tarée à l'avance en la maintenant pendant huit heures dans une étuve à la température de 95° ; on pèse et la différence de poids donne la quantité d'extrait pour 10 c.c.

La *méthode de Fleischmann* permet de calculer le résidu sec d'un Lait, connaissant sa densité et sa teneur en matière grasse. Mais les calculs par cette méthode sont un peu longs, malgré les tables construites par l'auteur ; car tous les cas ne sont pas prévus et il est nécessaire de faire des interpolations qui exigent toujours un calcul et occasionnent une perte de temps. Pour obvier à cet inconvénient, le Dr Ackermann (de Genève) a construit un calculateur automatique donnant immédiatement le résidu sec exact d'un Lait dont on connaît le poids spécifique et la teneur en beurre par litre.

5° *Dosage des cendres.* — On soumet l'extrait sec à l'incinération en évitant de dépasser le rouge sombre. On pèse les cendres obtenues. Si leur poids dépasse 8 grammes par litre et si elles sont alcalines, il y a lieu de soupçonner l'addition de bicarbonate de sodium. En outre, ces cendres ne doivent renfermer ni sulfates, ni azotates, ni azotites. Leur présence ferait penser à l'addition d'eau, ces sels, et particulièrement les azotates et les azotites, n'existant pas naturellement dans le Lait.

Falsifications et essai. — Le Lait est l'objet de fraudes dont la plus fréquente consiste à enlever une certaine proportion de crème (*écrémage*) et à ajouter de l'eau (*mouillage*) au Lait ainsi écrémé. Dans ce cas, le falsificateur introduit souvent des substances étrangères destinées : 1° à augmenter la densité ou à relever la saveur fade et plate que présente le Lait étendu d'eau [*sucre de canne*, *glucose*, *amidon*, *dextrine*, *infusion de matières amylacées* (riz, orge, son, etc.).] ; 2° à dissimuler la soustraction de la crème en rendant au Lait une consistance et une opacité convenables (*matières gommeuses*, *jaunes et blancs d'œufs*, *caramel*, *cassonade*, *gélatine*, *ichtyocolle*, *cervelle*, *émulsion de graines oléagineuses*, etc.) ; 3° à masquer la teinte bleuâtre que prend le Lait allongé (*jus de réglisse*, *teinture de pétales de souci*, *carottes cuites au four*, etc.). Examinons les principaux moyens employés pour reconnaître ces adultérations.

1° *Examen organoleptique.* — Cet examen est dans certains cas très utile. On notera la couleur, l'odeur et surtout la saveur. Un Lait écrémé est bleuâtre ; sa saveur est fade.

2° *Examen microscopique.* — Le microscope permettra de reconnaître certaines falsifications, en même temps que quelques-unes des altérations naturelles que nous avons déjà signalées.

Le *colostrum* se distingue du Lait normal par un nombre plus considérable de *leucocytes* (*l*, fig. 472) et par la présence de cellules épithéliales graisseuses qu'on nomme *globules du colostrum* (*c*). Ces globules sont inégalement sphériques, mal délimités et renferment une masse granuleuse.

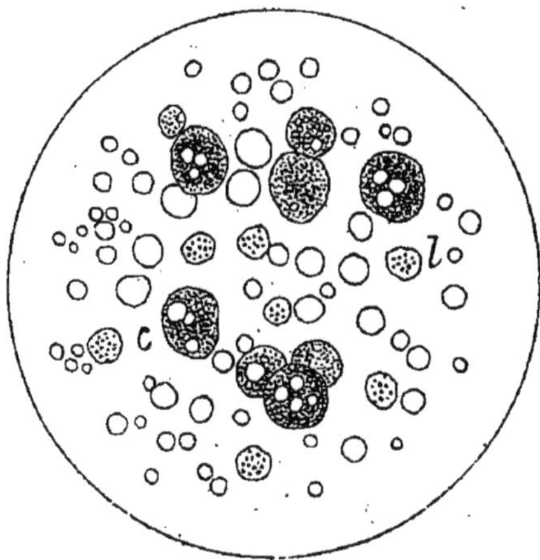

Fig. 472. — Colostrum.

Le *pus* que l'on rencontre quelquefois dans le Lait à la suite de certaines maladies inflammatoires se reconnaît facilement à la présence de globules granuleux et nucléés (fig. 473) : l'acide acétique rend les noyaux de ces globules très visibles ; ceux-ci sont insolubles dans l'éther, solubles dans la potasse.

Le Lait provenant de Vaches atteintes de *cocotte* contient des leucocytes et des globules mûriformes.

Si le Lait renferme *du sang*, le microscope montrera un grand nombre d'hématies.

Les *fécules* seront facilement reconnues à leurs caractères ; l'iode les colorera en bleu ou en violet.

Les *émulsions oléagineuses* se reconnaîtront à la nature des gouttelettes huileuses qu'on y rencontrera ; ces gouttelettes ne présentent nullement l'apparence des globules gras.

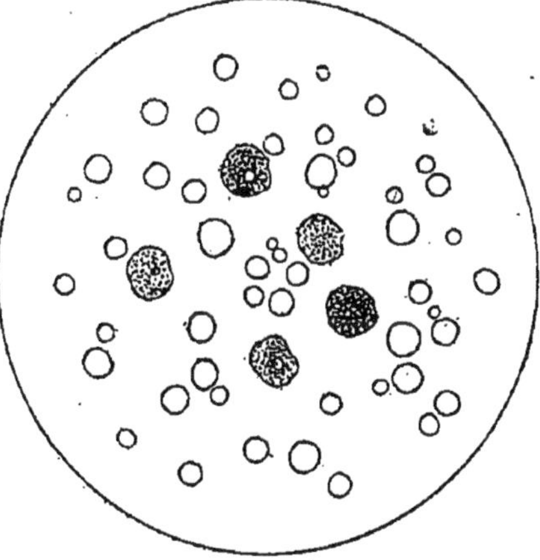
Fig. 473. — Lait renfermant du pus.

La *cervelle* sera décelée par la présence de tubes à myéline (*t*, fig. 474) reconnaissables à leur double contour, et par celle des cellules nerveuses ou des débris de tissus provenant de cette matière.

Pour procéder à l'examen microscopique d'un Lait, on décantera une portion du liquide et on l'additionnera d'eau. Après quelques heures de repos, les matières étrangères se déposeront au fond du vase.

3° *Détermination de la densité*. — La densité d'un Lait pur est en moyenne de 1,032 ; elle est de 1,033 pour le Lait écrémé. Cette densité pourra être déterminée, soit par la *méthode du flacon*, soit par la *balance aérothermique* de MM. Dalican et d'Eudeville (Voy. p. 158, fig. 80), soit par le *lactodensimètre* de Bouchardat et Quevenne.

Ce lactodensimètre est un aéromètre à poids constant muni de deux échelles, l'une bleue pour les Laits écrémés, l'autre jaune clair pour les Laits non écrémés. L'instrument marque l'excès de poids d'un litre de Lait sur un litre d'eau ; ainsi un Lait qui marque 32° au densimètre pèse 32 grammes de plus qu'un litre d'eau, c'est-à-dire 1032 grammes ; sa densité sera donc 1,032. La tige de l'instrument porte une échelle de 28 divisions ; la première, marquée 14 (correspondant à 1,014), est à la partie supérieure ; la dernière, marquée 42 (correspondant à 1,042) est à la partie inférieure. De 3 en 3 degrés sont inscrites les fractions 1/10, 2/10, 3/10, etc., indiquant, d'après la densité observée, les quantités d'eau ajoutées au Lait. L'instrument ayant été gradué pour la température de + 15°, on devra, dans le cas où on opère à une température supérieure ou inférieure à +15°, corriger la lecture à l'aide d'une table à double entrée qui est vendue en même temps que l'instrument.

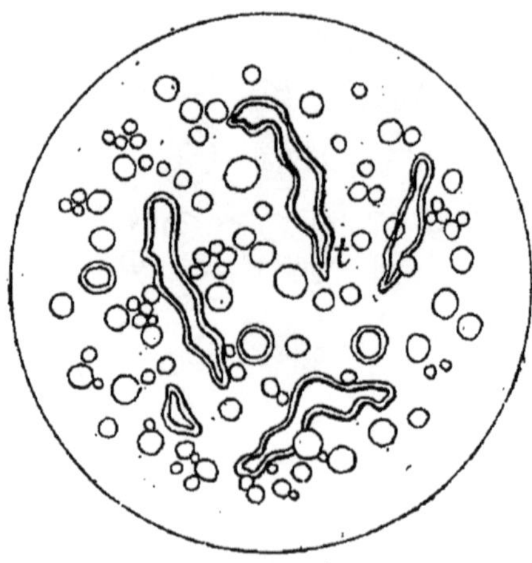

Fig. 474. — Lait additionné de cervelle.

Le Lait, ayant été rendu bien homogène par agitation, est introduit dans une éprouvette ; on y plonge le lactodensimètre et on détermine le point d'affleurement. On prend ensuite la densité du même Lait écrémé. Pour cela, on remplit de Lait un récipient de forme basse et évasée et, après vingt-quatre heures de repos, on enlève avec soin la crème rassemblée à la surface ; on opère ensuite avec le lactodensimètre comme pour le Lait entier.

Il ne faut tenir compte des indications du lactodensimètre que concurremment avec d'autres essais, car, par écrémage partiel, puis addition d'eau, on peut rendre au Lait une densité normale. De plus, il donne des résultats erronés, toutes les fois que l'addition d'eau est accompagnée d'addition de dextrine, de bicarbonate de soude, de farine de toute autre substance analogue ; l'instrument accusera alors une densité normale.

Maintenant que nous connaissons les moyens généraux qui permettent de juger de la valeur du Lait, indiquons succinctement le moyen de reconnaître en particulier chacune des principales falsifications que nous avons déjà signalées.

1° *Mouillage et écrémage.* — Pendant longtemps, l'addition d'eau a été la falsification la plus répandue, en raison même de la facilité avec laquelle on peut la pratiquer. A l'heure actuelle, le mouillage n'est plus qu'une falsification banale, et c'est surtout l'écrémage intensif que l'on pratique en grand dans les fermes importantes, à l'aide de machines qui permettent d'écrémer 15 hectolitres de Lait par heure.

Le mouillage est indiqué par une diminution de la densité et des quantités des éléments normaux (beurre, caséine, lactose, extrait et sels). Pour déterminer la proportion d'eau contenue dans le Lait, le meilleur moyen est le dosage de l'extrait ; car il a été constaté, après un grand nombre d'expériences, que le résidu laissé par l'évaporation de 100 grammes de Lait était en moyenne de 13 grammes. Si donc on admet que l'addition d'eau fait diminuer cet extrait proportionnellement à la quantité d'eau ajoutée, on pourra calculer le mouillage d'après la formule

$$\frac{13}{E}=\frac{100}{x} \quad \text{d'où} \quad x=\frac{100\times E}{13}$$

dans laquelle E représente le poids d'extrait trouvé et x la quantité de Lait pour 100. La quantité d'eau ajoutée sera donc égale à $100-x$.

L'écrémage sera reconnu par la détermination de la densité, qui variera alors entre 1,034 et 1,037, et par le dosage des éléments normaux. Dans ce cas, la quantité de beurre sera diminuée, tandis que les quantités de caséine et de lactose ne varieront pas. Par suite, on constatera une variation dans les proportions respectives du beurre et des autres éléments de l'extrait.

2° *Féculents*. — On coagule le Lait par ébullition après addition d'acide acétique, puis après refroidissement on ajoute quelques gouttes de solution d'iode ; celle-ci agit mal sur le Lait naturel.

Les décoctions de matières amylacées (riz, orge, son) introduisent de l'amidon dans le Lait ; il sera reconnu comme précédemment. Dans les deux cas, l'examen microscopique est tout naturellement indiqué.

3° *Gomme*. — Cette falsification est peu employée en raison du prix élevé de la Gomme arabique. On coagule le Lait, par l'acide acétique ; puis, dans le sérum filtré, on verse de l'alcool à 90°. Si le Lait est pur, on obtient des flocons peu abondants, très légers, de couleur blanc bleuâtre ; s'il renferme de la gomme, le précipité est abondant, d'un blanc mat et opaque.

4° *Dextrine*. — On traite le Lait par l'acide acétique ; on filtre et on verse de l'alcool dans le sérum. On recueille le précipité formé et on le traite par l'eau qui dissout la dextrine ; en ajoutant de la teinture d'iode, on obtient une teinte rouge vineux.

On pourra aussi employer l'examen polarimétrique, la dextrine étant très fortement dextrogyre. On coagule le Lait à chaud par quelques gouttes d'acide acétique, puis on observe le Petit-lait dans un tube de 200 millimètres de longueur. Le Lait pur donne au saccharimètre de Soleil une rotation de $+21°$ due au lactose ; une solution de dextrine à 5° B. donne une rotation de $+153°$; le Petit-lait contenant 5 p. 100 de dextrine donne une rotation de $+29°,5$; avec 10 p. 100, la rotation sera de $+35°,5$.

5° *Sucre de canne*. — Le sucre ajouté au Lait (1 p. 100 au plus) ne peut être reconnu d'une façon précise au saccharimètre, parce que son pouvoir rotatoire est plus grand que celui du lactose et qu'il peut y avoir compensation. Les liqueurs cupro-potassiques pourront être employées, mais il faut faire deux essais, l'un avant, l'autre après l'interversion du sucre de canne

La fermentation donne de bons résultats, surtout si on opère sur le sérum, car le lactose se transforme en acide lactique sans dégagement d'acide carbonique, tandis que le saccharose dégage ce gaz en abondance en fermentant. Cette fermentation, qui est longue à se produire, peut être activée par la Levure de bière, mais elle demande encore plusieurs heures.

Le *procédé Cotton*, très rapide, pourra être avantageusement employé. On met dans un tube à essai 10 c.c. de Lait suspect; on ajoute 0gr,50 de molybhate d'ammoniaque en poudre, puis 10 c.c. d'acide chlorhydrique étendu au dixième. D'autre part, on place dans un deuxième tube 10 c.c. de Lait de provenance certaine ou une solution de lactose à 60 grammes par litre, qu'on traite de même. Les deux tubes sont plongés dans un même récipient contenant de l'eau froide, dont on élève progressivement la température; lorsque celle-ci atteint 80°, le Lait falsifié prend une coloration bleue intense, tandis que le Lait pur ou la solution de lactose n'a pas encore changé de couleur. A l'ébullition, le tube contenant le Lait pur ou la solution de lactose bleuit à son tour, mais moins que l'autre.

6° *Albumine*. — L'albumine est difficile à reconnaître, puisque tous les Laits en contiennent. En chauffant le sérum, on obtient des grumeaux qui seront très abondants si l'albumine a été ajoutée en proportions notables.

7° *Gélatine et ichtyocolle*. — Le sérum du Lait falsifié avec ces matières donne un précipité avec une infusion de noix de galles.

8° *Matières colorantes*. — On fait cailler le Lait soupçonné et on l'égoutte sur une toile : le sérum limpide que l'on obtient renferme la matière colorante et la nuance jaune que présente le sérum décèle la fraude.

On peut aussi reconnaître les matières colorantes dans l'essai du Lait par la méthode d'Adam. Si la couche inférieure est verdâtre et légèrement fluorescente, addition de *Rocou*; si elle est rougeâtre, addition de *Curcuma*; si la couche supérieure est rougeâtre et si l'addition de potasse donne une coloration rouge brun, addition de *chrysoïne*.

9° *Cervelle*. — La cervelle sera reconnue par l'examen microscopique (Voy. p. 813 et fig. 474).

10° *Émulsions de graines oléagineuses*. — On coagule le Lait et on exprime le coagulum dans une feuille de papier; toute la surface de celle-ci sera tachée si le Lait renferme une émulsion de graines oléagineuses. L'examen microscopique permettra aussi de déceler la fraude.

11° *Huiles*. — Le moyen de reconnaître l'addition d'huiles préalablement émulsionnées consiste à isoler le beurre et à essayer sa pureté, ainsi que nous l'avons déjà indiqué en faisant l'étude de cette matière grasse.

Usages. — L'emploi du Lait en thérapeutique est aussi ancien que la médecine. On le prescrit comme aliment dans les maladies aiguës et dans la convalescence de ces maladies. La *diète lactée* est ordonnée dans les affections du foie, du tube digestif, dans les ulcères de l'estomac, dans l'albuminurie, dans les cardiopathies artérielles, la phtisie, les diarrhées rebelles, la gastrite alcoolique, l'albuminurie des femmes enceintes, etc.

Elle consiste à faire prendre au malade 3 à 4 litres de Lait par jour, écrémé ou non, à doses réfractées, 40 à 50 grammes toutes les demi-heures.

A l'extérieur, le Lait est employé comme antiphlogistique local, en fomentations chaudes, en cataplasmes avec de la mie de pain, etc.

Il intervient comme traitement dans les empoisonnements, surtout lorsqu'ils sont produits par des acides; ceux-ci épuisent une partie de leur action caustique en le coagulant; d'autre part, il s'interpose entre eux et les parois du tube digestif; il est surtout employé pour les substances toxiques qui n'ont pas d'antidotes.

Dans quelques cas, on fait usage du *Petit-lait*, qui n'est autre chose que le Lait dont on a retiré la caséine et la matière grasse. En boisson, le Petit-lait est laxatif, diurétique et nutritif. On l'a vanté dans le traitement de la goutte, de la phtisie pulmonaire, dans les maladies du foie, dans la constipation et les affections intestinales, dans la diathèse urique, etc. Les bains de Petit-lait auraient des propriétés sédatives. Dans certaines contrées et plus particulièrement en Suisse et dans le Tyrol, il existe des stations où les malades vont faire des cures de Petit-lait. On prend le matin à jeun deux verres de 120 grammes à un quart d'heure d'intervalle; puis on augmente ces doses, jusqu'à prendre dans la journée quatre ou cinq verres de 120 grammes.

Le *Kéfir* ou *Képhir* est un lait fermenté que les habitants du nord du Caucase préparent en soumettant le Lait de Vache à l'action d'un ferment particulier connu sous le nom de *grains* ou *graines de Képhir*. Ces grains de Képhir sont formés par l'association de quatre microorganismes: 1° une Levure, le *Saccharomyces Kephir*; 2° de grands *Coccus* disposés en chaînes, *Streptococcus a*; 3° des *Coccus* plus petits, *Streptococcus b*; et un bacille, le *Bacillus caucasicus* (*Dispora caucasica* de Kern).

La Levure paraît quelque peu différente des Levures de bière ordinaires; elle fait fermenter le maltose et le glucose, mais non le lactose, du moins quand elle est seule; elle fait au contraire fermenter ce sucre, lorsqu'elle est associée au *Streptococcus b*. Le

Streptococcus a forme de l'acide lactique; il détermine une coagulation spéciale du Lait qui donne au Képhir l'aspect floconneux bien connu; le liquide prend en même temps une saveur acide. Le *Streptococcus b* forme aussi de l'acide lactique, mais ne caille pas le Lait; il remplit un rôle important dans la fermentation du Képhir. Le *Bacillus caucasicus* est un Bacille long de 5 à 6 μ, droit, à extrémités arrondies, avec souvent un point brillant aux deux bouts.

Aucun de ces microorganismes pris isolément n'a pu produire la fermentation képhirique; celle-ci semble donc provoquée par la symbiose de ces différents organismes, qui ont pour ainsi dire besoin de s'ajuster les uns aux autres. Cependant, comme on a pu faire du Képhir avec la Levure et les deux Streptocoques, la présence du *Bacillus caucasicus* ne paraît pas être d'une absolue nécessité.

Bien préparé, le Képhir se présente sous l'aspect d'un liquide un peu épais, de la couleur du Lait, mousseux, d'un goût aigrelet et d'une odeur particulière. Il renferme par litre : albuminoïdes 38; beurre, 20; lactose, 20,025; acide lactique, 9; alcool, 8. La teneur en alcool varie avec la durée de la fermentation; le Képhir faible est celui de vingt-quatre heures, le Képhir moyen celui de quarante-huit heures et le Képhir fort celui de trois jours; au delà, il devient trop acide et n'est plus supportable.

Les modifications que subit le Lait pendant la fermentation sont d'après Bourquelot : 1° fermentation *alcoolique* d'une partie du lactose; 2° fermentation *lactique* d'une autre partie du lactose; 3° *peptonisation* d'une partie des matières albuminoïdes.

Le Képhir a été introduit dans la thérapeutique par les médecins russes; on l'a préconisé dans la phtisie pulmonaire, mais les bons effets obtenus résideraient surtout dans l'excellence de ses propriétés nutritives. Son emploi est donc indiqué dans toutes les cachexies.

Le *Koumys* est préparé en Sibérie et en Tartarie avec du Lait de Jument que l'on fait fermenter. En France, on l'obtient en faisant fermenter un mélange de deux parties de Lait d'Anesse et une partie de Lait de Vache. A un litre de ce mélange, on ajoute 24 grammes de Levure de bière (*Saccharomyces cerevisiæ*) et 90 grammes de sucre; on abandonne au repos pendant dix à cinquante heures; on filtre dans de fortes bouteilles, on bouche hermétiquement et on fixe le bouchon. On obtient ainsi un liquide blanc bleuâtre, d'un goût aigre, qui ne diffère du Lait que par la présence de 1 à 2 p. 100 d'alcool et 0,80 d'acide carbonique.

Le Koumys a surtout été préconisé dans le traitement de la phtisie; il agit comme reconstituant en raison de ses propriétés nutritives.

Parmi les autres liquides de l'organisme qui ont pu être utilisés comme médicaments, nous nous contenterons de signaler, pour mémoire, la *Bile de Bœuf* que l'on emploie sous forme d'extrait désigné sous le nom d'*Extrait de fiel de Bœuf*. Ce médicament a paru utile dans certaines dyspepsies et dans la constipation opiniâtre.

ARTICLE II. — SÉRUMS THÉRAPEUTIQUES

Généralités. — Les *Sérums thérapeutiques* peuvent être considérés comme des solutions de principes actifs tirés du protoplasma vivant des animaux à l'aide de procédés tout particuliers. Ces principes actifs ne se trouvent pas tout formés dans l'économie, comme les alcaloïdes ou les glucosides chez les végétaux; mais ils sont fabriqués artificiellement, au moment du besoin, par la cellule vivante, sous l'action de certains produits microbiens. Ce sont, en réalité, de véritables médicaments introduits par Behring dans la matière médicale, et comme tels, ils doivent être naturellement étudiés ici.

Mais avant d'entreprendre leur étude, il est nécessaire d'indiquer, au préalable, et d'une façon succincte : 1° quel est le mode d'action des microbes; 2° ce qu'on entend par *immunité* et de quelle façon on peut pratiquer l'*immunisation* d'un animal, c'est-à-dire lui conférer cette immunité lorsqu'il ne la possède pas naturellement.

Mode d'action des microbes. — Lorsqu'il fut reconnu, à la suite des mémorables travaux de Pasteur, que les maladies infectieuses avaient pour cause le développement des microbes dans l'organisme, on attribua aux microbes eux-mêmes les désordres produits. Pour les uns, ces infiniment petits absorbaient l'oxygène des globules sanguins, et ils ne tardaient pas ainsi à mettre les cellules de l'organisme en état d'asphyxie; pour d'autres, les microbes prenaient pour eux les matières assimilables aux dépens des cellules, qui périssaient bientôt d'inanition; enfin certains pensaient que le parasite produisait l'obstruction des capillaires.

On ne tarda pas à reconnaître que la plus grande part d'action revenait aux produits fabriqués et sécrétés par les Bactéries, produits solubles doués d'une toxicité redoutable et agissant en tous points à la façon des diastases; on donna à ces substances le nom de *Toxines*. Ce sont ces toxines qui réagissent sur les cellules ou plutôt sur le protoplasma des cellules d'un organisme et produisent des modifications dans la vie cellulaire, modifications qui se traduisent par des troubles pathologiques. On caractérise les maladies infectieuses d'après la nature de cet état morbide.

Immunité et immunisation. — Lorsqu'un organisme est en butte aux attaques des Bactéries, il essaie de réagir, et lorsqu'il devient réfractaire à l'action nocive des toxines, on dit qu'il est *immunisé*, qu'il est en état d'*immunité*.

L'immunité est donc l'aptitude que possède un organisme pour se défendre contre l'infection bactérienne; elle peut être *naturelle* ou *acquise*.

L'immunité est dite *naturelle*, quand l'animal est réfractaire par nature à l'infection.

L'immunité est dite *acquise*, quand l'animal est rendu réfractaire à l'action nocive microbienne par des *procédés artificiels*.

Immunité naturelle. — De nombreuses théories ont été émises pour expliquer l'immunité naturelle; on peut les ramener à deux groupes : la *théorie cellulaire* et les *théories humorales*.

Les partisans de la *théorie cellulaire* soutiennent que la défense de l'organisme est confiée à des cellules spéciales — des leucocytes surtout — chargées d'englober les Bactéries et de les détruire; on appelle ces cellules des *Phagocytes*, et l'ensemble du phénomène porte le nom de *Phagocytose*.

Pour remplir ce rôle, il faut que les phagocytes puissent prendre contact avec l'agent infectieux; cela a lieu grâce à la propriété curieuse que possèdent les organismes inférieurs d'être attirés vers certaines substances ayant sur eux une action chimique ou d'en être éloignés; cette propriété est la *chimiotaxie*. Elle sera *positive* pour les substances qui attirent les leucocytes, *négative* pour celles qui les éloignent (acide lactique, méthylamine, certaines toxines microbiennes).

Dès lors, sitôt qu'un microbe pénètre dans les tissus d'un animal, les leucocytes accourent pour l'englober et le détruire, à moins que les produits sécrétés par le microbe n'aient sur eux une action répulsive. Auquel cas la phagocytose n'a pas lieu, et l'organisme ne tarde pas à être envahi. L'intervention des phagocytes varie avec chaque individu pour chaque espèce microbienne; elle est nulle si le sujet est très sensible à l'infection, très marquée, au contraire, chez un sujet réfractaire à cette maladie.

Pour les partisans des *théories humorales*, les humeurs de l'organisme, et en particulier le sérum du sang, ont des propriétés bactéricides, grâce à des substances mal définies nommées *Alexines*. Les phagocytes seraient simplement chargés de nettoyer l'organisme et de le débarrasser des Bactéries déjà détruites; ils n'interviendraient qu'après la lutte. Mais les belles expériences de Metchnikoff ayant infirmé cette manière de voir, on a admis alors que les humeurs n'auraient plus de propriétés bactéricides, mais simplement des propriétés atténuantes; les Bactéries ne seraient pas détruites, mais seulement atténuées dans leur action pathogène, ce qui les ferait devenir rapidement la proie des phagocytes.

Comme cette manière de voir n'est guère plus justifiée que la première, il en résulte qu'à l'heure actuelle l'immunité naturelle doit être attribuée à la résistance des leucocytes aux poisons microbiens, résistance qui leur permet d'englober rapidement le microbe virulent qui pénètre dans l'organisme.

Immunité acquise ou artificielle. — C'est un fait bien connu que les maladies infectieuses ne récidivent généralement pas; l'individu qui est atteint une première fois d'une de ces affections, semble être à l'abri d'une invasion nouvelle de cette maladie. Son organisme a donc subi des modifications biologiques qui lui confèrent l'immunité. Dès lors, pour garantir un individu d'une maladie infectieuse, il faut lui communiquer cette affection dans des conditions particulières et en diminuant son intensité pour qu'il ne succombe pas. C'est sur ce principe que reposent les méthodes principales d'immunisation artificielle.

Toutes les méthodes pour pratiquer l'immunisation artificielle, pour conférer l'immunité, peuvent se diviser en trois groupes :

1° *Inoculation de cultures microbiennes virulentes ou atténuées.* — Ici on emploie les cultures de microbes telles qu'elles sont obtenues par les procédés de laboratoires. Mais tantôt on inocule des cultures atténuées, soit par l'action de l'air et de la lumière, de la chaleur ou des antiseptiques, soit par la dessiccation; tantôt on emploie des cultures virulentes diluées, c'est-à-dire qu'on inocule d'abord des quantités très faibles de culture en augmentant graduellement la dose. Enfin, on peut agir par un mode particulier d'inoculation, tel microbe très actif, par exemple, quand on l'inocule dans le sang, ne donnant qu'une maladie passagère si on l'introduit sous la peau.

2° *Inoculation de produits solubles élaborés par les microbes.* — Cette méthode d'immunisation par les produits bactériens porte aussi le nom de *vaccination chimique.* On inocule une culture bactérienne débarrassée des microorganismes, par filtration sur porcelaine ou par l'action de la chaleur. Cette méthode, qui a été étendue à un grand nombre de microbes pathogènes, est surtout employée pour immuniser les animaux contre le tétanos et la diphtérie. Quand la culture simplement filtrée est beaucoup trop toxique, on l'atténue, soit par la chaleur, soit par des antiseptiques (iode ou trichlorure d'iode).

L'immunité conférée par ces deux sortes de procédés n'est pas conférée d'emblée ; il faut toujours une sorte de période d'incubation, mais une fois établie elle persiste généralement assez longtemps, et elle est d'autant plus solide que le virus est moins atténué et que la réaction de l'organisme est plus énergique.

3° *Inoculation du sérum d'un animal déjà immunisé.* — On inocule aux animaux qu'on veut rendre réfractaires à une maladie le sérum d'individus déjà immunisés contre cette même maladie. Les premières expériences dans cette voie sont dues à Maurice Raynaud et à Richet et Héricourt, mais c'est Behring et Kitasato qui eurent le mérite de mettre en lumière les propriétés antitoxiques du sérum des animaux vaccinés.

Ces savants observèrent que le sérum des Lapins vaccinés contre la diphtérie et le tétanos, injecté à un animal, le protégeait contre le virus et contre la toxine. Il existait donc dans ce sérum une substance particulière douée d'une action énergique sur la toxine : on lui donna le nom d'*Antitoxine.* Ces observateurs reconnurent aussi que l'antitoxine dérivait de la toxine, que c'était un produit artificiel créé par l'organisme sous l'action de la toxine. Cette découverte est la base même de la Sérothérapie.

Tous les sérums jouissent de propriétés préventives, mais tous n'ont pas la propriété antitoxique. Celle-ci ne se rencontre que dans le sérum des animaux vaccinés avec des toxines très actives et très diffusibles (tétanos, diphtérie) ; le sérum des animaux vaccinés contre d'autres affections protégeront un animal neuf contre le microbe de ces affections, mais non contre ses produits solubles. Ce sérum sera seulement préventif, et non antitoxique.

Deux produits nouveaux apparaissent donc dans le sang des animaux vaccinés : l'*Antitoxine* agissant sur les toxines et la *Stimuline* de Metchnikoff, substance préventive ayant la propriété d'exalter considérablement le pouvoir bactéricide des leucocytes, ce qui en fait un auxiliaire précieux de la phagocytose dont elle active le fonctionnement.

Classification des sérums. — De ce qui précède, il résulte que l'on peut, avec Grimbert, diviser les Sérums thérapeutiques en deux groupes :

1° Les *Sérums antitoxiques* qui renferment une antitoxine puissante, capable de neutraliser même *in vitro* des doses considérables de toxine.

2° Les *Sérums anti-infectieux* qui sont peu antitoxiques, mais qui agissent surtout en s'opposant au développement du virus vivant.

1. — Sérums antitoxiques.

Les sérums antitoxiques sont actuellement au nombre de trois :

Le sérum antitétanique.
— antidiphtérique.
— antivenimeux.

SÉRUM ANTITÉTANIQUE

Bacille du tétanos. — La terrible maladie désignée sous le nom de *Tétanos* est due à la diffusion dans l'organisme d'un poison soluble, d'une toxalbumine, la *Toxine tétanique* sécrétée par un Bacille spécial, le *Bacillus tetani*, plus connu sous le nom de *Bacille de Nicolaier*. C'est en effet ce savant qui décrivit en 1885 le microbe du tétanos, retiré des cultures du pus d'animaux rendus tétaniques par inoculations de parcelles de terre ; mais ce fut Kitasato qui, en 1889, l'isola en cultures pures en mettant à profit la résistance des spores du Bacille à la chaleur et sa qualité d'anaérobie. Il montra en outre que l'inoculation de ces cultures provoque chez divers animaux le tétanos classique.

Le *Bacillus tetani* se présente sous la forme d'un bâtonnet grêle, allongé, droit, de 3 à 5 μ, qui au moment de la sporulation offre à l'une de ses extrémités un renflement dans lequel ne tarde pas à se différencier une spore très réfringente, de diamètre trois ou quatre fois plus large que celui du Bacille ; celui-ci ressemble alors à une épingle, d'autres disent à une baguette de tambour

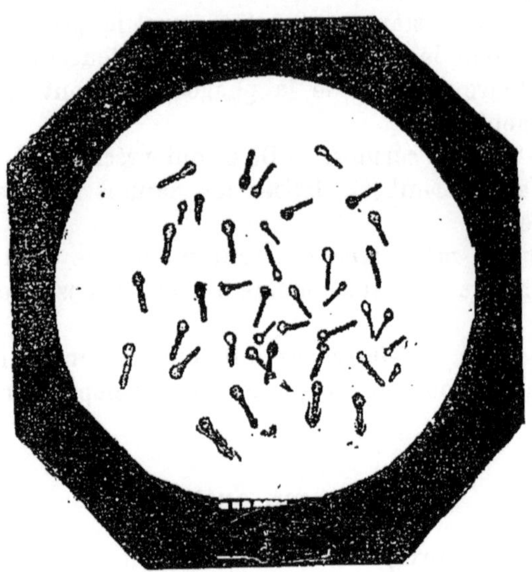

Fig. 475. — Bacille du tétanos en voie de sporulation.

(fig. 475). Ce microbe est anaérobie ; il doit être cultivé dans des milieux placés dans le vide ou dans une atmosphère d'azote ou d'hydrogène ; la température optimum est de 38°-39°.

Il se développe aisément dans la gélose ou la gélatine, dans les couches profondes, où la diffusion de l'oxygène est arrêtée par les couches supérieures. En inoculant par piqûre profonde un tube de gélatine, privée d'air par ébullition, puis refroidie, on voit apparaître du quatrième au sixième jour de petites sphères nuageuses dont la périphérie est formée de fins rayons disposés en auréole. En croissant, elles rappellent assez bien l'image d'une moisissure. La gélatine se liquéfie lentement à mesure que les bulles gazeuses se dégagent. La gélatine liquéfiée ne tarde pas à s'éclaircir et la culture forme des flocons blancs au fond du liquide.

Toxine tétanique. — Le Bacille de Nicolaier sécrète une substance soluble, une toxine, d'une extrême activité, apte à diffuser et à se répandre très rapidement dans l'économie. Si on filtre sur biscuit une culture de Bacille, on obtient un liquide privé de tout germe et d'une toxicité considérable, s'il arrive dans le sang ou dans le tissu cellulaire sous-cutané, mais sans vénénosité appréciable, s'il pénètre dans l'organisme par l'estomac. Ce liquide tue le Cobaye au millième de centimètre cube et la Souris au cent-millième de centimètre cube ; si l'on considère qu'un centimètre cube de ce bouillon de culture filtré renferme seulement 0gr,025 de matière organique et que ces 0gr,025 n'appartiennent pas intégralement à la toxine elle-même, on peut juger de la prodigieuse activité de cette dernière.

La Toxine tétanique se compose de deux parties : l'une accessoire, formée de corps alcaloïdiques, de ptomaïnes ; l'autre principale qui est la toxine proprement dite.

Les ptomaïnes connues jusqu'ici sont au nombre de quatre : 1° la *Tétanine* $C^{13}H^{30}Az^{2}O^{4}$, qui détermine à la dose de quelques milligrammes, chez le Cobaye, tous les désordres classiques du tétanos ; 2° la *Tétanotoxine*, moins vénéneuse que la précédente, mais qui produit des convulsions souvent mortelles ; 3° la *Spasmotoxine* qui paraît peu toxique ; 4° une ptomaïne très active et tétanisante.

Ces bases contribuent à l'action de ce qu'on appelle la toxine du tétanos, mais c'est la toxalbumine qui est l'agent le plus redoutable que l'on trouve dans les cultures tétaniques.

La *Toxine* proprement dite, la *Toxalbumine* de Brieger et Fraenkel, de Vaillard et de Vincent, de Tizzoni et Cattani, etc., est une substance répondant aux propriétés générales des albuminoïdes, très difficilement dialysable, de nature diastasique sans doute. En effet, son activité est profondément modifiée par la chaleur; chauffée pendant quarante minutes à 60°, elle est bien moins toxique, car il faut alors un demi-centimètre cube pour tuer un Cobaye, alors qu'il suffit ordinairement d'un deux-centième de centimètre cube pour obtenir cet effet. Si on la chauffe pendant une demi-heure à 65° en vase clos, elle cesse d'agir.

La culture du Bacille tétanique, filtrée et évaporée dans le vide, laisse un résidu brun amorphe qui, repris par l'alcool, abandonne à ce dissolvant une faible quantité d'une substance d'odeur vireuse rappelant celle des vieilles pipes et peu ou pas toxique. La partie non dissoute par le solvant se présente en masses amorphes, ambrées, inodores, très solubles dans l'eau ; injectée à faible dose au Cobaye, elle communique un tétanos mortel.

Comme les diastases, la toxine a la propriété d'adhérer aux précipités gélatineux produits au sein de sa solution et d'être entraînée par eux. L'alumine et surtout les phosphates tribasiques et bibasiques de chaux se chargent du poison, et ces précipités, soigneusement lavés, insérés à petites doses sous la peau, déterminent un tétanos typique mortel.

Antitoxine tétanique. — Comme la toxine, l'antitoxine tétanique semble appartenir au groupe des diastases, dont elle a les propriétés générales. Elle est altérée par la chaleur ; elle est précipitée par l'alcool et le sulfate d'ammoniaque ; enfin elle agit à dose impondérable. Il suffit de 0^{cc},000 000 000 000 000 001 ou 1 quintillionième de centimètre cube de sérum d'un animal immunisé contre le tétanos pour préserver une Souris contre une dose mortelle de toxine tétanique.

L'antitoxine tétanique existe surtout dans le sérum du sang ; on l'a retrouvée dans la sérosité des œdèmes provoqués et dans le lait ; par contre, l'humeur aqueuse, la salive et l'urine des animaux, même hypervaccinés, n'en renferment que très peu.

Préparation du sérum. — La préparation du sérum antitétanique comprend plusieurs opérations successives ; nous les décrirons en détail pour celui-ci, ce qui nous permettra d'être plus bref pour décrire la préparation des autres sérums.

1° Préparation de la toxine. — On ensemence avec un Bacille récemment isolé, un bouillon de Bœuf peptonisé additionné de 1/2 p. 100 de gélatine, et on fait le vide dans le ballon. Au bout de 2 à 3 semaines de séjour à l'étuve à 37°, on filtre le bouillon sur porcelaine et le liquide, débarrassé des microbes, constitue une toxine d'épreuve extrêmement active, puisque 1/4000e de centimètre cube suffit à tuer une Souris.

2° Immunisation du Cheval. — L'animal que l'on choisit pour être immunisé est le Cheval, parce qu'il supporte beaucoup mieux la toxine que les autres animaux et qu'on peut pratiquer sur lui d'abondantes saignées sans inconvénient ; en outre, son sérum est inoffensif pour l'homme même à forte dose. Tous les chevaux que l'on doit immuniser doivent être soumis, quelques jours auparavant, à l'épreuve de la Malléine, pour s'assurer qu'ils n'ont aucune lésion morveuse.

Le premier jour, on injecte sous la peau de l'encolure, avec une seringue stérilisée, un demi-centimètre cube d'un mélange à parties égales de toxine tétanique et de solution de Gram (1). Quatre jours après, l'animal reçoit 1 c.c. du mélange et on augmente

(1) La solution de Gram, qu'on appelle aussi solution de Lugol, a pour formule : iode, 1 gramme ; iodure de potassium, 2 grammes ; eau distillée, 300 grammes.

tous les jours la dose de un demi-centimètre cube jusqu'au douzième jour où on injecte 5 c.c. Le dix-septième jour, la toxine est mélangée avec la moitié seulement de son volume de solution iodurée et on injecte 10 c.c.; puis on diminue peu à peu la proportion de la solution de Gram jusqu'au trente-cinquième jour où l'animal reçoit 10 c.c. de toxine pure. A partir de ce jour, on procède à des injections espacées de deux ou trois jours, en augmentant graduellement la dose de toxine pure. On arrive ainsi à inoculer d'un coup 150 c.c. de toxine pure au soixante-douzième jour. Quelque temps après l'injection, se produit une réaction intense : sudation abondante, coliques, diarrhées, hyperthermie (39°), mais le soir tout est rentré dans l'ordre. En continuant ainsi les injections de toxine, on arrive à obtenir un sérum antitétanique, tel que celui qui est délivré par l'Institut Pasteur dont le pouvoir antitoxique est de 1 milliard, ce qui signifie que 1 c.c. de ce sérum suffit à immuniser 1 000 000 de kilogrammes de Souris ou 50 000 000 (cinquante millions) de Souris du poids de 20 grammes.

Mais pour qu'un Cheval donne du sérum d'une activité constante, il est nécessaire d'entretenir la production de l'antitoxine par des injections périodiques et répétées de toxine; sinon le pouvoir antitoxique baisse rapidement. Avant de procéder à la saignée, on laisse l'animal se reposer pendant vingt jours pour donner à la toxine le temps de disparaître de l'organisme, sans quoi l'on risquerait d'avoir un sérum qui contiendrait un excès de toxine.

3° Prise du sang. — La prise du sang se fait dans la veine jugulaire. Le Cheval à jeun depuis le matin est amené dans une salle spéciale et maintenu par un homme à l'aide d'un tord-nez. A l'aide d'une lancette stérilisée, l'opérateur fait à la peau, préalablement lavée avec une solution de lysol, une petite incision sans intéresser la veine. S'armant alors d'un trocart muni de sa canule, il enfonce l'extrémité de celui-ci dans la petite plaie qu'il vient de faire, et il ponctionne ensuite la veine à 1 centimètre environ au-dessous de l'ouverture cutanée, de façon que les deux orifices ne coïncident pas. Ceci fait, un aide tend à l'opérateur un tube en caoutchouc de 1 mètre de longueur, muni à l'une de ses extrémités d'un ajutage métallique s'adaptant exactement à la canule du trocart, et à l'autre d'un tube de verre de 20 centimètres de long taillé en biseau, le tout stérilisé; le tube en caoutchouc est serré dans sa partie moyenne par une pince à forcipressure.

La canule étant maintenue dans la veine, on enlève la pointe du trocart et rapidement l'opérateur adapte sur la canule l'ajutage du tube de caoutchouc ; puis il plonge le tube de verre qui se trouve à l'autre extrémité dans un bocal cylindrique d'une contenance de 2 litres environ, recouvert d'un capuchon de papier fixé par une ficelle et stérilisé à l'autoclave. Un second capuchon de papier, semblable au premier, sert à recouvrir le tout, tube et récipient. On enlève la pince et le sang s'écoule dans le bocal quelques instants après. En même temps, on débarrasse le Cheval de son tord-nez et on lui donne de l'avoine à manger, les mouvements de déglutition activant l'arrivée du sang dans la jugulaire. Quand le bocal est plein, on replace la pince sur le tube de caoutchouc, on enlève le tube de verre du bocal, puis rapidement la canule de la veine. On lave la plaie au lysol et le Cheval est reconduit à l'écurie.

Le bocal rempli de sang est recouvert de son deuxième capuchon en papier, puis laissé au repos dans un endroit sec. Au bout de vingt-quatre à quarante-huit heures, après que le sérum est bien séparé du caillot, on le transvase aussi aseptiquement que possible dans une allonge spéciale stérilisée, munie d'un système qui permet le remplissage des flacons de 10 c.c. destinés à la vente. Ces flacons ont été stérilisés ; quand ils sont remplis, on les ferme avec un bouchon de caoutchouc rouge que l'on recouvre d'une capsule plombée. On les laisse pendant plusieurs jours à l'étuve à 37° pour éliminer ceux qui se troublent, c'est-à-dire ceux qui ont été accidentellement contaminés par les germes étrangers.

Pour assurer la conservation du sérum, on le soumet à la pasteurisation. Les flacons remplis et bouchés sont maintenus trois fois de suite, à deux jours d'intervalle, à une température de 56° pendant une heure. S'il doit voyager au loin, on le dessèche ; la poudre conserve toute l'activité du sérum, tout en étant moins sensible que lui à l'action de l'air et de la lumière. Il suffit pour l'usage de la faire dissoudre dans huit ou dix fois son poids d'eau stérilisée.

Usages. — Le sérum antitétanique a surtout une action préventive. Injecté sous la peau, il confère une immunité *temporaire* contre le tétanos. Suivant la dose employée, l'immunité persiste de deux à six semaines et elle peut être entretenue par des injections successives. Il est donc indiqué de faire des injections de sérum aux sujets atteints de divers traumatismes qui, par leur siège, leur nature et les circonstances dans lesquelles ils se produisent, exposent plus particulièrement au développement du tétanos (plaies par écrasement des extrémités ou de la continuité des membres ; plaies contuses souillées de terre, de poussières provenant du sol, de débris de fumier, de la vase des eaux ; plaies avec pénétration de corps étranger provenant du sol ou ayant été en contact avec lui).

Dix centimètres cubes suffisent généralement pour préserver l'homme et les grands animaux; cependant, lorsqu'il s'agit de plaies particulièrement souillées et difficiles à nettoyer, il sera prudent de faire une nouvelle injection de sérum à huit jours d'intervalle.

Comme moyen curatif, le sérum antitétanique a été jusqu'à présent impuissant contre le tétanos à marche rapide ; mais il peut être très utile dans les cas à marche lente et dont le début a été tardif après le traumatisme. Pour ces derniers, l'injection du sérum, combinée avec l'ablation du foyer où végète le Bacille spécifique, facilite la guérison. La quantité de sérum à injecter pourra varier entre 50 et 100 c.c. en une ou deux doses.

Les injections seront faites dans le tissu cellulaire sous-cutané, au niveau du flanc, en prenant toutes les précautions aseptiques nécessaires. On lavera la région avec de l'eau phéniquée à 2 p. 100 ou une solution de sublimé au millième; on stérilisera la canule et la seringue par ébullition dans l'eau ; enfin on recouvrira avec du coton stérilisé l'endroit où la piqûre a été faite.

Les injections de sérum antitétanique sont quelquefois suivies d'accidents post-sérothérapiques consistant en : érythèmes, arthralgies, myalgies, quelquefois même albuminurie. Ces accidents sans gravité disparaissent au bout de quelques jours ; ils sont imputables au sérum de Cheval et non aux principes antitoxiques qu'il renferme.

SÉRUM ANTIDIPHTÉRIQUE

Bacille de la diphtérie. — Les fausses membranes diphtériques renferment un Bacille découvert par Klebs, étudié par Lœffler et dont la spécificité fut mise hors de doute par les beaux travaux de MM. Roux et Yersin. Ce Bacille, appelé *Bacille diphtérique* (*Bacillus diphteriæ*) ou plus communément *Bacille de Klebs-Lœffler*, sécrète sur place un poison soluble, d'une activité redoutable, agissant en dehors du microbe qui l'a produite : la *Toxine diphtérique.*

Le Bacille de Klebs-Lœffler se présente en bâtonnets droits ou très légèrement courbés (fig. 476), toujours immobiles, de la lon-

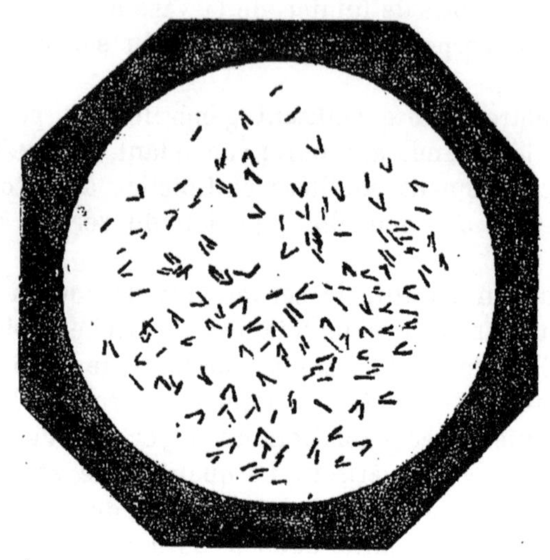

Fig. 476. — Bacille de la diphtérie.

gueur du Bacille de la tuberculose (2,5 à 3 μ), mais plus épais (0,7 μ) ; les extrémités arrondies, parfois légèrement renflées, se colorent plus fortement que la partie moyenne. Ces bâtonnets sont disposés par groupes de 3 ou 4, rangés parallèlement les uns à côté des autres, ou disposés bout à bout en figurant des accents circonflexes plus ou moins ouverts. Ils se colorent bien par le bleu de méthylène de Lœffler, par le violet de gentiane ou mieux encore par le bleu de Roux-Yersin (1).

Le Bacille de Klebs-Lœffler se développe très bien dans le bouillon peptonisé alcalin : il forme un voile à la surface du liquide et donne un léger dépôt adhérent au vase; le bouillon reste clair.

Son milieu de prédilection est le sérum sanguin solidifié ; aussi les colonies du Bacille diphtérique apparaissent-elles avant toutes les autres. Elles se présentent sous la forme de petites taches

(1) Le bleu de Roux-Yersin se prépare en mélangeant un tiers de la solution A (violet Dahlia, 1 gramme; alcool à 90°, 10 grammes ; eau distillée, 90 grammes) à deux tiers de la solution B (vert de méthyle, 1 gramme; alcool à 90°, 10 grammes; eau distillée, 90 grammes).

arrondies d'un blanc grisâtre, dont le centre est plus opaque que la périphérie. Cette rapidité de développement sur sérum solidifié a été mise à profit pour le diagnostic rapide de la diphtérie.

Toxine diphtérique. — La *Toxine diphtérique* est une substance albuminoïde de nature diastasique. En effet, en premier lieu son activité est fortement diminuée par la chaleur; à partir de 58°, le pouvoir toxique d'une culture diminue sensiblement; au-dessus de 70°, il est presque détruit; à 100°, il l'est tout à fait pour les petites doses, mais non pour les doses massives. L'air et la lumière altèrent rapidement la toxine et diminuent son activité; il en est de même de tous les corps oxydants. Elle est insoluble dans l'alcool qui la précipite.

La toxine diphtérique adhère à certains précipités gélatineux, tels que l'alumine et les phosphates terreux, lorsqu'on les fait naître dans sa solution; la matière qui l'entraîne le plus facilement est le phosphate de chaux. Ce précipité desséché dans le vide conserve longtemps ses propriétés actives; porté à la température de 100°, il reste encore actif.

La puissance toxique du poison diphtérique ne peut être comparée qu'à celle de la toxine tétanique; ce poison est mortel au moins pour 22 millions de fois son poids d'animal.

Antitoxine diphtérique. — L'*Antitoxine diphtérique* présente des propriétés générales identiques à celles de l'Antitoxine tétanique. Elle est détruite par la chaleur, précipitée par l'alcool et le sulfate d'ammoniaque ; elle s'affaiblit peu à peu par exposition à l'air ou à la lumière. Elle existe surtout dans le sang et aussi dans le Lait. On ne sait rien de sa nature intime.

Préparation du sérum. — Pour préparer le sérum antidiphtérique, on s'adresse de préférence au Cheval, pour les mêmes raisons que nous avons données à propos du sérum antitétanique.

1° Préparation de la toxine diphtérique. — La production d'une toxine très active est le but que l'on poursuit ici, puisque le sérum sera d'autant plus antitoxique que l'animal qui le fournit aura été immunisé avec une toxine plus active. Pour cela, on cultive un Bacille très virulent dans un milieu particulièrement favorable à la production de sa toxine. Le milieu de culture auquel on donne la préférence est un bouillon alcalin peptonisé à 2 p. 100. Mais comme les peptones du commerce ont une composition des plus variables, il vaut mieux préparer la peptone d'après le procédé indiqué par Martin.

On fait digérer 200 grammes de hachis provenant du broiement des tuniques muqueuses et musculaires des estomacs de Porc, dans 1 litre d'eau à 50° additionnée de 10 grammes d'acide chlorhydrique; après douze heures, en maintenant la température à 50°, l'opération est généralement terminée. On chauffe le liquide à 100° pour détruire la pepsine en excès, puis on passe sur un tampon de coton. On chauffe la liqueur à 80° et on la rend alcaline. De gros flocons se séparent, on filtre au papier, on chauffe à 120° et on filtre de nouveau.

Cette solution de peptone est ajoutée à un égal volume de macération de viande obtenue en faisant digérer 500 grammes de viande de veau hachée dans 1 litre d'eau à l'étuve à 35° pendant vingt heures. On ajoute 5 grammes de sel marin par litre et on porte à 70° pour coaguler les matières albuminoïdes du bouillon; on filtre, on alcalinise et on filtre de nouveau à la bougie Chamberland.

C'est ce bouillon que l'on ensemence avec un Bacille prélevé sur les échantillons qui sont les plus virulents. En général, on doit choisir pour la production de la toxine un Bacille qui donne rapidement un voile à la surface du milieu de Martin et on doit rejeter tous ceux qui ne le donnent pas après trente-six heures.

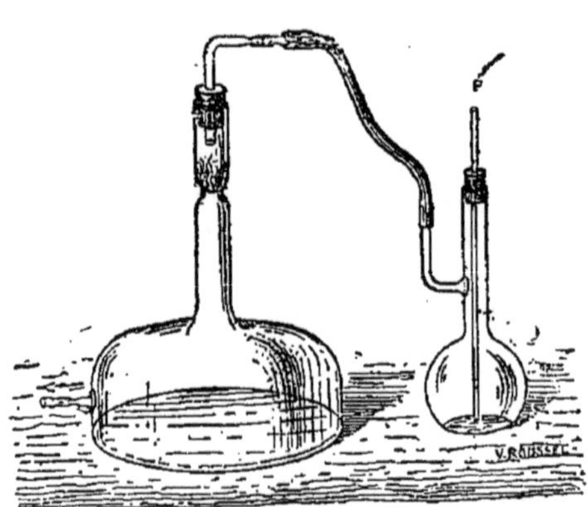

Fig. 477. — Vases à culture de Fernbach-Roux.

L'ensemencement et par suite la culture se font dans le bouillon que l'on tient à la température de 37° sous une faible épaisseur, dans des vases plats de Fernbach-Roux (fig. 477) où l'on fait circuler un courant d'air humide. Au bout de trois à quatre semaines au plus, le liquide est suffisamment chargé de toxine pour pouvoir être utilisé. On le filtre à la bougie de porcelaine, et on le conserve à l'abri de la lumière et à la température ordinaire dans des flacons pleins et bien bouchés.

2° Immunisation du cheval. — Pour immuniser les animaux avec cette solution de toxine, il est nécessaire d'atténuer son activité.

Pour cela, Roux et Martin emploient, comme pour le sérum antitétanique, la toxine iodée.

Le premier jour, on inocule au Cheval un quart de centimètre cube de toxine mélangée d'un dixième de solution de Gram; on n'observe aucune réaction, ni locale, ni générale. Le deuxième jour, on élève la dose du même mélange à un demi-centimètre cube, et on répète la même injection *tous les deux jours* jusqu'au huitième jour. Le treizième et le quatorzième jour, on injecte un demi-centimètre cube de la même toxine iodée. On attend ensuite au dix-septième jour pour injecter un quart de centimètre cube de toxine pure. Il se produit alors un léger œdème, qui se reproduira à chaque nouvelle inoculation, mais toujours sans fièvre. A partir du vingt-deuxième jour et tous les deux ou trois jours, on continue à injecter des doses croissantes de toxine pure qui atteignent 30 c.c. vers le cinquantième jour. Trois jours après, la dose est portée à 60 c.c.; on la maintient jusqu'au soixante-septième jour. Au soixante-douzième jour, on inocule 90 c.c. et le quatre-vingtième jour 250 c.c.

En général, on laisse le Cheval se reposer pendant une vingtaine de jours avant de le saigner.

3° Prise du sang. — La prise du sang se fait de la même manière que pour le sérum antitétanique. Il en est de même pour sa distribution dans les flacons et pour sa conservation (Voy. p. 827).

Usages. — Le sérum antidiphtérique peut être employé comme préventif, à la dose de 5 à 10 c.c.; l'immunité passagère qu'il confère dure trois semaines environ. Son usage est donc indiqué chez les personnes exposées à la contagion. Le pouvoir préventif du sérum livré par l'Institut Pasteur est au moins de 100 000.

Comme moyen thérapeutique, le sérum antidiphtérique, injecté en quantité suffisante, guérit la maladie déclarée, si toutefois elle n'est pas arrivée à une période trop avancée. La dose à employer varie suivant le moment de l'intervention et l'intensité de la maladie. Pour les diphtéries bénignes prises au début, 5 à 10 c.c. suffisent; si la maladie est sérieuse ou date de plusieurs jours, 15 à 20 c.c. sont nécessaires. Il faut exceptionnellement jusqu'à 30 c.c., et même au delà, dans les cas très graves, notamment dans ceux où la diphtérie est étendue au larynx et aux bronches. Il est donc impossible de fixer la quantité de sérum qui guérit un cas de diphtérie. En général, les fausses membranes se détachent dans les vingt-quatre heures qui suivent l'injection du sérum, si la dose injectée est suffisante.

Les injections seront faites dans le tissu cellulaire sous-cutané, au niveau du flanc, en prenant les précautions antiseptiques nécessaires et en opérant comme il a été déjà dit pour le sérum antitétanique (Voy. p. 829). Avant d'injecter le sérum, il est nécessaire de s'assurer qu'il est resté limpide.

Le diagnostic bactériologique de la diphtérie devra toujours être fait, puisque c'est le seul moyen de savoir si l'affection est justiciable du sérum ; mais comme le traitement est d'autant plus efficace qu'il est fait plus tôt, on peut toujours faire une injection de sérum en attendant la confirmation du diagnostic.

On observe assez souvent des accidents post-sérothérapiques à la suite des injections de sérum antidiphtérique : éruptions d'urticaire, érythèmes polymorphes avec mouvement fébrile, gonflements articulaires douloureux accompagnant l'éruption. Mais tous ces accidents sont très passagers et n'ont jamais présénté de gravité sérieuse.

Le *Sérum antivenimeux*, dont la découverte est due aux travaux de Calmette, de Phisalix et Bertrand en France, et de Fraser en Angleterre, est un sérum antitoxique, préventif et thérapeutique ; il agit, chose importante, non seulement contre le venin qui a servi à immuniser l'animal, mais encore contre toutes les espèces de venins quelle que soit leur origine. Les venins pouvant être considérés comme des toxines animales, par analogie avec les toxines microbiennes, on procède pour la préparation du sérum antivenimeux de la même façon que pour les sérums antitétanique et antidiphtérique.

L'immunisation de l'animal producteur, qui est encore ici le Cheval, peut s'obtenir par trois procédés différents : 1° en injectant du venin modifié par la chaleur (procédé Phisalix et Bertrand) ; 2° en injectant des doses faibles et répétées de venin ; 3° en inoculant à l'animal un mélange de venin et de solution étendue d'hypochlorite de soude ou de chaux (procédé Calmette). C'est ce dernier procédé qui donne les meilleurs résultats.

Un gramme de venin desséché, constitué soit par du venin de Cobra pur, soit par un mélange de venin de Cobra, de Bothrops et de Crotale, est dissous dans 100 c.c. d'eau distillée. Cette solution est chauffée au bain-marie à 72° en vase scellé pendant une demi-heure pour détruire certaines matières albuminoïdes nuisibles et les microbes de la salive des Serpents, puis filtrée ; c'est ce liquide qui a conservé toute son activité que l'on inocule. On injecte des doses graduellement croissantes de venin, mélangées à une quantité très petite et graduellement décroissante d'une solution d'hypochlorite de chaux à 1/60°. Les injections sont répétées tous les quatre ou cinq jours et en général, au bout de deux mois, les Chevaux peuvent supporter une dose de venin pur capable de tuer 100 kilogrammes de Lapin. Mais il faut au moins six mois avant que le sérum soit suffisamment actif pour être employé.

Le traitement des morsures venimeuses par le Sérum antivenimeux comporte, en premier lieu, l'injection à l'homme ou à l'animal mordu, d'une ou de plusieurs doses de sérum. Une dose de 10 c.c. suffit dans la plupart des cas. Néanmoins, lorsque le serpent mordeur sera réputé appartenir à une espèce très dangereuse ou bien lorsque l'intervention aura été tardive, on devra, par prudence, en injecter deux ou trois doses simultanément.

Dans les cas ordinaires, l'injection sera faite sous la peau; mais lorsque les phénomènes d'intoxication se seront déjà manifestés et qu'il conviendra d'agir promptement pour éviter la mort, on devra pratiquer l'injection par la voie intraveineuse, dans la veine du pli du coude ou dans toute autre veine superficielle. Le sérum est efficace pour prévenir l'intoxication par tous les venins de Serpents, et également efficace à l'égard du venin des Scorpions.

Le traitement par le sérum n'empêche en aucune façon d'employer les moyens classiques capables de détruire le venin restant dans la plaie ou de limiter son absorption : ligature du membre mordu au-dessus des plaies; lavage très soigneux des morsures, soit avec une solution récente d'hypochlorite de chaux à 1 gramme pour 60 d'eau bouillie, soit avec une solution de chlorure d'or à 1 p. 100.

A la suite de l'injection du sérum, l'état des malades s'améliore très rapidement en quelques heures, sans qu'on ait à redouter aucun accident consécutif.

2. — Sérums anti-infectieux.

Les sérums anti-infectieux sont assez nombreux. Les plus importants sont :

Le sérum antistreptococcique.
— antipesteux.
— anticholérique.
— antityphique.
— antipneumonique, etc.

Nous étudierons spécialement le Sérum antistreptococcique.

SÉRUM ANTISTREPTOCOCCIQUE

Le Streptocoque et ses caractères. — On donne le nom de *Streptocoque* (*Streptococcus pyogenes*) à un organisme observé pour

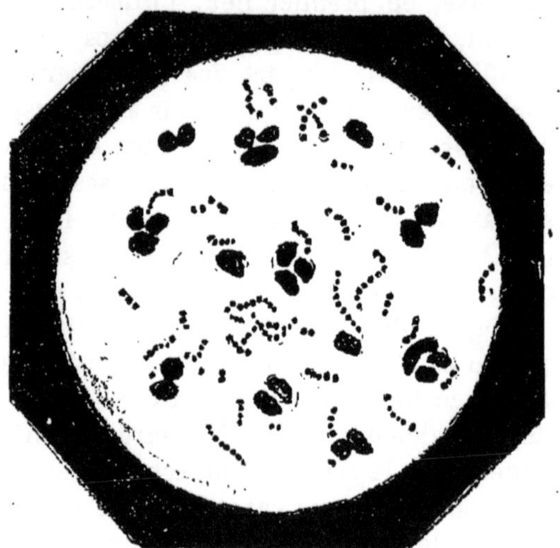

Fig. 478. — Pus de phlegmon avec Streptocoques.

la première fois par Pasteur et Doléris dans le sang de femmes atteintes de fièvre puerpérale. Depuis, il a été rencontré un peu partout, dans l'air, dans l'eau, dans les cavités naturelles de l'homme sain, où il paraît vivre en saprophyte. Il est l'agent d'un grand nombre d'affections : abcès, phlegmons diffus, ostéomyélites, infections purulentes, fièvre puerpérale, érysipèle, etc., et il complique par sa présence un grand nombre d'autres affections microbiennes, telles que scarlatine, diphtérie, pneumonie, fièvre typhoïde, pleurésie, etc., en produisant des infections secondaires redoutables.

Le Streptocoque se présente en coccus rarement isolés ou unis par deux, d'habitude en chaînettes assez courtes, de cinq à dix éléments en moyenne (fig. 478). Dans les cultures, la grandeur des chaînettes augmente, et elles peuvent être formées de plusieurs centaines de coccus. Les éléments du Streptocoque trouvés dans le pus mesurent de 0,8 μ à 1 μ en moyenne. Il est immobile, ne se colore pas par la méthode de Gram et ne liquéfie pas la gélatine.

Si on cultive le Streptocoque dans le bouillon de viande à 30°, dès le troisième jour on voit apparaître sur les parois du vase un piqueté blanchâtre, léger d'abord, puis de plus en plus dense, très adhérent au vase. Après huit jours, le piqueté s'arrête, et il se forme au fond un sédiment grisâtre, floconneux, qui se répand dans le liquide à la moindre agitation. Cette culture, qui est tout à fait caractéristique, ne s'obtient qu'en ensemençant directement du pus.

En cultures sur plaques, on obtient de petites colonies punctiformes, arrondies, granuleuses, qui, arrivées à la surface, s'étalent en petits disques transparents. Inoculé en stries sur gélatine, il forme une colonie muqueuse, blanche, parfois légèrement brunâtre, à bords ondulés et souvent découpés. Il faut noter ce fait, c'est que le Streptocoque perd rapidement sa virulence dans les milieux de culture que nous venons d'indiquer, et d'une façon générale dans les milieux de culture ordinaires.

Préparation du sérum. — Le Sérum antistreptococcique se prépare d'après la méthode indiquée par Marmorek.

1° Préparation du milieu de culture. — Le milieu de culture doit être composé de telle façon qu'il soit apte à conserver la virulence du Streptocoque. Celui qui a donné les meilleurs résultats à Marmorek est un mélange de deux parties de sérum humain pour une partie de bouillon peptonisé ordinaire. On peut remplacer le sérum humain, difficile à se procurer, par du liquide d'ascite que l'on mélange à deux parties de bouillon. De bons résultats ont été ainsi obtenus avec les sérums d'Ane, de Mulet ou de Cheval que l'on ajoute dans la proportion de deux parties à une partie de bouillon; mais néanmoins ils ne valent pas le sérum humain.

2° Exaltation de la virulence. — Le milieu de culture étant obtenu, il faut exalter la virulence du Streptocoque par des passages successifs de Lapin à Lapin.

On inocule dans les veines d'un Lapin un demi-centimètre cube d'une culture sur bouillon de Streptocoque. Le sang du cœur de ce premier Lapin est ensemencé dans le milieu de culture spécial, et, après un séjour de quarante-huit heures à l'étuve, inoculé à un deuxième Lapin, et ainsi de suite jusqu'à ce que l'on juge suffisante la virulence de la culture.

Au bout de deux mois, le virus est devenu d'une activité si grande qu'un microbe unique, pour ainsi dire (un milliardième de centimètre cube), introduit sous la peau d'un Lapin, suffit à le faire périr, tandis qu'il fallait un demi-centimètre cube de la culture primitive pour amener la mort en trois jours.

3° Immunisation des animaux. — Le Cheval est encore ici l'animal de choix. On injecte sous la peau des doses extrêmement faibles de culture d'un Streptocoque extrêmement actif, pour tâter la sensibilité de l'animal, qui est des plus variables ; on les augmente ensuite peu à peu jusqu'à réaction fébrile. Quand celle-ci a cessé, on recommence. Peu à peu, l'animal s'accoutume à l'action du Streptocoque, et il réagit moins quand on lui injecte plusieurs fois de suite la même dose de culture ; mais, dès qu'on augmente celle-ci, la fièvre réapparaît. Il faut environ un an pour amener un Cheval à un degré d'immunisation convenable. Quand le Cheval a été amené au degré d'immunisation voulu, on attend que la fièvre soit tombée, puis on laisse s'écouler encore un mois à cinq semaines avant de pratiquer la saignée. Celle-ci, ainsi que la récolte du sérum, se font ainsi qu'il a été dit précédemment.

Usages. — Le Sérum antistreptococcique s'applique, sans contre-indication aucune, à toutes les formes différentes de streptococcies que nous avons énumérées ; mais son usage est surtout indiqué dans l'érysipèle et la fièvre puerpérale. Dans les cas de diphtérie où l'examen bactériologique révèle l'association du Streptocoque au Bacille de Lœffler, il faut injecter simultanément les deux sérums.

Le traitement par le sérum antistreptococcique est d'autant plus efficace qu'il est commencé plus tôt. Il ne faudra donc jamais hésiter à l'employer dès le début, si l'on soupçonne une infection à Streptocoques.

La dose ordinaire est de 20 centimètres cubes pour tous les âges, même les plus tendres, et pour toutes les maladies streptococciques. Cette dose doit être portée à 50 centimètres cubes dans les cas où le danger est imminent. Le traitement doit être continué jusqu'à disparition complète de tous les symptômes pathologiques, en injectant des doses simples ou doubles, toutes les douze ou vingt-quatre heures, selon la gravité des symptômes. Aussitôt que l'état général et les signes locaux sont améliorés, il suffit de donner une dose par jour.

Les injections doivent être faites dans le tissu cellulaire sous-cutané, au niveau du flanc, en prenant toutes les précautions antiseptiques nécessaires dont il a déjà été parlé (Voy. p. 829).

Le *Sérum antipesteux* est du sérum de Cheval immunisé contre la peste. Il a une action à la fois préventive et curative.

Au point de vue préventif, il est prudent, lorsqu'un cas de peste éclate dans une maison ou à bord d'un navire, d'injecter 10 centimètres cubes de sérum à toutes les personnes exposées à la contagion. Cette pratique ne présente aucun inconvénient. L'injection préventive pourra être renouvelée dix jours après, afin de prolonger l'immunité. Dans une localité très infectée, les injections pourront être répétées à plusieurs reprises.

L'action curative est d'autant plus efficace que l'intervention est plus rapprochée du début de la maladie. Il vaut mieux donner d'emblée de fortes doses (20 à 30 centimètres cubes) que d'injecter successivement de faibles doses. Sous l'influence du sérum, la fièvre décroît en quelques heures, et le gonflement des ganglions (bubons) diminue avec rapidité. Si cette amélioration ne se produit pas promptement après la première injection, il faut en faire une seconde, puis une troisième, jusqu'à disparition de la fièvre et des symptômes généraux et locaux.

Le *Sérum antityphique* et le *Sérum antipneumococcique*, essayés sur l'homme, ont donné quelques résultats encourageants ; mais il faut attendre de nouvelles expériences pour se prononcer.

Quant au *Sérum anticholérique*, il n'a servi, jusqu'ici, qu'à des expériences de laboratoire ; la sérothérapie anticholérique n'a pas encore été appliquée à l'homme.

ARTICLE III. — ORGANES ET SUCS ANIMAUX

Généralités. — Sous le nom d'*Organothérapie* ou d'*Opothérapie* on désigne cette partie spéciale de la thérapeutique qui utilise pour le traitement de certaines maladies les différents organes ou tissus d'animaux sains, ainsi que les sucs extraits de ces organes ou de ces tissus.

Cette méthode thérapeutique, fort usitée chez les anciens et remise en honneur par les travaux de Brown-Séquard sur le suc testiculaire, est basée sur ce fait que toutes les glandes, en dehors de leur sécrétion externe, possèdent une sécrétion interne modifiant la composition du sang et influençant la nutrition générale, et que cette action modificatrice se rencontre aussi dans d'autres tissus de l'organisme. Si donc une glande vient à être supprimée ou devient insuffisante, on peut remédier aux troubles qui se manifestent à la suite de cette suppression ou de cette insuffisance en faisant absorber au malade un organe similaire emprunté à un animal sain ou un extrait de cet organe. Tel est le principe de l'Organothérapie.

Depuis la communication de Brown-Séquard, la thérapeutique a utilisé avec plus ou moins de succès un grand nombre d'organes ou de tissus animaux : testicules, ovaires, prostate, glande thyroïde, thymus, capsules surrénales, glandes mammaires, glandes parotidiennes, foie, rate, poumons, pancréas, substance cérébrale, moelle osseuse, etc.

Parmi ces glandes, les unes sont *antitoxiques*, c'est-à-dire que leur sécrétion interne est destinée à neutraliser ou peut-être à transformer en substance inoffensive, même en substance utile, les éléments toxiques qui circulent dans l'organisme. Il en résulte que si la sécrétion de l'une d'elles vient à tarir ou seulement à diminuer, il se produit une intoxication à symptômes qui varient suivant la glande. A ce groupe appartiennent la glande thyroïde, le thymus, les capsules surrénales, le rein, le foie, le pancréas, etc. Les autres sont *vivifiantes*, c'est-à-dire que leur sécrétion interne fournit à un organe ou à l'organisme tout entier une substance importante, si bien que si la sécrétion diminue ou tarit, le fonctionnement normal de l'organisme se trouve atteint et il se produit à la longue une déchéance organique pouvant aller jusqu'à la cachexie ; telles sont : la rate, les testicules, l'ovaire, la prostate, la substance cérébrale, la moelle osseuse, etc.

Choix des animaux et prélèvement des organes. — En règle générale, les animaux doivent être en parfait état de santé et exempts de maladies infectieuses. Quant à l'espèce, elle variera avec l'organe à employer. Ainsi le Mouton fournira la glande thyroïde, parce que c'est dans cette espèce que se trouve le plus de composé organique iodé ; le Veau donnera le thymus et les capsules surrénales ; on prélèvera le foie chez le Porc, l'ovaire chez la Brebis, la rate chez le Bœuf, etc.

L'âge des animaux varie également ; c'est ainsi que certains organes, tels que le thymus, ne se trouvent que chez les jeunes animaux; en outre, on a chance de trouver chez ceux-ci des organes à action antitoxique plus puissante. Par contre, s'il s'agit des glandes vivifiantes, on aura intérêt à les prendre chez des animaux qui sont en pleine activité physiologique et à éliminer les jeunes, dont les tissus sont plus toxiques. De toutes façons, on écartera les animaux trop âgés ou dont le développement est terminé.

Enfin, il conviendrait d'accorder plus d'importance qu'on ne le fait à l'*entraînement physiologique*. Partant de ce principe que la fonction fait l'organe, on devrait s'efforcer, par une gymnastique graduelle de la glande, à augmenter la fonction que l'on veut utiliser ensuite au point de vue thérapeutique.

Le prélèvement des organes ou tissus doit être effectué avec des instruments stérilisés, immédiatement après l'abatage des animaux; on les recueille dans des récipients également stérilisés et on les transporte aussitôt au laboratoire pour être mis sans retard en préparation. Il est essentiel d'éviter la formation de toxines solubles qu'une stérilisation ultérieure n'arriverait pas à détruire.

Composition chimique. — La composition chimique de tous les organes utilisés est loin d'être connue. Le mieux étudié à ce point de vue est le corps thyroïde; cependant, depuis les travaux de M. Lépinois, on connait assez bien la composition chimique des capsules surrénales, de la rate, du foie, du pancréas, du rein et de l'ovaire.

1° *Glande thyroïde.* — La glande thyroïde contient de la *Leucine*, de la *Xanthine*, de la *Sarcine*, des *acides gras volatils*, de l'*Acide lactique*, de l'*Acide succinique*, de la *Cholestérine*. Elle renferme encore un principe assez nettement défini, la *Thyréoantitoxine* de Fränkel $C^6H^{11}Az^3O^5$, et surtout un composé organique iodé, renfermant environ 9 p. 100 d'iode, la *Thyroïodine* ou *Iodothyrine* de Baumann, qui lui communique une partie de ses propriétés. D'après Oswald, le principe iodé de la glande thyroïde serait une globuline qu'il désigne sous le nom de *Thyréoglobuline*. Quoiqu'il en soit, la proportion d'iode contenue dans cet organe est très variable. Elle est en moyenne de 0,024 p. 100, mais dans les Moutons nourris dans les pâturages salés, la proportion de ce métalloïde s'est élevée jusqu'à 0,140 p. 100 (Suiffet). On a encore trouvé dans la glande thyroïde du brome (Baubigny) et de l'arsenic ($0^{mgr},05$ p. 100, d'après A. Gautier).

2° *Capsules surrénales.* — Les capsules surrénales renferment de l'*Inosite*, de l'*Hypoxanthine*, de la *Taurine*, de la *Leucine* et quatre substances protéiques différentes : une albumine coagulable à 71°, une globuline coagulable à 56° et deux nucléo-albumines à 65° et à 75°. Ces organes contiennent en outre, dans leur substance médullaire, une matière chromogène qui devient rouge au contact de l'air ou de certains réactifs oxydants. Ce chromogène, mal connu encore au point de vue de sa composition chimique, ne se rencontre que dans les capsules surrénales, ce qui permet de les différencier de tous les autres organes connus.

3° *Rate.* — Les éléments minéraux de la rate sont surtout constitués par des sels de soude; on y trouve très peu d'acide phosphorique. La rate renferme aussi du fer dont les variations sont très grandes, aussi bien chez l'homme que chez les animaux. La rate du Lapin donne de 0gr,19 à 0gr,44 de fer pour 1000; celle de Chien de 0,32 à 0,82 pour 1000. Une augmentation considérable doit être attribuée à la *Rubigine*, hydrate ferrique ayant pour formule $2(Fe^2O^3)3H^2O$, découvert dans la rate par Auscher et Lapicque; c'est le *pigment ocre* des auteurs.

Parmi les éléments organiques, 76 p. 100 sont constitués par des substances protéiques. Les matières albuminoïdes comprennent une globuline coagulable vers 50°, une nucléo-albumine coagulable à 60° et une matière albuminoïde ferrugineuse précipitable par la chaleur et l'acide acétique.

Les matières extractives renferment de l'*Acide urique*, de la *Guanine*, de la *Xanthine*, de l'*Hypoxanthine*, de l'*Adénine*, des *Lécithines*, de la *Jécorine*, de l'*Inosite*, de la *Taurine*, de l'*Acide succinique*, de la *Leucine* et de la *Tyrosine*.

4° *Foie.* — Les sels minéraux du foie (1,98 p. 100) sont surtout formés de phosphates de potasse et de soude, tandis que les sulfates et les chlorures ne s'y trouvent qu'en très petite quantité. A côté des phosphates, on rencontre le fer, dont la proportion est de 0gr,23 p. 1000 chez l'Homme, tandis qu'elle n'est que de 0gr,08 chez la Femme. Dans certaines maladies, on constate une accumulation du fer dans la glande hépatique (sidérose); toutefois, la rubigine n'y a pas été trouvée comme dans la rate.

Parmi les substances organiques, on rencontre plusieurs matières albuminoïdes différentes : trois globulines coagulables à 45°, 56°, 70°, une albumine coagulable vers 70°-73°, une nucléo-albumine et la substance diastasique qui possède la propriété de transformer le glycogène en sucre. De tous les principes immédiats du foie, le *glycogène* est le plus important; il est très variable d'une espèce à l'autre. Quant aux matières extractives, leur proportion est, en moyenne, de 6 p. 100.

5° *Pancréas.* — Le pancréas est, de toutes les glandes, celle qui contient le moins de matières albuminoïdes et le plus de substances extractives, malgré une cause d'erreur inévitable provenant de ce qu'une partie de ces derniers prend naissance au cours des manipulations nécessitées pour l'analyse. Le pancréas contient notamment de la *Leucine*, de la *Tyrosine*, de la *Xanthine*, de la *Sarcine*, de la *Guanine*, de l'*Adénine*, de l'*Inosite* et de l'*Acide lactique*. Parmi tous ces corps, c'est la Leucine et la Tyrosine qui prédominent; on a pu extraire 1gr,77 de Leucine pour 100 de glande fraiche. La Guanine et la Xanthine n'y existent qu'en faible proportion : 0gr,0122 à 0gr,0166 pour 100.

6° *Rein.* — Le rein présente, à peu de choses près, la même composition que les capsules surrénales; mais il ne renferme pas de chromogène.

7° *Ovaires.* — L'ovaire est très riche en matière collagène et en mucine; il contient aussi un peu de nucléine. M. Lépinois a constaté que de tous les organes qu'il a examinés, c'est l'ovaire qui contient la plus petite quantité de matériaux solides. Les matières organiques sont surtout constituées par des matières albuminoïdes très voisines de celles qui ont été signalées dans les kystes ovariques.

On décèle aussi des corps qui après ébullition avec les acides dilués peuvent réduire le réactif cupro-potassique. L'acide acétique à froid détermine dans le suc de l'ovaire la formation d'un trouble, ce qui indique la présence d'une nucléo-albumine. Après repos et filtration, on trouve encore dans la liqueur une sérine et une globuline.

M. Lépinois a en outre étudié tous ces organes au point de vue des ferments oxydants qu'ils peuvent renfermer. Il n'a trouvé dans aucun d'eux de véritables oxydases, ou si ces agents existent, ils s'y trouvent en petite quantité et presque dépourvus d'activité. Par contre, il a caractérisé partout la présence de ces ferments particuliers qui jouent le rôle d'oxydants en présence seulement de l'eau oxygénée, et qui ont reçu de M. Bourquelot le nom d'*Anaéroxydases*. En effet, toutes les macérations d'organes examinés décomposent l'eau oxygénée et en présence de cette dernière bleuissent fortement la teinture de Gaïac et oxydent simultanément un grand nombre de corps. Certains extraits, tels que ceux de corps thyroïde, de rate, de capsule surrénale, de pancréas, etc., agissent instantanément; d'autres (foie et rate) n'agissent immédiatement que lorsqu'ils ont été portés pendant quelques minutes à une température de 70° et filtrés.

Nous réunissons dans le tableau suivant (p. 845) les résultats obtenus par M. Lépinois dans l'étude qu'il a faite de la composition chimique des principaux organes employés en thérapeutique.

Essai des médicaments opothérapiques. — Pour faire l'essai de ces divers médicaments, on peut utilement mettre à profit les renseignements fournis par les analyses chimiques et par l'étude des ferments. Il est facile, par quelques dosages, comme ceux de l'azote total, des matériaux organiques et minéraux, d'apprécier la composition du produit examiné. Pour la glande thyroïde, on aura surtout recours au dosage de l'iode.

On devra aussi rechercher si les propriétés fermentaires ont été conservées, ce qui permettra de savoir si l'organe a été desséché à une température assez basse. Il suffira pour cela de mélanger 2 c.c. de macéré d'organe ou d'extrait organique avec 2 c.c. d'eau oxygénée et de voir s'il y a dégagement d'oxygène provenant de la décomposition de l'eau oxygénée ; de plus, le mélange devra donner, avec la teinture de Gaïac, une magnifique coloration bleue, et avec le gaïacol une coloration rouge-grenat.

Usages. — Les médicaments opothérapiques peuvent être administrés par la méthode des greffes, par la méthode des injections sous-cutanées, ou par ingestion alimentaire.

La méthode des greffes ou méthode de Schiff, qui n'a guère été employée que pour la glande thyroïde, consiste à greffer la glande fraîche, dans le péritoine, sous la peau du ventre ou sous la peau du sein. Cette méthode est peu pratique, car elle exige une véritable opération chirurgicale et expose les malades à un certain danger.

La deuxième méthode ou méthode de Brown-Séquard consiste à injecter des extraits organiques dans le tissu cellulaire souscutané. Ces extraits peuvent être préparés par macération des organes, à une température comprise entre 30° et 45°, avec de l'eau distillée bouillie, de l'eau salée, de l'eau chloroformée ou de la glycérine. L'emploi de la glycérine est très avantageux, car l'épuisement de l'organe est complet, les liqueurs sont peu altérables et restent limpides. Ces extraits aqueux ou glycérinés doivent être stérilisés, soit par filtration dans l'appareil de Kitasato, soit au moyen des procédés de Brown-Séquard et d'Arsonval qui consistent à stériliser par filtration à la bougie d'alumine sous pression

Tableau récapitulatif général de la composition chimique des organes.

SUBSTANCES DOSÉES	THYROÏDE (mouton)		CAPSULES SURRÉNALES (mouton)		RATE (bœuf)		PANCRÉAS (porc)		FOIE (porc)		REIN (mouton)		OVAIRES (brebis)		VIANDE de BOEUF	
	fraîche	sèche	fraîch.	sèches	fraîche	sèche	frais	sec	frais	sec	frais	sec	frais	secs	fraîche	sèche
Azote total	3,10	11,98	2,51	11,25	3,52	14,05	3,25	8,72	3,44	11,22	2,95	13,31	2,68	14,42		
— albuminoïde	2,92	11,28	2,23	10	2,82	11,25	1,95	5,22	2,61	8,50	2,16	9,75	2,06	11,09		
— extractif	0,18	0,70	0,28	1,25	0,70	2,80	1,30	3,50	0,83	2,72	0,79	3,56	0,62	3,33		
Eau	74.08	0	77,70	0	74,95	0	62,70	0	69,32	0	77,80	0	81.43	0	68,78	0
Extrait sec à 105°	25,92	100	22,30	100	25,05	100	37,30	100	30,68	100	22,20	100	18,57	100	31,22	100
Sels minéraux	0,72	2.80	1,73	7,74	1,16	4,63	1,72	4,62	1,98	6,45	1,18	5,31	1,04	5,60	1,37	4,38
Substances organiques	25,19	97.19	20,57	92,26	23,89	95,35	35,38	95,38	28,70	93,54	21,02	94,69	17.53	94,39	29.85	95,61
Matières albuminoïdes totales	18,82	72,60	14,32	64,21	18,07	72,73	12,54	33,61	16,73	54,53	13.88	62,52	13,20	71,08	19,39	62,10
Matières albuminoïdes solubles dans l'eau	14.52	56,01	5,08	22,78	7,12	28,42	4,86	13,03	7,36	23,98	5,12	23,06	4,96	26,70	»	»
Extrait éthéré (matières grasses)	4.84	18,67	3,53	15,82	1,97	7,86	15,96	42,78	4,94	16,10	2,34	10,54	1,26	6,78	»	»
Matières extractives	1,53	5,92	3,13	14,03	3,85	15,36	7,05	18,63	3,40	11,08	4.90	22,07	2,47	13,30	3	9,60
Azote dégagé par NaBrO (en urée)	traces		0,12	0,53	0,071	0,283	0,026	0,069	0,21	0,68	0,16	0,72	0,025	0,134	»	»
Iode	0,048	0,185	»	»	»	»	»	»	»	»	»	»	»	»	»	»
Fer	»	»	»	»	0,058	0,230	»	»	0,020	0,065	»	»	»	»	»	»

d'acide carbonique, les liqueurs préalablement filtrées au papier.

Cette méthode, qui présente quelques inconvénients, est de moins en moins employée depuis qu'on a reconnu que les sucs digestifs ne détruisaient ni n'influençaient les propriétés spécifiques des glandes. On n'y a plus guère recours que pour le suc testiculaire qui n'a pas encore été administré par la bouche.

Les organes sont donc administrés aujourd'hui surtout par ingestion. Celle-ci peut se faire au moyen de lavements, auquel cas on emploiera les extraits fluides, ou bien par ingestion buccale.

Les meilleurs résultats ont été obtenus par l'administration d'organes ou de tissus frais ; mais, en raison de la difficulté de se les procurer, on a imaginé de faire des extraits (extraits secs, extraits pepsiques, papaïniques, pancréatiques), ou encore de dessécher et de pulvériser les organes pour les administrer sous une forme pharmaceutique quelconque : poudres, capsules, pilules, tablettes, etc.

Knoll a essayé toute une série de préparations qui paraissent être plus fixes et plus stables que les préparations de glandes sèches. Ces préparations ont reçu de Knoll la terminaison « *adène* » : corps thyroïde (*thyradène*), foie (*héparadène*), ovaires (*ovaradène*), testicules (*testadène*), etc. Un gramme de ces diverses préparations correspond à 2 grammes d'organes ou de tissus frais, excepté pour la prostadène dont 1 gramme correspond à 1 gramme de prostate fraîche.

Résumons brièvement les indications et la posologie des principaux médicaments opothérapiques :

Corps thyroïde. — Crétinisme, myxœdème, obésité, psoriasis, cachexie, hémophilie, etc. Dose pour adultes : 0gr,15 à 0gr,60 par jour (1).

Capsules surrénales. — Diabète insipide, maladie d'Addison, ménopause, neurasthénie. Dose : 0gr,40 à 0gr,80 par jour en deux fois.

Rate. — Hypertrophie splénique, cachexie paludéenne, leucémie, pseudo-leucémie. Dose : 0gr,40 à 1gr,20 par jour.

Foie. — Ictère, hémoptysie, épistaxis, cirrhose du foie. Dose : 1gr,50 à 4 grammes par jour.

Pancréas. — Diabète sucré. Dose : 2 à 8 grammes par jour.

(1) Les doses sont indiquées pour les poudres opothérapiques dont 1 partie en poids correspond à 5 parties de tissu frais.

Rein. — Urémie, néphrite chronique, albuminurie. Dose: 1gr,50 à 3 grammes par jour.

Ovaires. — Symptômes de ménopause, hystérie, chlorose. Dose : 0gr,60 à 3 grammes par jour.

Substance cérébrale grise. — Chorée, hystérie, neurasthénie, épilepsie, tachycardie, etc. Dose : 0gr,40 à 0gr,80 par jour.

Corps pituitaire. — Acromégalie. Dose : 0gr,05 en une seule fois.

Thymus. — Paralysie infantile, maladie de Basedow, leucémie, chlorose, anémie, etc. Dose : 0gr,60 à 3 grammes par jour.

Moelle osseuse jaune. — Rachitisme, ostéomalacie. Dose : 0gr,20 à 1 gramme en une fois, jusqu'à 6 par jour.

Moelle osseuse rouge. — Anémie pernicieuse, pseudo-leucémie, chlorose, neurasthénie. Dose : 0gr,20 à 1 gramme en une seule fois, jusqu'à 6 par jour.

Prostate. — Hypertrophie prostatique. Dose : 0gr,80 en vingt-quatre heures.

Suc testiculaire. — Débilité sénile, neurasthénie, ataxie locomotrice, maladies nerveuses, etc.

CHAPITRE XI

MATIÈRES COLORANTES

Les *matières colorantes* naturelles, bien qu'ayant surtout un emploi industriel, ont été la plupart employées en médecine. Il est vrai de dire qu'au point de vue thérapeutique leur importance a considérablement diminué, et elles ne sont guère plus prospères au point de vue industriel, car on tend de plus en plus à les remplacer par les nombreuses matières colorantes artificielles dérivées de la houille. Nous nous contenterons donc d'étudier ceux de ces produits qui ne sont pas encore complètement tombés dans l'oubli.

COCHENILLE

Origine. — La *Cochenille*, prise d'abord pour une graine (*Graine d'écarlate*) n'est autre chose que le corps desséché de la femelle du *Coccus Cacti*, insecte de l'ordre des Hémiptères et de la famille des Coccidés qui vit au Mexique sur les raquettes de plusieurs espèces de Nopals : *Opuntia coccinellifera*, *O. vulgaris*, *O. Tuna*. Il est acclimaté aujourd'hui aux Canaries, à Java et en Algérie.

La femelle (*b*, fig. 479) est ovoïde, aptère, obtuse en avant, atténuée en arrière, plane dessous, convexe du dessus, longue de 1/2 à 1 centimètre ; son corps est divisé en onze anneaux dont les 2e, 3e et 4e portent chacun une paire de pattes très courtes ; l'extrémité antérieure est terminée par un bec ténu, un peu conique, et l'abdomen porte deux soies très courtes, divergentes ; les deux antennes sont petites, filiformes, poilues et formées de sept articles.

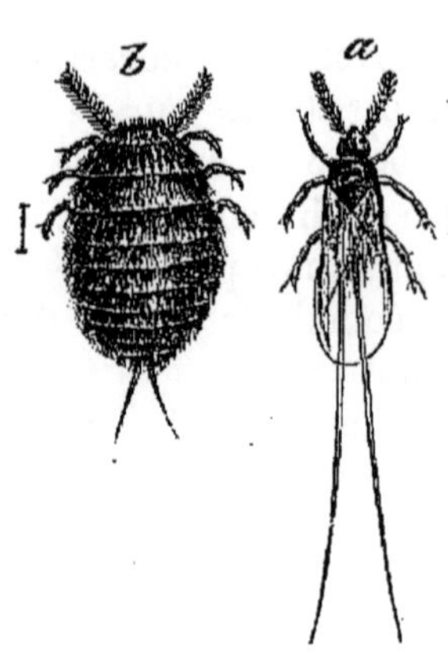

Fig. 479. — *Coccus Cacti*. — *a*, mâle ; *b*, femelle.

Le mâle (*a*, fig. 479) est plus allongé que la femelle et ne mesure guère que 1 millimètre de largeur ; les pattes sont longues et grêles ; l'abdomen porte deux soies fines plus longues que le corps ; enfin le thorax porte deux ailes grisâtres qui dépassent l'abdomen et se croisent horizontalement.

Élevage et récolte. — L'élevage de la Cochenille se fait dans des *Nopaleries* ou champs plantés de Nopals, sur lesquels on sème l'insecte au printemps. Pour cela, on a préalablement recueilli des femelles que l'on a placées sur de petites claies maintenues à la température de 20°. Au bout de peu de temps, les jeunes naissent et viennent se fixer sur des lambeaux de toile placés à proximité ; quand ces lambeaux sont chargés d'une quantité suffisante de jeunes, on les remplace, puis on les porte dans les plantations pendant la nuit. On accroche ces sortes de nids aux épines des raquettes et quand les larves se sont définitivement fixées sur la plante à l'aide de leur rostre, on enlève l'étoffe. Trois mois après, l'insecte a terminé son complet développement.

Quand la Cochenille est *mûre*, on procède à la récolte. On brise les branches de Nopals et on les brosse avec de petits balais. Les insectes ainsi recueillis sont disposés sur des claies en couches minces, puis torréfiés doucement sur une plaque de fer chauffée à 40° environ. Dans quelques localités, on les enferme dans un nouet de linge et on les passe au four ; dans d'autres, on les passe dans l'eau bouillante qui leur enlève la majeure partie du revêtement cireux.

Dans tous les cas, on a toujours soin de mettre de côté quelques femelles (*madres*) destinées aux ensemencements ultérieurs.

La majeure partie de la Cochenille du commerce vient actuellement du Honduras et des Canaries.

Caractères extérieurs. — La Cochenille est un petit corps grisâtre, très léger, de forme assez irrégulière, de la grosseur d'un grain d'orge, ressemblant, dans son meilleur état de conservation, à une petite carapace de tortue à bords ondulés. La face dorsale est convexe ; elle est parcourue en son milieu par une sorte de crête longitudinale et porte des plis transversaux noirs, bien parallèles, au nombre de onze, correspondant aux anneaux du corps. La face inférieure, irrégulièrement excavée, offre des segments transversaux semblables. Tantôt on trouve, entre les plis transversaux des deux faces, une matière blanche et pulvérulente (*Cochenille du Mexique* ou *Cochenille grise*) ; tantôt cette matière fait complètement défaut (*Cochenille du Honduras* ou *Cochenille noire*).

La Cochenille coupée par le milieu présente une coque noire entourant une partie centrale pulvérulente de couleur rouge brun. La masse s'écrase facilement dans les doigts. L'odeur est nulle ; mâchée, elle développe un goût de moisi assez désagréable et colore la salive en rose violacé.

Composition chimique. – La Cochenille renferme de la *Stéarine* (8 à 10 p. 100), de la *Palmitine* (8 p. 100), de la *Myristine*, de petites quantités d'une cire, la *Coccérine*, qui se dédouble par l'action des alcalis à chaud en *Acide coccérylique* et en *Alcool coccérylique* et une matière colorante, l'*Acide carminique* (35 à 48 p. 100).

L'*Acide carminique* $C^{14}H^{14}O^{8}$ est cristallisable, rouge pourpre, fusible à 50°, soluble dans l'eau et dans l'alcool, insoluble dans l'éther. D'après certains auteurs, ce corps serait un glucoside qui se dédoublerait, par hydratation, en glucose et en un corps nommé *Rouge de carmin*.

Falsifications et essai. — La Cochenille est falsifiée à l'aide de différentes substances, surtout avec les sortes de qualité inférieure que l'on agite avec du *talc* ou de la *plombagine*, pour leur donner l'aspect de la Cochenille jaspée. On en a même *fabriqué de toutes pièces*. Le peu d'usage que l'on fait de ces animaux, en médecine, permet de traiter rapidement les moyens de reconnaître ces falsifications.

Le procédé le plus expéditif et le plus sûr est de comparer l'énergie du pouvoir colorant de la Cochenille soupçonnée, avec celui d'une sorte de bonne qualité. A cet effet, on fait bouillir, pendant des temps égaux, et dans un même volume d'eau, un même poids d'une Cochenille authentique et de la Cochenille à essayer. Après avoir déterminé la quantité d'eau chlorée nécessaire pour décolorer le décocté fait avec la bonne Cochenille, on verse, jusqu'à décoloration, de l'eau chlorée dans le décocté de la Cochenille à essayer. Il est certain que plus cette dernière sera bonne et plus la quantité d'eau chlorée employée se rapprochera de celle qu'il a fallu pour décolorer le décocté type.

Les *matières minérales* ajoutées à la Cochenille s'en sépareront, si on les plonge dans l'eau. Si ce procédé ne donne pas de résultat satisfaisant, il suffit d'incinérer un poids déterminé de la Cochenille suspecte et de peser le résidu. Mène a trouvé que la proportion de cendres laissées par la Cochenille varie de 3 p. 100, pour les meilleures sortes, à 6 p. 100, pour les sortes inférieures. Une quantité de cendres supérieure à 6 p. 100 devra donc faire rejeter ou tout au moins faire suspecter la Cochenille examinée.

Quant à la Cochenille fabriquée artificiellement, comme elle est fabriquée avec des matières diverses reliées par un mucilage, il suffit de la plonger dans l'eau pour la voir se déliter au bout d'un certain temps.

Usages. — La Cochenille a été employée en médecine contre la toux spasmodique de la coqueluche et de l'asthme, à la dose de 0gr,50 à 1 gramme par jour. Elle est presque uniquement employée aujourd'hui à la préparation du carmin du commerce qui est une combinaison mal définie d'acide carminique, et qui sert non seulement à la teinture des étoffes, mais aussi à colorer les poudres et eaux dentifrices, les onguents, etc. Le carmin est d'un usage courant dans la technique histologique en raison de l'affinité très grande dont il jouit pour les noyaux des éléments anatomiques.

BOIS DE CAMPÊCHE

Origine. — Le *Bois de Campêche* provient de l'*Hæmatoxylon Campechianum*, arbre de la famille des Légumineuses, originaire de la Baie Campêche, au Honduras, répandu aujourd'hui dans d'autres parties de l'Amérique centrale, à la Jamaïque et aux Antilles.

Caractères extérieurs. — Le Bois de Campêche arrive dans le commerce dépourvu de son aubier et réduit au cœur ligneux ; il se présente en bûches ou en copeaux. Les bûches sont à peu près prismatiques, lourdes, compactes, homogènes. Exposées à l'air depuis quelque temps, elles ont une couleur noirâtre à l'extérieur, mais à l'intérieur elles ont une teinte rougeâtre. La surface de la section transversale présente une multitude de bandes transversales, plus ou moins larges, alternativement claires et foncées, non parallèles, mais s'intriquant entre elles, de façon à former un réseau à mailles étendues dans la direction tangentielle ; de ces bandes, les unes sont assez larges, foncées, denses, susceptibles d'un beau poli ; les autres sont plus étroites, plus pâles et criblées de pores très apparents. Ce bois est très lourd et, bien que d'une structure très dure et très serrée, il se fend facilement. Odeur fort agréable et analogue à celle de la rose ou de la violette ; saveur douceâtre, légèrement astringente.

Les copeaux forment des aiguilles fibreuses, pointues aux deux extrémités, se désagrégeant facilement en fibres plus ténues ; elles sont d'un rouge brun ou violacé et offrent tous les autres caractères des bûches.

Structure microscopique. — Examiné au microscope, le Bois de Campêche présente une série de bandes fibreuses alternant avec des bandes de parenchyme ligneux. Les premières sont formées par un tissu de fibres quadrangulaires ou polygonales sur la coupe, munies de parois très épaisses, finement ponctuées et colorées en brun rouge foncé ; les autres sont formées de cellules polygonales, larges, à parois minces, renfermant des cristaux, entourant de larges vaisseaux, tantôt isolés, tantôt réunis par deux. Toute la masse ligneuse est entrecoupée par des rayons médullaires formés de deux ou trois files de cellules très allongées dans le sens du rayon.

Composition chimique. — Le Bois de Campêche renferme une certaine quantité de tanin et doit ses propriétés colorantes à un principe isolé par Chevreul, l'*Hématoxyline* ou *Hématine* $C^{16}H^{14}O^{6}$.

L'Hématoxyline forme des prismes incolores ou colorés en jaune très pâle quand elle est pure, fondant entre 100° et 120° en perdant de l'eau. Elle se colore en rouge au soleil. Elle a une saveur sucrée, persistante, analogue à celle de la Réglisse, sans astringence, ni amertume ; elle est dextrogyre. Elle est soluble dans l'alcool, l'éther, l'eau bouillante, très peu soluble dans l'eau froide ; elle se dissout dans les alcalis avec une couleur bleu violet. Sous l'action combinée de l'oxygène et de l'ammoniaque, elle donne de l'*Hématéine-ammoniaque* $C^{16}H^{11}(AzH^{4})O^{6}$ qui, traitée par l'acide acétique, donne l'*Hématéine* $C^{16}H^{12}O^{6}$ qui se présente en écailles d'un violet foncé avec reflets verts. Fondue avec de la potasse, l'Hématoxyline donne du pyrogallol et de la résorcine. L'aluminate de soude produit dans les solutions même faibles d'Hématoxyline un précipité bleu violacé, réaction qui peut être utile pour déceler la présence de cette matière colorante dans le vin.

Usages. — Le Bois de Campêche est peu employé en thérapeutique, bien qu'il ait été préconisé comme tonique et astringent dans les diarrhées. Il est surtout employé, dans l'industrie, pour la teinture en noir et en bleu; on l'utilise aussi comme réactif colorant dans la technique histologique.

Le *Bois du Brésil* ou *de Fernambouc* est fourni par le *Cæsalpinia echinata*, grand arbre de la famille des Légumineuses qui croît au Brésil. Il est dur, compact, inodore, brun rouge au dehors, rouge pâle et jaunâtre à l'intérieur. Chevreul en a isolé le principe colorant qu'il a nommé *Brésiline* $C^{16}H^{14}O^{5}$. Le bois de Fernambouc est surtout utilisé pour la teinture. On s'en sert parfois en pharmacie dans la préparation des liqueurs alcooliques ou élixirs dentifrices.

Le *Bois de Sappan* ou *Brésillet des Indes* est dû au *Cæsalpinia Sappan*, Légumineuse des Indes orientales; il est surtout usité dans la teinture, mais a été aussi préconisé comme emménagogue et abortif.

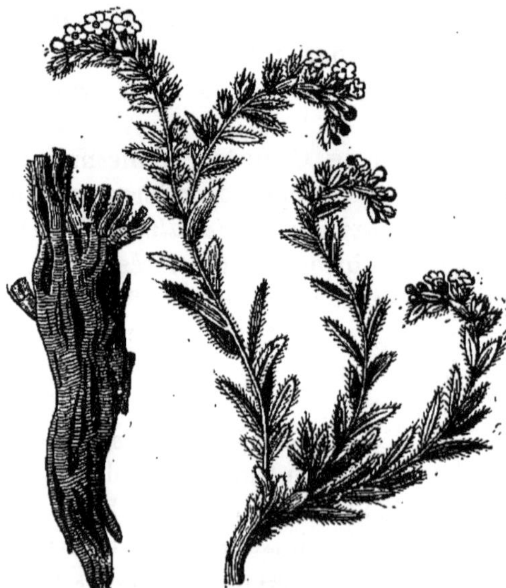

Fig. 480. — Sommités et racine d'*Alkanna tinctoria.*

Le *Bois de Santal rouge* est fourni par le *Pterocarpus santalinus*, Légumineuse arborescente des Indes orientales, qui croît abondamment à Ceylan, Malacca, Malabar, sur la côte de Coromandel et dans les îles Philippines. Ce bois renferme une matière colorante, la *Santaline* ou *Acide santalique* $C^{15}H^{14}O^{5}$, de la *Ptérocarpine* $C^{20}H^{16}O^{16}$, de l'*Homoptérocarpine*, une matière cristallisée désignée sous le nom de *Santol* $C^{8}H^{6}O^{3}$, de la *Santalidine*, produit d'oxydation de la Santaline, et un *principe amer*.

Le Bois de Santal rouge est employé dans l'Inde comme astringent et tonique. Son emploi industriel est beaucoup plus répandu.

La *Racine d'Orcanette* fournie par l'*Alkanna tinctoria* (fig. 480), plante de la famille des Borraginées qui habite les lieux sablonneux de la région méditerranéenne, renferme une matière colorante rouge désignée sous le nom d'*Alcannine* $C^{15}H^{14}O^{4}$. Ce principe est insoluble dans l'eau, soluble dans l'alcool, l'éther, l'acide acétique, les huiles et les corps gras. Ses solutions alcalines sont bleues.

La Racine d'Orcanette est employée en pharmacie pour colorer les corps gras, notamment la *Pommade rosat*. La teinture d'Orcanette est fréquemment utilisée dans la technique histologique végétale comme réactif microchimique des matières grasses.

ROCOU

Origine et préparation. — Le *Rocou* est une matière colorante rouge vermillon fournie par la pulpe molle qui entoure les graines du *Rocouyer commun* (*Bixa orellana*) (fig. 481), arbuste de la famille des Bixacées, originaire des parties tropicales de l'Amérique et cultivé dans les pays chauds, surtout près des cours d'eau.

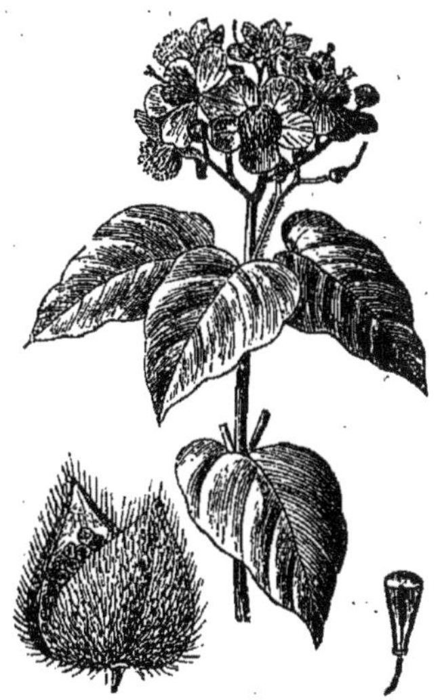
Fig. 481. — Fleurs, fruit et graine de Rocouyer.

Pour préparer le Rocou, on peut délayer la pulpe dans l'eau chaude, puis évaporer la matière obtenue jusqu'à consistance pâteuse. Mais le plus souvent, on procède autrement. On broie les graines de Rocouyer dans des récipients en bois et on délaie le tout dans l'eau chaude; on jette le mélange sur un tamis peu serré; l'eau entraîne avec elle la matière colorante. On laisse fermenter le liquide, on décante et on fait sécher le marc à l'ombre. Quand celui-ci a acquis une consistance solide, on le met en gâteaux de 1 à 8 kilogrammes que l'on enveloppe dans des feuilles de Bananier ou de Balisier. Il arrive dans le commerce en cet état, ou bien en pains fortement comprimés dans des barils du poids de 200 à 250 grammes.

Caractères extérieurs. — Le Rocou se présente en pâte homogène, plus ou moins molle, rouge brun à l'extérieur, avec une teinte plus claire intérieurement, onctueuse et non terreuse au toucher, de saveur à peine sensible; quand il est récent, il exhale une odeur de carotte, mais comme dans le commerce on le maintient mou par addition d'urine, il répand une odeur désagréable. Il tache le papier en jaune rouge, brûle avec une flamme éclairante, fuligineuse, sans fondre. Il est peu soluble dans l'eau à laquelle il ne communique qu'une teinte jaune pâle, facilement soluble dans l'alcool et l'éther qu'il colore en jaune orangé; avec les alcalis, les huiles grasses et les essences, il donne des solutions d'un rouge foncé. L'acide sulfurique le colore en bleu-indigo magnifique, puis en vert, enfin en violet.

Il existe dans le commerce plusieurs sortes de Rocou :

Le Rocou de Cayenne, en masses homogènes, grasses et onctueuses au toucher, de couleur rouge, de saveur astringente et d'odeur urineuse. Une sorte particulière est exportée dans des boîtes de fer-blanc; celle-ci est bien préparée, d'un beau rouge et d'odeur agréable. On expédie aussi de Cayenne, sous le nom de *Bixine*, des tablettes obtenues par évaporation immédiate de l'eau de lavage des graines. C'est un produit très supérieur aux autres.

Le Rocou des Antilles a une pâte moins uniforme, granuleuse, souvent parsemée de points noirs.

Le Rocou du Brésil est mou, rouge brun et d'odeur assez agréable.

Le Rocou de l'Inde est en gâteaux minces, secs, d'un rouge foncé.

Le Rocou en rouleaux est en masses cylindriques, sèches, d'un rouge foncé au dehors, rouge clair en dedans, et pesant environ 500 grammes.

Composition chimique. — Le Rocou renferme environ 68 p. 100 d'eau, 20 p. 100 de matières étrangères et 12 p. 100 seulement de *matières colorantes*. Celles-ci sont au nombre de deux : l'*Orelline*, matière jaunâtre soluble dans l'eau, et la *Bixine*, matière colorante rouge soluble dans l'alcool.

La *Bixine* $C^{29}H^{34}O^{5}$ se présente en cristaux de couleur violette à reflets bronzés, fusibles à 189°, solubles dans le chloroforme et l'alcool bouillant. D'après Zwick, la Bixine renfermerait dans sa molécule un méthoxyle, deux oxydryles et un groupement en C^{27} contenant au moins le C^{16} attesté par la formation de l'acide palmitique sous l'influence de la vapeur d'eau sous pression. Ce même groupement en C^{27} contiendrait aussi un noyau aromatique.

Falsifications et essai. — Le Rocou est parfois altéré et souvent falsifié. Les altérations sont dues, soit à l'emploi de graines pourries, soit à ce que la pâte a été brûlée pendant la cuisson, ou qu'elle a fermenté ultérieurement et qu'une partie de la matière colorante a été détruite par les moisissures. Ces produits défectueux doivent être rejetés.

Les falsifications sont effectuées par addition d'argile, d'ocre rouge, de brique pilée, de colcothar, de poudre de Curcuma, de fécules, etc.

La poudre de Curcuma et les fécules seront reconnues par l'examen au microscope. Quant aux matières minérales, elles augmenteront considérablement le poids des cendres qui ne doit pas être supérieur à 13 p. 100. Ces cendres sont grisâtres ou jaunâtres lorsque la substance est pure; dans le cas contraire, elles ont une couleur rouge-brique.

On apprécie ensuite la valeur tinctoriale du Rocou au moyen d'une opération de teinture et de colorimétrie en faisant toujours l'essai d'un Rocou de bon aloi, avec celui qu'on examine.

On porte à l'ébullition 0gr,50 de Rocou avec 1 gramme de carbonate de potasse et 200 grammes d'eau, et l'on y plonge un écheveau de soie blanche, pesant 2 grammes ; après 15 minutes, on retire la soie, on la tord, on la lave, et on la sèche. On compare alors la hauteur des nuances des deux écheveaux de soie.

Pour l'essai colorimétrique, on traite par 350 grammes d'alcool, 0gr,50 des deux Rocous, préalablement desséchés. Il faut alors opérer successivement en n'employant chaque fois que 50 grammes d'alcool et répéter le traitement jusqu'à ce que tout l'alcool ait été utilisé. Les liqueurs obtenues du traitement successif de chacun des deux Rocous sont réunies et l'on compare au colorimètre l'intensité de leur teinte.

Usages. — Au point de vue médical, le Rocou est astringent, et il a été préconisé comme tonique et antidysentérique. Mais ce produit est surtout employé comme matière colorante pour teindre la soie et le coton. Il sert aussi à colorer les vernis, le beurre, le fromage et la cire à parquet.

L'*Orseille* est une matière colorante obtenue par la fermentation de certains Lichens appartenant aux genres *Roccella*, *Variolaria* et *Lecanora*. Ces Lichens, qui ont reçu par extension le nom d'*Orseilles*, sont : le *Roccella tinctoria* (fig. 482), qui fournit les *Orseilles des Canaries*, *du Cap Vert* et *de Madère* ; le *R. fuciformis*, qui donne l'*Orseille de Madagascar* ; le *R. montagnei*, qui constitue la majeure partie des

Orseilles de la Réunion et *de l'Inde*; le *R. phycopsis* ou *Orseille de Mogador*; le *Lecanora tartarea*, qui donne l'*Orseille de Suède*; le *Variolaria orcina* ou *Parelle d'Auvergne*; le *Var. dealbata*, qui donne l'*Orseille des Pyrénées*.

L'Orseille doit ses propriétés colorantes à plusieurs principes, tels

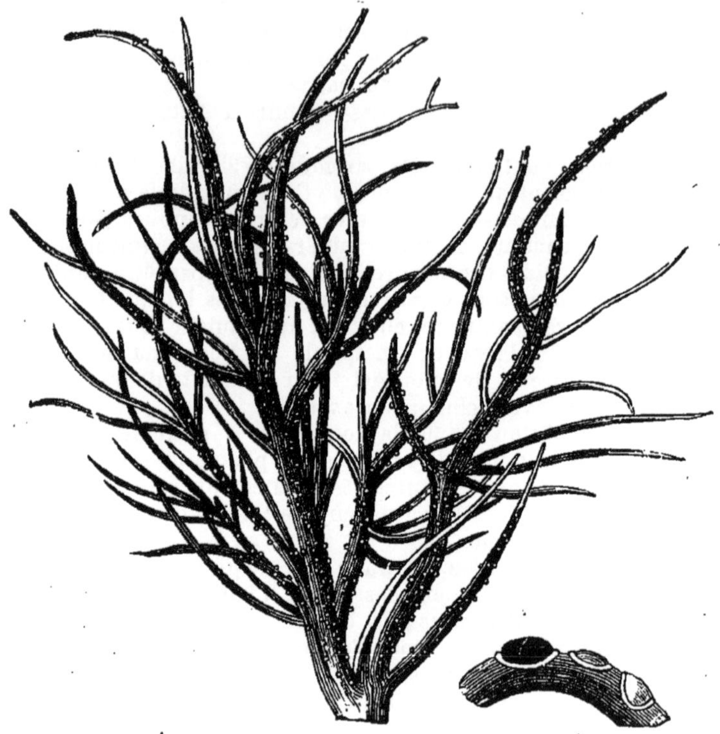

Fig. 482. — *Roccella tinctoria*.

que l'*Orcéine*, l'*Azoérythrine* et l'*Acide érythroléique*, qui ne préexistent pas dans les Lichens producteurs; mais ils prennent naissance, au cours de la préparation de ce produit, par transformation, sous l'influence de l'air et de l'ammoniaque, de certains composés existant normalement dans les Lichens, tels que *Acide orcellique*, *Érythrine*, *Acide roccellique*, etc.

Le *Tournesol* est préparé d'une façon analogue, avec les mêmes Lichens; seulement, on laisse la fermentation durer plus longtemps. On a trouvé, dans le Tournesol, toute une série de matières colorantes : l'*Érythroléine*, l'*Érythrolithmine*, la *Spaniolithmine* et surtout l'*Azolithmine*, qui est la plus importante. Ce sont ces matières qui, normalement rouges, se colorent en bleu, sous l'action des bases alcalines.

FEUILLES DE HENNÉ

Origine. — Les *Feuilles de Henné* sont fournies par le *Lawsonia inermis* (*Al Hanneh* ou *Henna* des Arabes), gracieux arbuste de la famille des Lythracées, originaire de l'Arabie, qui est aujourd'hui cultivé dans l'est et le nord-est de l'Afrique, en Égypte, aux environs du Caire, en Arabie, en Perse, aux Indes, à Malabar, à Ceylan, etc.

Caractères extérieurs. — Ces feuilles sont opposées sur la tige, simples et entières, de 2 centimètres de longueur sur 1 centimètre de largeur, portées par un court pétiole, ovales, aiguës mucronées, à bords révolutés à la face inférieure, sans stipules. De la nervure médiane partent des nervures secondaires qui se dirigent vers les bords de la feuille, où elles s'anastomosent en courbes douces. L'odeur est nulle; la saveur est légèrement âcre et astringente.

Caractères microscopiques. — L'épiderme supérieur (*ep. s.*, fig. 483) est formé de cellules polygonales très irrégulières à cuticule extérieure très épaisse; il présente de nombreux stomates et est dépourvu de poils. Le parenchyme comprend, sur chacune des faces, deux à trois rangées de cellules en palissade, plus hautes à la face supérieure qu'à la face inférieure; elles contiennent une matière colorante jaune et des grains d'amidon arrondis. Le parenchyme intermédiaire, dans lequel courent les vaisseaux (*f*) est formé de cellules irrégulières, sensiblement radiales. Un grand nombre de cellules avoisinant les cellules en palissade contiennent une grosse macle d'oxalate de chaux, de sorte que les cellules cristalligènes sont disposées suivant deux lignes à peu près régulières. L'épiderme inférieur (*ep. i.*) est en tous points semblable à l'épiderme supérieur; comme lui, il est dépourvu de poils et présente de nombreux stomates.

Composition chimique. — Les Feuilles de Henné contiennent, entre autres principes, des traces d'*alcaloïde*, des matières grasses (2,70 p. 100), du *Tanin* (0,70 p. 100), une *matière colorante* peu connue jusqu'ici (3 p. 100), une *Résine* soluble dans l'éther (1,20 p. 100), un *sucre réducteur* (1,20 p. 100), etc.

Usages. — Le Henné est surtout employé en poudre; cette poudre est d'un brun verdâtre uniforme, prenant une teinte rougeâtre sur la surface exposée à l'air. Elle s'obtient en séchant les feuilles et en les pulvérisant ensuite.

Le Henné, sous cette forme, est employé en Orient depuis des

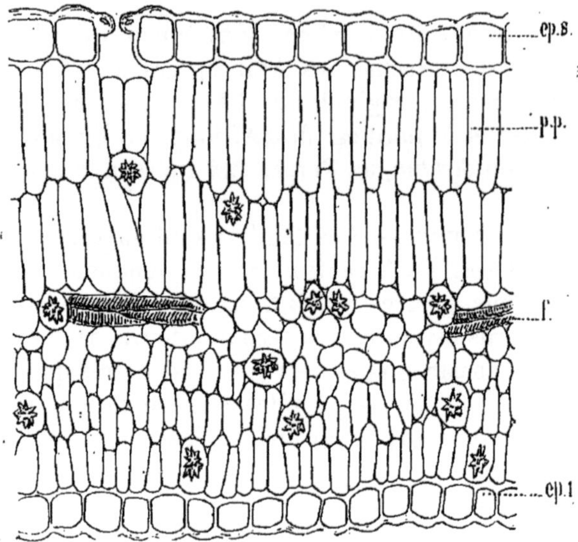

Fig. 483. — Coupe de la Feuille de Henné.

temps immémoriaux, et il sert surtout, chez l'Arabe, dans le double but d'augmenter la beauté et d'assurer la santé. Pour lui, le Henné est le cosmétique par excellence. Presque toutes les femmes et les enfants de bonne famille se teignent les mains et les pieds avec le Henné.

Le Henné, par le tanin qu'il renferme, resserre la peau, la tonifie, diminue beaucoup la transpiration, ce qui permet de mieux supporter les brusques variations de température. Les Arabes emploient couramment le Henné comme topique; ils en enduisent toutes leurs blessures et même les plaies des animaux.

Les propriétés astringentes du Henné pourraient être utilisées dans les cas de bromidrose des pieds ou des mains, et dans certaines affections de la peau.

Dans l'industrie, le Henné est employé pour la teinture de la laine et pour donner au bois blanc la teinte de l'acajou; seul ou mélangé à l'indigo, il sert à teindre la barbe et surtout les cheveux.

INDIGO

Origine. — L'*Indigo* est une matière bleue que l'on extrait des feuilles de plusieurs espèces d'*Indigofera*, plantes de la famille des Légumineuses, originaires des Indes et du Mexique, mais aujourd'hui répandues par la culture dans toutes les régions chaudes du globe ; les Indigotiers sont surtout cultivés dans l'Inde et en Amérique. Les espèces le plus ordinairement exploitées pour la préparation de l'Indigo sont : l'*Indigofera tinctoria* (fig. 484), Inde, Java et Amérique ; l'*I. anil*, Inde et Java ; l'*I. argentea*, Inde et Amérique ; l'*I. disperma*, Guatémala ; l'*I. Caroliniana*, Amérique du Nord.

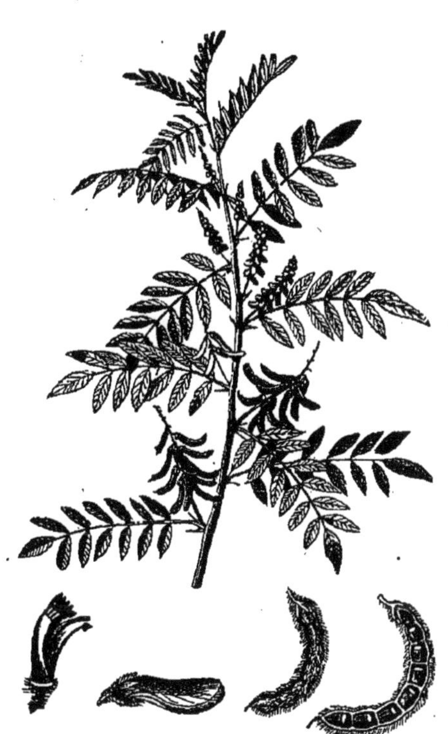

Fig. 484. — *Indigofera tinctoria.*

Les Indigotiers ne sont pas les seules plantes susceptibles de donner de l'Indigo ; on peut en extraire de plusieurs plantes de la même famille ou de familles différentes ; telles sont : le Pastel (*Isatis tinctoria*), de la famille des Crucifères ; le *Polygonum tinctorium*, de la famille des Polygonacées ; le *Nerium tinctorium*, de la famille des Apocynées ; le *Galega tinctoria* et le *Baptisia tinctoria*, de la famille des Légumineuses. Mais aujourd'hui, ce sont les Indigotiers qui sont le plus généralement exploités.

Préparation. — L'Indigo n'existe pas tout formé dans les feuilles de ces plantes ; leur suc est incolore et la matière colorante prend naissance au cours de la préparation, à la suite de phénomènes chimiques dont nous donnons plus loin l'explication.

La préparation de l'Indigo varie suivant les pays ; nous prendrons les deux extrêmes et nous indiquerons le procédé très primitif en usage au Sénégal et le procédé perfectionné des factoreries anglaises du Bengale.

Au Sénégal, on fauche la plante au moment de la floraison, ce qui a lieu plusieurs fois par an ; les feuilles sont détachées, pilées dans un mortier et la pâte obtenue est mise en pains arrondis que l'on fait sécher au soleil. Pour l'usage, les indigènes divisent les pains et font tremper les fragments dans des vases avec de l'eau chargée de potasse ; ils laissent fermenter, et, au bout de huit jours, le liquide peut être employé à la teinture.

Au Bengale, les feuilles sont récoltées le matin et mises par paquets dans des cuves en maçonnerie appelées *trempoires* ; on les recouvre d'eau et on laisse fermenter environ douze heures. Au bout de ce temps, le liquide est décanté dans des cuves inférieures (*batterie*) où des hommes munis de bambous l'agitent pendant deux ou trois heures ; la liqueur bleuit et laisse déposer des flocons d'Indigo. On laisse écouler l'eau lentement et l'Indigo se tasse sous forme de bouillie. Celle-ci est transportée dans une chaudière en cuivre où elle subit l'action de la chaleur afin d'empêcher une deuxième fermentation qui altérerait le produit. Après qu'il s'est déposé, le produit est mis à égoutter sur des filtres spéciaux, puis soumis à la presse et divisé en pains que l'on fait sécher à l'ombre.

Dans tout l'Archipel indien, on emploie le même procédé que dans les factoreries anglaises, mais en y apportant beaucoup moins de soin, de sorte qu'on obtient des qualités inférieures, et que les variétés commerciales sont nombreuses. On peut les classer en trois groupes : *Indigos d'Asie*, *Indigos d'Afrique* et *Indigos d'Amérique*. Le plus estimé est l'Indigo du Bengale.

Caractères extérieurs. — L'Indigo se présente en pains cubiques de 8 à 10 centimètres de côté ou en masses irrégulières. Ces pains ou masses sont formés par une pâte fine, d'un bleu violacé foncé. Il est insipide et inodore ; il est très poreux, happe fortement à la langue et est plus léger que l'eau. Sa surface acquiert par frottement avec l'ongle un beau poli cuivré. Projeté sur des charbons, l'Indigo répand des vapeurs pourpres qui se condensent en aiguilles brillantes de couleur pourpre foncé. Il est insoluble dans tous les dissolvants, excepté dans l'acide sulfurique concentré.

Composition chimique. — Le principe le plus important de l'Indigo est l'*Indigotine* dont la proportion peut varier considérablement avec les sortes commerciales. Les meilleures sortes en contiennent jusqu'à 90 ou 95 p. 100, tandis que les qualités inférieures n'en renferment guère plus de 20 p. 100. On trouve à côté de l'Indigotine, de l'*eau*, des *sels*, de l'*Indigo brun*, de l'*Indigo rouge* ou *Indirubine*, et une substance azotée dite *Gluten d'Indigo*.

L'*Indigotine* $C^{16}H^{16}Az^2O^2$ est d'un beau bleu foncé avec reflet pourpre; elle se volatilise sans fondre, vers 290°, en donnant des aiguilles bleues à reflets cuivrés; sa vapeur est violette. Elle est insoluble dans la plupart des dissolvants, sauf l'aniline, la stéarine, la paraffine, l'Essence de Térébenthine et le pétrole où elle est d'ailleurs très peu soluble.

Les agents oxydants décolorent l'Indigotine. Les agents de réduction doux, tels que : glucose et alcali, poudre de zinc et ammoniaque, hydrosulfite de sodium, etc., transforment l'Indigotine en une substance incolore très soluble dans les alcalis appelée *Indigotine blanche*, *Indigotine réduite*, *Indigo blanc*. Au contact de l'air et en solution alcaline, elle s'oxyde et donne l'Indigotine; c'est sur cette propriété que repose la teinture au moyen de l'Indigo.

L'Indigotine ne préexiste pas dans les plantes indigofères. Elle se produit pendant la fermentation des feuilles, par l'oxydation à l'aide d'un ferment oxydant ou oxydase d'un phénol pyrrolique appelé *Indoxyle* qui tantôt existe tout formé dans la plante (Pastel), tantôt, et c'est le cas le plus général, provient du dédoublement d'un glucoside appelé *Indican*. Ce glucoside est dédoublé par une diastase à pouvoir hydratant, en un sucre, l'*Indiglucine*, et en *Indoxyle* sur lequel agit alors la diastase oxydante. Dans tous les cas, l'Indigotine est produite, directement dans les plantes à Indoxyle, ou indirectement dans les plantes à Indican, par l'oxydation de l'Indoxyle :

$$\underset{\text{Indoxyle.}}{2C^8H^7OAz} + 2O = 2H^2O + \underset{\text{Indigotine.}}{C^{16}H^{10}Az^2O^2}$$

Les propriétés oxydantes de la diastase se manifestent surtout en présence de la chaux, de la soude ou de la potasse. Ces bases peuvent être remplacées par l'ammoniaque, la baryte, la magnésie, les carbonates alcalins ou alcalino-terreux dissous ou en suspension dans l'eau distillée; mais la présence d'un alcali est toujours nécessaire. Au contraire, l'action de la diastase hydrolisante s'effectue fort bien en l'absence d'alcali.

Falsifications et essai. — L'Indigo a été quelquefois falsifié avec l'*amidon*, la *crasse de plomb*, l'*argile*, l'*iodure d'amidon*, le *bleu de Prusse*.

L'*amidon* donne à l'Indigo une teinte un peu pâle et en diminue la densité. Si on le décolore par le chlore et qu'on le traite ensuite par l'iode, on obtient une belle coloration bleue.

Pour retrouver la *crasse de plomb*, on calcine 10 grammes d'Indigo dans un creuset; après l'opération, on trouve un petit culot de plomb métallique au fond du creuset. On peut dissoudre le résidu dans l'acide azotique et effectuer les réactions des sels de plomb.

Pour rechercher l'*argile*, on traite l'Indigo par l'acide sulfurique; on obtient un liquide brun ou rosé d'où l'ammoniaque en excès précipite l'alumine.

Pour reconnaître l'*iodure d'amidon*, on traite l'Indigo pulvérisé par une solution de potasse étendue; le liquide filtré donnera toutes les réactions de l'iodure de potassium.

Le *bleu de Prusse*, dont l'aspect rappelle assez bien au premier abord celui de l'Indigo, s'en distingue facilement par ses propriétés chimiques. Le chlore décolore l'Indigo, tandis qu'il n'attaque pas le bleu de Prusse.

Mais l'essai le plus important pour déterminer la valeur commerciale d'un Indigo consiste dans le dosage de l'Indigotine, pour lequel existe un grand nombre de procédés, sur lesquels il n'y a pas lieu d'insister ici.

Usages. — L'Indigo est une des matières tinctoriales les plus employées. En médecine, on l'a préconisé dans certaines affections nerveuses: chorée, hystérie, épilepsie, etc.; mais il ne paraît pas avoir donné de résultats satisfaisants.

On utilise encore pour la teinture en jaune un certain nombre de produits végétaux, tels que : la *Gaude* (*Reseda luteola*) qui contient un principe colorant appelé *Lutéoline*; le *Bois jaune* fourni par le *Mûrier des teinturiers* (*Maclura tinctoria*); le *Genêt des teinturiers* (*Genista tinctoria*); le *Quercitron* (*Quercus tinctoria*) dont le principe colorant est un pentoside appelé *Quercitrin*; les *Graines d'Avignon* qui sont les fruits desséchés avant la maturité complète du *Nerprun des teinturiers* (*Rhamnus infectorius*); les *Graines d'Espagne*, *d'Italie*, *de Perse*; etc., qui sont produites par d'autres espèces de *Rhamnus*, et notamment par les *R. saxatilis*, *catharticus*, *amygdalinus*, etc.

FIN.

TABLE DES MATIÈRES

INTRODUCTION 5

CHAPITRE PREMIER. — **MÉDICAMENTS MÉCANIQUES** 17

Lycopode 17
Laminaire 20
Poils hémostatiques des Fougères 21
Amadou 22
Sangsues 23
Éponges 27

CHAPITRE II. — **MATIÈRES SUCRÉES** 31

ARTICLE PREMIER. — **GLUCOSE DROIT OU DEXTROSE** 31

Raisins 33
Vin 34
Alcool éthylique 49
Vinaigre 54
Miel 59
Dattes 62
Figues 65

ARTICLE II. — **SACCHARIDES** 65

Saccharose ou Sucre de Canne 66
Lactose 75

ARTICLE III. — **ALCOOLS HEXABASIQUES** 78

Manne 78

CHAPITRE III. — **PRINCIPES AMYLOSIQUES** 80

ARTICLE PREMIER. — **AMIDON** 81

Blé 83
Seigle 87
Orge 88
Avoine 89
Riz 90
Maïs 91
Arrow-root 93
Sagou 96
Fécule de Manioc 98
Pomme de terre 99
Altérations et falsifications des farines alimentaires 103
Lichen d'Islande 116

ARTICLE II. — **MUCILAGES** 118

1) MUCILAGES SIMPLES 119

a. *Mucilages cellulosiques* 120

Salep 120

b. *Mucilages pectosiques* 122
Feuilles et fleurs de Mauve 122
Feuilles, fleurs et souche de Guimauve 124
Fleurs de Tilleul 126
Bourrache 128
Racine de Grande Consoude 129
Fleurs de Violette 130
Jujubes 131
Fleurs de Sureau 132
Fleurs de Bouillon-Blanc 133

2. MUCILAGES MIXTES 134
Graines de lin 134
Carragaën 137
Semences de Coing 138
Graines de Moutarde blanche 139

3. MUCILAGES INDÉTERMINÉS 140
Graines de Fenu-grec 141

ARTICLE III. — **GOMMES** 142
Gomme arabique 143
— des Rosacées 149
— adragante 150
Gomme de Grevillea 152
— *de Malabar* 152

CHAPITRE IV. — **MATIÈRES GRASSES** 153

ARTICLE PREMIER. — **HUILES** 171

1. HUILES ANIMALES 171
Huile de foie de Morue 171
Huile de foie de Raie 177
— *de foie de Squale* 177
— *de Poissons* 178
— *d'œufs* 178
— *de Baleine* 179

2. HUILES VÉGÉTALES 179
Huile de Lin 179
— d'Œillette 180
— de Croton 181
— de Ricin 183
— d'Amandes douces 186
— de Colza 188
— d'Arachide 189
— de Sésame 191
— de Coton 192
— d'Olives 193

ARTICLE II. — **MATIÈRES GRASSES SOLIDES** 201

1. MATIÈRES GRASSES SOLIDES D'ORIGINE ANIMALE 201
Beurre de Vache 201
Axonge 209
Suif 210
Oléo-margarine 211
Lanoline 214

2. Matières grasses solides d'origine végétale............ 215
Beurre de Muscades............ 215
— de Laurier............ 216
— de Cacao............ 216
— de Palme............ 217
— de Coco............ 218

Article III. — **CIRES**............ 220

1. Cires animales............ 220
Cire d'Abeilles............ 220
Cire de Cachalot............ 224
Cire des Andaquies............ 226
— du Ceroplastes Rusci............ 226
— de Chine............ 226

2. Cires végétales............ 226
Cire du Japon............ 227
Cire de Carnauba............ 227
Cire de Palmier............ 228
— de Benincasa............ 228
Cérosie............ 228
Cire de Myrica............ 228

CHAPITRE V. — **MÉDICAMENTS A GLUCOSIDES**............ 228

Article premier. — **GLUCOSIDES TERNAIRES**............ 229
Feuilles de Digitale............ 230
Graines de Strophanthus............ 236
Muguet............ 240
Squames de Scille............ 241
Laurier-Rose............ 243
Ouabaïo............ 243
Adonis vernalis............ 244
Batiator............ 244
Chanvre du Canada............ 244
Ecorce de Sureau............ 244
Jalap officinal............ 245
Scammonée............ 250
Turbith............ 253
Coloquinte............ 256
Racine de Bryone............ 259
Racine de Gentiane............ 261
Petite Centaurée............ 262
Feuilles de Ményanthe............ 263
Racine de Colombo............ 264
Bois de Quassia............ 266
Ecorces d'Oranges amères............ 269
Ecorce de Condurango............ 270
Chirayta............ 270
Racine de Frasera Walteri............ 270
Chironia angularis............ 271
Ecorce de Simarouba............ 271
Quassia africana............ 271
Feuilles et racines de Chicorée............ 271
Ecorce de Marronnier d'Inde............ 271
Polygala de Virginie............ 272
Ecorce de Panama............ 274

Racine de Salsepareille.......... 275
— de Saponaire.......... 278
— de Réglisse.......... 281
Safran.......... 284
Racine de Garance.......... 287
Feuilles de Busserole.......... 288
Racine de Danais fragrans.......... 290
Ecorce de Panbotano.......... 290
Racine d'Eryngium aquaticum.......... 290
Ecorce d'Hymenodyction excelsum.......... 291
Graine d'Entada gigalobium.......... 291
Ecorce et Feuilles de Frêne.......... 291
Tige de Pichi.......... 291
Graine et Ecorce de Cerbera Thevetia.......... 291
Ecorce de Saule.......... 291
Racine d'Ipomæa pandurata.......... 292
Semences de Kaladana.......... 292
Gratiole.......... 292
Rhizome d'Hellébore noir.......... 293

ARTICLE II. — **GLUCOSIDES AZOTÉS**.......... 293

1. GLUCOSIDES AZOTÉS PROPREMENT DITS.......... 293
Amandes.......... 293
Feuilles de Laurier-Cerise.......... 295
Écorce de Prunier de Virginie.......... 297
Tiges de Douce-amère.......... 297
Morelle noire.......... 300

2. GLUCOSIDES SULFO-AZOTÉS.......... 301
Graines de Moutarde noire.......... 301
Racine de Raifort.......... 304
Cresson de fontaine.......... 306
Roquette sauvage.......... 306
Cresson des prés.......... 306
Arabette.......... 306
Cochléaria officinal.......... 306
Alliaire.......... 306
Roquette cultivée.......... 306
Cresson alénois.......... 307
Bourse à pasteur.......... 307

CHAPITRE VI. — **MÉDICAMENTS A TANNOÏDES (Astringents)**.......... 307
Noix de galles.......... 311
Galle de Hongrie.......... 315
Galle en artichaut.......... 315
Pomme de Chêne.......... 316
Galle de France.......... 316
— *corniculée*.......... 317
Galles de Chine.......... 317
Galles des Pistachiers.......... 319
Écorce de Chêne.......... 319
Kinos.......... 321
Cachou.......... 323
Racine de Ratanhia.......... 326
Ecorce de Monésia.......... 328
Feuilles de Noyer.......... 329

Rhizome de Bistorte.... 331
Rhizome de Fraisier.... 332
— *de Tormentille*.... 332
— *de Quintefeuille*.... 332
Feuilles d'Ansérine.... 332
Rhizome de Benoite.... 333
— *de Filipendule*.... 333
Feuilles de Ronces.... 333
— *de Framboisier*.... 333
Cynorrhodons.... 333
Pétales de Roses rouges.... 334
— *de Roses pâles*.... 334
Gousses de Dividivi.... 334
Bois et écorce de Loxopterygium Lorentzii.... 334
Bablahs.... 334
Feuilles de Sumac.... 335
Bois de Fustet.... 335
Ecorce de Grenade.... 335
Fleurs de Grenadier.... 335
Algarobille.... 335
Rhizome de Geranium maculatum.... 335
Fleurs de Lamier blanc.... 336
Feuilles de Redoul.... 336
Myrobolans.... 336
Feuille de Combretum Raimbaultii.... 337

CHAPITRE VII. — **MÉDICAMENTS A ALCALOIDES**.... 337

Café.... 340
Thé.... 351
Maté.... 359
Guarana.... 361
Cacaos.... 362
Graine de Kola.... 371
Capsules de Pavot.... 377
Opium.... 379
Pétales de Coquelicot.... 388
Racine d'Eschholtzia californica.... 389
Laitues.... 389
Tige d'Argémone du Mexique.... 390
Feuilles et racine de Belladone.... 390
Feuilles et graines de Jusquiame.... 395
Feuilles et graines de Stramoine.... 398
Racine de Mandragore.... 401
Racine et feuilles de Withania somnifera.... 401
Feuilles de Duboisia myoporoides.... 401
Rhizome de Scopolia japonica.... 402
— *de Scopolia Carniolica*.... 402
Racine de Gelsemium.... 402
Ecorce de Piscidie.... 403
— *de Quebracho*.... 403
Noix vomique.... 404
Fève de Saint-Ignace.... 408
Coque du Levant.... 411
Feuilles de Tabac.... 412
Feuilles de Pituri.... 417
— *de Lobélie enflée*.... 417
Racine et feuilles d'Aconit.... 418

Racine d'Aconit de l'Inde 423
Feuilles et Fruits de Ciguë 423
Ciguë vireuse 427
Petite Ciguë 427
Curare 427
Tubercules et graines de Colchique 429
Fève de Calabar 432
Cévadille 434
Quinquinas 436
Ecorce de Cupréa 456
Ecorce de Béberu 457
Noix de Cédron 457
Ecorce de Cail-Cedra 457
— de Tulipier de Virginie 457
— de Doundaké 457
— de Dita 458
Racine d'Ipécacuanha 458
Racine de Tylophora asthmatica 467
— de Phytolacca decandra 467
Thé des Apalaches 467
Racine de Naregamia alata 467
— d'Asaret d'Europe 467
Ergot de Seigle 468
Charbon du Maïs 471
Rhizome d'Hydrastis 471
Ecorce et feuilles d'Hamamelis 473
Ecorce de Viburnum prunifolium 475
— de Cotonnier 475
Feuilles de Coca 476
Feuilles de Jaborandi 480
Ecorce de racine de Grenadier 483
Cousso 487
Semen-contra 488
Écorce de Moussenna 492
Rhizome de Spigélie 492
Noix d'Arec 492
Sommités de Genêt 492
Ecorce de Sassy 494
Fleurs de Cactus grandiflorus 494
Ecorce d'Erythrina 495
Grande Chélidoine 495
Anhalonium Vaillantii 495
— Lewinii 496
Élatérium 496
Racine de Manaca 496
Ecorce de Clavalier jaune 497
— de Honduras 497
— d'Alangium Lamarkii 497
Tige d'Ephedra vulgaris 497
Ecorce de Coto 497
Séneçon commun 497
Feuilles de Justicia Adhatoda 498

CHAPITRE VIII. — **PRODUITS ANTHRACÉNIQUES** 498
Aloès 498

Rhubarbe de Chine 507
Racine de Patience 514
Senés 514
Pulpe de Casse 520
— de Tamarin 521
Baies de Nerprun 521
Écorce de Bourdaine 522
Écorce de Cascara Sagrada 524
Poudre de Goa 527
Mercuriale annuelle 528

CHAPITRE IX. — **MÉDICAMENTS A COMPOSÉS AROMATIQUES** 529

ARTICLE PREMIER. — **PRODUITS TERPÉNIQUES** 529

1. TERPÈNES 529
a. *Groupe des Terpènes et Sesquiterpènes* 532
Essence de Térébenthine 532
Racine d'Angélique 536
Fruits de Phellandrie 538
Cônes de Genévrier 540
Feuilles de Sabine 543
Essence de Genévrier de Virginie 545
b. *Groupe des Polyterpènes* 545
Colophane 545
Caoutchouc 546
Gutta-Percha 552
Balata 555

2. ALCOOLS TERPÉNIQUES ET LEURS ÉTHERS 555
a. *Groupe du Bornéol* 557
Racine de Valériane 559
Nard celtique 561
b. *Groupe du Linalol* 561
Fruits de Coriandre 561
Essence de Bergamote 563
Fleurs de Lavande 564
Lavande Aspic 568
Lavande Stœchas 568
Sauge Sclarée 568
Feuilles d'Oranger 569
Fleurs d'Oranger 571
Essence de Linaloé 572
— de Limette 573
— d'Ylang-Ylang 573
c. *Groupe du Géraniol et du Citronellol* 573
Essence de Géranium 574
Essence de Roses 576
Essence de Palma-Rosa 579
— de Citronelle 579
d. *Groupe du Menthol* 580
Feuilles de Menthe 580

3. ALCOOLS SESQUITERPÉNIQUES 584
Bois de Santal citrin 584

Écorce d'Angusture.............................. 587
Patchouli.............................. 590

4. Aldéhydes aromatiques.............................. 590
a. *Groupe de l'Aldéhyde benzoïque*.............................. 591
Essence d'Amandes amères.............................. 591
b. *Groupe de l'Aldéhyde cuminique*.............................. 592
Fruits de Cumin.............................. 592
c. *Groupe de l'Aldéhyde cinnamique*.............................. 594
Écorce de Cannelle de Ceylan.............................. 594
Ecorce de Cannelle de Chine.............................. 597
d. *Groupe du Citral et du Citronellal*.............................. 600
Feuilles de Mélisse.............................. 601
Citrons.............................. 603
Essence de Verveine des Indes.............................. 606
— *d'Orange*.............................. 606
— *de Cédrat*.............................. 607

5. Cétones aromatiques.............................. 607
a. *Groupe de la Méthylnonylcétone*.............................. 608
Feuilles de Rue.............................. 608
b. *Groupe de l'Irone*.............................. 610
Rhizome d'Iris.............................. 610
c. *Groupe de la Carvone*.............................. 613
Fruits de Carvi.............................. 614
Fruits d'Aneth.............................. 615
Menthe verte.............................. 616
— *crépue*.............................. 616
d. *Groupe de la Pulégone*.............................. 616
Essence de Menthe Pouliot.............................. 616
e. *Groupe de la Thuyone*.............................. 617
Feuilles d'Absinthe.............................. 618
Feuilles d'Absinthe pontique.............................. 621
— *d'Absinthe maritime*.............................. 621
Génipis.............................. 621
Feuilles d'Armoise.............................. 621
Feuilles de Sauge.............................. 621
Feuilles de Thuya occidentalis.............................. 623
Sommités fleuries de Tanaisie.............................. 623
f. *Groupe de la Fénone*.............................. 624
Fruits de Fenouil.............................. 624
g. *Groupe du Camphre*.............................. 626
Camphre.............................. 626
Feuilles de Romarin.............................. 631
Sommités fleuries de Marjolaine.............................. 632
h. *Groupe de la Cantharidine*.............................. 633
Cantharide officinale.............................. 633
Mylabres.............................. 638
Méloés.............................. 639

6. Lactones.............................. 640
Racine d'Aunée.............................. 641

7. Phénols et dérivés phénoliques........ 643
a. *Groupe du Thymol et du Carvacrol*........ 645
Sommités fleuries de Thym........ 646
Sommités de Serpolet........ 648
Monarde ponctuée........ 648
Fruits d'Ajowan........ 649
Sarriette des jardins........ 649
Sommités d'Origan........ 649
b. *Groupe de l'Eugénol et du Chavibétol*........ 650
Clous de Girofle........ 651
Piment de la Jamaïque........ 654
Écorce de Cannelle blanche........ 654
Écorce de Culilawan........ 656
Feuilles de Bétel........ 656
c. *Groupe de l'Anéthol et de l'Estragol*........ 656
Fruits d'Anis vert........ 658
Badiane de Chine........ 660
Estragon........ 662
Grand Basilic........ 663
d. *Groupe du Safrol*........ 663
Bois de Sassafras........ 663
e. *Groupe de l'Apiol*........ 665
Fruits de Persil........ 665
8. Aldéhydes-phénols........ 667
a. *Groupe de l'Aldéhyde salicylique*........ 667
Faham........ 667
Fève Tonka........ 668
b. *Groupe du Diosphénol*........ 668
Feuilles de Buchu........ 669
c. *Groupe de l'Aldéhyde protocatéchique*........ 671
Fruits de Vanille........ 671
9. Cinéol (Eucalyptol)........ 676
Feuilles d'Eucalyptus........ 677
Feuilles de Myrte........ 680
Essence de Cajéput........ 680
Essence de Niaouli........ 681
10. Éthers d'alcools de la série grasse........ 682
Fleurs de Camomille romaine........ 682
Fleurs de Camomille commune........ 683
Feuilles de Gaulthérie........ 683
Article II. — **MATIÈRES RÉSINEUSES**........ 684
1. Résines........ 686
Résine Laque........ 686
Bois de Gaïac........ 690
Racine de Thapsia........ 693
Ecorce de Garou........ 696
Écorce de Bois-gentil........ 698
— de Lauréole........ 698
Rhizome de Podophylle........ 698
Ecorce d'Evonymus atropurpureus........ 701

Racine de Pyrèthre d'Afrique 701
Sang-dragon 705
Copals 706
Succin 707
Dammars 707
Sandaraque 708
Mastic 708
Polypore du Mélèze 709
Graines de Bonduc 710
Ecorce de Mudar 710
Euphorbe pilulifère 710
Feuilles de Globulaire Turbith 710
— de Grindelia robusta 711
Écorce de Caroubier de l'Inde 711
Fruits de Tribulus lanuginosus 712
2. Oléo-résines 712
a. *Oléo-résines proprement dites* 712
Térébenthine des Conifères 712
Galipot 717
Poix-résine 718
Poix de Bourgogne 718
Goudron végétal 719
Goudron de Hêtre 721
Huile de Cade 722
Poix noire 722
Oléo-résine de Copahu 722
Baume de Gurjun 727
Benjoin 727
Elémi 729
Tacamaque jaune 730
Baume de Tolu 730
Baume du Pérou 733
Styrax 735
b. *Médicaments à essence et à résine* 737
Poivre noir 737
Poivre blanc 748
Cubèbe 749
Feuilles de Matico 752
Racine de Kawa-Kawa 754
Piments 754
Gingembre 757
Curcuma 760
Galanga 762
Zédoaire 762
Cardamomes 763
Graine de Maniguette 765
Cônes de Houblon 765
Sommités de Chanvre indien 768
Rhizome de Fougère mâle 772
Kamala 776
Poudre de Pyrèthre 777
Bourgeons de Pin 777
— de Peuplier 777

Écorce de Sumac odorant 778
Bois de Muirapuama 778
Fruits de Jambul 778

3. Gommes-résines 779
Gomme-gutte de Siam 779
Gomme-résine d'Euphorbe 782
Asa fœtida 784
Gomme ammoniaque 787
Galbanum 789
Sagapénum 791
Myrrhe 792
Encens 793
Bdellium d'Afrique 795

CHAPITRE X. — **LIQUIDES ET SUCS ORGANIQUES** 796

Article premier. — **LIQUIDES ORGANIQUES** 796
Lait 796
Kéfir 817
Koumys 818
Bile de Bœuf 819

Article II. — **SÉRUMS THÉRAPEUTIQUES** 819

1. Sérums antitoxiques 823
Sérum antitétanique 823
Sérum antidiphtérique 829
Sérum antivenimeux 834

2. Sérums anti-infectieux 835
Sérum antistreptococcique 836
Sérum antipesteux 839
Sérum antityphique 839
Sérum antipneumococcique 839
Sérum anticholérique 839

Article III. — **ORGANES ET SUCS ANIMAUX** 839

CHAPITRE XI. — **MATIÈRES COLORANTES** 847
Cochenille 847
Bois de Campêche 850
Bois du Brésil 852
— de Sappan 852
— de Santal rouge 852
Racine d'Orcanette 853
Rocou 853
Orseille 855
Tournesol 856
Feuilles de Henné 857
Indigo 859

Table des matières 863
Table alphabétique 874

FIN DE LA TABLE DES MATIÈRES.

TABLE ALPHABÉTIQUE

NOTA. — Les chiffres en caractères **gras** indiquent le renvoi le plus important.

A

Abeille commune, 59.
— égyptienne, 60.
— grecque, 60.
— italienne, 59.
— jaune, 60.
Abies balsamea, 714.
— *pectinata*, 714.
Abrus precatorius, 284.
Absinthe (Grande), 618.
— (Petite), 621.
— pontique, 621.
Absinthine, 620.
Absinthione, 617.
Abutilon indicum, 141.
Acacia arabica, 144, 334.
— *capensis*, 144.
— *Catechu*, 323.
— *dealbata*, 144.
— *decurrens*, 144.
— *horrida*, 144.
— *melanoxylon*, 144.
— *nilotica*, 144.
— *pycnantha*, 144.
— *Senegal*, 143.
— *Seyal*, 143.
— *stenocarpa*, 143.
— *Suma*, 323.
— *Verek*, 143, 145.
Acer saccharinum, 66.
Aceras anthropophora, 121, 668.
Acétate de cinnamyle, 599.
— de géranyle, 570, 579.
— de linalyle, 570, 572, 573.
— de menthyle, 582.
Acétine, 800.
Acétone anisique, 625, 659.
Acide abiétique, 546, 717, 719.
— acétique, 582, 586, 720, 765.
Acide aconitique, 244, 293.
— agaricinique, 709.
— algarabotannique, 335.
— aloérésique, 504.
— angélique, 435, 491, 538, 683, 695.
— anisique, 625, 657, 659.
— arachidique, 190.
— aspidotannique, 775.
— aurantiamarique, 269.
— bénostéarique, 140, 303.
— benzoïque, 478, 685, 706, 729, 732.
— benzoylacétique, 685.
— brassique, 188.
— brassoléique, 188.
— butyrique, 202.
— cachoutannique, 325.
— cafétannique, 343, 344.
— camphorique, 630.
— cantharidique, 635.
— cantharique, 635.
— caprique, 202.
— caproïque, 202, 695.
— caprylique, 202, 695.
— carminique, 849.
— carnaubique, 227.
— catéchutannique, 325.
— cérotique, 221, 227, 688.
— cétrarique, 117.
— cévadique, 435.
— chélidonique, 495.
— chrysammique, 505.
— chrysophanique, 498, 511, 514, 523, 527, 528.
— cinnamique, 478, 504, 597, 685, 732, 734, 737.
— citrique, 603.
— cocaïque, 478.
— cocatannique, 477.
— coccérylique, 849.
— columbique, 266.
— convolvulinique, 248.
— convolvulinolique, 248.
— copahuvique, 725.
Acide coumarique, 668.
— crotonique, 182.
— crotonoléique, 182.
— cubébique, 751.
— cuminique, 594.
— cyanhydrique, 295.
— dammarique, 708.
— dextropimarique, 718.
— diméthoxybenzoïque, 435.
— ellagotannique, 334, 337.
— érucique, 140, 188, 303.
— érythroléique, 856.
— férulique, 685, 785.
— filicique, 774.
— filicotannique, 775.
— flavaspidique, 775.
— formique, 586, 765.
— gallique, 314, 623.
— gallotannique, 314.
— gelsémique, 403.
— gentianique, 261.
— hespérique, 269.
— homococaïque, 478.
— homoisococaïque, 478.
— humulotannique, 767.
— hypogéique, 190.
— igasurique, 405.
— ipécacuanhique, 460.
— ipomœolique, 292.
— isobutyrique, 256.
— isocinnamique, 478.
— isolénique, 180.
— isovalérianique, 695.
— isuvitique, 781.
— jaborique, 482.
— kinotannique, 323.
— kolatannique, 375.
— kombique, 239.
— lactique, 841, 843.
— lactucique, 389.
— laricinolique, 717.
— laurique, 202.
— lichénostéarique, 117.
— linoléique, 180.
— linolénique, 180.

Acide méconique, 381.
— mélissique, 221, 688.
— métatannique, 361.
— β-méthylcoumarique, 599.
— méthyléthyl acétique, 248, 538.
— monésique, 329.
— morrhuique, 173.
— myristique, 292, 611.
— myronique, 303.
— narcéique, 383.
— nicotianique, 414, 415.
— oléique, 190, 612, 688.
— ophélique, 270.
— opianique, 383, 472.
— orcellique, 856.
— orthocoumarique, 685, 706.
— orthoxybenzoïque, 685, 788.
— orthoxycinnamique, 685, 706.
— oxypentadécylique, 538.
— palmitique, 190, 218, 688.
— papavérique, 389.
— paracoumarique, 504, 685.
— phosphoglycérique, 174.
— photosantonique, 491.
— pimarique, 546.
— pinique, 546.
— pipérique, 741.
— pipéronylique, 665.
— podophyllique, 700.
— pyrido-carbonique, 415.
— pyroligneux, 720.
— québrachotannique, 334.
— quercitannique, 321.
— quillajique, 274.
— quinique, 451.
— quinotannique, 451.
— quinovique, 451.
— ratanhiatannique, 328.
— résinique, 720.
— résinoliques, 717.
— rhéotannique, 511.
— rhœadique, 389.
— ricinisoléique, 185.
— ricinoléique, 185.
— rocellique, 856.
— rubérythrinique, 287.
— rubinique, 329.
— sabadillique, 435.
— salicylique, 292, 685, 788.
— santalique, 586, 862.
— santonique, 491.
— scammonique, 252.
— scammonolique, 252.
— sclérotique, 470.
— sinapoléique, 140, 303.
— succinique, 707, 841, 842.
— sumactannique, 335.
— sylvique, 545.
— tabacotannique, 414.
— téréphtalique, 594.
— térésantalique, 586.
— thapsique, 695.
Acide thébolactique, 381.
— tiglinique, 182.
— tormentillotannique, 332.
— tropique, 394, 397.
— turpéthique, 255.
— urique, 842.
— valérianique, 475, 560, 582, 791.
— valérique, 538, 560.
— vératrique, 384, 435.
— zizyphique, 131.
Acokanthera Ouabaio, 243.
Aconine, 420.
Aconit Napel, 418.
Aconitine, 421.
— anglaise, 423.
Aconitum ferox, 423.
— *Napellus*, 418.
Adénine, 842, 843.
Adhatoda Vasica, 498.
Adonidine, 244.
Adonis vernalis, 244.
Adonite, 244.
Æsculus Hippocastanum, 115, 200, 271.
Æthusa Cynapium 427.
Agar-agar, 142.
Agaric blanc, 709.
Agaricine, 709.
Agrimonia Eupatoria, 333.
Agrostemma Githago, 107.
Aiguillat, 177.
Airelle ponctuée, 289.
Alangine, 497.
Alangium Lamarkii, 497.
Alantol, 642.
Alantolactone, 641, 642.
Albane, 554.
Albaspidine, 775.
Albizzia anthelminthica, 492.
Alcannine, 853.
Alcool amylique, 679.
— cérylique, 221, 688.
— coccérylique, 849.
— éthylique, **49**, 578, 679.
— mélissique, 221, 227.
— myricique, 688.
— salicylique, 292.
— de vin, **49**.
Alcools hexabasiques, 78.
— résineux, 692.
— sesquiterpéniques, **585**.
— terpéniques, **555**.
Aldéhyde anisique, 625, 657, 659.
— benzoïque, **591**.
— benzylique, 591, 681.
— butyrique, 679, 681.
— cinnamique, 597, 599.
— cuminique, 593, 594.
— hexylique, 679.
— oléique, 612.
— orthométhylcoumarique, 599.
Aldéhyde salicylique, 292, **667**.
— valérianique, 679.
— valérique, 681.
Aldéhydes aromatiques, **590**.
— -phénols, **667**.
Aleurites cordata, 200.
— *Moluccana*, 200.
Algarobille, 335.
Al Hanneh, 857.
Alizarine, 288.
Alkanna tinctoria, 853.
Alliaire, 306.
Alocasia macrorhiza, 115.
Aloe, 499.
— *africana*, 502.
— *arborescens*, 502.
— *Commelyni*, 502.
— *ferox*, 502.
— *linguæformis*, 502.
— *mitræformis*, 502.
— *officinalis*, 501.
— *perfoliata*, 502.
— *Perryi*, 501.
— *socotrina*, 501.
— *spicata*, 502.
— *vulgaris*, 502.
Aloérétine, 504.
Aloès, **499**.
— des Barbades, 502.
— du Cap, 502.
— de Curaçao, 502.
— hépatique, 501.
— de Natal, 502.
— opaque, 501.
— socotrin, 501.
— translucide, 501.
Aloexanthine, 498, 504.
Aloïne, 504, 505.
Alonigrine, 505.
Alorésitannol, 504.
Alpinia officinarum, 762.
Alpiste des Canaries, 115.
Alstonia scholaris, 458.
Alstrœmeria pallida, 115.
Althæa officinalis, 124.
Aluine, 618.
Amadou, **22**.
Amandes, **293**.
— amères, 293.
— douces, 293.
Amandier commun, 186, 293.
Amarantus frumentaceus, 115.
Ambre jaune, 707.
Amidon, **81**.
— d'Avoine, 90.
— de Blé, 85.
— de Maïs, 93.
— d'Orge, 88.
— de Riz, 91.
— de Seigle, 88.
Ammorésitannol, 788.
Amomum Cardamomum, 763.
— *Curcuma*, 760.
— *granum Paradisi*, 765.

Amomum Meleguetta, 765.
Ampelodesmos tenax, 468.
Amygdaline, 294, 592.
Amygdalus communis, 186, 293.
— — var. *amara*, 293.
— — var. *dulcis*, 293.
Amylamine, 174.
Amylcupréine, 456.
Anabsinthine, 620.
Anacyclus officinarum, 704.
— *Pyrethrum*, 701.
Anaéroxydases, 843.
Anamirta Cocculus, 411.
Anamirtine, 411.
Anchusa officinalis, 128.
Andira Araroba, 527.
Andricus pilosus, 315.
Andropogon citratus, 606.
— *Martini*, 579.
— *nardoides*, 579.
— *Nardus*, 579.
— *Schœnanthus*, 579.
Aneth odorant, 615.
Anéthol, 625, **656**, 659, 661.
Anethum graveolens, 615.
Angélate d'amyle, 683.
— d'isobutyle, 683.
— du méthyl-3-pentanol, 683.
Angelica Archangelica, 536.
— *sylvestris*, 538.
Angélique de Bohême, 535.
— des jardins, 536.
— officinale, 536.
— sauvage, 538.
Angræcum fragrans, 667.
Angusture, 587.
Angusturine, 588.
Anhalonidine, 496.
Anhalonine, 496.
Anhalonium Lewinii, 496.
— *Vaillantii*, 495.
Anhydride sédanolique, 641.
Anis étoilé, **660**.
— d'Europe, 658.
— (Petit), 658.
— vert, **658**.
Anisoïne, 657.
Anol, 657.
Anona odorata, 573.
Anthemis nobilis, 682.
Anthémol, 683.
Anthracène, 720.
Antitoxine diphtérique, 831.
— tétanique, 826.
Apé de Taïti, 115.
Aphis Chinensis, 317.
Apiine, 666.
Apiol, 665, 666.
— d'Homolle et Joret, 666.
Apionol, 666.
Apis Cecropia, 60.
— *fasciata*, 60.
— *ligustica*, 60.
— *mellifica*, 59.
Apocynéine, 244.
Apocynine, 244.
Apocynum cannabinum, 244.
Apomorphine, 383.
Arabette, 306.
Arabine, 147.
Arabinose, 147.
Arabis sagittata, 306.
Arachidine, 196, 800.
Arachis hypogæa, 189.
Arbre à pain, 115.
Arbutine, 289.
Arctostaphylos Uva Ursi, 288.
Areca Catechu, 323, 492.
Arécaïdine, 492.
Arécaïne, 492.
Arécoline, 492.
Arenga saccharifera, 66.
Argania Sideroxylon, 200.
Argemone mexicana, 200, 390.
Argémone du Mexique, 390.
Arghel, 515.
Aricine, 452.
Armoise commune, 621.
Arrow-root, **93**.
— des Antilles, 94.
— du Chili, 115.
— de la Guyane, 115.
— de l'Inde, 95.
— de Malabar, 95.
— de Queensland, 95.
— de Taïti, 96.
— de Travancore, 95.
Artanthe elongata, 752.
Artemisia Absinthium, 618.
— *Cina*, 489.
— *dracunculus*, 662.
— *glacialis*, 621.
— *maritima*, 621.
— *mutellina*, 621.
— *pauciflora*, 489.
— *pontica*, 621.
— *spicata*, 621.
— *vulgaris*, 621.
Arthronia complanata, 524.
Artocarpus incisa, 115.
Arum maculatum, 115.
Asa fœtida, **784**.
— — en larmes, 785.
— — en masses, 785.
Asagræa officinalis, 434.
Asagréine, 435, 436.
Asarum europæum, 467.
Aspidine, 775.
Aspidinine, 775.
Aspidinol, 775.
Aspidium filix mas, 772.
— *spinulosum*, 776.
Aspidol, 774.
Aspidosperma Québracho, 403.
Aspidospermine, 403.
Asplenium filix femina, 775.
Astragalus adscendens, 150.
— *brachycalyx*, 150.
— *creticus*, 151.
— *cylleneus*, 151.
— *glycyphyllos*, 284.
— *gummifer*, 150.
— *Kurdicus*, 151.
— *microcephalus*, 150.
— *pycnocladus*, 150.
— *stromatodes*, 151.
— *verus*, 150.
Atropa Belladona, 390.
— *Mandragora*, 401.
Atropine, 392, 396, 399.
Aunée officinale, 641.
— (Grande), 641.
Aurantiamarine, 269.
Aurantiol, 573.
Australène, 533.
Avena sativa, 89.
Avoine, **89**.
Axonge, **209**.
— benzoïnée, 209, 729.
— populinée, 209.
Azoérythrine, 856.
Azolithmine, 857.
Azulène, 683.

B

Bablahs, 334.
Bacille de la diphtérie, 829.
— de Klebs-Lœffler, 829.
— de Nicolaier, 823.
— du tétanos, 823.
Bacillus diphteriæ, 829.
— *tetani*, 823.
Bacterium aceti, 55.
— *acidi lactici*, 797.
Badiane, **660**.
— de Chine, 660.
— du Japon, 661.
Bagasse, 68.
Baies de Genièvre, **540**.
— de Nerprun, **521**.
Balance aréothermique, 157.
Balantium chrysotrichum, 21.
Balata, 555.
Balaustes, 335.
Balsamodendron africanum, 795.
— *Ehrenbergianum*, 792.
Banane, 115.
Baptisia tinctoria, 859.
Barbaloïne, 498, 505.
Barosma betulina, 669.
— *crenulata*, 669.
— *serratifolia*, 669.
Barras, 717.
Basilic (Grand), 663.
Bassia butyracea, 219.
— *latifolia*, 219.
— *longifolia*, 219.
Bassorine, 153.

Batatas edulis, 115.
Batiator, 244.
Baume du Canada, 711.
— de Copahu, **722**.
— de Gurjun, 727.
— du Pérou, **733**.
— de Tolu, **730**.
Bdellium d'Afrique, 793, 795.
Bébérine, 457.
Belladone officinale, 390.
Benincasa cerifera, 228.
Benjoin, **727**.
— de Siam, 728.
— de Sumatra, 728.
Benoite officinale, 333.
Benzoate de benzyle, 732, 734.
Benzol, 720.
Benzorésinol, 729.
Benzoylaconine, 420.
Benzoylpseudotropéine, 478.
Benzylal, 591.
Berbérine, 266, 472.
Bergamotier, 563.
Bergaptène, 563.
Bétel, 667.
Bételphénol, 651, 655.
Betterave, 66.
— de Silésie, 69.
Beurre, 799.
— artificiel, 211.
— de Cacao, **216**.
— de Carapa, 219.
— de Cay-Cay, 219.
— de Chaulmugra, 219.
— de Coco, **218**.
— de Dika, 219.
— de Ghi, 219.
— d'Illipé, 219.
— de Kanya, 219.
— de Karité, 219.
— de Kokum, 219.
— de Laurier, **216**.
— de Mapouraire, 219.
— de Mohwah, 219.
— de Muscades, **215**.
— de Palme, **217**.
— de Vache, **201**.
— végétal, 219.
Bhang, 769.
Bigaradier, 269, 569, 570, 606.
Bile de bœuf, 819.
Bisli, 423.
Bissabol, 793.
Bitérébenthyle, 720.
Bitérébenthylène, 720.
Bixa orellana, 853.
Bixine, 854.
Blanc de Baleine, **224**.
— — pressé, 225.
— — purifié, 225.
Blé, **83**.
— d'Inde, 91.
— noir, 115.
Blé noir de Tartarie, 115.
— de Turquie, 91.
— de Vache, 108.
Blés blancs, 83.
— demi-durs, 83.
— durs, 83.
— mitadins, 83.
— tendres, 83.
Bois du Brésil, 852.
— de Campêche, **850**.
— de Fernambouc, 852.
— de Fustet, 335.
— de Gaïac, **690**.
— jaune, 862.
— de Muirapuama, 778.
— de Quassia, **266**.
— de Quebracho colorado, 334.
— de Santal citrin, **584**.
— — rouge, 852.
— de Sappan, 852.
— de Sassafras, **663**.
— de Surinam, 266.
Bombax malabaricum, 152.
Bonducine, 710.
Bornéol, 557, 610, 623, 632, 633.
— droit, 765.
— gauche, 579.
— α-gauche, 560.
Bornéols, 557.
Bornésite, 551.
Borrago officinalis, 128.
Bos taurus, 201.
Boswellia Carteri, 793.
Boucage Anis, 658.
Bouillon blanc, 133.
Boujera, 105.
Bou-Néfa, 693.
Bourdaine noire, 522.
Bourgène, 522.
Bourgeons de Peuplier, 777.
— de Pin, 777.
— de Sapin, 777.
Bourguépine, 521.
Bourrache, 128.
Bourse à pasteur, 307.
Brais, 718.
Brassica alba, 130.
— *campestris* var. *oleifera*, 188.
— *nigra*, 301.
— *Rapa* var. *oleifera*, 200.
Brayera anthelminthica, 487.
Brésiline, 852.
Brésillet des Indes, 852.
Brou de Noix, 330.
Brucine, 405, 406.
Bryone dioïque, 259.
Bryonia dioica, 259.
Bryonine, 260.
Bryorésine, 260.
Buchu, 669.
Bulbes de Colchique, **429**.
Bursera aloexylon, 572.
Bursera Delpechiana, 572.
— *Icicariba*, 730.
Butea frondosa, 321.
Butylamine, 174.
Butyrate de Menthyle, 582.
Butyrine, 215, 800.
Butyroléine, 202, 800.
Butyrospermum Parkii, 219.
Buxine, 457.

C

Cabosse, 362.
Cacao Bahia, 364.
— caraque, 364.
— Cuba, 364.
— Guatémala, 364.
— Guayaquil, 364.
— Haïti, 364.
— Jamaïque, 364.
— Maracaïbo, 364.
— Maragnan, 364.
— Martinique, 364.
— Para, 364.
— Soconusco, 364.
— Trinitad, 364.
Cacaos, **362**.
— non terrés, 362.
— terrés, 364.
Cacaouette, 189.
Cacaoyer, 216.
— commun, 362.
Cachalot, 224.
Cachou de l'Acacia, 323.
— de l'Arec, 323.
— de Pégu, 324.
— vrai, 323.
Cachous, **323**.
Cactine, 494.
Cadinène, 531, 542, 544, 582, 588, 590, 620, 751, 791, 795.
Cæsalpinia coriaria, 334.
— *echinata*, 852.
— *melanocarpa*, 335.
— *Sappan*, 852.
Café, **340**.
— en cerises, 341.
— décortiqué, 341.
— de Figues, 347.
— de Glands, 346.
— marron, 340.
— d'Orge, 347.
— en parche, 341.
Caféidine, 344.
Caféier d'Arabie, 340.
— de Libéria, 340.
— de Maurice, 340.
Caféine, 343, 354, 361, 362, 366, 375.
Caféone, 345.
Cailcédrine, 457.
Cajéputène, 681.
Cajéputol, 681.
Calabarine, 433.
Calamus Draco, 705.

Calandra granaria, 106.
— *Orizæ*, 106.
Calliandra Houstoni, 290.
Calliandrine, 290.
Callichroma moschata, 635.
Callitris quadrivalvis, 708.
Calomel végétal, 700.
Calotropis gigantea, 547, 710.
— *procera*, 710.
Calyptranthes aromatica, 654.
Camelina sativa, 200.
Camellia japonica, 356.
— *Thea*, 351.
Camomille noble, 682.
— vraie, 682.
Camomillol, 683.
Camphène, 531, 560, 579, 760.
Camphol, 537.
Camphols, 557.
— α, 557.
— β, 557.
— inactifs, 557.
Camphora officinarum, 627.
Camphorogénol, 629.
Camphorone, 630.
Camphoroxime, 630.
Camphre, **626**, 632, 633, 765.
— artificiel, 534.
— de Bornéo, 558.
— brut, 626.
— de Cèdre, 545.
— de Cubèbe, 751.
— droit, 648, 664.
— de Genièvre, 542.
— d'Iris, 611.
— de Patchouli, 590.
— de Persil, 666.
— raffiné, 629.
Camphrier, 627.
Canadine, 472, 473.
Canaigre, 513.
Canarium commune, 730.
Canéficier, 521.
Canella alba, 654.
Canna coccinea, 95.
— *edulis*, 95.
— *indica*, 95.
Cannabène, 771.
Cannabine, 771.
Cannabinol, 771.
Cannabis indica, 200, 768.
— *sativa*, 768.
Canne du Bengale, 67.
— de Bourbon, 67.
— de Chine, 67.
— créole, 67.
— de Java, 67.
— noire de Batavia, 67.
— rouge de Calcutta, 67.
— de Salangore, 67.
— à sucre, 66, 67.
— de Taïti, 67.
Cannelle de Ceylan, **594**.
— de Chine, **597**.
Cannelle de Cochinchine, 600.
— de l'Inde, 600.
— de Java, 600.
— de Malabar, 600.
— mate, 600.
— de Padang, 600.
Cannellier aromatique, 597.
— de Ceylan, 594.
Cantharène, 635.
Cantharide officinale, **633**.
— pointillée, 638.
Cantharidine, 634.
Cantharis togata, 635.
— *vesicatoria*, 633.
Caoutchouc, **546**.
— d'Assam, 549.
— de Bahia, 549.
— de Bornéo, 550.
— de Céara, 549.
— du Gabon, 550.
— des huiles, 180.
— de Java, 550.
— de Madagascar, 550.
— de Malacca, 549.
— de Maranham, 549.
— de Nicaragua, 549.
— de Para, 549.
— de Pernambouc, 549.
— du Pérou, 549.
— de Rio, 549.
— de Savanille, 549.
— du Sénégal, 550.
— de Siam, 549.
— de Sierra-Leone, 550.
— térébenthiné de Hannon, 552.
Caoutchoucs d'Afrique, 550.
— d'Amérique, 550.
— d'Asie, 549.
— d'Océanie, 550.
Capriline, 800.
Caprine, 800.
Caproate de géranyle, 579.
Caproïne, 800.
Capsacutine, 757.
Capsella bursa-pastoris, 307.
Capsicine, 757.
Capsicum annuum, 745, 755.
— *fastigiatum*, 755.
Capsules de Pavot, 377.
— surrénales, 841, 846.
Carabus auratus, 635.
Caracan de l'Inde, 115.
Carapa guyanensis, 219.
Cardamine pratensis, 306.
Cardamome de Ceylan, 763.
— de Malabar, 763.
— de Siam, 763.
Cardamomes, **763**.
Carie, 110.
Caroube de Judée, 319.
Caroubier de l'Inde, 711.
Carpodinus Foretiana, 547.
— *Jumellei*, 547.
Carragaën, **137**.
Carteria lacca, 686.
— *Larreæ*, 689.
— *mexicana*, 689.
Carum Carvi, 614.
Carvacrol, 630, 646, 647, 648, 649.
Carvène, 614.
Carvestrène, 531.
Carvol, 613.
Carvone, 613, 623.
— droite, 615, 616.
— gauche, 613, 616.
Caryophyllène, 531, 653, 656, 725.
Caryophyllus aromaticus, 651.
Cascara amarga, 497.
— *sagrada*, **524**.
Cascarine, 527.
Caséase, 797.
Caséine, 354, 799.
Caséum, 797.
Cassia acutifolia, 514, 516.
— *angustifolia*, 514, 516, 517.
— *Fistula*, 521.
— *lenitiva*, 514.
— *medicinalis*, 514.
— *obovata*, 514, 516, 517.
Cassonade, 69.
Castanea vulgaris, 115.
Castilloa elastica, 547.
Castor Oil, 183.
Cataplasmes de Lelièvre, 138.
Catéchine, 325.
Catha edulis, 376.
Catodon macrocephalus, 224.
Céara scraps, 549.
Cédratier, 607.
Cédrène, 531, 545.
Cédrine, 457.
Cédrol, 545.
Centaurée (Petite), 262.
Centaurirésine, 262.
Cephælis emetica, 458.
— *granatensis*, 458.
— *Ipecacuanha*, 458.
Céphéline, 460.
Cérabine, 150.
Cérabinose, 150.
Ceramium, 142.
Cérasine, 149.
Cerbera Thevetia, 291.
Cereus grandiflorus, 494.
Cérine, 221.
Ceroplastes Rusci, 226.
Cérosie, 228.
Cérotate de céryle, 226.
Ceroxylon andicola, 228.
Céruléine, 683.
Cétine, 225.
Cétones aromatiques, **607**.
Cetonia aurata, 635.
Cetraria islandica, 116.
Cévadille, 434.
Cévadine, 435, 436.

Cévine, 435, 436.
Chanvre du Canada, 244.
— cultivé, 768.
— indien, 768.
Charançon du Blé, 106.
— du Riz, 106.
Charas, 770.
Charbon de Belloc, 778.
— des Céréales, 110.
— du Maïs, 471.
Chasmanthera palmata, 264.
Châtaigne, 115.
— de la Guyane, 115.
Chavibétol, 650, 656.
Chavicol, 656.
Chélérythrine, 389, 495.
Chélidoine (Grande), 495.
Chélidonine, 495.
Chelidonium majus, 495.
Chélidoxanthine, 495.
Chêne Rouvre, 315, 319.
— Yeuse, 316.
Chenopodium Quinoa, 115.
Chicorée, 345.
— sauvage, 271.
Chicorine, 271.
Chiratine, 270.
Chirayta, 270.
Chironia angularis, 271.
Chloranthus inconspicuus, 353.
Chlorocodide, 383.
Chlorure de cumylène, 594.
Cholestérine, 196, 695, 841.
Choline, 141, 239, 492.
Chondrus crispus, 137.
— *polymorphus*, 137.
Chrysarobine, 498, 527.
Chrysazine, 505.
Chrysomela fastuosa, 635.
Chrysophane, 498, 523.
Chrysophyllum glycyphlæum, 328.
Chrysorhamnine, 522.
Churus, 770.
Cibotium Baromez, 21.
— *Chamissoi*, 21.
— *glaucum*, 21.
— *Menziezii*, 21.
Cichorium Intybus, 271.
Cicuta virosa, 427.
Cicutaire aquatique, 427.
Cicutine, 426.
Ciguë d'eau, 538.
— (Grande), 423.
— officinale, 423.
— petite, 427.
— vireuse, 427.
Cinchona Calisaya, 439.
— *Chahuarguera*, 439, 446.
— *cordifolia*, 440.
— *crispa*, 439, 446.
— *lancifolia*, 440.
— *Ledgeriana*, 441.
— *micrantha*, 439, 447.
— *nitida*, 439, 447.
Cinchona officinalis, 439.
— *Palton*, 439.
— *Peruviana*, 439, 443, 446.
— *Pitayensis*, 439.
— *purpurascens*, 440.
— *succirubra*, 439.
— *Tucujensis*, 440.
— *Uritusinga*, 439, 446.
Cinchonidine, 451, 453.
Cinchonine, 451, 453.
Cinéol, 566, 568, 616, 623, 632, 656, **676**, 679, 680, 681, 762, 763, 765, 775.
Cinnamate de benzyle, 732, 734.
— de cinnamyle, 737.
Cinnaméine, 734.
Cinnamène, 737.
Cinnamomum aromaticum, 597.
— *Cassia*, 597, 600.
— *Culilawan*, 656.
— *obtusifolium*, 600.
— *Zeylanicum*, 594, 600.
Cinnamylcocaïne, 478.
Cire d'Abeilles, **220**.
— des Andaquies, 226.
— de Benincasa, 228.
— blanche, 220.
— de Cachalot, **224**.
— de la Canne à sucre, 228.
— de Carnauba, **227**.
— du *Ceroplastes Rusci*, 226.
— de Chine, 226.
— de Fougère, 774.
— de la Gomme-Laque, 688.
— du Japon, **227**.
— jaune, 220.
— de Myrica, 228.
— de Palmier, 228.
— vierge, 220.
Cires, 220.
— animales, 220.
— végétales, 226.
Citral, **600**, 602, 605, 606.
Citronellal, 579, **601**, 602, 605, 607.
Citronelle, 601.
Citronellol, **574**, 576, 578, 579.
Citronnier, 603.
Citrons, **603**.
Citrouille, 66.
Citrulline, 258.
Citrullus Colocynthis, 256.
Citrus Aurantium, 570, 606.
— *Bergamia*, 563.
— *Limetta*, 573.
— *Limonum*, 570, 603.
— *medica*, 570, 607.
— *vulgaris*, 269, 569, 606.
Cladonia pyxidata, 118.
Clavicepspurpurea, 108, 468.
Clous de girofle, 651.
Clovène, 531.
Clupea Harengus, 178.
Clupea Sardina, 178.
Coaltar, 721.
Cocaïne, 477, 478.
— droite, 478.
Cocamine, 478.
Coccérine, 849.
Coccoloba uvifera, 322.
Cocculus palmatus, 264.
— *toxiferus*, 428.
Coccus Cacti, 847.
— *lacca*, 686.
Cochenille, **847**.
— grise, 849.
— du Honduras, 849.
— du Mexique, 849.
— noire, 849.
Cochlearia Armoracia, 304.
— *officinalis*, 306.
Cocos nucifera, 218.
Cocotier, 218.
Codamine, 381.
Codéine, 381, 383.
Coffea arabica, 340.
— *liberica*, 340.
— *mauritiana*, 340.
Cognassier, 138.
Cola acuminata, 371.
— *Ballayi*, 371.
Colchicéine, 431.
Colchicine, 431.
Colchicum autumnale, 429.
Colchique d'automne, 429.
Colocasia antiquorum, 115.
Colocynthéine, 258.
Colocynthine, 258.
Colocynthinine, 258.
Colombo américain, 266, 270.
Colophane, 545.
Colophène, 546.
Coloquinte, **256**.
— de Chypre, 257.
— d'Égypte, 257.
— de Syrie, 257.
Columbine, 266.
Combretum Raimbaultii, 337.
Commiphora abyssinica, 792.
Concombre sauvage, 496.
Concusconine, 452.
Condurangines, 270.
Cônes de Genévrier, **540**.
— de Houblon, **765**.
Conhydrine, 426.
Conicéine γ, 426.
Conicine, 426.
Coniine, 426.
Conium maculatum, 423.
Conquinamine, 452.
Conserve de Cynorrhodons, 334.
— de Roses, 334.
Consoude officinale, 129.
Convallamarétine, 241.
Convallamarine, 241.
Convallarétine, 241.

Convallaria maialis, 240.
Convallarine, 241.
Convolvuline, 248.
Convolvulus Jalapa, 245.
— *Scammonia*, 250.
Conylène, 426.
Copahu du Brésil, 725.
— de Colombie, 725.
— de Maracaïbo, 725.
— de Para, 725.
Copaifera guianensis, 722.
— *Langsdorffii*, 722.
— *Martii*, 722.
— *oblongifolia*, 722.
— *officinalis*, 722.
— *pubiflora*, 722.
— *rigida*, 722.
Copal d'Acra, 707.
— d'Angola, 707.
— de Bombay, 707.
— du Brésil, 707.
— de Cayenne, 707.
— du Congo, 707.
— de Madagascar, 707.
— de Mozambique, 707.
— de Sierra-Leone, 707.
— de Zanzibar, 707.
Copalier, 711.
Copals, 706.
— d'Amérique, 707.
— de la côte occidentale d'Afrique, 707.
— de la côte orientale d'Afrique, 707.
Copernicia cerifera, 227.
Coque du Levant, **411**.
Coquelicot, 388.
Coques de Cacao, 368.
Corail des jardins, 755.
Coriamyrtine, 336.
Coriandre cultivée, 561.
Coriandrol, 561.
Coriandrum sativum, 561.
Coriaria myrtifolia, 336, 519.
Cornutine, 470.
Corps pituitaire, 847.
— thyroïde, 841, 846.
Corrigiola telephiifolia, 704.
Corylus Avellana, 200.
Corypha cerifera, 227.
Cosine, 488.
Cosotoxine, 488.
Cotarnine, 383.
Cotoïne, 497.
Couleuvrée, 259.
Coumarine, 667, 668.
Coumarouna odorata, 668.
Cousso, **487**.
— femelle, 487.
— mâle, 488.
— rouge, 488.
— vert, 487.
Cranson, 304.
Crémomètre de Quévenne, 807.
Créosol, 692.
Créosote, 720.
Crepis fœtida, 667.
Cresson alénois, 307.
— de fontaine, 306.
— des prés, 306.
Crésylol, 720.
Crocétine, 286.
Crocine, 286.
Crocose, 286.
Crocus sativus, 284.
— *vernus*, 287.
Croton-résine, 182.
Croton Tiglium, 181.
Crotonol, 182.
Cryptopine, 381.
Cubeba canina, 751.
— *Clusii*, 751.
— *crassipes*, 751.
— *officinalis*, 749.
Cubèbe, **749**.
Cubébène, 532.
Cubèbes (Faux), 751.
— spurious, 751.
Cubébier, 749.
Cubébine, 751.
Cumin officinal, 592.
— des prés, 614.
Cuminal, 594.
Cuminum cyminum, 592.
Cupréine, 456.
Cupressus sempervirens, 545.
Curaçaloïne, 505.
Curaçao de Hollande, 269.
— des îles, 269.
Curare, **427**.
— de l'Amazone, 428.
— en calebasses, 428.
— de l'Orénoque, 428.
— en pots, 428.
— en tuyaux, 428.
Curarines, 429.
Curcuma, **760**.
— long, 761.
— rond, 760.
Curcuma leucorhiza, 95.
— *longa*, 760.
— *rubescens*, 95.
— *tinctoria*, 760.
— *Zerumbet*, 762.
Curcumine, 761.
Curcumol, 761.
Curines, 429.
Cusconine, 452.
Cusparidine, 588.
Cusparine, 588.
Cydonia vulgaris, 138.
Cymène, 593, 594, 625, 630, 647, 648, 649, 760.
Cynanchum acutum, 547.
Cynips argentea, 316.
— *calicis*, 315.
— *coronata*, 317.
— *Gallæ tinctoriæ*, 312.
— *Hungarica*, 316.
— *polycera*, 313.
Cynorrhodons, 333.
Cyprès, 545.
Cypripedium parviflorum, 273.

D

Dambonite, 551.
Dammar austral, 708.
— des Indes, 707.
Dammara australis, 708.
— *orientalis*, 707.
Dammarol, 708.
Dammars, 707.
Dammaryle, 708.
Dammarylène, 708.
Danaïdine, 290.
Danais fragans, 290.
Daphne Gnidium, 696.
— *Laureola*, 698.
— *Mezereum*, 698.
Daphnine, 697.
Dattes, **62**.
Dattier, 62.
Datura Stramoine, 398.
Datura alba, 401.
— *arborea*, 401.
— *ferox*, 401.
— *lævis*, 401.
— *Stramonium*, 398.
— *Tatula*, 400.
Daturine, 399.
Delphine, 434.
Delphinine, 434.
Delphinium Staphysagria, 434.
Delphinoïdine, 434.
Delphisine, 434.
Derias, 693.
Dextrine, 102.
Dextrose, **31**.
Diagomètre de Rousseau, 161.
Dicinchonine, 451.
Diconquinine, 452.
Digitale pourprée, 229.
Digitaléine, 231, 232.
Digitaligénine, 233.
Digitaline, 231, 232.
— du Codex, 233.
— cristallisée de Nativelle, 233.
— d'Homolle et Quévenne, 233.
Digitalinum verum, 232.
Digitalis purpurea, 229.
Digitalose, 233.
Digitogénine, 232.
Digitonine, 231, 232.
Digitoxigénine, 233.
Digitoxine, 231, 233.
Digitoxose, 233.
Dihydrolutidine, 174.
Diméthoxyisoquinoléine, 384.
Dimorphandra excelsa, 375.
Dioscorea alata, 115.

Dioscorea bulbifera, 115.
Diosmine, 669.
Diosphénol, 670.
Dioxyméthylanthraquinone, 498.
Dipentène, 531, 563, 579, 751, 765, 795.
Diplolepis Gallæ tinctoriæ, 312.
Dipterix odorata, 668.
Dipterocarpus alatus, 727.
— *incanus*, 727.
— *tuberculosus*, 324.
— *turbinatus*, 727.
Ditamine, 458.
Dochka, 115.
Dorema ammoniacum, 787.
— *Aucheri*, 787.
Dorsch, 172.
Dosage des alcaloïdes de la Belladone, 394.
— — de la Coca, 479.
— — des Quinquinas, 453.
— de l'alcool, 51.
— des alcools terpéniques, 556.
— des aldéhydes, 590.
— de l'aloïne, 506.
— du beurre, 807.
— de la Caféine, 348, 355.
— de la Cantharidine, 636.
— de la caséine, 811.
— des cétones, 607.
— du Cinéol, 679.
— de la Cocaïne, 479.
— de la Digitoxine, 233.
— des éléments du Beurre de Vache, 202.
— — de la cire d'Abeilles, 221.
— — du vin, 36.
— de l'Ergotinine, 470.
— des éthers d'alcools terpéniques, 556.
— — phénoliques, 644.
— de l'Eugénol, 653.
— de la Kolanine, 375.
— du Lactose, 77, 811.
— de la Morphine, 385.
— des phénols, 643.
— de la Pipérine, 747.
— de la Santonine, 491.
— du sucre de Canne, 73.
— du tanin, 309.
— de la Théobromine, 369.
— du Thymol, 646.
Doundakine, 457.
Doura, 115.
Dracorésitannol, 706.
Duboisia Hopwodii, 417.
— *myoporoides*, 401.
— *Pituri*, 417.
Duboisine, 402.
Dulcamarétine, 299.
Dulcamarine, 299.

E

Ecballium Elaterium, 496.
Ecgonine, 478.
Echitamine, 458.
Echium vulgare, 128.
Eclaire (Grande), 495.
Ecorce d'*Alangium Lamarkii*, 497.
— d'Alstonia, 458.
— d'Angusture, **587**.
— de Bébéru, 457.
— de Bois-Gentil, 698.
— de Bourdaine, **522**.
— de Buis, 486, 487.
— de Caïl-Cedra, 457.
— de Cannelle blanche, **654**.
— — de Ceylan, **594**.
— — de Chine, **597**.
— — de Cochinchine, 600.
— — de l'Inde, 600.
— — de Java, 600.
— — de Malabar, 600.
— — mate, 600.
— — de Padang, 600.
— de *Cascara sagrada*, **524**.
— de *Cerbera Thevetia*, 291.
— de Chêne, **319**.
— de Clavalier jaune, 497.
— de Condurango, 270.
— de Coto, 497.
— de Cotonnier, 475.
— de Culilawan, 656.
— de Cupréa vrai, 456.
— de Dita, 458.
— de Doundaké, 457.
— d'Épine-Vinette, 487.
— d'Erythrina, 495.
— d'*Evonymus atropurpureus*, 701.
— de Fausse Angusture, 410, 588.
— de Faux-Garou, 698.
— de Frêne, 291.
— de Garou, **696**.
— de Grenade, 335.
— de Guaranhem, 329.
— d'Hamamélis, **473**.
— de Hoang-Nan, 410.
— de Honduras, 497.
— d'*Hymenæa Courbaril*, 711.
— d'*Hymenodyction excelsum*, 291.
— de Lauréole, 698.
— de Mançone, 494.
— de Marronnier d'Inde, 271.
— de M'Boundou, 411.
— de Monésia, **328**.
— de Moussenna, 492.
— de Mudar, 710.
— de Nectandra, 457.
— d'Oranges amères, **269**.
— — douces, 269.
— d'Orme rouge, 142.

Écorce de Panama, **274**.
— de Panbotano, 290.
— de Piscidie, 403.
— de Prunier de Virginie, 297.
— de Québracho, 403.
— — colorado, 334.
— de Quillaia, 274.
— de racine de Grenadier, **483**.
— de Sassy, 494.
— de Saule, 291.
— de Simarouba, 271.
— de Sumac odorant, 778.
— de Sureau, 244.
— de Tieuté, 410.
— de tige de Grenadier, 486.
— de la Trintanelle malherbe, 698.
— de Tulipier de Virginie, 457.
— de *Viburnum prunifolium*, 475.
— de Vomiquier, 410, 588.
Eglantier, 333.
Eglefin, 171.
Elæis guineensis, 217.
Elaïomètre Gobley, 196.
Elatérine, 496.
Elatérium, 496.
Elémi, 729.
— du Brésil, 730.
— de Manille, 730.
Elettaria Cardamomum, 763.
— *major*, 763.
Eleusine Caracana, 115.
Emétine, 460.
Emissole, 177.
Emodine, 498, 504, 511, 523, 527.
— ferrique, 523.
Emulsine, 294, 297.
Encens, 793.
— d'Afrique, 795.
— de l'Inde, 795.
Encensier, 631.
Entada gigalobium, 291.
Epeautres, 83.
Ephedra vulgaris, 497.
Ephédrine, 497.
Epicauta cavernosa, 638.
Epicéa, 718.
Eponge de l'Archipel, 28.
— brune de Barbarie, 28.
— de cheval, 28.
— à la ficelle, 29.
— de Marseille, 28.
— de Syrie, 28.
Éponges, **27**.
Erable à sucre, 66.
Ergostérine, 470.
Ergot de Blé, 108, 468, 469.
— de Diss, 468, 469.
— de Riz, 468.
— de Seigle, 108, **468**.
Ergotine Bonjean, 471.

Ergotine du Codex, 471.
— Yvon, 471.
Ergotines, 471.
Ergotinine, 470.
Ericerus Pela, 226.
Ericinol, 289.
Ericoline, 289.
Erodium cicutarium, 476.
Eruca sativa, 306.
Eryngine, 290.
Eryngium aquaticum, 290.
Erythræa Centaurium, 262.
Erythrina Corallodendron, 495.
Erythrine, 856.
Erythro-centaurine, 263.
— coralloïdine, 495.
Erythroléine, 856.
Erythrolithmine, 856.
Erythrophlæum guineense, 494.
Erythrophléine, 494.
Erythroxylon Coca, 476.
Eschholtzia californica, 389.
Esculétine, 291.
Esculine, 271, 291.
Eseramine, 433.
Eséré, 432.
Eséridine, 433.
Esérine, 433.
Essai de l'Aloès, 506.
— de l'Amidon, 86.
— de l'Asa fœtida, 786.
— de l'Axonge, 209.
— du Baume de Copahu, 725.
— — du Pérou, 734.
— — de Tolu, 732.
— du Benjoin, 729.
— du beurre de Cacao, 207.
— — de Laurier, 216.
— — de Muscades, 215.
— — de Vache, 203.
— du blanc de Baleine, 225.
— des Cacaos, 367.
— du Cachou, 325.
— du Café, 345.
— de la Cantharide, 635.
— du Chocolat, 367.
— de la Cire d'Abeilles, 223.
— de la Cochenille, 849.
— de la Dextrine, 102.
— de l'Ergot de Seigle, 470.
— de l'Essence d'Anis, 659.
— — de Bergamote, 563.
— — de Cajéput, 681.
— des Essences de Cannelle, 599.
— de l'Essence de Citron, 605.
— — de Girofle, 653.
— — de Lavande, 566.
— — de Menthe poivrée, 583.
— — de Néroli, 572.
— — de Romarin, 632.
— — de Roses, 578.
— — de Santal, 586.
Essai de l'essence de Térébenthine, 535.
— — de Thym, 647.
— du Galbanum, 791.
— de la Gomme arabique, 148.
— de la Gomme-gutte, 781.
— de la graine de Kola, 375.
— de l'Huile d'Amandes douces, 187.
— — de Colza, 188.
— — de Croton, 182.
— — de foie de Morue, 175.
— — de Lin, 180.
— — d'Œillette, 181.
— — d'Olives, 196.
— — de Ricin, 185.
— — de Sésame, 192.
— de l'Indigo, 861.
— du Lactose, 77.
— du Lait, 812.
— de la Lanoline, 214.
— du Lycopode, 19.
— des matières grasses, 156.
— des médicaments opothérapiques, 844.
— du Miel, 61.
— de la Myrrhe, 793.
— de l'Oléo-résine de Copahu, 725.
— de l'Opium, 384.
— du Poivre, 741.
— de la Pomme de terre, 101.
— des Quinquinas, 453.
— de la Résine de Jalap, 248.
— de la Rhubarbe de Chine, 511.
— du Rocou, 855.
— de la Scammonée, 252.
— du Suif, 211.
— du Thé, 355.
— du Vin, 43.
— du Vinaigre, 58.
Essence d'Absinthe, 620.
— d'Ajowan, 649.
— d'Amandes amères, 295, 591.
— d'Aneth, 616.
— d'Angusture, 588.
— d'Anis, 659.
— d'Asa fœtida, 785.
— d'Aspic, 568.
— d'Aubépine, 657.
— d'Aunée, 642.
— de Badiane, 661.
— de Bergamote, 562.
— de Buchu, 670.
— de Cajéput, 680.
— de Camomille, 683.
— de Cannelle blanche, 655.
— — de Ceylan, 596.
— — de Chine, 599.
— de Cardamome, 764.
— de Carvi, 614.
Essence de Cédrat, 607.
— de Cèdre, 545.
— de Citron, 603.
— de Citronelle, 579.
— de Copahu, 725.
— de Coriandre, 562.
— de Cubèbe, 751.
— de Culilawan, 656.
— de Cumin, 593.
— de Curcuma, 761.
— d'Encens, 795.
— d'Estragon, 663.
— d'Eucalyptus, 679.
— d'*Eucalyptus citriodora*, 607.
— de Fenouil, 625.
— de Feuilles d'Oranger, 570.
— de Foin coupé, 657.
— de Fougère mâle, 774.
— de Galanga, 762.
— de Galbanum, 791.
— de Genévrier de Virginie, 545.
— de Genièvre, 540.
— de Géranium, 574.
— — de l'Inde, 579.
— de Gingembre, 760.
— de Girofle, 652.
— d'*Hedeoma pulegioides*, 617.
— de Houblon, 767.
— d'Iris, 611.
— de Jaborandi, 482.
— de Laurier-Cerise, 591.
— de Lavande, 565.
— — des Alpes, 565.
— — française, 565.
— — Mitcham, 565.
— de *Lemon-grass*, 606.
— de Licari, 561, 572.
— de Limette, 573.
— de Linaloé, 561, 572.
— — de la Guyane française, 572.
— — du Mexique, 572.
— de Maniguette, 765.
— de Matico, 754.
— de Matricaire, 683.
— de Mélisse, 602.
— de Menthe, 581.
— — américaine, 581.
— — anglaise, 581.
— — crépue, 616.
— — Hotchiss, 581.
— — du Japon, 581.
— — de Mitcham, 581.
— — poivrée, 581.
— — Pouliot, 616.
— — verte, 616.
— de Mirbane, 592.
— de Monarde, 648.
— de Moutarde, 303.
— de Muscades, 215.
— de Myrrhe, 792.
— de Myrte, 680.

Essence de Néroli, 571.
— de Niaouli, 681.
— d'Orange, 606.
— — amère, 606.
— — douce, 606.
— de *Palma-Rosa*, 579.
— de Patchouli, 590.
— de Pelargonium, 574.
— de Persil, 666.
— de Petits-Grains, 570.
— de Phellandrie, 539.
— de Piment, 654.
— de Poivre noir, 741.
— de Portugal, 606.
— de Racine d'Angélique, 538.
— de Romarin, 632.
— de Roses, **576**.
— — turque, 577.
— de Rue, 609.
— de Sabine, 544.
— de Santal, 585.
— — des Indes orientales, 585.
— de Sarriette, 649.
— de Sassafras, 664.
— de Sauge, 623.
— de Semen-Contra, 491.
— de Serpolet, 648.
— de Tanaisie, 623.
— de Térébenthine, **532**, 717.
— — anglaise, 533.
— — française, 533.
— — russe, 533.
— — suédoise, 533.
— de Thuya, 623.
— de Thym, 647.
— de Valériane, 560.
— de Verveine des Indes, 606.
— de Winter-green, 683.
— d'Ylang-Ylang, 573.
— de Zédoaire, 763.
Estragol, 625, **657**, 659, 661, 663.
Estragon, 662.
Ethal, 225.
Ethanol, 49.
Ether acétique, 648.
— benzoïque du Pérourésitannol, 734.
— — du Tolurésitannol, 732.
— benzylbenzoïque, 732.
— benzylcinnamique, 732.
— butyrique, 648.
— caprique du Camomillol, 683.
— cinnamique de l'Alorésitannol, 504.
— — du Benzorésinol, 729.
— — du Pérourésitannol, 734.
— — du Storésitannol, 737.
— — du Sumarésitannol, 729.
Éther cinnamique du Tolurésitannol, 732.
— formique, 648.
— méthylsalicylique, 684.
— myricimélissique, 689.
— paracoumarique de l'Alorésitannol, 504.
— salicylique de l'Ammorésitannol, 788.
Éthers d'alcools de la série grasse, 682.
— d'alcools terpéniques, 555.
— géranyliques, 576.
— linalyliques, 565, 568.
— menthyliques, 582.
— phénoliques, 643.
Ethylcupréine, 456.
Ethylxylène, 630.
Eucalyptène, 679.
Eucalyptol, 676, 679.
Eucalyptus citriodora, 322, 607.
— *corymbosa*, 322.
— *gigantea*, 322.
— *globulus*, 677.
— *resinifera*, 322.
— *rostrata*, 322.
Euchema isiforme, 142.
— *spinosum*, 142.
Eugenia caryophyllata, 651.
— *jambolana*, 778.
Eugénol, 597, 599, **650**, 653, 654, 656, 664.
Euphorbe pilulifère, 710.
— résinifère, 782.
Euphorbia Lathyris, 200.
— *pilulifera*, 710.
— *resinifera*, 782.
Euphorbium, 782.
Euphorbone, 695, 783.
Euspongia communis, 28.
— *mollissima*, 28.
— *zimocca*, 28.
Evonymine, 701.
— brune, 701.
— verte, 701.
— liquide, 701.
Evonymines, 701.
Evonymins, 701.
Excœcaria gigantea, 547.
Exogonium Purga, 245.
Extraction du sucre de Betteraves, 69.
— — de Canne, 67.
Extrait alcoolique d'*Evonymus atropurpureus*, 701.

F

Fabiana imbricata, 291.
Fagus sylvatica, 721.
Faham, 667.
Falsifications de l'Aloès, 506.
— de l'Asa fœtida, 786.
— de l'Axonge, 209.
— du Baume de Copahu, 725.
Falsifications du Baume du Pérou, 734.
— — de Tolu, 732.
— du Benjoin, 729.
— du Beurre de Cacao, 217.
— — de Laurier, 216.
— — de Muscades, 215.
— — de Vache, 203.
— du Blanc de Baleine, 225.
— des Cacaos, 367.
— du Cachou, 325.
— du Café, 345.
— de la Cantharide officinale, 635.
— du Chocolat, 367.
— de la Cire d'Abeilles, 223.
— — de Cachalot, 225.
— de la Cochenille, 849.
— de l'Écorce d'Oranges amères, 269.
— — de racine de Grenadier, 486.
— de l'Essence d'Anis, 659.
— — de Bergamote, 563.
— — de Cajéput, 681.
— des Essences de Cannelle, 599.
— de l'Essence de Citron, 605.
— — de Girofle, 653.
— — de Lavande, 566.
— — de Menthe poivrée, 583.
— — de Néroli, 572.
— — de Romarin, 632.
— — de Roses, 578.
— — de Santal, 586.
— — de Térébenthine, 535.
— — de Thym, 647.
— des farines alimentaires, 103.
— des Feuilles de Digitale, 234.
— du Galbanum, 791.
— des Galles d'Alep, 315.
— de la Gomme-ammoniaque, 788.
— de la Gomme arabique, 148.
— de la Gomme-gutte, 781.
— de l'Huile d'Amandes douces, 187.
— — d'Arachide, 191.
— — de Colza, 188.
— — de Croton, 182.
— — de foie de Morue, 175.
— — de Lin, 180.
— — d'Œillette, 181.
— — d'Olives, 196.
— — de Ricin, 185.
— — de Sésame, 196.
— de l'Indigo, 861.
— de l'Ipéca officinal, 462.
— du Lait, 812.
— de la Lanoline, 214.

Falsifications du Lycopode, 19.
— du Miel, 61.
— de la Myrrhe, 793.
— de l'Oléo-résine de Copahu, 725.
— de l'Opium, 384.
— du Poivre, 741.
— de la Racine d'Ipéca, 462.
— de la Résine de Jalap, 248.
— de la Rhubarbe de Chine, 511.
— du Rocou, 855.
— du Safran, 286.
— de la Scammonée, 252.
— des Sénés, 519.
— du Suif, 211.
— du Thé, 355.
— de la Vanille, 675.
— du Vin, 43.
— du Vinaigre, 58.
Farigoule, 646.
Farine de Blé, 83.
— d'Ivraie, 107.
— de Lin, 137.
Faux Sapin, 718.
Fécule de Manioc, 98.
— de Pomme de terre, 101, 102.
— de Tolomane, 95.
Fenchone, 625.
Fénolène, 531.
Fénolone, 625.
Fénols, 625.
Fénone, 657, 659.
— droite, 625.
— gauche, 623.
Fenouil commun, 624.
— doux, 624.
— d'eau, 538.
Ferula alliacea, 784.
— *Asa fœtida*, 784.
— *galbaniflua*, 789.
— *Narthex*, 784.
— *persica*, 791.
— *rubricaulis*, 789.
— *Schair*, 789.
Férulène, 786.
Feuilles d'Absinthe, **618**.
— de Grande Absinthe, 618.
— d'Absinthe maritime, 621.
— de Petite Absinthe, 621.
— d'Absinthe pontique, 621.
— d'*Abutilon indicum*, 141.
— d'Aconit, **418**.
— d'Aigremoine, 333.
— d'Ansérine, 332.
— d'Argentine, 332.
— d'Arghel, 519.
— d'Armoise, 621.
— de Bal, 371.
— de Belladone, **390**.
— de Bétel, 656.
— de Bouillon blanc, 234.
— de Bourrache, 128, 234.
Feuilles de Bucco, 669.
— de Buchu, **669**.
— de Busserole, **288**.
— de Camellia, 356.
— de Cédratier, 570.
— de Chicorée, 271.
— de Ciguë, **423**.
— de Coca, **476**.
— de Grande Consoude, 234.
— de Conyze squarreuse, 234.
— de Digitale, **230**.
— de *Duboisia myoporoides*, 401.
— d'Eucalyptus, **677**.
— de Framboisier, 333.
— de Frêne, 291.
— de Garou, 698.
— de Gaulthérie, 683.
— de Globulaire Turbith, 519, 710.
— de *Grindelia robusta*, 711.
— de Guimauve, **124**.
— d'Hamamélis, **473**.
— de Henné, **857**.
— de Jaborandi, **480**.
— de Jusquiame, **395**.
— de Khât, 376.
— de Laurier, 746.
— de Laurier-Cerise, **295**.
— de Limonier, 570.
— de Lobélie enflée, 417.
— de Matico, **752**.
— de Mauve, **122**.
— de Mélisse, **601**.
— de Menthe, **580**.
— de Menthe verte, 616.
— de Ményanthe, **263**.
— de Myrte, 680.
— de Noyer, **329**.
— d'Oranger, **569**.
— d'Oranger doux, 570.
— de Pituri, 417.
— de Pulmonaire, 142.
— de Redoul, 336, 519.
— de Romarin, **631**.
— de Ronces, 333.
— de Rue, **608**.
— de Sabine, **543**.
— de Sauge, **621**.
— de Saule, 356.
— de Stramoine, **398**.
— de Sumac, 335.
— de Tabac, **412**.
— de *Tephrosia Apollinea*, 520.
— de *Thuya occidentalis*, 623.
— d'Uva Ursi, **288**.
— de *Withania somnifera*, 401.
Fève de Calabar, **432**.
— de Saint-Ignace, **408**.
— Tonka, 668.
Ficus annulata, 547.
Ficus carica, 65.
— *elastica*, 547.
— *glomerata*, 547.
— *indica*, 547.
— *laccifera*, 547.
— *obtusifolia*, 547.
— *oppositifolia*, 547.
— *religiosa*, 547.
Figues, **165**.
— grillées, 347.
Figuier commun, 65.
Fleurage, 742.
Fleurs de Bouillon-blanc, **133**.
— de Bourrache, **128**.
— de Buglosse, 128.
— de *Cactus grandiflorus*, 494.
— de Camomille commune, 683.
— de Camomille romaine, **682**.
— de Chèvrefeuille, 336.
— de Grenadier, 335.
— de Guimauve, **124**.
— de Lamier blanc, 336.
— de Lavande, **564**.
— de Matricaire, 683.
— d'Oranger, **570**.
— d'Ortie blanche, 336.
— de Sureau, **132**.
— de Tilleul, **126**.
— d'Ulmaire, 667.
— de Violette, **130**.
— de Vipérine, 128, 129.
Fluavile, 555.
Fœniculum dulce, 624.
— *vulgare*, 624.
Foie, 842, 846.
Follicules d'Alep, 518.
— de Moka, 518.
— de la Palthe, 517.
— de Séné, 517.
Fontainea Pancheri, 200.
Formica bispinosa, 23.
Fougère femelle, 775.
— impériale, 775.
— mâle, 772.
Fragaria vesca, 332.
Fraisier commun, 332.
Franciscea uniflora, 496.
Frangula-rhamnétine, 523.
Franguline, 498, 523.
Frasera Walteri, 266, 270.
Fraxétine, 291.
Fraxine, 79, 271, 291.
Fraxinus excelsior, 291.
— *Ornus*, 78.
Frêne commun, 291.
Froment, 83.
Fruits d'Ajowan, 649.
— d'Aneth, **615**.
— d'Angélique, 538.
— d'Anis vert, **658**.
— de Carvi, **614**.

Fruits de *Cassia acutifolia*, 517.
— de *Cassia angustifolia*, 518.
— du *Cassia obovata*, 518.
— de Ciguë, **423**.
— de Coriandre, **561**.
— de Cumin, **592**.
— de Fenouil, **624**.
— de Jambul, 778.
— de Persil, **665**.
— de Phellandrie, **538**.
— de *Sapindus*, 281.
— du *Tribulus lanuginosus*, 712.
— de Vanille, **671**.
Furfurol, 720.
Fustine, 335.

G

Gadus Æglefinus, 171.
— *Callarias*, 172.
— *Carbonarius*, 172.
— *Merlanus*, 172.
— *Merlucius*, 172.
— *Molus*, 172.
— *Morrhua*, 171.
Gaïacène, 692.
Gaïacol, 692, 721.
Galactose, 147.
Galactotimètre d'Adam, 808.
Galanga, 762.
— de la Chine, 762.
— officinal, 762.
— vrai, 762.
Galbanum, **789**.
— mou, 789.
— sec, 789.
Galbarésitannol, 791.
Galega tinctoria, 859.
Galipea Cusparia, 587.
— *febrifuga*, 587.
— *officinalis*, 687.
Galipène, 588.
Galipidine, 588.
Galipine, 588.
Galipol, 588.
Galipot, 717.
Galle d'Alep, 312.
— en artichaut, 315.
— en corne, 319.
— corniculée, 317.
— (Petite) couronnée d'Alep, 313.
— de France, 316.
— de Hongrie, 315.
— ronde de l'Yeuse, 316.
— siliquiforme, 319.
Galles blanches, 312.
— de Chêne, **311**.
— de Chine, **317**.
— du Japon, 317.
— noires, 312.
— de Smyrne, 312.
Galles vertes, 312.
Gallon de Hongrie, 315.
Gambir, 223, 324.
Ganja, 769.
Gant de Notre-Dame, 229.
Ganza, 769.
Garcinia Hanburyi, 779.
— *indica*, 219.
— *Kola*, 375.
— *Morella* var. *pedicellata*, 779.
— *Morella* var. *sessilis*, 781.
— *pictoria*, 781.
— *Travancorina*, 781.
Garou commun, 696.
Gaude, 862.
Gaultheria procumbens, 683.
Gaulthérie couchée, 683.
Gaulthérilène, 684.
Gelidium, 142.
Gélose, 142.
Gelsémine, 403.
Gelsemium sempervirens, 402.
Genêt à balais, 492.
— des teinturiers, 862.
Genévrier commun, 540.
— Oxycèdre, 722.
— de Phénicie, 545.
— de Virginie, 545.
Génipi blanc, 621.
— noir, 621.
— vrai, 621.
Genista scoparia, 492.
— *tinctoria*, 862.
Gentiana cruciata, 262.
— *lutea*, 261.
— *pannonica*, 262.
— *punctata*, 262.
— *purpurea*, 262.
Gentiane jaune, 261.
Gentiogénine, 261.
Gentiopicrine, 261, 270.
Gentisine, 261, 270.
Géranial, 600.
Géraniol, 566, 570, 572, **573**, 576, 578, 579, 606.
Geranium maculatum, 335.
Geum urbanum, 333.
Gillenia trifoliata, 273.
Gin, 543.
Gingembre, **757**.
— blanc, 758.
— gris, 758.
— officinal, 757.
Gingérol, 760.
Giroflier, 651.
Glande thyroïde, 841, 846.
Glands de Chêne, 115.
— grillés, 346.
Glaucium luteum, 200.
Globularétine, 711.
Globularia Alypum, 519, 710.
Globularine, 711.
Glucose droit, 81.
Glucosides, 228, 229.
— azotés, 293.
— sulfo-azotés, 301.
— ternaires, 229.
Gluten d'Indigo, 861.
Glycine subterranea, 115.
Glycogène, 842.
Glycyrrhétine, 283.
Glycyrrhiza echinata, 281.
— *glabra*, 281.
— — var. *glandulifera*, 281.
Glycyrrhizine, 282.
Gnoscopine, 381.
Gombo, 141.
Goménol, 681.
Gomme adragante, **150**.
— — en filets, 152.
— — en plaques, 152.
— — vermiculée, 152.
— ammoniaque, 787.
— arabique, **143**.
— d'Australie, 146.
— du Bas-fleuve, 145.
— blanche du Sennaar, 146
— du Brésil, 146.
— du Cap, 146.
— de Cerisier, 149.
— élastique, 546.
— de Galam, 145.
— de Grévillea, 152.
— gutte, **779**.
— — de Ceylan, 781.
— — du Mysore, 781.
— — de Siam, 779.
— — de Travancore, 781.
— du Haut-fleuve, 145.
— de Khartoum, 146.
— du Kordofan, 146.
— laque, 686.
— lignirode, 145.
— de Malabar, 152.
— nostras, 149.
— de Podor, 145.
— de Prunier, 150.
— résine d'Euphorbe, **782**.
— des Rosacées, 149.
— du Sénégal, 145.
— de Smyrne, 152.
— du Soudan, 146.
Gommes, 142.
— mixtes, 142.
— résines, 779.
— vraies, 142.
Gommiers, 143.
Gonolobus Condurango, 270.
Gossypium, 192.
— *arboreum*, 475.
— *barbadense*, 192.
— *herbaceum*, 475.
Goudron d'Arkangel, 719.
— de Bouleau, 721.
— de Hêtre, 721.
— de Houille, 721.
— de Norvège, 719.
— végétal, **719**.
Gouet, 115.

Gousses de Dividivi, 334.
Gouttes de Harlem, 722.
Grabeaux, 742.
Gracilaria lichenoides, 142.
Graine d'écarlate, 847.
Graines d'Avignon, 862.
— de Bonduc, 710.
— de *Cerbera Thevetia*, 291.
— de Coing, **138**.
— de Colchique, **429**.
— d'Entada, 291.
— d'Espagne, 862.
— de Fénu-grec, **141**.
— de Garou, 698.
— d'Italie, 862.
— de Jusquiame, **395**.
— de Kaladana, 292.
— de Kola, **371**.
— de Lin, **134**.
— de Lin de Sicile, 137.
— de Maniguette, 765.
— de Moutarde blanche, **139**.
— — noire, **301**.
— de Paradis, 765.
— de Perse, 862.
— de Staphysaigre, 434.
— de Stramoine, **398**.
— de Strophanthus, **235**.
— de Tilly, 181.
Gratiola officinalis, 292.
Gratiole, 292.
Gratioline, 292.
Grenadier commun, 483.
Grevillea robusta, 152.
Grignons d'Olives, 743.
Grindelia robusta, 711.
Grindéline, 711.
Groupe de l'Aldéhyde benzoïque, 591.
— — cinnamique, 504.
— — cuminique, 592.
— — protocatéchique, 671.
— — salicylique, 667.
— de l'Anéthol, 656.
— de l'Apiol, 665.
— du Bornéol, 557.
— du Camphre, 626.
— de la Cantharidine, 633.
— du Carvacrol, 645.
— de la Carvone, 613.
— du Chavibétol, 650.
— du Citral, 600.
— du Citronellal, 600.
— du Citronellol, 573.
— du Diosphénol, 668.
— de l'Estragol, 656.
— de l'Eugénol, 650.
— de la Fénone, 624.
— du Géraniol, 573.
— de l'Irone, 610.
— du Linalol, 561.
— du Menthol, 580.
— de la Méthylnonylcétone, 608.
Groupe des Polyterpènes, 545.
— de la Pulégone, 616.
— du Safrol, 663.
— de la Thuyone, 617.
— du Thymol, 645.
Gruau d'Avoine, 89.
Guaiacum officinale, 690.
— *sanctum*, 690.
Guanine, 842, 843.
Guarana, 361.
Guibourtia copallifera, 707.
Guilandina Bonducella, 710.
Guimauve officinale, 124.
Guizotia oleifera, 200.
Gummine, 147.
Gunjah, 769.
Guttane, 555.
Gutta-percha, **552**.
— pure, 554.
Guvacine, 492.
Gynocardia odorata, 219.
Gypsophila Struthium, 281.

H

Hæmatoxylon campechianum, 850.
Hagenia abyssinica, 487.
Hamaméline, 475.
Hamamelis virginica, 473.
Hancornia speciosa, 547.
Hareng commun, 178.
Haschich, 769, 771.
Hedeoma pulegioides, 617.
Hélénine, 641, 642.
Helianthus annuus, 200.
Helléboréine, 293.
Helléborine, 293.
Helleborus niger, 293.
Hématéine, 851.
— ammoniaque, 851.
Hématine, 851.
Hématoxyline, 851.
Hémiterpènes, 530.
Henna, 857.
Heptanones, 653.
Herbe aux chats, 558.
— aux puces, 142.
Heritiera littoralis, 375, 376.
Hespérétine, 269.
Hespéridine, 269, 603.
Hevea Benthamiana, 546.
— *Brasiliensis*, 547.
— *discolor*, 546.
— *Guyanensis*, 546.
— *lutea*, 546.
— *nitida*, 546.
— *pauciflora*, 546.
— *rigidifolia*, 546.
— *Spruceana*, 546.
Hexols, 78.
Hexylamine, 174.
Hibiscus esculentus, 141.
Hippospongia equina, 28.
Hirudo medicinalis, 23.
Hirudo officinalis, 23.
— *troctina*, 23.
Homococamine, 478.
Homoisococamine, 478.
Homomorrhuine, 174.
Homonapelline, 420.
Homonataloïne, 506.
Homoptérocarpine, 852.
Hordeum distichum, 88.
— *hexastichum*, 88.
— *vulgare*, 88.
— *Zeocriton*, 88.
Horse-Mint, 648.
Houblon commun, 765.
Huile d'Abrami, 200.
— d'Abricots, 187.
— d'Amandes douces, **186**, 294.
— d'Arachide, **189**.
— d'Argan, 200.
— d'Argémone, 200.
— de Baleine, 179.
— de Bancoulier, 200.
— de Ben, 200.
— de bois, 727.
— de Cade, 721, 722.
— — vétérinaire, 719.
— de Caméline, 200.
— de Camiri, 200.
— de Chaulmugra, 219.
— de Chènevis, 200.
— de Colza, **188**.
— de Coton, **192**.
— de Courge, 200.
— de Croton, **181**.
— d'enfer, 195.
— d'Épurge, 200.
— de Faînes, 200.
— de foie de Morue, **171**.
— — — blanche, 173.
— — — blonde, 173.
— — — brune, 173.
— — — jaune, 173.
— — — noire, 173.
— — de Raie, 177.
— — de Squale, 177.
— de *Fontainea*, 200.
— de Glaucier, 200.
— infernale, 200.
— de laine, 214.
— lampante, 194.
— de Laurier, **216**.
— de Lin, **179**.
— de Lin cuite, 180.
— de Madi, 200.
— de Marrons d'Inde, 200.
— de Moutarde blanche, 140.
— de Navette, 200.
— de Niger, 200.
— de Noisettes, 200.
— de Noix, 200.
— d'Œillette, **180**.
— — de fabrique, 180.
— d'œufs, 178.
— d'Olives, **193**.
— — fermentée, 194.

Huile d'olives ordinaire, 194.
— — surfine, 194.
— — vierge, 194.
— de Palma-Christi, 183.
— de Palme, **217**.
— de pieds, 178.
— — de Bœuf, 178.
— — de Cheval, 178.
— — de Mouton, 178.
— — de Porc, 179.
— de Pignons d'Inde, 200.
— de Poissons, 178.
— de Poix, 722.
— de Rase, 718.
— de Ravison, 200.
— de Recense, 194.
— de Ricin, **183**.
— de Sésame, **191**.
— de Soleil, 200.
— tournante, 195.
Huiles, 171.
— animales, 171.
— végétales, 179.
Humantin, 177.
Humulène, 531, 767.
Humulus Lupulus, 765.
Hydrastine, 472.
Hydrastinine, 472.
Hydrastis canadensis, 471.
Hydrocinchonidine, 452.
Hydrocinchonine, 452.
Hydrocotarnine, 381, 383.
Hydroquinidine, 452.
Hydroquinine, 452.
Hydroquinone, 289.
Hydrosme Rivieri, 115.
Hydrure de benzyle, 591.
— de cannabène, 771.
Hygrine, 478, 479.
Hymenæa Courbaril, 707, 711.
Hyménodyctine, 291.
Hyoscine, 396, 401, 402.
Hyoscyamine, 392, 396, 399, 401, 402.
Hyoscyamus albus, 398.
— *niger*, 395.
Hypoxanthine, 841, 842.

I

Icica heptaphylla, 730.
Igname de Chine, 115.
Ilex amara, 360.
— *crepitans*, 360.
— *Humboldtiana*, 360.
— *ovalifolia*, 360.
— *paraguayensis*, 359.
— *theezans*, 360.
— *vomitoria*, 467.
Illicium anisatum, 660.
— *religiosum*, 661.
— *verum*, 660.
Indican, 861.
Indiglucine, 861.
Indigo, **859**.
— blanc, 861.
— brun, 861.
— rouge, 861.
Indigofera anil, 859.
— *argentea*, 859.
— *Caroliniana*, 859.
— *disperma*, 859.
— *tinctoria*, 859.
Indigos d'Afrique, 860.
— d'Amérique, 860.
— d'Asie, 860.
Indigotine, 860, 861.
— blanche, 861.
— réduite, 861.
Indirubine, 861.
Indoxyle, 861.
Inosite, 330, 403, 841, 842, 843.
— β, 403.
Inula Conyza, 234.
— *Helenium*, 641.
Inuline, 642, 704.
Iodothyrine, 841.
Ionone, 601, 613.
Ipéca annelé majeur, 458.
— annelé mineur, 458.
— du Brésil, 458.
— de Carthagène, 458.
— des mines d'or, 462.
— officinal, 458.
— ondulé, 462.
— de Rio, 458.
— sauvage, 467.
— strié noir, 462.
— — violet, 462.
Ipécacuanha de Goa, 467.
Ipomæa Jalapa, 245.
— *Nil*, 292.
— *orizabensis*, 248.
— *pandurata*, 292.
— *Purga*, 245.
— *simulans*, 248.
— *Turpethum*, 253.
Ipomæine, 292.
Iridine, 611.
Iris de Florence, 610.
Iris florentina, 610.
— *germanica*, 610.
— *pallida*, 610.
Irone, 612.
Irvingia gabonensis, 219.
— *Oliveri*, 219.
Isaconitine, 420.
Isauéthol, 657.
Isatis tinctoria, 859.
Isoapiol, 666.
Isocamphols, 557.
Isococaine, 478.
Isococamine, 478.
Isoférulène, 786.
Isohespéridine, 269.
Isonandra gutta, 552.
Isopelletiérine, 485.
Isoprène, 530.
Isosafrol, 665.
Isosulfocyanate d'allyle, 303, 306.
— de butyle, 306.
Isovalérate de menthyle, 582.
Ivraie, 107.
Ixomètre Barbey, 162.

J

Jaborandi d'Aracati, 481.
— de Céara, 481.
— de Fernambouc, 481.
— de Maranham, 481.
— du Paraguay, 480.
— de Rio, 480.
Jaborine, 482, 483.
Jalap fusiforme, 248.
— officinal, **245**.
— de Tampico, 248.
— tubéreux, 245.
Jalapine, 251.
Jambosine, 778.
Jambul, 778.
Jasmin de Virginie, 403.
Jasminum Sambac, 353.
Jateorhiza Calumba, 264.
— *palmata*, 264.
Jatropha Curcas, 200.
Jécorine, 842.
Jervine, 436.
Juglandine, 330.
Juglans regia, 200, 329.
Jujubes, **131**.
Jujubier commun, 131.
Juniperus communis, 540.
— *Oxycedrus*, 721.
— *phænicea*, 545.
— *Sabina*, 543.
— *virginiana*, 545.
Jusquiame blanche, 398.
— noire, 395.
Justicia Adhatoda, 498.

K

Kamala, 776.
Karabé, 707.
Katine, 376.
Kawa-Kawa, 754.
Kaya senegalensis, 457.
Kéfir, 817.
Kermes lacca, 686.
Kicksia africana, 547.
Kiery de l'Inde, 115.
Kif, 769.
Kino d'Amboine, 321.
— d'Australie, 321.
— du Bengale, 321.
— de la Colombie, 322.
— de l'Inde, 321.
— de la Jamaïque, 322.
— de Malabar, 321, 322.
Kinos, **321**.

Kola amer, 375.
— mâle, 375.
Kolanine, 375.
Koujak du Japon, 115.
Koumys, 818.
Kousso, **487**.
Krameria argentea, 326.
— *Ixina* var. *granatensis*, 326.
— *secundiflora*, 326.
— *triandra*, 326.

L

Lab ferment, 797.
Lac-laque, 689.
Lactalbumine, 799.
Lactobutyromètre de Marchand, 808.
Lactodensimètre, 814.
Lactoglobuline, 799.
Lactones, 640.
Lactopicrine, 389.
Lactoscope de Donné, 807.
Lactose, **75**, 799.
Lactosérum, 797.
Lactosine, 274.
Lactuca altissima, 389.
— *sativa*, 389.
— *virosa*, 389.
Lactucarium, 389.
Lactucine, 389.
Lactucone, 389.
Lait, **796**.
— de Vache, 796.
Laitue gigantesque, 389.
— officinale, 389.
— vireuse, 389.
Lamier blanc, 336.
Laminaire, **20**.
Laminaria Cloustoni, 20.
Landolphia comoriensis, 547.
— *Kirkii*, 547.
— *lucida*, 547.
— *Madagascariensis*, 547.
— *owariensis*, 547.
— *Petersiana*, 547.
— *Senegalensis*, 547.
— *tomentosa*, 547.
Lanoline, **214**.
Lanthopine, 381.
Laque de l'Arizona, 689.
— en bâtons, 687.
— en canons, 688.
— en écailles, 688.
— en grains, 687.
— de Madagascar, 690.
— du Mexique, 689.
— en sortes, 687.
Larix europæa, 713.
Laudanidine, 381.
Laudanine, 381.
Laudanosine, 381.
Laurier d'Apollon, 216.
— Rose, 243.
Laurine, 216, 800.
Lauro-cérasine, 297.
Laurostéarine, 216.
Laurus Camphora, 627.
— *nobilis*, 216.
— *Sassafras*, 663.
Lavande aspic, 568.
— officinale, 564.
— Stœchas, 568.
Lavandol, 573.
Lavandula spica, 568.
— *Stœchas*, 568.
— *vera*, 564.
Lawsonia inermis, 857.
Lecanora esculenta, 118.
— *tartarea*, 856.
Lécithine, 174.
Lécithines, 842.
Lédène, 532.
Lémonal, 600.
Lémonol, 573.
Lentisque, 319.
Lepidium sativum, 307.
Léthal, 225.
Leucine, 841, 842, 843.
Liane de Bœuf, 290.
— de bois jaune, 290.
— -Réglisse, 284.
Licaréol, 561.
Lichen blanc, 137.
— comestible, 118.
— des Hêtres, 118.
— d'Islande, **116**.
— pulmonaire, 118.
— pyxidé, 118.
Lichénine, 117.
Limetier, 573.
Limonène, 531, 560, 562, 563, 566, 570, 572, 606, 615, 616.
— droit, 573, 604, 616.
— gauche, 616, 681.
Limonier, 603.
Limons, 603.
Lin commun, 134, 179.
Linalol, 561, 563, 565, 570, 572, 573, 606.
— droit, 562.
— gauche, 568, 573, 616, 663.
Lingue, 172.
Linum usitatissimum, 134, 179.
Liquidambar oriental, 735.
Liquidambar orientalis, 735.
Liquides organiques, 796.
— et sucs organiques, 796.
Liriodendron tulipifera, 457.
Liriosma ovata, 778.
Lobelia inflata, 417.
— *urens*, 417.
Lobélie brûlante, 417.
— enflée, 417.
Loganine, 405.
Lolium temulentum, 107.
Lophophorine, 496.
Loxopterygium Lorentzii, 334.
Lucuma glycyphlæa, 328.
— *mammosa*, 375.
Lupulin, 767.
Lutéoline, 862.
Lycoperdon giganteum, 23.
Lycopode, **17**.
— des officines, 17.
Lycopodium annotinum, 17.
— *clavatum*, 17.
— *inundatum*, 17.
— *Selago*, 17.
Lytta adspersa, 638.
— *vesicatoria*, 633.
— *vidua*, 638.

M

Maclura tinctoria, 862.
Madia sativa, 200.
Maïs, **91**.
Mallotus philippinensis, 776.
Malt, 89.
Malva glabra, 122.
— *rotundifolia*, 122.
— *sylvestris*, 122.
Manacine, 496.
Mandragora officinarum, 401.
Mandragorine, 401.
Maniguette, 745, 765.
Manihot, 98.
— *dulcis*, 98.
— *Glazovii*, 547.
— *utilissima*, 98.
Manioc amer, 98.
— doux, 98.
Manne, **78**.
— en larmes, 79.
— en sorte, 79.
Mannide, 79.
Mannitanne, 79.
Mannite, 79.
Maranta arundinacea, 94.
Margarine, **211**.
Marjolaine, 632.
Marron d'Inde, 115.
Mastic, 708.
Maté, **359**.
— brésilien, 360.
Maticine, 754.
Matières colorantes, 847.
— grasses, 153.
— — solides, 201.
— — — animales, 201.
— — — végétales, 215.
— résineuses, 684.
— sucrées, 30.
Matricaria Chamomilla, 683.
Mauve glabre, 122.
— grande, 122.
— petite, 122.
— sauvage, 122.
Méconidine, 381.

Médicaments à alcaloïdes, 337.
— astringents, 307.
— à composés aromatiques, 529.
— à glucosides, 228.
— mécaniques, 17.
— à tannoïdes, 307.
Melaleuca Cajeputi, 680.
— *leucodendron*, 681.
— *minor*, 680.
— *viridiflora*, 681.
Melampyrum arvense, 108.
Mélèze d'Europe, 713.
Mélipones, 226.
Melissa officinalis, 601.
Mélisse officinale, 601.
Méloé de mai, 640.
— proscarabée, 639.
— rugueux, 640.
— Tuccia, 640.
— varié, 640.
Meloe maialis, 640.
— *proscarabæus*, 639.
— *rugosus*, 640.
— *Tuccia*, 640.
— *variegatus*, 640.
Méloés, 639.
Ménispermine, 411.
Mentha aquatica var. *crispa*, 616.
— *piperita*, 581.
— *Pulegium*, 617.
— *viridis*, 616.
Menthe anglaise, 581.
— crépue, 616.
— des jardins, 616.
— poivrée, 580.
— verte, 616.
Menthène, 582.
Menthol, 582.
Menthone, 582.
Ményanthe, 263.
Menyanthes trifoliata, 263.
Ményanthine, 263.
Ményanthol, 263.
Mercure végétal, 710.
Mercuriale annuelle, 528.
Mercurialis annua, 528.
Merlan commun, 172.
— noir, 172.
Merluche, 172.
Merlusine, 174.
Mezcal-Buttons; 496.
Mezcaline, 496.
Métaanéthol, 657.
Métanéthol, 657.
Métastyrol, 737.
Méthal, 225.
Méthoxycinchonine, 452.
Méthylamylcétone normale, 653.
Méthylarbutine, 289.
Méthylcaprinone, 609.
Méthylconicine, 426.
Méthylcupréine, 456.
Méthylecgonine, 479.
Méthyleugénol, 656.
Méthylgaïacol, 692.
Méthylhepténone, 573, 579, 606.
Méthylmorphine, 382, 383.
Méthylnonylcétone, 609.
Méthylpelletiérine, 485.
Metroxylon fariniferum, 96.
— *Rumphii*, 96.
— *Sagus*, 96.
Miel, **59**.
— des Baléares, 60.
— blanc, 60.
— de Bourbon, 60.
— de Chamouny, 61.
— du Chili, 61.
— du Gatinais, 61.
— de la Havane, 61.
— jaune, 60.
— du Mont Hymette, 60.
— de Narbonne, 61.
— de Normandie, 61.
— ordinaire, 60.
— vierge, 60.
Millet, 115.
— à grappe, 115.
Mimusops Balata, 555.
Moelle osseuse jaune, 847.
— — rouge, 847.
Monarda punctata, 648.
Monarde ponctuée, 648.
Monésine, 329.
Morelle douce-amère, 297.
— noire, 300.
— tubéreuse, 99.
Morindon, 499.
Moringa aptera, 200.
— *pterygosperma*, 200.
Morphine, 381, 382.
Morrhuamine, 174.
Morrhuine, 174.
Morue longue, 172.
— ordinaire, 171.
Mouche d'Espagne, 633.
Moussache, 98.
Moussage, 442.
Mousse de Ceylan, 142.
— d'Islande, 137.
— de Jafna, 142.
— perlée, 137.
Mucilages, 118.
— callosiques, 120.
— cellulosiques, 119, 120.
— indéterminés, 140.
— mixtes, 134.
— pectosiques, 119, 122.
— simples, 119.
Mucor mucedo, 105.
Muguet, **240**.
— de mai, 240.
Muirapuama, 778.
Mûrier des teinturiers, 862.
Musa paradisiaca, 115.
Muscadier, 215.
Mycose, 470.
Mylabre bleuâtre, 639.
— de la Chicorée, 638.
— de l'Olivier, 639.
— du Sida, 639.
— variable, 638.
Mylabres, 638.
Mylabris Cichorii, 638.
— *cyanescens*, 639.
— *Oleæ*, 639.
— *Sidæ*, 639.
— *variabilis*, 638.
Myrcène, 530.
Myrica cerifera, 228.
Myricine, 221.
Myristica fragrans, 215.
Myristine, 215, 800, 849.
Myrobolans, 336.
Myronate de potassium, 303.
Myronine, 228.
Myrosine, 140, 303.
Myrospermum Pereiræ, 733.
— *Toluiferum*, 730.
Myrrhe, **792**.
— des Indes Orientales, 793.
— onguiculée, 792.
Myrte commun, 680.
Myrtol, 680.
Myrtus communis, 680.
— *Pimenta*, 654.

N

Napelline, 420.
Naphtaline, 720.
Narcéine, 381, 383.
Narcotine, 381, 383.
Nard celtique, 561.
Naregamia alata, 467.
Narégamine, 467.
Narthex Asa fœtida, 784.
Nasturtium officinale, 306.
— *sylvestre*, 306.
Nataloïne, 505, 506.
Navet, 66.
— du diable, 259.
Nectandra Rodiæi, 457.
Nectandrine, 457.
Nephrodium filix mas, 772.
Nerium Oleander, 243.
— *tinctorium*, 859.
Néroli Bigarade, 572.
— Portugal, 572.
Nerprun Bourdaine, 522.
— cathartique, 521.
— des teinturiers, 862.
Nicomorrhuine, 174.
Nicotiana multivalvis, 412.
— *persica*, 412.
— *quadrivalvis*, 412.
— *repanda*, 412.
— *rustica*, 412.
— *Tabacum*, 412.
Nicotianine, 414, 415.
Nicotine, 414.
Nielle des Blés, 107.

Nitrile de l'acide phénylpropionique, 306.
— de l'acide α-toluique, 307.
Nitrobenzène, 592.
Noirprun, 521.
Noisetier de Sorcière, 473.
Noix d'Arec, 492.
— de Cédron, 457.
— de Galles, **311**.
— — d'Alep, 312.
— — de Smyrne, 312.
— de Kola, **371**.
— vomique, **404**.
Noyer commun, 329.
— royal, 329.

O

Ochrolechra Rhamni Purshiani, 524.
Ocymum basilicum, 663.
Oidium aureum, 105.
Oil of Horse-Mint, 648.
Olea europæa, 193.
— *fragrans*, 353.
Oléine, 195, 800.
Oléo-margarine, **211**.
Oléomètre de Laurot, 188.
— de Lefebvre, 157.
Oléo-réfractomètre de Jean et Amagat, 163.
Oléo-résine de Copahu, **722**.
Oléo-résines, 712.
— proprement dites, 712.
Oliban, 793.
Olibène, 795.
Olides, 641.
Olive, 193.
Olivier cultivé, 193.
— d'Europe, 193.
— sauvage, 193.
Ombelliférone, 790.
Ononis spinosa, 284.
Ophelia Chirata, 270.
Ophrys arachnites, 121.
Opium, **379**.
— de Chine, 381.
— de Constantinople, 380.
— d'Égypte, 380.
— de l'Inde, 381.
— de Perse, 381.
— de Smyrne, 380.
Opothérapie, 839.
Opuntia coccinellifera, 848.
— *Tuna*, 848.
— *vulgaris*, 848.
Oranger amer, 569.
— doux, 606.
Orcéine, 856.
Orchis, 120.
Orchis bifolia, 121.
— *fusca*, 121.
— *latifolia*, 121.
— *maculata*, 121.
— *mascula*, 120.
Orchis militaris, 121, 668.
— *Morio*, 121.
— *pyramidalis*, 121.
Orelline, 854.
Organes animaux, 839.
Organothérapie, 839.
Orge, **38**.
— mondé, 89.
— perlé, 89.
Origan commun, 649.
Origanum Majorana, 632.
— *vulgare*, 649.
Oriza sativa, 90.
Orseille, 855.
— des Canaries, 855.
— du Cap-Vert, 855.
— de l'Inde, 856.
— de Madagascar, 855.
— de Madère, 855.
— de Mogador, 856.
— des Pyrénées, 856.
— de la Réunion, 856.
— de Suède, 856.
Orseilles, 855.
Orthoanéthol, 657.
Orthoxylène, 635.
Orvale, 568.
Oscine, 397.
Ouabaïne, 239, 244.
Ouabaïo, 243.
Ovaires, 843, 847.
Oxycannabine, 771.
Oxynarcotine, 381.

P

Pachira aquatica, 115.
Pain de Dika, 219.
Palaquium Borneense, 552.
— *formosum*, 552.
— *gutta*, 552.
— *malaccense*, 552.
— *oblongifolium*, 552.
— *Treubii*, 552.
Palmier Avoira, 217.
Palmitate de cétyle, 225.
— de myricyle, 221, 767.
Palmitine, 195, 218, 800, 849.
Panax quinquefolium, 273.
Pancréas, 843, 846.
Panic africain, 115.
— d'Italie, 115.
Panicum miliaceum, 115.
Papaver Rhœas, 388.
— *somniferum*, 377, 379.
— — var. *album*, 379.
— — var. *glabrum*, 379.
— — var. *nigrum*, 180.
— — var. *setigerum*, 379.
Papavéramine, 381.
Papavérine, 381, 383.
Paracotoïne, 497.
Paracurare, 428.
Paraménispermine, 411.
Paraméthylisopropylbenzène, 594.
Paramorphine, 383.
Parelle d'Auvergne, 856.
Paricine, 452.
Pariline, 278.
Passerina Tarton-raira, 698.
Pastel, 859.
Pastenague, 177.
Patate, 115.
Patchoulène, 532, 590.
Patchouli, 590.
Paullinia sorbilis, 361.
Pavot noir, 180.
— somnifère, 379.
Payena acuminata, 552.
— *Leerii*, 552.
— *polyandra*, 552.
Pelargonium capitatum, 574.
— *odoratissimum*, 574.
— *roseum*, 574.
Pelletiérine, 485.
Pellotine, 495.
Pemphigus, 319.
Penghawar-Djambi, 21.
Penicillium glaucum, 105.
Pennisetum spicatum, 125.
Pentadesma butyracea, 219, 375.
Pérourésitannol, 732, 734.
Persil commun, 665.
— faux, 427.
Pertusaria communis, 118.
Pétales de Roses pâles, 334.
— de Roses rouges, 334.
Petit-lait, 797.
Petroselinum sativum, 665.
Peuplier noir, 777.
Phalaris canariensis, 115.
Pharbitisine, 292.
Phellandrène, 531, 540, 582, 597, 605, 616, 620, 625, 664, 760, 761, 795.
— gauche, 661.
Phellandrie aquatique, 538.
Phellandrium aquaticum, 538.
Phénol, 720.
Phénols, 643.
Phloroglucosides, 229.
Phœnix dactylifera, 62.
— *reclinata*, 63.
— *spinosa*, 63.
Photoanéthol, 657.
Photosantonate d'éthyle, 491.
Physostigma venenosum, 432.
Physostigmine, 433.
Phytolacca decandra, 467.
Picea excelsa, 718.
Picræna excelsa, 266.
Picramnia antidesma, 497.
Picramnine, 497.
Picrasmines, 268
Picrocrocine, 286.

Picroglucine, 299.
Picropodophylline, 700.
Picrosclérotine, 470.
Picrotine, 411.
Picrotoxine, 411.
Pied de veau, 115.
Pignon d'Inde (Petit), 181.
Pilocarpène, 482.
Pilocarpidine, 482.
Pilocarpine, 482.
Pilocarpus Jaborandi, 480.
— *microphyllus*, 481.
— *pennatifolius*, 480.
— *Selloanus*, 480.
— *spicatus*, 481.
— *trachylophus*, 481.
Piment de Cayenne, 755.
— enragé, 755.
— de la Jamaïque, 654.
— des jardins, 745, 755.
Pimenta officinalis, 654.
Piments, **754**.
Pimpinella Anisum, 658.
Pin de Russie, 777.
Pinasse, 777.
Pinène, 531, 568, 582, 588, 623, 647, 648, 649, 656, 664, 666, 680, 791.
— droit, 533, 544, 562, 623, 661.
— gauche, 533, 541, 632, 795.
Pinipicrine, 717.
Pinite, 551.
Pinus australis, 533, 714.
— *austriaca*, 714.
— *Laricio*, 714.
— *maritima*, 714.
— *Pinaster*, 533, 714.
— *sylvestris*, 533, 714, 719, 777.
— *tæda*, 714.
Piper angustifolium, 752.
— — var. *α-cordulatum*, 752.
— — var. *β-Ossanum*, 752.
— *Betle*, 656.
— *Cubeba*, 749.
— *methysticum*, 754.
— *nigrum*, 737.
Pipéridine, 741.
Pipérine, 741.
Pipéronal, 665.
Piscidia Erythrina, 403.
Piscidine, 403.
Pistache de terre, 189.
Pistachier commun, 319.
Pistacia Lentiscus, 319, 708.
— *Terebinthus*, 319.
— *vera*, 319.
Pityoxylon succinifer, 707.
Plantago ispaghula, 142.
— *Psyllium*, 142.
Poa abyssinica, 115.
Podophylle, 700.
— pelté, 698.
Podophyllin, 700.
Podophylloquercétine, 700.
Podophyllorésine, 700.
Podophyllotoxine, 700.
Podophyllum Emodi, 700.
— *peltatum*, 698.
Pogostemon Patchouli, 590.
Poils hémostatiques des Fougères, **21**.
Poivre Alépy, 737.
— blanc, 748.
— Cubèbe, **749**.
— de Guinée, 755.
— de la Jamaïque, 654.
— Malabar, 738.
— noir, **737**.
— Penang, 738.
— à queue, 749.
— Saïgon, 738.
— Sumatra, 737.
— Tellichery, 737.
Poivrette, 743.
Poivrier commun, 737.
Poivron des jardins, 755.
Poix de Bourgogne, **718**.
— noire, 722.
— résine, 718.
Polychroïte, 286.
Polygala de Virginie, 272.
Polygala Senega, 272.
Polygonum Bistorta, 331.
— *emarginatum*, 115.
— *Fagopyrum*, 115.
— *tartaricum*, 115.
— *tinctorium*, 859.
Polypode de Chêne, 284.
Polypodium filix mas, 772.
— *vulgare*, 284.
Polypore amadouvier, 22.
— du Mélèze, 709.
— ongulé, 22.
Polyporus fomentarius, 22.
— *igniarius*, 22.
— *officinalis*, 709.
Polystichum filix mas, 772.
Polyterpènes, 532.
Pomme de Chêne, 316.
— de terre, 99.
Populine, 778.
Porphyra, 142.
Potentilla Anserina, 332.
— *reptans*, 332.
— *Tormentilla*, 332.
Poudre d'Araroba, 527.
— de Canaigre, 513.
— des Capucins, 436.
— de la Comtesse, 438.
— de Feuilles de Laurier, 746.
— de Goa, 527.
— insecticide, 777.
— des Jésuites, 438.
— de Maniguette, 745.
— de Piment, 745.
— de Pyrèthre, 777.
Pouliot commun, 617.
Prasoïde, 711.
Présure, 797.
Principes amylosiques, 80.
Produits terpéniques, 529.
Propylcupréine, 456.
Prostate, 847.
Protocosine, 488.
Protocurare, 428.
Protocurarine, 429.
Protocuridine, 429.
Protocurine, 429.
Protopine, 381.
Prunose, 150.
Prunus Lauro-Cerasus, 295.
— *serotina*, 297.
Pseudaconine, 423.
Pseudaconitine, 423.
Pseudo-conhydrine, 426.
— hyoscyamine, 402.
— ionone, 601, 613.
— jervine, 436.
— morphine, 381.
— pelletiérine, 485.
Psychotria emetica, 462.
— *Ipecacuanha*, 458.
Pteris aquilina, 775.
Ptérocarpine, 852.
Pterocarpus Marsupium, 321.
— *santalinus*, 852.
Ptychotis Ajowan, 649.
Puccinia graminis, 111.
Pucière, 142.
Pulégol, 617.
Pulégone, 617.
Pulmonaire, 142.
Pulmonaria officinalis, 142.
Pulpe de Casse, 520.
— de Tamarin, 521.
Punica granatum, 483.
Pyrèthre du Caucase, 777.
— de Dalmatie, 777.
— du Monténégro, 777.
Pyréthrine, 704.
Pyrethrum carneum, 777.
— *cinerariæfolium*, 777.
— *roseum*, 777.
Pyrogaïacine, 692.

Q

Quassia de la Jamaïque, 267.
Quassia africana, 271.
— *amara*, 266.
Quassine, 268.
— amorphe, 268.
— cristallisée, 268.
Quassol, 268.
Québrachite, 403.
Québracho blanc, 403.
Quercétine, 325.
Quercine, 321.
Quercite, 429.
Quercitrin, 862.
Quercitron, 862.
Quercus Ballota, 115.
— *Ilex*, 115, 316.

Quercus infectoria, 311.
— *lusitanica* var. *infectoria*, 311.
— *pedunculata*, 319.
— *pubescens*, 317.
— *Robur*, 315, 319.
— *sessiliflora*, 319.
— *suber*, 115.
— *tinctoria*, 862.
Quillaja Saponaria, 274.
— *Smegmadermos*, 274.
Quinamine, 452.
Quinamyline, 456.
Quinéthyline, 456.
Quinidine, 452, 453.
Quinine, 452.
Quinnab, 769.
Quinopropyline, 456.
Quinquina d'Arica, 440.
— Calisaya plat, 443.
— Calisaya renouvelé, 450.
— Calisaya roulé, 443.
— Calisaya vrai, 439, 443, 447.
— de Cuzco, 440.
— d'Europe, 291.
— lancifolia, 440, 444, 449.
— Maracaïbo, 440, 444, 449.
— des pauvres, 118.
— Pitayo, 439, 444, 448.
— rouge vrai, 439, 444, 448.
— du Sénégal, 457.
Quinquinas, **436**.
— de culture, 440, 445, 450.
— Huanuco, 439, 443, 446.
— de Loxa, 439, 442, 445.

R

Racine d'*Abrus precatorius*, 284.
— d'Aconit, **438**.
— — de l'Inde, 423.
— d'Angélique, **536**.
— d'Arrête-Bœuf, 284.
— d'Asaret d'Europe, 467.
— d'Aunée, **641**.
— de Belladone, **390**.
— de Bistorte, 331.
— de Bryone, **259**.
— de Bugrane, 284.
— de Chicorée, 271.
— de Colombo, **264**.
— de Grande Consoude, 129.
— de *Corrigiola telephiifolia*, 704.
— de *Danais fragrans*, 290.
— d'*Eryngium aquaticum*, 290.
— de Garance, 287.
— de Gelsémium, 402.
— de Gentiane, **261**.
— de *Gillenia trifoliata*, 273.
Racine de Ginseng américain, 273.
— de Gombo, 141.
— d'Ipéca, **458**.
— — annelé majeur, 458.
— — — mineur, 458.
— — du Brésil, 458.
— — de Carthagène, 458.
— — ondulé, 462.
— — de Rio, 458.
— — strié noir, 462.
— — — violet, 462.
— d'Ipécacuanha, 458.
— d'*Ipomœa pandurata*, 292.
— de Kawa-Kawa, 754.
— de Manaca, 496.
— de Mandragore, 401.
— de *Mirabilis Jalapa*, 248.
— de *Naregamia alata*, 467.
— d'Orcanette, 853.
— de Patience, 514.
— de Persil, 667.
— de Phytolaque, 467.
— de Pyrèthre d'Afrique, **701**.
— — d'Allemagne, 704.
— de Raifort, 304.
— de Ratanhia, **326**.
— de Réglisse, **281**.
— — de Russie, 281.
— de Salsepareille, **275**.
— de Saponaire, **278**.
— — d'Égypte, 281.
— — d'Orient, 281.
— de Thapsia, **693**.
— de Turbith, **253**.
— de *Tylophora asthmatica*, 467.
— de Valériane, **558**.
— de Violette, 131.
— de *Withania somnifera*, 401.
Raffinage des sucres bruts, 70.
Raie aigle, 177.
— blanche, 177.
— bouclée, 177.
Raifort sauvage, 304.
Raisins, **33**.
— de Corinthe, 33.
— de Damas, 34.
— de Malaga, 33.
— de Provence, 34.
— secs, 33.
— de Smyrne, 34.
Raja Aquila, 177.
— *Batis*, 177.
— *clavata*, 177.
— *Pastinaca*, 177.
Ratanhia du Brésil, 326.
— de la Nouvelle-Grenade, 326.
— officinal, 326.
— de Para, 326.
— du Pérou, 326.
Ratanhia de Savanille, 326.
— du Texas, 326.
Ratanhine, 328.
Rate, 842, 846.
Réactif de Behrens, 197.
— Fauré, 197.
— de Frœhde, 338.
— de Mandelin, 338.
— Poutet, 196.
— de Wauters, 197.
Redoul, 336.
Réfractomètre d'Abbe, 163.
Réglisse d'Amérique, 284.
— des bois, 284.
Rein, 843, 847.
Reine des prés, 667.
Remijia pedunculata, 456.
Renard de Mer, 177.
Reseda luteola, 862.
Résènes, 727, 730, 779, 792, 795.
Résine d'Aloès, 504.
— d'Asa fœtida, 785.
— de Benjoin, 729.
— de Copahu, 725.
— de Cubèbe, 751.
— d'Encens, 795.
— de Gaïac, 691.
— de Galanga, 762.
— de Galbanum, 790.
— de Garou, 697.
— de Jalap, 248.
— jaune, 718.
— de Kaori, 708.
— Laque, **686**.
— de Myrrhe, 792.
— de Podophylle, 700.
— de Sagapénum, 791.
— de Sang-Dragon, 706.
— de Scammonée, 251.
— de Thapsia, 695.
— de Zédoaire, 763.
Résines, 684, 686.
Résinols, 692.
Résitannols, 686.
Rétène, 720.
Réuniol, 574.
Rhamnétine, 522.
Rhamno-Cathartine, 522.
Rhamnus Alaternus, 522.
— *amygdalinus*, 862.
— *californicus*, 527.
— *catharticus*, 521, 862.
— *croceus*, 527.
— *Frangula*, 522.
— *infectorius*, 522, 862.
— *Purshianus*, 524.
— *saxatilis*, 862.
— *Wightii*, 527.
Rhapontic, 512.
Rheum compactum, 511.
— *Emodi*, 511.
— *officinale*, 507.
— *palmatum* var. *Tanguticum*, 507.
— *Rhaponticum*, 511.

Rheum undulatum, 511.
Rhizome d'*Asclepias Vincetoxicum*, 273.
— d'*Aspidium spinulosum*, 776.
— de Benoite, 333.
— de Bistorte, 331.
— de *Cypripedium parviflorum*, 273.
— de Filipendule, 333.
— de Fougère mâle, **772**.
— de Fraisier, 332.
— de *Geranium maculatum*, 335.
— d'Hellébore noir, 293.
— d'Hydrastis, **471**.
— d'Iris, **610**.
— de Podophylle, **698**.
— de Polypode de Chêne, 284.
— de Quintefeuille, 332.
— de *Scopolia Carniolica*, 402.
— — *japonica*, 402.
— de Spigélie, 492.
— de Tormentille, 332.
— de Vératre blanc, 436.
— — vert, 436.
Rhizophora Mangle, 322.
Rhizopus nigricans, 105.
Rhodinol, 574.
Rhœadine, 381, 389.
Rhubarbe anglaise, 512.
— de Chine, **507**.
— d'Europe, 511.
— de France, 512.
— de Moscovie, 507.
Rhubarbes plates, 508.
— rondes, 507.
Rhus aromatica, 778.
— *coriaria*, 335.
— *cotinus*, 335.
— *succedanea*, 227.
— *typhina*, 335.
Richardsonia brasiliensis, 462.
— *scabra*, 273, 462.
Ricin commun, 183.
Ricine, 185.
Ricinoléine, 184.
Ricinus communis, 183.
Riz, **90**.
Roccella fusiformis, 855.
— *Montagnei*, 855.
— *phycopsis*, 856.
— *tinctoria*, 855.
Rochier, 177.
Rocou, **853**.
— des Antilles, 854.
— du Brésil, 854.
— de Cayenne, 854.
— de l'Inde, 854.
— en rouleaux, 854.
Rocouyer commun, 853.
Romarin officinal, 631.
Ronce sauvage, 333.
Roquette cultivée, 306.
— sauvage, 306.
Rosa canina, 333.
— *centifolia*, 334.
— *damascena*, 576.
— *gallica*, 334.
Rosa Oil, 579.
Rose de Provins, 334.
Roséol, 574.
Rosier de Damas, 576.
— sauvage, 333.
Rosmarinus officinalis, 631.
Rottleria tinctoria, 776.
Rottlérine, 776.
Rouge de Cacao, 366.
— de Chêne, 321.
— filicique, 774.
— de Fougère, 774.
— de Kola, 374, 375.
— de Quinquina, 451.
— de Ratanhia, 328.
Rougelle, 108.
Rouille, 111.
— noire, 111.
— orangée, 111.
Rubia tinctorum, 287.
Rubigine, 842.
Rubijervine, 436.
Rubus fruticosus, 333.
— *Idæus*, 333.
Rue commune, 608.
— des jardins, 608.
— officinale, 608.
Rumex alpinus, 514.
— *crispus*, 514.
— *hymenosepalus*, 513.
— *nemorosus*, 514.
— *obtusifolius*, 514.
— *Patientia*, 514.
Ruscus aculeatus, 273.
Ruta graveolens, 608.
Rutine, 609.

S

Sabadilla officinarum, 434.
Sabadine, 435.
Sabadinine, 435.
Sabine, 543.
Sabinol, 544.
Sabzi, 769.
Saccharides, 65.
Saccharomyces cerevisiæ, 50.
Saccharose, 66.
Saccharoses, 65.
Saccharum officinarum, 67, 228.
— *sinense*, 67.
Safran, **284**.
— d'Alicante, 284.
— d'Angoulême, 284.
— d'Autriche, 284.
— d'Espagne, 284.
— du Gatinais, 284.
— de Perse, 284.
Safran turc, 284.
Safrène, 664.
Safrol, 597, 661, 664.
Sagapénum, 791.
Sagarésitannol, 791.
Sagou, **96**.
Sagou-tapioka, 97.
Sagoutier, 96.
Sain-bois, 696.
Salep, **120**.
Salicine, 292.
Salicylate de méthyle, 684.
Saligénine, 292.
Salix alba, 291.
— *Capræa*, 356.
Salsepareille de Honduras, 277.
— de la Jamaïque, 276.
— de Vera-Cruz, 276.
Salsesapogénine, 278.
Salvia columbaria, 142.
— *hispanica*, 142.
— *officinalis*, 621.
— *sclarea*, 568.
— *urticæfolia*, 142.
Salviol, 623.
Salvione, 617.
Sambucus nigra, 132, 244.
Sandaraque, 708.
Sang-Dragon, **705**.
— en baguettes, 705.
— en boules, 705.
— en masses, 705.
— en roseaux, 705.
Sangsue dragon, 23.
— grise, 23.
— truite, 23.
— verte, 23.
Sangsues, **23**.
Sanguinarine, 389.
Santalal, 585.
Santalène α, 585.
Santalène β, 585.
Santalidine, 852.
Santaline, 852.
Santalol α, 585.
Santalol β, 585.
Santalum album, 585.
Santol, 852.
Santonine, 491.
Sap green, 522.
Sapin argenté, 714.
Sapindus emarginatus, 281.
— *Saponaria*, 281.
Sapogénine, 274, 280.
Saponaria officinalis, 278.
Saponine, 274, 280.
Sapotoxine, 274.
Sarcine, 841, 843.
Sarcocephalus esculentus, 457.
Sardine, 178.
Sarothamnus vulgaris, 492.
Sarrasin, 115.
— émarginé, 115.
Sarriette des jardins, 649

Sarsaponine, 278.
Sassafras officinal, 663.
Sassafras officinalis, 663.
Satureia hortensis, 649.
Sauge (Grande), 621.
— officinale, 621.
— sclarée, 568.
Scammonée, **250**.
— d'Alep, 251.
— en coquilles, 250.
— de Smyrne, 251.
Scammonine, 251.
Scammonol, 252.
Schœnocaulon officinale, 434.
Scilla maritima, 241.
Scillamarine, 242.
Scille maritime, 241.
Scillinine, 242.
Scillopicrine, 242.
Scoparine, 493.
Scopolia Carniolica, 66, 402.
— *japonica*, 402.
Scorodosma fœtidum, 784.
Secale cereale, 87.
Sédanolide, 641.
Seigle, **87**.
— ergoté, 468.
Semen-contra, **488**.
— d'Alep, 489.
— du Levant, 489.
Semences de Chia, 142.
— de Coing, **138**.
— d'Ispaghula, 142.
— de Psyllium, 142.
Séné, **514**.
— d'Alep, 517.
— d'Alexandrie, 514.
— de l'Inde, 516.
— Moka, 517.
— de la Palthe, 514.
— de la Pique, 517.
— de Tinnevelly, 516.
— de Tripoli, 516.
Sénécine, 497.
Senecio aureus, 498.
— *Jacobæa*, 498.
— *leucanthemifolius*, 498.
— *vulgaris*, 497.
Sénécionine, 497.
Séneçon commun, 497.
Sénégénine, 273.
Sénégine, 273.
Sérum anticholérique, 839.
— antidiphtérique, **829**.
— antipesteux, 839.
— antipneumococcique, 839.
— antistreptococcique, **836**.
— antitétanique, **823**.
— antityphique, 839.
— antivenimeux, 834.
Sérums anti-infectieux, 835.
— antitoxiques, 823.
— thérapeutiques, 819.
Sesamum indicum var. *oleiferum*, 191.
— *indicum* var. *orientale*, 191.
Sesquiterpènes, 531.
Setaria italica, 115.
Siddhi, 769.
Simaba Cedron, 457.
Sinalbine, 140.
Sinapine, 303.
Sinapis arvensis, 200.
— *nigra*, 301.
Sinapismes Rigollot, 303.
Sinigrine, 303.
Siphonia elastica, 346.
Sisymbrium Alliaria, 306.
Smilasaponine, 278.
Smilax China, 281.
— *medica*, 275, 276.
— *officinalis*, 275, 276.
— *papyracea*, 275.
— *syphilitica*, 275.
Socaloïne, 505.
Soja, 115.
Soja hispida, 115.
Solanidine, 299.
Solanine, 299.
Solanum Dulcamara, 297.
— *nigrum*, 300.
— *tuberosum*, 99.
Solenostemna Arghel, 515, 519.
Sommités de Chanvre indien, **768**.
— de Genêt, **492**.
— fleuries de *Grindelia robusta*, 711.
— de Marjolaine, 632.
— d'Origan, 649.
— de Serpolet, 648.
— de Tanaisie, 623.
— fleuries de Thym, **646**.
Sorgho, 115.
— sucré, 66, 115.
Sorghum saccharatum, 66, 115.
— *vulgare*, 115.
Souche d'Aunée, 641.
— de Guimauve, 124, 125.
Spaniolithmine, 856.
Spartéine, 493.
Spasmotoxine, 825.
Spermacéti, 224.
Sphærococcus crispus, 137.
Spicol, 568, 676.
Spigelia anthelminthica, 492.
Spigélie anthelminthique, 492.
Spiræa Filipendula, 333.
— *ulmaria*, 667.
Spongine, 29.
Spurious cubèbes, 750.
Squale, 177.
Squalus Acanthias, 177.
— *Catulus*, 177.
— *Centrina*, 177.
— *Mustelus*, 177.
— *Vulpes*, 177.
Squames de Scille, **241**.
Squine, 281.
Stachydrine, 570.
Staphysagrine, 434.
Stéarine, 196, 209, 800, 849.
Sterculia acuminata, 371.
— *cordifolia*, 371.
Stéthal, 225.
Sticta pulmonacea, 118.
Stillingia sebifera, 219.
Storésitannol, 737.
Strophanthidine, 239.
Strophanthine, 239.
Strophanthus glabre du Gabon, 239.
Strophanthus gratus, 239.
— *hispidus*, 235, 239.
— *Kombe*, 235.
Strychnine, 405.
Strychnos Castelnæana, 428.
— *Crevauxii*, 428.
— *Gautheriana*, 410.
— *Icaja*, 411.
— *Ignatii*, 408.
— *Nux vomica*, 404, 410, 589.
— *Tieute*, 410.
— *toxifera*, 428.
Styracine, 737.
Styrax, **735**.
Styrax Benzoin, 727.
Styrol, 729, 737.
Substance cérébrale grise, 847.
Suc de Réglisse, 284.
— testiculaire, 847.
Succin, 707.
Sucre de Canne, **66**.
— de Lait, **75**, 799.
— de raisin, 31.
— terré, 69.
Sucs animaux, 839.
Suif, **210**.
— à l'acide, 211.
— en branches, 210.
— de Chine, 219.
— comestibles, 211.
— aux crétons, 211.
Suint, 214.
Sulfocyanate d'orthoxybenzyle, 140.
Sulfure d'allyle, 306.
Sumac odorant, 778.
— de Sicile, 335.
Sumarésitannol, 729.
Sureau commun, 132.
— noir, 132.
Sus domesticus, 209.
Swietenia senegalensis, 457.
Sylpha quartapunctata, 635.
Sylvestrène, 531, 533.
Symphitum officinale, 129.
Synaptase, 294, 297.
Syzygium Jambolanum, 778.

T

Tabac, **412**.
— indien, 417.
Tacamaque jaune terreuse, 730.
Tacca pinnatifida, 96.
Taline, 219.
Tamarindus indica, 521.
Tamarinier, 521.
Tanacétone, 617, 623.
Tanacetum vulgare, 623.
Tanaisie commune, 623.
Tangrum, 178.
Tanin, 314.
— de la Noix de Galles, 314.
Tanins, 307.
— glucosidiques, 308.
— à noyau ellagique, 308.
— à noyau gallique, 308.
— à noyau protocatéchique, 308.
— phloroglucosidiques, 308.
Tannide, 335.
Tannoïdes, 307.
Tannols, 686.
Tannomètre de Terreil, 311.
Tapioka, 98.
Taro, 115.
Taurine, 841, 842.
Teff, 115.
Tephrosia Apollinea, 520.
Térébangélène, 538.
Térébenthène, 531, 533.
Térébenthine d'Alsace, 714.
— de Bordeaux, 714.
— de Boston, 714.
— du Canada, 714.
— au Citron, 714.
— commune, 714.
— du Mélèze, 713.
— du Sapin, 714.
— de Strasbourg, 714.
— de Venise, 713.
Térébenthines des Conifères, **712**.
Térébinthe, 319.
Terminalia, 337.
Terpènes, **530**.
— bivalents, 531.
— hexavalents, 530.
— quadrivalents, 531.
Terpine, 534, 536.
Terpinène, 531.
Terpinéol, 535, 681, 765.
Terpinol, 535, 536.
Terpinolène, 531.
Tétanine, 825.
Tétanotoxine, 825.
Têtes de Pavot, **377**.
Tétrahydrocymène, 767.
Tetraneura, 319.
Tétraoxyméthylanthraquinone, 498.
Thamnidium elegans, 105.
Thapsia garganica, 693.
— *villosa*, 696.
Thé, **351**.
— des Apalaches, 467.
— de Bourbon, 667.
— du Canada, 683.
— de la Chine, 351.
— Congo, 353.
— de France, 601.
— de la Grèce, 621.
— Hayswen, 353.
— Hyson, 353.
— de Madagascar, 667.
— du Paraguay, 359.
— Pékoé à pointes blanches, 353.
— perlé, 353.
— poudre à canon, 353.
— rouge, 683.
— Schoulang, 353.
— Souchong, 353.
Thea Bohea, 351.
— *sinensis*, 351.
— *stricta*, 351.
— *viridis*, 351.
Thébaïne, 381, 383.
Thelotrema Rhamni Purshiani, 524.
Theobroma bicolor, 362.
— *Cacao*, 216, 362.
— *guianense*, 362.
— *ovalifolium*, 362.
— *sylvestre*, 362.
Théobromine, 366, 374.
Théophylline, 354.
Thés noirs, 352.
— verts, 352.
Thévétine, 291.
Thridace, 389.
Thuya occidentalis, 623.
Thuyène, 531.
Thuyol, 618, 620.
Thuyone, 617, 620, 623.
Thuyonoxime, 618.
Thym commun, 646.
— sauvage, 648.
— Serpolet, 648.
Thymène, 647, 649.
Thymol, **645**, 647, 648, 649.
Thymus, 847.
Thymus Serpyllum, 648.
— *vulgaris*, 646.
Thyréoantitoxine, 841.
Thyréoglobuline, 841.
Thyréoïodine, 841.
Tiges de Douce-amère, 297.
— de Pichi, 291.
Tiglate du méthyl-3-pentanol, 683.
Tilia platyphylla, 126.
— *sylvestris*, 126.
Tilletia, 110.
— *Caries*, 110.
— *Hordei*, 110.
— *lævis*, 110.
— *secalis*, 110.
Tilleul de Hollande, 126.
— sauvage, 126.
Tissu aloïfère, 502.
Toluifera Balsamum, 730.
— *Pereiræ*, 733.
Toluol, 720.
Tolurésitannol, 732.
Tournesol, 856.
Tourteau d'amandes, 368.
Toute-bonne, 568.
Toxine diphtérique, 831.
— tétanique, 824, 825.
Trachylobium Mossambicense, 707.
— *verrucosum*, 707.
Traitement des mélasses, 71.
Traumaticine, 555.
Trèfle d'eau, 263.
Tréhalose, 470.
Tribulus lanuginosus, 712.
Trichilla emetica, 219.
Trigonella fœnum-græcum, 141.
Trigonelline, 141, 239.
Triméthylamine, 767.
Triosteum perfoliatum, 273.
Trioxyméthylanthraquinone, 498.
Triticum dicoccum, 83.
— *durum*, 83.
— *monococcum*, 83.
— *polonicum*, 83.
— *sativum*, 83.
— *Spelta*, 83.
— *turgidum*, 83.
— *vulgare*, 83.
Tritopine, 381.
Tropine, 394.
Truxilline, 478.
Tubercules de Colchique, **429**.
Tubocurare, 428.
Tubocurarine, 429.
Tubocurine, 429.
Tulipiférine, 457.
Turbith, **253**.
— végétal, 253.
Turpéthine, 255.
Turpéthol, 256.
Tylophora asthmatica, 467.
Tyrosamine, 174.
Tyrosine, 842, 843.

U

Ulmaire, 667.
Ulmus fulva, 142.
Uncaria Gambir, 323.
Uragoga granatensis, 458.
— *Ipecacuanha*, 458.
Urceola elastica, 547.
Urginea Scilla, 241.
Ursone, 289.
Ustilago destruens, 111.
— *maidis*, 111, 471.

Ustilago secalis, 111.
— *segetum*, 110, 111.

V

Vaccinium Vitis-Idæa, 289.
Vahea gummifera, 547.
Valérate de bornyle, 791.
Valérène, 560.
Valeriana celtica, 561.
— *officinalis*, 558.
— *Phu*, 561.
Valérianate d'ammoniaque, 560.
— — de Pierlot, 561.
— de fer, 560.
— de quinine, 560.
— de zinc, 560.
Valériane celtique, 561.
— (Grande), 561.
— des jardins, 561.
— officinale, 558.
Vanilla planifolia, 671.
— *Pompona*, 675.
Vanille, **671**.
— de l'Amérique du Sud, 675.
— de Bourbon, 675.
— givrée, 673.
— de Java, 675.
— du Mexique, 675.
— des Seychelles, 675.
Vanilline, 671, 674, 729, 732, 734, 785.
Vanillon, 675.
Variolaria dealbata, 856.
— *orcina*, 856.
Vasicine, 498.
Végétaline, 219.
Vératridine, 436.
Vératrine, 435.
— α, 435.
— β, 435, 436.
— γ, 435, 436.
— δ, 435, 436.
— amorphe, 436.
— cristallisée, 435.
Veratrum album, 436.
— *viride*, 436.
Verbascum blattaria, 133.
— *phlomoides*, 133.
— *thapsiforme*, 133.
— *thapsus*, 133.
Vérifie-beurre, 204.
Vernonia nigritiana, 244.
Vernonine, 244.
Vert végétal, 522.
— de vessie, 522.
Vesou, 68.
Viburnine, 475.
Viburnum prunifolium, 475.
Vigne, 33.
— blanche, 259.
Vin, **34**.
Vinaigre, **54**.
Vins blancs, 35.
— de liqueur, 35.
— mousseux, 36.
— rouges, 35.
Viola odorata, 130.
Violette odorante, 130.
Violine, 130.
Vitis vinifera, 33.
Voandzée de Madagascar, 115.

W

Winter-green, 683.
Witch Hazel, 473.
Withania somnifera, 401.
Wood-oil, 727.

X

Xanthaline jaune, 381.
Xanthine, 841, 842, 843.
Xylol, 720.
Xylostroma giganteum, 23.

Y

Yellow Resin, 718.

Z

Zanaloïne, 505.
Zanthoxyline, 497.
Zanthoxylum Caribæum, 497.
Zea Mais, 91.
Zédoaire officinale, 762.
— ronde, 762.
Zingiber officinale, 757.
Zizyphus jujuba, 132.
— *Lotus*, 132.
— *vulgaris*, 131.

FIN DE LA TABLE ALPHABÉTIQUE.

ERRATA

Page 39, ligne 5 en remontant. *Au lieu de :* on porte à l'étuve à 100°, *lire :* on évapore dans le vide.
— 52, ligne 17. *Au lieu de :* capsule de verre, *lire :* capsule de platine.
— 52, ligne 18. *Au lieu de :* pendant 2 heures à l'étuve à 100°, *lire :* pendant 7 heures à l'étuve à 105°.
— 74, ligne 7. *Au lieu de :* glucose, *lire :* saccharose.
— 80, ligne 7, en remontant. *Au lieu de :* $C^{10}H^{10}O^{3}$, *lire :* $C^{6}H^{10}O^{5}$.
— 81, ligne 3, dans la formule. *Au lieu de :* $(C^{12}H^{10}O^{5})^{2}$, *lire :* $(C^{6}H^{10}O^{5})^{2}$.
— 259, ligne 9, dans la formule. *Au lieu de :* $C^{28}H^{156}O^{42}$, *lire :* $C^{88}H^{150}O^{42}$.
— 268, ligne 5. *Au lieu de :* concentrées, *lire :* concentriques.

1420-98. — Corbeil. Imprimerie Éd. Crété.

TRAITÉ
DE
PHARMACOLOGIE
ET DE
MATIÈRE MÉDICALE

PAR

J. HÉRAIL

DOCTEUR ÈS SCIENCES,
AGRÉGÉ DES ÉCOLES SUPÉRIEURES DE PHARMACIE (Paris),
PROFESSEUR DE MATIÈRE MÉDICALE
A L'ÉCOLE DE MÉDECINE ET DE PHARMACIE D'ALGER

SECONDE PARTIE

Avec 167 figures intercalées dans le texte.

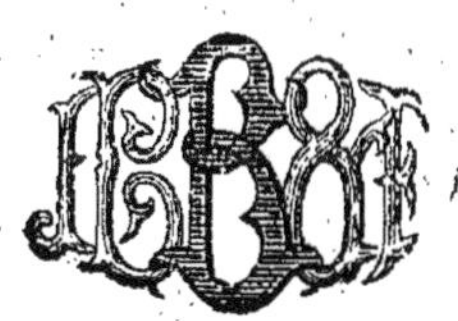

PARIS
LIBRAIRIE J.-B. BAILLIÈRE ET FILS
19, rue Hautefeuille, près du boulevard Saint-Germain

1901

DU MÊME AUTEUR

Manipulations de botanique médicale et pharmaceutique. Iconographie histologique des plantes médicinales, par MM. J. Hérail, docteur ès sciences, professeur à l'Ecole de médecine d'Alger, et V. Bonnet. Préface par M. le professeur G. Planchon, directeur de l'Ecole supérieure de pharmacie de Paris. 1891, 1 vol. gr. in-8 de 320 p., avec 36 pl. 20 fr.

1420-98. — Corbeil. Imprimerie Éd. Crété.

www.ingramcontent.com/pod-product-compliance
Ingram Content Group UK Ltd.
Pitfield, Milton Keynes, MK11 3LW, UK
UKHW021935200726
13855UKWH00007B/7